AF328981

TRAITÉ ICONOGRAPHIQUE

DES

MALADIES CHIRURGICALES

Paris. — Imprimerie de E. Martinet, rue Mignon, 2.

TRAITÉ ICONOGRAPHIQUE

DES

MALADIES CHIRURGICALES

Paris. — Imprimerie de E. MARTINET, rue Mignon, 2.

TRAITÉ ICONOGRAPHIQUE

DES

MALADIES CHIRURGICALES

PAR

BENJAMIN ANGER

Prosecteur des hôpitaux de Paris.

PRÉCÉDÉ D'UNE INTRODUCTION

PAR

M. VELPEAU

Membre de l'Institut,
Professeur à la Faculté de médecine de Paris, Membre de l'Académie impériale de médecine,
Commandeur de la Légion d'honneur.

Dessins d'après nature, par MM. BION, LÉVEILLÉ et BEAU.

PARIS

GERMER BAILLIÈRE, LIBRAIRE-ÉDITEUR

RUE DE L'ÉCOLE-DE-MÉDECINE, 17

<table>
<tr><td>LONDRES</td><td>NEW-YORK</td></tr>
<tr><td>HIPPOLYTE BAILLIÈRE, 219, REGENT STREET.</td><td>BAILLIÈRE BROTHERS, 440, BROADWAY.</td></tr>
</table>

MADRID

C. BAILLY-BAILLIÈRE, PLAZA DEL PRINCIPE ALFONSO, 16.

1865

Il y a dans la chirurgie, des faits, un métier, une histoire et des doctrines.

Dans un autre ordre d'idées il y a des questions que l'on peut traiter et développer à tout âge, quand on a pour soi l'amour de la science et du travail; il en est d'autres qui ne doivent sortir que de la bouche vénérée d'un maître.

Cet ouvrage devait donc manquer d'une introduction historique et doctrinale, sans une circonstance bien honorable pour l'auteur, véritable bonne fortune pour le livre. M. le professeur Velpeau, celui qu'on peut appeler avec tant de raison le maître à tous, a bien voulu, à la demande de son élève, prendre la plume et retracer en vingt pages l'histoire abrégée des progrès de la chirurgie à l'époque contemporaine, reliant notre ouvrage au passé, indiquant la route de l'avenir, traçant ainsi le sillon que nous devons creuser.

C'est là, pour nous, un acte de bon augure, espérons que le savant illustre qui a bien voulu nous honorer de son amitié continuera à nous guider jusqu'à la fin.

B. ANGER.

INTRODUCTION DE M. LE PROFESSEUR VELPEAU

A M. ANGER

PROSECTEUR DES HÒPITAUX.

Un traité iconographique de la chirurgie ! Avez-vous bien réfléchi, mon cher Anger, à la belle tâche que vous entreprenez ? vous avez, je suppose, médité ces vers du poëte philosophe :

> .... et versate diu, quid ferre recusent,
> Quid valeant humeri.

Votre intelligence, votre savoir, votre ténacité de Breton, me garantissent que si vous entreprenez ce travail, vous le mènerez à bonne fin.

Avant tout, il faut être de son temps. La science revêt toujours un peu la teinte, les allures des milieux où elle vit. Personne ne peut se soustraire absolument aux exigences de l'époque où elle fleurit ; il faut que ses adeptes s'attachent à la bien comprendre, s'ils veulent la servir. Les uns la poussent en avant, d'autres l'entraînent ; s'il en est qui la tirent de côté, d'autres tendent à la faire reculer. De tous ces efforts, quelquefois contraires, il résulte un ébranlement qui l'empêche de s'endormir, de rester stationnaire, un mouvement que tout homme qui s'attelle à son char doit suivre ou conduire, s'il ne veut être renversé par elle. Pour ne pas être bientôt distancé par son ascension, il importe même d'élever les regards très-haut, afin de l'accompagner dans le lointain, de ne pas la perdre de vue pendant la route. Contempler ses splendeurs futures n'empêche point d'admirer les monuments de son passé !

Un coup d'œil maintenant, un mot, une course rapide, selon votre désir, et à vol d'oiseau, sur l'époque actuelle ; sur ce qui s'est passé ; sur les phases ou les modifications que la pathologie chirurgicale a subies en ce siècle, sous nos yeux..., non sous mes yeux ; car vous n'en êtes qu'aux débuts de vos efforts, vous, tandis que moi, j'arrive au terme des miens. Mais enfin, si vous n'avez pas vu ce dont j'ai été témoin, vous n'en pèserez pas moins la valeur des étapes qu'elle a parcourues et que je crois devoir vous rappeler ; étapes qui, dans le temps et dans l'espace, semblent mesurer plusieurs siècles.

En 1820, la chirurgie avait pour code le grand ouvrage de Boyer, œuvre précieuse où la chirurgie est représentée avec la rigueur, la précision des classifications, des descriptions géométriques, d'une façon un peu aride par conséquent, sèche, comme l'étaient alors les descriptions anatomiques ou chirurgicales sorties de l'Académie royale de chirurgie et de l'école de Dessault. A côté, l'ouvrage de Sabatier, sur la médecine opératoire, bientôt complété par le célèbre enseignement de Dupuytren ; travail savant, qui laisse déjà poindre le besoin d'associer les doctrines et la pathologie médicales à la chirurgie. Entre ces deux guides, laissant loin derrière eux et la pathologie de Hevin et la pathologie ou la médecine opératoire de Lassus, se distinguait la nosographie de Richerand, ouvrage plus agréable que complet, tel qu'avait pu le concevoir et l'exécuter l'auteur des *Éléments de physiologie*, alors en vogue, au demeurant très-superficiel, rudimentaire et insuffisant.

A ce moment, les idées éprouvaient une sorte de bouillonnement, dans les sciences comme partout. Pinel, qui croyait avoir renouvelé la médecine, qui avait remis en honneur les idées solidistes d'Hoffmann et de Cullen ; Bichat, qui venait de donner une base en apparence inébranlable aux mêmes aspirations, servirent bientôt de colonne d'appui au génie perturbateur du Val-de-Grâce ; si bien que toute la pathologie, médicale et chirurgicale, n'aurait plus dû songer, dans des efforts de perfectionnement, qu'aux altérations des éléments solides du corps.

De là un état étrange des esprits : le talent vigoureux de Broussais, ses attaques contre les dogmes et les écrits de ses adversaires ; la grande vérité, la notion fondamentale qu'il voulait faire prévaloir, à savoir : que tout symptôme *sérieux* de maladie correspond à quelque altération matérielle, rapprocha vite de ses doctrines, malgré son hypothèse irréfléchie de l'irritation, lui rallia bientôt toute la jeunesse des écoles. Les notabilités du temps, Chomel et Laennec, entre autres, voulant se défendre sans sortir du solidisme absolu, pendant qu'un élève *réfractaire* de Dupuytren cherchait, comme Dupuytren lui-même, à faire rentrer la chirurgie dans cette croyance, augmentaient sa force.

Ailleurs, Lisfranc, criant avec virulence contre tout le monde, se vantait d'associer la médecine à la chirurgie, alors qu'il cherchait dans son enseignement, comme dans sa pratique et dans ses écrits, à en faire une science entièrement géométrique, où tout devait être compassé, mesuré, aligné d'après des formules et des lignes mathématiques, alors que la plus grosse injure qu'il crut faire à ses rivaux était de les appeler *menuisiers*, de ne savoir faire que de la *menuiserie !*

On en était là, peu satisfaits au fond, lorsque l'altération des fluides, d'une part, une entente plus large, plus pratique de l'anatomie de l'autre, devinrent l'objet d'études sérieuses. En ce qui me concerne, je ne craignis pas de me jeter, simple pygmée, à la traverse des doctrines solidistes, de m'élever dans mes thèses et ailleurs contre les doctrines de Broussais sur l'inflammation, dès 1823 et 1824.

Au risque d'être brisé par le courant, je tentai de prouver :

1° Que le mot inflammation est une abstraction qui n'explique rien, que chaque inflammation au surplus diffère par sa nature, par ses éléments propres, par les tissus qu'elle envahit, bien plus que par son intensité.

2° Que les maladies se développent aussi souvent, plus souvent peut-être, sous l'influence de l'altération des fluides que de celle des solides ; que les altérations des liquides sont dues fréquemment à l'introduction dans le torrent circulatoire de matières inassimilables ou toxiques, prises dans le milieu qui entoure l'homme, ou qui se créent et se promènent naturellement dans sa propre substance.

C'était, on le conçoit, un brandon de discorde, qui eût réclamé un bras plus robuste, plus autorisé que le mien ! Aussi en résulta-t-il de nombreuses discussions, heureusement terminées aujourd'hui, grâce aux travaux de MM. Bouillaud, Andral, de presque tous mes contemporains.

Mais la chirurgie n'était que médiocrement ébranlée par ces violences, si ce n'est pourtant que, partis de mes hardiesses sur l'infection purulente, sur les altérations du sang par suite de plaies, d'opérations, de phlébites, d'inflammations de l'utérus et des organes pelviens des femmes en couche, il fallut bien que, de tous côtés, les praticiens songeassent à cette face nouvelle de la médecine opératoire et de la pathologie chirurgicale tout entière.

Je ne tardai pas (entraîné par les circonstances et aussi par mes goûts naturels) à reporter mon esprit vers l'anatomie. J'avais besoin, en effet, la question de l'humorisme nouveau résolue pour moi, j'avais besoin, dis-je, d'une base puisée dans les solides, pour expliquer ce qu'il y a de mécanique ou de matériel en chirurgie. Or, envisagée d'une certaine façon, l'anatomie — l'arrangement, la contexture, la composition des différents organes — me sembla répondre à cet appel. De là une anatomie nouvelle, connue aujourd'hui sous le nom d'*anatomie chirurgicale*, anatomie dont on trouve quelques lambeaux, le titre plutôt que la chose, dans Palfin, Malacarne, à la fin du traité de Boyer et de la thèse de Gerdy; anatomie que signalait à la fin de son cours Béclard lui-même, mais qui n'existait en réalité nulle part comme anatomie distincte et dont on ne parlait, comme Blandin l'a fait plus tard, qu'à titre d'*anatomie des régions*.

Mon but à moi, ma pensée fondamentale devint toute autre : étudier dans une région donnée du corps les différentes couches qui s'y trouvent superposées, les différents organes qui la constituent, et indiquer soigneusement les rapports de contact ou de voisinage de chaque objet, était un perfectionnement d'un grand secours assurément, pour les manœuvres de la médecine opératoire; mais j'avais rêvé autre chose : je voulais prouver, et c'est à cette démonstration que j'ai employé une grande partie de ma vie, je voulais prouver que ce qu'il y a de mécanique dans la forme des maladies s'explique par la forme, la composition, les arrangements mécaniques et physiques des tissus.

Prenons l'inflammation du doigt, le panaris. Cette maladie se comporte diversement, non-seulement selon la couche où elle se développe, mais encore selon que cette couche est ou non soumise à des intersections d'un autre ordre; selon qu'elle est plus ou moins dense, poreuse, ou exactement séparée des autres tissus. A la pulpe du doigt, en particulier, l'inflammation sous-cutanée envahit toute l'épaisseur du tissu cellulo-graisseux, de la peau à l'os; elle gagne volontiers vers le dos de la phalange par sa continuité avec le tissu cellulaire lamelleux, mais elle ne s'étend point sur la phalange moyenne, parce qu'une bride fibreuse lui fait obstacle au devant de l'articulation; dans la coulisse fibro-synoviale, au contraire, contenue dans une gaîne résistante, elle n'amène que peu de tuméfaction à la face palmaire du doigt, elle ne gagne que difficilement la face dorsale; mais aucune cloison transversale n'existant par là, l'inflammation atteint sans peine la paume de la main, la gouttière antérieure du poignet et jusque dans la profondeur de l'avant-bras.

Un anévrysme se forme dans le haut du creux poplité. La tumeur, en se développant se portera, soyez-en sûr, par en bas et en dehors, attendu que de ce côté les tissus sont souples et ne lui offrent que peu de résistance, tandis qu'à son point de départ les tendons et les muscles ne lui permettent pas de s'épandre vers la cuisse. Un phlegmon diffus sous-cutané naît dans la région iliaque? il serait naturel que l'abcès s'étendît par en bas plutôt que du côté du ventre, à en juger par la déclivité du lieu ; mais il y a dans le pli de l'aine une sorte de bride, due à l'entrecroisement des fascia superficiels de la cuisse et du bas-ventre, bride assez serrée et qui forme barrière. L'inflammation, repoussée de ce côté, va s'étaler sous la peau de l'abdomen, avec d'autant plus de facilité que le tissu cellulaire est très-lamelleux, d'autant plus souple, d'autant plus perméable qu'on s'élève davantage ; si bien que des inflammations nées au-dessus de l'aine, ou même dans les bourses, peuvent se propager de la sorte jusqu'au flanc, plutôt que de descendre vers le scrotum.

Au creux de l'aisselle, les inflammations purulentes, au lieu de suivre la déclivité, fuseront ou s'étaleront en suivant les traînées celluleuses, par en haut, pour redescendre en passant au-dessus du bord supérieur du grand dentelé dans le vide limité par la face externe de ce plan charnu, par la paroi thoracique et par le trapèze ou le grand dorsal ; vous les voyez ensuite rentrer dans l'aisselle en remontant au-dessous du bord inférieur du même muscle, au lieu de proéminer tout d'abord avec les téguments, entre les deux bords de la région. — C'est ainsi encore que de telles suppurations gagnent ou peuvent gagner la région sus-claviculaire, la région carotidienne, le sommet de la poitrine ou l'écartement sous-sternal du médiastin.

Cette influence de la densité, de la perméabilité, des résistances ou de la souplesse des tissus, sur la marche et la forme des états inflammatoires est telle qu'un travail morbide, aigu ou chronique, primitivement établi à la base du crâne, je suppose, entre l'articulation occipito-atloïdienne et le pharynx, pourra donner naissance, ainsi que je l'ai vu deux fois, à une suppuration qui, de proche en proche descendra : 1° le long du cou, de la poitrine, par le tissu lamelleux qui sépare la colonne vertébrale des organes cervicaux et thoraciques ; puis 2° arrivera dans le ventre, en suivant l'aorte ou l'œsophage, parcourra la région lombaire derrière le mésentère, qui finira par le conduire sous le péritoine dans le bassin, pour atteindre, 3° la marge de l'anus, au point de faire naître l'idée d'un abcès stercoral ou d'une fistule intestinale.

Ces remarques ne concernent jusqu'ici que la grosse anatomie, que l'anatomie du scalpel et de l'œil ; mais elles n'en sont pas moins applicables à la pathologie tout entière ; car il n'y a aucune région, aucun plan, aucun organe qui n'y soit soumis, aucune maladie qui ne doive en tenir compte et en tirer parti, quant à ses formes ou son évolution. — A ce point de vue j'ai été suivi, accompagné ou dépassé par mes condisciples et quelques-uns de mes anciens élèves. — Si Blandin, en effet, s'en est tenu, comme Béclard le faisait dans ses leçons, comme M. Bouvier l'enseignait de son côté, à l'anatomie des plans, des couches ou organes superposés, mais presque uniquement descriptive, M. Malgaigne, avec son style hardi et ses vives couleurs, est bientôt entré par son excellent *Traité d'anatomie chirurgicale*, et sans nouvelles dissections, dans la voie que j'avais cru devoir ouvrir. — Il en a été de même, un peu plus tard, d'un chirurgien notable de Lyon, de M. Pétrequin, qui n'a pas craint d'embrasser dans un ouvrage remarquable les notions applicables à la médecine et à la chirurgie sous le titre d'*Anatomie médico-chirurgicale*. Voyez depuis, le traité de M. Jarjavay, d'une part, l'ouvrage de M. Richet dont le succès ne se dément pas, d'autre part, et vous comprendrez l'importance scientifique, les applications sans nombre de l'anatomie ainsi étudiée, vous comprendrez qu'il y a au fond de cette pensée un vaste horizon, une source de véritable progrès pour la chirurgie.

N'eût-il pas été malheureux de s'arrêter en si beau chemin. — Ce que je viens de dire, ce que mes collègues ont fait, n'est en quelque sorte que le point de départ, que la gangue, de ce que l'anatomie *chirurgicale* pourra produire. Elle promet et permet d'espérer en réalité de bien autres services. Dans ses éléments fondamentaux, l'organisme n'agit pas moins sur la forme et les individualités matérielles de la plupart des maladies, que pris en masse, en ce qu'il a, pour ainsi dire, de plus grossier.

Ainsi les ophthalmies en particulier n'ont-elles pas un aspect parfaitement distinct par la plupart de leurs caractères, selon qu'elles ont leur siége dans la conjonctive, la cornée, l'iris, les paupières, etc. Ne suffit-il pas, en face d'un œil enflammé, de constater une rougeur arborescente, réticulée, vineuse, intense vers la rainure oculo-palpébrale, pour affirmer qu'il s'agit d'une conjonctivite ; tandis qu'au contraire, une rougeur radiée autour de la cornée nous donnera la preuve qu'il s'agit d'une kératite, etc.

Est-ce que dans les follicules ciliaires l'inflammation ne diffère pas, par son aspect et t ses produits de l'inflammation des glandules de Meibomius. J'ai toujours été si convaincu de cette influence des systèmes organiques sur la forme des maladies, que j'y ai insisté dès le début de mon enseignement, dès 1825. C'est à la peau qu'il me parut et qu'il me paraît encore naturel de s'adresser d'abord. — Là, presque toute forme particulière de la maladie tient à la constitution spéciale du petit organe qui en est le siége. — Si une pustule variolique, disais-je, représente un bourrelet, un disque purulent, déprimé au centre, un petit ombilic enfin, c'est que le mal a sa racine dans le follicule, dont la base est occupée par un poil. Plus tard, mais dès 1833, n'ai-je pas affirmé que les follicules, les canaux de la sueur, les mille organes particuliers qui entrent dans la trame cutanée, sont susceptibles de devenir malades isolément et que chacun doit imprimer des formes, des caractères spéciaux à ses maladies.—Alors le microscope était muet en pathologie, et à l'œil nu il était impossible de voir les altérations moléculaires, les infiniments petits en chirurgie comme en anatomie.— Aujourd'hui, si mes faits de détail n'ont pas tous été admis, voyez où en sont nos connaissances à ce sujet sous le point de vue de l'idée fondamentale ! Voyez si, aidé du microscope, MM. Lebert, Mandl, et par-dessus tout, M. Robin soutenu de MM. Follin, Broca, Verneuil, etc., n'ont pas en quelque sorte changé la face de la science chez nous, en ce qui concerne les produits morbides, en ce qui concerne une infinité de maladies.

Jusqu'ici le drapeau qui nous abrite s'implanterait volontiers dans la doctrine de Broussais. Voici maintenant qui va nous en éloigner. Après les influences anatomiques viennent d'abord les différences relatives aux produits morbifiques. Si, d'une part la forme ou la composition élémentaire de l'organe ou du tissu modifie l'aspect de la maladie, il n'est plus contestable que les produits exsudés ou excrétés n'amènent à leur tour des différences dans la forme des altérations, à toutes les phases de l'évolution de chaque maladie. La micrographie a fait voir ainsi que les molécules normales de l'organisme, déviées de leur courant naturel, que les parties constitutives des liquides entraînés hors de leur voie, expliquent la nature de la plupart des créations, des productions pathologiques.

Aussi n'est-il presque plus question de produits *hétéromorphes* ou *hétérologues* de néoplasmes ou d'hétéroplasmes. Les tumeurs, maladies constituées par des éléments primordiaux de l'économie, sont des fibromes, des enchondromes, des épithéliomes, etc. Une autre source d'influence sur l'aspect et sur le caractère des maladies (et c'est en ce point que notre drapeau se sépare nettement des idées broussaisiennes), se tire de la nature, de la spécificité, de l'étiologie des produits morbides.

Les inflammations elles-mêmes diffèrent sous ce triple point de vue. L'inflammation que détermine un acide, par exemple, offre des nuances diverses suivant qu'elle a été causée par les acides chlorhydrique, azotique ou sulfhydrique. Elle n'est pas dans ces trois cas la même, que si elle est amenée par la potasse, par le chlorure de zinc, par le caustique arsenical, par le beurre d'antimoine, non plus que par une violence mécanique ou une cause traumatique quelconque. — A ce sujet, autant d'individualités que de causes distinctes, un nombre d'entités morbides en rapport avec celui des causes morbifiques ; ce qui constitue la *spécialisation* des maladies en dehors du degré d'intensité et de leur siége anatomique !

Un fait capital se place à côté du précédent. C'est le rôle que la spécificité joue dans l'évolution et tout ce qui concerne une foule de lésions, inflammatoires ou non. La syphilis, par exemple, imprime un cachet particulier à tous les dérangements qu'elle produit. La pustule maligne, le charbon, etc., sont des tumeurs inflammatoires, sans doute ; mais qui a le plus d'importance en pareil cas, de l'inflammation ou de la cause qui l'a produite ? La variole, la scarlatine, l'érysipèle, sont des inflammations de la peau, mais des inflammations modifiées, du tout au tout, par une cause échappant à l'influence anatomique, sous la dépendance des causes spécifiques, générales ou locales, absolument en dehors des sources de l'inflammation proprement dite. A la spécificité des causes se lient ainsi deux groupes : maladies générales, maladies locales. Pour celles-ci, y a-t-il rien d'évident, de manifeste, comme ce qui concerne la classe des maladies parasitaires, soit de la peau, soit du tégument interne ? Cette *trichinie* si dangereuse, si rapidement mortelle, qui vient de faire irruption dans le cadre nosologique, n'a-t-elle pas sa spécificité perfide dans un entozoaire ? Tous ces sporules, ces corpuscules, ces êtres innombrables, ces matières sans nom, connues ou non, qui grouillent dans l'atmosphère, au milieu desquelles nous vivons, ces vibrions, ces monades, ces colpodes que nous absorbons avec le vin, avec la bière, avec nos aliments de toute sorte, ces microzoaires qui nous imbibent, ces bactéries, ces filaires, tous les éléments hétérogènes qui se développent ou pénètrent dans le sang, ne sont-ils pas, ne peuvent-ils pas devenir incessamment les germes d'inflammations, de maladies, d'altérations de nature spécifique ?

A ce point de vue la doctrine de Broussais ne pouvait plus gouverner la pathologie. C'est de l'école de Bretonneau que nous nous sommes inspiré jadis, M. Trousseau et moi, pour combattre l'hypothèse insoutenable aujourd'hui, des irritations, des inflammations, comme base de la médecine. Nous avons pu marcher ainsi côte à côte avec la médecine dite *exacte* de M. Bouillaud, avec l'organicisme de mon collègue et ami le professeur Rostan, pendant que d'autre part nous nous rattachions aux idées, encore mal élaborées du reste, de Laennec, le plus pénétrant observateur de notre siècle, et de Bichat, le grand Bichat, sur la possibilité des altérations du sang.

Nous voilà bien près du champ des hypothèses, des doctrines, des théories médicales !

La chirurgie, me direz-vous, n'est point forcée d'arborer, sous ce rapport, une bannière tranchée. Cependant, aujourd'hui qu'elle ne se distingue plus de la médecine générale que par des lignes de convention, il lui est impossible, plus que jamais, de se soustraire absolument aux doctrines du temps. Que faut-il donc accepter ou rejeter en ce sens ? Pour moi, je n'éprouve aucun embarras à le dire. En fait, le solidisme et l'humorisme, nullement exclusifs l'un de l'autre, sont deux lumières qui s'entre-appuient ou qui s'entre-éclairent, qui ne peuvent pas servir de pivot à deux doctrines opposées. Il en est de même de l'humorisme moderne et de la chimiatrie. Si personne n'est en mesure de nier les actions chimiques ou physiques dans la constitution ou l'évolution des maladies, il est impossible aussi de révoquer en doute l'importance du solidisme et de l'humorisme proprement dit ; en sorte que la chimiatrie doit faire partie des doctrines médicales comme l'humorisme et le solidisme ; ce sont trois assises du savoir humain qui concourent à augmenter la somme de nos connaissances et voilà tout !

Reste le rationalisme, le positivisme, le vitalisme. Si la physiologie *était faite*, ou même assez avancée pour que la pathologie n'en fût qu'une des branches ; si tout était démontré dans le mécanisme et la nature intime des fonctions ; si nous connaissions la source, les causes, la nature de toutes les maladies ; si l'action intime d'une foule de médicaments, ou des modificateurs de l'organisme, était évidente aux yeux de tous, peut-être pourrait-on accepter pour guide, dans la pratique médicale, la méthode dite *rationnelle*.

Mais... d'ici là... qu'on nous permette aussi l'empirisme et d'invoquer tour à tour ou ensemble le solidisme, l'humorisme, l'histologie, la chimie, l'observation et l'expérience, de rester hippocratiste, en un mot.

Je ne dis rien de l'éclectisme, qui n'est point une hypothèse. Dire, en effet, qu'on doit prendre dans chaque camp doctrinal ce qu'il y a de bon, de vrai, ressemble à une des maximes du fameux la Palisse, et ne vaut pas la peine d'être discuté.

Quant au vitalisme, question délicate, brûlante même, la chirurgie pourrait à la rigueur ne point l'aborder, si les esprits d'aujourd'hui ne cherchaient à la mettre en regard du positivisme. Peut-être cependant y a-t-il à ce sujet plutôt désaccord dans les mots que dans les choses. Si le positivisme consiste à n'admettre comme *démontré* que ce qui peut être constaté par les sens, tous les chirurgiens sont positivistes ; mais s'il faut par contre rejeter tout ce qui arrive ou se passe sous nos yeux, par cela seul qu'on ne peut pas en prouver mathématiquement la réalité, je cesse pour ma part d'être positiviste.

Le positivisme est pour moi un guide, un soutien, une méthode dont je me sers tant qu'il rencontre matière à démonstration ; mais là où il ne veut plus me prêter secours, si sa lumière s'éteint, je l'abandonne et n'en continue pas moins de marcher, en tâtonnant, il est vrai, au hasard souvent, aidé des lueurs que j'aperçois de droite et de gauche, avec l'espoir que le progrès des sciences lui permettra de me rejoindre dans l'avenir, de m'aider de nouveau à restreindre de plus en plus le champ des conjectures !

Maintenant si le vitalisme consiste à supposer dans l'organisme, comme gouvernail des maladies, d'autres forces que celles qui ont suffi jusqu'à présent à la physique ou à la chimie, d'autres lois que celles qui régissent la matière, je n'ai aucune raison de le nier, je l'admets volontiers quoique, au fond, je n'en sache rien. Si le vitalisme entend de plus que les dérangements morbides doivent être soumis à une force, à des lois absolument indépendantes, à un principe séparable de l'organisme, à une sorte d'âme immatérielle, planant en dessus de l'observation, je n'admets plus qu'une telle question soit du ressort de la médecine, qu'elle puisse me servir d'appui. En fait de causes générales étrangères à la matière, j'avoue humblement mon ignorance. Si loin que l'esprit puisse aller dans l'espace, il arrive toujours à cette question désespérante : *Et après ?...* Que mon intelligence s'élève vers les cieux ou les régions éthérées, qu'elle descende sous l'horizon, qu'elle compte les astres du firmament, qu'elle essaye de comprendre l'origine du monde, qu'elle se demande même s'il y a eu un commencement, s'il y aura une fin de toute chose, elle tombe dans le vide ou se heurte à une barrière infranchissable qui l'avertit qu'on ne comprend rien à rien ! Il y a là un abîme, un chaos dont l'imagination ne peut point sortir, qui oblige la pensée à rentrer bien vite, à l'ombre d'une légende quelconque et l'oreille basse, dans le champ clos de l'étude, de l'observation des objets terrestres, dans le cercle des sciences physiques etnaturelles !

Ces questions de doctrines sont en définitive très-secondaires au lit du malade.

A l'hôpital, M. Chauffard, avec son vitalisme philosophiquement raisonné et rajeuni, ou celui de M. Pidoux, ou celui de M. Salles-Girons, comme celui de toute l'école de Montpellier, se comporte-t-il autrement que M. Rostan ou M. Bouillaud ? De telles vues de l'esprit ne peuvent au demeurant exercer qu'une influence légère sur la publication que vous entreprenez.

Il en est de même du caractère historique.

La chirurgie a cela de bon que, marchant pas à pas, elle permet de rendre justice par l'histoire à tous les travailleurs qui l'ont enrichie ou honorée, d'exciter l'émulation de ceux qui la cultivent et cherchent à la perfectionner ; mais ce critérium encore possible de nos jours, le sera-t-il dans quelques siècles ?

Après un coup d'œil sur les publications contemporaines, sur les traités de Roche et de Sanson, où se reflète brillamment l'hypothèse broussaisienne, sur le grand ouvrage de Bourgery, sur le *Dictionnaire* en 20 volumes, tableau des doctrines mêlées du temps, sur le *Dictionnaire* en 30 volumes avec ses tendances rénovatrices doctrinales, à côté du *Dictionnaire* en 15 volumes, image des doctrines de l'irritation modifiées ; sur le *Compendium* de Delaberge, Bérard, Denonvilliers, Gosselin, etc., nous arrivons au traité de Vidal (de Cassis), fortement teinté déjà de toutes les couleurs susindiquées ; puis à l'excellent ouvrage de M. Follin, un peu trop germanique peut-être, mais qui promet de peindre

exactement l'état moderne et actuel de la science. Le traité de M. Nélaton, plus personnel, eût amoindri la valeur du précédent, si l'auteur n'avait été bientôt forcé, par ses
devoirs professionnels, d'en confier la rédaction à une main étrangère, habile assurément et savante, mais n'ayant pas l'autorité, le cachet que lui eût maintenu mon célèbre
collègue.

Ces publications laissent poindre un désir d'érudition manifeste : la traduction de
Sprengel, puis de S. Cooper avaient donné l'élan. Toutefois, que d'écueils ! Ne citer
personne, raconter purement et simplement, en abrégé, comme on le voit par les
éléments de Richerand, de Begin, de Roche et Sanson, comme on le faisait partout
jusqu'en 1825, était facile, permettait de rédiger un traité de chirurgie au courant de la
plume et sans désemparer. Mais aussi, quelle a été la valeur de pareils livres, quels services ont-ils rendu, si ce n'est comme rudiments, comme simples manuels destinés
aux commençants?

Roux, dans ses éléments inachevés de médecine opératoire, crut sortir un moment de
tels errements, mais sans faire de bibliographie, sans indiquer les sources où il puisait.

Désireux, par instinct, de connaître ce qui avait été dit ou fait par les autres sur
chaque sujet traité par moi, je voulus changer les habitudes sur ce point. Partout, dans
mon *Anatomie*, dans mon *Traité d'accouchements*, dans ma *Médecine opératoire*, comme
dans mes autres écrits, et mon enseignement, je m'efforçai de rappeler les efforts de
chacun en indiquant aussi exactement que possible les sources où je puisais. Mais que
de travail, que de difficultés, que de temps exige une pareille tâche, que d'erreurs on
est exposé à commettre !

Puis, loin de s'entr'aider, de s'entr'applaudir, les hommes qui aiment la même voie et
qui la suivent, soit ensemble, soit l'un après l'autre, les bibliophiles sont plus disposés
que qui que ce soit à s'entre-combattre, à s'entre-déchirer, à s'entre-repousser. L'observation philosophique du monde prouve du reste que c'est là, en définitive, un fait
psychologique assez général, qui ressort de la même disposition d'esprit ou de l'intelligence que la rivalité dans les professions de même ordre. Aussi, moi, qui croyais
avoir donné un bon exemple, alors que personne ne citait qui que ce soit dans ses
écrits, me trouvais-je bientôt en butte aux attaques, aux antipathies manifestes de Dé-
seimeris, en particulier, esprit hargneux du reste, mais instruit et le plus versé de son
temps dans les études historiques ou d'érudition médicale.

D'autre part, l'historique dans les sciences deviendra bientôt tellement difficile, qu'il
y a lieu d'en être effrayé pour nos successeurs. Avec l'ardeur fiévreuse qui s'est emparée
de toutes les têtes et qui menace de se répandre de plus en plus, n'y a-t-il pas lieu
de se demander ce que deviendra un jour l'histologie? avec l'extrême divisibilité des
molécules organiques, la multitude inouïe de cellules, vésicules, globules, noyaux, etc.,
que découvre ou permet de découvrir chaque jour le microscope, avec le progrès dans
cette étude des infiniment petits ne risque-t-on pas de tomber dans une sorte de confusion générale? Que deviendront nos neveux dans un siècle ou deux, en face des travaux
de ce genre accumulés jusque-là? Ce n'est pas, en effet, en France seulement, à Paris,
où tant de publications surgissent à toute minute, c'est aussi à Montpellier, à Stras-
bourg, à Lyon, à Nantes et partout. En Allemagne, traités généraux, monographies,

journaux de toutes sortes, publications de toute nature, n'encombrent-ils pas les Universités d'Autriche, de Prusse, etc.? En Angleterre, n'en est-il pas de même? et les Amériques, du Nord, du Centre, du Sud, ne produisent-elles pas de leur côté et incessamment de nombreux ouvrages relatifs aux sciences médicales? La Belgique, la Hollande, l'Espagne, le Portugal, semblent, sous ce rapport, sortir d'un antique sommeil pour donner la main à l'Italie, qui va se raviver aussi et redevenir bientôt à son tour un foyer d'étincelante lumière. Il n'est pas, on le voit aujourd'hui, jusqu'à l'Égypte ou la Turquie, jusqu'à l'Inde, et bientôt peut-être le Japon et la Chine, qui ne tendent à s'ébranler, à entrer dans le mouvement européen. Qu'on se figure l'intelligence même la plus vaste en face de tant de richesses si péniblement amoncelées en l'an 2000 seulement ! Qui donc pourra dégager alors les quelques grains de blé de l'ivraie du sein de tant de produits de l'esprit humain? Comment ne pas se perdre dans ce dédale? Qui pourra distinguer les vérités acquises, utiles, persistantes, et les mettre en lumière à travers une si imposante masse de travaux éparpillés à toute la surface du globe, soit dans les myriades de journaux ou de brochures, soit dans les innombrables dictionnaires, encyclopédies ou revues, soit simplement dans les ouvrages didactiques ou historiques antérieurs ?

N'est-il pas à craindre que les savants de cette époque ne finissent par maudire notre fécondité, par se plaindre d'une nouvelle confusion des langues, d'une babel scientifique, par désirer qu'un cataclysme vienne balayer nos œuvres et faire table rase devant eux ?

Heureusement que le plan de votre ouvrage ne comporte pas, n'exige pas du moins, ainsi que je l'ai dit plus haut, de grands frais d'histoire, ni d'érudition, quoiqu'il ne me paraisse pas devoir repousser absolument ces deux qualités d'un bon livre. Ce qui vous importe davantage, à mon sens, c'est le diagnostic.

En chirurgie comme en médecine, le diagnostic est la pierre angulaire de tout l'édifice. On peut le dire à la gloire de notre pays et de notre temps, c'est surtout aux écoles françaises, aux cliniques qui se font dans les divers hôpitaux de notre nation, que la précision actuelle du diagnostic dans les maladies chirurgicales doit être attribuée. Ses progrès ont évidemment marché de pair avec ceux de l'anatomie pathologique et de l'anatomie chirurgicale.

Dans mon enseignement, je l'ai toujours envisagé à deux points de vue : diagnostic par élimination, diagnostic par affirmation. En face d'une maladie on arrive, en effet, à la bien discerner en élagant l'une après l'autre toutes les affections ayant avec elle quelque analogie. De la seconde façon, le praticien affirme d'abord le fait et cherche ensuite à en écarter tout ce qui peut lui être étranger. C'est de cette manière que les chirurgiens sont en droit d'appeler *science* le point du savoir humain qu'ils cultivent et que le diagnostic des maladies chirurgicales va se perfectionnant sans cesse. Il n'y a plus guère aujourd'hui de praticiens, dans nos hôpitaux ou dans nos écoles, qui procèdent autrement, qui ne tiennent pas à honneur de préciser avant tout la nature et l'espèce de maladie qu'ils ont sous les yeux. Depuis Boyer, le prudent A. Dubois, le sage Marjolin, la pathologie chirurgicale a donc subi, à ce sujet, une réforme radicale, à laquelle je m'applaudis d'avoir pu concourir. Plût à Dieu qu'elle eût autant fait de progrès à l'étranger que chez nous sous ce rapport!

Une autre question de première importance dont vous aurez aussi à tenir compte, c'est la question des indications, en médecine opératoire surtout. Dans le premier quart de ce siècle, sous le premier Empire d'abord, pendant nos gigantesques guerres, sous la Restauration ensuite, à l'issue de la paix, un grand mouvement s'était opéré à l'occasion des opérations chirurgicales ; les amputations partielles devinrent surtout à la mode. On ne voulait sacrifier que le moins possible de tissus ou d'organes ; on érigea en loi qu'il ne fallait amputer que ce qui était inévitablement perdu, incapable d'être conservé. — De là des opérations nouvelles, une série de résections, d'excisions, de désarticulations ou d'exarticulations des doigts, du métacarpe, du carpe, des différentes parties du pied, etc.

Une réaction s'est opérée contre cette manière de faire et j'y ai contribué de toutes mes forces. Ne point sacrifier d'organes ou de portions d'organes susceptibles d'être conservés sans entraver ensuite les usages ou la forme du membre est fort légitime, sans doute ; mais à la condition que de telles opérations n'exposeront pas à y revenir plus tard parce que la maladie tout entière n'aura point été enlevée, ou parce que la partie conservée est plus nuisible qu'utile au malade. C'est qu'en effet, conserver certaines portions du pied ou de la main, qui n'ont pas grande valeur fonctionnelle, au risque de laisser quelques traces de la maladie, expose le blessé à subir plus tard une seconde opération, quelquefois plus grave que la première.

A cette époque, il suffisait qu'une opération fût possible pour que les chirurgiens se crussent obligés de l'entreprendre ; de-là des tentatives quelquefois insensées, qui ont beaucoup nui à la dignité de la chirurgie. — Avant tout, le diagnostic étant bien établi, c'est de *l'utilité* pour le malade, bien plus que de la *possibilité* de l'opération, qu'il faut s'enquérir avant d'agir. — Non-seulement il importe que la maladie puisse être enlevée tout entière, mais il faut se demander encore s'il y a lieu d'espérer une guérison radicale, et si le malade en peut attendre quelque bénéfice pour son existence future ou les besoins de la vie.

Un autre point de la chirurgie, en voie de modification, est celui qui concerne les restaurations, les *autoplasties* ou mieux les *anaplasties* ainsi que les difformités. Les anaplasties ont eu une grande vogue, de 1815 à 1840 ; Roux, M. Jobert (de Lamballe), en France, Dieffenbach, en Prusse, et une foule d'autres notabilités chirurgicales, en firent en quelque sorte la passion, la gloire de leur pratique et de leur nom.

Aujourd'hui les esprits se sont bien refroidis sur ce chapitre. Que de déceptions, que d'accidents, que de catastrophes on pourrait rappeler ? D'une part, le moindre coup de bistouri peut amener à causer plus d'une fois des érysipèles, des phlegmons, des abcès et la mort, à l'occasion de tentatives ayant pour but de remédier à de toutes légères difformités, à la reconstruction d'une aile du nez, entre autres, comme il est arrivé à Dieffenbach, sur un pauvre malade opéré par lui à l'hôpital Saint-Louis ; d'autre part, la prothèse a subi de si merveilleux perfectionnements, que tout ce qui frappe l'œil, dans les difformités du visage, peut être facilement masqué au moyen de pièces artificielles qui n'exposent à aucun danger ; en troisième lieu on avait trop oublié que les organes, reconstruits par l'anaplastie, que les réparations les mieux réussies laissent beaucoup à désirer ; que les tissus mal élaborés, déviés de leurs fonctions ou de leur place, subissent à leur tour des déformations, des rétractions, qui rendent bientôt le pauvre opéré aussi disgracieux qu'auparavant.

De plus, cet enfant, cette femme, cet être difforme quel qu'il soit, est affreux à voir avant l'opération, il est vrai ; en cas de succès, qu'aucune déception ne se soit jetée à la traverse, il sera infiniment moins laid qu'auparavant, je l'admets, mais comme il lui restera toujours un certain degré de difformité, ceux qui le verront plus tard ne seront point séduits par votre œuvre ; le malade ou ses parents qui avaient d'abord été frappés de la différence l'oublieront, ne songeront plus qu'à ce qui persiste de la lésion première et ne vous sauront presque aucun gré de vos efforts. Il y a donc lieu de se restreindre notablement dans cette catégorie d'opérations qui conserve pourtant encore parmi nous un ardent promoteur dans la main habile de M. Denonvilliers. Ce que je viens de dire des anaplasties s'applique, en partie du moins, aux sections de tendons, de muscles, dont une certaine classe de praticiens a étrangement abusé d'abord. Aujourd'hui que la réflexion et l'expérience ont permis d'en mieux apprécier les effets, chacun sait que de telles opérations sont loin de donner tout ce qu'elles avaient promis. Couper un tendon, un muscle ou un ligament rétracté, ce n'est rendre au membre ni son volume, ni sa force, ni même sa direction normale ; en effet le raccourcissement de la corde à trancher est à peu près constamment associé à une déformation des surfaces articulaires voisines, à un déplacement des os, à une roideur des jointures, à une atrophie, un certain degré de paralysie de tout le membre ; or la ténotomie est manifestement impuissante contre de telles complications, et il serait insensé de lui demander autre chose que de détruire une des résistances au redressement des parties. Ajoutez que, tout en se reconstruisant, le tendon ou le ligament divisé ne récupère presque jamais sa force primitive, que dans la meilleure supposition possible, l'opéré doit s'attendre à conserver un certain degré de faiblesse le reste de sa vie.

A côté de ces déceptions, qui n'en laisseront pas moins un important progrès dans le domaine chirurgical du XIXᵉ siècle, se trouvent quelques méthodes nouvelles dont vous aurez aussi à invoquer le concours. Ainsi de la lithotritie d'abord, ensuite des incisions dites sous-cutanées, qui permettent tant d'opérations auxquelles on n'eût point pensé avant 1815, et qui jouent maintenant un rôle important dans la pratique ; ainsi encore des voies ouvertes par M. Jobert (de Lamballe) eu égard aux fistules vésico-vaginales.

De même de la généralisation des injections irritantes dans les cavités closes et qui épargnent l'action du bistouri à une infinité de malades. — De même aussi de l'écrasement linéaire imaginé, propagé avec tant d'ardeur par M. Chassaignac, et qui permet de substituer une sorte de ligature et d'étranglement aux opérations sanglantes dans une série nombreuse de cas.

La question des caustiques n'est plus la même que du temps de Boyer. — Reprise à nouveau par M. Tarall, il y a près de quarante ans, puis par M. Malgaigne dans son *Manuel de chirurgie*, et par moi dans ma *Médecine opératoire*, elle est devenue aujourd'hui une des questions capitales de la pratique. — Aussi emploie-t-on maintenant les caustiques presque partout. Bonnet et M. Philipeaux (de Lyon), A. Bérard, M. Laugier, M. Manoury et Salmon ou Girouard (de Chartres), M. Follin, M. Maisonneuve, s'attachent tous les jours à en étendre l'emploi presque à l'égal de Canquoin, de Legrand.

On voit que la tendance naturelle des esprits actuels est de réduire de plus en plus la nécessité de diviser les tissus vivants dans le corps de l'homme, à l'aide du fer, à l'aide du bistouri ; est-ce un bien ? est-ce un mal ? est-ce un progrès ? est-ce un mouvement rétrograde ? Non. Ce n'est ni l'un ni l'autre, ou c'est l'un et l'autre, selon qu'on se laissera entraîner par l'abus, ou qu'on se renfermera dans l'usage prudent et légitime de chaque chose.

Il est si difficile d'éviter les écueils dans un sens ou dans l'autre, que toute maxime un peu générale expose à en tirer de bons ou de mauvais principes. Pour caresser les préventions du public qui attribue volontiers au chirurgien un grand amour des opérations, une certaine école a pris pour devise qu'il y a plus d'honneur, plus de mérite à conserver un membre qu'à l'amputer, à guérir telle ou telle maladie par les remèdes pharmaceutiques, par les moyens doux, qu'à l'attaquer par les opérations, qu'il ne faut, en un mot, recourir au bistouri qu'après avoir épuisé tous les autres genres de médications. — A la rigueur, rien n'est plus sensé ; et pourtant, rien n'est plus perfide dans une foule de cas. L'important est de savoir s'il y a plus de danger ou de sécurité pour le malade, d'attaquer dès l'abord son mal par l'instrument, que de se risquer à le traiter d'une autre façon ; s'il y a chance de le guérir mieux, plus vite, avec de plus grands avantages par une méthode que par l'autre. Une tumeur cancéreuse, limitée, mobile, encore récente, sera facilement enlevée, sans danger sérieux, avec chance d'une guérison radicale, au moyen de quelques coups de bistouri. En essayant contre elle, au contraire, toutes les médications imaginables, externes ou internes, non-seulement on ne la guérira point, mais encore on lui permettra d'infecter l'organisme et de rendre plus tard toute opération inutile ; que d'exemples analogues ne pourrais-je pas invoquer ? C'est que pour vouloir toujours conserver, on court grand risque de s'exposer à tout perdre.

Avec tant de points de vue nouveaux, il était impossible que la pathologie chirurgicale, que la médecine opératoire restassent ce que je les ai vues au début de ma carrière et que les traités qui les exposent, qui les personnifient ne fussent pas renouvelés, changés de fond en comble. — Voyez aussi comme l'art d'opérer s'est transformé ; reportez-vous en arrière d'un demi-siècle et comparez ! jetez un coup d'œil sur le livre de Sabatier, édité au nom de Dupuytren par Bégin et Sanson, puis sur l'ouvrage que je lui ai consacré en 1832 d'abord, en 1839 ensuite, et qui n'était que le résumé concret de mon enseignement théorique de l'époque, de ce que j'ai continué de faire depuis, dans mon enseignement clinique à l'hôpital de la Charité et partout. Passez de là au traité très-savant, assez complet de Malle, puis à l'ouvrage beaucoup plus personnel et mieux fait de M. Sédillot, joignez-y le manuel de M. Malgaigne, abrégé merveilleusement rédigé et qui a eu tant de succès, sans empêcher un petit traité du même genre, dû à la plume de M. Alph. Guérin, et vous vous ferez une idée des perturbations, de la révolution, qui se sont opérées sous nos yeux, dans le cours de ces quarante dernières années, sans compter l'éthérisation, la plus inattendue comme la plus éclatante des acquisitions récentes de la chirurgie.

Je le demande, qui oserait se dire capable dès à présent de composer une histoire un peu sérieuse et complète de la chirurgie, de mettre en relief, avec exactitude et impartialité, l'état actuel de cette science, empruntée à tous les foyers d'où elle rayonne, à tous les pays qui la cultivent de nos jours avec fruit. Pour juger de la difficulté d'une pareille œuvre, il suffit de jeter les yeux sur les temps passés, si simples pourtant et si pauvres relativement. De ce côté, en effet, que nous reste-t-il, que voyons-nous? De siècle en siècle quelques grandes figures : Jean-Louis Petit, Ambr. Paré, plus haut Guy de Chauliac, et quelques personnalités secondaires restées debout, çà et là, au milieu des ruines ou des décombres de leur époque, phares précieux, entourés d'appuis lumineux, et plus ou moins brillants, sortes de boussoles pour ceux qui veulent remonter la chaîne des âges.

Si pour des époques, si peu encombrées, l'esprit est déjà comme écrasé par le poids des difficultés, que diront nos descendants s'ils veulent apprécier les élucubrations des savants d'aujourd'hui ? Si les quelques siècles écoulés depuis l'imprimerie ont assez produit pour que l'imagination s'en effraye volontiers, que fera-t-on dans les siècles futurs, alors qu'un rayonnement, qui s'étend de plus en plus, qui s'éparpille sur tous les points du globe, qui émerge en quelque façon de toutes les intelligences à la fois, qui menace de couvrir le monde entier des œuvres de chacun et de ne plus laisser de prise à la réflexion ! A force de se disséminer, par l'excès même de sa diffusion, la lumière ne doit-elle pas craindre en se nivelant de sombrer un jour, de conduire aux ténèbres, de mettre l'avenir dans l'impossibilité d'extraire de nos travaux des vérités assez incontestables pour donner le droit de se vanter d'avoir élevé le niveau de la science? Y aura-t-il en réalité des mains assez habiles, des intelligences assez élevées pour mettre utilement en œuvre ces matériaux dont nous sommes si fiers, et en construire des édifices dignes de la postérité !

Votre iconographie des maladies chirurgicales aura-t-elle cet imposant honneur? Vous êtes trop modeste sans doute pour le prétendre ; je n'oserais pas de mon côté l'affirmer; toutefois l'image de chaque maladie, de chaque opération présentée, comme vous le projetez ; une sorte de photographie de nos efforts pris sur nature, aura grande chance, étant bien faite, de traverser les aspérités de l'histoire comme un type de la chirurgie actuelle, sans montrer aux générations à venir les décombres qui se feront autour de vous, mais en leur indiquant comment la science a été entendue et cultivée au XIXe siècle.

VELPEAU.

PREMIÈRE MONOGRAPHIE

LUXATIONS ET FRACTURES

COUP D'ŒIL GÉNÉRAL

SUR

L'ÉTUDE DES LUXATIONS ET DES FRACTURES

Jusqu'à présent, l'étude des luxations n'a pas puisé dans l'anatomie pathologique les mêmes enseignements que les autres parties de la chirurgie. A part quelques cas dans lesquels les désordres sont d'ordinaire très-considérables, on ne meurt pas d'une luxation, le chirurgien, appelé à temps, la réduit, et il lui faut une bien grande habileté pour pouvoir, au travers de muscles contractés, se faire une idée satisfaisante des rapports anormaux des extrémités articulaires. Il résulte de cette condition que le problème anatomique capital, *déterminer d'après les altérations des formes extérieures les modifications des rapports des os*, n'a généralement point été résolu. C'est ce qui explique comment bien des discussions ont duré si longtemps et comment les chirurgiens sont encore partagés d'opinion sur des cas où une simple dissection pourrait lever toute difficulté, à la condition toutefois d'être faite avec certaines précautions spéciales que nous aurons le soin d'indiquer.

Les pathologistes ont bien à leur disposition une mine féconde ; mais à laquelle, nous le croyons du moins, ils ont trop largement pensé : l'anatomie des luxations anciennes. Les luxations anciennes peuvent fournir quelquefois des inductions bien utiles, mais elles ont été la cause de plus d'une erreur. C'est d'ordinaire un grand nombre d'années après l'accident que le malade meurt, d'une affection viscérale ou autre ; la pièce anatomique est découverte par hasard, et il est souvent impossible d'assurer qu'elle reconnaisse une origine traumatique. Dans les luxations non réduites, les cartilages se résorbent, les cavités anciennes disparaissent, les os s'épaississent par place et s'incurvent ; tout est tellement déformé qu'il est souvent presque impossible de conclure de la luxation ancienne à la luxation récente. Il est arrivé plusieurs fois que des observateurs de premier mérite, mais non prévenus, ont décrit, sur des pièces qui leur étaient présentées, des luxations anciennes dans des cas qui certainement se rapportaient à des maladies articulaires chroniques avec déformation considérable des surfaces et déplacements.

Ce qui se rapproche le plus des luxations récentes, ce sont les luxations expérimentales : il est possible, après une étude spéciale et des essais longtemps multipliés et variés, de produire sur le cadavre les luxations articulaires avec les caractères symptomatiques que l'on observe sur le vivant : on peut les produire aussi souvent que l'on veut, et constater à loisir mille particularités pleines de renseignements utiles. Si l'on est prévenu de toutes les erreurs possibles ; si l'on considère l'expérimentation cadavérique comme un des moyens d'exploration et de recherche qui ne doit marcher qu'avec l'observation et le raisonnement, et dont les déductions ne doivent être appliquées qu'avec réserve, on évitera toutes les erreurs, et l'on pourra fournir pour l'histoire des luxations les documents les plus complets.

L'étude des luxations ne doit point être séparée de l'étude des fractures ; quoique ces deux grandes classes de maladies chirurgicales se distinguent à beaucoup de points de vue, elles ont un grand nombre de liens qui les réunissent, et beaucoup de considérations sont applicables aux unes comme aux autres. Les luxations et les fractures sont toujours produites par action de causes mécaniques (1). Les luxations et les fractures se compliquent souvent l'une l'autre. Le diagnostic différentiel doit le plus souvent tendre à les séparer l'une de l'autre. Enfin les manœuvres à opérer dans l'un et l'autre cas consistent en extensions, contre-extensions, coaptation : si nous ajoutons que l'étude des luxations et des fractures demande au chirurgien le même travail d'analyse ; que les mêmes considérations anatomiques sont applicables aux unes et aux autres, on comprendra tout l'intérêt que peut offrir une étude de ces deux ordres si importants de lésions, présentés l'un et l'autre après une étude anatomique faite à un point de vue spécial, des grandes régions du corps de l'homme. L'étude topographique de la chirurgie présente dans ces conditions d'incontestables avantages.

Il y a dans cet ouvrage quelques modifications apportées au plan généralement suivi, et sur lesquelles nous devons nous expliquer : le nombre des luxations et des fractures est infini ; autant de causes, autant de conditions d'équilibre du corps ; autant de luxations, autant de fractures différentes. Une étude complète des luxations et des fractures dans chaque région comporterait la notion de toutes les variétés, de tous les accidents, de toutes les complications possibles, suivant les différentes régions ; mais il est facile de s'apercevoir que l'on tomberait bientôt dans des répétitions inutiles et ennuyeuses, et qu'on agrandirait démesurément le tableau sans un réel avantage. Si par exemple nous voulions à chaque articulation, à chaque membre, étudier les fractures ou les luxations compliquées de plaie, nous aurions bien çà et là quelques conditions spéciales à mentionner après une première étude ; mais dans le plus grand nombre des cas, ce serait la répétition de tout ce que nous aurions déjà dit. Il y a deux manières de vaincre cette difficulté : nous pouvons, à l'exemple des pathologistes, faire précéder l'histoire des luxations et des fractures de considérations générales étendues complètes, assez développées pour que le reste de nos études puisse être considéré comme une application de ces généralités, de cette pathologie générale, des luxations et des fractures.

Nous préférons de beaucoup suivre une seconde voie, nous borner dans notre introduction à limiter le sujet, à le considérer dans ses rapports avec ses analogues, à expliquer les termes, les divisions, les classifications, et à traiter quelques questions qui

(1) Il existe des maladies articulaires et osseuses que l'on a dénommées du nom de luxations pathologiques et congénitales, de fractures spontanées, congénitales, pathologiques, etc. Leur véritable place n'est point dans l'étude des lésions traumatiques articulaires, mais dans la partie qui traite des maladies chroniques et congénitales des os et des articulations.

forment les prémisses naturelles, les seules indispensables à une étude logique du sujet. Le lecteur trouvera ainsi en raccourci l'étude de la contusion, de l'entorse, quelques considérations anatomiques, physiologiques ; l'étude des points applicables à plusieurs régions, et d'une importance suffisante pour nécessiter une étude à part, se trouvera traitée dans celles de nos régions chirurgicales où elles se présentent le plus communément. Comme exemple, la fracture compliquée de plaie sera étudiée d'une manière complète à la jambe ; c'est là qu'elle s'observe le plus communément ; c'est là qu'elle présente le plus de conditions spéciales ; enfin, c'est là que nous en avons recueilli les types les plus intéressants. Les luxations compliquées de plaie seront étudiées à la région du cou-de-pied et, chemin faisant, nous mentionnerons dans chacune des autres régions les points spéciaux que présente la luxation du coude, du poignet, etc., etc., compliquée de plaie.

C'est ainsi, si nous sommes dans la vérité, que l'on peut le plus utilement se servir des matériaux préparés pour l'étude, et c'est ainsi que la méthode peut donner à la clinique l'ordre presque régulier de la pathologie : tout en ne parlant et en ne décrivant que devant la nature, suprême avantage qui donne à la clinique toute sa puissance.

Il y a dans tout travail scientifique des questions importantes et d'autres questions d'importance secondaire. Il est bien indispensable, sous peine de confusion, de faire sentir sans cesse que dans les connaissances chirurgicales il y a un premier ordre qui est l'utile, et un second ordre qui comprend les notions historiques, bibliographiques, l'indication des documents, des sources, des matériaux dont on fait usage, etc. Les notes placées au bas de la page, à la fin de chacune des parties, et en petit caractère, recevront tout ce que dans un livre on peut passer à une première lecture, mais que l'auteur jaloux de ne pas mépriser les enseignements de l'histoire devait placer ici par respect et par reconnaissance pour le passé ; ce sont d'ordinaire des questions peu utiles, mais que le chirurgien instruit ne doit point tout à fait oublier.

I

CONSIDÉRATIONS ANATOMIQUES SUR LES OS, LES ARTICULATIONS, LES MOUVEMENTS.

1° Des os.

Les os ne sont pas, comme on aurait pu le croire il y a deux mille ans, des leviers inorganiques. L'anatomie, la physiologie et la clinique ont démontré d'une façon surabondante que les os vivaient de la vie commune ; pleins de sang artériel et veineux, pourvus de nerfs accompagnant les vaisseaux, leurs maladies rentrent entièrement dans celles si nombreuses qui atteignent les corps organisés et vivants.

L'os est recouvert à l'extérieur d'une membrane de nature cellulo-fibreuse, peu résistante dans le plus grand nombre des cas, d'autres fois extrêmement forte et comme

ligamenteuse ; elle est mal délimitée en dehors, où elle se continue sans ligne de démar-
cation avec le tissu cellulaire intermusculaire, les insertions des muscles et les fibres
lamineuses qui sont entre leurs faisceaux, un peu mieux délimitée par sa face profonde
qui tient à l'os par une multitude infinie de vaisseaux. Os et périoste ne font véritablement qu'un, le périoste est la couche la plus superficielle de l'os. Le périoste est vasculaire, ses vaisseaux fins appartiennent presque tous aux capillaires ; dans les belles
insertions sa richesse en vaisseaux se manifeste, et les connexions vasculaires ostéo-
périostiques apparaissent nombreuses et serrées.

On a quelquefois décrit à l'intérieur du canal médullaire des os longs une membrane
formant un revêtement interne, une sorte de périoste interne ou de membrane médullaire. Des anatomistes exacts ont essayé d'en démontrer l'existence, et ils ne l'ont jamais
rencontrée, c'est qu'en effet elle n'existe point. La moelle est à nu dans les cavités des
os, et les vaisseaux qui la pénètrent sont trop écartés pour que le lacis très-lâche qu'ils
forment puisse être assimilé à un tissu membraniforme continu.

Quant à la graisse médullaire qui est si abondante, son existence a été, pour bien des
anatomistes, un objet de curiosité, et il y a eu des physiologistes qui, pour en faire
comprendre l'utilité, ont institué des expériences sans doute curieuses, mais peu démons-
tratives. La graisse est l'élément employé dans l'économie pour obturer les vides, et le
diamètre des os longs étant déterminé d'avance par les lois immuables de l'organisation,
il fallait, pour en diminuer le poids et en faciliter la nutrition à l'intérieur, le corps de
remplissage, la graisse. La graisse médullaire est presque fluide ; elle est jaunâtre dans
l'état de santé. Quand les os vivent bien, la graisse ne se trouve en quantité considérable
que dans le seul canal médullaire ; mais quand la vie des os est troublée, soit dans un âge
très-avancé, soit dans le cours d'un état de débilitation organique diathésique, scrofule
ou tubercule, les os engraissent en quelque sorte démesurément, leur tissu compacte se
creuse peu à peu de canaux profonds ; les lamelles et les trabécules du tissu spongieux
deviennent de plus en plus minces et fragiles ; les vaisseaux s'atrophient de même, et
bien souvent, dans ces cas, la résistance du squelette diminue assez pour que le moindre
choc, les moindres mouvements un peu irréguliers brisent des leviers d'ordinaire résistants, le fémur, l'humérus, etc. C'est là l'état graisseux des os ; l'atrophie graisseuse
ordinaire chez les vieillards comme chez les jeunes sujets débilités.

Cette atrophie graisseuse explique bien la facilité avec laquelle les os se brisent dans
l'âge avancé, fait facile à constater, et dans les hôpitaux et à l'amphithéâtre. Nombre de
fois nous avons vu, en effet, les os céder sans résistance et se laisser entamer et pénétrer par le couteau dans leurs parties d'ordinaire les plus compactes. L'atrophie graisseuse explique tous les cas, et il n'est plus nécessaire de recourir à la disparition de la
trame organique, à la prédominance des sels phosphatiques et calcaires pour expliquer
cet état cassant pathologique sénile.

La chimie a démontré qu'une molécule de tissu osseux prise sur le vieillard avait une
composition identique avec une molécule de même volume prise chez l'adulte ; le tissu
osseux est un à tous les âges, sauf l'intervention de maladies spéciales. Mais la dégénérescence graisseuse n'en est pas une ; elle remplace ce qui disparaît. La quantité d'os disparaît, mais cette disparition ne porte aucune atteinte à ce qui en reste ; c'est là une

sorte d'atrophie organique physiologique. M. Nélaton s'est attaché, il y a longtemps déjà, à démontrer ce fait que, depuis ce savant observateur, on n'a point contesté.

La matière minérale unie à la trame organique et formant avec elle un composé à proportion définie et immuable, c'est le *tissu osseux*.

Jusqu'au moment où le microscope est venu nous éclairer de ses lumières, il n'y avait dans l'étude intime de la structure des os que des notions peu définies, mal démontrées. On avait bien vu sur des os enflammés, sur les os rachitiques et les pariétaux des jeunes sujets, que le tissu de l'os est creusé de canaux et que ces canaux renferment des vaisseaux; mais l'état pathologique peut-il bien donner des résultats en tout applicables à l'état sain? Les canalicules osseux existaient-ils sur l'os si compacte et si dur des diaphyses des os longs? Nouveau champ d'étude, puissant déjà, mais incomplétement exploré. Le microscope est venu nous apprendre que la plus mince lamelle des os, le plus petit grain de poussière osseuse renfermait dans son épaisseur une quantité infinie de petits canaux qui contiennent, avec un peu de graisse, de petits vaisseaux. Il nous a appris, de plus, qu'entre les canalicules osseux ou canaux de Havers, entourés de lamelles osseuses stratifiées et concentriques, véritables petits systèmes vasculaires isolés, il existait une multitude de petites cellules, petits corpuscules cavitaires auxquels, il y a longtemps déjà, un illustre anatomiste, Serres, a donné le nom d'ostéoplastes.

L'ostéoplaste présente une multitude de branches qui l'anastomosent avec les autres cellules osseuses et les canalicules osseux.

Les canalicules ne manquent que dans les trabécules les plus déliées. Mais là encore il y a des cellules ramifiées qui portent les sucs et nourrissent.

Du développement des os.— L'os est d'abord à l'état muqueux; peu à peu sa densité augmente, et le cartilage est, dans le plus grand nombre des cas, le résultat de cet épaississement de l'os muqueux. La cellule de cartilage apparaît naissant de la cellule de tissu cellulaire, puis avec les progrès de l'âge, elle s'incruste de sels calcaires. Le chondroplaste devient ostéoplaste; le cartilage est devenu os.

Il n'y a pas toujours une *substitution* de l'os au cartilage, ou un *envahissement* rapide du cartilage par l'os. Dans quelques cas, au crâne en particulier, et dans presque toutes les ossifications ostéo-périostiques inflammatoires, l'os naît du tissu cellulaire périostique gonflé, sans que jamais on ait pu démontrer la préexistence d'un chondroplaste.

La substance osseuse dans tous les cas où elle apparaît dans l'ossification, n'apparaît pas en même temps partout; elle se montre sous forme de noyaux osseux, dits points d'ossification. Il y dans l'apparition des points d'ossification, dans leur groupement et dans leur mode de réunion, une régularité parfaite qui a été parfaitement saisie par M. le professeur Serres, quand il a formulé ses trois belles lois, qui ont été pour l'anatomie générale ce que les puissantes lois de Berthollet ont été pour la chimie.

1° *Loi de symétrie.*—Par la loi de symétrie, tout os médian est primitivement double, c'est-à-dire composé de deux moitiés qui se rapprochent en se développant et qui se fondent enfin de la façon la plus intime.

2° Par la *loi du développement des éminences*, M. Serres établit que toute éminence est un point d'ossification.

3° Par la *loi du développement des cavités*, notre célèbre auteur de l'*Anatomie com-*

parée transcendante, pose en principe que toute cavité est formée par la réunion de deux pièces au moins d'ossification.

2° Des articulations.

Les os sont unis entre eux par des sortes de charnières plus ou moins lâches, plus ou moins serrées, quelquefois les reliant si intimement que plusieurs se trouvent réunis de manière à n'en former presque qu'un seul; d'autres fois, au contraire, rendant possible entre eux un écartement de plusieurs centimètres.

Les éléments des articulations sont :

Des ligaments qui sont *capsulaires*, en *bandelettes* ou *interosseux;*

Des *fibro-cartilages;*

Des *cartilages;*

Enfin, une *membrane synoviale* tapissant la face interne des capsules et s'arrêtant toujours au pourtour des cartilages.

C'est avec ces éléments associés, groupés de tant de façons diverses, que la nature a obtenu ces jointures si remarquables, tantôt par la solidité, d'autres fois par la régularité et l'étendue des mouvements. Les articulations étant très-nombreuses, le besoin d'une classification se fait là très-vivement sentir. Ce qui doit arrêter, classer, diviser, c'est le mouvement considéré dans ses différents degrés d'importance, dans ses degrés d'étendue. Une articulation est une machine simple, et plus elle sera mobile, plus elle sera sujette à des lésions nombreuses ; plus, par conséquent, seront longues et difficiles à acquérir, les connaissances nécessaires pour diagnostiquer et guérir ses maladies.

Bichat a bien compris l'importance des mouvements au point de vue de la classification, et le premier a bien vu que c'était de là que devait partir toute division méthodique des articulations: sa classification n'aurait rencontré aucun obstacle si elle n'avait été trop complexe. Il nous a paru possible de la simplifier et même de l'approprier d'une manière spéciale à la chirurgie, c'est-à dire à l'étude des luxations. Les articulations permettent des mouvements ou n'en permettent point ; elles sont cinésiques (κίνησις, mouvement), ou acinésiques.

Ce sont ou des *cinésies* ou des *acinésies.*

Les acinésies sont les sutures.

Les articulations mobiles ou cinésiques peuvent permettre des mouvements étendus, entre deux os sans participation nécessaire des articulations voisines. Elles peuvent être, en un mot, *libres, indépendantes.*

Il se peut, au contraire, que les mouvements soient plus ou moins limités, toujours restreints, que ce soit plutôt de simples glissements que des déplacements d'importance. Dans ce cas, toujours une articulation est enchaînée et commandée par une autre, toujours le mouvement qui se passe entre deux os n'est qu'un des éléments d'un mouvement d'ensemble qui acquiert quelquefois une grande importance quand les os sont nombreux et que le *système articulaire* comprend par conséquent un plus grand nombre de segments. Ce sont les articulations cinésiques *associées* ou *en système.*

a. CINÉSIES LIBRES.

Les articulations dont les mouvements sont libres, indépendants, offrent généralement dans leurs lésions traumatiques plus de variété; ce qui tient à l'union moins intime et à l'étendue plus grande des mouvements.

Ces mouvements sont surtout étendus quand une tête articulaire peut rouler librement dans une cavité de réception comme le *cotyle fémoral*, ou sur une surface moins excavée comme la cavité glénoïde. Il est alors possible que le membre tourne autour de la cavité de réception, de manière à décrire un cercle complet comme au bras où une surface conoïde de révolution comme au membre inférieur. Cela ne se voit que dans les articulations énarthrodiales qui possèdent les mouvements les plus étendus.

Articulations à mouvements angulaires. Au genou, au coude, au poignet, au coude-pied, aux phalanges, les mouvements se font autour d'un axe passant au milieu de l'articulation et perpendiculaire au membre ou au segment de membre. Le mouvement principal est donc un mouvement angulaire; nous disons le mouvement principal, parce qu'il existe toujours dans ce cas quelques petits mouvements latéraux extrêmement limités, trop peu importants pour rompre l'uniformité de la classification, mais dont la chirurgie doit tenir quelquefois un grand compte. Nous réunissons dans les articulations à mouvements angulaires, le ginglyme angulaire aux articulations condyliennes : cette fusion nous paraît justifiée par l'étude réunie de l'anatomie, de la physiologie et des lésions chirurgicales.

Il ne nous reste plus qu'à mentionner les trochoïdes ou articulations cinésiques tournantes. Il n'y en a que deux : l'articulation de l'atlas avec l'axis, et l'articulation du radius et du cubitus.

b. CINÉSIES ASSOCIÉES OU EN SYSTÈME.

Ces articulations caractérisées par la dépendance réciproque de plusieurs articulations qui ne peuvent fonctionner les unes sans les autres, sont extrêmement nombreuses. Ces systèmes sont quelquefois multiples. Ainsi, à la colonne vertébrale, l'articulation de deux os comprend l'articulation des corps, des apophyses articulaires, etc.; et de plus, toutes les vertèbres réunies forment un système articulaire d'ensemble qui fonctionne pendant la flexion et l'extension de la colonne vertébrale.

Les articulations des deux rangées du tarse, des deux rangées du carpe entre elles, représentent à peu près les mouvements les plus élevés et les plus parfaits de ces cinésies en système, et elles forment la transition vers les articulations à mouvements libres et isolés.

Avant d'en finir avec les articulations en système, nous devons faire voir que la classification physiologique est parfaitement d'accord avec les caractères intimes de contact et d'union : dans les cinésies associées ou en système, il peut se faire que les articulations élémentaires ne soient formées que d'un ligament fibro-cartilagineux épais qui maintient les deux os à distance et leur permet cependant de s'écarter dans les limites de son extensibilité. C'est la *syndesmose*.

Il peut se faire qu'une surface cartilagineuse soit en contact avec une autre surface cartilagineuse, mais alors de deux choses l'une, comme l'articulation est très-peu mobile en elle-même et qu'elle n'est destinée qu'à permettre entre les deux os qui la forment un simple glissement, jamais d'écartement, jamais de déplacement, il y a toujours un fort ligament interosseux et des ligaments périphériques en capsule serrée périphérique du côté plantaire et palmaire pour le pied et la main ; et de plus, des fibres capsulaires ou périarticulaires d'autant moins importantes que le ligament interosseux est plus fort ; il y a alors *syndesmo-chrondrose*.

Dans les syndesmoses et dans les syndesmo-chondroses, l'union est si intime que les séparations des surfaces articulaires ne se produiront que bien rarement, grâce à la résistance énorme du ligament interosseux qui est plus souvent arraché que rompu ; grâce, en un mot, à la résistance de ces fibro-cartilages qui offrent bien moins de prise au traumatisme par leur flexibilité que les os qui se brisent plutôt que leurs moyens d'union. Mais là aussi l'entorse pourra se caractériser à la suite des tiraillements des nombreuses bandes fibreuses et des déchirures synoviales.

3° Des mouvements.

Nous avons étudié les os et les articulations dans ce qu'ils ont de plus général. Animons maintenant le tableau et étudions le jeu de tous ces organes si compliqués en apparence, mais qui, réunis, fonctionnent d'une manière si simple et si régulière. Étudions, en un mot, la mécanique animale. Là, nous ne craignons pas de le dire, tout est simple pour celui qui, possédant les notions les plus élémentaires de physique, connaît à fond la position des muscles et les formes des surfaces articulaires.

L'homme est un corps pesant, c'est-à-dire un corps dont l'attraction attire perpétuellement toutes les parties vers un point situé au centre du globe, il a comme tous les corps pesants un centre de gravité.

Si le corps de l'homme privé de vie est, au point de vue mécanique, un simple corps pesant, rien de plus, quand il est animé, il possède au dedans de lui une force qui peut résister à la pesanteur d'une manière énergique, quand l'homme est debout ; qui lui permet de s'élever contre la pesanteur et de sauter, qui lui permet de renverser des obstacles et d'imprimer des mouvements à des corps immobiles. Cette force est la *force musculaire*. Quand l'homme est à l'état de repos, on pourrait croire qu'elle n'agit pas, et, qu'inutile alors, elle est réduite à néant ; il n'en est rien tant que le corps est vivant ; elle est cachée, il est vrai, mais latente comme la vie dans le sommeil ; elle n'en existe pas moins : c'est la *tonicité musculaire.*

La tonicité musculaire est cette force qui fait que les muscles, sans aucune contraction, ont une certaine tendance à rapprocher leurs extrémités. C'est la tonicité qui fait que, même quand ils sont très-relâchés, les deux lèvres de leur section par un instrument tranchant s'écartent souvent de plusieurs centimètres ; c'est cette tonicité musculaire qui maintient en contact les os dans les articulations les plus mobiles, l'épaule, la hanche.

Les ligaments ne sont ainsi des moyens d'union que dans les syndesmoses, et les syn-

desmo-chondroses ; en un mot, dans toutes les jointures à mouvements associés. Mais dans toutes les articulations libres ou à mouvements isolés et étendus, ce ne sont que des *agents limitants* des mouvements ; les véritables agents d'union sont les muscles.

Ces questions ont été longtemps débattues entre les physiologistes. Les frères Weber ont cru démontrer que le fémur était retenu dans la cavité cotyloïde par l'action de la pesanteur, et ils ont entassé pour cela beaucoup de formules. Voilà donc un membre suspendu à un tronc qui ne le porte pas : idée bizarre en désaccord avec toute la phy-siologie qui nous fait voir que toutes les articulations se ressemblent et qu'il est bien manifeste que si c'est la pression de l'air qui maintient le fémur dans sa cavité, ce doit être aussi la même pression qui maintient la tête de l'humérus dans sa cavité. Nous nous inscrivons en faux contre cette donnée de la physique, et nous avons vu dans tous les cas où le deltoïde se paralyse, l'humérus s'abaisser notablement : ce qui prouve bien que ce n'est pas la pesanteur, mais bien la tonicité musculaire qui le sup-porte (1). L'expérience bien connue des frères Weber démontre bien peut-être que la pression atmosphérique a une certaine influence ; mais cette force représente-t-elle la centième partie du poids du membre inférieur !

La force musculaire, cause fréquente de lésions traumatiques des os et des articula-tions, va être étudiée dans quelques-unes de ses manifestations, la station, la marche.

Quand l'homme se tient debout, la plante des pieds reposant à terre, il est facile de voir que le poids du tronc et des membres supérieurs tend à entraîner ces parties en avant ou en arrière, suivant la position de ces parties ou le poids relatif de la partie antérieure et de la partie postérieure du tronc. Pour que la chute n'ait pas lieu, il faut tout simplement que les jambes étant maintenues immobiles et ne fléchissant pas en avant par la contraction énergique de leurs muscles postérieurs ; que les cuisses ne se laissant pas entraîner en arrière, grâce à la contraction énergique de leurs muscles antérieurs, forment deux lignes droites, deux piliers bien immobiles. Suivant la tendance du corps à plier soit en avant, soit en arrière, les muscles fémoro-pelviens antérieurs ou fémoro-pelviens postérieurs réagiront, et l'équilibre vertical aura lieu. Toute la station est là, et l'on peut trouver dans ces simples notions les éléments pour expliquer comment le corps peut se tenir en équilibre sur un seul pied, sur la pointe d'un orteil, comment il peut se tenir en équilibre penché à gauche, à droite, etc., en équilibre sur la main, sur la tête, comme dans tous les exercices gymnastiques ou dans les manœuvres des jongleurs.

La station comprise tout s'explique dans le phénomène de la marche, le corps peut porter sur un seul pied, nous l'avons dit, il peut porter tantôt sur un pied, tantôt sur l'autre. Eh bien ! que l'on fasse porter le corps tantôt sur un pied, tantôt sur l'autre, en ayant soin, à chaque changement, de projeter les pieds en avant, en arrière, en dehors, en dedans, on aura la *marche* en avant, en arrière, etc.

(1) L'expérimentation cadavérique avait jusqu'alors seule été invoquée dans la question. Nous avons expérimenté sur les animaux vivants et perforé le fond de la cavité cotyloïde chez des chiens vivants de manière à donner accès à l'air, ce qui n'a en rien modifié les conditions d'équilibre et de contact. Nous reviendrons sur ces expériences à propos de l'articulation ilio-fémorale.

Nous ne voulons pas poursuivre plus loin ces considérations déjà trop longues sur le squelette, il nous suffit d'avoir indiqué ici le rang que doit tenir la mécanique animale et toutes les questions d'équilibre dont le chirurgien doit tenir quelquefois grand compte dans l'étude des lésions traumatiques des os et des articulations.

II

ENTORSES, LUXATIONS, FRACTURES.

Quand un traumatisme quelconque de cause directe ou indirecte attaque une articulation, il peut déterminer une entorse, une luxation, une fracture articulaire.

1° Entorses.

Toutes les articulations sont exposées à l'entorse ; mais on peut dire, comme une loi générale, que les entorses sont d'autant plus fréquentes dans une articulation, que les luxations y sont plus rares et plus difficiles.

L'entorse est en quelque sorte un diminutif de la luxation et qui indique, ou que la force n'était pas assez grande, ou que l'union était trop intime. Telle action mécanique qui, entre deux os peu unis, produira une luxation, ne fera avec des moyens d'union plus forts qu'une simple entorse. L'entorse est donc très-commune dans les syndesmoses et les syndesmo-chondroses où les luxations s'observent rarement.

Les mouvements multiples et associés qui s'observent dans nos articulations en système, comme au pied, à la main, explique bien la complexité et l'étendue de l'entorse qui, dans le plus grand nombre des cas, n'atteint pas une jointure, mais bien souvent les jointures de deux, de trois os ensemble. L'entorse la plus simple, le premier degré de l'entorse, si je puis m'exprimer ainsi, ce sont les cas de simple tiraillement des ligaments et de la synoviale sans arrachement de quelque importance, sans qu'il soit possible, après le coup, de provoquer entre les os ébranlés des mouvements anormaux indiquant que les connexions sont détruites. Ces cas sont moins communs que ceux dans lesquels les petits vaisseaux sont rompus, les fibres ligamenteuses arrachées aux os. Il y a alors une ecchymose plus ou moins étendue, un épanchement articulaire plus ou moins abondant, et alors le chirurgien reste souvent dans le doute et est presque toujours conduit à se demander si l'étendue des lésions n'est pas de nature à faire changer le diagnostic pour celui de fracture ou de luxation.

L'entorse se caractérise par une douleur violente au moment de l'accident. Cette douleur persiste pendant plusieurs jours et s'accompagne alors d'un gonflement limité si la jointure seule a été blessée ; gonflement diffus si le traumatisme a violenté aussi les os voisins, les parties molles d'alentour. Il n'y a pas besoin d'être très-versé dans la chirurgie pour reconnaître l'entorse ; mais il faut bien se rappeler que rien n'est ténébreux comme les lésions traumatiques articulaires. Que de fractures articulaires qui passent inaperçues et qui, sans caractères particuliers, ne peuvent être même soupçonnées que par l'anatomiste qui a pu expérimenter, et faire un grand nombre de recherches sur le cadavre des victimes dans les accidents.

Je citerai comme exemple des complications qui aggravent considérablement le pronostic de l'entorse, certains arrachements osseux profondément situés, et jusqu'à présent absolument impossibles à préciser devant l'ensemble symptomatique de l'entorse qui les englobe : en essayant de produire sur le cadavre des luxations du genou, il m'est arrivé nombre de fois de produire au centre de l'articulation l'arrachement d'une petite parcelle osseuse en forme de V, donnant insertion aux ligaments, croisés sur la tête du tibia. Cet arrachement osseux se produit fréquemment dans les violences produites sur le genou par torsion, par déplacement latéral, et il est incontestable que dans un grand nombre de cas les malades y sont exposés sans que le chirurgien puisse, par des moyens certains, annoncer l'existence d'une complication qui explique bien la gravité de quelques entorses et de certains accidents consécutifs. Ce que je dis de l'articulation du genou et de l'arrachement du V tibial, insertion des ligaments croisés n'est plus pour moi une simple donnée expérimentale, et il m'a été donné une fois de disséquer à l'hôpital, pareille lésion, et de confirmer ainsi mes suppositions par l'anatomie pathologique et la clinique.

Il serait bien important, si cela était possible, de distinguer les entorses simples ou à simples lésions fibreuses et synoviales, des entorses osseuses ou à arrachements articulaires ; mais dans l'état actuel de la science, devant les incertitudes du diagnostic, quand il n'y a pas de crépitation ou de déformation, il faut bien se résigner à maintenir et à voir persister encore longtemps le vague et l'incertain, il faut bien savoir du reste que la thérapeutique n'a rien à gagner dans une précision plus grande, et que tout au plus le pronostic pourrait-il être éclairé et mieux assuré par la connaissance approfondie des lésions.

2° Luxations.

Quand les ligaments qui unissent deux os ont été déchirés, et qu'après leur rupture la violence a continué d'agir, les surfaces articulaires se séparent ; cette séparation, quand elle persiste après le coup, constitue ce qu'on désigne ordinairement du nom de *luxation*.

Il peut se faire que les surfaces articulaires un instant désunies et maintenues à distance par le traumatisme, se réunissent et se rejoignent aussitôt qu'il a cessé son action. Le chirurgien appelé quelques instants après l'accident ne voit rien, quand il explore le membre, il trouve tout en place et une seule chose peut le frapper, c'est une mobilité plus grande qu'à l'état normal. Quelquefois l'os écarté ne revient pas à sa place ; il existe dans la disposition des plans osseux des surfaces courbes articulaires, des angles, des saillies ou des dépressions qui, la contraction musculaire aidant, immobilisent les os dans de nouveaux rapports. Le chirurgien constate dans ces cas que le membre n'est pas ce qu'il était auparavant, que l'épaule blessée n'est plus comme l'épaule saine, quant à la forme, quant aux fonctions. C'est là véritablement la luxation, mais encore dans ce cas il peut se présenter des circonstances qui obligent, dans la pratique, à subdiviser,

Il ne faudrait pas, en effet, confondre avec les luxations proprement dites, les cas assez communs dans lesquels une articulation à surface plane, à union ligamenteuse, solide et serrée, est simplement déplacée par glissement d'un des os qui la forment, dans lesquelles, en un mot, le contact n'est plus parfait, n'a plus lieu dans toute la surface, mais peut être toujours rétabli par une main habile, sans de grandes difficultés, sans avoir à vaincre de violences.

Les auteurs ont tous senti de quelle importance il était de séparer ces luxations imparfaites, ces luxations incomplètes comme ils les ont quelquefois appelées, et de les isoler pour toujours dans un groupe à part, en dehors des luxations parfaites et complètes, célèbres par les obstacles à vaincre dans leur réduction qui ne sera jamais obtenue que par des manœuvres *spéciales* bien raisonnées et bien méthodiques ; toutefois quand il s'est agi de limiter les unes et les autres, de poser les bornes des luxations incomplètes et d'établir clairement la séparation, les discussions ont commencé, et il en est encore parmi les chirurgiens qui admettent que dans les énarthroses, contrairement aux principes de la mécanique, une surface sphérique ou cylindroïde peut se tenir en équilibre stable et permanent sur le rebord tranchant de la cavité glénoïde, du cotyle fémoral, de l'apophyse coronoïde. Ce qui a fait vivre pendant très-longtemps la doctrine des luxations incomplètes dans les énarthroses, c'est la nécessité d'expliquer certains cas dans lesquels la réduction est simple, très-facile, et qui s'accompagnent de peu de déformations. Nous aurons souvent l'occasion, dans l'étude détaillée des luxations étudiées dans les différentes régions, de faire voir qu'il n'y a véritablement point là de caractère de premier ordre, et que si les luxations incomplètes s'observent souvent à l'état de luxations pathologiques, cela ne sert de rien pour l'étude des luxations traumatiques. Il n'y a en effet, entre les luxations traumatiques et les luxations pathologiques de véritablement commun que le nom. Les luxations pathologiques sont des maladies articulaires chroniques avec déformation des os, ce qui change entièrement la thèse.

Nous ne voulons point, pour le moment, développer une question qui présente les plus grandes difficultés, et qui ne peut être fructueusement discutée que dans les considérations spéciales à chaque articulation, nous nous bornons pour le moment à rapporter deux phrases extraites de la clinique de M. Velpeau ; elles mettent la question sur son véritable terrain : « Si, par luxation incomplète, on veut entendre que la surface cartilagineuse de la tête de l'humérus ne soit échappée qu'à moitié de la cavité glénoïde, nul doute qu'on n'en doive pas admettre l'existence. Mais si au contraire on veut entendre par luxation incomplète un déplacement dans lequel l'humérus est arrêté par un point de son col anatomique sur le bord de la cavité glénoïde, il est impossible de contester son existence. »

Dislocations. — Les luxations sont représentées au plus haut degré du traumatisme articulaire par ces cas assez nombreux et si graves dans lesquels les explosions, les chutes d'un lieu très-élevé, séparent les surfaces d'articulations et les écartent assez pour que dans le nouveau lieu occupé par les os, il n'y ait plus entre eux aucun contact ou au moins aucun contact de leurs surfaces articulaires. C'est là ce qu'il y a de plus grave ; les os luxés sont souvent en partie brisés ; toutes les connexions détruites, tous les ligaments rompus, les muscles arrachés ainsi que les nerfs, et quel-

quefois même les artères, il n'y a plus là rien de régulier, et tandis que nous verrons
que dans les luxations il existe un certain nombre de types classiques et bien faciles souvent à ranger en ordre, dans les dislocations, tout peut se voir, tout peut se rencontrer,
ce qui donne à ce groupe une physionomie infiniment variée et multiple. Les dislocations peuvent s'observer partout, se rencontrer dans tous les points de l'économie où
deux os ou bien plusieurs os sont unis entre eux. Il est quelques articulations dans lesquelles les dislocations sont plus rares que les luxations : ainsi, à l'épaule, on
observe presque toujours des luxations, quoiqu'il existe des exemples bien démontrés
de dislocations sous-épineuse, sous-claviculaire, et même sus-acromiale et intercostale :
raretés et bizarreries du traumatisme qui prouvent une fois de plus que, devant certaines violences, on peut observer les désordres les plus inattendus. Dans d'autres articulations comme le genou, les dislocations sont aussi communes que les luxations.

Les *subluxations*, les *luxations* et les *dislocations* ne comprennent pas toutes les
variétés de lésions avec déplacement qui peuvent être produites par un traumatisme
articulaire. Quand un os court ou l'extrémité articulaire d'un os long présente plusieurs
facettes articulaires, il peut se faire qu'il se trouve séparé en même temps de tous les
os auxquels il est uni. Ainsi, on a vu le grand os, les têtes des métatarsiens, l'astragale,
luxés à la fois dans deux, trois articulations : nous donnerons à ces déplacements complexes le nom d'*énucléations*.

Les *énucléations* les plus communes sont les énucléations de l'astragale ; elles s'accompagnent quelquefois de renversement de l'os.

Nous n'avons, jusqu'à présent, étudié les lésions traumatiques que dans les seules
articulations mobiles ou cinésiques, mais quand les articulations sont acinésiques, quand
ce sont des engrenements intimes, des emboîtements, de véritables mortaises comme
entre les os de la tête : malgré l'intime union, il peut encore y avoir séparation, cela est
excessivement rare et, dans tous les cas, en raison de l'inamovibilité articulaire qui
existe dans ce cas, on ne saurait désigner ce traumatisme du nom de luxation. Ce n'est
point là non plus, à proprement parler, une fracture ; c'est bien plutôt une simple séparation, une *disjonction des sutures*.

Les disjonctions des sutures brisant la continuité du squelette, dans des acinésies ou
articulations immobiles, nous serviront de transition naturelle entre les luxations que
nous venons jusqu'à présent de considérer dans leurs plus grandes généralités et les
fractures pour lesquelles nous devons esquisser un semblable tableau.

3° Fractures.

Il semblerait, au premier abord, que la délimitation des fractures fût facile, bien nette et
bien tranchée. A coup sûr, dans le plus grand nombre des cas, il n'est point difficile de
comprendre quelle est la signification du mot fracture ; tout le monde sait ce que c'est
que la fracture de la jambe, la fracture de la cuisse ; mais il existe toute une grande
classe des lésions traumatiques des os, dans lesquelles la grande idée que donne le nom
de fracture n'est point applicable : il existe, en effet, un grand nombre de formes de
traumatismes osseux dans lesquels la continuité du membre n'est point détruite. Quand
une balle écorne le tibia, quand une épée perfore une côte, quand un projectile quelcon-

que troue les os du crâne, ou qu'un coup de sabre emporte un lambeau d'os et de chairs, sont-ce là des fractures?

Si une discussion sur ce terrain avait quelque intérêt, il ne serait pas difficile de démontrer que du moment où les auteurs qui ont écrit sur les maladies des os ont admis des plaies des os indépendantes des fractures, il serait plus logique d'y faire rentrer tous les *écornements* de crêtes osseuses ; les *perforations* d'os plats, d'os longs ; les *arrachements* de parcelles osseuses donnant insertion à des muscles ou à des ligaments, à la condition toutefois que la continuité de l'os n'ait point été rompue.

C'est pour nous une question de mince importance, et qui ne nous arrêtera point ; on pourrait fournir pour ou contre, des arguments plus ou moins spécieux, mais qui seraient ici complétement déplacés pour une raison bien simple, c'est qu'ayant l'intention de parler ici des luxations et des fractures en général, nous devons considérer ces maladies chirurgicales non-seulement en elles-mêmes, mais encore dans leurs rapports avec celles qui leur ressemblent et qui reconnaissent les mêmes causes.

a. DES DIFFÉRENTES ESPÈCES DE FRACTURES.

Fissures. — Le plus communément, les fractures du crâne consistent en de simples fentes ou fissures. Les fissures s'observent aussi dans un grand nombre de cas comme élément des fractures dans les os longs. On sait combien il est commun de rencontrer dans les fractures obliques du tibia des fissures se prolongeant jusque dans l'articulation, quoique cela ne soit point la règle.

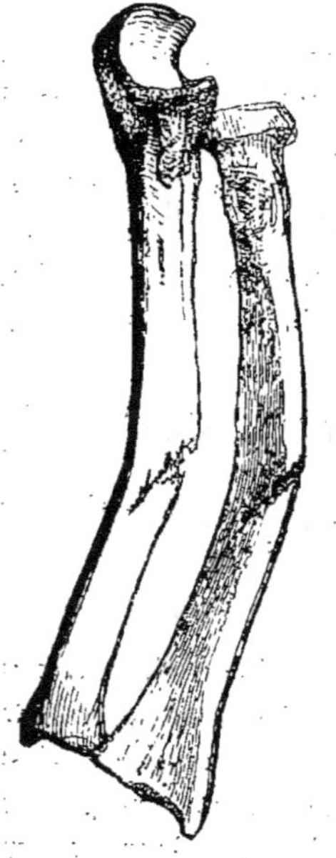

Les fissures simples du corps des os long sont si rares, que des chirurgiens en ont longtemps contesté l'existence. Il en existe cependant, elles ont été observées au fémur, sur le cubitus, etc.

Fraction incomplète proprement dite. — Une partie des fibres osseuses seule a été rompue ; les autres ont plié (fig. 1). Cette forme de fracture est très-curieuse et remarquable surtout par la forme que conserve le membre après l'accident. Il reste courbé dans la position où l'a mis le coup, et dans le plus grand nombre des cas, pour le redresser, le chirurgien est obligé de rompre la partie d'os qui n'avait pas encore cédé. On a vu de ces fractures à tous les âges et sur presque tous les os, mais elles sont en quelque sorte l'apanage de la jeunesse, et c'est sur l'avant-bras, le bras, la cuisse, qu'il a été donné le plus souvent d'en recueillir des exemples.

On en a vu au crâne, la table externe étant seule enfoncée, aux côtes, et nous aurons occasion, dans notre étude chirurgicale des régions, de présenter quelques faits d'observation et d'expérience qu'on aurait difficilement prévus.

FIG. 1.

Écornements. — Un corps contondant, une balle, enlèvent une partie plus ou moins saillante d'un os (crête du tibia, trochanter, etc.), il y a alors écornement; c'est ce que l'on désigne le plus communément du nom de fracture esquilleuse; mais il nous paraît véritablement impossible de ne pas regarder la dénomination de fracture esquilleuse comme synonyme de fracture avec esquille ou fractures *comminutives*.

Perforations (fig. 2). — Les perforations sont surtout communes dans les os plats, au crâne, au bassin, à l'omoplate, etc. Il y a un exemple de perforation du fémur par une épée (Ravaton), tous les corps résistants et de petites dimensions peuvent perforer les os. Nous donnons ici un exemple d'écornement et de perforation de l'os iliaque sur un blessé de Solferino. L'agent vulnérant était une balle conique qui avait éclaté en nombreux fragments. (Le malade a succombé en 1864, dans le service de M. le professeur Nélaton, à la suite de suppurations profondes dans le bassin.)

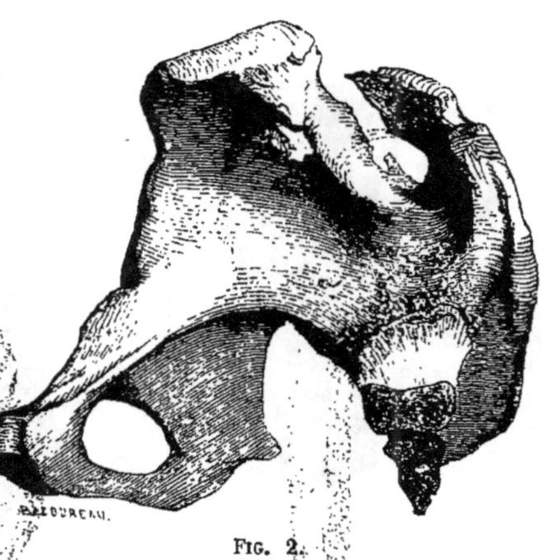
FIG. 2.

Les arrachements (fig. 3). — Ce qui donne le mieux une idée de la force considérable que développent les muscles dans une contraction instantanée c'est l'arrachement de leurs insertions, comme cela s'observe communément dans les cas où ils s'attachent à une éminence osseuse (épicondyle, épitrochlée, olécrâne). Les fractures de la rotule sont presque toujours des fractures par arrachement.

Fracture par pénétration. — Il y a pénétration toutes les fois qu'une partie résistante d'un os est enfoncée dans une partie spongieuse.

Cela se voit très-souvent au col du fémur (fig. 4). La pénétration du col s'accompagne toujours de l'*éclatement* des trochanters.

Les fractures par pénétration appartiennent au même ordre que les *enfoncements* et les *écrasements*.

Décollements épiphysaires. — Les décollements épiphysaires sont de véritables fractures. Il y a en effet dans ce cas division brusque de la continuité d'un os; on les a observés chez de jeunes sujets à presque tous les os longs des membres. Nous reproduisons ici les fragments inférieurs d'une fracture comminutive de la jambe d'un jeune homme de quinze ans pris dans

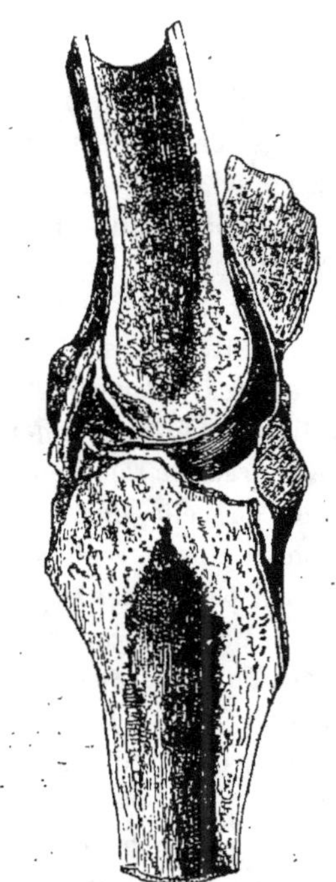
FIG. 3. — Fracture de la rotule dessinée d'après nature sur une pièce sèche déposée par moi au musée d'anatomie des hôpitaux.

un engrenage. Il y a décollement de l'épiphyse inférieure du péroné, et sur le tibia, il y a décollement à la partie interne et fracture à la partie externe (fig. 5).

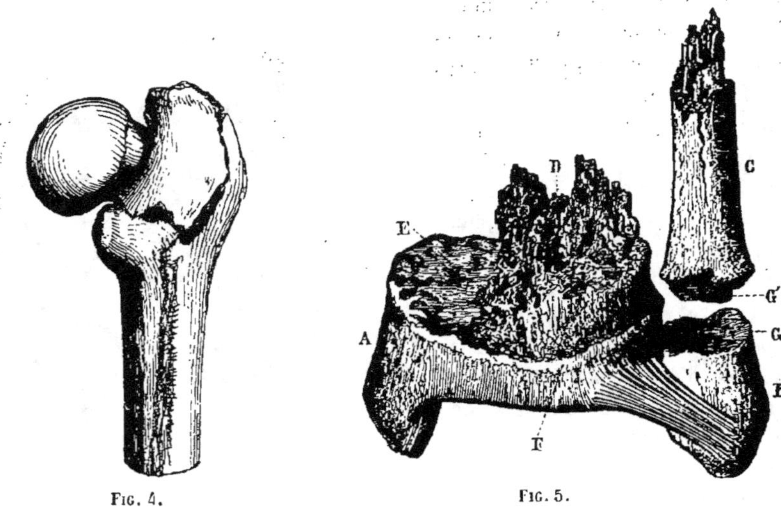

Fig. 4.

Fig. 5.

b. DE LA DIRECTION DE LA LIGNE DE FRACTURE ET DES DÉPLACEMENTS.

La ligne de fracture n'est presque jamais régulièrement transversale dans le corps des os longs ; dans le plus grand nombre des cas, les fractures que Boyer nommait transversales ou en rave sont dentelées. M. Malgaigne a toutefois été trop exclusif en niant l'existence de la fracture transversale des os longs. On pourrait en fournir aujourd'hui quelques exemples. Nous désignerons du nom de fractures *transversales dentelées* les fractures du corps des os longs, quand la solution de continuité est à peu près perpendiculaire à l'axe de l'os.

Les fractures obliques de la diaphyse des os longs sont beaucoup plus communes que les fractures *transversales dentelées*. Le plus souvent, dans le cas de fracture oblique, la ligne de fracture représente une ligne spirale contournant en hélice le corps de l'os. En raison de cette disposition, nous dirons que les fractures obliques du corps des os longs sont le plus souvent *oblique spiroïdes*.

Il ne faut pas rejeter cependant la fracture *oblique-simple ;* nous avons pu en produire dans quelques cas sur le tibia, mais on peut assurer que la disposition spiroïde de la ligne de fracture est ce que l'on observe le plus souvent.

Déplacements. — Les fractures incomplètes et les fractures complètes sans déplacement sont de toutes les plus faciles à guérir, mais ce sont aussi de beaucoup les plus rares.

Dans la majorité des cas, la *cause qui a produit la fracture* ayant continué son action, les *mouvements du malade* pour échapper au traumatisme ; les *muscles irrités* qui s'insèrent aux fragments, le *poids du membre*, produisent une séparation des fragments : on dit alors qu'il y a déplacement. Le nombre des déplacements est infini, il sera facile de s'en convaincre. Nommons pour le moment les principaux :

Écartement. — Dans les fractures de l'olécrâne et de la rotule ; dans tous les cas où un muscle violemment contracté entraîne avec lui son insertion, le déplacement est constant ; il consiste dans un écartement des fragments (fig. 6).

Chevauchement (fig. 7). — Dans les fractures des os longs des membres, presque toujours les fragments chevauchent ; c'est-à-dire que l'inférieur remonte le long du

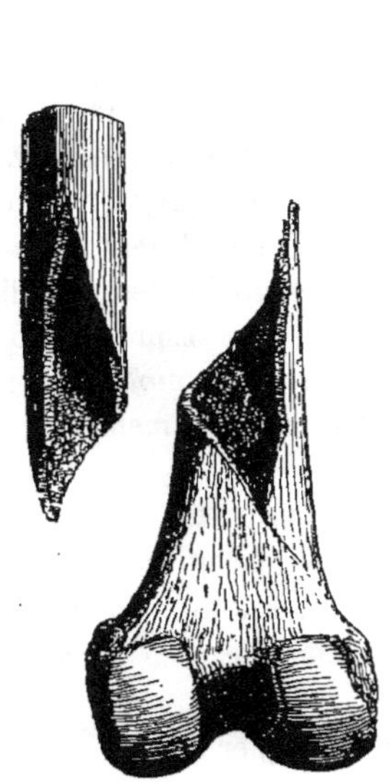

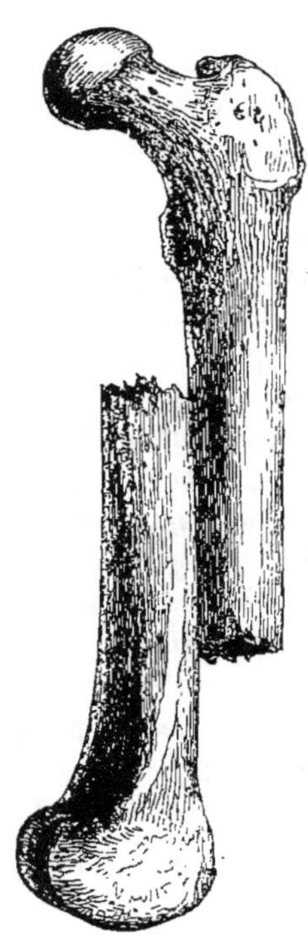

Fig. 6. — Fracture *oblique spiroïde* de l'extrémité inférieure du fémur. Fragment supérieur vu par sa face antérieure, fragment inférieur vu par sa face postérieure, fissure à l'angle inférieur.

Fig. 7. — Fracture *transversale dentelée* de la partie moyenne du fémur, chevauchement, rotation en dehors du fragment inférieur.

supérieur. Les fragments, dans ce cas, sont le plus souvent parallèles, dans quelques cas ils sont *divergents*.

On observe souvent au membre inférieur la rotation. Le fragment inférieur, entraîné par le poids du membre tourne sur lui-même, et tout en restant quelquefois en contact avec le fragment supérieur, ils ne se correspondent plus exactement.

Déplacement angulaire. — Quand les fragments en contact au voisinage de leur partie brisée forment un angle plus ou moins ouvert, il y a déplacement angulaire (fig. 1). Le déplacement ordinaire dans la fracture incomplète proprement dite est le déplacement angulaire.

On observe quelquefois en même temps *chevauchement, déplacement angulaire* et *rotation*.

III

COMPLICATIONS DES LUXATIONS ET DES FRACTURES.

Les fractures sont simples ou compliquées : les luxations sont simples ou compliquées. La fracture *simple*, dans l'acception la plus étroite de ce mot, est la division des fibres osseuses sans aucune espèce d'altération de voisinage. La luxation simple existe quand il y a lésion de la capsule seule. Ainsi considérées, les fractures et les luxations simples sont véritablement des êtres de raison ; il est impossible qu'il n'y ait pas un certain retentissement de voisinage ou que le traumatisme assez fort pour briser l'os n'ait pas contus plus ou moins gravement le membre, au lieu de la fracture ou de la luxation, si celle-ci est de cause directe; à distance, si elle est de cause indirecte.

Parmi les lésions simultanées ou consécutives, il en est donc qui sont en quelque sorte nécessaires; tels la douleur, les spasmes musculaires, la rupture de petits vaisseaux qui produit l'épanchement sanguin; telle aussi l'inflammation qui se manifeste dans toutes les solutions de continuité et qui est là comme ailleurs l'agent de la réparation, etc., etc. Considérés à cet état de simplicité, ce ne sont point des complications; mais si l'épanchement sanguin devient très-abondant; si en raison de rapports de voisinage, il détermine des symptômes spéciaux, il est devenu *complication ;* de même si l'inflammation devient trop vive, s'il se fait des abcès dans le membre, l'inflammation est devenue complication.

L'épanchement sanguin et l'inflammation ne forment pas toutes les complications primitives ou consécutives et secondaires qui peuvent survenir dans les luxations et les fractures : le nombre des complications est infini, toutes les lésions que le traumatisme peut produire peuvent, dans des conditions données, devenir complications d'une luxation ou d'une fracture.

Cela étant posé et bien compris, nous nous bornerons ici à indiquer les complications principales.

Complications des luxations par des luxations, ou luxations multiples. — La clavicule a été vue luxée à ses deux extrémités. On a vu dans un cas le cubitus luxé en haut et en bas. Dans quelque cas on a vu les deux articulations symétriques luxées en même temps. On a vu un os luxé à une de ses extrémités, être subluxé à l'autre. (Clavicule, premier métatarsien, etc.)

Complications des fractures par des fractures, ou fractures multiples. — Les fractures multiples se présentent très-souvent à l'observation ; il peut y avoir fractures multiples sur un seul os, plus communément on voit des fractures multiples atteignant plusieurs membres ou les différents segments du membre supérieur, de l'inférieur, etc.

Complications des luxations par les fractures, et des fractures par les luxations (fractures ou luxations complexes). — Les fractures et les luxations complexes forment un chapitre intéressant, dont l'étude reviendra dans toutes les régions chirurgicales. A la colonne vertébrale il y a presque toujours lésion complexe, les fractures simples et les luxations simples étant là très-rares. Les fractures du col de l'humérus avec luxation de la tête sont célèbres par les difficultés à vaincre dans le diagnostic et par les obstacles à la réduction. Il est assez commun de voir à la cavité glénoïde des fractures produites en même temps que la luxation, de même à la cavité cotyloïde. Les *fractures cavitaires* rentrent le plus souvent dans l'étude des luxations complexes.

1° Contusion. Épanchements sanguins. Anévrysmes.

La contusion qui accompagne les luxations et les fractures ne produit pas d'ordinaire dans les membres des lésions aussi graves qu'au crâne, à la colonne vertébrale, au thorax, à l'abdomen. Il faut bien savoir cependant que les contusions étendues des membres déterminent quelquefois dans l'économie des perturbations encore mal définies, mais souvent très-graves, qui facilitent ou provoquent le développement d'états généraux adynamiques, de phlegmons diffus, d'emphysèmes traumatiques : accidents formidables et trop souvent au-dessus des ressources de l'art.

A la contusion se rattache l'histoire des épanchements sanguins (fig. 8), le sang collectionné en foyer ou infiltré dans les muscles se résorbe d'ordinaire avec facilité, et ce serait une mauvaise pratique que de pratiquer des incisions à la peau avant de s'être bien assuré que les forces de la nature sont insuffisantes à la résorption. Ces épanchements sanguins proviennent de la déchirure des capillaires ou des veinules et des petites artères ; ils sont bien moins à redouter que les collections sanguines provenant de la division d'une grosse artère.

On sait depuis bien longtemps que les artères résistent avec une merveilleuse facilité à toutes les causes contondantes ; dans un grand nombre de cas, leur position au milieu des parties molles, entourée de

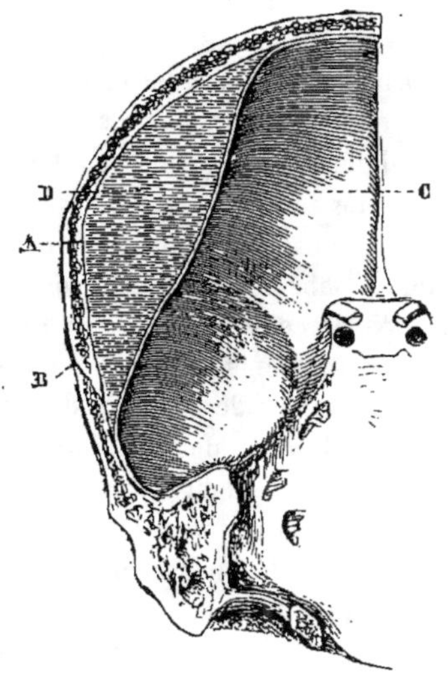

Fig. 8. — Fracture du crâne, épanchement sanguin considérable provenant de la rupture de l'artère méningée moyenne, décollement considérable de la dure-mère.(Dessinée sur le cadavre d'un blessé mort à l'hôpital Beaujon.)

tissus plus ou moins lâches, leur permet de fuir en quelque sorte et de se soustraire aux violences ; c'est ce qui explique combien il est rare de voir des plaies artérielles à la suite des fractures. Mais quelque rare que soit cette complication toujours très-grave, elle s'observe cependant quelquefois, et il y a déjà longtemps que Dupuytren faisait sur les anévrysmes compliquant les fractures de bien remarquables leçons. Jean-Louis Petit, dans son *Traité des maladies des os*, avait déjà rapporté un exemple d'anévrysme compliquant une fracture, et depuis ce chirurgien tous les auteurs en avaient parlé sans paraître en avoir observé. Ce qui fait peut-être que les auteurs n'ont pas attaché une très-grande importance à cette grave complication des fractures et des luxations, c'est qu'ils l'avaient jugée au-dessus des ressources de l'art. Tous, en effet, s'accordent à donner le conseil d'amputer les membres qui la présentent. Dupuytren a rendu à la pratique le plus grand service, en démontrant qu'une ligature faite au-dessus du point où l'artère a été blessée, pouvait, dans un grand nombre de cas, suffire pour arrêter l'hémorrhagie, et qu'on devait, dans un grand nombre de cas, la substituer à l'amputation qui avait jusqu'à ce jour été considérée comme la seule ressource de ces sortes de blessures.

2° Des lésions périostiques et ligamenteuses.

Le périoste formant véritablement partie de l'os, on doit s'attendre à le trouver déchiré dans le plus grand nombre de fractures ; on le trouve, en effet, dans les autopsies toujours plus ou moins tiraillé, plus ou moins déchiré, plus ou moins contus. Le rôle du périoste et les obstacles qu'il apporte à l'écartement des fragments mérite d'arrêter un instant l'attention. La résistance du périoste est considérable, et il y a quelques points où il acquiert l'épaisseur et les conditions anatomiques d'une véritable membrane ligamenteuse. Ainsi, dans tous les os longs au voisinage des extrémités articulaires, dans tous les points où des cloisons aponévrotiques, des ligaments, des insertions musculaires viennent s'unir à lui, il est assez épais pour que sa déchirure complète dans les fractures constitue une très-rare exception. On se fait difficilement une idée de cette force, et il n'y a que l'expérimentation qui puisse donner là-dessus des renseignements précis. Il nous est arrivé bien souvent de briser la jambe par cause directe, et même de produire des fractures comminutives sans que le périoste ait subi d'autres solutions de continuité que des fentes parallèles à l'axe de l'os ; il forme, dans ces cas, un manchon fibreux assez fort pour que l'expérimentateur ait besoin de beaucoup de force pour le briser. Ceci fait comprendre combien sont communes les fractures sans déchirures périostiques, ce qui tient à l'extensibilité assez considérable de cette lame fibreuse.

Dans tous les cas où le traumatisme a produit une séparation un peu étendue des fragments, on trouve le périoste ouvert d'un côté et décollé dans une plus ou moins grande étendue de l'autre.

Le périoste se décolle avec d'autant plus de facilité qu'il est plus épais. Ainsi, dans les fractures de l'extrémité inférieure de la jambe avec luxation du pied, il nous est arrivé plusieurs fois de le trouver décollé dans une étendue de 7 à 8 centimètres, laissant ainsi la surface de l'os saignante et privée de son manchon fibreux.

Nous avons confondu ici dans les mêmes considérations le périoste et les tissus fibreux auxquels il donne insertion, gouttières tendineuses, etc. Il est possible, dans quelques cas de voir le périoste seul résister avec énergie : ainsi, au col de l'humérus, et dans tout cas, l'espace qui se trouve au-dessus du deltoïde. Là où l'os est entouré de tissu cellulaire, et où, par conséquent, le périoste est isolé, il unit les fragments osseux de manière à rendre impossibles des déplacements qui se seraient bien certainement produits sans cette union supplémentaire. Dans les luxations, les ruptures ligamenteuses sont la conditions *sine qua non* du déplacement. Ainsi, si l'on met de côté quelques luxations dont l'histoire laisse encore à désirer, on arrive à formuler comme une loi générale qu'il n'y a pas de luxation sans déchirure des ligaments. S'il n'y a pas de luxation sans déchirure des ligaments, nous avons vu que dans un grand nombre de cas les ligaments seuls se déchirent sans déplacement des surfaces articulaires ; il y a alors entorse.

Les déchirures capsulaires, quand elles ne sont que suffisantes pour laisser passer la tête, appartiennent donc au cortége obligé des luxations ; mais il n'est pas rare de voir des déchirures capsulaires si étendues, que l'on peut dire avec quelque apparence de raison qu'elles constituent une complication. Très-souvent dans ces cas la capsule est arrachée à son insertion. Les bourrelets qui entourent la cavité osseuse sont décollés de l'os ; il n'est pas rare de voir le périoste qui entoure l'extrémité articulaire décollé et tiraillé en lambeaux comme nous l'avons vu dans les fractures articulaires.

3° Lésions de la peau.

La peau est quelquefois atteinte par le coup qui a frappé ! Il y a alors une plaie contuse plus ou moins grave suivant l'étendue du corps contondant, la force dont il était mû, et la plus ou moins grande union de la peau aux tissus sous-jacents. La plaie produite de cette façon, c'est-à-dire par l'action directe et extérieure, a une bien moins grande gravité que la plaie produite de dedans en dehors, c'est-à-dire par les fragments. La solution de continuité de la peau dans les cas de fracture ou de luxation avec plaie, se produit de deux façons : 1° par l'action coupante de l'un des fragments ; 2° par une tension trop grande.

Quand la peau est coupée par un des fragments, ce qui se voit à la jambe où le fragment supérieur est taillé en pointe, la peau est atteinte de dedans en dehors et l'étendue de la section ainsi que sa forme est en rapport avec la forme du corps vulnérant qui est ici le fragment supérieur.

Dans tous les cas où un membre est rompu au niveau d'une articulation, quand la peau est atteinte, sa solution de continuité se fait d'une toute autre façon. Il n'y a plus alors ordinairement d'extrémité coupante. Ce sont des os renflés à leurs extrémités qui font saillie, et il a été impossible qu'ils agissent à la manière d'un corps tranchant. La déchirure de la peau se fait de dehors en dedans par suite de la tension brusque qu'elle éprouve au niveau de l'article, et elle offre alors cette particularité bien curieuse, d'être coupée linéairement et aussi net que si elle avait été divisée d'un coup de rasoir. L'élasticité de la peau, dans ce cas, est assez grande pour que, dans un certain nombre de cas, après la sortie d'une extrémité articulaire d'un os, l'extrémité inférieure de l'humérus, l'extrémité inférieure du tibia, il se produise une sorte d'étranglement, et que la réduction ne puisse être opérée sans un débridement quelquefois assez étendu.

Les accidents déterminés par les manœuvres de réduction déterminent quelquefois des accidents très-graves et qui présentent une analogie remarquable avec les complications des luxations et des fractures ; on a vu ainsi des contusions étendues produites par des manœuvres d'extension trop forte ; on a vu des décollements de la peau et de ces déchirures très-analogues aux plaies que nous venons de décrire. Il existe deux ou trois observations dans lesquelles l'artère axillaire a été rompue, et l'on a même vu dans un cas l'humérus brisé rester dans les mains des aides qui faisaient l'extension.

Autres complications primitives. — Toutes les complications générales du traumatisme, le tétanos, les douleurs, le délire nerveux, les accidents nerveux de toutes sortes, les contractures et les spasmes peuvent se manifester après une luxation et une fracture. Il peut y avoir encore complication par la présence de corps étrangers, fragments enclavés, mais ils ne donnent point lieu à des indications spéciales ; si un fragment pique un nerf, l'indication est toute simple ; mais nous ne devons pas y insister sous peine de trop nous écarter du plan tracé.

4° Complications secondaires.

Nous devons encore présenter quelques considérations sur les complications secondaires. Ces complications sont générales ou locales, elles sont phlegmasiques et infectieuses ; la nature des luxations et des fractures aurait permis de le prévoir ; nous ne ferons donc que mentionner ici les phlegmons suppurés, les enphysèmes traumatiques, les phlegmasies parenchymateuses, séreuses, synoviales, pulmonaires, etc., soit sous la dépendance du traumatisme, soit sous la dépendance de l'état général infectieux, comme cela arrive bien souvent.

Nous nous arrêterons quelque temps sur une complication secondaire formidable, dont il y a quelques années encore on ne parlait point, et dont tout le monde reconnaît maintenant l'importance ; nous voulons parler des embolies de l'artère pulmonaire.

Il y a trois ans, remplissant les fonctions d'interne dans le service de mon vénéré maître M. le professeur Velpeau, j'eus l'occasion de faire l'autopsie d'une femme qui était morte de syncope trois semaines après une fracture comminutive des deux os de la jambe : il y avait dans le mollet des épanchements sanguins abondants, et les veines tibiales postérieures me parurent pleines de coagulum et obstruées ; ayant l'attention éveillée sur l'importance des caillots migrateurs(1), je continuai mes recherches, et ouvrant avec soin l'artère pulmonaire, je trouvai, à moitié engagé dans son canal, un caillot replié (fig. 9)(2).

La forme et la position particulière de ses flexuosités indiquaient clairement qu'il n'avait pas été formé sur place. Il occupait la cavité de l'artère pulmonaire (D) et

(1) Par les études antérieures faites avec un de mes premiers maîtres, le docteur Malherbes, de Nantes.

(2) La malade était dans les rangs confiés à mon collègue, le docteur L. Bodin, qui avait bien voulu me permettre de pratiquer l'autopsie. Cette observation offrait un très-grand intérêt dans un moment où les effets de la migration des caillots n'étaient point encore suffisamment démontrés. M. le professeur Velpeau en comprit toute l'importance, il présenta la pièce à l'Académie des sciences et accompagna sa communication de remarques du plus haut intérêt pratique.

Notre ami, M. le docteur Rambaud, alors prosecteur des hôpitaux, comprenant toute la valeur du document scientifique d'une grande question, fit dessiner la pièce le jour même de l'autopsie, par M. Léveillé, et c'est d'après le dessin qu'il a bien voulu nous confier, que nous avons fait graver la figure 9.

pénétrait même dans sa branche gauche. Sa partie inférieure, singulièrement repliée, faisait saillie dans l'infundibulum du ventricule droit, tenant écartées les valvules sigmoïdes (C).

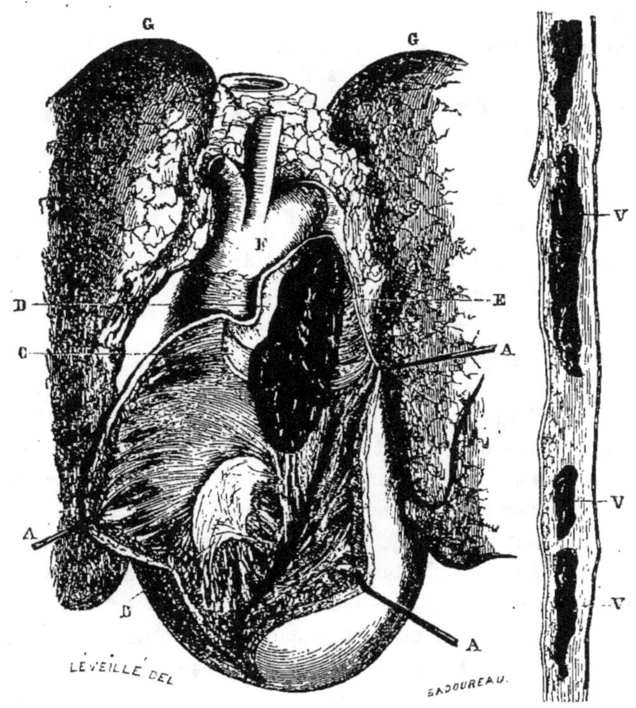

Fig. 9.

La veine fémorale (V V), ouverte avec soin, présenta dans toute sa longueur des caillots qui, par leur structure et leur forme, rappelaient le caillot arrêté dans l'artère pulmonaire. Les veines tibiales postérieures étaient dilatées et obturées par des caillots dont quelques-uns étaient adhérents. La mort avait eu lieu par syncope (1).

C'est là le premier cas d'embolie de l'artère pulmonaire d'origine traumatique ; et depuis que l'attention est éveillée sur ce sujet, des observations sont venues s'ajouter à celle si intéressante que nous mentionnons ici et donner une explication qui rend aujourd'hui un compte satisfaisant de bien des morts subites, suites du traumatisme.

Nous ne confondrons pas les complications avec les accidents consécutifs, tels que les ankyloses presque toujours dues à des phlegmasies spéciales des articulations donnant quelquefois lieu à des ossifications de voisinage et à la production de corps étrangers.

(1) L'observation a été publiée avec de grands détails dans les *Archives de médecine* de 1864, par M. Gouraud.

Dans les fractures de l'extrémité inférieure du radius, dans celles si communes du col du fémur, au coude, à l'épaule, on a tous les jours l'occasion de voir naître et se développer, en quelque sorte sous les yeux, les productions osseuses et périostiques, mobiles ou adhérentes, et les fongosités spéciales, qui sont le caractère anatomique certain de la lésion organique articulaire dite arthrite sèche.

L'arthrite sèche ou arthrisme est la cause presque constante des ankyloses consécutives aux luxations et aux fractures articulaires. Nous en présenterons de nombreux exemples dans la suite de nos études.

IV

DES PHÉNOMÈNES DE LA RÉPARATION DANS LES FRACTURES ET LES LUXATIONS.

1° Ostéo-périostite préparatoire.

On peut poser comme la loi la plus générale de la chirurgie, que toute solution de continuité est suivie d'inflammation. Ce n'est point ici l'occasion de démontrer dans toute sa généralité une proposition qui règle le mode de cicatrisation de tous les tissus, de tous les organes. Nous parlons ici os et articulations, luxations et fractures, nous démontrerons seulement que toute fracture, toute luxation, donne lieu à une ostéo-périostite.

Les chirurgiens qui ont nié ou qui n'ont pas vu l'ostéo-périostite avaient sur l'anatomie des os des idées bien erronées. Pénétrés d'une pensée absolument fausse, que l'os était presque dépourvu de vaisseaux et qu'il ne prenait que bien peu de part à la vie commune une fois arrivé à son développement complet, ils ne comprenaient pas qu'un phénomène essentiellement vital comme l'inflammation pût trouver là un terrain propre à se développer. L'ostéo-périostite et ses suites, sécrétions osseuses, épanchements osseux interstitiels ou éburnations, augmentation de la vascularité des os, et même suppurations, tel est le tableau des terminaisons ou des suites possibles de l'inflammation des os.

Quand l'os est brisé, il s'épanche du sang qui doit toujours se résorber et se résorbe toujours sauf accident : puis l'ostéo-périostite commence à se manifester ; c'est toujours par le périoste qu'elle débute, et il faut le dire, elle commence même dans le périoste avant que le sang ne soit entièrement résorbé entre les fragments osseux. Le premier phénomène qui annonce l'inflammation du périoste, c'est son gonflement ; ce gonflement doit, sur deux organismes identiques, être d'autant plus important que la plaie du périoste ou son décollement ont été plus considérables. Quand il a été à peine déchiré, il n'est pas rare de voir son gonflement se manifester à peine et sa tuméfaction être assez peu considérable pour que dans quelques cas elle puisse passer inaperçue à un premier examen, mais elle existe toujours.

Cette tuméfaction du périoste est dans tous les cas un peu graves fondue avec la tuméfaction du tissu cellulaire périphérique et même du tissu cellulaire des muscles qui sont voisins du foyer de la fracture.

La *zone de tuméfaction périostique* d'abord très-molle et mal délimitée se réduit au fur et à mesure que la poussée d'inflammation aiguë diminue, et là encore il y a des irrégularités qui dépendent de la vie, et que nous ne pouvons prévoir. Cette diminution de volume permet de délimiter nettement quelle sera l'étendue de la partie qui va s'ossifier.

2° De l'ossification des exsudats plastiques.

L'ossification ne se fait pas attendre, elle est très-difficile à voir sur la pièce fraîche ; mais que l'on fasse macérer pendant quelques jours l'os récemment brisé, et l'on verra que des aiguilles osseuses nombreuses et une sorte de poussière calcaire se sont déposées dans les différents points de l'étendue de la zone de gonflement périostique.

C'est à ce moment, c'est-à-dire quand les aiguilles osseuses commencent à envahir une partie du produit plastique, résultat primitif de l'inflammation, que les phénomènes commencent à se manifester dans l'os d'une façon non douteuse.

L'os se vascularise, on le voit devenir poreux, il se creuse de canalicules nombreux qui ne sont autre chose que l'agrandissement et la multiplication des canalicules de Havers, dont les parois et les interstices se résorbent peu à peu ; l'extrémité de l'os est devenue ainsi en quelque sorte spongieuse et, entre les cloisons osseuses, est apparu un tissu vasculaire et plastique qui se fond sur les bords avec le périoste tuméfié et qui, quand les deux fragments sont bout à bout, se continue bientôt d'un côté à l'autre. Nous avons donc alors deux fragments entourés d'un épanchement plastique périphérique et dont les extrémités converties en tissu spongieux sont vascularisées et formées par parties égales de tissu osseux et de parties molles mélangées.

L'ossification qui a commencé dans le périoste tuméfié se produit aussi peu à peu dans les parties molles qui ont remplacé dans les extrémités osseuses les lamelles résorbées, il se fait rapidement une réossification et quand cette réossification est complète on dit que la fracture est *consolidée*.

L'ossification de la zone d'épanchement plastique produit un *cal récent*.

L'ossification complète d'une vaste exsudation plastique prend le nom de *cal exubérant*.

Le *cal récent* est toujours spongieux, mais il ne reste pas toujours spongieux partout, il se condense et devient quelquefois compacte en certains points.

Il ne garde pas toujours sa forme primitive plus ou moins irrégulière, il s'arrondit toujours un peu. Ce phénomène de retrait et de condensation est singulièrement facilité par la compression qu'exercent les parties molles du membre et surtout les muscles (fig. 10).

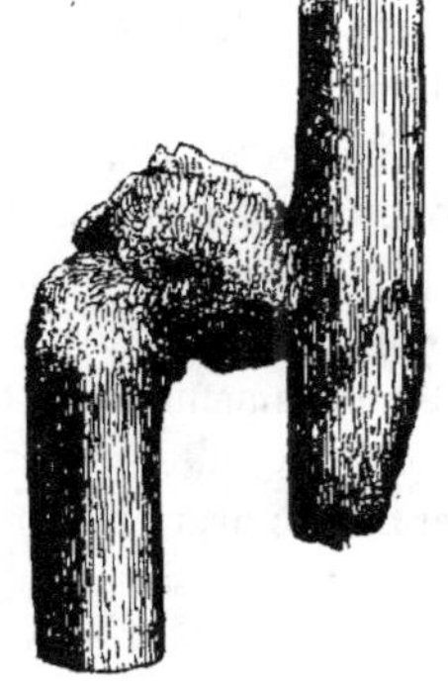

Fig. 10. — Cal réunissant à une distance de 3 à 4 centimètres, les deux fragments d'une fracture du fémur. Les extrémités des fragments sont arrondies. Le cal présente des perforations, curieuses analogues aux *cloaques* des affections nécrosiques des os.

Le cal peut quelquefois se résorber dans certains points : c'est ce qui a fait dire quelquefois que le canal médullaire pouvait se rétablir. Ces résorptions partielles produites dans une masse osseuse sont difficiles à expliquer et paraissent se rapporter à certaines lois inexpliquées de la nature qui déterminent la résorption de certains tissus quand ils ne jouent aucun rôle.

Le cal peut se prendre d'inflammation, il peut se gonfler, devenir douloureux, se vasculariser, se ramollir. Les phénomènes de l'ostéo-périostite peuvent se manifester sur le cal à toutes ses périodes.

3° Des défauts de consolidation.

Nous avons étudié l'ostéo-périostite traumatique, nous avons posé comme règle qu'elle existait toujours, que le cal était dans tous les cas un produit de l'ostéo-périostite, et qu'il était par conséquent comparable aux végétations osseuses de l'ostéo-périostite traumatique ou spontanée. Comme tous les phénomènes d'ordre vital, la phlegmasie réparatrice, en un mot la réparation, peut être soumise à des irrégularités nombreuses ; c'est une véritable fonction qui peut être troublée, qui peut être entravée de cent façons, qui peut même être entièrement arrêtée.

1° L'inflammation peut manquer : elle manque souvent dans les fissures des os longs, au crâne.

2° Elle peut être maintenue dans des limites insuffisantes pour parer à l'écartement. Cela se voit dans les cas où il y a un écartement d'ordinaire considérable, rotule, olécrâne ; fracture avec peu d'inflammation parce que le traumatisme a été peu considérable ; exsudation difficile parce que les parties molles ne s'y prêtent pas ; tout autour des tissus fibreux ; enfin le liquide synovial. Cependant dans ces cas même l'inflammation a toujours existé, ce qui le prouve c'est que les *fragments s'arrondissent,* il y a quelquefois *arthrite,* ils *s'éburnent.*

La réunion, dans ce cas, se fait par un *cal fibreux.* Ce cal, il faut bien le dire, ne va pas toujours d'une surface de fracture à une autre surface de fracture, il est le plus souvent *périphérique.* Les os alors souvent se cicatrisent isolément, et il n'y a pas soudure.

3° Enfin l'inflammation ayant été d'intensité ordinaire, l'exsudation plastique s'étant bien opérée, il peut se faire que l'ossification ne se fasse pas ; soit que le membre éprouve des mouvements continuels, des tiraillements qui allongent l'exsudat en fibres et en tissu ligamenteux, ou bien encore sous l'influence de causes générales mal définies.

Si la fracture n'est pas ancienne, les retards dans la consolidation ne doivent point effrayer beaucoup ; rien, en effet, n'est commun comme les retards dans la consolidation ; c'est là le cas de se rappeler ces paroles de Boyer : « On croit généralement dans le public que toutes les fractures se guérissent dans l'espace de quarante jours. Ce préjugé est non-seulement faux, mais encore dangereux, en ce qu'il fait que les malades se croyant guéris avant de l'être réellement, se permettent trop tôt des mouvements qui les exposent à des difformités ou à une nouvelle fracture. Il est impossible d'assigner exactement et d'une manière générale le terme de la guérison d'une fracture, parce qu'il varie suivant un grand nombre de circonstances. Nous savons seulement que le cal se forme dans l'espace de vingt à soixante-dix jours plus tôt ou plus tard, suivant l'âge, le tempérament du malade, l'épaisseur de l'os, le poids qu'il a à soutenir, la saison et l'état de la santé du sujet. »

Le chirurgien ne s'effrayera donc pas d'un retard dans la consolidation, il réappliquera l'appareil pendant encore vingt ou trente jours, et dans le plus grand nombre des cas la consolidation sera obtenue.

4° Des pseudarthroses.

Mais si par la faute du malade ou l'incurie du chirurgien, il s'est écoulé un grand laps de temps, et que toute trace d'inflammation ait disparu dans le foyer de la fracture, on pourra supposer que les extrémités des fragments sont éburnés, et si la *pseudarthrose* existe sur le fémur dont la solution de continuité permanente produit une infirmité des plus graves, il faut agir d'une manière active ; il faut faire une opération.

On a voulu que le chirurgien fît frotter l'un contre l'autre les deux fragments ; on a voulu encore porter des aiguilles à acupuncture, à électro-punture, on a usé des vésicatoires, des sinapismes ; tout cela dans le but de provoquer une ostéo-périostite et la production d'un cal ; mais les os sont éburnés, presque privés de vie à leur extrémité ; tout est fibreux à l'entour, il n'y a pas d'autre traitement actif à proposer que la résection.

La résection devra retrancher toute la partie éburnée des deux os, toute la partie oblitérée du canal médullaire, puis un bon appareil sera appliqué, et l'on aura alors une fracture compliquée qui pourra entraîner, il est vrai, tous les accidents de ces fractures ; mais le cas est grave et il faut bien faire courir au malade quelque péril. Pour compléter l'effet de la résection, on a proposé et exécuté la suture des os, — on a réussi et l'on a échoué.

Il nous semble que si une pareille opération était décidée, il serait facile et utile, après avoir fait sortir par la plaie les fragments et les avoir avivés, de tailler dans l'inférieur un petit lambeau que l'on enfoncerait ensuite dans le canal médullaire du fragment supérieur. On aurait ainsi produit une de ces fractures par pénétration, qui guérissent très-bien, et aussi du même coup une excellente suture à une résection complète (1).

5° Des phénomènes de la réparation dans les luxations non réduites.

C'est encore l'ostéo-périostite qui préside à la réparation dans les luxations non réduites. On sait depuis longtemps qu'il se forme le plus souvent aux dépens d'un des os une cavité de nouvelle formation qui rappelle souvent beaucoup, par sa forme et ses usages, la cavité ancienne ; c'est ce que nous désignerons du nom de *néocotyle* (νέος, nouveau ; κοτύλη, cavité).

Il nous a été donné dans un cas d'observer la formation du néocotyle. C'était chez un homme entré à l'Hôtel-Dieu de Nantes avec une luxation du coude en arrière

(1) Nous aurions pu nous croire l'inventeur de cette modification de la résection dans les pseudarthroses, si une thèse intéressante d'Auguste Bérard ne nous était tombée sous les yeux : il y est dit que Roux a employé une fois la pénétration à la suite de la résection. — C'était sur l'humérus ; l'os se consolida.

datant de quinze jours. Le jour même de son entrée il fut pris de fièvre typhoïde
et mourut; je constatai dans ce cas toutes les altérations anatomiques qu'entraînent la luxation et il fut facile de voir que, dans tous les points où le périoste avait
été arraché, où par conséquent l'os avait été mis à nu, il s'était fait des exsudats
assez abondants pour former une nouvelle cavité de réception exactement moulée sur
la trochlée humérale. L'ossification n'était pas complète; mais elle était déjà très-
avancée, et si le malade avait vécu, nous aurions eu là un exemple parfait de néocotyle
cubital. (La pièce préparée par moi est conservée dans le musée de l'école de Nantes.)

V

DU DIAGNOSTIC DES LUXATIONS ET DES FRACTURES.

Altérations dans les formes de la région. — Dans toute luxation, dans toute fracture
avec déplacement, les formes extérieures du corps sont altérées.

Chaque luxation, chaque fracture détermine dans la conformation des membres des
variations spéciales et caractéristiques.

La sémiologie et le diagnostic des luxations et des fractures sont ainsi réduits, dans
le plus grand nombre des cas, à une question de comparaison de formes ; mais il faut là
une bien grande attention et la connaissance préalable de quelques anomalies et forma-
tions congénitales ou acquises qui pourraient bien souvent induire en erreur.

Pour apprécier les formes avec plus de méthode, et pour être bien sûr de n'oublier
aucune des inflexions des surfaces, nous avons eu l'idée de prendre à la surface de
chaque membre un certain nombre de lignes, dites *lignes de contour*, déterminées, suivant certaines lois, et choisies de telle façon que leur examen successif pût donner le
tableau complet de tous les contours du membre. La détermination de ces lignes de
contour sera faite d'ordinaire en choisissant trois plans réciproquement perpendiculaires,
et en prenant les intersections de ces plans avec la surface du membre. Nous en ferons
voir la première application de lignes de contour à l'étude de la *luxation de l'humérus*.

Application de la main. — L'inspection de la région doit toujours être accompagnée
de la palpation qui détermine la position précise des saillies osseuses. La détermination
de leurs rapports avec certaines lignes fixes continue ainsi ce qu'avait commencé
l'inspection, la comparaison de la région saine et de la région malade.

Dans tous les cas de fractures, sans déplacement ou quand le gonflement est survenu
dans un membre, il faut aller chercher ailleurs les signes diagnostiques que l'œil seul
ne peut plus donner.

La palpation ou plutôt la dépression méthodique des tissus sera mise en œuvre toujours avec une grande douceur, de peur de contondre ou d'altérer encore des tissus déjà
malades ; le chirurgien, par l'application méthodique de la main pourra percevoir :

1° La *mobilité anormale*, dans un point du corps où il devrait être impossible de
déterminer de mouvement s'il n'y avait pas fracture ;

2° La *crépitation*, bruit perçu par l'oreille et sensation éprouvée par la main quand deux portions d'os inégales frottent l'une contre l'autre.

La douleur spontanée ou provoquée, le gonflement, l'ecchymose, le bruit de craquement entendu par les aides ou par le malade, peuvent bien donner des signes de probabilité ou de présomption suivant les cas ; mais il n'y a que la *déformation*, la *mobilité anormale* et la *crépitation* qui puissent être appelées signes de certitude.

Mensuration. — La mensuration se rattache à l'étude de l'altération des formes et indique le désir de comparer la longueur du membre malade et du membre sain. Nous indiquerons à l'épaule, à la cuisse, les applications, les avantages et les erreurs de la mensuration, et nous verrons combien peu cette méthode peut donner à la pratique.

Position des membres. — On peut tirer dans quelques cas des inductions très-utiles de la position des membres dans les luxations et les fractures ; mais tandis que les altérations des formes considérées sur le lieu même traduisent toujours une position déterminée des os, les altérations des membres à distance, *rotation*, *abduction*, *adduction*, ne donnent (sauf quelques exceptions) que des signes de peu de valeur par une raison facile à comprendre, c'est que ces symptômes se modifient d'ordinaire avec la plus grande facilité, et qu'ils peuvent correspondre à plusieurs positions dans la partie de l'os utile à étudier ses déplacements.

Mouvements spontanés ou provoqués. — Toutes les fois qu'une articulation est atteinte dans ses parties fibreuses ou osseuses, les mouvements spontanés sont impossibles ou douloureux, et il en est de même des mouvements provoqués. Nous aurons à discuter l'importance douteuse des symptômes que quelques auteurs de mérite ont cru trouver dans ces variations.

VI

DE LA RÉDUCTION DES LUXATIONS.

1° De la réduction en général.

Dans un grand nombre de luxations, l'obstacle à la réduction étant de peu d'importance et ne constituant un obstacle sérieux qu'en raison de l'énergie de la contraction musculaire, il suffit souvent d'exercer sur les os des tractions un peu violentes, de les ébranler d'une façon quelconque pour que les surfaces articulaires reprennent leurs rapports normaux. C'est ce qui explique comment, dans un grand nombre de cas, des manœuvres peu rationnelles en apparence et souvent mal dirigées ont amené des réductions que l'on n'obtient quelquefois qu'au prix de tentatives réitérées de chirurgiens habiles ; on a vu des malades qui ont pu eux-mêmes réduire la luxation dont ils étaient atteints, et M. Verneuil rapportait encore il y a deux ans, à la Société de chirurgie, l'histoire d'un homme de son service qui s'était réduit une luxation du coude en arrière, en se pendant à une tringle de son lit.

Le principal obstacle à la réduction de luxations récentes est la contraction musculaire, et de tout temps les chirurgiens ont essayé des moyens divers pour en triompher, on a proposé d'affaiblir le malade en le saignant, en le plongeant dans des bains, en déterminant chez lui des évacuations abondantes. Mais toutes ces médications sont oubliées depuis que l'emploi des anesthésiques s'est généralisé en chirurgie. Le chloroforme est appelé à rendre ici les mêmes et signalés services qu'il a rendu dans la réduction des hernies étranglées.

Pour toutes les luxations du membre inférieur, le malade sera couché sur un lit peu élevé ou par terre sur un simple matelas ; cette position nous paraît de toutes la plus avantageuse, car elle répond aux conditions dans lesquelles le malade peut être le plus facilement maintenu. Le chirurgien et ses aides disposant de la manière la plus utile de leurs forces, et pouvant presser de tout le poids de leur corps, il est, en effet, beaucoup plus facile dans ce cas d'opérer la contre-extension et d'immobiliser le scapulum dans les luxations de l'épaule ; le bassin dans les luxations de la hanche, etc.

Dans un certain nombre de cas on opère sur des malades assis sur une chaise ; on tâchera, dans ce cas, que le siége soit assez élevé pour que les pieds ne puissent porter à terre et que le malade n'ait ainsi une possibilité de résistance qui constituerait toujours un obstacle, quelque minime qu'elle soit. Dans le plus grand nombre de cas on placera le malade dans la position horizontale.

Le diagnostic bien et complétement établi nous donne la manière rationnelle de procéder dans les manœuvres de réduction ; on peut classer sous deux chefs principaux les manœuvres de réduction : 1° réduction par action directe ; 2° réduction par action indirecte.

2° Réduction par action directe.

Dans la subluxation, aucun obstacle ne s'oppose à la réduction ; il s'agit de surfaces osseuses glissant facilement les unes sur les autres, il n'y a donc pas de procédés plus ou moins complexes et compliqués à mettre en usage ; la plus simple de toutes les manœuvres, la *pression* exercée sur ceux des os qui font saillie, en maintenant immobile celle des surfaces articulaires qui n'a pas subi de déplacement permet de remettre tout en place ; mais il arrive quelquefois qu'on n'obtient ainsi qu'une réduction momentanée, les os se séparant de nouveau quand la force réductrice cesse d'agir ; on devra employer alors une pression réductrice constante ; en un mot, appliquer un appareil à pression. Ainsi quand l'extrémité externe de la clavicule est luxée en haut, si l'on n'applique une pression continue sur la clavicule, la luxation se reproduit immédiatement ; ce qui tient à la destruction des agents passifs ou ligaments qui maintenaient les os en contact contre les actions de chaque instant, la force musculaire et la pesanteur du membre supérieur.

La pression a encore été employée avec succès dans un grand nombre de luxations que d'ordinaire on est habitué à voir attaquer par des moyens en apparence plus énergiques. Ainsi, la pression aidée du chloroforme a donné de très-beaux résultats à M. Richet, dans des cas de fracture du col huméral, avec luxation de la tête ; il a pu refouler la tête dans sa cavité en la pressant avec la main appliquée dans l'aisselle, et conduire ainsi à une terminaison heureuse des blessures qui paraissaient devoir laisser les malades infirmes. La pression sera encore appliquée souvent avec le plus grand succès et comme auxiliaire d'autres manœuvres dans les luxations de la tête du fémur en dedans ou en avant. A l'épaule, M. le professeur Nélaton a pu, dans un cas qui a vivement excité l'intérêt, réduire une luxation en arrière ayant déjà résisté aux tractions par la pression instantanée d'un coup de maillet pendant que la rotation du membre faisait disparaître l'arête osseuse qui, dans ces cas, est l'obstacle principal.

Mais pour que la pression avec les mains, la percussion sur la tête déplacée puisse être de quelque utilité, il faut que l'os ne soit pas recouvert par une grande quantité de parties molles; il faut qu'il soit facilement accessible; il faut de plus que deux conditions bien importantes se trouvent réalisées :

La première, c'est que la luxation n'ait point donné lieu à un chevauchement des surfaces articulaires, en d'autres termes il faut qu'il n'y ait pas raccourcissement du membre.

Il faut, en second lieu, qu'il n'y ait pas d'*engrenement* des surfaces articulaires.

3° Réduction par action indirecte.

Toutes les fois que le chirurgien ne peut presser directement ni agir d'une façon efficace sur les surfaces articulaires pour rétablir les rapports normaux, il faut appliquer la force dont on peut disposer sur différents points de la surface du membre, agir, en un mot, d'une manière indirecte, soit en tirant simplement sur le membre luxé, c'est-à-dire en pratiquant l'extension; en réunissant l'extension aux pressions ou refoulement, soit en se servant du membre luxé comme d'un levier pour ébranler la tête et la remettre à sa place.

De l'extension. — La force le plus souvent employée pour la réduction des luxations récentes est la force musculaire d'un ou de plusieurs aides; d'autres fois, c'est la force du chirurgien seul comme dans la réduction des luxations des doigts, etc.

Quelquefois un seul aide suffit, d'autres fois il est nécessaire d'en avoir plusieurs; il était intéressant, dans ce cas, de savoir au juste quelle force un homme vigoureux pouvait déployer dans des tractions soutenues. C'est une question dont se sont occupés MM. Malgaigne et Sédillot. Ces deux savants observateurs ont reconnu que les aides développent presque instantanément au début des tractions une force considérable; mais que cette puissance s'affaiblit très-rapidement. M. Malgaigne a reconnu de plus dans ses expériences, qu'un homme robuste ne peut tirer par un effort soutenu qu'un poids de 30 à 40 kilogrammes, et que dans une contraction violente et instantanée cette force peut monter à 90 kilogrammes : en supposant, ajoute-t-il, que l'on confie l'extension d'un membre à quatre aides qui emploieront une force soutenue de 300 livres, si par malheur tous se réunissent dans un effort subit, ils pourront faire monter cette traction subitement à 500 ou 600 livres, et c'est ainsi que l'on a vu produire des décollements de la peau, des contusions profondes, etc., que des moyens plus compliqués en apparence, mais plus certains et plus faciles à mesurer, auraient peut-être permis d'éviter.

Les principales machines employées dans la réduction des luxations sont la *moufle*, le *treuil*, la *vis*.

C'est avec la moufle qu'on arrive le plus facilement à obtenir la plus grande force dans les conditions ordinaires des opérations chirurgicales, et quand on joint à la moufle l'emploi du *dynamomètre*, on n'est point exposé à ces accidents qui ont fait rejeter par quelques praticiens l'emploi des machines qui rendent tous les jours les plus grands services.

Tous ces instruments seront figurés dans les planches où nous représenterons toutes les manœuvres simples et complexes de la réduction, et nous aurons à y joindre encore un grand nombre d'appareils spéciaux qui, dans des cas donnés, peuvent procurer de beaux succès : machine de *Platner*, appareil de *Jarvis*, etc.

Une condition bien importante à réaliser dès le commencement des manœuvres de réduction, c'est de placer les lacs de manière que l'extension et la contre-extension soient faites, autant que possible, suivant la même direction. C'est là une première condition à réaliser et qui mérite une bien plus grande attention que tous les préceptes donnés par Galien, Jean-Louis Petit, Desault, sur le sens à donner à l'extension.

Dans le plus grand nombre des cas, pendant que les aides exécutent l'extension, le chirurgien presse sur l'articulation luxée ; il essaye lui-même d'ébranler le membre et d'aider ainsi l'action de l'extension. Enfin, quand la tête est au niveau de la cavité, il opère la *coaptation*. L'importance de ces manœuvres de coaptation est quelquefois très-grande, et dans un grand nombre de cas, quand le chirurgien est bien pénétré des rapports qu'ont entre eux les deux os, il lui est possible d'imprimer aux forces, dans leur direction, des modifications dont souvent dépend le succès.

Si dans un certain nombre de cas l'extension et la contre-extension suffisent à la réduction, il faut avoir bien présent à l'esprit que bien souvent l'importance de la *coaptation, action chirurgicale proprement dite,* est plus grande encore : en effet, l'extension et la contre-extension n'ont point pour but de pratiquer toujours directement la réduction, mais seulement d'immobiliser les os de manière que la force du chirurgien ait toute son action. Il résulte de là que les tractions devront avoir assez de force pour donner au membre une certaine immobilité. Les dispositions prises par l'opérateur tendront à diminuer autant que possible la longueur des moufles, des lacs de contre-extension, dans le but bien simple à comprendre d'immobiliser davantage et de mieux prévenir les décompositions de forces si nuisibles à l'effet utile d'une action comme l'acte de coaptation.

Des procédés dans lesquels on se sert de l'os comme d'un levier. — Ces procédés sont d'une importance extrême ; mais comme ils constituent autant de procédés spéciaux à chaque articulation, il nous paraît impossible de présenter ici sur leur pratique des considérations chirurgicales utiles.

Quand une luxation est réduite, il faut appliquer un bandage pour empêcher les os de se séparer, et le laisser tout le temps nécessaire à la cicatrisation complète de la capsule.

VII

TRAITEMENT DES FRACTURES.

Le traitement des fractures comprend comme celui des luxations deux parties, la réduction et la contention ; il y a cette différence toutefois, c'est que la réduction n'est pas toujours nécessaire et que la contention est beaucoup plus utile et plus difficile. Un grand nombre de fractures ne s'accompagnent pas de déplacement, et il existe quelques déplacements tout à fait irréductibles. Le chirurgien ne doit donc pas s'attacher à tenter la réduction dans tous les cas ; mais quand il existe un déplacement réductible, faut-il toujours essayer de le réduire et appliquer immédiatement un appareil ?

C'est là une question qui s'est présentée dès l'enfance de l'art, et c'est peut-être de toutes les questions chirurgicales celle qui a soulevé le plus de discussions. La question en effet est très-difficile si l'on ne fait pas par avance un certain nombre de divisions.

L'idée qui se présente la première à l'esprit, c'est de remettre les os en place. Les fragments en effet, pénétrant dans les parties molles, doivent plus ou moins les irriter et il est conforme aux lois de la chirurgie générale de prescrire la réduction.

Mais la réduction est souvent difficile ; si les muscles ont été pénétrés par les fragments, ils se sont irrités, enflammés, et tant que durera cette contraction-spasmodique et cette inflammation, la réduction ne pourra se faire sans de grandes difficultés, et comme après une réduction difficile il faut une contention énergique, nous aurons là une nouvelle cause qui pourra accroître l'inflammation et la rendre plus dangereuse.

Hippocrate conseillait au chirurgien s'il était appelé dans les trois premiers jours de l'accident de réduire, mais s'il n'était appelé que plus tard, il voulait qu'il attendît au huitième jour, pensant qu'alors l'inflammation serait passée et que l'intervention chirurgicale serait plus utile et moins dangereuse que pendant la période d'inflammation.

Les idées hippocratiques ont été à toutes les époques représentées dans la chirurgie, et il est incontestable que dans certains cas il est plus sage d'attendre ; cela se fait souvent sans aucun dommage pour le malade, cette expectation ne prédisposant nullement à une consolidation vicieuse. Mais depuis que le chloroforme a été introduit dans la pratique avec les appareils excellents que nous possédons aujourd'hui, on peut poser comme une règle à peu près générale le principe de la réduction immédiate.

1° De la contention ou des appareils.

L'étude des bandages et appareils employés dans le traitement des fractures est excessivement longue ; si nous les prenions depuis Hippocrate, si nous voulions les décrire d'une manière complète et faire voir ce que chaque siècle a apporté de nouveau à leur histoire, ce que chaque chirurgien a modifié, nous en viendrions à faire en petit une histoire de la chirurgie. C'est un travail dont s'est acquitté avec beaucoup de bonheur M. Malgaigne, dans sa thèse de concours sur les appareils à fractures, intéressant ouvrage à consulter par le chirurgien intéressé à connaître les véritables inventeurs ; mais c'est une recherche plus curieuse qu'utile.

Pour que le chirurgien puisse envisager d'un seul coup d'œil et bien saisir dans son ensemble tous les moyens dont il dispose, tous les bandages et appareils auxquels il peut recourir, nous les présenterons ici en tableau : la classification que nous proposons aura l'avantage de se rapporter aux différents degrés de gravité des fractures ; aux diffrentes indications principales que peut présenter la clinique. Leur étude complète ne doit être présentée que dans l'étude spéciale des régions.

APPAREILS DU PREMIER DEGRÉ OU APPAREILS DE PROTECTION.

Utiles dans les fractures sans déplacement, ou quand les déplacements réduits n'ont aucune tendance à se reproduire.

Position sur un oreiller.
— dans une gouttière.
— sur une planche suspendue.
— sur un plan incliné.

APPAREILS DU DEUXIÈME DEGRÉ OU APPAREILS DE CONTENTION.

Maintenir les déplacements réduits, appareils comprimant plus ou moins les membres sur une surface plus ou moins étendue.

Bandages roulés.
Bandages à bandelettes séparées.
Appareils à attelles.
Appareils inamovibles,
Appareils amovo-inamovibles, etc., etc.

APPAREILS DU TROISIÈME DEGRÉ OU APPAREILS DE RÉDUCTION.

Réduire les déplacements et les maintenir réduits, tractions, pressions énergiques localisées.

Appareils à extension continue de Desault, appareil américain, etc., etc.
Appareils à rapprochement continu, griffes de Malgaigne pour la rotule, etc., etc.
Appareil à pression limitée intermittente de l'auteur, etc.

2° Fractures compliquées, cas d'amputation.

Le chirurgien trouvera sans difficulté dans l'exposé des appareils propres à chaque région l'indication des moyens utiles dans le traitement des fractures compliquées. Nous nous réservons dans le cours de nos études de marquer la place des résections et de quelques autres opérations souvent nécessaires, souvent indispensables. Nous terminons ces généralités déjà trop longues par l'indication sommaire des principaux cas d'amputation.

En face des complications souvent formidables, des luxations et des fractures, le chirurgien a-t-il toujours une règle de conduite bien tracée et facile à suivre ? Jusqu'à quel point essayera-t-il la conservation du membre ? A quel moment devra-t-il perdre tout espoir de sauver le membre et proposer au malade l'amputation ? Ce sont de ces questions de premier ordre, et qui font bien voir combien la pratique de la chirurgie demande souvent de rapidité dans les jugements et dans l'exécution des opérations.

Il n'y a que l'étude attentive et la comparaison raisonnée des différentes conditions de la marche rapide de la gangrène, des infiltrations purulentes et de l'emphysème, unies à la considération de l'état des forces du malade, qui pourront permettre de pronostiquer juste et d'opérer à propos. Nous croyons être l'interprète des sentiments des maîtres de l'art, en disant que dans les cas de fracture, quand le membre infiltré de pus devient emphysémateux, que les gaz commencent déjà à se développer dans les vaisseaux, il faut se hâter de couper et le plus haut possible. Il n'y a pas là d'autre porte de salut ; c'est là qu'il faut surtout au chirurgien du sang-froid, du courage, et cette heureuse audace que couronne souvent le succès.

Il faut amputer encore immédiatement quand un membre a été broyé par un boulet de canon, un biscaïen, pris dans un engrenage et contus au point que la vie ne pourrait se continuer dans le segment inférieur; mais alors faut-il attendre que la suppuration soit établie, faut-il opérer immédiatement la stupeur passée : il est une opération qui, pratiquée immédiatement, la désarticulation de la cuisse, n'a jamais donné un succès, et qui, pratiquée secondairement, a quelquefois guéri; témoin les beaux succès obtenus par M. Jules Roux (de Toulon) sur les blessés de la guerre d'Italie. Les amputations secondaires paraissent se rapprocher un peu des amputations pour cause pathologique qui donnent un plus grand nombre de succès.

Toutefois il ne faudrait pas croire la question entièrement résolue. Sur les champs de bataille, l'amputation immédiate est souvent nécessaire, et, en thèse générale, si l'on gagne en attendant par la moindre réaction que donne l'économie, on opère aussi souvent chez des sujets préalablement affaiblis, toutes choses qui établissent une compensation.

MONOGRAPHIE

DES LUXATIONS TRAUMATIQUES ET DES FRACTURES

> « Quels déplacements une violente impulsion
> ne peut-elle pas produire ? »
>
> (HIPPOCRATE.)

PRINCIPAUX CHIRURGIENS

Dont les noms sont attachés à l'histoire des luxations et des fractures, depuis les temps anciens jusqu'à l'époque contemporaine.

HIPPOCRATE.	ALBUCASIS.	DUVERNEY.
CELSE.	ROGER.	RAVATON.
HÉLIODORE.	HUGUES DE LUCQUES.	SABATIER.
SORANUS.	LANFRANC.	DESAULT.
GALIEN.	MAITRE PIERRE.	POTT.
ORIBASE.	GUY DE CHAULIAC.	BROMFIELD.
PAUL D'ÉGINE.	PARACELSE.	GOOCH.
HALY-ABBAS.	AMBROISE PARÉ.	AITKEN.
ALBUGERIG.	FABRICE D'ACQUAPENDENTE.	BENJAMIN BELL.
ARTHURISCUS.	SCULTET.	BOYER.
RHAZÈS.	WISEMAN. –	ASTLEY COOPER.
AVICENNE.	J. L. PETIT.	DUPUYTREN.

TRAITÉ ICONOGRAPHIQUE

DES

MALADIES CHIRURGICALES

PREMIÈRE MONOGRAPHIE

LUXATIONS ET FRACTURES

RÉGION DE L'ÉPAULE.

DÉLIMITATION DE LA RÉGION.

Trois os forment le squelette de l'épaule, considérée comme région chirurgicale : la clavicule, l'omoplate et l'humérus. Le bras commence en bas, au point où finit l'épaule, et il nous paraît commode, au point de vue spécial des luxations et des fractures, d'en placer les limites supérieures à l'empreinte deltoïdienne. Ainsi limitée, cette vaste et importante région va renfermer trois articulations : 1° articulation de l'humérus avec le scapulum; 2° articulation de l'extrémité externe de la clavicule avec l'acromion ; 3° articulation du sternum et de la clavicule. Nous aurons à étudier pour le moment, dans la chirurgie de l'épaule :

1° Les luxations de l'articulation scapulo-humérale.

2° Les fractures des tubérosités humérales, de la tête ou du col anatomique, du col chirurgical et de la partie supérieure de l'humérus.

3° Les fractures de la cavité glénoïde du corps du scapulum, de l'apophyse coracoïde, de l'acromion, etc.

4° Les luxations de l'extrémité externe de la clavicule.

5° Les fractures de la clavicule.

6° Les luxations de l'extrémité interne de la clavicule.

FORMES EXTÉRIEURES. PARTIES ACCESSIBLES A LA PALPATION.

Le premier point qui doit fixer l'attention dans l'étude chirurgicale d'une région, c'est la considération des formes extérieures et la détermination des rapports des parties accessibles à la palpation.

L'articulation scapulo-humérale est trop profondément située, le deltoïde est trop épais pour permettre à la main de déterminer dans les cas ordinaires la position des tubérosités humérales, ou des surfaces articulaires humérales et glénoïdiennes.

Il n'en est pas de même du reste du squelette de la région de l'épaule, *clavicule, épine de l'omoplate, acromion* et *apophyse coracoïde,* qui toutes se révèlent par des saillies appréciables à la vue, et qui toutes peuvent être assez nettement délimitées quand l'embonpoint n'est pas trop considérable.

La clavicule est sous-cutanée dans toute son étendue; elle établit une limite bien tranchée et surtout accessible à la vue dans sa partie moyenne, entre le cou et le thorax. Cette saillie de la partie moyenne de la clavicule tient à l'existence au-dessus et au-dessous de deux méplats : 1° creux sus-claviculaire ; 2° creux sous-claviculaire.

Dans son tiers externe, la clavicule, moins convexe, ne forme point d'ordinaire de saillie; elle se continue avec l'acromion sans que cette continuité se révèle par une altération des formes. Il arrive cependant, que l'articulation acromio-claviculaire se révèle à la vue par une saillie osseuse : c'est la saillie de l'extrémité externe de la clavicule qui, dans un grand nombre de cas, déborde la facette acromiale articulaire simulant ainsi une subluxation.

A 3 centimètres et demi ou 4 centimètres en avant de l'articulation acromio-claviculaire, se trouve la pointe de l'apophyse coracoïde.

L'apophyse coracoïde forme souvent sous la peau une saillie très-prononcée. La palpation permet toujours de la déterminer avec une assez grande exactitude ; elle descend plus ou moins bas suivant les sujets; elle présente de grandes variétés dans sa longueur, dans son volume, dans ses courbures.

La main appliquée et pressant sur la face postérieure de la région de l'épaule peut sentir dans tous les cas :

1° Le bord postérieur de l'épine de l'omoplate, qui se dirige transversalement et s'amincit considérablement vers son extrémité rachidienne ;

2° Le bord externe de l'acromion, oblique en arrière et en bas ;

3° L'angle antérieur de l'acromion, réunion du bord externe et du bord antérieur, point de départ le plus ordinaire des lacs dans les mensurations ;

4° L'angle postérieur de l'acromion, réunion du bord externe avec le bord postérieur de cette apophyse. C'est le point le plus inférieur de la ligne acromio-coracoïdienne dans le plus grand nombre des cas; excellent point de repère dans la détermination des rapports et dans l'appréciation des symptômes.

Il est possible d'apprécier facilement sur le vivant et sur le cadavre la direction générale de la clavicule; elle est rarement horizontale. Le plus souvent, elle remonte légèrement en dehors, en sorte que dans la position moyenne des épaules par rapport à leur élévation, son extrémité externe se trouve à 2 ou 3 centimètres au-dessus de son extrémité interne.

Les saillies musculaires sont, dans un grand nombre de cas, aussi évidentes que les éminences osseuses.

1° La saillie arrondie et presque hémisphérique du deltoïde est de toutes les formes musculaires la plus importante à apprécier avec exactitude; appliqué sur la tête humérale, qu'il recouvre presque entièrement, il trahit toujours par son aplatissement un déplacement profond des os sur lesquels ses faisceaux sont en quelque sorte moulés.

2° Le bord antérieur de la portion claviculaire du trapèze forme chez quelques sujets un relief manifeste qui permet de délimiter facilement les insertions de ce muscle et de se retracer la direction de ses fibres.

3° Enfin, le bord interne des deux muscles sterno-mastoïdiens, qui limitent de chaque côté la fossette sus-sternale, le bord postérieur des mêmes muscles, qui limitent en avant la dépression sus-claviculaire, les faisceaux du grand pectoral et le bord inférieur de ce muscle, limite inférieure du bord antérieur de l'aisselle, sont tantôt faciles à déterminer, d'autres fois profondément cachés, suivant leur force et l'épaisseur plus ou moins considérable du tissu cellulaire sous-cutané qui, dans nu grand nombre de cas est assez grande pour rendre très-difficile à apprécier la position des organes d'ordinaire les plus accessibles à la main.

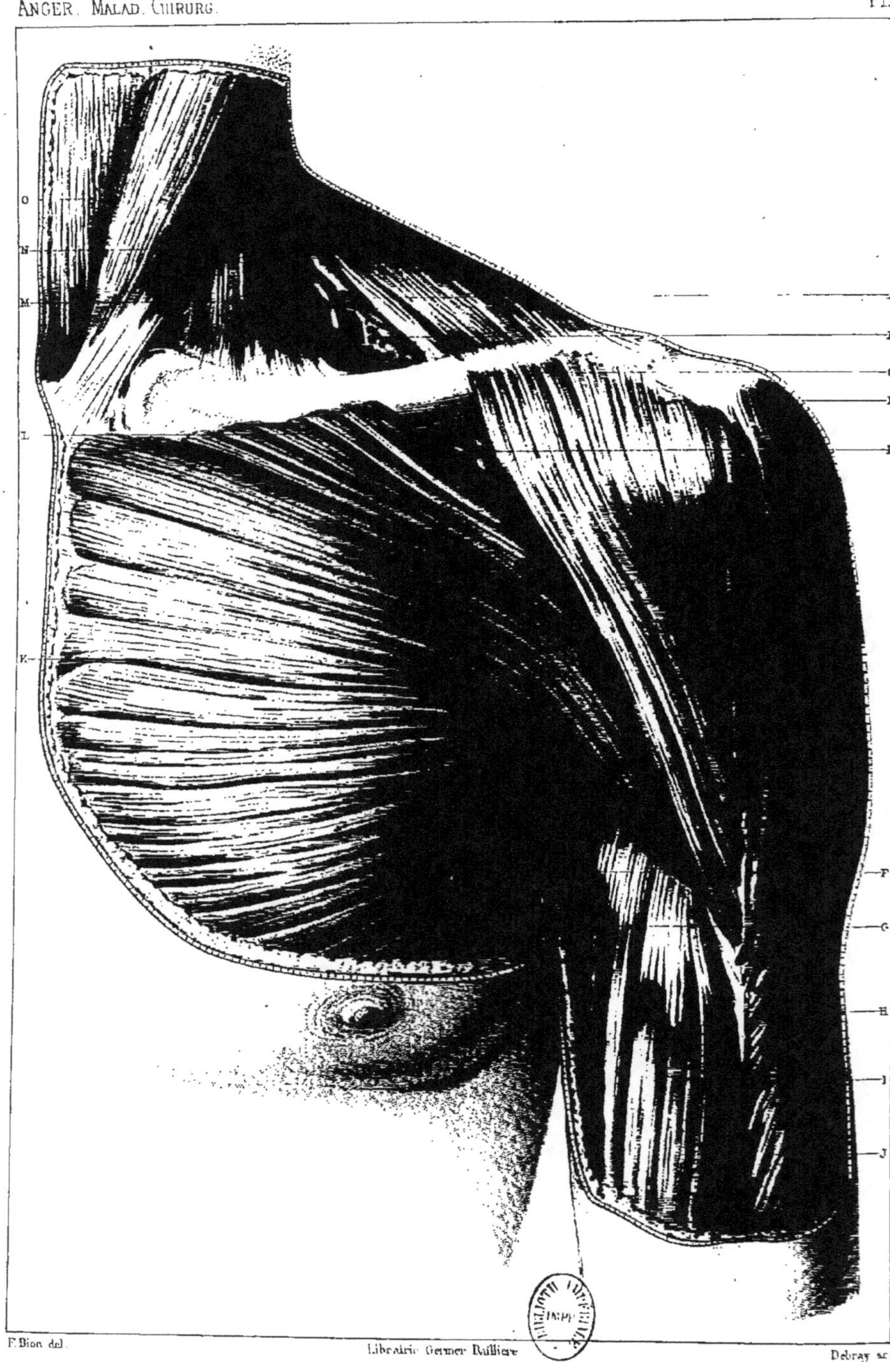

RÉGION DE L'ÉPAULE.
MUSCLES SUPERFICIELS.

PLANCHE I.

RÉGION DE L'ÉPAULE.

Muscles superficiels.

A. Bord antérieur du muscle trapèze.
B. Veine jugulaire externe.
C. Insertion claviculaire du muscle deltoïde.
D. Insertion du deltoïde au bord externe de l'acromion.
E. Veine céphalique.
F. Muscle coraco-huméral.
G. Courte portion du biceps.
H. Insertion humérale du deltoïde.

I. Longue portion du biceps.
J. Muscle triceps brachial.
K. Faisceau sterno-central du grand pectoral.
L. Faisceau claviculaire du grand pectoral.
M. Faisceau claviculaire du muscle sterno-mastoïdien.
N. Faisceau sternal du muscle sterno-mastoïdien.
O. Muscles sterno-hyoïdien et sterno-thyroïdien.

Deux muscles des plus forts et des plus importants forment à l'épaule un système musculaire superficiel, le deltoïde et le grand pectoral; ils sont, le plus souvent séparés en avant par un interstice bien marqué, rempli par la veine céphalique; mais, dans un grand nombre de cas, ils sont si intimement unis qu'il est impossible de les isoler. L'interstice manque; il y a alors un muscle unique que l'on pourrait nommer pectoro-deltoïdien ou muscle circumscapulaire superficiel.

Toute la partie externe de l'épaule, le moignon de l'épaule, est formée par le *deltoïde;* ses insertions à l'épine de l'omoplate, à l'acromion, se font par des fibres aponévrotiques très-fortes et très-courtes. Quelques-unes, plus longues que les autres, pénètrent dans l'épaisseur du muscle et forment autant d'intersections qui partagent le muscle en un grand nombre de faisceaux. Le deltoïde se renfle au-dessous de son attache supérieure, et il forme cette masse si saillante et si vigoureuse chez les sujets bien musclés; ses fibres ne tardent pas à se concentrer et à venir se terminer par des fibres tendineuses très-multipliées et très-fortes à l'angle deltoïdien de l'humérus, au V deltoïdien. La forme de cet angle indique la forme de l'attache inférieure.

Le muscle *grand pectoral*, dont les faisceaux réunis bornent en avant le creux axillaire, union charnue et contractile du bras et du thorax, s'insère à toute la partie antérieure des côtes et de leurs cartilages; il descend jusqu'à la partie inférieure de la poitrine, en avant, où l'on voit quelques-uns de ses faisceaux les plus inférieurs s'entrecroiser avec le grand droit et l'oblique externe. Le muscle grand pectoral prend aussi attache à toute la partie du bord antérieur de la clavicule qui n'est pas occupée par le deltoïde.

Ses insertions se font par des fibres charnues à la clavicule, par des fibres charnues et aponévrotiques entrecroisées avec celles du côté opposé devant le sternum et aux côtes.

D'abord aplati, il ne tarde pas à prendre une grande épaisseur et à s'arrondir en deux faisceaux pour s'insérer au bras. C'est à la lèvre antérieure de la gouttière bicipitale qu'il se termine, passant en avant des muscles coraco-huméral, courte et longue portion du biceps. Il s'attache par un tendon très-fort, formant une bande de 6 centimètres de hauteur qui limite en avant la gouttière réservée au long tendon du biceps et qui, en dehors, se fond avec le deltoïde.

L'étude de l'insertion humérale du grand pectoral est assez intéressante pour que nous descendions dans une analyse plus approfondie. Remarquons que les fibres tendineuses inférieures et antérieures correspondent aux fibres musculaires supérieures ou claviculaires, que les fibres tendineuses supérieures ou horizontales et postérieures correspondent aux fibres musculaires inférieures ou thoraciques. Il en résulte un entrelacement curieux de deux parties d'un muscle qui, unies en plusieurs points, conservent à leurs deux insertions des séparations, sinon dans leurs connexions intimes, du moins dans la direction de leurs fibres.

PLANCHE II.

RÉGION DE L'ÉPAULE

Muscles profonds. Rapport des éminences osseuses.

A. Ligament coraco-claviculaire.
B. Muscle sus-épineux.
C. Angle antérieur de l'acromion.
D. Angle postérieur de l'acromion.
E. Ligament acromio-coracoïdien.
F. Insertion du muscle sous-épineux à la grosse tubérosité de l'humérus.
G. Fibres tendineuses du muscle courte portion du biceps qui vient renforcer le ligament acromio-coracoïdien.
H. Gaîne fibreuse ouverte du tendon de la longue portion du biceps.
I. Sommet de l'apophyse coracoïde qui dans ce cas descendait beaucoup au-dessous de D angle postérieur de l'acromiom.
J. Insertion du petit rond à la grosse tubérosité de l'humérus.
K. Nerf axillaire et artère circonflexe.
L. Long tendon du biceps.
M. Coupe du muscle deltoïde.

N. P. Insertion du muscle grand pectoral à la lèvre antérieure de la coulisse bicipitale.
Q. Faisceau externe du muscle triceps brachial.
'O. Longue portion du triceps brachial.
R. Longue portion du biceps.
C'. Muscle sous-clavier.
D'. Bourse séreuse recouvrant la base de l'apophyse coracoïde.
B'. Base de l'apophyse coracoïde. Insertion du ligament coraco-claviculaire.
A'. Lame aponévrotique costo-coracoïdienne.
W. Un des nerfs du plexus brachial.
Z. Veine axillaire.
Y. Artère axillaire.
X. Muscle petit pectoral.
V. Insertion du muscle sous-scapulaire à la petite tubérosité de l'humérus.
U. Coupe du muscle grand pectoral.
T. Courte portion du biceps.
S. Coraco-huméral.

Adoptant-dans notre démonstration anatomique de l'épaule l'ordre topographique, nous nous trouvons conduit à décrire des parties visibles quand la masse musculaire circumscapulaire superficielle a été incisée et enlevée.

On aperçoit nettement alors la courbe de la clavicule, la ligne de l'épine, les saillies de l'acromion et de la coracoïde, et la voûte acromio-coracoïdienne; la tête humérale apparaît recouverte d'une couche épaisse de fibres musculaires et aponévrotiques, arrondie, celluleuse superficiellement et comme séreuse, grâce à la pression continue de la tête et à ses frottements perpétuels sous la voûte acromio-coracoïdienne.

Toutes ces saillies, toutes ces éminences affectent les unes avec les autres des rapports qui ne sont point indifférents au chirurgien, et qui ont fourni à plusieurs l'objet de considérations et de travaux intéressants.

Établissons d'abord un point capital d'anatomie de rapport. *La tête humérale est en rapport immédiat avec la voûte acromio-coracoïdienne.* L'existence de ce contact et son importance sont en quelque sorte imprimées en caractères anatomiques d'une incontestable évidence. L'existence d'un tissu cellulaire spécial, séreux, est la marque certaine que le contact est de chaque instant et qu'il s'exerce même avec des pressions assez fortes. C'est à l'action combinée du deltoïde et du sus-épineux que ce contact est dû, du deltoïde surtout, et quand il se paralyse, l'humérus tombe; un doigt, souvent deux, peuvent être introduits entre la tête de l'os et l'acromion.

Il résulte du rapport de la tête humérale avec la partie antérieure de la voûte acromio-coracoïdienne, qu'elle répond à la partie la plus antérieure de l'épaule; il faut être prévenu de cette disposition qui a souvent trompé les chirurgiens et qui leur a fait croire, dans quelque cas, que la tête humérale placée dans des rapports normaux avait subi des déplacements en avant. Circonstance véritablement bien remarquable : le père de la médecine grecque, Hippocrate, insiste sur ce point déli-

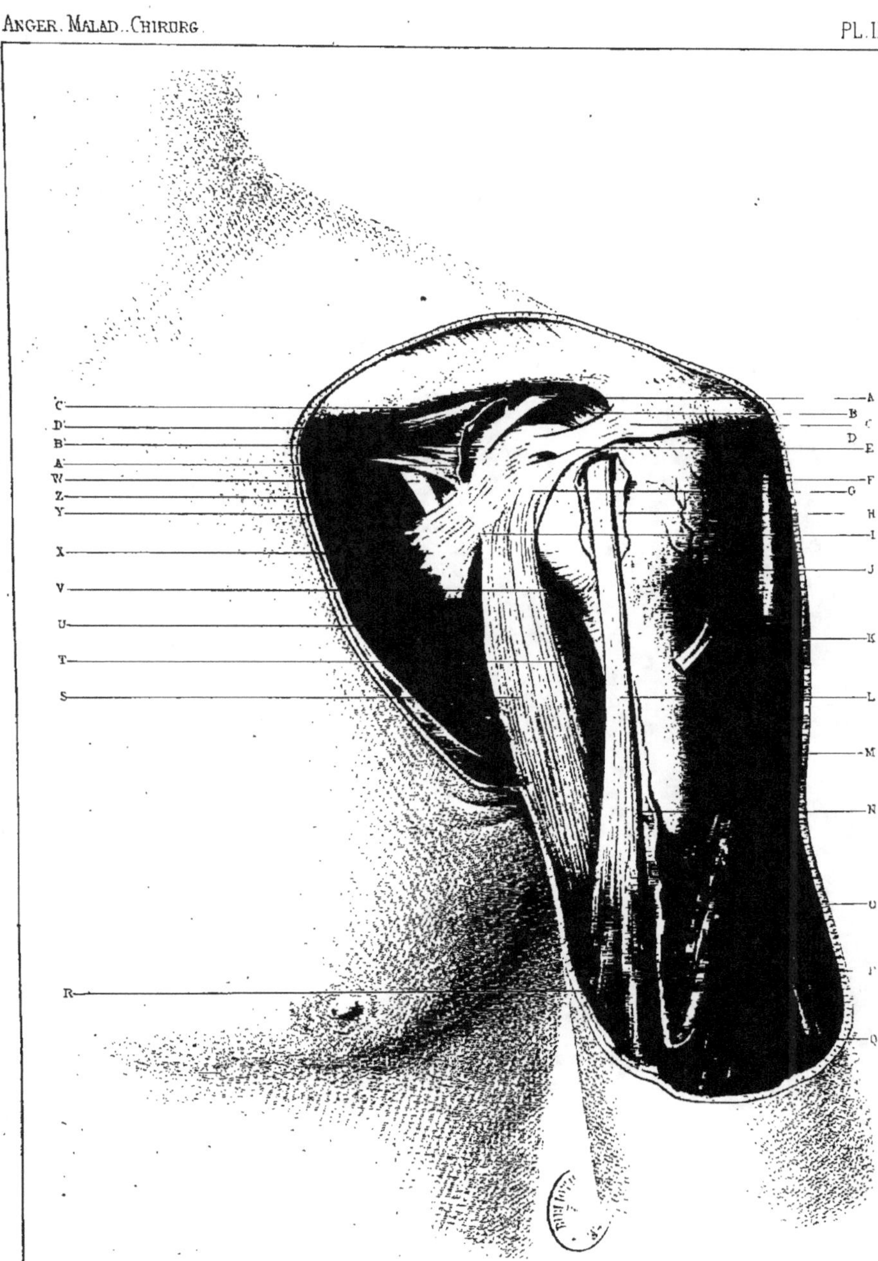

F. Bion del.   Imp. Lemercier Paris   Lebrun sc.

RÉGION DE L'ÉPAULE
MUSCLES PROFONDS

Librairie Germer Baillière.

cat d'anatomie chirurgicale; si, dit-il, on dépouille de ses chairs le moignon de l'épaule, la tête de l'humérus apparaît fortement saillante en avant sans pour cela avoir été luxée, car elle est naturellement inclinée en ce sens (Hippocrate, *Des articulations*). M. Nélaton, reprenant cette donnée anatomique importante, en a reconnu toute l'exactitude sur des préparations que nous avons exécutées sous sa direction et qui consistaient en des coupes antéro-postérieures de l'épaule pratiquées après congélation. Par ces expériences nous avons constaté, que le bras, pendant le long du corps, les trois quarts environ de la circonférence de la tête humérale sont en avant de la ligne verticale du bord antérieur de l'acromion.

M. Malgaigne, bien pénétré de l'importance des renseignements précis en anatomie, a essayé de déterminer en chiffres les rapports des lignes qui unissent l'acromion au sommet de la coracoïde, et il s'est demandé de quel côté cette voûte ostéo-fibreuse si remarquable recouvrait le mieux la cavité dont elle est appelée à protéger les mouvements. Le célèbre professeur est arrivé à des résultats que nous mentionnons, mais qui ne concordent pas complétement avec les nombreuses observations anatomiques que nous avons recueillies. Il écrit, par exemple, que la voûte descend plus bas en arrière qu'en avant; la différence, dit-il, est de 7 millimètres; nous l'avons trouvée une fois du double. Mais nous voyons par nos recherches que cela est pour le moins l'exception. Ce qui est beaucoup plus fréquent, c'est de voir l'apophyse coracoïde descendre bien bas et avec elle la partie antérieure de la voûte, ce qui fait que, contrairement à l'opinion de M. Malgaigne, la cavité glénoïde est mieux recouverte en avant qu'en arrière, du moins dans un grand nombre de cas.

Il y a des variétés qui tiennent à ce que l'apophyse coracoïde est quelquefois très-courte et à bec presque horizontal.

Si nous attachions beaucoup d'importance à cette protection de la cavité glénoïde, nous pourrions donc en tirer des conclusions tout opposées à celle de M. Malgaigne, et dire en renversant sa proposition : Comme la cavité glénoïde est mieux protégée en avant qu'en arrière, on doit présumer que les luxations en arrière seront plus fréquentes, conclusion fautive qui prouve seulement qu'une différence de quelques millimètres, même de 1 ou 2 centimètres, ne fait rien et n'a aucune importance devant des considérations d'un ordre bien plus élevé.

Les *muscles coracoïdiens* sont au nombre de trois : *petit pectoral* en dedans, *courte portion du biceps* en dehors et, entre les deux, le muscle *coraco-huméral*.

Ces trois faisceaux musculaires sont recouverts directement par le muscle grand pectoral, dont les sépare seulement une lame fibro-celluleuse, adhérente en haut au squelette de l'épaule et adhérente en bas au derme de la peau de l'aisselle : c'est le ligament suspenseur de l'aisselle de Gerdy.

En arrière des muscles coracoïdiens se trouve le paquet vasculo-nerveux, artère axillaire, nerf médian, etc., tous rapports de haute importance à connaître au point de vue des fractures et des luxations.

Le *nerf axillaire* a les rapports les plus intimes avec la tête de l'humérus; il contourne le col chirurgical d'avant en arrière d'abord, puis il se place ensuite en dehors, fournissant dans son trajet de nombreux filets qui sont les nerfs du deltoïde.

Il est accompagné par l'artère *circonflexe postérieure* ou *deltoïdienne*.

Le tendon de la *longue portion du biceps* a des rapports qui sont très-variables et qui se modifient avec les mouvements de la tête de l'humérus. Séparant d'abord l'une de l'autre la grosse et la petite tubérosité il se dirige ensuite directement en arrière et un peu en dedans, pénètre dans l'articulation scapulo-humérale, puis va se fondre intimement à la partie supérieure de la cavité glénoïde avec le bourrelet glénoïdien qu'il contribue beaucoup à renforcer. Nous le verrons souvent arraché ou rompu dans les luxations de l'humérus.

PLANCHE III.

RÉGION DE L'ÉPAULE.

Coupe horizontale de l'épaule chez un sujet de quinze à vingt ans, l'ossification n'étant pas encore complète.

A. Petite-tubérosité de l'humérus. Insertion du muscle sous-scapulaire.

B. Grosse tubérosité de l'humérus.

C. Bord antérieur de la cavité glénoïde.

D. Coupe de l'épine passant un peu au-dessous de l'acromion.

E. Coupe des bords postérieurs des omoplates.

F. Coupe de la deuxième côte.

G. Extrémité interne de la deuxième côte.

H. Milieu du sternum.

I. Coupe de l'apophyse épineuse de la première vertèbre.

K. Coupe de la première vertèbre dorsale.

1. 2. Couche profonde et couche superficielle du cartilage de la tête humérale ou cartilage d'ossification et cartilage de glissement ici d'un caractère très-différent.

3. Coupe du tendon de la longue portion du biceps.

4. Insertion antérieure de la capsule fondue avec le tendon du sous-scapulaire.

5. Muscle deltoïde intimement uni avec le pectoral.

6. Tendon du sous-scapulaire.

7. Muscle coraco-huméral et courte portion du biceps.

8. Muscle petit pectoral.

9. 10. Coupe de nerfs du plexus.

11. Artère axillaire.

12. Veine axillaire.

13. Muscle grand pectoral.

14. Muscle transversaire épineux.

15. Trachée-artère.

16. Coupe de la moelle épinière.

17. OEsophage.

18. Sacro-lombaire et long dorsal.

19. Petit dentelé postérieur.

20. Rhomboïde.

21. Muscle intercostal.

22. Coupe de la troisième côte.

23. Grand dentelé.

24. Muscle sus-épineux.

25. Muscle sous-scapulaire.

26. Deltoïde.

27. Tendons réunis des muscles sus-épineux et sous-épineux.

Surfaces articulaires et capsules.

Si on limite par une ligne courbe la partie cartilagineuse de la tête humérale, on observe d'abord que le plus souvent cette courbe n'est pas une circonférence exacte, mais que le diamètre antéro-postérieur de sa tête, étant un peu rétréci, donne à l'ensemble la forme ellipsoïde.

Notre courbe circumcartilagineuse est le *col anatomique* des auteurs; nous étendrons un peu la signification du mot col anatomique, et pour nous il signifiera le sillon que présente la tête au point où elle se fond avec ses trochanters. Le *col anatomique* ainsi considéré est un sillon profond en avant et en arrière, moins enfoncé en bas et à peine apparent en haut; il présente deux lèvres, une cartilagineuse, une autre tendineuse.

Par sa lèvre cartilagineuse, il va se fondre avec le reste de la tête; mais on peut toujours distinguer sur le cartilage le point où finit ce que nous appelons le col anatomique : c'est au point où la surface cartilagineuse présente la plus grande circonférence. Cette ligne, que nous appellerons la *ligne principale* de la tête, doit être sortie entièrement de la cavité pour qu'il y ait luxation.

Peu nous importent les dimensions de haut en bas, d'avant en arrière de la tête humérale. Cela varie d'un sujet à l'autre, et connût-on la loi de ces variations que cela ne mènerait à rien d'utile.

La cavité glénoïde présente des dispositions moulées sur celles de la tête : son plus grand diamètre est vertical. Elle est un peu plus large d'avant en arrière, en bas qu'en haut, et entourée d'un bourrelet fibreux qui donne attache en haut au long tendon du biceps à un centimètre au-dessou d'elle; au point où commence la côte de l'omoplate s'insère le tendon aplati mais résistant de la longue portion du triceps.

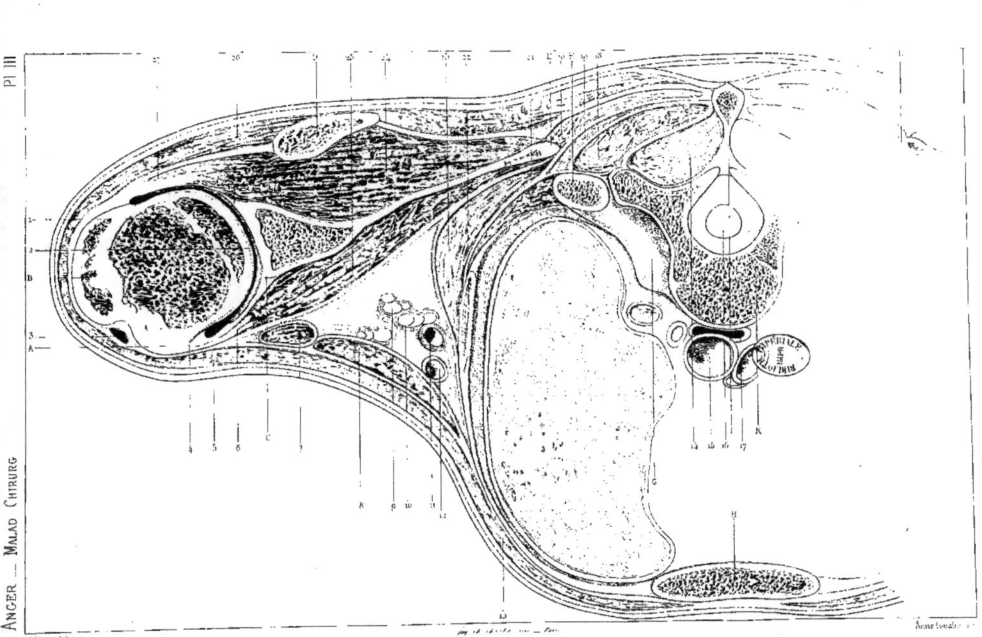

RÉGION DE L'ÉPAULE

COUPE HORIZONTALE

On ne peut contester aux deux bords de la cavité glénoïde les noms d'antérieur et de postérieur, et l'on ne nous contestera pas non plus la dénomination de nos luxations qui toutes sont *antérieures* ou *postérieures*.

La capsule de l'articulation scapulo-humérale permet un écartement assez considérable entre les surfaces articulaires. Cet écartement, possible après la mort, ne se produit jamais physiologiquement sur le vivant, mais le membre, grâce à la longueur de la capsule, peut être porté dans une abduction considérable sans que ses fibres internes soient très-tendues. Si l'abduction devient trop considérable, les fibres se déchirent, et d'ordinaire la solution de continuité se produit au niveau de l'insertion osseuse glénoïdienne; c'est dire qu'il y a arrachement.

La capsule se trouve réunie au voisinage de son insertion humérale aux tendons des muscles articulaires *sus-épineux, sous-épineux, petit rond, sous-scapulaire :* ces tendons s'épaississent alors considérablement, et, au voisinage des tubérosités, il est impossible de séparer ce qui appartient à la capsule et ce qui dépend des muscles.

LUXATIONS DE L'ARTICULATION SCAPULO-HUMÉRALE EN GÉNÉRAL.

Il n'existe point à l'articulation scapulo-humérale de *subluxations* ou *luxations incomplètes* traumatiques. Si l'on a bien compris ce que nous avons dit précédemment sur la forme de la tête humérale, on comprendra sans difficulté ce qu'il faudrait entendre par subluxation dans l'énarthrose scapulo-humérale. Le contact permanent entre le pourtour de la cavité glénoïde et la partie convexe de la tête, telle est, en effet, la caractéristique de la subluxation. Il faut, pour ce degré inférieur du traumatisme articulaire, l'absence d'angle ou de saillie, en un mot, d'obstacle mécanique au rétablissement des rapports normaux. Si les subluxations traumatiques ne doivent point être admises, nous nous hâtons de dire qu'il arrive souvent dans les paralysies du deltoïde que la tête soit en rapport par sa convexité avec la partie inférieure du bourrelet glénoïdien; mais il y a, dans ces conditions si différentes des résultats du traumatisme, plutôt de quoi servir d'argument contre les subluxations traumatiques que de moyen de démonstration de leur existence.

Les luxations de l'articulation scapulo-humérale sont de toutes les luxations les plus communes. On dit généralement qu'elles sont plus communes à elles seules que toutes les autres réunies. Peu nous importe le degré plus ou moins grand d'exactitude de cette donnée de la statistique chirurgicale. Toujours est-il qu'elles se présentent souvent dans la pratique, et que, bien que leur étude ait été faite avec le plus grand soin, les erreurs de diagnostic ne sont pas rares. Nous les étudierons dans les plus grands détails, rejetant dans nos recherches toutes les questions qui n'ont pas un intérêt direct pour le diagnostic, le pronostic et la thérapeutique.

Établissons d'abord quelques propositions préparatoires et quelques divisions.

Le nombre des luxations de l'articulation scapulo-humérale est infini.

Ce qui a servi dans le plus grand nombre des classifications pour établir les différentes espèces de luxations, ce sont les rapports des os entre eux et des os avec les muscles. MM. Velpeau, Malgaigne et bien d'autres chirurgiens anciens et contemporains ont essayé, d'après ces données, de classer les luxations de l'épaule en familles naturelles. Jusqu'à présent, ces classifications n'ont eu qu'une contestable utilité et ont véritablement jeté de la confusion. Il n'en pouvait être autrement; il n'y a pas deux luxations de l'épaule qui se ressemblent d'une façon identique, et il suffit d'une démonstration bien simple pour faire voir qu'il existe une multitude de places que la tête humérale peut occuper autour de la cavité glénoïde.

Figurons la cavité glénoïde : soit A, le sommet de l'apophyse coracoïde; C, le bord postérieur de l'acromion.

La ligne CA (fig. 1) représentera la corde de l'arc acromio-coracoïdien, et la seule partie du rebord glénoïdien qui pourra être en contact avec le col anatomique de la tête humérale sera la ligne MNO, le reste de la cavité étant couvert par la voûte acromio-coracoïdienne. Nous retranchons

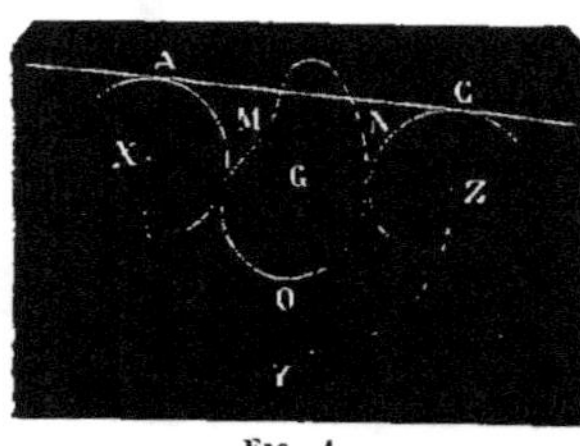

FIG. 1.

donc du coup toute la partie supérieure de la cavité glénoïde qui ne doit point paraître dans l'histoire des luxations; mais maintenant nous pouvons dire qu'il n'est pas un point du pourtour glénoïdien inférieur MNO qui ne puisse se trouver en rapport fixe avec le col anatomique de l'humérus. La vérité de cette proposition est incontestable, et il suffit pour le comprendre de réfléchir au rôle de la déchirure capsulaire. Ce qui établit les variétés de luxations, ce qui fait que la tête humérale est tantôt plus haut, tantôt plus bas, c'est la persistance de quelques faisceaux de la capsule. Nous étudierons cela en détail à propos de la variété sous-glénoïdienne;

mais il fallait dès à présent indiquer cette loi des luxations, capitale au point de vue surtout des classifications.

Comme exemple supposons que, dans une élévation et une abduction forcées, la capsule se déchire à sa partie inférieure seulement, et que la tête humérale s'échappe de sa cavité ; il y a luxation sous-glénoïdienne, et l'on pourrait penser qu'en raison de la disposition des plans osseux et de la force musculaire, cette position sous-glénoïdienne ne saurait rester permanente, que, par exemple, la tête devrait remonter bien plus haut sous l'apophyse coracoïde. Il n'en est rien ; elle ne pourra remonter sous l'apophyse coracoïde que si la capsule est entièrement arrachée en avant, soit à l'humérus, soit au bourrelet glénoïdien.

Il résulte de là que la tête peut se tenir à toutes les hauteurs le long de la cavité glénoïde; et que si nous représentons par X le point qu'occupe le centre de la tête humérale, quand elle touche à l'apophyse coracoïde ; Z le point qu'occupe le centre quand elle touche à l'acromion ; Y le point qu'occupe le centre quand la tête touche à la partie la plus inférieure de la cavité glénoïde; la ligne XYZ représentera le trajet que peut décrire le centre de la tête, et si notre proposition est acceptée, on nous accordera, sauf à le démontrer plus tard d'une manière plus complète, qu'il n'est pas un point de cette ligne que le centre de la tête ne puisse occuper.

Il est une autre condition qui rend encore bien plus nombreuses les variétés de luxations : c'est la rotation de la tête. Dans chacune des positions en hauteur, la tête peut subir des rotations bien différentes ; elle peut regarder en avant, en dedans, en arrière, etc. (fig. 2).

Si le nombre des luxations de l'articulation scapulo-humérale est infini, il n'en est pas moins possible de mettre dans leur étude un ordre bien méthodique, en établissant d'abord deux grandes divisions qui se rapportent à deux grandes physionomies symptomatiques bien distinctes que nous offrent ces luxations : luxations *antéro-internes ;* luxations *postéro-externes.*

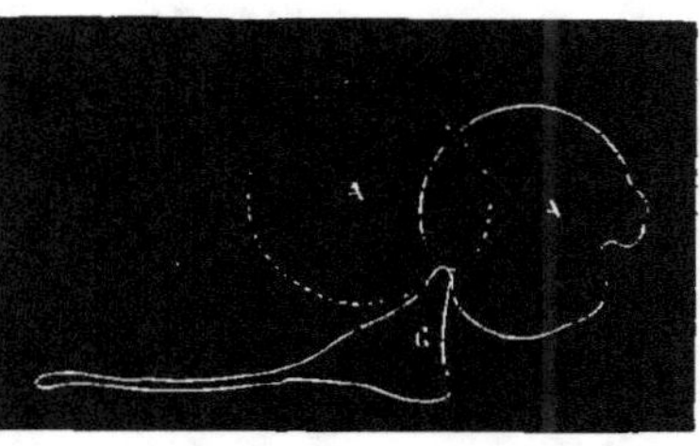

FIG. 2.

Ces deux divisions ont été admises de tout temps et par tous les auteurs.

LUXATIONS ANTÉRO-INTERNES OU LUXATIONS DE L'HUMÉRUS EN AVANT.

DES VARIÉTÉS DE LA LUXATION SCAPULO-HUMÉRALE EN AVANT.

Nous choisirons pour les décrire parmi les luxations de l'humérus en avant, trois variétés correspondant à trois des positions principales que la tête humérale luxée peut occuper sur le bord antérieur de la cavité glénoïde.

Dans la *première variété*, la tête de l'humérus répond par sa partie supérieure à la face inférieure de l'apophyse coracoïde dont la sépare seulement l'épaisseur de la capsule interposée.

Dans la *deuxième variété*, la tête de l'humérus est tangente à une partie plus inférieure du rebord glénoïdien antérieur et l'espace qui se trouve entre l'apophyse coracoïde est plus ou moins considérable, toujours plus grand que l'épaisseur des tissus interposés.

La *troisième variété* est représentée par les cas assez rares dans lesquels la tête se trouve à la partie la plus inférieure de la cavité glénoïde, tout en restant antérieure, par rapport à l'axe vertical de cette cavité.

Notre première variété correspond à la luxation sous-scapulaire de M. Velpeau, dénommée aussi du nom de sous-coracoïdienne par M. Malgaigne. La troisième variété est la luxation sous-glénoïdienne des auteurs. Quant à la deuxième variété, la plus fréquente peut-être de toutes les luxations en avant, nous ne pouvons lui assigner de synonymie exacte pour des raisons que nous exposerons bientôt.

CAUSES ET MÉCANISMES.

Dans l'immense majorité des cas, elles sont de cause *indirecte*, produites par une abduction violente et forcée du bras. La tête humérale fait alors saillie dans l'aisselle ; elle tend la capsule en dedans ; puis l'humérus prenant point d'appui sur le bord postérieur de la cavité glénoïde, si la violence continue, se trouve converti en un levier du premier genre, dans lequel un des segments présente des dimensions considérables par rapport à l'autre. La capsule se déchire en dedans ; souvent elle s'arrache à son insertion au bourrelet glénoïdien, quelquefois elle emporte le bourrelet avec elle, laissant ainsi à nu le pourtour de la cavité.

La luxation n'est véritablement produite que du moment où le col anatomique de l'humérus est venu s'engrener avec le bourrelet glénoïdien ; mais alors les rapports sont dans les conditions à pouvoir demeurer indéfiniment, du moins dans le plus grand nombre des cas.

La position de la tête humérale, le long du bord antérieur de la cavité glénoïde, se trouve déterminée par le lieu de la déchirure capsulaire et, par conséquent, par la position de l'humérus au moment de l'accident. Si le bras était horizontalement situé au moment de l'accident, la capsule se déchire sous l'apophyse coracoïde, et il y a première variété de luxation de l'humérus en avant (sous-coracoïdienne).

Si le bras, au moment où l'abduction se produit, était dans une élévation forcée, c'est en bas que la capsule est tendue et déchirée ; la luxation est sous-glénoïdienne.

Quand on interroge les malades, il est bien rare qu'on obtienne des résultats satisfaisants ; ils ne savent presque jamais dans quelle position ils étaient au moment de l'accident, et, du reste, le mécanisme est trop complexe pour qu'on puisse espérer beaucoup de leurs réponses. Aussi l'expérimentation devait être invoquée, et elle s'est montrée féconde en résultats.

C'est toujours en essayant de réaliser les conditions énoncées ci-dessus, *abduction horizontale, abduction et élévation*, que nous sommes arrivés à produire la luxation en avant. Au moment où la capsule se déchire, on entend d'ordinaire un craquement assez fort. Quand ce craquement est produit, si l'on veut obtenir sur le cadavre les symptômes constatés tant de fois sur le vivant, il suffit de ramener légèrement le bras dans l'axe du corps. Le vide du deltoïde se prononce, et la saillie de la tête se caractérise d'une façon non douteuse.

Il existe des luxations de l'humérus en avant de cause *directe*, c'est-à-dire produites par un choc direct sur l'articulation.

La simple contraction musculaire du deltoïde a pu, dans un assez grand nombre de cas, luxer l'humérus en avant, surtout chez des sujets dont la capsule avait été préalablement rompue par une luxation antérieure.

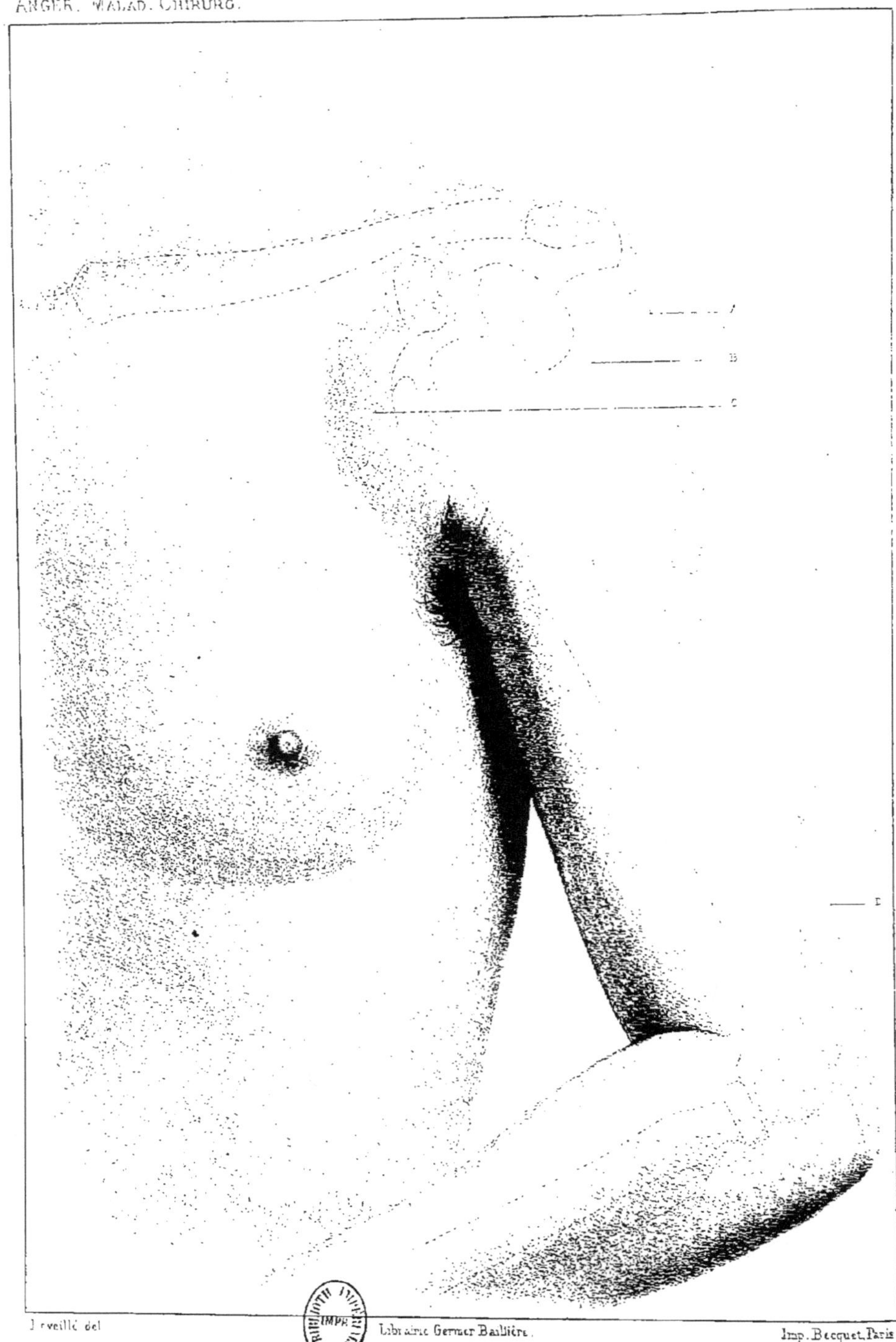

LUXATION DE L'HUMÉRUS EN AVANT.
DÉFORMATIONS.

PLANCHE IV.

LUXATION DE L'HUMÉRUS EN AVANT.

Déformations.

PREMIÈRE VARIÉTÉ.

Sous-coracoïdienne (Malgaigne). Sous-scapulaire (Velpeau). .

Symptômes.

A. Aplatissement du deltoïde en dehors.

B. Aplatissement du deltoïde au-dessous de l'angle antérieur de l'acromion.

C. Soulèvement de la paroi antérieure du creux de l'aisselle par la tête.

D. Bras écarté du corps.

(Le ponctué des os indique les points où la palpation pourra rencontrer des saillies osseuses déplacées.)

Symptômes.

Les symptômes de la luxation sont fournis par l'inspection de la région et l'application de la main qui, déprimant les parties molles, peut sentir les os et en déterminer les rapports.

L'*inspection de la région* consiste dans la comparaison du côté sain au côté blessé.

Pour se faire une idée complète de l'ensemble des déformations, l'inspection de la région doit être faite avec méthode, et en adoptant un ordre régulier qui permette de ne rien oublier : on prendra les trois lignes de contour normales de l'épaule, et l'on étudiera les unes après les autres leurs inflexions.

Ligne de contour latérale ou vue antérieure (fig. 3). — Quand on compare les lignes BB qui donnent le contour externe de l'épaule, on est frappé tout d'abord de ne plus retrouver la saillie arrondie du deltoïde. La ligne ponctuée B qui représente la direction de ce contour, formes altérées par le déplacement des os, est en rapport avec l'*aplatissement du deltoïde*, symptôme constant. Si l'on suit la ligne ponctuée B un peu plus bas, et la ligne ponctuée A qui marche toujours parallèlement à elle, on aperçoit que ces lignes se jettent en dehors, il y a, en effet, *abduction du bras*.

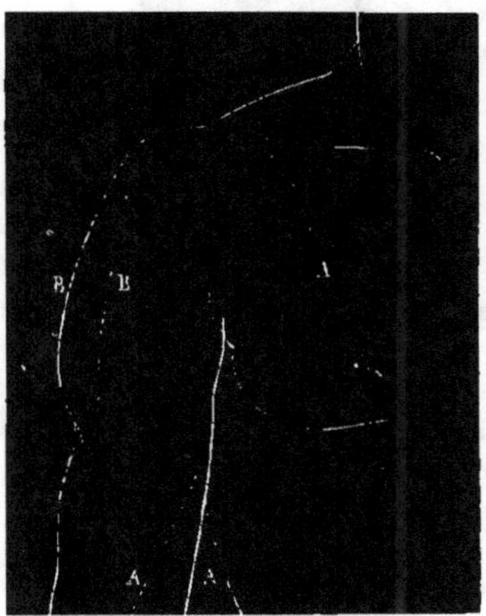

FIG. 3.

Ligne de contour antéro-postérieure ou vue latérale (fig. 4). — L'épaule, vue par sa face externe, est limitée en avant et en arrière par deux lignes AB qui correspondent à la partie antérieure et à la partie postérieure du deltoïde. Ces deux lignes, convexes toutes les deux, indiquent la convexité antérieure et postérieure du muscle. Au point où finit le deltoïde, les deux lignes s'infléchissent et marchent parallèles tout le long du bras.

Dans la luxation en avant (première variété) ou supérieure, la convexité deltoïdienne postérieure est remplacée par une dépression souvent très-considérable, indiquée par la ligne ponctuée B : il y a *aplatissement en arrière de l'épaule*.

Par contre, la ligne de contour antérieure se trouve considérablement exagérée dans sa courbure.

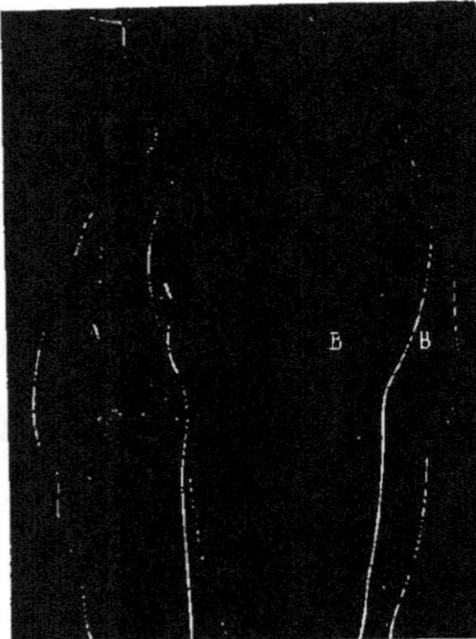

Fig. 4.

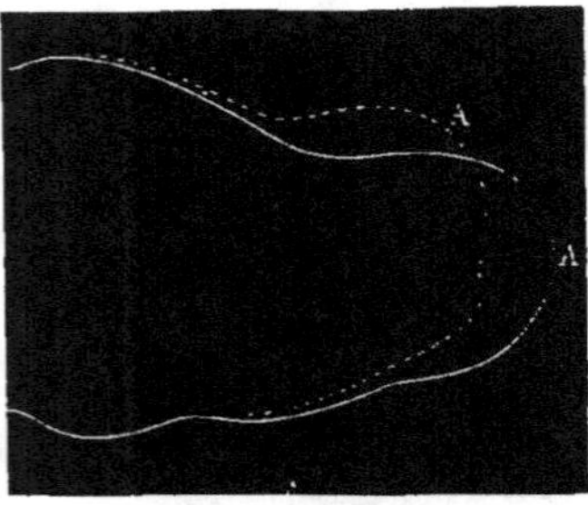

Fig. 5.

La ligne A est remplacée par la ligne ponctuée A. Il y a *tumeur soulevant la paroi antérieure de l'aisselle.*

Ligne de contour horizontale (fig. 5). — Le trajet d'une ligne de contour horizontale peut être prévu par l'étude des deux lignes que nous venons de donner. Cette ligne de contour horizontale pourrait être obtenue, si l'on voulait la relever avec exactitude, avec un instrument susceptible de se mouler sur la partie, le cyrtomètre, par exemple. La ligne continue A présente avec une grande exactitude le contour horizontal arrondi de l'épaule, et la ligne ponctuée le contour horizontal après luxation.

On voit d'abord que le diamètre transversal de l'épaule pris au-dessous de l'acromion est singulièrement diminué, à l'opposé de ce que nous verrons bientôt dans la luxation en arrière, où ce diamètre est allongé.

Le méplat où la concavité que présente en avant l'épaule au-dessous de la clavicule est raccourci, et sa concavité a en partie disparu. A sa place se trouve la convexité bien appréciable, qui dit que le creux axillaire est occupé par un corps résistant qui soulève en avant sa paroi.

La dépression de la ligne ponctuée en dehors et en arrière est en rapport avec l'aplatissement de l'épaule en dehors et en arrière.

La main appliquée sur la région donne, par la sensation de résistance spéciale des tissus, plus de précision encore au diagnostic.

Au-dessous du deltoïde aplati, il est quelquefois possible de sentir la cavité glénoïde.

Au-dessous de l'apophyse coracoïde, on sent une tumeur osseuse arrondie : c'est la tête humérale. La main appliquée dans l'aisselle suit la face interne des tumeurs et va quelquefois, mais non toujours, jusqu'à la tête qui, dans *la variété que nous étudions est quelquefois trop élevée pour être sentie.*

Les *mouvements spontanés* sont impossibles et les *mouvements provoqués* douloureux et toujours très-limités.

On place généralement l'*allongement du bras* parmi les symptômes de la luxation en avant.

Dans un grand nombre de cas, l'apophyse coracoïde descend plus bas que la partie la plus élevée, la voûte acromio-coracoïdienne, et il en résulte que quand l'humérus est placé sous cette apophyse, il doit être notablement abaissé : il doit donc avoir plus de longueur ; mais il est une condition qui ôte à ce symptôme beaucoup de sa valeur ; plus la tête humérale se trouve inférieure tout en restant sur le bord antérieur de la cavité glénoïde, plus le bras est porté dans l'abduction. Or, l'abduction raccourcit le bras comme on peut facilement s'en convaincre et par le raisonnement et par l'expérience.

Telle est la cause des discussions qui se sont élevées sur ce point de la science, et des faits en apparence contradictoires que l'on trouve consignés dans les auteurs : ces considérations n'ôtent pas cependant toute utilité à la mensuration, mais elle en restreint considérablement la valeur.

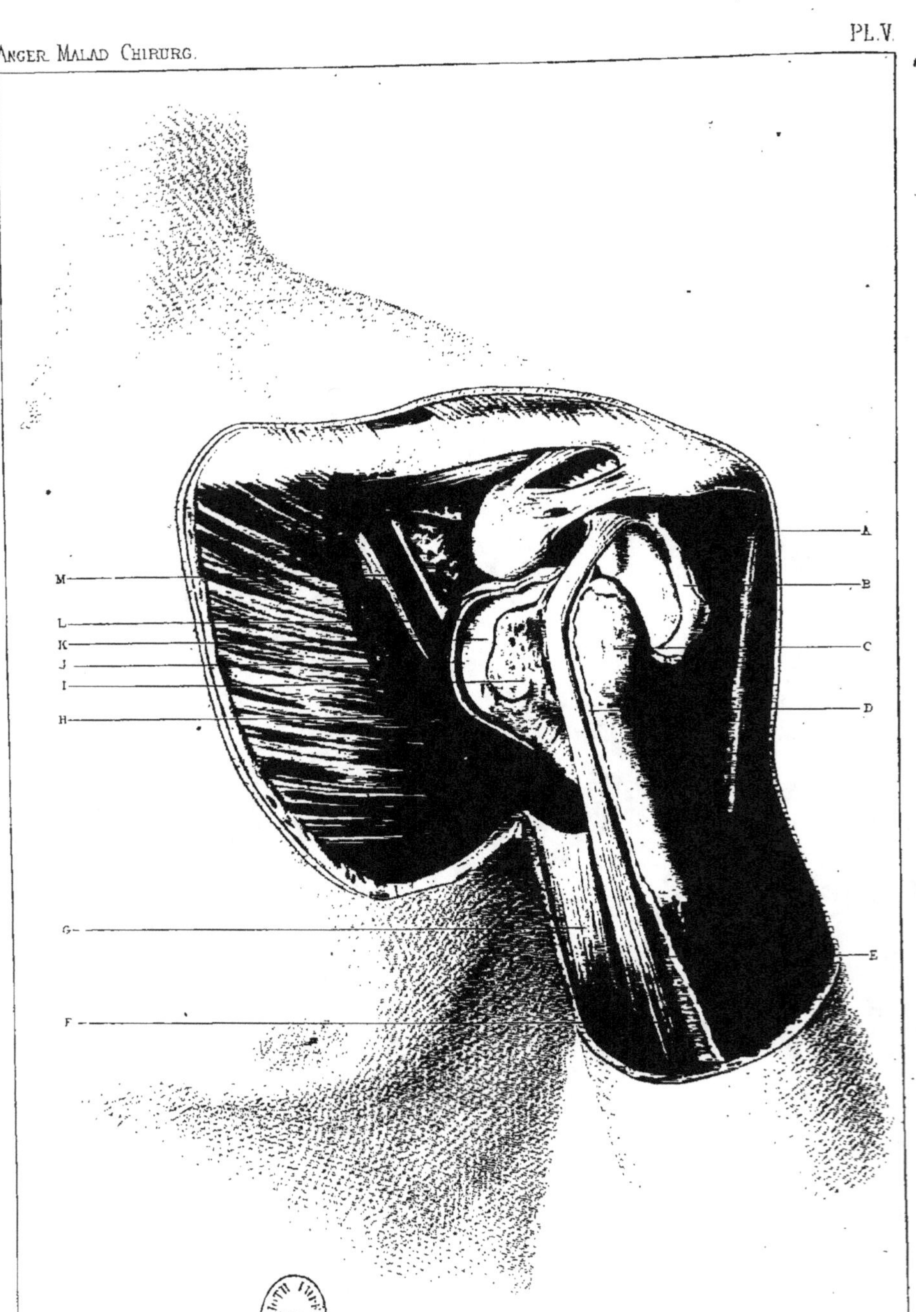

LUXATION DE L'HUMÉRUS EN AVANT
RAPPORTS DE LA TÊTE

PLANCHE V.

LUXATION DE L'HUMÉRUS EN AVANT.

Rapports de la tête.

PREMIÈRE VARIÉTÉ.

Sous-coracoïdienne (Malgaigne). Sous-scapulaire (Velpeau).

A. Muscles sus-épineux et sous-épineux tendus, ils ont été coupés pour découvrir la cavité.

B. Capsule (coupée pour découvrir la cavité).

C. Grosse tubérosité de l'humérus.

D. E. Gaîne fibreuse du long tendon du biceps.

M. Artère axillaire.

L. Partie la plus interne de sa tête humérale.

K. Tête humérale.

J. H. Capsule.

I. Petite tubérosité de l'humérus.

G. Coraco-huméral et courte portion du biceps repoussé en dedans.

F. Biceps.

Tête de l'humérus luxée en avant (symptômes à peu près identiques avec la planche IV, sauf la rotation de la tête qui est un peu moins considérable, ce que l'on appréciait bien avant la dissection par la position de l'épicondyle).

La synonymie de la luxation que nous étudions en ce moment comprend les deux désignations de *sous-coracoïdienne* qui lui a été donnée par M. Malgaigne, et de *sous-scapulaire* qui lui avait été donnée antérieurement par M. Velpeau. Une classification d'après les rapports anatomiques est certainement une excellente chose ; mais il s'est élevé à ce sujet tant de discussions et de controverses qu'il y a un véritable avantage à oublier dans l'étude les dénominations si nombreuses accumulées depuis des siècles et sur la valeur desquelles les pathologistes n'ont pas toujours réussi à s'entendre.

Quoi qu'il en soit, il est incontestable que la tête est bien *sous-coracoïdienne*, mais elle a cela de commun avec toutes les luxations en avant. La luxation est *sous-scapulaire*, c'est-à-dire que la tête est recouverte par le muscle sous-scapulaire ; et nous verrons que la tête n'est entièrement recouverte par le sous-scapulaire que dans les variétés supérieures. Il y a donc dans la dénomination proposée par M. Velpeau un caractère qui définit mieux la variété.

Entre l'apophyse coracoïde et la tête humérale se trouve un espace de 1 millimètre 1/2 à 2 millimètres ; c'est l'épaisseur de la capsule. La capsule est quelquefois irrégulièrement plissée. Il y a quelquefois des faisceaux musculaires interposés, ce qui fait que l'intervalle qui sépare le sommet de la tête de la face inférieure de l'apophyse peut avoir plus de longueur que nous ne lui en donnons ici.

La coulisse bicipitale est dirigée en avant et en dehors, la petite tubérosité regarde également en avant. La tête a donc été à peu près portée parallèlement à elle-même, et seulement placée sur un plan antérieur.

L'humérus forme, avec le tronc, un angle qui a une valeur symptomatologique très-grande. Cette abduction résulte de l'action du deltoïde qui, étant forcément aplati et allongé, est contracté et tend toujours à rapprocher ses insertions scapulo-claviculaires et humérales.

Le tendon du biceps est très-étendu dans sa coulisse, il se dirige de son point de réflexion sur la tête, en arrière et en dehors dans un sens par conséquent opposé à la direction primitive de sa portion articulaire qui va de dehors en dedans et d'avant en arrière.

Les muscles coraco-huméral, courte portion du biceps, ont, avec la tête, un rapport plus intime que dans l'état normal, et recouvraient ici la partie antérieure de sa surface cartilagineuse et la petite tubérosité.

PLANCHE VI.

LUXATION DE L'HUMÉRUS EN AVANT.

Coupe horizontale.

PREMIÈRE VARIÉTÉ.

Sous-coracoïdienne (Malgaigne). Sous-scapulaire (Velpeau).

Coupe horizontale pratiquée à la scie sur une épaule luxée et congelée.

A. Tête humérale luxée en avant.

B. Bord antérieur de la cavité glénoïde sur lequel repose le col anatomique.

C. Bord postérieur de la cavité glénoïde.

D. Capsule arrachée au bord antérieur de la cavité glénoïde.

E. Partie postérieure de la capsule repliée dans la cavité.

F. Sternum.

G. Premier cartilage costal.

H. Corps de la quatrième vertèbre dorsale.

O. Grosse tubérosité de l'humérus.

1. 2. Deltoïde.

3. Petit pectoral.

4. Courte portion du biceps et coraco-huméral soulevé par la tête.

5. Muscle sous-scapulaire repoussé par la tête qu'il recouvre.

6. Muscle sous-scapulaire.

7. Veine axillaire.

8. Artère axillaire.

9. Muscle sous-épineux.

10. Long tendon du biceps.

11. Coupe de la deuxième côte.

12. Première côte.

13. Coupe peu apparente des nerfs.

14. Troisième côte.

15. Quatrième côte.

16. Cinquième côte.

17. Coupe irrégulière des apophyses de la quatrième vertèbre.

Les rapports de la tête sont bien compris dans leur ensemble à l'aide d'une belle préparation anatomique dont M. le professeur Nélaton nous a donné l'idée pour la luxation en arrière. Elle consiste à pratiquer à la scie une coupe horizontale passant par le milieu de la tête humérale, sur une articulation luxée et soumise ensuite à la congélation.

La tête repose sur le bord antérieur de la cavité glénoïde, et le sillon qui constitue le col anatomique est exactement appliqué sur ce bord antérieur anguleux. C'est ici la cause bien manifeste de la persistance des rapports anormaux, ou de la luxation. Si l'on admettait comme luxation incomplète ou subluxation tous les déplacements dans lesquels le pourtour de la cavité de réception est encore en rapport avec la partie cartilagineuse de la tête, celle-ci serait incomplète ; nous la décrivons sous le nom de luxation complète qui nous paraît bien mieux se rapporter à sa véritable nature et aux difficultés que l'on doit prévoir dans la réduction.

La grosse tubérosité de l'humérus appuie, par sa partie postérieure, sur la cavité glénoïde. Le long tendon du biceps a éprouvé une déviation qui est en rapport avec la rotation de la tête humérale à laquelle il est resté adhérent.

L'humérus n'était pas le seul des deux os qui ait subi un déplacement. Jamais dans une luxation un os ne se déplace, sans qu'en même temps la position ou la direction de celui avec lequel il s'articule ne se trouve modifiée ; le scapulum était ici repoussé en arrière, et son bord postérieur soulevait les téguments du dos. C'est là le seul des déplacements complexes du scapulum qui puisse être apprécié par une coupe horizontale. Cette coupe ne permet pas de rendre un autre mouvement qui s'y rattache et qui consiste dans le renversement en arrière et en haut de l'angle inférieur.

Il arrive dans un grand nombre de cas que la tête humérale tourne autour du bord antérieur de la

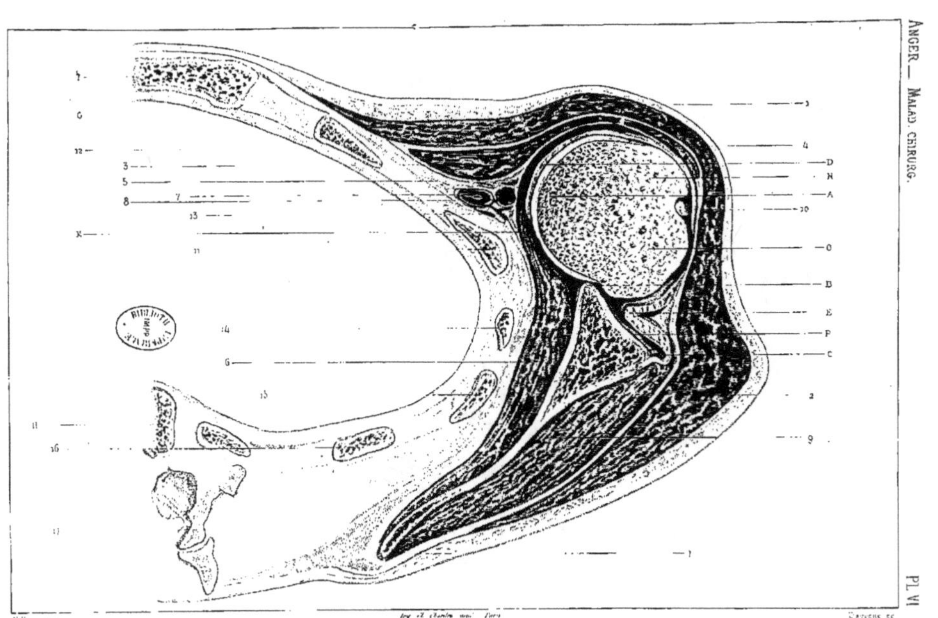

LUXATION DE L'HUMÉRUS EN AVANT
(Coupe horizontale)

cavité glénoïde comme point fixe, et vienne se placer de manière que la surface cartilagineuse regarde directement en arrière. Ce n'est point là une particularité propre à la variété que nous étudions en ce moment, c'est la loi de tous les déplacements antérieurs et postérieurs de l'humérus. Il est facile de se représenter par la pensée quelle serait la modification dans les rapports des os, si cette rotation s'était effectuée ; ce qui arrive très-souvent : la tête serait alors placée entre la paroi thoracique et la fosse sous-scapulaire du scapulum. Les tubérosités humérales et la gouttière bicipitale regarderaient en avant ; le diamètre transversal de l'épaule serait accru par suite du refoulement en dehors du scapulaire, le diamètre antéro-postérieur diminué ; la tête serait située plus profondément et ne soulèverait point la paroi antérieure de l'aisselle.

Nous reviendrons sur cette modification symptomatique dans l'étude de la *deuxième variété de la luxation en avant* qui sera faite sur un cas de luxation avec rotation complète.

Capsule. — La capsule est arrachée à son insertion au bourrelet glénoïdien et en avant. La déchirure de la capsule peut être comprise dans une de ses dimensions. La déchirure est irrégulière. Au pourtour glénoïdien il y avait en même temps et à différentes places arrachement de la capsule au bourrelet, et arrachement du bourrelet à l'os. Du reste la déchirure de la capsule dans sa continuité n'est point rare.

La partie postérieure de la capsule était repliée dans la cavité glénoïde abandonnée par la tête humérale ; elle était disposée de manière à combler assez exactement les vides produits par la luxation. La synovie, le sang et la lymphe plastique épanchée doivent sur le vivant achever de remplir les parties qu'a abandonnées la tête.

Les rapports musculaires doivent maintenant arrêter notre attention. Toute la partie cartilagineuse de la tête est recouverte par le muscle sous-scapulaire qui est aplati par compression et dont plusieurs faisceaux de fibres étaient déchirés.

Les autres changements dans les rapports des muscles sont également la conséquence des changements de rapport des os.

Le coraco-huméral et la courte portion du biceps qui, dans les rapports normaux, se trouvent à la partie interne de la tête, sont, dans la luxation, situés tout à fait en avant et même un peu en dehors dans un grand nombre de cas. Dans presque tous les cas, la pression exercée sur la tête humérale a pour effet de les aplatir un peu et par conséquent d'augmenter légèrement leurs dimensions en largeur.

La peau est tendue en avant et l'épaisseur du tissu cellulaire sous-cutané est bien moins considérable en avant que dans le reste de la région, ce qui est encore la conséquence de la pression de la tête et des tiraillements des tissus.

Nous avons décrit aux *symptômes* les altérations des formes extérieures et les modifications des *signes de contour*. La coupe horizontale présente, dans toute sa pureté, la ligne de contour horizontale qui offre en avant une remarquable convexité et, en dehors, le méplat si facile à apercevoir et qui est la conséquence de l'aplatissement du deltoïde.

L'artère, la *veine* et les *nerfs du plexus brachial* ont été légèrement repoussés contre la paroi *thoracique.*

PLANCHE VII.

LUXATION ANCIENNE DE L'HUMÉRUS EN AVANT.

Déformation.

PREMIÈRE VARIÉTÉ.

Sous-coracoïdienne (Malgaigne). Sous-scapulaire (Velpeau).

A. Aplatissement du deltoïde en dehors.
B. Aplatissement du deltoïde en avant et en dehors.

C. Saillie formée par la tête humérale.
D. Bras dans l'abduction.

(Le ponctué des os, fait d'après la planche suivante, indique les points où l'on sentait les saillies osseuses.)

La luxation en avant, telle que nous venons de la présenter, est d'origine expérimentale; il devait être très-intéressant de comparer les résultats de l'expérimentation avec l'anatomie pathologique proprement dite, après avoir comparé comme nous venons de le faire l'anatomie aux symptômes, l'altération des formes à l'altération des rapports. Nous avons été bien servis par les circonstances, et nous pouvons ici présenter une luxation ancienne de l'humérus d'origine traumatique, datant de plusieurs années. La comparaison des symptômes et des dissections fera ressortir, nous le croyons du moins, l'exactitude des propositions anatomiques que nous avons énoncées sur la luxation en avant.

L'aplatissement du deltoïde était très-manifeste. La partie la plus saillante de l'épaule se trouvait au-dessous de l'apophyse coracoïde, dont la palpation détermine sans difficulté la position précise. Le deltoïde pouvait être déprimé sans difficulté en dehors et l'on n'éprouvait point là cette sensation de résistance osseuse superficielle, si évidente dans les cas où la tête est restée sous la partie externe de ce muscle. A la partie postérieure de l'épaule, aplatissement considérable.

Le bras était dans l'abduction et les mouvements qui se passaient entre le scapulum et l'humérus ne permettaient que difficilement de le mettre dans l'abduction. Quand on voulait le porter en dedans, il fallait déployer une certaine force et alors aux mouvements de l'humérus sur le scapulum venait s'ajouter un glissement de l'omoplate sur la paroi thoracique, mouvement en masse de l'épaule que nous signalons ici pour la première fois, et que nous rencontrerons dans tous les cas d'ankylose complète ou incomplète de l'articulation scapulo-humérale.

Ces symptômes nous permirent de porter un diagnostic que l'autopsie a vérifié, et la luxation ancienne fut dessinée avant toute dissection.

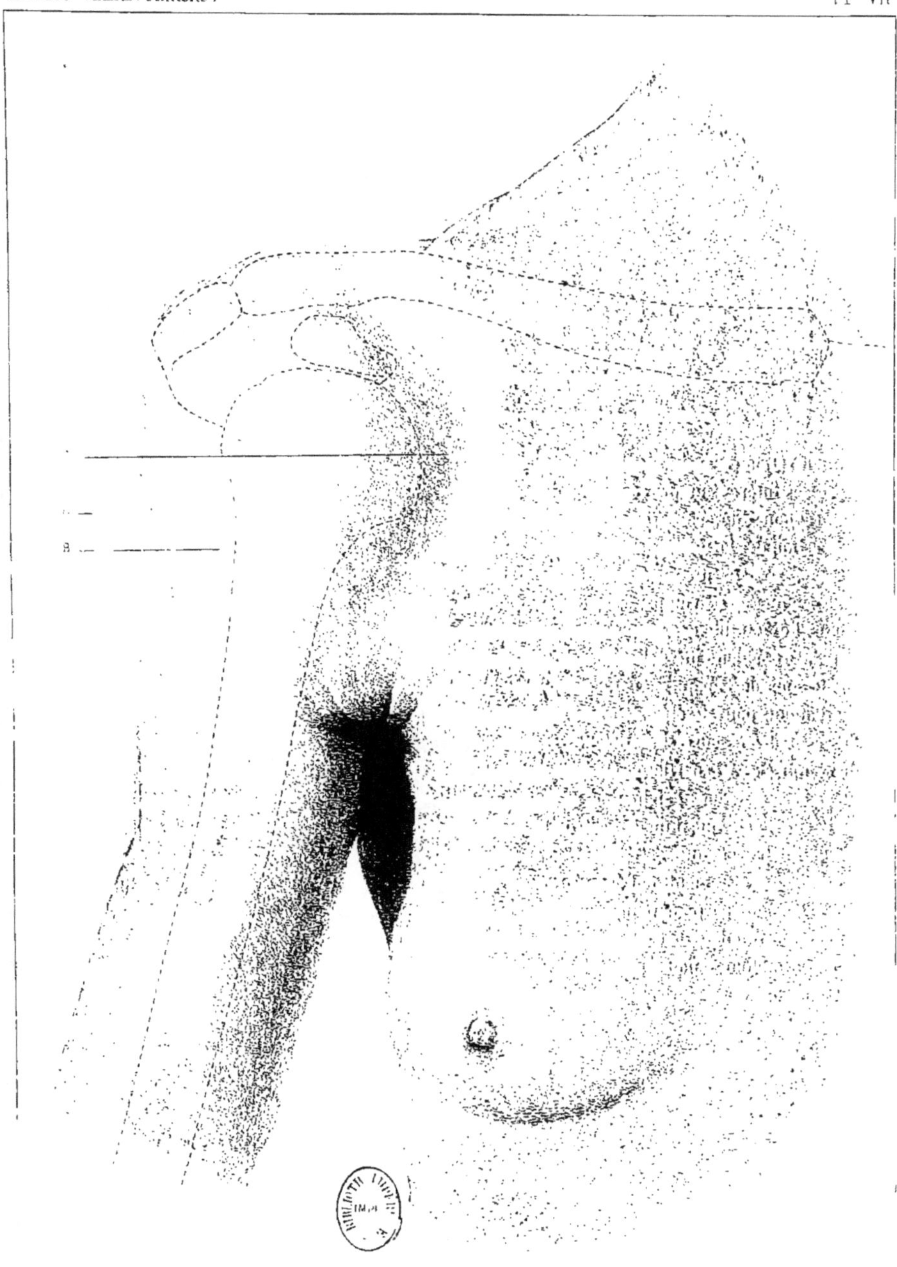

LUXATION DE L'HUMÉRUS EN AVANT

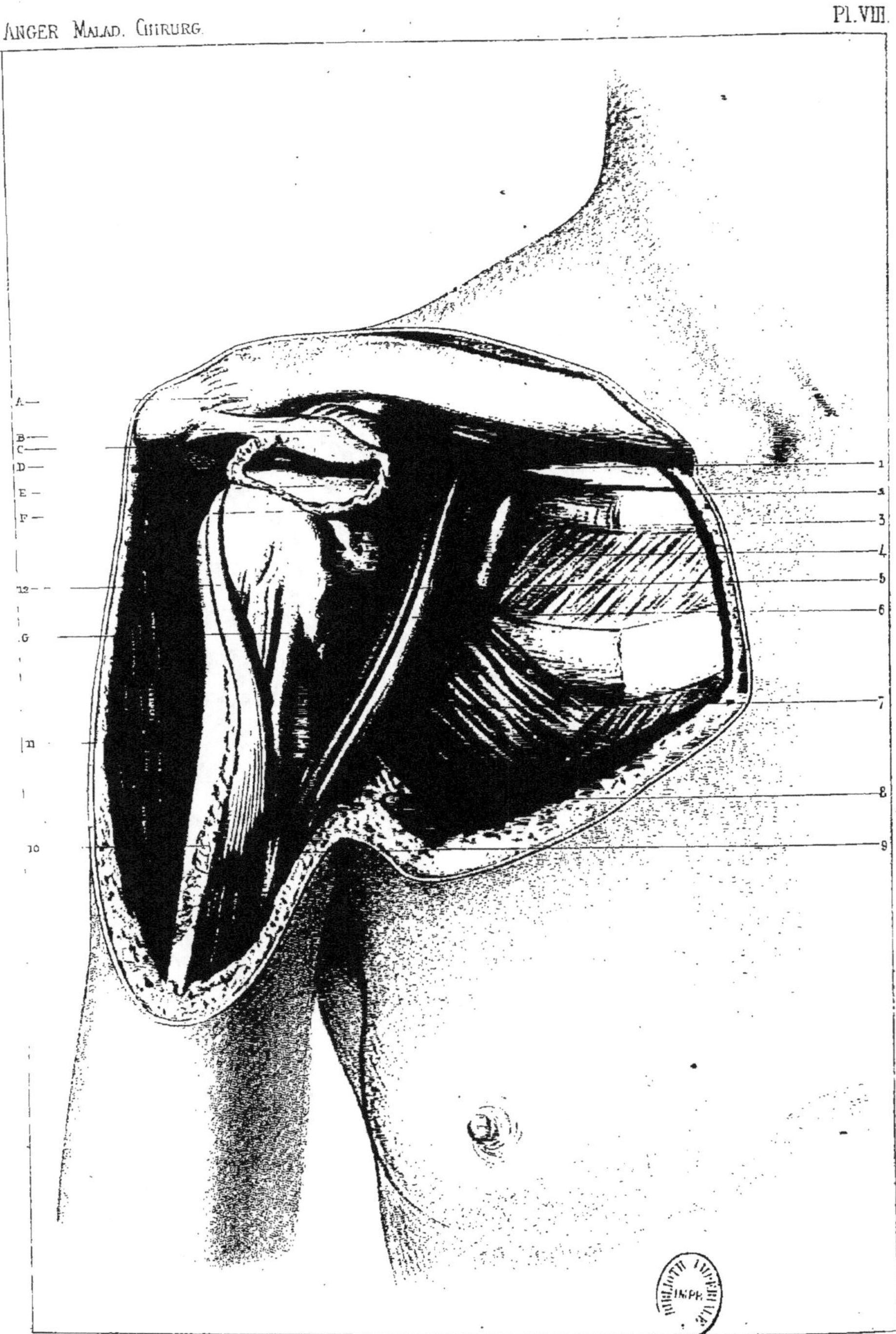

L. Bion del.

Librairie Germer Baillière.

Debray sc.

LUXATION DE L'HUMÉRUS EN AVANT.
RAPPORTS DE LA TÊTE. — LUXATION ANCIENNE.

PLANCHE VIII.

LUXATION ANCIENNE DE L'HUMÉRUS EN AVANT.

Rapports de la tête.

A. Extrémité externe de la clavicule et articulation acro-mio-claviculaire.

B. Apophyse coracoïde.

C. Angle antérieur de l'acromion.

D. Face inférieure de l'acromion.

E. Surface articulaire de nouvelle formation que présente la face supérieure de l'humérus pour s'articuler avec une facette semblable que présentait la face inférieure de l'apophyse coracoïde.

F. Coupe d'une capsule fibreuse de nouvelle formation qui unissait ces nouvelles surfaces articulaires.

G. Lèvre antérieure de la gouttière bicipitale.

1. Muscle sous-clavier.
2. Coupe du grand pectoral.
3. Veine axillaire.
4. Artère axillaire.
5. Fibres du muscle sous-scapulaire.
6. Plexus brachial.
7. Petit pectoral.
8. Grand pectoral.
9. Courte portion du biceps.
10. Insertion humérale du grand pectoral.
11. Muscle deltoïde.
12. Long tendon du biceps.

Nous étudierons dans la planche suivante, avec beaucoup de détails, les altérations singulières que présentaient le scapulum et l'humérus dans cette luxation qui présente un exemple remarquable de néarthrose. Nous donnerons alors les caractères qui établissent pour nous d'une manière incontestable son origine traumatique, quoique nous n'ayons pu nous procurer de renseignements précis sur la malade qui avait succombé en quelques jours à une hernie crurale étranglée.

Le vide au-dessous de l'acromion était facile à apercevoir, quoique moins marqué que dans une luxation récente, ce qui tenait à une augmentation de volume de la tête, suite de l'ostéopériostite traumatique.

Les pressions qui s'exercent à la longue entre la tête humérale et l'apophyse coracoïde avaient produit deux résultats également curieux : d'abord la formation d'une articulation à surfaces articulaires planes et éburnées entre la partie supérieure de l'une et la partie inférieure de l'autre ; deuxièmement, un changement de direction de l'apophyse coracoïde qui était là tout à fait horizontale et regardait même un peu en haut.

La même apophyse paraissait aplatie. Ces dimensions transversales s'étaient considérablement accrues, ce qui multipliait l'étendue du contact entre les deux os, exemples remarquables de la pression continue et des mouvements qui avaient produit à la longue sur le squelette les mêmes transformations que l'on pourrait obtenir par la pression d'un corps mou qui en conserverait l'empreinte.

La gaîne fibreuse qui unit le long tendon du biceps et la coulisse bicipitale avait été rompue au moment de l'accident ; il résultait de cette déchirure que le tendon avait à peu près conservé sa direction primitive, étant venu contracter des rapports avec la partie de l'humérus qui avait pris la place de l'ancienne coulisse bicipitale dont les bords s'étaient arrondis.

Nous devons appeler ici l'attention sur un fait anatomique peut-être constant dans les luxations de l'humérus anciennes et qui ici était très-évident, l'atrophie des muscles du bras et leur dégénéres-cence graisseuse. Le deltoïde la présentait au plus haut point ; mais elle se remarquait également dans le coraco-huméral, la courte portion du biceps, etc. Ces muscles se laissaient déchirer sans résistance et l'état avancé de leur transformation était surtout évident quand on comparait le côté luxé au côté opposé.

Cette considération de la dégénérescence graisseuse musculaire à l'épaule considérée comme phénomène ordinaire dans les luxations anciennes, doit fixer l'attention du chirurgien toutes les fois qu'il pense à réduire une luxation ancienne. Il se pourrait, en effet, qu'une réduction obtenue au prix de manœuvres difficiles longtemps continuées et dangereuses n'améliorât en aucune façon la position du malade, si cet état pathologique était déjà assez avancé. Il est incontestable que dans un grand nombre de cas ces états paralytiques dénommés du nom de paralysie deltoïdienne par lésion du circonflexe sont des atrophies graisseuses irrémédiables.

Ces atrophies traumatiques consécutives ne sont pas le propre des luxations anciennes qui, du reste, ne les présentent pas toujours. Dans nos recherches sur les fractures, nous avons constaté une semblable atrophie musculaire de voisinage dans tous les cas où les désordres ont été un peu considérables, quand surtout il y a eu plaie et infiltration purulente. Le séjour longtemps prolongé dans les appareils, la compression trop forte, prédisposent les membres à cette altération dont les conséquences variées sont faciles à prévoir. — L'électricité pourra dans ces cas être utilement employée, et comme moyen de diagnostic, et souvent comme moyen thérapeutique ou préventif à la première période.

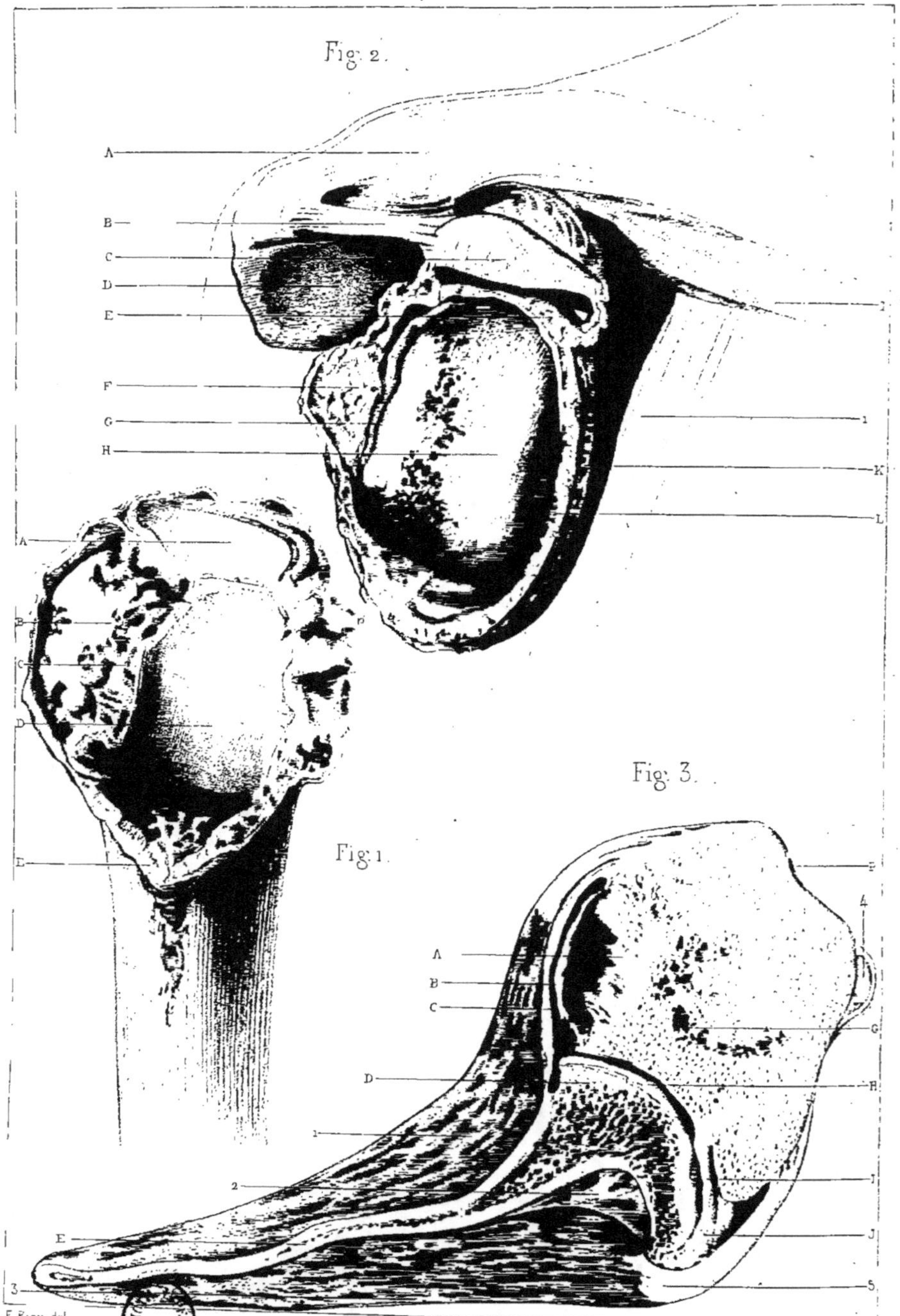

Fig: 2.

Fig: 3.

Fig: 1.

LUXATION DE L'HUMÉRUS EN AVANT
LUXATION ANCIENNE — DÉTAILS

PLANCHE IX.

LUXATION ANCIENNE DE L'HUMÉRUS EN AVANT.

« Quand c'est dans l'âge adulte que l'articulation du bras se luxant n'est pas réduite, le moignon de l'épaule se décharne et cette partie s'amincit; cependant, lorsque la douleur a cessé, si tous les actes qu'on doit exécuter en écartant latéralement le coude de la poitrine sont à peu près interdits, les actes qu'on doit exécuter en donnant au bras un mouvement en avant et en arrière le long des côtes sont possibles. Ainsi les infirmes feront mouvoir une tarière, une scie; ils manieront une hache, ils bêcheront, sans lever beaucoup le coude et exécuteront tous les travaux qui exigent des positions semblables. » (Hippocrate, *Des articulations*, trad. Littré.) Cette intéressante citation du plus ancien des chirurgiens, montre bien à quel point de perfection était déjà parvenue, quatre cents ans avant notre ère, la connaissance des lésions traumatiques articulaires, des accidents que les luxations entraînent quand elles ne sont pas réduites à temps, et des moyens dont la nature répare le dommage. Les mouvements peuvent, dans un certain nombre de cas, reprendre assez d'étendue pour rendre au membre la plus grande partie de ses fonctions : dans ce cas, il se produit dans la forme des os des modifications, en quelque sorte providentielles, qui expliquent bien la conservation et le rétablissement des mouvements.

Les figures 1, 2 et 3 de la planche IX représentent les éléments dissociés puis en rapport de l'intéressante néarthrose dont nous terminons ici l'étude.

FIGURE 1. — **Tête humérale.**

A. Facette de nouvelle formation articulée avec la face inférieure de l'apophyse coracoïde.

B. Cartilage recouvrant la tête humérale résorbé par places.

C. Ilot de cartilage irrégulièrement limité par des parties où l'os est éburné.

D. Facette de nouvelle formation s'articulant avec le néocotyle scapulaire H (fig. 2).

E. Partie inférieure de la capsule.

Malgré l'irrégularité de la tête humérale, il est possible de reconnaître quelle était la partie anciennement articulaire. Toute la partie interne de la tête, en rétablissant le contact et les rapports des os entre eux, présentait la convexité régulière de la partie cartilagineuse de l'humérus, mais était manifestement moins étendue en surface que dans l'état normal. Cette diminution tenait à ce qu'une partie de cette convexité de la tête avait été employée à former les deux surfaces articulaires A et E.

Le cartilage s'était résorbé par place et d'une façon très-irrégulière. Ses contours présentaient des sinuosités nombreuses et se fondaient avec des parties de l'os dénudées et cicatrisées ; les points où le cartilage n'existait plus étaient lisses et polis, résistant sous la pointe du scalpel : ils étaient éburnés.

Sur les bords, au point où le cartilage se fondait avec la partie décortiquée, l'épaisseur de la couche cartilagineuse allait en diminuant d'épaisseur et se fondait insensiblement avec l'os du voisinage.

Les deux parties *néarthrodiales* de la tête de l'humérus étaient de grandeur inégale : la supérieure ou coracoïdienne destinée à s'articuler avec la face inférieure de l'apophyse coracoïde était à peu près circulaire et présentait 1 centimètre et demi à 2 centimètres dans tous les diamètres; elle était à peu près plane ou du moins sans aucune concavité ou convexité de quelque importance, à surface lisse formée d'un os très-dur, présentant un aspect rougeâtre. — Aucune trace de cartilage ou de tissu fibreux comme cela s'observe quelquefois.

Dans ses trois quarts antérieurs, cette première surface néarthrodiale était entourée d'une capsule qui la circonscrivait exactement et qui présentait assez de longueur pour permettre à cette facette de descendre d'un demi-centimètre au-dessous de l'apophyse coracoïde.

La seconde surface néarthrodiale de la tête humérale était la plus importante par son étendue et par ses fonctions ; elle se continuait par en haut avec la facette coracoïdienne. Un angle saillant établissait nettement la séparation. Cette seconde facette allait en s'élargissant de haut en bas, et c'est en bas que ses dimensions d'avant en arrière étaient les plus considérables. Elle présentait deux courbures très-remarquables et disposées en sens réciproquement perpendiculaire, de manière à constituer de la façon la plus directe le genre d'articulation que M. Cruveilhier a dénommé du nom d'*articulation par emboîtement réciproque*. Elle était convexe de haut en bas et concave d'avant en arrière. L'aspect de la surface articulaire était ici exactement le même que dans la facette supérieure. Une capsule limitait cette seconde surface articulaire, mais seulement en arrière ; en avant, elle était séparée par une saillie verticale de l'ancienne surface articulaire.

<hr>

FIGURE 2. — **Néocotyle.**

A. Articulation acromio-claviculaire.
B. Ligament acromio-coracoïdien.
C. Apophyse coracoïde.
D. Face inférieure de l'acromion.
E. Capsule articulaire.
F. Faisceau fibreux et ligamenteux recouvrant l'ancienne cavité de réception.

G. Débris de cartilage.
H. Partie du néocotyle s'articulant avec l'humérus.
I. Muscle sous-clavier.
K. Fibres du muscle sous-scapulaire.
L. Capsule.

1. Plexus brachial.

Ce qui frappe d'abord à première vue dans l'examen des surfaces néocotylaires du scapulum, ce sont les analogies avec les surfaces néarthrodiales de l'humérus. La cavité ancienne que la figure 2 permet à peine de voir et qui occupe seulement la partie la plus externe de la large surface articulaire du scapulum était considérablement diminuée dans ses dimensions. Ce qui se comprendra bien sur la préparation qui suit.

Elle était en grande partie recouverte par un faisceau ligamenteux très-fort, placé à la partie profonde du tendon du muscle sous-scapulaire uni avec ce tendon. La structure de cette masse fibreuse cicatricielle indiquait une union intime des éléments composants. La séparation de l'ancienne capsule ne pouvait être effectuée d'une manière distincte.

On distingue facilement sur la préparation n° 2 la manière dont se comportait sur les côtés la capsule de la néarthrose coracoïdienne. Elle se fondait en avant et en arrière avec les capsules des néarthroses scapulaires proprement dites et présentait comme ces dernières une épaisseur variable dans les différents points de son étendue.

La surface de section de la capsule est recouverte en dedans par la surface de section du muscle sous-scapulaire et l'on aperçoit entre cette surface de section et les nerfs du plexus brachial les fibres de direction antéro-postérieure du même muscle.

FIGURE 3.

(Les parties ayant été remises en contact et dans les rapports, une coupe horizontale a été pratiquée à la scie sur l'un et l'autre de ces os.)

A. Tissu raréfié et ramolli appartenant primitivement à la partie convexe de la tête humérale.

B. Coupe de la partie persistante du cartilage.

C. Nouvelle capsule de 1 millimètre d'épaisseur, éburnée d'une façon toute spéciale et parfaitement distincte du tissu sous-jacent.

D. Partie éburnée et très-dense du néocotyle scapulaire.

E. Coupe de l'omoplate.

H. Partie superficielle du néocotyle présentant une zone.

I. J. Faisceau fibreux très-épais recouvrant une couche blanche qui représente le cartilage persistant de la cavité.

1. Muscle sous-scapulaire.
2. Masse adipeuse.
3. Muscle sous-épineux.
4. Long tendon du biceps.
5. Tendon du sous-épineux.

La coupe horizontale permet de voir avec une exactitude géométrique les rapports des surfaces articulaires anciennes et des surfaces de nouvelle formation; elle donne aussi de la manière la plus complète les nouveaux rapports, le membre étant maintenu le long du corps. Nous ne reviendrons pas sur les parties déjà mentionnées. Nous voulons ici seulement fixer l'attention sur la structure des os et sur les modifications de tissu qu'a entraîné la luxation. Des parties osseuses ont disparu, d'autres ont été formées; que l'on essaye de continuer par la pensée la ligne de la partie cartilagineuse de la tête humérale et l'on verra quelle est l'étendue de la brèche néarthrodiale; de même, sur le scapulum, que l'on mesure le diamètre antéro-postérieur de l'ancienne cavité glénoïde et l'on verra que ses dimensions transversales sont notablement diminuées.

Ces déperditions de substance dans l'os sont plus que compensées par des productions osseuses qui donnent à notre coupe un aspect bizarre; ces productions osseuses, ces éburnations dans les points où les os reposent et pressent les uns contre les autres, ne peuvent être rattachées qu'à un travail vital antérieur; à celui qui suit tous les traumatismes avec rupture de tissus : l'inflammation. Il s'est formé dans le périoste de l'omoplate des productions osseuses ou ostéo-périostiques qui ont été limitées dans leur accroissement, en quelque sorte comprimées, étouffées par la tête humérale. Quand la douleur a cessé avec l'acuité de la première poussée inflammatoire, les mouvements inévitables sont venus achever le travail, le régulariser, polir les os et les densifier à la surface. Le mouvement les rend lisses et leur donne une surface polie, en quelque sorte aussi huileuse que la surface d'un cartilage.

Aurait-il encore été possible de réduire cette luxation et de rétablir les rapports anciens des os? Nul doute. Quand on voit avec quelle facilité on parvient à produire les luxations de l'articulation de l'épaule par cause indirecte, quand on voit avec quelle facilité on réussit à placer par différentes manœuvres la tête humérale dans un lieu quelconque, désigné d'avance, on est conduit naturellement à penser que la réduction d'une luxation à toutes les époques est une chose possible, qu'en un mot, d'une manière absolue, l'*irréductibilité n'existe pas.*

Cependant il faut bien savoir que si l'irréductibilité absolue n'existe pas, il arrive de bonne heure un moment où, en raison de ces transformations si intéressantes des os, la réduction d'une luxation devient pour ainsi dire la production d'une luxation nouvelle, un véritable traumatisme exercé sur une lésion cicatrisée; quel est le chirurgien qui, avec cette pensée, voudrait poursuivre trop longtemps la réduction d'une luxation et l'acheter au prix de manœuvres violentes, s'il réussissait, il n'améliorerait en rien et ne ferait probablement qu'aggraver la position du malade, dût-il redonner à l'articulation une régularité apparente. Mais là, comme dans bien d'autres points, *il ne faut jamais poser de règles générales et laisser le chirurgien seul juge en présence des circonstances.*

LUXATION DE L'HUMÉRUS EN AVANT.

DEUXIÈME VARIÉTÉ.

C'est une erreur de croire que dans le plus grand nombre des cas de luxation de l'humérus en avant, la tête de l'os soit en contact avec l'apophyse coracoïde. Ce contact n'existe presque jamais dans les luxations récentes. Nous avons vu, dans la première variété, la capsule interposée entre les deux os et les maintenant distants d'une étendue égale à leur épaisseur : nous allons voir maintenant toute une grande famille des luxations en avant dans laquelle l'espace qui sépare la tête de la cavité est bien plus grand que l'épaisseur de la capsule. La tête ne remonte pas en raison de l'*arc capsulaire*. Vu la grande fréquence de la deuxième variété de la luxation de l'humérus en avant, nous la représenterons dans les plus grands détails et nous tâcherons de fixer l'attention sur chacun des points principaux de son histoire.

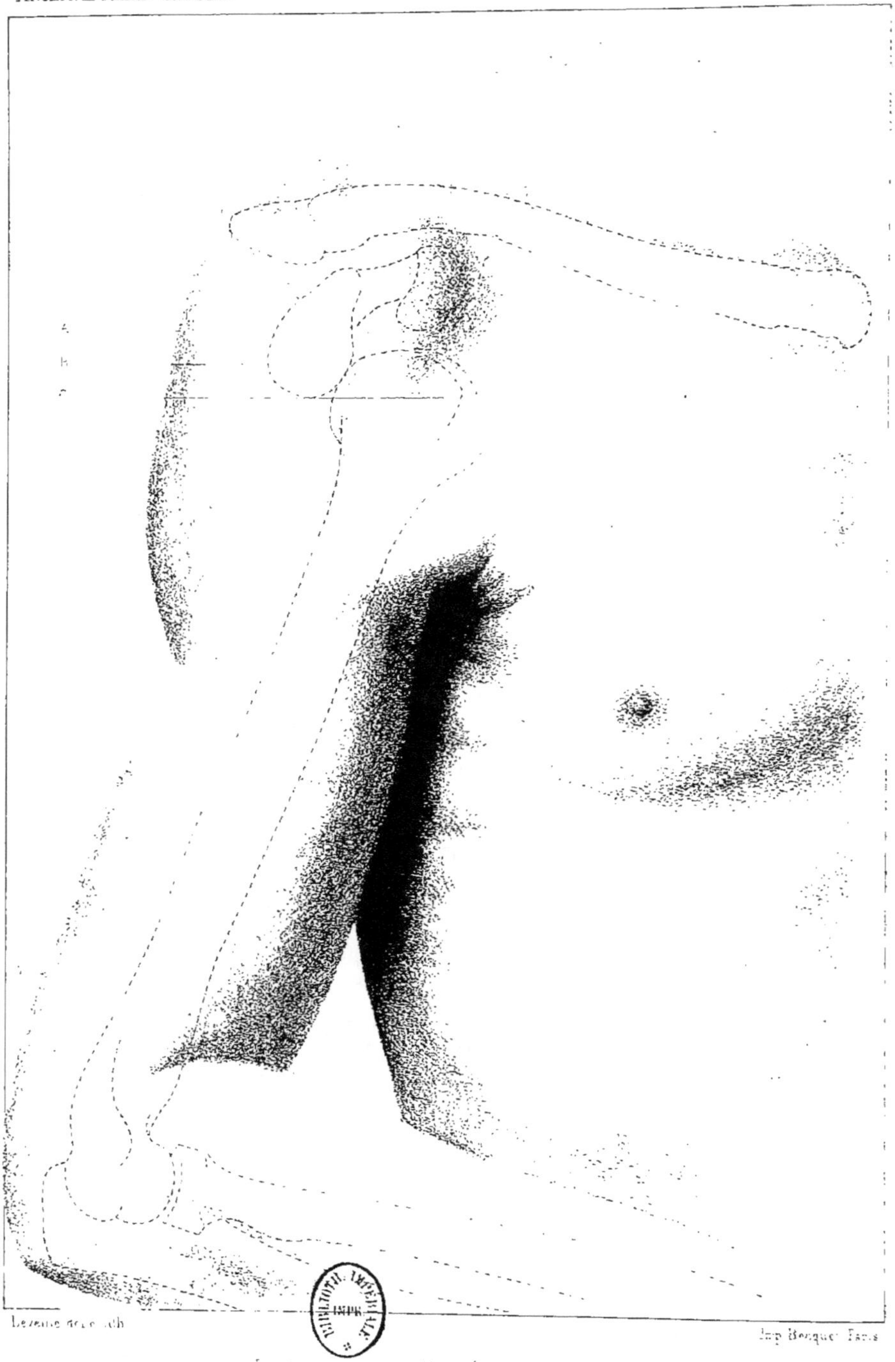

Leveillé del. et lith.

Imp. Becquet Paris

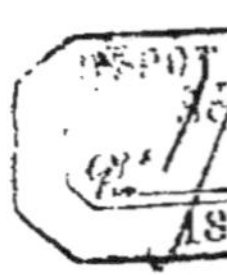

LUXATION DE L'HUMÉRUS EN AVANT

2e VARIÉTÉ _ DÉFORMATION

Librairie Germer Baillière

PLANCHE X.

LUXATION DE L'HUMÉRUS EN AVANT.

Déformation.

DEUXIÈME VARIÉTÉ.

A. Aplatissement du deltoïde au-dessous de l'acromion.

B. Aplatissement du deltoïde au niveau du bord postérieur de la cavité glénoïde.

C. Aplatissement de la paroi antérieure du creux de l'aisselle indiquant que la tête humérale est située profondément dans l'aisselle.

D. Bras porté dans l'abduction.

Chacune des luxations de l'humérus en avant peut s'accompagner, comme nous l'avons préalablement indiqué, d'une rotation qui porte la tête profondément dans l'aisselle ou correspondre par sa partie cartilagineuse à la face postérieure de la paroi antérieure de l'aisselle. Chacune des luxations en avant peut donc être *antéglénoïdienne* proprement dite ou *superficielle; profonde* ou *intraglénoïdienne*. Nous avons déjà insisté dans nos préliminaires de la luxation de l'humérus en avant sur cette division et nous avons pris pour type, dans l'étude de la première variété de luxation, une luxation *antéglénoïdienne*.

Nous allons décrire notre deuxième variété sur une luxation profonde ou intraglénoïdienne : les luxations intraglénoïdiennes ont pour caractère symptomatique l'absence de tumeur soulevant la paroi antérieure de l'aisselle. La tête est placée au milieu du creux de l'aisselle entre les côtes et la face interne du scapulum.

Il y a donc dans une luxation intraglénoïdienne vidé en dehors, comme dans toute luxation en avant, mais la vue ne retrouve nulle part de saillie formée par la tête humérale, ce qui indique qu'elle est profondément située. Nous le répétons ici. Cette variété superficielle et profonde ou luxation avec tumeur soulevant le grand pectoral, ou sans tumeur soulevant le grand pectoral, étant commune à toutes les variétés de la luxation de l'humérus en avant, ne constitue point un caractère propre à notre deuxième variété, dont le diagnostic, d'avec la première variété, est d'ordinaire très-difficile et ne présente surtout, au point de vue de la réduction, qu'un très-faible intérêt.

La *tension du deltoïde* est plus considérable et c'est dans cette luxation qu'on voit communément les faisceaux du deltoïde fortement tendus se dessiner sous la peau.

L'*abduction du bras* est généralement un peu plus considérable que dans la première variété.

Le bras, ramené parallèlement au corps et mesuré dans cette position, présente constamment de l'*allongement*.

Assez communément en écartant un peu le bras du corps et en portant la main dans le creux de l'aisselle, on sent la tête humérale dont la convexité est d'ordinaire bien reconnaissable.

PLANCHE XI.

LUXATION DE L'HUMÉRUS EN AVANT.

Rapports de la tête.

DEUXIÈME VARIÉTÉ.

A. Tête de l'humérus luxée.
B. Cavité glénoïde.
C. Apophyse coracoïde.
D. Angle antérieur de l'acromion.
E. Bord externe de l'acromion.
F. Ligament acromio-coracoïdien.
G. *Arc capsulaire* tendu par la tête et empêchant son élévation.
H. Partie postérieure de la capsule incisée pour découvrir la cavité.
K. Articulation acromio-claviculaire.
N. Veine axillaire.

1. Tendon de la longue portion du biceps.
2. Gaîne du long tendon du biceps.
3. Muscle deltoïde.
4. Muscle sous-scapulaire.
5. Muscles sus-épineux et sous-épineux incisés pour découvrir les os.
6. Muscle petit rond.
7. Grand pectoral.
8. Petit pectoral.
9. Tendon du grand-pectoral.
10. Un des nerfs du plexus brachial.

La tête de l'humérus est distante de 1 centimètre et demi du sommet de l'apophyse coracoïde. Son élévation est rendue impossible par l'*arc capsulaire* : il est facile de voir ici la disposition du faisceau fibreux qui empêche ainsi la tête de monter. Comme la cavité glénoïde et la tête humérale placée dans sa nouvelle position sont unies par des fibres capsulaires dont la longueur est représentée par la distance des deux insertions, il en résulte que toute élévation est impossible sans déchirure de ce faisceau.

C'est donc la pression en haut de la tête luxée qui tend l'arc capsulaire et c'est cet arc capsulaire tendu qui constitue l'obstacle à une élévation plus grande. C'est là une disposition très-importante et véritablement capitale.

Cet abaissement de la tête de l'humérus modifie un peu les autres rapports, qui sont par conséquent assez différents de ceux que nous a présentés la première variété. La tête n'est plus aussi complétement recouverte par le muscle sous-scapulaire, et si sa rotation n'était pas aussi complète, si elle n'était pas intraglénoïdienne, sa partie cartilagineuse répondrait directement à la face postérieure des muscles petit et grand pectoral.

En raison de la rotation complète, la cavité glénoïde et la côte de l'omoplate sont notablement écartées de la paroi thoracique, les vaisseaux et les nerfs sont repoussés en dedans et un peu en avant, ce qui se trahit par une inflexion remarquable de leur trajet.

Le muscle deltoïde est fortement tendu : il en est de même des muscles sus et sous-épineux.

La gouttière du long tendon du biceps avait cédé et le tendon s'était échappé de sa coulisse dans la partie supérieure de son trajet. Il tendait donc ici, comme dans la luxation ancienne dont nous avons présenté l'étude, à conserver sa direction primitive.

La contraction plus considérable du deltoïde, conséquence de l'abaissement plus grand et constant dans le cas de son insertion humérale, donne l'explication de l'abduction d'ordinaire plus considérable du bras dans la deuxième variété de luxation de l'humérus en avant que dans la première.

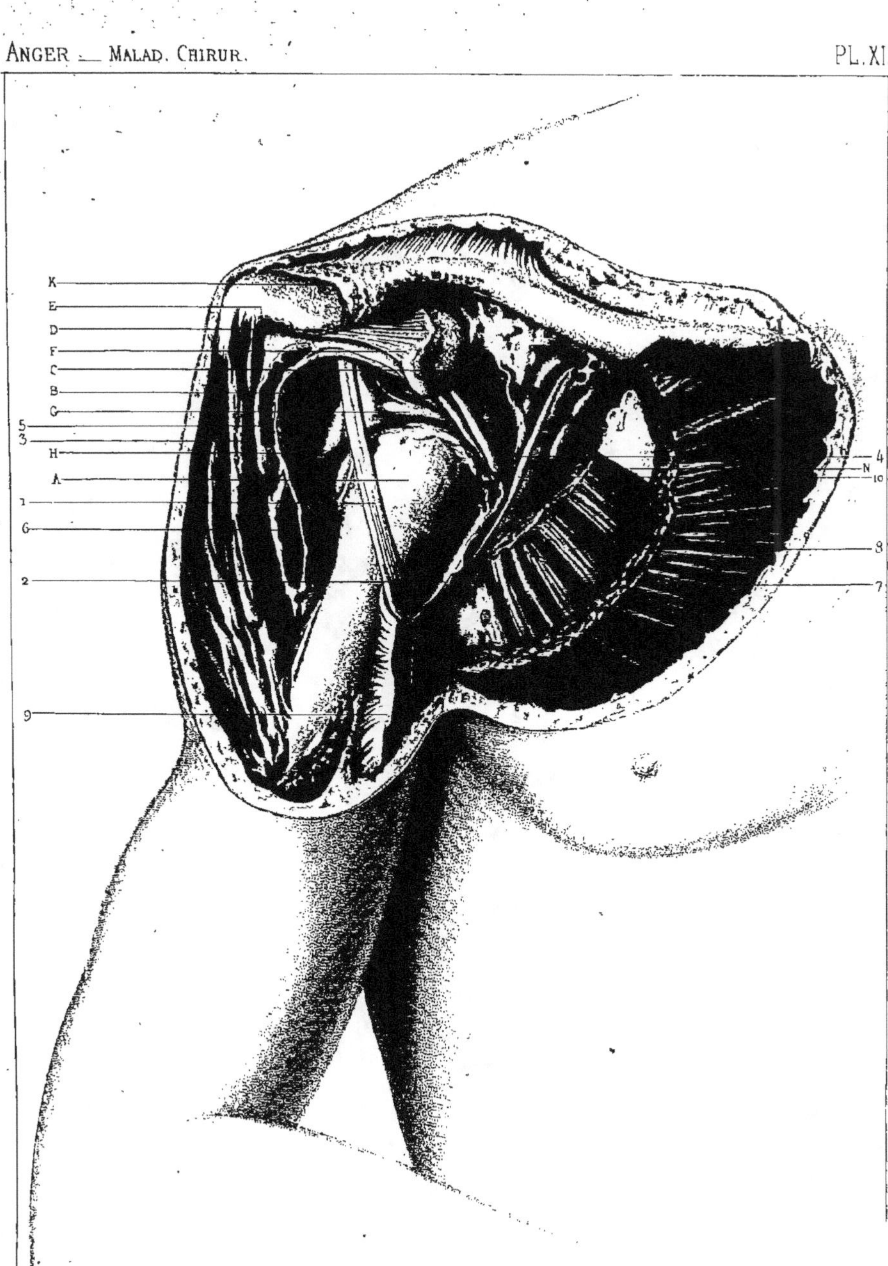

Leveillé del.　　　　Imp. Ch. Chardon ainé. Paris　　　　Debray sc.

LUXATION DE L'HUMERUS EN AVANT
2ᴱ VARIÉTÉ. (RAPPORTS DE LA TÊTE)

Librairie Germer Baillière.

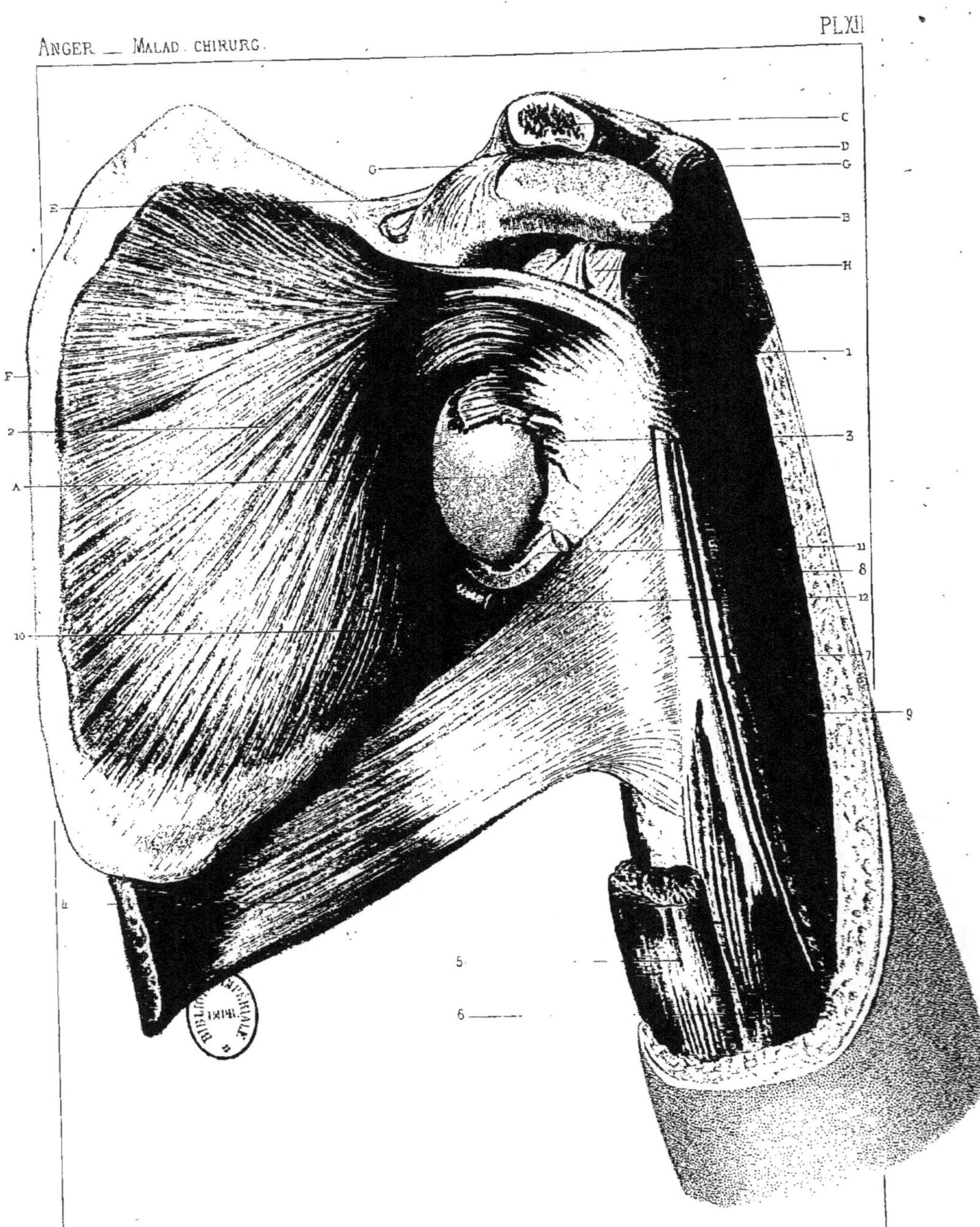

F. Hion del.

Imp. Ch. Chardon ainé, Paris.

Davesne sc.

LUXATION DE L'HUMÉRUS EN AVANT.
2ᵉ VARIÉTÉ . (RAPPORTS DE LA TÊTE)

Librairie Germer Baillière.

PLANCHE XII.

LUXATION DE L'HUMÉRUS EN AVANT

Rapports de la tête (grandeur naturelle).

DEUXIÈME VARIÉTÉ.

A. Tête de l'humérus luxée en avant.
B. Sommet de l'apophyse coracoïde.
C. Coupe de la clavicule.
D. Angle antérieur de l'acromion.
E. Ligament omo-coracoïdien.
F. Bord spinal de l'omoplate.
G. Ligament coraco-claviculaire.
H. Faisceau coracoïdien de la capsule articulaire scapulo-humérale.

1. Deltoïde.

2. Sous-scapulaire.
3. Déchirure des fibres du sous-scapulaire au voisinage de leur insertion.
4. Grand dorsal.
5. Courte portion du biceps.
6. Longue portion du biceps.
7. Tendon de la longue portion du biceps.
8, 9. Coupe du tendon du grand pectoral.
10. Grand rond.
11. Nerf axillaire.
12. Artère axillaire.

L'importance de cette luxation, la plus fréquente de toutes, nous engage à en multiplier les reproductions et à la présenter ainsi dans les plus minutieux détails. Une vue intéressante consiste à regarder la face axillaire du scapulum et de l'articulation scapulo-humérale luxée.

Le muscle sous-scapulaire est déchiré au point où ses fibres se continuent avec le tendon, dans une étendue de 3 à 4 centimètres. Les fibres humérales de ce muscle qui ont résisté, sont repoussées et rejetées au-dessus de la tête. Ce n'est point à elles cependant que doit être rapporté l'obstacle à l'ascension de la tête; c'est à la capsule que cette vue ne permet point de voir et que nous présenterons dans la planche suivante.

Au-dessous de la tête humérale, et repoussés par elle, se trouvent le nerf circonflexe et un peu plus bas l'artère du même nom.

PLANCHE XIII.

LUXATION DE L'HUMÉRUS EN AVANT.

FIGURE 1. — Déchirure capsulaire.

DEUXIÈME VARIÉTÉ.

Cette préparation est la même que celle de la planche précédente, moins le muscle sous-scapulaire qui a été enlevé. Pour qu'on puisse bien comprendre les lésions de la capsule, on a renversé la tête qui n'est plus luxée, par conséquent, et sur laquelle la capsule est tendue.

A. Tête humérale.
B. B. Plaie capsulaire.
C. Angle antérieur de l'acromion.
D. Sommet de la coracoïde.

E. Coupe de la clavicule.
1. Tendon du muscle grand pectoral.
2. Tendon de la longue portion du biceps.
3. Fibres du muscle sous-scapulaire.

Après l'étude à laquelle nous venons de nous livrer, il ne nous reste plus à décrire que les lésions de la capsule dont la déchirure avait permis à la tête de quitter sa cavité.

La déchirure de la capsule est la première condition pour qu'une luxation se produise, et l'étendue de la déchirure doit toujours être assez considérable pour que la tête humérale puisse passer au travers de la boutonnière qui la produit. L'expérimentation est d'accord avec la clinique.

Toutefois, dans un certain nombre de cas, la déchirure capsulaire ne permet à la tête de passer, que grâce à une certaine pression exercée sur les fibres déchirées et qui agrandit un peu l'ouverture. Cette disposition avait été reconnue par quelques chirurgiens qui avaient même pensé que la tête pouvait ensuite subir un étranglement assez violent pour gêner la réduction, fait contestable, il est vrai. Il est difficile d'admettre que dans ce cas les manœuvres ne triomphent facilement d'un petit obstacle mécanique aussi faible que cet étranglement, si même il était bien démontré qu'il existât jamais. On ne saurait donc accepter aujourd'hui comme utiles dans la pratique ces grands mouvements forcés que conseillait Desault, et qui avaient pour but de faire disparaître cet étranglement et de rompre des fibres qui s'opposaient à la rentrée de la tête.

La capsule peut se rompre dans tous les points de son étendue; mais dans le plus grand nombre des cas la déchirure se fait à son insertion humérale : entre le tendon du sous-scapulaire et des muscles sous-épineux et petit rond. Il y a quelquefois en même temps, arrachement de quelques lambeaux de périoste.

FIGURE 2. — Néocotyle scapulaire se rapportant à la deuxième variété de la luxation de l'humérus en avant.

A. Centre du néocotyle.
B. Coracoïde.
C. Acromion.
D. Cavité glénoïde.

E. Perte de substance effectuée probablement pendant la préparation de l'os.
F. Lèvre externe de la côte de l'omoplate.
G. Lèvre interne de la côte de l'omoplate.

Nous terminons l'étude de notre deuxième variété de la luxation de l'humérus en avant par le   ssin

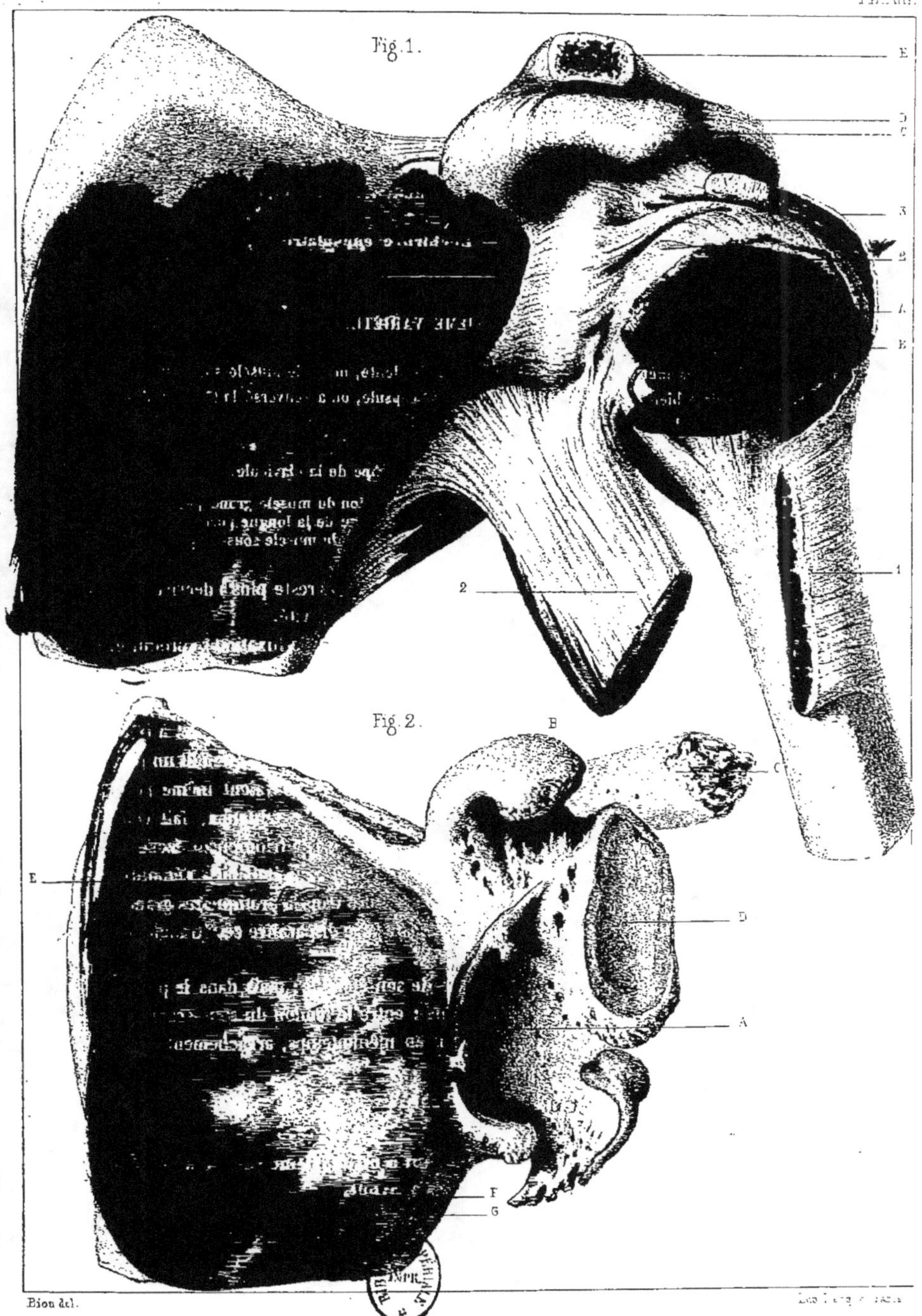

Bion del.

DÉCHIRURE CAPSULAIRE ET NÉOCOTYLE.

Librairie Germer Baillière.

d'un néocotyle produit dans une luxation ancienne appartenant à la position que nous avons désignée comme constituant la seconde variété. Ce dessin est emprunté, en l'absence de pièce du même genre, dans nos musées, à la remarquable monographie des luxations et des fractures de sir Astley Cooper, le plus remarquable des ouvrages écrits sur les luxations et les fractures. Nous avons tenu à ce que cette reproduction fût un véritable fac-simile.

PLANCHE XIV.

LUXATION DE L'HUMÉRUS EN AVANT.

Déformations.

___

TROISIÈME VARIÉTÉ.

Sous-glénoïdienne des auteurs.

A. Aplatissement du deltoïde.
B. Point où la palpation permet de sentir la cavité glénoïde.

C. Saillie de la tête qui soulève le bord inférieur du grand
pectoral.
D. Coude considérablement écarté du corps.

La luxation sous-glénoïdienne n'est qu'un d egré plus avancé de la luxation que nous venons de dé-crire. C'est sur elle qu'il s'est élevé le plus grand nombre de discussions, et maintenant encore son histoire paraît présenter des points contestables pour beaucoup de chirurgiens. Après les études aux-quelles nous nous sommes déjà livrés; elle sera, sans aucun doute, parfaitement et complétement comprise (1).

La luxation sous-glénoïdienne se caractérise par trois symptômes principaux des plus évidents.

Un aplatissement énorme du deltoïde; une abduction considérable du bras; un allongement qui acquiert là son maximum.

FIG. 6.

La question de l'allongement dans les luxations de l'articulation scapulo-humérale est une des plus con-troversées de la chirurgie et heureusement, il faut bien le dire, c'est une de celles dont on peut contester la grande utilité. Nous avons déjà signalé à quelles illusions pourrait s'exposer le chirurgien qui atta-cherait trop d'importance à la mensuration des mem-bres. N'est-il pas bizarre de voir une luxation dans laquelle, au point de vue de la théorie et de l'obser-vation clinique, il y a un allongement excessif s'ac-compagner quelquefois de raccourcissement : dans une observation publiée par M. Bourgoet, d'Aix, le membre luxé était moins long de 2 centimètres que le membre du côté opposé. Nous avons déjà signalé avec tous les auteurs l'abduction comme raccourcis-sant le bras et compensant souvent l'allongement qui serait produit par la situation de la tête sur un plan inférieur ; l'importance de la question nous engage à donner à cette donnée expérimentale plus de pré-cision et la rigueur d'une démonstration géométri-

que : soit O le centre de la cavité glénoïde, O' le centre de la tête (fig. 6). Mettons le bras dans deux

___

(1) La luxation sous-glénoïdienne est assez rare (le lecteur qui voudra vérifier l'exactitude de nos planches et de notre description, lira avec intérêt un mémoire de M. Goyrand, d'Aix, in *Mémoires de la Société de chirurgie.*

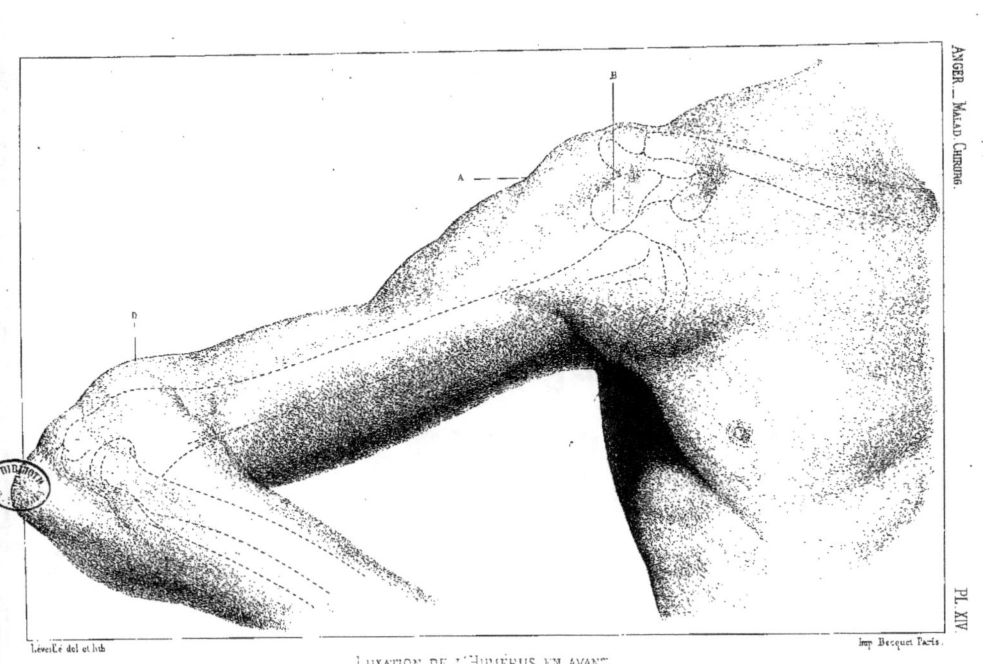

Léveillé del et lith

Imp Becquet Paris.

LUXATION DE L'HUMÉRUS EN AVANT.
3ᵉ VARIÉTÉ. — DÉFORMATION
Chromo Germer Baillière

positions extrêmes O'C, O'C', correspondant à peu près à la plus grande abduction et à la plus grande adduction ; supposons, ce qui est possible, que la ligne C'O'C soit droite et passe par le point A : d'où part le lien de mensuration.

La longueur du membre en O'C' est AC'. La longueur du membre en O'C est AC, quantité manifestement plus grande que AC', puisque O'C et O'C' sont égaux comme rayons d'une même circonférence. Dans une position intermédiaire du membre O'C'' la longueur du membre est AC'', longueur moindre que AC et plus grande que AC'. Nous ne voulons pas donner plus de rigueur à notre démonstration. Nous croyons avoir fait toucher la chose du doigt et nous en restons là. Quand il s'agit de comparer des grandeurs, il faut bien que le discours prenne quelque chose de la géométrie, mais il serait aussi dangereux de se complaire dans la démonstration de choses évidentes aux sens, que de mépriser un moyen utile d'appréciation.

PLANCHE XV.

LUXATION DE L'HUMÉRUS EN AVANT.

Rapports de la tête.

TROISIÈME VARIÉTÉ.

Sous-glénoïdienne des auteurs.

A. Tête de l'humérus en position sous-glénoïdienne.

B. Capsule et périoste du col huméral irrégulièrement déchirés et décollés.

C. Apophyse coracoïde.

D. Angle postérieur de l'acromion.

E. Angle antérieur de l'acromion.

F. Articulation acromio-claviculaire.

G. Ligament coraco-claviculaire.

H. Ligament acromio-coracoïdien.

1. Muscle sous-scapulaire.

2. Tendon de la longue portion du biceps.

3. Petit pectoral.

4. Muscle sus-épineux appliqué sur la cavité glénoïde.

5. Petit rond.

6. Tendon du sous-épineux.

7. Muscle deltoïde.

8. Grand pectoral.

9. Courte portion du biceps et coraco-huméral.

11. Tendon coracoïdien du biceps et du coraco-huméral.

C'est ici que l'aplatissement du deltoïde et l'abduction du bras acquièrent leur maximun. La tête humérale ne correspond jamais à la partie convexe que présente en bas le rebord glénoïdien. Mais c'est toujours un peu en avant, ou comme nous le verrons bientôt, un peu en arrière que se trouve situé son centre. Il est facile de se faire une idée, par ce rapport, de la facilité avec laquelle on sent la tête dans le creux de l'aisselle. Dans le plus grand nombre des observations il est dit qu'elle paraissait sous-cutanée et, dans quelques cas même, elle faisait bomber la peau entre le grand pectoral et le grand dorsal.

La capsule est là, comme dans le cas précédent, l'obstacle unique à l'élévation de la tête humérale et c'est aussi à la disposition de l'arc capsulaire qu'il faut rapporter l'impossibilité du mouvement d'abduction qui persiste par conséquent même sur le cadavre. Nous ne revenons pas sur l'étendue de cet arc capsulaire, obstacle à l'élévation. Il a été bien compris par l'étude de la deuxième variété de la luxation de l'humérus en avant; tout ce qu'il présenterait ici de particulier ce serait de plus grandes dimensions en raison de la position de la déchirure capsulaire qui est plus inférieure. Dans le cas présent, il était facile d'augmenter l'abduction et de placer le bras dans une position complétement perpendiculaire à l'axe du corps ; mais pas d'adduction possible, ce mouvement s'arrêtait toujours à un même angle.

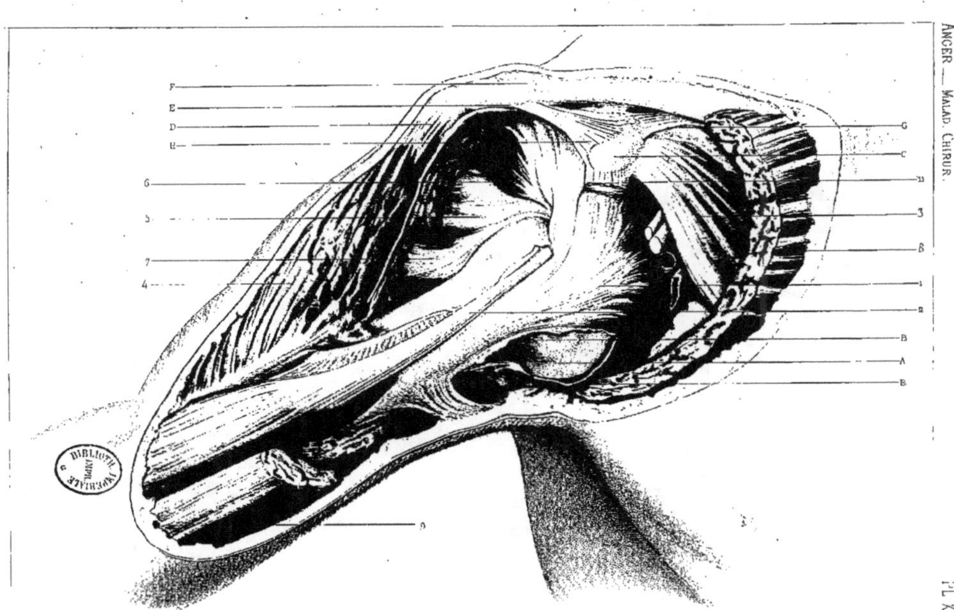

LUXATION DE L'HUMÉRUS EN AVANT
3ᵉ VARIÉTÉ (RAPPORTS DE LA TÊTE)

Librairie Germer Baillière

Levaillé del.

Potenin sc.

LUXATIONS DE L'HUMÉRUS EN ARRIÈRE OU LUXATIONS POSTÉRO-EXTERNES.

Il existe un nombre aussi grand de luxations de l'humérus en arrière possibles que de luxations en avant. La tête peut être en rapport par sa partie supérieure avec l'acromion ; elle peut être située à une grande distance de l'acromion ; elle peut en être, par exemple, distante de 3 centimètres, tout en restant postérieure par rapport à l'axe vertical de la cavité glénoïde. Il y alors une variété inférieure de la luxation postérieure, ou si l'on veut, une sous-glénoïdienne postérieure. Non-seulement donc, la luxation sous glénoïdienne existe, mais elle peut se rencontrer dans le type antérieur comme dans le type postérieur des luxations de l'humérus.

Cela posé, nous décrirons la luxation de l'humérus en arrière, en raison de sa fréquence, beaucoup moins grande que les luxations de l'humérus en avant sur une seule variété. Nous choisirons la supérieure.

MODE DE PRODUCTION EXPÉRIMENTAL ET MÉCANISME DE LA LUXATION DE L'HUMÉRUS EN ARRIÈRE.

En médecine où l'étiologie peut conduire à indiquer des moyens prophylactiques, l'étude des causes présente le plus haut intérêt pratique. En matière de blessures il n'en est point de même et l'étude approfondie du mode d'action des forces vulnérantes, agents du traumatisme, paraît destiné à rester longtemps dans le domaine des études purement spéculatives. Reconnues inutiles, les principales données de l'étiologie traumatique, disons-le encore, ne reposent évidemment sur aucune base solide : l'action des forces étant instantanée dans le plus grand nombre des cas, il en résulte que l'observation de phénomènes est impossible. Les témoins ou le blessé ne sont point dans les conditions de sang-froid qui permettent de donner des renseignements utiles.

Les considérations étiologiques et le mécanisme des luxations ont donc été construits par des chirurgiens partis d'une idée préconçue, dirigeant toujours leurs questions vers le même but et n'obtenant le plus souvent du malade que des réponses trop peu positives pour confirmer d'une manière éclatante ou infirmer d'une manière absolue.

Nous préférons dans cet ouvrage donner, au lieu du mécanisme hypothétique puisé dans les observations, le moyen d'obtenir les luxations dans les expérimentations. *Quand sur le cadavre on ne peut obtenir une luxation que d'une certaine façon, il est bien probable qu'elle se produit souvent ainsi sur le vivant.*

La première idée qui se présente quand on veut produire une luxation de l'humérus en arrière et en dehors, c'est de porter le membre dans une adduction considérable et de presser sur le bras de manière à jeter ainsi la tête dans la fosse sous-épineuse. Nous n'avons jamais réussi en opérant de cette façon à obtenir une luxation de l'humérus en arrière. La capsule est assez longue pour permettre au bras de venir reposer sur la partie antérieure de la poitrine, sans se déchirer, et l'impulsion du bras en arrière demanderait, en raison des conditions de pression sur une large surface capsulaire, une force énorme pour se déchirer. Si cette force était suffisante cependant, l'humérus se luxerait probablement ; nous ne le contestons point quoique nous ne l'ayons jamais vu.

Nous avons été conduit par nos recherches à opérer autrement. Portant d'abord le bras dans l'abduction, nous déchirons la capsule en avant et nous obtenons ainsi la luxation de l'humérus en avant. On passe très-facilement de la luxation en avant à la luxation en arrière ; il suffit de relever le bras fortement ; puis de l'amener d'abord en avant puis en bas, en le tordant un peu en dehors. La tête passe alors au-dessous de la cavité glénoïde ; de sous-glénoïdienne antérieure elle devient bientôt sous-glénoïdienne postérieure, puis enfin si l'arc capsulaire, obstacle à son élévation, se déchire, elle remonte sous l'acromion : on a produit ainsi une circumduction avec torsion sur une épaule luxée en avant.

Faut-il donc regarder la luxation en arrière comme un déplacement ayant toujours pour premier degré la luxation en avant, je serais bien tenté de le croire pour un certain nombre de cas ; mais il ne faudrait point formuler cette proposition d'une manière générale ; nous verrons en effet un cas au moins dans lequel la déchirure capsulaire existant en arrière seulement, la luxation a dû être produite par le premier mécanisme que nous avons indiqué et que nous n'avons pu reproduire expérimentalement jusqu'à présent, manquant pour cela de forces suffisantes.

Le plus grand intérêt de cette étude étiologique, nous le répétons ici, nous paraît être de donner au chirurgien le moyen de produire facilement et sans section préalable de la capsule, la luxation sur le cadavre pour en étudier les symptômes et la réduction.

D'après M. Malgaigne, huit fois sur vingt-neuf observations relevées, la luxation avait été produite par action musculaire convulsive (sept fois dans une attaque d'épilepsie, une fois par l'effet de convulsions limitées à l'épaule). Dans quatre autres cas, l'action musculaire semble aussi avoir joué un grand rôle ; un homme s'agitait dans le délire, un autre dans un accès de somnambulisme : ce fut en essayant de les contenir qu'on leur luxa le bras en arrière. Un autre s'était fait la luxation dans une rixe en repoussant violemment son adversaire, et un cas plus singulier encore est celui d'une femme qui, cherchant à atteindre une boîte placée très-haut, étendait le bras en haut et en avant ; la boîte lui glissa tout à coup dans la main, qui ne put la retenir, et le bras retomba luxé le long du tronc (Malgaigne, *Traité des luxations*, p. 531).

Dans tous les cas évidemment, le phénomène a été beaucoup plus complexe et l'observation ne relate qu'une partie des faits, la moins importante peut-être pour quelques-unes. Si la curiosité peut en souffrir, la thérapeutique du reste n'a rien à gagner à une exactitude plus grande.

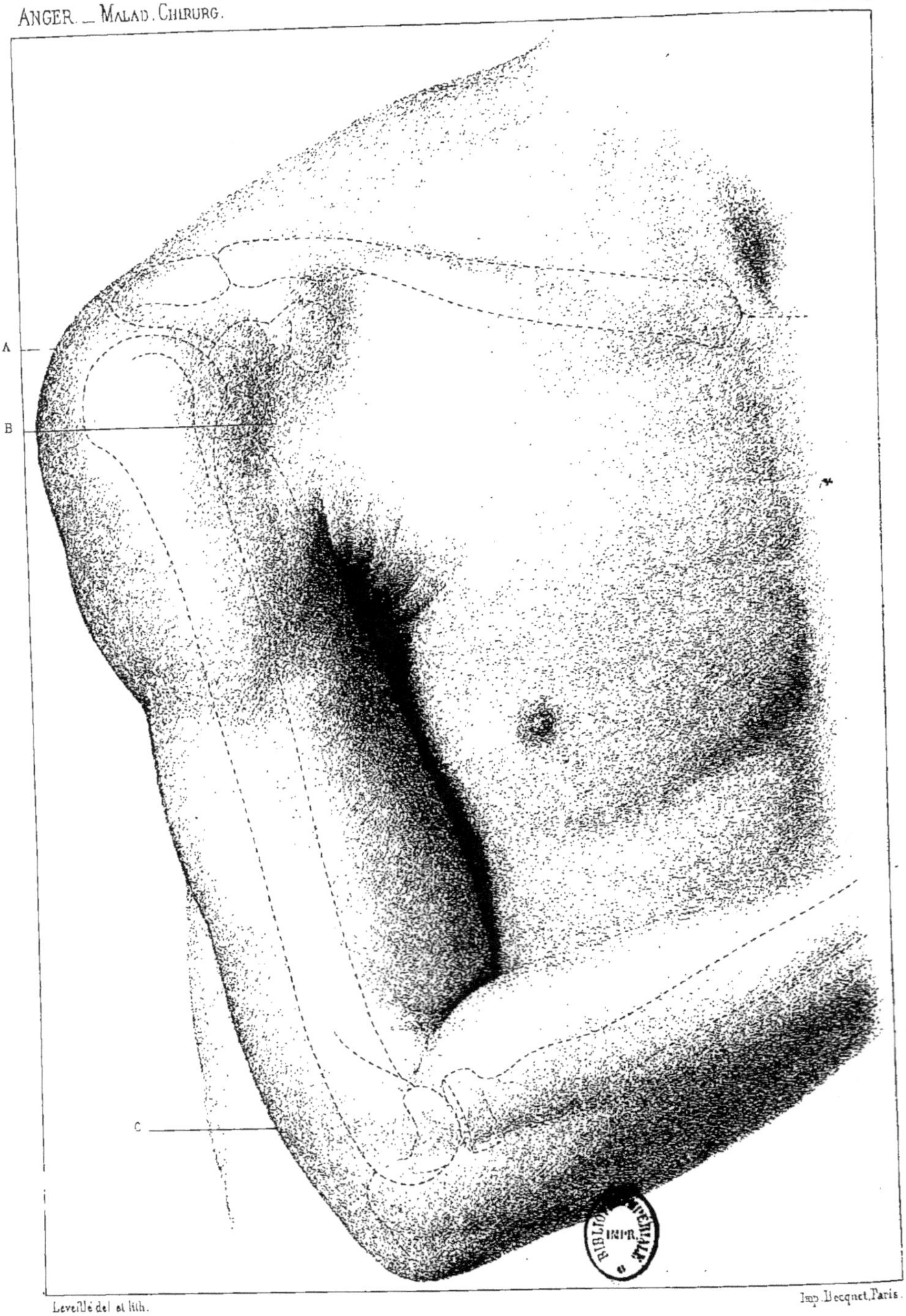

Leveillé del et lith.

Imp. Becquet, Paris.

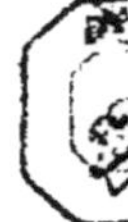

LUXATION DE L'HUMÉRUS EN ARRIÈRE.

DÉFORMATION.

Librairie Germer Baillière.

PLANCHE XVI.

LUXATION DE L'HUMÉRUS EN ARRIÈRE.

Déformation.

————

VARIÉTÉ SUPÉRIEURE.

A. Tumeur au-dessous du bord externe de l'acromion.
B. Aplatissement considérable au-dessous du bord antérieur de l'acromion, point où la palpation permet quelquefois de sentir profondément la cavité glénoïde.
C. Bras porté en avant et en dedans.

Dans la luxation de l'humérus en arrière, le membre affecte une direction spéciale bien caractéristique et qui doit du premier coup attirer l'attention : il est porté dans l'abduction et ce mouvement est souvent assez considérable pour que le coude se trouve correspondre au bord du sternum. La palpation permet de sentir la tête à la partie postérieure de l'épaule. En avant, au-dessous et en dehors de la coracoïde, où à l'état normal la palpation révèle la saillie normale de la tête, on constate, par l'inspection, un méplat ; par la palpation, un défaut de résistance qui indique nettement que la cavité glénoïde est vide.

Voilà un premier aperçu symptomatique. Là, comme dans les luxations de l'humérus en avant, l'étude des lignes de contour permet de donner à l'observation clinique l'ordre, la régularité, qui garantissent un diagnostic complet. Nous allons les prendre l'une après l'autre, comme nous l'avons déjà fait une fois et comme nous aurons encore l'occasion de le faire dans toutes les luxations principales.

Ligne de contour latérale ou vue antérieure (fig. 7).— Quand on compare les lignes BB qui donnent le contour externe de l'épaule, on est frappé de rencontrer immédiatement au-dessous de l'acromion une convexité considérable qui fait proéminer l'épaule en arrière et en dehors. Cette convexité est en rapport avec la nouvelle position de la tête qui est sous le bord externe de l'acromion. Si l'on suit les lignes BB, AA vers le coude, on les voit se diriger en dedans, ce qui donne un autre symptôme de déformation, *l'adduction du bras.*

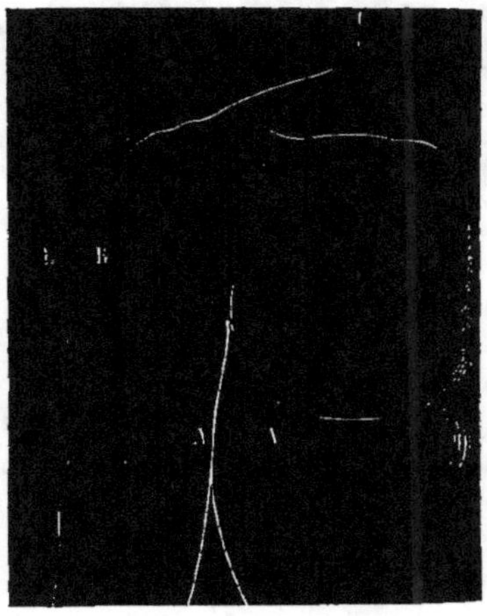

FIG. 7.

Ligne de contour antéro-postérieure ou vue latérale (fig. 8). — La vue externe de l'épaule est celle qui permet le mieux d'apprécier l'aplatissement du deltoïde en avant et la convexité postérieure.

La comparaison des lignes de contour normales AB et des lignes de contour pathologiques ponctuées permet également de se rendre compte de la direction ordinaire de l'humérus, qui dans cette luxation se dirige en avant en même temps qu'en dedans.

Ligne de contour horizontale (fig. 9).—La ligne de contour horizontale présente dans ses courbures des convexités et des inflexions parfaitement concordantes avec le tracé des deux lignes dont nous venons de nous occuper. La convexité A se trouve portée plus en arrière et en même temps plus en dehors, donc *le diamètre transversal de l'épaule est augmenté.*

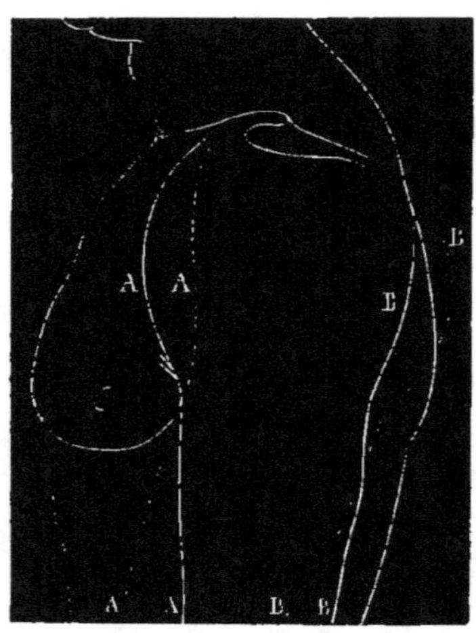

Fig. 8.

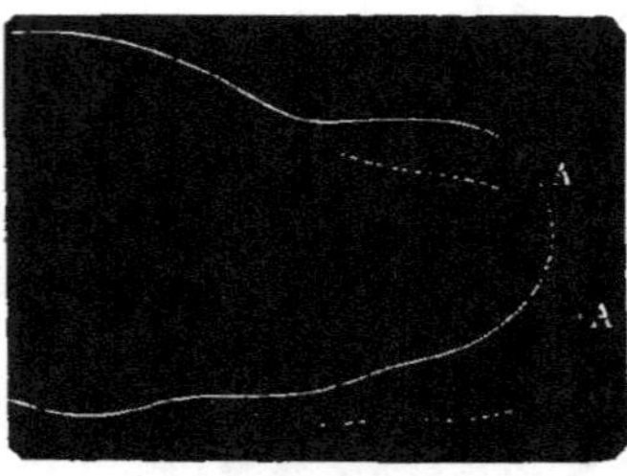

Fig. 9.

La luxation de l'humérus en arrière est une lésion assez rare. Hippocrate, sans en contester l'existence, ne l'avait jamais vue et son histoire est restée fort imparfaite jusqu'à ces dernières années. Maintenant les principales difficultés que présentait son étude sont levées par des observations bien recueillies et elle a été observée assez souvent pour que les différentes particularités que présente son étude soient aussi nettement rétablies que pour la luxation de l'humérus en avant. Comme nos luxations expérimentales doivent cependant toujours être rapprochées des faits cliniques, nous engageons le lecteur à comparer la description que nous venons de donner à une intéressante observation de M. A. Després, chirurgien des hôpitaux (*Gazette des hôpitaux*, 18 mars 1865).

Nous empruntons à cette observation la seule partie symptomatique. Nous reviendrons en temps et lieu sur le procédé employé par notre savant ami pour obtenir la réduction.

« Le bras était rapproché du tronc, l'avant-bras était fléchi et en pronation. Le moignon de l'épaule ne présentait pas de gonflement, l'épaule semblait un peu saillante, et les muscles contractés se dessinaient assez bien sous la peau.

» Les mouvements d'abduction, d'élévation du bras en avant et en dehors ne pouvaient être exécutés par le malade, malgré des tentatives qu'il faisait avec assez de courage.

» L'exploration de l'épaule permettait de constater un aplatissement de l'épaule en avant ; la possibilité de sentir l'apophyse coracoïde presque en entier ; une dépression au-dessous de la saillie de la voûte acromio-coracoïdienne en avant ; une tumeur dure située en arrière au-dessous de l'acromion et de la partie externe de l'épine de l'omoplate.

» Les mouvements communiqués étaient impossibles ; cependant dans les moments où le malade se contractait le moins, on pouvait faire exécuter à l'humérus quelques mouvements de rotation, et en profitant de ce mouvement pour constater les caractères de la tumeur saillante en arrière de l'épaule, il était facile de reconnaître que la tumeur subissait un mouvement de rotation.

» Le diagnostic a été fondé sur la position du membre, dans l'abduction et la rotation légère en avant, sur la dépression sous-acromiale à la partie antérieure et sur la présence de la tête humérale au-dessous de l'acromion et de l'épine de l'omoplate. Ce dernier signe surtout était caractéristique en comparant l'état des deux épaules. En effet, normalement on sent en arrière de l'épaule une dépression au-dessous de l'épine de l'omoplate et de l'acromion, la différence entre l'épaule saine et l'épaule luxée était très-marquée. Ces variations de la longueur du bras n'ont pas été mesurées, ces signes ne paraissant pas nécessaires au diagnostic. »

Nous reproduisons également, d'après le *Journal des connaissances médicales*, les déformations observées dans une luxation de l'humérus en arrière. Ici le dessin a été fait en présence du malade

si l'on élevait des doutes sur la vérité de nos expérimentations cadavériques, la comparaison que nous ferons, toutes les fois que l'occasion s'en présentera, entre la clinique et l'amphithéâtre, suffirait, nous l'espérons du moins, pour donner au lecteur autant de confiance que nous en avons nous-même dans la chirurgie expérimentale, et comme moyen de recherches scientifiques et comme moyen de démonstration publique ou d'enseignement.

L'observation est très-longue; nous ne reproduisons que le résumé symptomatique publié par l'auteur lui-même et destiné en quelque sorte à servir de légende explicative à la figure dont nous reproduisons le fac-simile :

« En résumant sous ce rapport cette observation, on peut poser comme signes diagnostiques de la *luxation scapulo-humérale en arrière* ou *sous-acromiale*, les suivants :

» 1° Le bras est allongé de plusieurs lignes (ici il l'était de 9).

» 2° Le membre, à demi fléchi, est dirigé de haut en bas et d'arrière en avant. Dans cette obliquité du bras, le coude, bien qu'un peu écarté de la poitrine, peut en être rapproché assez facilement en appuyant sur lui, ce qui devient impossible si l'on ramène préalablement le membre dans une direction parallèle à l'axe du tronc.

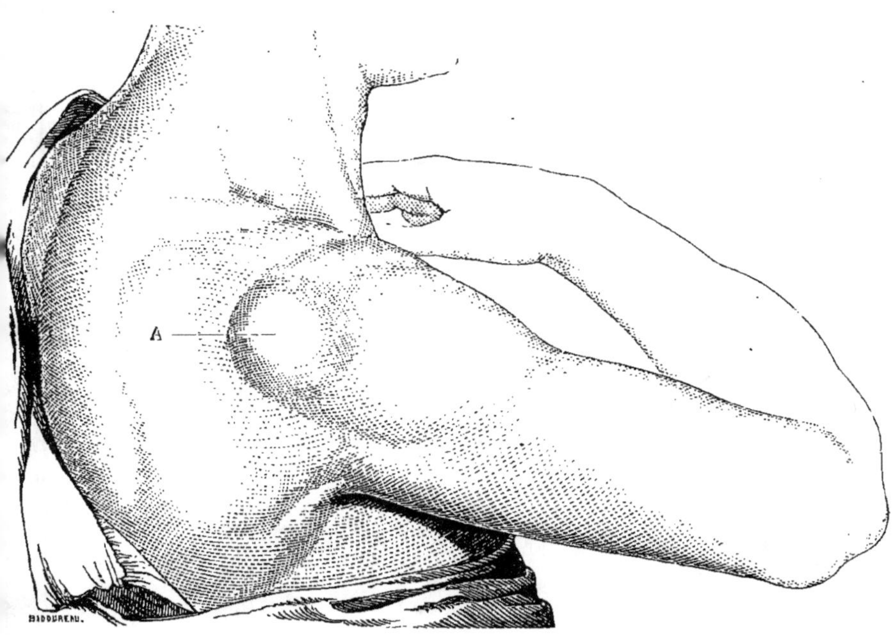

FIG. 10.

» 3° A la partie supérieure et externe de la fosse sous-épineuse existe une saillie très-marquée, arrondie, très-dure, suivant la direction de l'humérus (A, fig. 10), et formée par la tête de cet os, qu'on ne rencontre plus, en effet, ni dans l'aisselle, ni à la partie antérieure de l'épaule.

» 4° L'épaule, au lieu d'être à peu près uniformément arrondie à sa partie externe comme dans l'état normal, *est légèrement* aplatie et la dépression avec les doigts en est facile ; on remarque à sa partie antérieure, au-dessous de l'extrémité externe de la clavicule, une saillie insolite formée par l'apophyse coracoïde et au-dessous de laquelle les parties déprimées permettent de sentir le bord antérieur de la cavité glénoïde; en outre, le bord antérieur de l'aisselle est dirigé obliquement en arrière (1). »

(1) *Journal des connaissances médicales*, 15 mars 1835. Extrait d'un remarquable mémoire ayant pour titre : *Documents pour servir à l'histoire des luxations scapulo-humérales et principalement de la luxation en dehors ou en arrière ou sous-acromiale.* — Signé A. T.

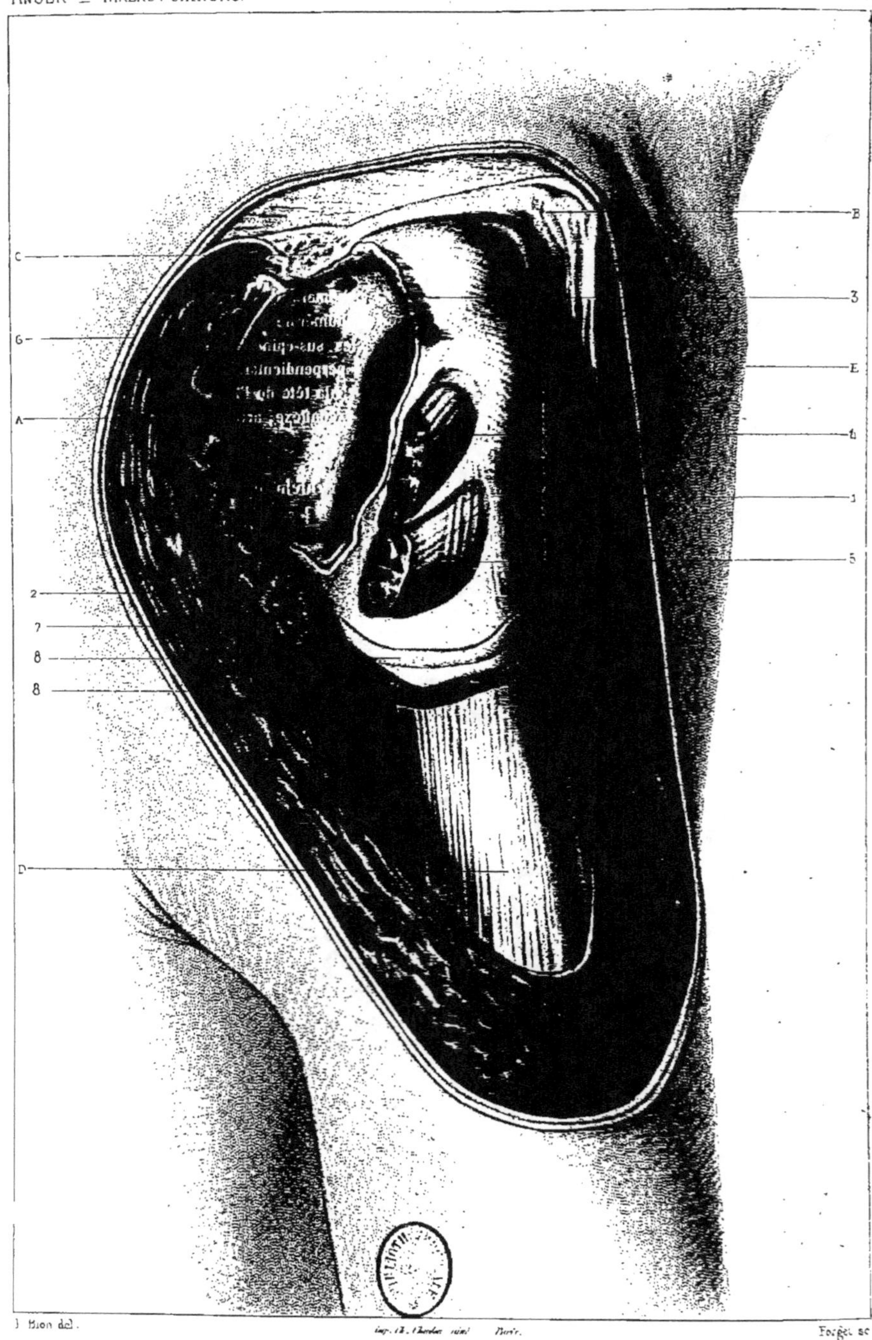

J. Huon del.   Imp. Ch. Chardon ainé, Paris.   Forget sc.

LUXATION DE L'HUMÉRUS EN ARRIÈRE
RAPPORTS DE LA TÊTE.

Librairie Germer Baillière.

PLANCHE XVII.

LUXATION DE L'HUMÉRUS EN ARRIÈRE.

Rapports de la tête.

A. Tête humérale luxée en arrière.
B. Angle antérieur de l'acromion.
C. Angle postérieur de l'acromion.
D. Face postérieure de l'humérus et insertions du triceps.
E. Ligne médiane antérieure.

1, 2. Deltoïde.

3. Insertion humérale du muscle sus-épineux.
4. Insertion humérale du sous-épineux.
5. Insertion humérale du petit rond.
6, 7. Muscles sus-épineux, sous-épineux, petit rond, coupés perpendiculairement à leurs fibres pour découvrir la tête de l'humérus.
8, 8. Nerf circonflexe, artère circonflexe.

La convexité dorsale est formée par la tête recouverte d'une couche épaisse de muscles disposés en deux plans, un superficiel, le deltoïde; un profond, formé par les sus-épineux, sous-épineux et petit rond moulés sur la convexité de la tête.

On s'est quelquefois demandé si dans cette luxation la tête était simplement sous-acromiale (1) et n'était pas plutôt sous-épineuse. Dans la luxation de l'humérus en arrière la tête est toujours sous-acromiale; il arrive bien quelquefois cependant que la tête est projetée plus loin sous l'épine de l'omoplate, elle affecte alors une position sous-épineuse, mais comme il n'y a plus contact entre la cavité glénoïde et la tête humérale, ce n'est plus une luxation, c'est une *dislocation.*

(1) Le bord externe de l'acromion présentait chez le sujet soumis à l'expérience une longueur insolite : 2 centimètres environ de plus qu'à l'ordinaire. On peut en juger sur le dessin où les dimensions de la nature ont été religieusement conservées.

PLANCHE XVIII.

LUXATION DE L'HUMÉRUS EN ARRIÈRE.

Coupe horizontale pratiquée à la scie sur une articulation luxée et congelée.

A. Coupe de la tête de l'humérus luxée en arrière.
B. Coupe de la cavité glénoïde.
C. Rebord glénoïdien postérieur.
D. Rebord glénoïdien antérieur.
E. Bord spinal de l'omoplate.
F. Ligne médiane du sternum.

1, 2, 3, 4, 5, 6. Coupe des côtes.

7. Muscle grand pectoral.
8. Muscle petit pectoral.
9. Coraco-huméral et courte portion du biceps.
10. Sous-épineux.
11. Petit rond.
12. Sous-scapulaire.
13. Tendon du sous-scapulaire tendu sur la cavité.
14. Deltoïde.

La comparaison de la coupe horizontale dans la luxation de l'humérus en arrière avec la préparation de même ordre effectuée sur une luxation de l'humérus en avant (planche VI), permet bien de saisir les analogies et les différences que présente l'étude des rapports dans l'une et l'autre de ces luxations.

La tête de l'humérus regarde en arrière et en dedans.

Le col anatomique appuie sur le bord postérieur de la cavité glénoïde; la cavité glénoïde est nécessairement vide ; le tendon du muscle sous-scapulaire dont quelques fibres ont été rompues, est replié sur cette cavité.

Les modifications des rapports des muscles sont la conséquence forcée de la modification des rapports des os. Nous les avons déjà indiquées dans la planche précédente. La coupe horizontale complète les a données en indiquant avec plus de précision les plans de superposition.

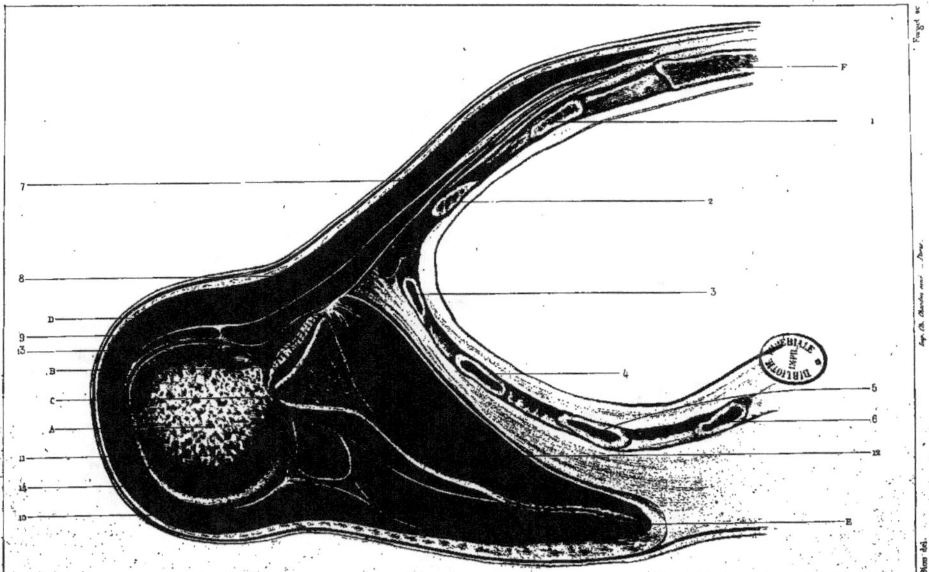

LUXATION DE L'HUMÉRUS EN ARRIÈRE

DISLOCATIONS DE L'ARTICULATION SCAPULO-HUMÉRALE.

Nous avons donné le nom *dislocations* ou *luxations irrégulières* aux cas dans lesquels la tête osseuse luxée est assez déplacée pour qu'elle ne soit plus en contact avec la cavité de réception. Le nombre des dislocations est manifestement infini. La tête humérale disloquée peut être projetée quelquefois à une grande distance de la cavité glénoïde. Les auteurs rapportent comme un des déplacements les plus curieux, d'après Larrey, qui avait vu la pièce anatomique à Vienne, dans le cabinet de Prochascha, un exemple de dislocation dans laquelle la tête humérale avait passé entre les côtes et faisait saillie dans la poitrine où existait un néocotyle.

Il existe à l'articulation scapulo-humérale trois types principaux auxquels on peut rattacher presque toutes les dislocations, *dislocation sous-claviculaire*, *sus-coracoïdienne*, *sous-épineuse*. Nous n'étudierons que les deux premières.

PLANCHE XIX.

DISLOCATIONS SOUS-CLAVICULAIRE ET SUS-CORACOÏDIENNE.

FIGURE 1. — **Dislocation sous-claviculaire.**

A. Tête de l'humérus en position sous-claviculaire.
B. Sommet de l'apophyse coracoïde.
C. Ligament acromio-coracoïdien.
D. Saillie formée par la face supérieure de l'acromion.

1. Long tendon du biceps, rompu à deux centimètres de son insertion.
2. Courte portion du biceps.

3. Coraco-huméral.
4. Grand pectoral.
5. Petit pectoral.
6. Insertion du deltoïde à l'angle antérieur de l'acromion.
7. Muscles sous-épineux et petit rond.
8. Artère et veine circonflexe.

La tête est située dans l'angle de réunion de la clavicule et de l'apophyse coracoïde. La tête est donc en même temps *sous-claviculaire* et *intra-coracoïdienne*. Nous admettons ces deux dénominations comme synonymes.

La déformation de l'épaule est considérable; l'*aplatissement* du deltoïde est énorme. La tête se sent très-haut immédiatement au-dessous de la clavicule; elle est inaccessible par le creux de l'aisselle.

Un mot maintenant sur les rapports nouveaux des parties et sur les désordres produits par la force vulnérante. La capsule est largement déchirée, les muscles sont le plus souvent arrachés à leurs insertions et rompus dans leur continuité; leurs fibres sont infiltrées de sang. La tête humérale repose sur les vaisseaux axillaires qu'elle repousse, en dedans et quelquefois un peu en avant.

FIGURE 2. — **Dislocation sus-coracoïdienne.**

A. Tête humérale en position sus-coracoïdienne.
B. Sommet de la coracoïde.

1. Long tendon du biceps.
2. Courte portion du biceps.

3. Coraco-huméral.
4. Petit pectoral.
5. Grand pectoral.
6. Deltoïde.
7. Triceps brachial.
8. Muscle sous-clavier.

Les observations de dislocation sus-coracoïdienne sont assez rares : si on la rangeait parmi les luxations, elle mériterait véritablement le nom de *luxation en haut*.

Dans le cas présent nous l'avons produite sans que la peau ait éprouvé de solution de continuité. Nous avons d'abord luxé l'humérus en avant, puis tordu le bras de manière que la tête de l'humérus contournant le bec de l'apophyse coracoïde soit venue se placer en dehors, puis au-dessus de cette apophyse.

Les muscles étaient déchirés dans une étendue considérable, et la partie cartilagineuse de la tête se sentait immédiatement sous la peau quand on tournait l'humérus en dehors.

Il nous est arrivé souvent en produisant cette dislocation de rompre la peau et de produire ainsi une dislocation avec plaie.

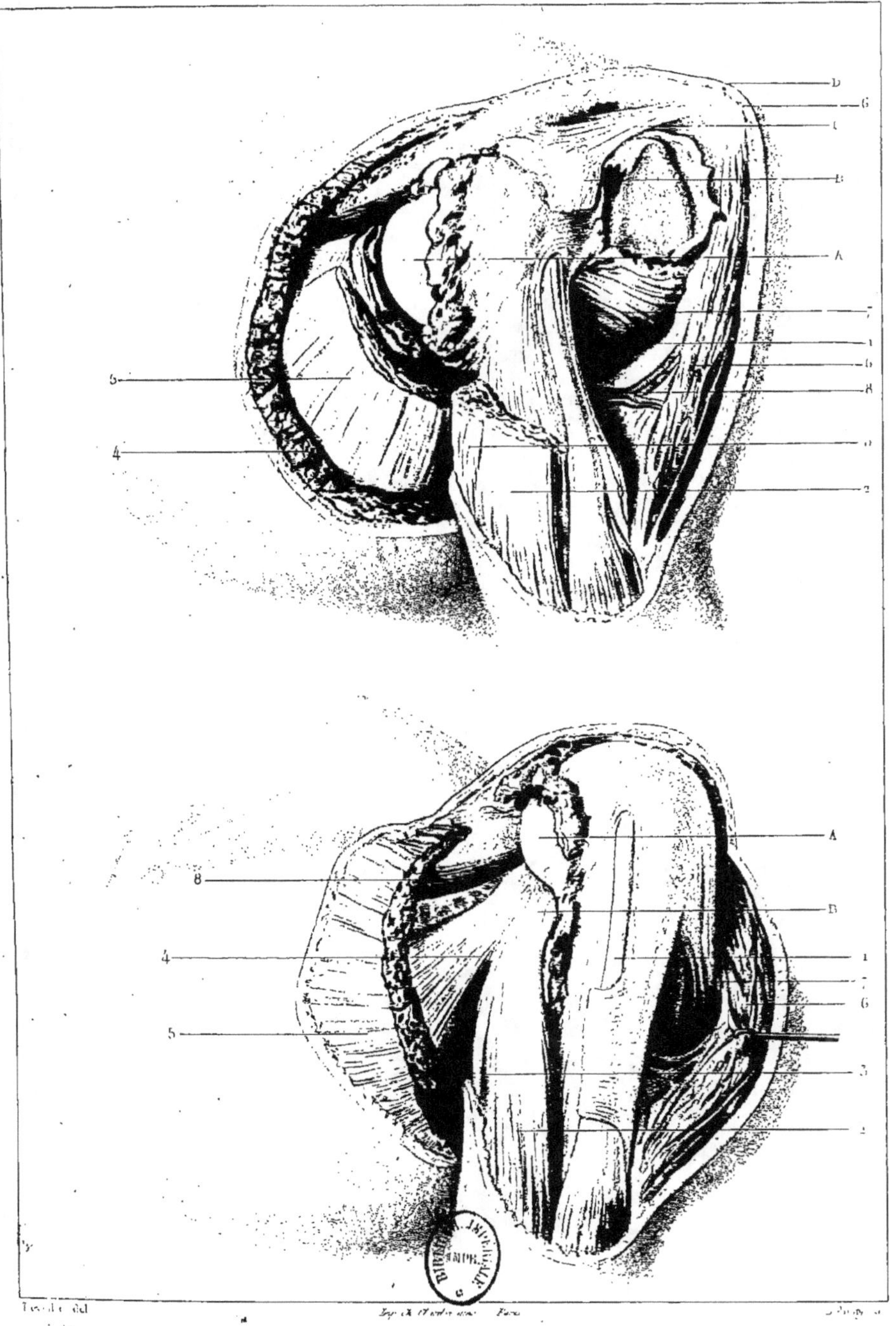

DISLOCATIONS sous CLAVICULAIRE
ET SUS CORACOÏDIENNE

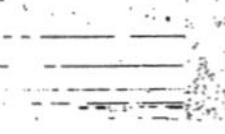

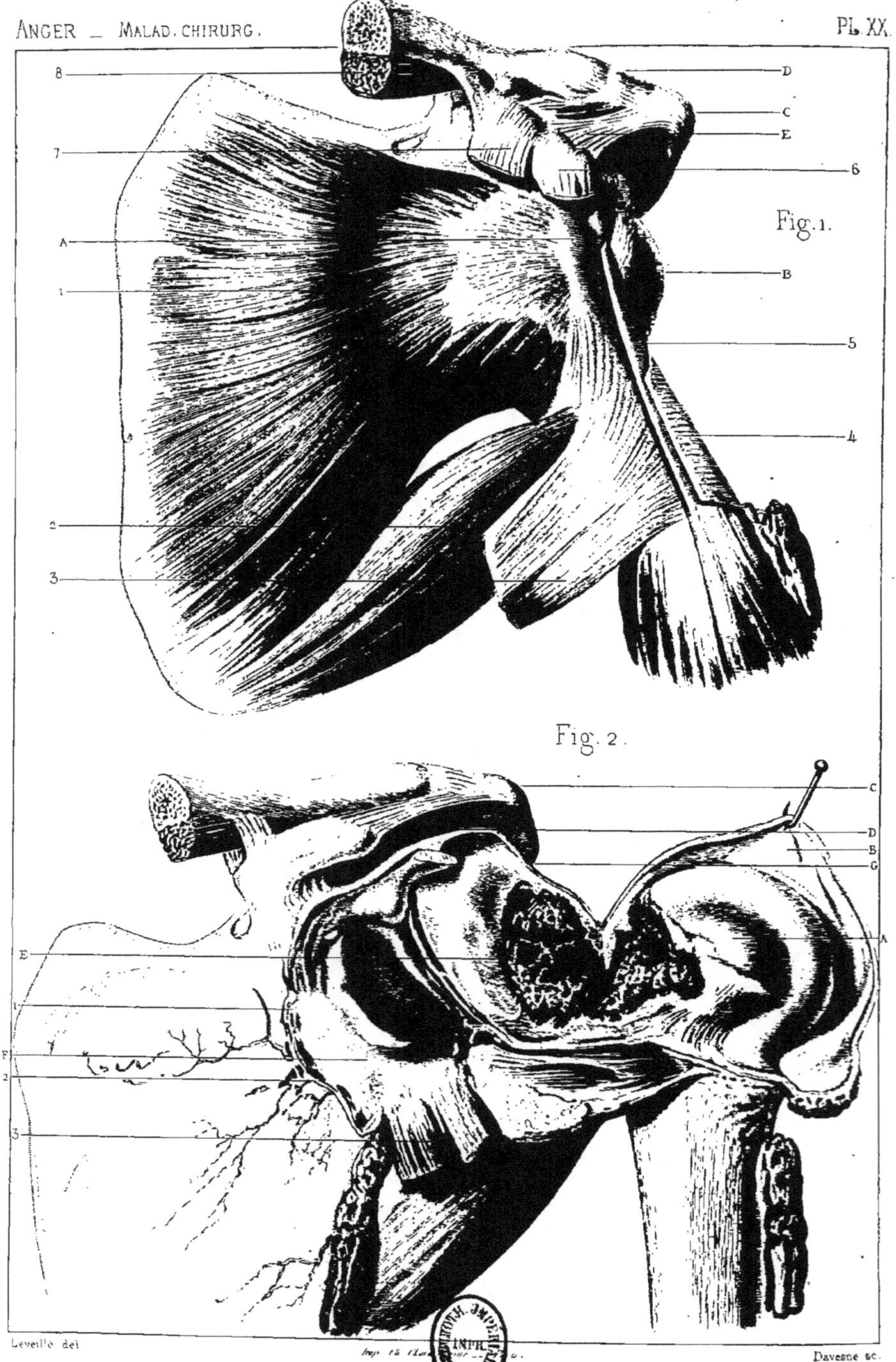

LUXATION COMPLEXE DE L'HUMÉRUS EN AVANT
(ARRACHEMENT DE LA GROSSE TUBÉROSITÉ.)

PLANCHE XX.

LUXATION COMPLEXE DE L'HUMÉRUS EN AVANT (ARRACHEMENT DE LA GROSSE TUBÉROSITÉ)

FIGURE 1.

A. Tête de l'humérus luxée en avant.
B. Grosse tubérosité.
C. Angle antérieur de l'acromion.
D. Articulation acromio-claviculaire.
E. Ligament acromio-coracoïdien.

1. Muscle sous-scapulaire.
2. Muscle grand rond.

3. Grand dorsal.
4. Grand pectoral.
5. Tendon de la longue portion du biceps.
6. Insertion coracoïdienne du biceps et du coraco-huméral.
7. Insertion coracoïdienne du petit pectoral.
8. Sous-clavier.

FIGURE 2.

(Le muscle sous-scapulaire a été enlevé, l'articulation est développée pour permettre de comprendre l'arrachement de la grosse tubérosité.)

A. Tête de l'humérus.
B. Capsule.
C. Angle antérieur de l'acromion.
D. Ligament acromio-coracoïdien.
E. Grosse tubérosité arrachée de la tête humérale.

F. Partie du scapulum sur laquelle reposait la tête humérale luxée.

1. 2. Périoste en partie décollé, en partie déchiré.
3. Longue portion du triceps.

Les luxations complexes, c'est-à-dire les luxations compliquées de fractures, ne sont point rares à l'articulation scapulo-humérale.

Dans les différentes expériences auxquelles nous nous sommes livré sur l'articulation scapulo-humérale, dans le but de produire des luxations complexes, il nous est très-communément arrivé de produire en même temps que des luxations :

1° Des arrachements de la grosse tubérosité ;
2° Des fractures du col anatomique ou du col chirurgical ;
3° De véritables écrasements de la tête ;
4° Des décollements du bourrelet glénoïdien et des fractures de la cavité glénoïde ;
5° Des arrachements de l'apophyse coracoïde ;
6° Des fractures du corps du scapulum, etc.

On voit par conséquent, ce qu'il était facile de prévoir ; qu'il n'est pas de fracture de voisinage, que l'expérience n'ait pu produire, et que par conséquent il y a une variété infinie dans les fractures compliquant les luxations. Nous disons cela à propos de l'articulation de l'épaule ; nous aurons à présenter les mêmes considérations dans presque toutes les articulations.

Les différents éléments surajoutés à la luxation et qui rendent la luxation complexe seront étudiés : 1° A l'article fracture du col de l'humérus ; 2° avec les fractures du corps du scapulum, etc., de l'apophyse coracoïde. Il est important de bien établir ici que la lésion peut être indifféremment mise à l'une ou à l'autre place suivant la gravité plus grande de la luxation ou de la fracture. Dans l'articulation reproduite planche XX, l'arrachement n'était pas assez important pour constituer la lésion principale; aussi ce cas doit-il être décrit, de l'avis de tous les auteurs, comme une complication de luxation par une fracture. Sans savoir précisément de quelle nature était le traumatisme qui l'avait produite; nous devons présumer que le blessé avait été soumis à de grandes violences, car il avait en même temps un fémur rompu et des épanchements sanguins considérables dans l'épaisseur de la paroi abdominale. La luxation fut facilement reconnue; mais la complication passa inaperçue au diagnostic et ne fut révélée que par la dissection.

I.a figure 1 représente l'articulation encore entourée de ses muscles. Le vide produit au-dessous de l'acromion par le déplacement de la tête est facile à voir.

Le muscle sous-scapulaire est tendu sur la tête, l'humérus est dans l'abduction.

La solution de continuité de l'os est bien évidente sur la figure 2.

La partie de l'humérus décollée est précisément celle qui donne insertion à ces muscles sus-épineux, sous-épineux, petit rond que nous avons vu jusqu'à présent fortement tendus sur la cavité glénoïde. Le tendon n'a point été rompu; mais comme nous le verrons souvent à la rotule, à l'olécrâne, etc. Pendant la violence, la partie d'os qui donne insertion au tendon a été arrachée : il y avait dans l'articulation un épanchement sanguin considérable et les cartilages étaient imbibés de sang dans presque toute leur épaisseur.

Cet arrachement de la grosse tubérosité aurait-il rendu la réduction de la luxation plus facile; l'aurait-il rendue plus difficile?

A. Cooper qui paraissait n'avoir vu cette lésion que sur une pièce anatomique, prétend que la séparation de la grosse tubérosité rend la réduction plus facile parce que les muscles sus-épineux et sous-épineux ne font plus de résistance, mais qu'elle est plus difficile à maintenir. Tout cela, dit M. Malgaigne, est de pure imagination, mais l'habile critique ne fait malheureusement pas reposer sa proposition sur des faits positifs : dans cinq expériences où nous avons produit des luxations de l'humérus avec fracture de la grosse tubérosité, nous avons observé que la luxation était irréductible, c'est-à-dire que l'application méthodique des procédés de réduction ne produisait aucun effet utile. Nous ne nous sommes point, jusqu'à présent, rendu un compte satisfaisant de cette difficulté, véritablement très-remarquable, et qui fait de la luxation de l'humérus en avant, avec arrachement de la grosse tubérosité, une lésion véritablement à part.

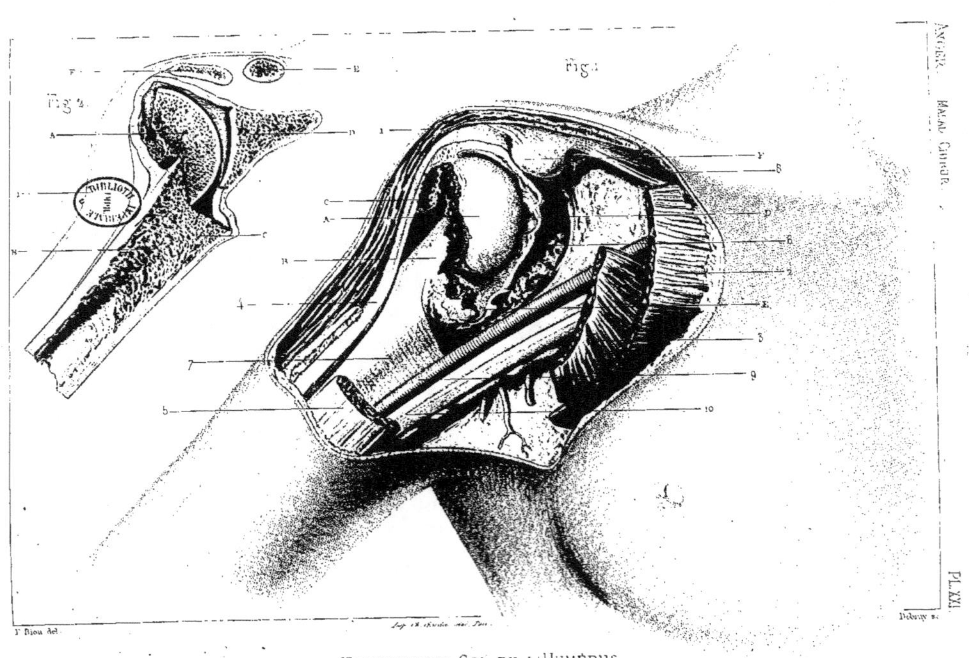

FRACTURE DU COL DE L'HUMÉRUS

FRACTURE DU COL DE L'HUMÉRUS ET DE LA PARTIE DE CET OS QUI S'ÉTEND JUSQU'A L'INSERTION DU DELTOIDE.

PLANCHE XXI.

FIGURE 1. — **Fracture du col de l'humérus. Déplacement principal.**

A. Tête humérale séparée du col de l'humérus.
B. Corps de l'humérus.
C. Grosse tubérosité formant un troisième fragment.
D. Capsule ouverte.
E. Périoste du col séparé de l'os.
F. Apophyse coracoïde.

1. Deltoïde.
2. Grand pectoral.

3. Petit pectoral.
4. Long tendon du biceps.
5. Courte portion du biceps et coraco-huméral.
6. Muscle sous-scapulaire.
7. Tendon du grand dorsal.
8. Muscle sous-clavier.
9. Artère axillaire.
10. Nerfs du plexus brachial.

FIGURE 2. — **Fracture du col de l'humérus présentant une grande analogie avec la fracture figure 1.**

Dans la figure 2 la préparation est différente. La pièce après avoir été congelée a été coupée à la scie, pour permettre de comprendre les rapports avec la cavité glénoïde que la figure 1 ne montre point.

A. Coupe de la tête humérale.
B. Coupe du fragment huméral.
C. Saillie axillaire de ce fragment.
D. Coupe de la cavité glénoïde.

E. Coupe de la clavicule.
F. Coupe de l'acromion.
I. Inflexion de la ligne de contour extérieure au niveau de la fracture.

Nous commençons l'étude des fractures du col de l'humérus par une variété très-intéressante de ces fractures, curieuse, surtout en raison d'une analogie symptomatique frappante, entre la luxation et la fracture.

Dans un grand nombre de cas la ligne de fracture suit assez exactement le col anatomique, tantôt un peu plus oblique, comme dans le cas planche XX, figure 1, d'autres fois plus horizontale, planche XX, figure 2.

Il arrive très-souvent alors que le fragment inférieur se trouve projeté du côté de l'aisselle de manière à dépasser en dedans le fragment supérieur du quart ou de la moitié de son épaisseur. Il peut être projeté dans l'aisselle et abandonner entièrement ce fragment supérieur.

Ce déplacement entraîne comme conséquence deux symptômes qui présentent de l'analogie, mais seulement de l'analogie, avec deux grands symptômes de la luxation de l'humérus en avant :

1° Il y a un vide au-dessous de l'acromion.

2° La main introduite dans l'aisselle sent une saillie osseuse qui paraît terminer l'humérus en haut.

Cependant il n'y a pas similitude entre ces deux symptômes et l'aplatissement sous-acromial de la luxation et la tumeur axillaire de la luxation.

Quand on pousse l'analyse plus loin on aperçoit, en effet, que le vide sous-acromial dans la luxation, est immédiatement au-dessous de l'apophyse, tandis que dans la fracture, le vide ne se prononce bien qu'à 2, à 3 centimètres plus bas; car la cavité glénoïde contient encore la tête.

Quant à la tumeur axillaire, elle ne donne pas la sensation d'une boule bien arrondie, mais c'est un angle d'ordinaire aigu, et quand on suit avec le doigt la face interne de l'humérus on trouve toujours qu'elle finit en quelque sorte à pic.

Si nous ajoutons à cela l'existence ordinaire d'une crépitation assez facile à provoquer — une facilité bien plus grande à mettre le bras dans l'adduction, — une ecchymose étendue et souvent de véritables épanchements sanguins, nous aurons souvent de quoi établir un diagnostic qui, souvent aussi, ne devra être porté qu'avec la plus grande réserve et quelquefois suspendu. Dans le cas de doute, on se conduira comme s'il y avait une luxation; point de pratique important, et que nous traiterons bientôt dans les manœuvres de réduction et appareils applicables aux lésions traumatiques de l'épaule.

Renversement de la tête. — Il arrive, dans un certain nombre de cas, que la tête humérale brisée se renverse de manière, par exemple, à présenter en avant sa partie cartilagineuse; la tête ne correspond plus alors, avec la cavité glénoïde, que par la partie la plus interne. C'est le renversement antérieur de la tête (il peut y avoir de même un renversement postérieur de la tête). Très-communément, alors, les fragments sont pénétrés et le déplacement est rendu fixe : ce cas de renversement de la tête est curieux surtout par les difficultés du diagnostic. C'est encore avec la luxation, luxation en avant ou luxation en arrière, que la confusion pourra avoir lieu.

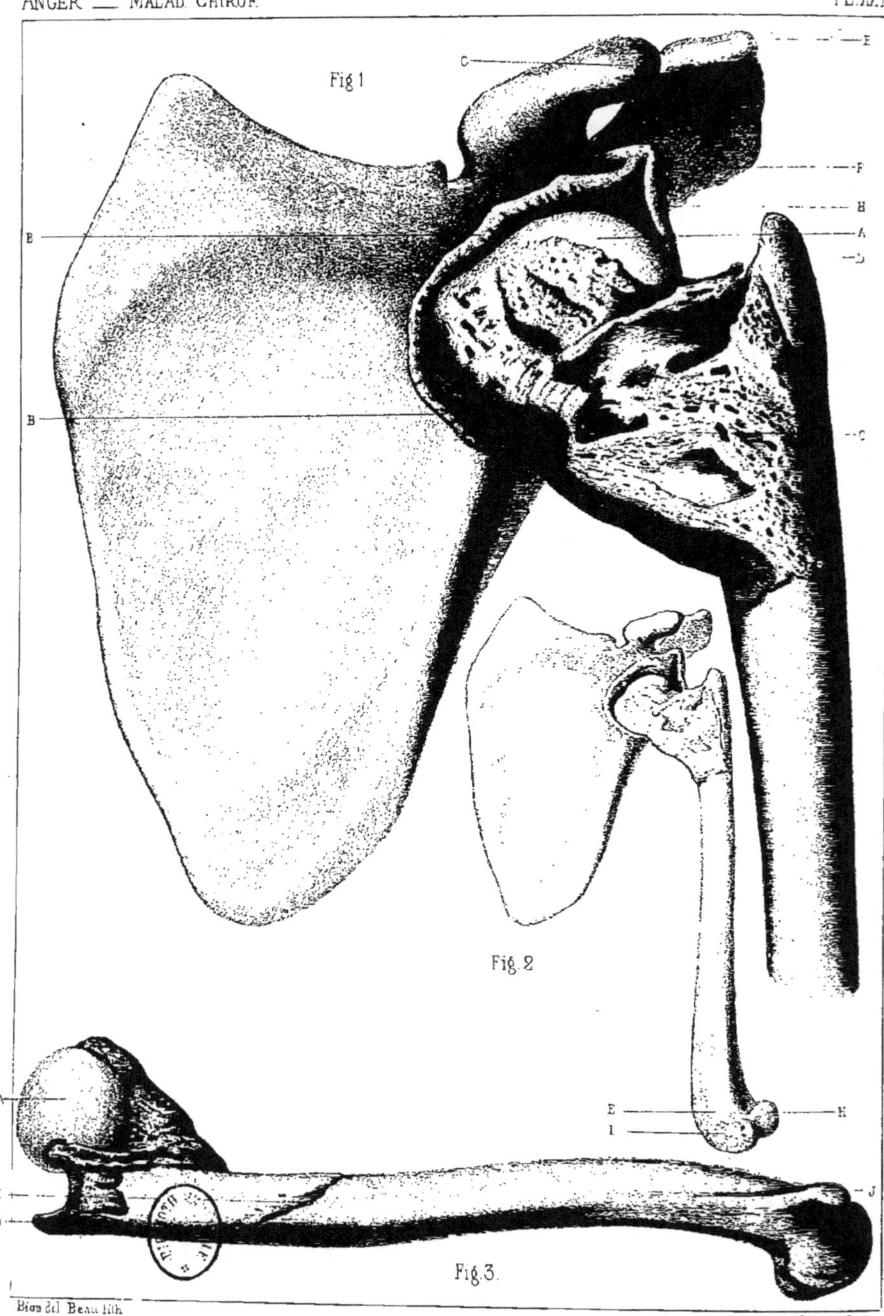

FRACTURE DU COL DE L'HUMÉRUS
LUXATION DE LA TÊTE.

Librairie Germer Baillière

PLANCHE XXII.

FRACTURE DU COL DE L'HUMÉRUS. — LUXATION DE LA TÊTE HUMÉRALE EN AVANT.

FIGURE 1.

A. Tête humérale.
B. B. Contour du néocotyle.
C. Col unissant la tête au corps de l'os.
D. Extrémité supérieure du fragment huméral.

E. Angle antérieur de l'acromion.
F. Angle postérieur de l'acromion.
G. Sommet de la coracoïde.
H. Cavité glénoïde deshabitée.

FIGURE 2.

L'humérus est représenté dans son entier pour permettre de voir les rapports de son extrémité inférieure avec les apophyses scapulaires.

I. Épicondyle.
H. Trochlée.

E. Partie sus-épicondylienne de la face externe de l'humérus.

FIGURE 3.

Le même humérus vu par sa partie postérieure et interne.

A. Tête humérale.
D. Extrémité supérieure du fragment inférieur.
J. Épitrochlée.

K. Ligne rugueuse saillante et pathologique (suite d'ostéo-périostite).

La fracture de l'humérus accompagnée de luxation de la tête est une lésion le plus souvent irrémédiable. Que de difficultés du reste ne présente pas son diagnostic! Toutes les fois qu'il y aura un peu de gonflement, le chirurgien hésitera et il devra faire porter les probabilités du diagnostic sur l'une ou l'autre des lésions énumérées plus haut et qui rendent complexes les luxations ou les fractures.

Il arrive quelquefois cependant que la tête brisée vient faire saillie sous la peau de l'aisselle accessible par conséquent au toucher, et bien reconnaissable à sa forme. Dans ce cas, quelque peu exceptionnel, on peut porter un diagnostic certain et penser à tenter la réduction.

La réduction décidée devra être tentée immédiatement, le malade sera soumis au chloroforme ; des tractions seront pratiquées sur le bras, et, pendant ces tractions, le chirurgien pressant avec ses deux mains sur la tumeur osseuse axillaire essayera de la repousser dans la cavité glénoïde (réduction par action directe). M. Richet a obtenu ainsi de beaux succès, son nom est donc attaché à cette pratique. Mais on comprend toutes les difficultés que l'on peut rencontrer. Le succès, dans un cas de ce genre, devra être regardé comme une heureuse exception.

Quand la réduction ne peut être obtenue, la tête se soude au col et l'on pourrait penser à attendre, pour pratiquer les manœuvres de réduction, que l'union soit assez intime pour résister aux tractions ; mais alors, selon toute probabilité, il y aurait néarthrose et néocotyle. La luxation sera irréductible.

Dans la pièce reproduite planche XXII, l'union de la tête humérale avec son col était intime ; il y avait une cavité néocotylaire complète, et cependant l'ancienne cavité glénoïde ne paraissait pas avoir perdu de ses dimensions en largeur ni en hauteur.

Cette pièce a été trouvée dans le cimetière des hôpitaux de Nantes pendant des recherches que j'y faisais avec le docteur Chaillou. Elle fait partie des belles collections de l'École de médecine de Nantes. Un de nos amis qui porte un nom cher à tous les médecins français, le docteur Th. Laennec, professeur et chef des travaux anatomiques à l'École de Nantes, a bien voulu me l'adresser, et c'est à son obligeance que je dois de pouvoir faire entrer dans mon ouvrage ce fait intéressant à tant de points de vue.

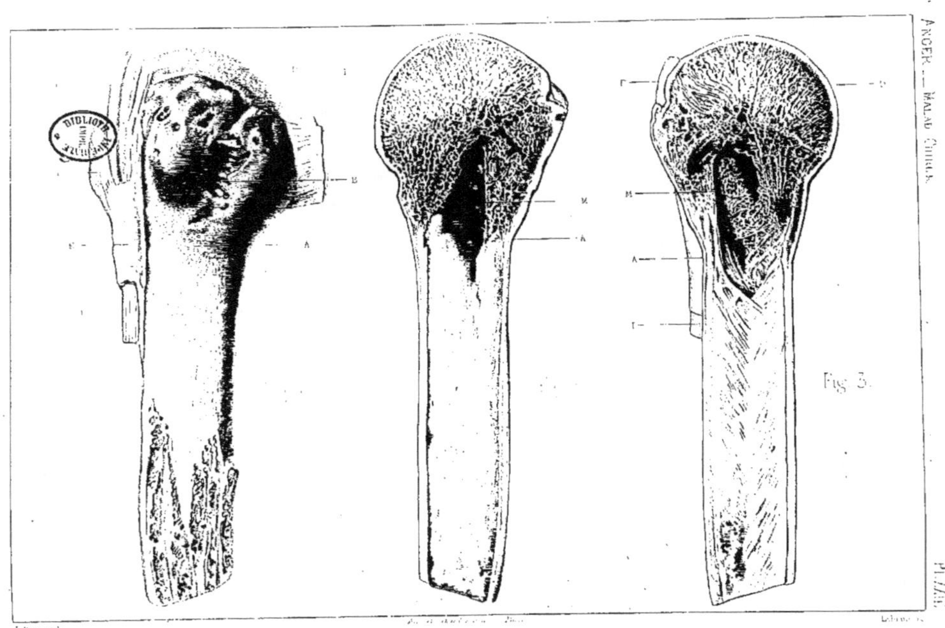

ANGER. — MALAD. CHIRUR.
PL. XIII.
Fig. 3.
FRACTURE DU COL DE L'HUMÉRUS

PLANCHE XXIII.

FRACTURE DU COL DE L'HUMÉRUS.

FIGURE 1. — Col de l'humérus vu par sa face externe.

A. Inflexion indiquant le point où aboutissait en dehors la ligne de fracture.

B. Grosse tubérosité de l'humérus gonflée par les productions du cal.

C. Petite tubérosité.

D. Partie cartilagineuse de la tête qui, en raison du renversement produit par la fracture, regardait en haut et en dedans au lieu de regarder en bas et en dedans.

E. Gaîne du long tendon du biceps.

F. F. Long tendon du biceps.

FIGURE 2.

Une coupe divise l'humérus de dehors en dedans et à peu près sur la ligne médiane.

Les figures 2 et 3 représentent chacune des moitiés de l'humérus ainsi divisé : dans la figure 2, le canal médullaire est rempli de son contenu graisseux ; dans la figure 3, la pièce a été soumise au jet d'eau, et l'on voit les aréoles et les trabécules du tissu spongieux.

A. Inflexion indiquant la courbure à sinus externe produite par la fracture.

D. Partie cartilagineuse de la tête.

M. Ligne qui indique la direction primitive que suivait la face interne de la diaphyse.

FIGURE 3.

A, D, M. Voyez figure 2.

F. I. Tendon du biceps.

(Cette fracture du col de l'humérus a été trouvée en faisant la dissection de l'épaule gauche sur la malade dont l'épaule droite luxée nous a fourni les planches VII, VIII et IX.)

On pourrait se demander si la luxation dont avait été atteinte l'épaule droite et la fracture du col de l'humérus gauche remontaient à la même époque, et reconnaissaient pour cause le même traumatisme. Nous ne croyons pas que la comparaison des productions osseuses de la néarthrose et du cal puissent permettre de donner sur la question des renseignements certains.

Le déplacement était de même ordre que celui étudié sur les fractures expérimentales, planche XXI, mais il était un peu moins prononcé, soit que la violence ait été moins considérable, soit que les manœuvres de réduction aient eu un effet utile.

Les déformations étaient trop peu évidentes pour permettre d'être appréciées dans la position profonde qu'occupe l'os, aussi est-ce à la dissection seulement et véritablement par hasard, que nous avons découvert cette fracture du col de l'humérus.

PLANCHE XXIV.

FRACTURE DU COL DE L'HUMÉRUS.

(Pièce du Musée d'anatomie des hôpitaux.)

FIGURE 1. — **Vue antérieure et interne.**

A. Partie cartilagineuse de la tête humérale.
B. Extrémité supérieure du fragment inférieur.
C. Cal.

E. Anneau à contour osseux donnant passage au tendon du biceps.
D. Face interne de l'humérus.

FIGURE 2. — **Vue postérieure et externe.**

A. B. Partie postérieure de la tête.
C. Partie postérieure du cal.
D. . Face postérieure de l'humérus.

E. Anneau à contour osseux donnant passage au tendon du biceps.
F. Partie postérieure de l'extrémité supérieure du fragment huméral.

FIGURE 3. — **Extrémité supérieure de l'humérus et scapulum en rapports.**

C'est là un exemple de fracture avec déplacement considérable.

La disposition des fragments est assez exactement l'inverse de ce que nous avons étudié dans les planches XXI et XXIII. Les rapports présentent une grande analogie avec la fracture planche XXII.

Le fragment externe, au lieu de faire saillie en dedans et dans l'aisselle, fait une saillie considérable en dehors où il devait soulever le deltoïde.

De plus, ce fragment inférieur se trouvait placé sur un plan antérieur par rapport à la tête de l'os; il y avait donc, dans ce cas, saillie du fragment supérieur *en avant et en dehors*. La tête avait subi une rotation qui faisait que sa partie cartilagineuse regardait en bas et en dedans et avait, avec les parties molles de l'aisselle, un contact par une plus large surface.

Le cal se composait d'une jetée osseuse assez régulière en dehors où elle se continuait avec les tubérosités humérales et la face postérieure de l'os moins régulière en avant et en dedans où la séparation des deux fragments était plus manifeste.

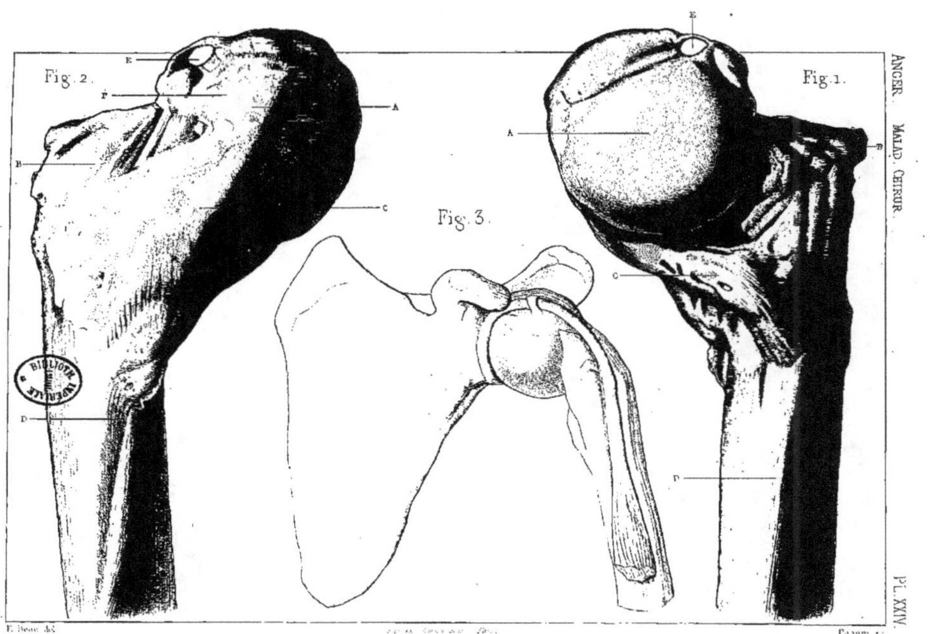

FRACTURE DU COL DE L HUMÉRUS

Librairie Germer Baillière.

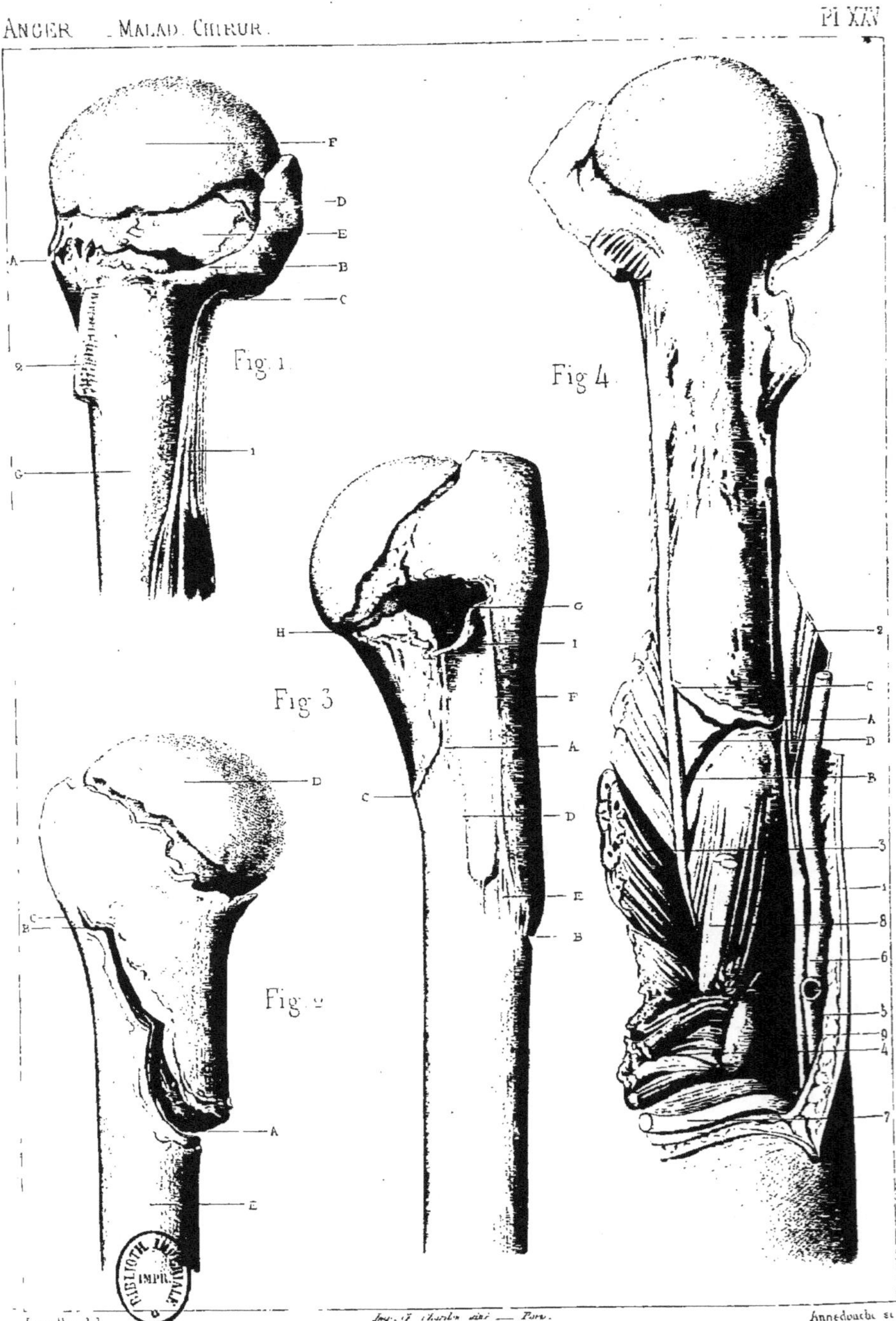

FRACTURES SUS-DELTOÏDIENNES DE L'HUMÉRUS

Librairie Germer Baillière

PLANCHE XXV.

FRACTURES SUS-DELTOÏDIENNES DE L'HUMÉRUS (1).

(Toutes ces fractures sont expérimentales.)

FIGURE 1. — **Fracture par pénétration.**

A. Partie interne de la ligne de fracture principale.
B. Partie externe de la ligne de fracture principale.
C. Angle à sinus externe résultant de la flexion trau-
matique de l'os.
D. Ligne de fracture secondaire.
E. Fragment osseux compris entre la ligne de fracture
principale et les lignes de fracture secondaires.

F. Partie cartilagineuse de la tête humérale regardant
en haut.
G. Face interne de l'humérus.
1. Long tendon du biceps.
2. Fibres les plus inférieures du mucle sous-scapulaire
qui, chez le sujet, descendaient un peu plus bas
d'ordinaire.

FIGURE 2. — **Fracture incomplète.**

A. Extrémité inférieure du fragment supérieur.
B. Extrémité interne de la ligne de fracture.
C. Angle à sinus externe résultant de la flexion de l'os.

D. Tête humérale.
E. Face antérieure de l'humérus.

FIGURE 3. — **Fracture comminutive, conservation du périoste.**

A, B, C. D, E, F. Lignes de fractures recouvertes par
le périoste décollé mais conservé.
G. Esquille dénudée.

H. Extrémité interne d'une des lignes de fracture.
B. Extrémité inférieure du fragment principal.

FIGURE 4. — **Fracture oblique spiroïde.**

A, B, C. Lignes de fracture oblique-spiroïdes.
D. Fragment angulaire compris entre les deux lignes de
fracture.

1. Fibres musculaires du brachial antérieur.
2. Insertion du deltoïde.

3, 4. Fibres du triceps brachial.
5. Artère humérale.
6. Nerf médian.
7. Nerf cubital.
8. Nerf radial.

(Le trait correspondant au chiffre 9 s'arrête sur une vésicule ovoïde qui était contenue entre les fibres muscu·
laires. L'étude attentive de cette singulière production nous a appris que c'était un cysticerque. Nous avons voulu
en conserver l'aspect et nous l'avons fait dessiner à la place qu'il occupait. C'est en ne perdant jamais une occasion d'observer même en dehors des questions dont on s'occupe pour le moment qu'on peut arriver, au bout d'un
certain temps, à avoir beaucoup vu.)

Les fractures du col de l'humérus sont presque toujours de cause directe; dans le plus grand nom·
bre des cas, en effet, elles sont produites par un coup porté sur l'épaule ou par une chute dans laquelle cette région supporte tout le poids du corps. Il existe aussi certainement dans quelques cas des
fractures du col de l'humérus de cause indirecte produites par une violence agissant sur un autre

---

(1) Ou fracture de la partie de l'humérus située au-dessus du V deltoïdien.

point du squelette, au coude par exemple ; mais cela ne doit être considéré que comme une assez rare exception.

Nous avons réuni, planche **XXV**, quatre exemples de fractures du col de l'humérus et de la partie supérieure de cet os toutes d'origine expérimentale et présentant cela de particulier qu'elles sont le résultat de violences produites dans des conditions d'équilibre presque analogues : pour les obtenir, nous avons désarticulé le bras, appliqué le coude sur le sol et la tête de l'humérus sur un point d'appui un peu plus élevé ; de telle sorte que le bras revêtu de ses parties molles portait à faux reposant obliquement sur sa face interne.

Dans ces conditions un violent coup de maillet a été appliqué sur la face externe du bras un peu au-dessous de la tête. Dans tous les cas, un craquement s'est fait entendre, et la dissection nous a donné les quatre variétés (fig. 1, 2, 3 et 4).

Nous pouvons à l'examen de ces fractures expérimentales énoncer les propositions suivantes :

1° Dans le plus grand nombre des cas de fracture du col de l'humérus, les fragments ne s'abandonnent point entièrement (fig. 1, 2 et 3).

2° Cette conservation de la continuité du membre après la fracture peut tenir à une pénétration de la partie externe de la diaphyse, dans la partie externe de la tête (fig. 1 : fracture expérimentale), (planche **XXIII**, fracture consolidée).

3° Les fractures du col de l'humérus présentent quelquefois une grande obliquité de la ligne de fracture.

4° Les fractures du col de l'humérus sont quelquefois incomplètes (fig. 3).

5° Dans un grand nombre de cas le périoste est conservé et, quoique décollé, il unit encore intimement les différents fragments (figure 3).

6° Un coup porté au-dessous de la tête humérale, l'os portant à faux, peut briser l'os à une certaine distance du lieu frappé, par exemple au voisinage de l'insertion deltoïdienne (fig. 4) ; dans ce cas, la ligne de fracture peut être spiroïde ou mieux comme, nous l'avions indiqué dans nos considérations générales, oblique-spiroïde, etc., etc.

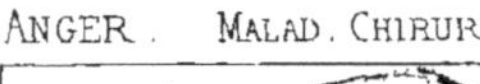

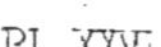

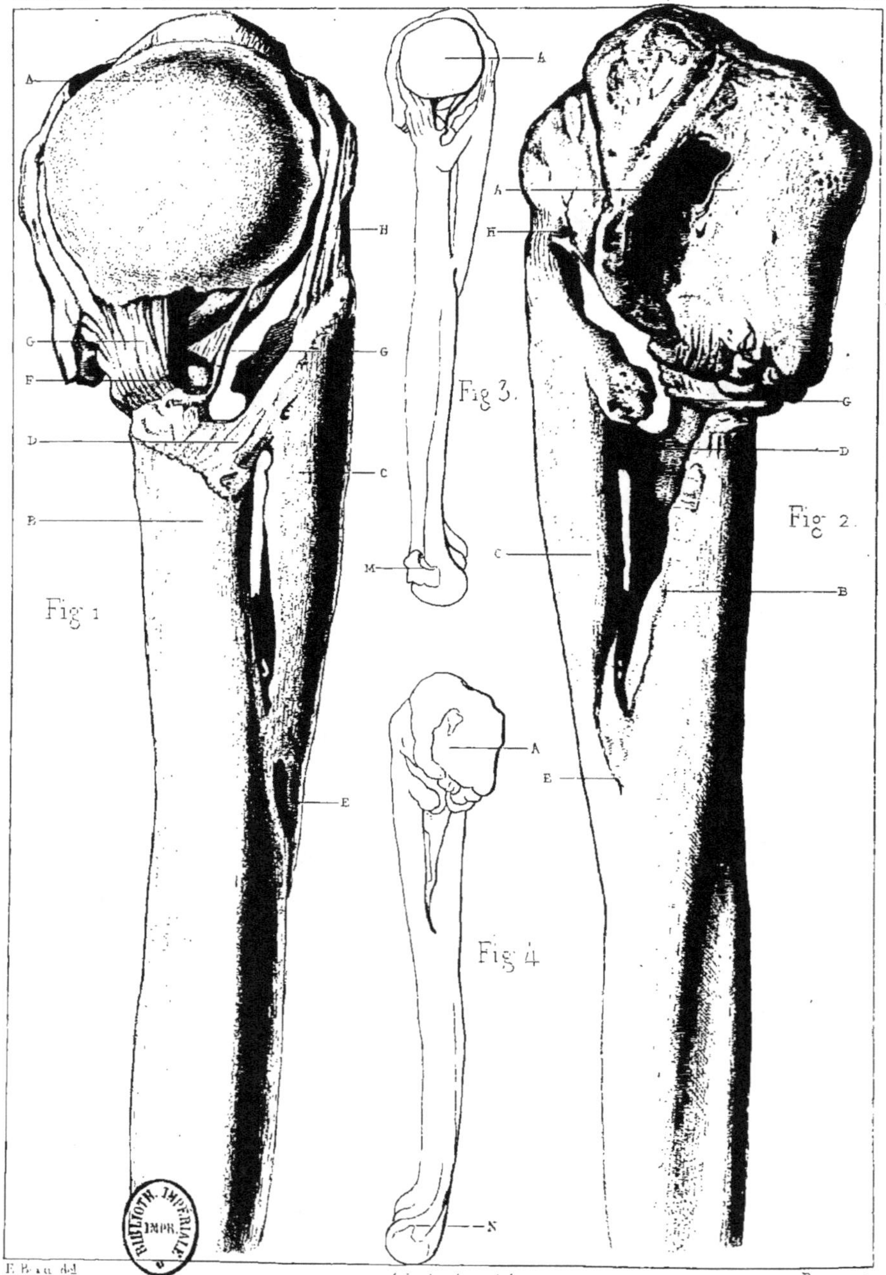

Paquin sc.

PSEUDARTHROSE DU COL DE L'HUMÉRUS.

Librairie Germer Baillière

PLANCHE XXVI.

PSEUDARTHROSE DU COL DE L'HUMÉRUS.

(Pièce du muséum d'anatomie des hôpitaux de Paris).

FIGURE 1. — **Vue antérieure et interne.**

A. Tête humérale.

B. Corps de l'humérus.

C. Longue esquille triangulaire réunie au corps de l'os par un point osseux D.

E. Extrémité inférieure anguleuse de l'esquille.

F. Surface néarthrodiale du fragment principal.

G. Capsule de nouvelle formation.

H. Fibres ligamenteuses de nouvelle formation, unissant l'extrémité supérieure de l'esquille avec la partie antérieure de la tête.

FIGURE 2. — **Vue postérieure et externe.**

A. Face postérieure et externe de la tête humérale.

B. Corps de l'humérus, fragment principal.

C. Esquille.

D. Vue postérieure de la jetée osseuse unissant en haut l'esquille et le corps de l'os (D. fig. 1).

E. Soudure de l'esquille et du corps de l'os.

H. G. Capsules de nouvelle formation, entourant les deux pseudarthroses.

FIGURE 3.

(Même vue que la fig. 1. L'os est représenté dans toute sa longueur, on peut ainsi juger des rapports du fragment supérieur avec l'extrémité inférieure de l'os. Ce n'est qu'en voyant l'os en son entier que l'on peut se rendre compte de tous les changements de direction.)

A. Partie cartilagineuse de la tête humérale. | M. Épitrochlée.

FIGURE 4.

Même vue que la figure 2.

A. Partie postérieure de la tête humérale. | N. Épicondyle.

Autant les pseudarthroses sont communes au col du fémur, où nous aurons bientôt à les étudier, autant elles sont rares à la suite des fractures du col de l'humérus. Les auteurs jusqu'à présent ne s'en sont point occupés d'une façon spéciale, à notre connaissance du moins. Nous en avons observé deux exemples des plus remarquables, un sur une des pièces anatomiques conservées dans le musée anatomique des hôpitaux de Paris un autre, sur le cadavre d'une vieille femme morte à l'Hôtel-Dieu de Nantes.

Dans le premier cas, pl. XXVI, la fracture du col de l'humérus avait brisé l'os en trois fragments. Le plus petit de ces trois fragments formait une longue esquille unie au corps de l'humérus, par en haut et par en bas seulement; séparée du corps de l'os dans la plus grande partie de son étendue.

La partie supérieure de l'humérus était terminée par une facette arrondie et éburnée; elle était en contact avec une facette analogue que présentait la tête de l'humérus. Une capsule de nouvelle formation, bien forte et permettant un écartement d'un centimètre entre les deux éléments composants de la pseudarthrose, limitait et cachait à première vue les deux surfaces néarthrodiales.

L'esquille était aussi unie à la partie antérieure de la tête par un faisceau fibreux plus long que la distance qui séparait ses deux points d'insertion. Cette longueur permettait donc entre la tête humérale et le sommet du troisième fragment de la fracture des mouvements plus ou moins étendus.

Nous avons là sur le même os un exemple de néarthrose à surfaces articulaires contiguës et de néarthrose à surfaces articulaires continues. Ces deux articulations ne pouvaient jouer indépendamment l'une et l'autre ; elles formaient par leur réunion ce que nous avons appelé un système articulaire ou une cinésie associée. Il existe donc quelquefois des *systèmes articulaires néarthrodiaux* ou des *cinésies associées néarthrodiales*.

A quelque degré de perfection que puisse arriver une néarthrose à surfaces contiguës, elle présentera toujours, dans ses conditions anatomiques au moins, un caractère qui la place sur un plan inférieur aux articulations naturelles : l'*absence de cartilage* sur les surfaces de frottement. Les surfaces peuvent devenir lisses et polies, elles peuvent se mouler l'une sur l'autre, elles peuvent s'adapter de la manière la plus parfaite, il peut se former une capsule des ligaments interosseux ; mais jamais il ne se produira de cartilage. C'était là l'opinion de Boyer, opinion que n'ont pas partagée tous les chirurgiens, mais à laquelle nous obligent à nous ranger nos observations anatomiques.

Nous avons cru trouver l'explication de l'erreur commise par les observateurs qui ont cru à la possibilité de la reproduction du cartilage, dans l'existence fréquente à la surface des néarthroses de produits plastiques *fibroïdes* ou *ostéofibroïdes* lissés par le frottement, et présentant souvent toutes les propriétés physiques du cartilage. Mais le cartilage ne se reconnaît en réalité qu'au microscope, et il n'y a jamais dans ces tissus ni capsules, ni cellules de cartilage. L'étude de l'arthrite sèche ou *arthrisme* nous forcera à insister longuement sur ces productions qui en sont toujours la conséquence. Une articulation accidentelle peut en effet être atteinte d'arthrisme comme une articulation naturelle.

Nous ne voudrions pas cependant imposer en quelque sorte des bornes à la nature et dire qu'on ne rencontrera pas un jour du cartilage dans une pseudarthrose. Nous ne voudrions même pas affirmer d'une manière absolue que les chirurgiens qui ont cru en trouver se soient toujours trompés ; mais pensant avoir une explication aussi naturelle des faits qu'ils ont observés, et plus en rapport avec les idées que nous nous faisons sur les propriétés des tissus, nous la proposons jusqu'à nouvel ordre, sauf à reconnaître peut-être bientôt de bonne foi que nous sommes dans l'erreur.

Deuxième exemple de pseudarthrose du col de l'humérus.

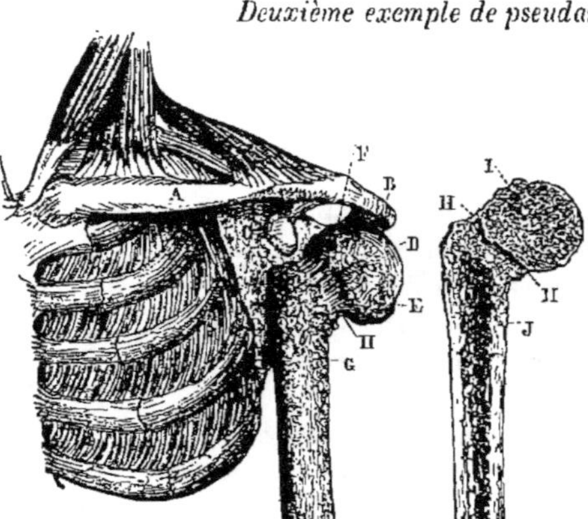

Fig. 11. — **Pseudarthrose du col de l'humérus.**

A. Clavicule.
B. Acromion.
C. Apophyse coracoïde.
D. Tête humérale.
E. F. Rugosités entourant la tête de l'os.
G. Corps de l'humérus.
H. Fibres capsulaires de nouvelle formation reliant la tête humérale au corps de l'os.

Fig. 12. — **Coupe transversale de l'humérus.**

I. Coupe de la tête.
H. II. Coupe de la nouvelle capsule.
J. Coupe du corps de l'humérus.

Fig. 11.   Fig. 12.

Voici la représentation d'un cas de pseudarthrose du col de l'humérus que nous avons observé il y a plusieurs années dans l'amphithéâtre d'anatomie de l'école de Nantes. Le fragment inférieur avait été entraîné en dedans par son extrémité supérieure et la surface de fracture du fragment supérieur avait suivi, de sorte que les deux fragments étaient réunis formant un angle ouvert en dehors. C'est ce que nous avons appelé le déplacement principal dans la fracture du col de l'humérus.

Quelle influence avait empêché la consolidation de la fracture ? Il nous est impossible de le dire en l'absence de tout document clinique.

Les surfaces néarthrodiales étaient assez régulières, lisses et éburnées à la surface, présentant une teinte blanchâtre et une grande dureté. La pseudarthrose permettait des mouvements très-étendus, auxquels le fragment supérieur prenait bien un peu part, mais par de simples oscillations, jamais par un déplacement en masse.

Des fibres capsulaires très-régulières unissaient les deux fragments et ne permettaient entre eux qu'un très-léger écartement, elles prenaient en haut et en bas des insertions un peu irrégulières à des rugosités que présentaient le corps de l'humérus et la tête humérale sur l'un et l'autre fragment.

La coupe longitudinale de l'os montra que le canal médullaire était oblitéré dans le fragment huméral par une lame osseuse d'un centimètre d'épaisseur, se continuant par sa circonférence avec le corps de l'os, sans qu'il fût possible à la coupe de distinguer, par quelque caractère spécial, les limites des parois de l'os et la lame oblitérante.

Cette articulation *interhumérale* avait entièrement remplacé l'articulation scapulo-humérale, qui était le siége d'une lésion curieuse. Les cartilages de la cavité glénoïde et de la tête humérale étaient adhérents par de véritables néo-membranes allant de l'une des surfaces articulaires à l'autre, susceptibles de s'allonger, mais présentant une certaine résistance aux tractions. On parvenait cependant à les arracher en employant la force, et le cartilage apparaissait dépoli, plus mat qu'à l'ordinaire, mais présentant à peu près son épaisseur normale ; l'altération ne portait que sur sa couche la plus superficielle.

CAUSE ET THÉORIE DES DÉPLACEMENTS DANS LA FRACTURE DU COL DE L'HUMÉRUS.

Nous avons décrit comme *déplacement principal*, dans la fracture du col de l'humérus, le déplacement dans lequel le fragment inférieur vient faire saillie dans l'aisselle. Ce déplacement est selon nous le plus fréquent de tous.

Boyer, dans son immortel traité des maladies chirurgicales, paraît rattacher cette disposition à l'action des muscles de la coulisse bicipitale : les muscles grand pectoral, grand dorsal et grand rond portent l'extrémité supérieure du fragment inférieur en dedans, pendant que les muscles surépineux, sous-épineux et petit rond font exécuter au fragment supérieur un mouvement qui dirige la surface de cassure en dehors. Ainsi le déplacement a lieu suivant l'épaisseur de l'os, et il est extrêmement rare, ou plutôt il n'arrive jamais qu'il soit porté assez loin pour que les fragments cessent de se toucher. Mais, si cela arrivait, le fragment inférieur serait tiré en haut par les muscles coracobrachial, biceps, deltoïde et triceps brachial, dont la direction est presque parallèle à l'axe de l'humérus, et le déplacement suivant la longueur de l'os se joindrait bientôt au déplacement, suivant l'épaisseur ; ainsi, d'après Boyer, l'extrémité supérieure du fragment inférieur devait toujours se porter en dedans, et la cause évidente de ce mouvement se trouvait dans les muscles. Il y a là une erreur grave, un abus du raisonnement et de la théorie; des déductions anatomiques forcées. M. Malgaigne l'a bien compris, mais, il faut le dire, c'est plutôt la faute de l'époque que la faute de l'homme. Conséquence d'une mauvaise philosophie que n'avait pu réformer entièrement un des esprits les plus éminemment pratiques et sages.

Notre étude des fractures a montré :

1° Que les déplacements n'avaient pas toujours lieu.

2° Que le déplacement n'a pas toujours lieu comme le dit Boyer, et qu'il est fréquent même qu'il se produise dans un autre sens : en avant et en dehors.

Le déplacement n'est pas en effet la conséquence de l'action musculaire, mais bien le résultat de la violence qui, après avoir brisé l'os, sépare les fragments en continuant son action.

Si les déplacements peuvent se rattacher à un certain nombre de types, c'est que les violences auxquelles est soumise l'épaule sont toujours à peu près du même genre.

D'après M. Péan, chirurgien des hôpitaux, il serait plus fréquent de voir le fragment inférieur se porter en avant que de l'observer porté en dedans. A l'appui de sa proposition, et par une de ces coïncidences si fréquentes en chirurgie, deux malades observés dans son service à l'hôpital de la Charité présentent ce mode de déplacement d'une façon non douteuse. Voici la représentation d'un de ces cas :

La solution de continuité de l'os avait été déterminée par une chute sur le coude. Le déplacement s'était produit immédiatement et avait donné à l'épaule une forme qui permit à première vue de poser le diagnostic. A la partie antérieure du moignon de l'épaule, à quatre travers de doigt du bord antérieur de la clavicule, existait une saillie (*a*, fig. 9), cette saillie finissait à pic du côté de l'épaule et se continuait sans accident brusque par en bas. La peau était en ce point fortement tiraillée et amincie, un peu rouge et comme cicatricielle. En appliquant la main sur le point déformé, on sentait une arête osseuse, fortement saillante et à direction perpendiculaire ; ce qui indique que la fracture avait été à peu près *transversale*.

La peau adhérait très-intimement à cet angle osseux ; elle le suivait dans tous les mouvements du bras.

La fracture existait déjà depuis dix-huit jours. Des accidents inflammatoires énergiques avaient paru, au praticien qui avait donné le premier des soins au malade, une contre-indication à la réduction. La soudure des fragments était déjà si complète, que des manœuvres entreprises méthodiquement ne purent obtenir le moindre changement. Le bras étant horizontalement étendu, on sentait au-dessous de l'angle postérieur de l'acromion une tumeur arrondie, profonde, sous-musculaire, qui par sa forme représentait bien la partie cartilagineuse de l'humérus. Il était probable que dans ce cas la tête avait subi une demi-rotation ou un renversement postérieur.

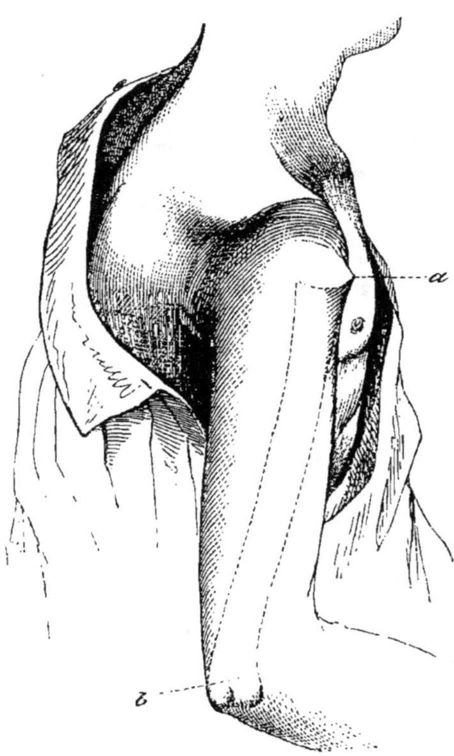

FIGURE 13. — **Fracture du col de l'humérus. Déplacement en avant du fragment inférieur.**

a. Saillie que formait en avant de l'épaule le fragment inférieur.
b. Point où la palpation indiquait l'épicondyle.

Devant les difficultés de la réduction, et comme le malade se servait assez bien de son bras, il parut plus prudent de le laisser abandonné à lui-même que de prolonger des manœuvres qui n'auraient pas été sans danger, et qui n'auraient probablement pas amélioré son sort. Tel fut l'avis du professeur Velpeau, lorsqu'il examina le malade.

Les fragments ne s'étaient-ils jamais abandonnés complétement, ou bien étaient-ils réunis par un cal? Cette question aurait été susceptible de solution au moment de l'accident, on ne pouvait plus y répondre quand nous vîmes le malade.

L'*adhérence de la peau à l'os* et son amincissement indiquaient qu'elle avait été atteinte de dedans en dehors, mais incomplétement, si je puis m'exprimer ainsi. Il n'y avait pas eu de plaie à la peau ; un degré de plus, et nous aurions eu un exemple de fracture du col de l'humérus avec plaie, ce qui, en raison de la profondeur de l'os, se présente rarement. Nous exceptons bien entendu les écrasements du col de l'humérus et les fractures par armes à feu.

Mentionnons encore, à l'article fracture du col de l'humérus avec déplacement du fragment inférieur en avant, quelques particularités observées par nous à l'hôpital de la Charité. Elles nous serviront à en compléter l'histoire.

Les fractures du col de l'humérus avec déplacement en avant du fragment inférieur sont produites le plus souvent par des chutes sur le coude.

Nous avons vu il y a trois mois, dans le service du professeur Velpeau, un malade dont l'os était brisé au col. Les deux fragments formaient en avant une saillie très-prononcée au-dessous de la coracoïde. Il y avait au-dessous de l'acromion une *dépression*, mais non un *vide*. Ces symptômes, appréciés différemment par plusieurs observateurs, firent croire aux uns à une luxation de l'humérus en avant, à d'autres, à une luxation de la tête avec fracture du col. L'étude attentive des symptômes nous fit partager l'opinion de M. Velpeau, qui crut à l'existence d'une fracture du col avec déplacement en avant de la surface de fracture des deux fragments qui ne s'étaient pas complétement abandonnés. La rotation de la tête en avant suffit, en effet, pour expliquer la dépression que l'on observe dans ce cas sous l'acromion.

On tenta la réduction, elle ne réussit point. Le malade fut abandonné, le bras rapproché du corps et maintenu par un bandage. Il n'y eut pas d'accidents, et il a recouvré d'une façon très-satisfaisante l'usage de son membre.

Ces fractures s'accompagnent quelquefois d'épanchements sanguins considérables.

Dans ce cas, le fragment inférieur a traversé le deltoïde et fait saillie en avant immédiatement sous la peau, qui est décollée dans une grande étendue. Il est remonté jusqu'à la clavicule. La tête est luxée vers la partie postérieure du creux de l'aisselle. Il n'y a plus aucun contact des fragments, et si les manœuvres de réduction réussissent bien à redonner au membre une partie de sa longueur, comme les fragments ne peuvent se mettre en rapport par leurs surfaces de fracture, la demi-réduction, que l'on n'obtient qu'avec de très-grandes tractions, ne peut être maintenue. Le sang est infiltré non-seulement dans l'épaule, mais encore dans la moitié supérieure du bras, dans le creux de l'aisselle et dans une partie des couches musculaires du thorax : la résorption s'en effectuera sans aucun doute avec facilité, mais c'est encore là un de ces cas où l'intervention chirurgicale rend peu de services et où il faut renoncer à l'espoir de guérir les malades sans difformité.

Exemples de quelques déplacements rares.

Complétons maintenant par quelques faits empruntés aux auteurs l'histoire des déplacements du fragment supérieur.

Sur une pièce que possédait le docteur Dubled, M. Nélaton a vu la calotte qui forme la tête de l'humérus presque complétement retournée, de sorte que la surface de la solution de continuité qu'elle présentait regardait en haut et en dedans, tandis que sa partie articulaire était en contact avec le fragment inférieur. La consolidation s'était faite malgré ce déplacement, le fragment supérieur était enveloppé sur ses bords par des prolongements osseux qui naissaient du fragment inférieur.

M. Malgaigne a montré à l'Académie de médecine une pièce anatomique où l'on voyait le fragment

LUXATIONS ET FRACTURES.

supérieur déplacé, de telle sorte que la surface de la fracture regardait directement en dehor (Nélaton, *Pathologie chirurgicale*), etc., etc.

Toutes ces raretés sont bonnes à connaître, mais il ne faudrait pas attacher à leur étude une trop grande importance. Elles n'ont jamais été reconnues sur le vivant; des faits de ce genre passeront toujours ignorés si le malade guérit. Jusqu'à présent leur connaissance ne peut guère éclairer le diagnostic. Il ne faut jamais diagnostiquer, sans des symptômes bien exceptionnels, une disposition anatomique trop rare ou trop bizarre.

Dans ces cas, qui simulent de la manière la plus parfaite la luxation de l'humérus en avant, la théorie indique un signe diagnostique qui devrait toujours permettre de trancher la difficulté: *le raccourcissement du membre*. Un lac est appliqué par une de ses extrémités à l'angle antérieur ou à l'angle postérieur de l'acromion, puis dirigé sur l'épicondyle, donnant ainsi la mesure qui sépare ces deux points. S'il y a un raccourcissement assez considérable (2 ou 3 centimètres), le symptôme a une grande importance, mais dans tout autre cas c'est une donnée de peu de valeur.

DE LA RÉDUCTION DES LUXATIONS DE L'HUMÉRUS.

> Que ne déplacerait pas un levier régulièrement appliqué?
>
> (HIPPOCRATE.)

NOTIONS PRÉLIMINAIRES.

Nous avons présenté d'une manière à peu près complète l'ensemble des lésions que peut produire une violence appliquée sur l'articulation scapulo-humérale. Nous avons fait voir qu'il peut y avoir luxation de la tête, fracture du col huméral, fracture des tubérosités, fracture du col et luxation de la tête, etc. Nous avons donné, chemin faisant, les différents symptômes dont la comparaison doit conduire au diagnostic.

Le moment est venu d'appliquer les connaissances que nous avons acquises et d'exposer les principes et le mécanisme de la réduction dans les luxations.

La première pensée du chirurgien appelé pour réduire une luxation ou une fracture doit consister à se représenter de la manière la plus exacte les rapports des os entre eux, avec les muscles, avec les capsules, avec les vaisseaux. C'est un travail difficile, qui demande une grande habitude de l'exploration des malades, des connaissances anatomiques approfondies. Nous espérons qu'après l'étude détaillée à laquelle nous nous sommes livré, le lecteur sera assez instruit pour que, dans un cas donné, il lui soit possible de représenter, les os en main, la position, la direction, tous les rapports du squelette et des muscles qui s'y insèrent pour une altération des formes données. La réduction d'une luxation devient dès lors une manœuvre régulière, raisonnée, au moins aussi précise que l'est une opération obstétricale, quand le diagnostic de la position est bien fait, sans cesser toutefois d'être très-difficile.

« Les signes que la réduction est faite c'est qu'on oit un bruit faisant *clocq* lorsque l'os entre en sa boëtte. Pareillement le malade peut plier, estendre et hausser le bras : joint aussi que la douleur cesse. Outre-plus on le connoist en conférant le bras malade avec l'autre sain, etc. » (Ambroise Paré.)

Quand les luxations de l'articulation scapulo-humérale et les fractures du col de l'humérus sont réduites, on applique un appareil. Ces appareils sont également applicables, avec quelques modifications légères, aux fractures et aux luxations de la clavicule. Nous en renverrons l'étude à la fin de la région de l'épaule.

Difficultés de la démonstration.

C'est une question très-difficile que de démontrer la réduction des luxations : là, tout est complexe, tout dépend de mouvements qui doivent être combinés dans certaines directions pendant un certain temps, dans d'autres directions à un autre moment. Comment faire saisir d'une façon simple et intelligible tous ces changements? De plus, ces conditions peuvent être remplies de cent façons différentes : tel chirurgien emploiera le bras pour produire un effet, tel autre emploiera le genou. La démonstration ne doit point descendre dans ces détails. Il y a cent façons différentes de remplir une indication, et c'est au chirurgien de choisir la manière qui lui est plus commode, celle où il est le plus à son aise.

Ce sont ces considérations qui nous ont fait abandonner l'idée de faire représenter d'une manière complète le rôle du chirurgien et des aides dans l'acte de la réduction. Nous avions entrepris dans ce sens des travaux que nous utiliserons pour la description et l'étude, mais dont la reproduction iconographique n'aurait que peu d'intérêt. Dans des photographies de manœuvres, habilement obtenues par un artiste distingué, M. Aubry, nous avons conservé la pose de l'opérateur et des aides aux temps principaux de l'opération. Malgré la perfection de ces épreuves, nous croyons, pour les raisons données plus haut, rendre de plus grands services en ne donnant que des figures en quelque sorte géométriques, où tout est sacrifié à la détermination précise de la *direction* des forces et de leur *point d'application*.

Pour donner plus d'intérêt à nos descriptions et sortir un peu de la rigueur mathématique des lignes, nous reproduisons, pour les principaux procédés, de beaux fac-simile d'Ambroise Paré et d'Oribase, où les conditions opératoires sont généralement bien reproduites. Il y a dans cette manière de procéder de la clinique, de la mécanique et de l'histoire.

Principales méthodes de réduction.

Il est rare que dans une luxation de l'articulation scapulo-humérale, les pressions exercées directement sur la tête de l'os puissent suffire pour rétablir les rapports normaux. La grande méthode de réduction par action directe, qui consiste dans de simples pressions exercées directement sur les extrémités osseuses déplacées, compte cependant là quelques succès, devenus moins rares depuis l'usage du chloroforme ; mais le plus souvent les obstacles à la réduction ne peuvent être surmontés que par les *manœuvres indirectes*.

Nous étudierons en détail :

1° *Une méthode générale applicable à toutes les luxations de l'humérus ;*

2° La *méthode de l'extension en bas ;*

3° La *méthode de l'extension en haut ;*

4° La *méthode de rotation ;*

5° L'*ambe d'Hippocrate*, la *machine de Platner*, etc.

MÉTHODE GÉNÉRALE APPLICABLE A TOUTES LES LUXATIONS DE L'HUMÉRUS.

« Tu attacheras l'espaule du malade contre un pilier, ou tenu par derrière par un fort homme : puis le bras du malade sera lié au-dessus du coude avec un escheveau de fil, lequel sera attaché avec

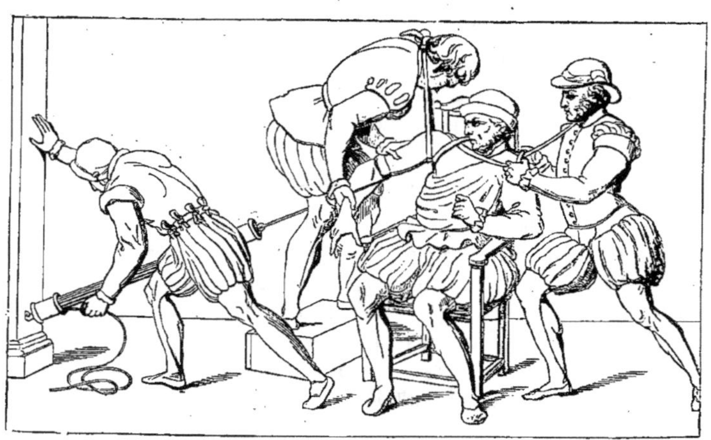

Fig. 14. — **Réduction d'une luxation de l'humérus en avant.**
Méthode générale d'après Ambroise Paré (édition Malgaigne, *fac simile*).

une corde, et tiré par la moufle, et un serviteur tirera la corde tant et si peu qu'on voudra. Puis le chirurgien aura une serviette, ou autre lien, qui sera passé sous le bras du malade assez près de la deloüeure, lequel sera passé sur le col du chirurgien, à la fin, qu'il élève le bras en haut : et de ses

leux mains réduira l'os en son lieu, en tournant le bras vers la poitrine du malade, comme tu vois
ar ceste figure. » (Ambroise Paré.)

L'extension est appliquée sur l'extrémité inférieure de l'humérus ; elle est opérée par un aide et par
'intermédiaire d'une moufle.

La contre-extension est faite par un aide avec des lacs entrecroisés.

La coaptation est opérée par le chirurgien au moyen d'une serviette passée autour du cou. L'opérateur a ainsi la liberté des bras et peut opérer sur le membre diverses manœuvres.

ANALYSE DES MANOEUVRES DANS LA MÉTHODE GÉNÉRALE APPLIQUÉE A UNE LUXATION DE L'HUMÉRUS EN AVANT.

Point d'application de l'extension. — Boyer conseillait d'appliquer le lacs de l'extension au poignet.
M. Nélaton veut que les forces extensives soient appliquées sur l'extrémité inférieure de l'humérus,
et nous partageons entièrement son opinion. D'après Boyer, en appliquant le lacs sur les muscles du
bras, on les irrite et l'on provoque des contractions qui ne peuvent que nuire aux manœuvres. M. Nélaton pense avec beaucoup de raison qu'une compression énergique appliquée sur des muscles n'en

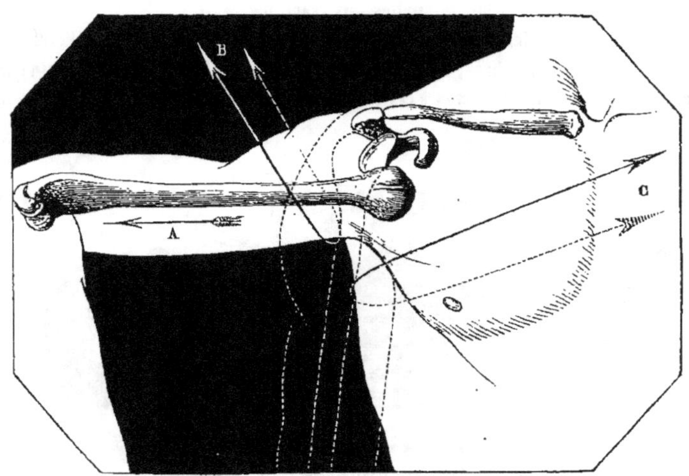

Fig. 15.

A. Direction de l'extension. — C. Direction de la contre-extension. — B. Direction de la coaptation.

augmente pas la force de contraction, et il fait observer que loin d'éviter l'action musculaire, en
faisant l'extension à l'avant-bras, on se crée de sa part de nouveaux obstacles : quand l'épaule est
luxée, les muscles qui de l'omoplate s'étendent à l'avant-bras, biceps, triceps, déterminent le plus
souvent, en raison du changement de leurs rapports avec les os, une certaine position de l'avant-
bras, qui est alors plus ou moins fléchi. Eh bien, quand l'extension sera appliquée sur l'avant-bras,
son premier effet sera d'allonger ces muscles, qui réagiront par leurs contractions sur les os luxés.
C'est ce qui n'arrive pas dans l'extension humérale, l'avant-bras pouvant garder la position qu'il avait
avant le commencement de l'opération (1). Il est une autre raison déjà entrevue par M. Nélaton, qui

(1) Les expériences de Gerdy démontrent que l'on peut porter sans danger les tractions plus loin sur un membre
fléchi que sur un membre étendu, parce que la traction est plus égale sur toutes les parties, muscles, nerfs,
vaisseaux. C'est une opinion que nos expériences sur le cadavre nous portent à admettre.

nous paraît avoir une importance plus grande: nous verrons dans un instant que l'extension n'a pas seulement pour but d'allonger le membre; mais que son principal rôle consiste à l'immobiliser pour que les manœuvres de coaptation aient l'effet le plus utile. Cette immobilisation est d'autant plus facile à obtenir avec deux forces données que la longueur de l'appareil sera plus petite et que les décompositions de force et vibrations seront moindres. Or, en appliquant le lacs d'extension sur l'humérus, on diminue la longueur du système de toute la longueur de l'avant-bras (1).

Nous n'entrerons pas dans les détails des lacs, des liens, des nœuds. Malgré l'importance de ces points de pratique, nous n'y insistons pas. Ce manuel ne s'apprend qu'en voyant faire; du reste, les ouvrages écrits sur les appareils renferment sur la question des détails suffisants.

Les lacs peuvent être remplacés avec avantage par des instruments embrassant le membre d'une façon exacte et munis de crochets pour appliquer les liens. Ces instruments portent le nom de *remoras*.

M représente, d'après Scultet, un rémora employé par les anciens chirurgiens. Il ressemble à un collier ordinaire se serrant avec une boucle et pouvant embrasser le bras, la cuisse. Cet instrument avait l'inconvénient de n'embrasser le membre que par une petite surface et de glisser facilement quand la traction était un peu forte.

M. Charrière, M. Mathieu, d'une part, M. Robert et Collin, d'autre part, ont eu l'idée d'un instrument dans lequel les pressions sont proportionnelles aux tractions.

Ces instruments, inventés pour les luxations des doigts, nous ont paru susceptibles d'être appliqués très-utilement aux luxations des membres; nous avons fait construire, par M. Mathieu, une *pince à extension*, applicable à la luxation du bras et à celle de la cuisse, disposée de telle façon que les trac-

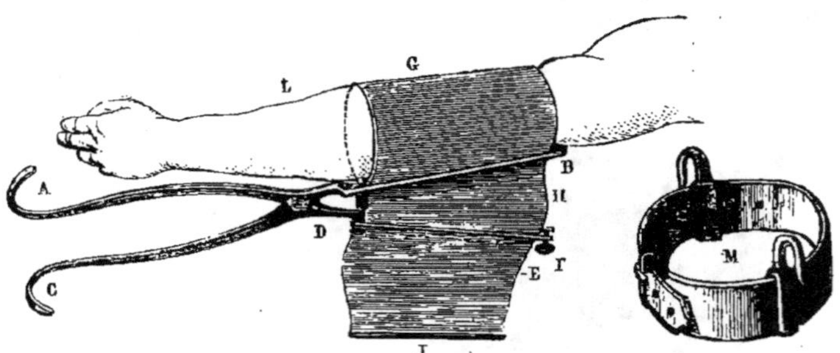

Fig. 16. — **Rémora. Pièce à extension.**

A. C. Branches et crochets pour appliquer les lacs. — B. Branche perforée pour le passage de la courroie. — D. Articulation des deux branches. — E. Partie flottante de la courroie. — F. Vis destinée à la serrer. — G. Partie embrassante de la courroie. — H. Partie comprise entre les deux branches. — I. Extrémité de la courroie. — L. Membre sur lequel on pratique l'extension.

tions exercées en A et en C (fig. 16) rapprochant les deux branches, étreignent le membre dans la courroie G en exerçant une pression régulière et d'autant plus forte que les tractions sont plus énergiques.

La *contre-extension doit autant que possible être parallèle à l'extension dès le commencement des tractions*, elle doit être horizontale et même faire suite à la ligne de l'extension; on préviendra ainsi des tiraillements et des décompositions de forces préjudiciables au succès des manœuvres. Si ces conditions n'étaient pas remplies en effet dès le commencement, le premier effet des tractions serait de les remplir, et il y aurait là un travail perdu et qui ne servirait de rien pour l'allongement et l'immobilisation du bras.

(1) En faisant agir les puissances extensives sur l'os luxé, on exerce sur lui une action plus immédiate et, par conséquent, plus propre à opérer son déplacement. (Nélaton, *Considérations générales sur les luxations*, in *Éléments de pathologie chirurgicale*.)

Coaptation. — L'extension étant opérée, la contre-extension faisant obstacle, et immobilisant le corps du malade, les manœuvres de la coaptation commencent.

Le chirurgien, placé auprès du blessé, aide par des pressions exercées sur la tête l'action de l'extension et de la contre-extension ; il imprime des mouvements à l'os luxé, il tâche par des pressions, par des tractions dirigées tantôt d'un côté, tantôt de l'autre, à décrocher la tête, puis, quand la palpation lui a appris que l'os est à peu près revenu dans sa cavité, il donne l'ordre de cesser brusquement les tractions et il ramène le membre dans l'adduction.

Dans la figure ci-dessus, nous reproduisons d'une manière schématique l'action de l'extension, de la contre-extension et de la coaptation. Ces trois actes sont trois forces. La direction à leur imprimer est représentée par les flèches : A, extension ; C, contre-extension ; B, coaptation.

L'extension et la contre-extension détruisent le chevauchement des os, la coaptation achève de rétablir les rapports. Dans la luxation de l'humérus, figure 15, la tête étant portée en bas et en avant et en dedans, la coaptation devra la repousser en haut et en arrière et en dehors.

Pour remplir cette indication, le chirurgien peut se placer derrière le blessé, croiser ses deux mains dans l'aisselle et attirer l'os de son côté. Le patient étant assis et l'opérateur debout, la tête de l'os sera ainsi portée en haut en arrière et en dehors.

On obtient quelquefois une plus grande force en appliquant le coude dans l'aisselle du blessé.

Si le chirurgien veut conserver la liberté de ses mains dans le but d'imprimer au membre luxé des mouvements de rotation, d'adduction, etc., il pourra, pour porter l'os en haut et en dehors, direction vers laquelle doivent toujours tendre les efforts de la coaptation dans une luxation en avant, se servir d'un lacs embrassant le haut du bras luxé, et noué autour de son cou. Dans la figure 14, qui représente la réduction d'une luxation de l'épaule d'après Ambroise Paré, le chirurgien emploie la cravate, et c'est ainsi par un mouvement d'extension du cou et du dos qu'il se propose de faire la coaptation. L'usage de la cravate est un peu tombé en désuétude.

Dans une luxation de l'humérus en arrière, la force de coaptation devrait être dirigée en haut et en avant, etc.

En résumé, la coaptation est incontestablement ce qu'il y a de plus important à exécuter habilement. Mais, il faut le dire, c'est ce qui peut le moins s'enseigner. Le chirurgien devra se placer de manière à disposer de la plus grande force possible et à pouvoir le plus facilement la diriger.

Il devra donner à ses forces une direction que sa connaissance des rapports peut seule lui prescrire. Cette direction doit nécessairement varier aux différents temps de la coaptation.

C'est dire que faire une coaptation intelligente et utile dans une réduction difficile, est une des opérations qui demanderont au chirurgien le plus de talent.

APPAREIL INSTRUMENTAL A EMPLOYER POUR LA RÉDUCTION D'UNE LUXATION DE L'HUMÉRUS
PAR LA MÉTHODE GÉNÉRALE.

Dans les cas simples, dans les luxations récentes, deux aides suffisent pour réduire par la méthode générale. Le premier fait l'extension en tirant sur le bras ou sur l'avant-bras, ce qui dans les cas faciles importe peu ; le second fait la contre-extension avec les deux bras entrecroisés sous l'aisselle du blessé, qui doit être placé sur un siége assez élevé pour que ses pieds ne portent point à terre.

La coaptation est alors opérée par le chirurgien d'après les règles prescrites.

On réussit ainsi dans le plus grand nombre des cas ; mais quand la réduction est difficile et qu'il devient nécessaire d'employer des manœuvres bien méthodiques, il faut un appareil instrumental.

Le chirurgien doit avoir à sa disposition :

1° Des points fixes placés à une distance convenable les uns des autres ;

2° Des instruments pour les tractions ;

3° Des instruments pour mesurer la force des tractions;

4° Des instruments pour permettre de faire cesser brusquement l'action de l'extension.

Sans parler de la pince à extension, des lacs, des cordes, etc., etc.

La figure 16 représente l'appareil instrumental avec tous ses détails.

Le cadre est formé de deux traverses horizontales, l'une inférieure, qui supporte tout l'appareil, l'autre supérieure.

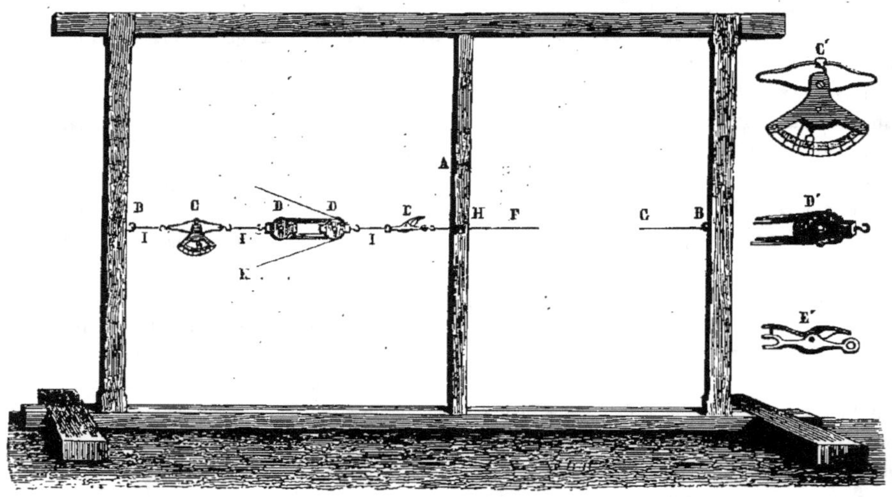

Fig. 17. — **Appareil instrumental à employer pour la réduction d'une luxation de l'huméru dans les cas difficiles.**

Il y a trois traverses verticales qui divisent par conséquent le cadre en deux parties, la première doit être occupée par le blessé et le chirurgien, la seconde est destinée à l'appareil à extension.

L'appareil à extension se compose de la moufle avec ses deux systèmes de poulies DD et la corde K qui peut être tirée en haut ou en bas, du dynamomètre C, et de l'appareil à échappement E. Entre les traverses verticales et ces trois instruments se trouvent trois liens d'union III. (C', D', E', représentent un dynamomètre, un système de poulies et un appareil à échappement un peu grossis.)

G, lacs pour la contre-extension. H, lacs extenseur.

Le lacs extenseur H, en passant d'une des parties de l'appareil dans l'autre, s'enroule dans la gorge d'une poulie que renferme la traverse médiane A.

Quel est le but de cette séparation du cadre réducteur en deux parties ?

Nous avons posé en principe que l'effet de l'extension était moins d'allonger le membre que d'immobiliser son extrémité libre, condition sans laquelle il n'y a pas de coaptation possible. Il faut donc diminuer la longueur de l'appareil, car il est évident que plus il sera long, plus il faudra que la traction soit considérable pour arriver au résultat. La division du système en deux parties par une traverse médiane tranche la difficulté. Le lac de l'extension faisant un tour dans la gorge d'une poulie bien fixe, les vibrations ne pourront se propager, et en réalité l'appareil n'a que la longueur de H à B.

Le cadre réducteur nous a paru véritablement utile, et M. Robert et Colin, nos habiles fabricants d'instruments, ont bien mérité de la chirurgie en faisant tous leurs efforts pour donner à cet appareil la perfection désirable.

La méthode générale demande plusieurs aides, un appareil instrumental dans un grand nombre de cas; mais aussi elle est très-puissante, incontestablement la plus puissante de toutes les méthodes.

Si le chirurgien, à la vue du malade, pouvait dire qu'il éprouvera dans un cas beaucoup de résistance, dans un autre peu de résistance, je conseillerais de réserver la méthode générale pour les cas difficiles ; mais comme il est absolument impossible à la vue d'un malade de se faire une idée exacte des difficultés, comme des tentatives infructueuses sont toujours pénibles, et peuvent de plus discréditer le chirurgien même le plus habile, nous engageons dans tous les cas, toutes les fois que cela sera possible, à commencer par l'emploi méthodique de l'extension horizontale, de la contre-extension et de la coaptation, pratiquées comme ci-dessus.

Les méthodes spéciales n'en doivent pas moins être étudiées. Du reste, quelques chirurgiens admettent que dans certains cas ces méthodes ont donné des succès que l'on n'avait pu obtenir par la méthode générale.

MÉTHODE DE L'EXTENSION EN BAS.

PROCÉDÉ DU TALON.

Desault a donné le précepte d'opérer l'extension suivant la nouvelle direction du membre, puis de le ramener progressivement à sa direction normale.

La méthode qui satisfait le mieux à ces conditions, dans la luxation de l'humérus en avant, est la méthode de l'extension en bas, dont le meilleur procédé, très usité des anciens, est le *procédé du talon.*

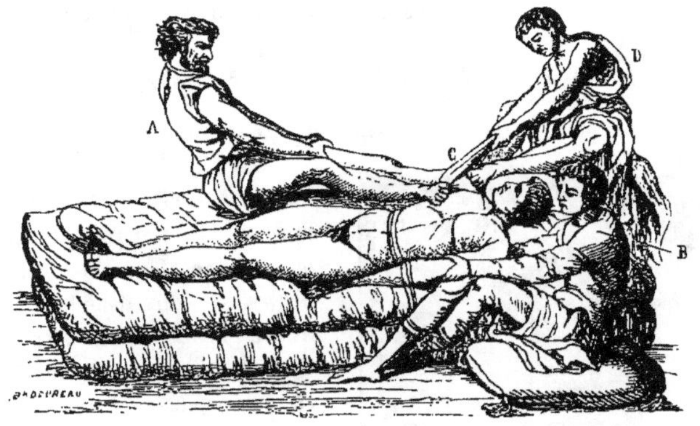

FIG. 18. — **Procédé du talon**, d'après Oribase *(fac simile)*.
A. Chirurgien appliquant le procédé du talon. — B. Premier aide attirant la tête de l'humérus en haut et en dehors à l'aide du lacs C. — B. Deuxième aide maintenant le malade immobile.

Le patient est horizontalement étendu, couché par terre ou sur un matelas.

Le chirurgien s'étant assis à côté du blessé, saisit des deux mains l'avant-bras du côté luxé au-dessus du poignet, puis, appliquant le talon non pas dans le creux de l'aisselle du malade, mais sur la côte de l'omoplate, il exerce des tractions suffisantes pour déplacer l'os et le faire rentrer dans sa cavité.

Ambroise Paré plaçait dans l'aisselle une pelote de cuir remplie de bourre ou de coton, proportionnée à la capacité de l'aisselle, « afin que du talon on puisse mieux pousser l'os en sa place. Car lorsqu'on tire le bras, il se fait plus grande cavité en l'aisselle à cause des tendons et des muscles qui sont des deux côtés ».

Dans l'application moderne du procédé du talon, on n'a pas l'habitude d'employer ce tampon axillaire qui, dans quelques cas, pourrait servir à rendre plus douce la pression du pied.

Comme on le voit, Ambroise Paré exerçait des tractions sur le bras, puis appliquait le talon sur la tête humérale, manœuvre qui n'était plus dès lors une contre-extension, mais qui constituait un refoulement par pression de la tête humérale. Ce procédé nous paraît avoir plus de puissance quand le talon appuie sur la côte de l'omoplate. De cette façon le scapulum est immobilisé, et le chirurgien opère lui-même la contre-extension et l'extension.

Le procédé du talon a cela de très-avantageux, qu'il peut permettre au chirurgien seul d'obtenir la réduction d'une luxation, alors même que cette réduction demande une assez grande force. Dans la position du chirurgien, celui-ci dispose en effet d'une très-grande puissance, et le patient, dans le décubitus horizontal, ne peut opposer de résistance.

Dans le fac-simile d'Oribase que nous représentons ici, et dans les planches d'Ambroise Paré, on voit que le chirurgien s'adjoignait deux aides, l'un qui, avec un lacs, tendait à écarter la tête humérale en dehors, et qui pressait avec un des pieds sur la face externe de la clavicule; l'autre, qui maintenait le malade en pressant sur l'épaule saine. Ces manœuvres adjuvantes peuvent être utiles, mais elles ne font pas partie essentielle du procédé.

L'extension en bas, jointe au refoulement de la tête en dehors, peut être exécutée avec l'épaule du chirurgien qui, passant l'épaule sous l'aisselle du malade, essaye de le soulever en exerçant des tractions sur le bras luxé (*procédé de l'épaule*), ou encore avec le genou du chirurgien (*procédé du genou*, etc.).

Le nombre des procédés est infini, et il est important de mettre un certain ordre dans l'étude de ceux qui ont été les plus étudiés. Il est utile de leur donner des dénominations en rapport avec leur mécanisme. Ces trois procédés du talon, de l'épaule, du genou, forment une famille naturelle ayant cela de commun que l'extension est faite à peu près dans la direction du bras luxé et que l'extension, la contre-extension et la coaptation sont opérées par le chirurgien seul, sans aides et sans instruments.

MÉTHODE DE L'EXTENSION EN HAUT (1).

(PROCÉDÉ DE MOTHE, DE WHITE, DE MALGAIGNE, ETC.).

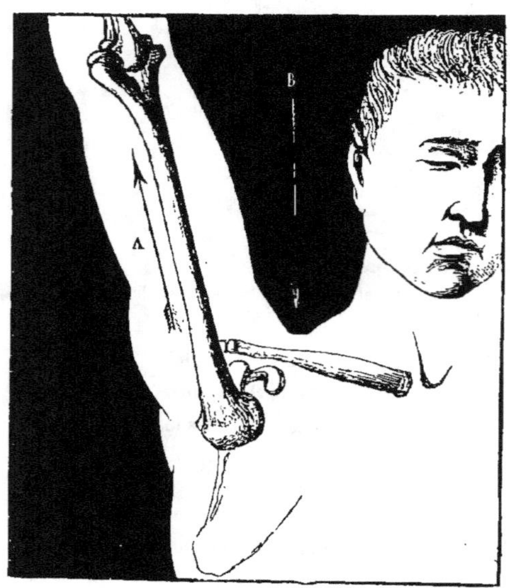

FIG. 18. — **Méthode de l'extension en haut.**
A. Extension. — B. Contre-extension faite à l'aide du genou ou du pied de l'opérateur.

D'après Galien, dans la réduction d'une luxation, l'extension doit être faite suivant le sens dans lequel le déplacement a eu lieu, c'est-à-dire dans la situation où se trouvait le membre au moment de l'accident. Quoique une luxation de l'humérus en avant puisse se produire dans différentes positions du bras, il n'en est pas moins vrai que c'est presque toujours dans un degré assez considérable d'abduction et d'élévation, que la capsule se déchire et que l'os sort de sa cavité. Dans la méthode de l'extension en haut, l'extension est donc opérée selon le précepte de Galien.

Ce procédé est surtout rationnel dans les variétés sous-glénoïdiennes. Dans la variété supérieure ou sous-coracoïdienne, il ne pourrait pas rendre plus de services que si l'on employait le procédé du talon dans une luxation sous-glénoïdienne, mais dans toutes les variétés inférieures il rendra de

(1) La méthode de l'extension en haut est celle qui expose le plus à la déchirure de l'artère. Citons à l'appui de cette proposition une découverte récente faite par M. Guyon, chirurgien des hôpitaux : quand on porte le bras dans

nds services. Il nous a semblé que la manœuvre réussirait mieux si, au lieu d'exercer l'extension
nme on le fait d'ordinaire, on imprimait préalablement à l'humérus une torsion qui ramène sa
e cartilagineuse du côté de la cavité glénoïde. Dans ce cas les tractions suffiraient à la réduction,
l'allongement du membre serait immédiatement suivi de la rentrée de la tête dans la cavité glé-
de.

Dans l'application de la méthode de l'extension en haut, si la luxation est anté-glénoïdienne,
riété inférieure, les tractions suivent à peu près le trajet d'une ligne qui, passant par le centre de
tête osseuse déplacée, traverserait en même temps le centre de la cavité articulaire qui doit la
cevoir (1).

MÉTHODE DE ROTATION.

1° LUXATION EN AVANT, PROCÉDÉ DE M. LACOUR.

Il y a déjà longtemps que M. Lacour a démontré que dans la luxation de l'humérus en avant, on
tient souvent la réduction avec une grande facilité, en faisant tourner l'os de dehors en dedans
tour d'un axe fictif qui le traverserait par le milieu dans toute sa longueur, et en combinant ce
ouvement avec l'adduction du bras, de telle façon que le coude se trouve en rapport avec la ligne

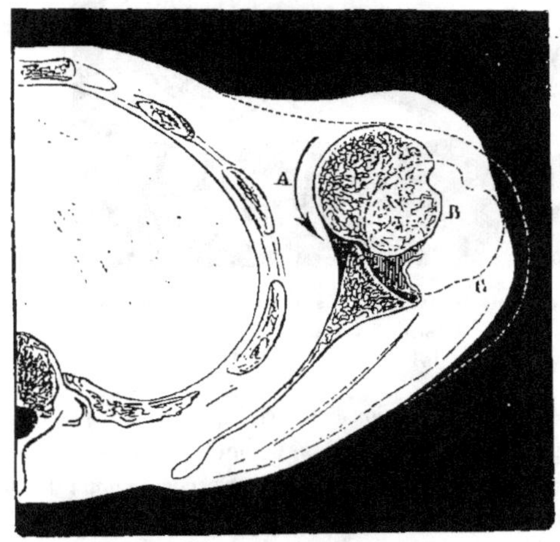

FIG. 19. — **Coupe horizontale pratiquée sur une articulation luxée en avant.**
. Flèche, le sens de la rotation à effectuer autour de l'axe de l'humérus. — B. Tête humérale luxée en avant.
C. Tête de l'humérus revenu à sa place.

médiane quand la rotation a été de 90 degrés ou d'une demi-circonférence. C'est là un procédé facile,
eu douloureux, et dont le mode d'action devient facile à comprendre quand on suit le mouvement
ur la préparation homalographique que nous avons donnée planche VI.

abduction et l'élévation, en même temps un peu en arrière, les battements cessent de se faire sentir dans la radiale
et la cubitale. Des expériences, auxquelles il m'a associé, nous donnerons d'ici peu l'explication complète du phénomène; mais nous pouvons déjà présumer que cette suppression des battements tient à un tiraillement et un
allongement de l'artère d'abord, ensuite à une compression du vaisseau par la tête de l'humérus et les nerfs qui se
trouvent également déviés de leur position ordinaire; c'est donc là une position de souffrance qui deviendra encore
plus dangereuse quand le bras sera luxé.

(1) C'est là, d'après Gerdy, la meilleure direction à donner à l'extension.

Soit B la tête humérale luxée en avant, on lui fait subir une rotation dans le sens de la flèche **A**. Cette rotation se fait autour de l'axe du corps de l'humérus.

Le plus souvent la tête humérale reprend ses rapports et revient en C.

2° LUXATION EN ARRIÈRE. PROCÉDÉ DE M. NÉLATON.

M. Nélaton a appliqué la rotation à la réduction de l'humérus en arrière, et a réussi.

Soit C (1) la tête humérale luxée en arrière. La rotation est effectuée dans le sens de la flèche B autour de l'axe du corps de l'humérus.

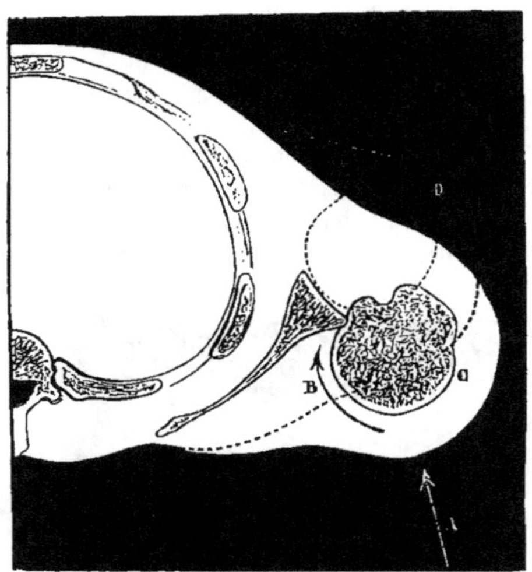

FIG. 20. — **Coupe horizontale pratiquée sur une articulation luxée en arrière.**
A. Flèche indiquant la direction du coup de maillet. — B. Flèche indiquant le sens de la rotation à effectuer autour de l'axe de l'humérus. — C. Tête humérale luxée en arrière. — D. Tête humérale réduite.

M. Nélaton, après avoir détruit par la rotation l'obstacle, qui tient dans ce cas à l'engrènement du bord postérieur de la cavité glénoïde dans le sillon qui entoure la tête, applique un coup de maillet dans la direction de la flèche A, et la tête rentre. Ce beau procédé a donné des succès dans deux cas où la méthode générale avait échoué.

DES MACHINES PROPREMENT DITES.

1° AMBI.

Après l'étude à laquelle nous venons de nous livrer, à peine est-il nécessaire d'expliquer l'action de l'ambi, la plus simple peut-être et la meilleure de toutes les machines qui aient été inventées pour réduire les luxations de l'articulation de l'épaule. Hippocrate regarde le procédé dans lequel on fait usage de l'ambi comme le meilleur de tous ceux qui aient été jamais employés. Et il n'est pas douteux que ce procédé ne possède une grande puissance.

(1) M. Nélaton nous fait observer que dans la figure 20 la tête humérale est portée un peu trop loin en arrière sous la voûte acromiale. Généralement, dit M. Nélaton, la tête de l'humérus luxée en arrière ne fait pas une aussi grande saillie en arrière et ne donne lieu qu'à un très-petit aplatissement en avant, ce qui explique que souvent elle est méconnue.

Malgré son incontestable valeur, l'étude de cette méthode ne doit pas moins être regardée comme une question d'histoire; depuis très-longtemps, en effet, elle n'est plus appliquée. La description qu'en donne Hippocrate la fera mieux connaître que tout ce que nous pourrions en dire.

« De toutes les réductions la plus puissante est la suivante : Il faut avoir une pièce de bois large de cinq doigts ou quatre au moins, épaisse de deux ou même plus mince, longue de deux coudées ou un peu moindre; elle sera arrondie à l'un des bouts, et c'est là qu'elle sera le plus étroite et le plus mince. À l'extrémité de ce bout arrondi sera une saillie faisant une petite avance, non du côté de la poitrine, mais du côté de la tête de l'humérus, afin que ce bout se loge dans l'aisselle entre les côtes et cette même tête. On collera sur ce bout une bande ou une pièce de linge moelleux, afin que la pression de l'instrument soit adoucie; puis, enfonçant la tête du bois dans l'aisselle aussi en dedans que possible, entre les côtes et la tête de l'humérus, et étendant tout le membre le long du bois, on y attachera et le bras et l'avant-bras, et le carpe, afin de les rendre aussi immobiles que possible.

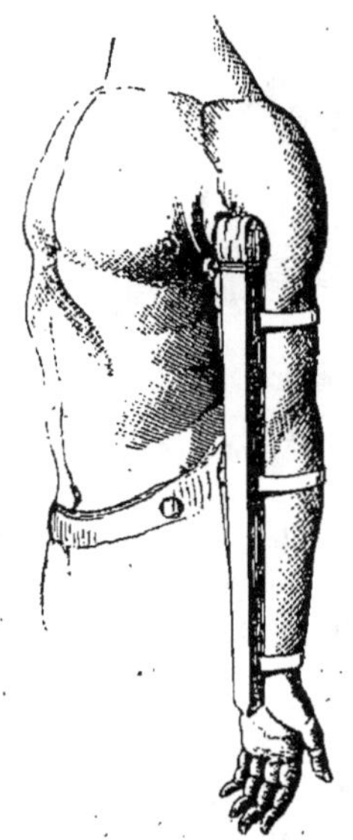

FIG. 21.— **Ambi appliqué le long du bras luxé** (d'après Vidus Vidius, *fac simile*).

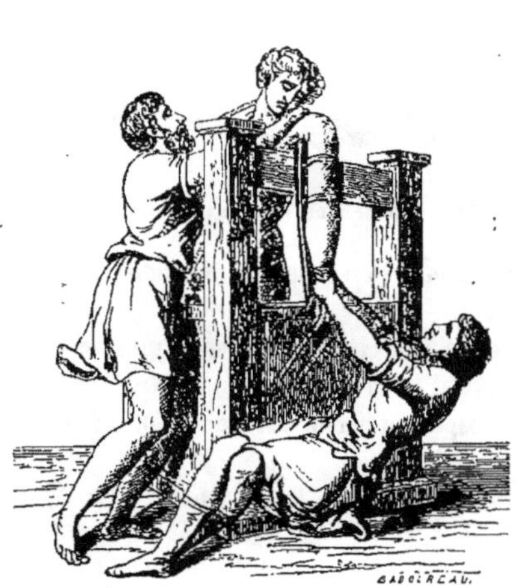

FIG. 22. — **Réduction de la luxation de l'humérus par l'ambi. La réduction est effectuée sur le dos d'une chaise de Thessalie.** (*Fac simile* de Vidus Vidius.)

L'objet essentiel est de porter l'extrémité du bois aussi en dedans que possible dans l'aisselle, et de lui faire dépasser la tête de l'humérus. »

« Les choses ainsi disposées, on attachera avec solidité une poutrelle entre deux piliers; on passera le bras lié au bois par-dessus la poutrelle, de façon que le bras soit d'un côté, le corps de l'autre, et la poutrelle en travers de l'aisselle; alors, on fait subir d'une part au bras lié à la pièce de bois, de l'autre au reste du corps, une traction qui s'exerce autour de la poutrelle : celle-ci sera fixée assez haut pour obliger le patient à se tenir sur la pointe des pieds. » (Hippocrate, trad. Littré.)

2° MACHINE DE PLATNER (fig. 23).

Nous reproduisons, en terminant, la machine de Platner appliquée pour réduire une luxation de l'épaule; inutile d'en expliquer le mécanisme. Quoiqu'elle ne soit plus usitée aujourd'hui, il était nécessaire de la faire connaître, parce qu'elle est susceptible de perfectionnements qui la rendront peut-être véritablement utile.

La machine de Platner a beaucoup d'analogie avec la machine de Jarvis, qui, grâce à des perfec-

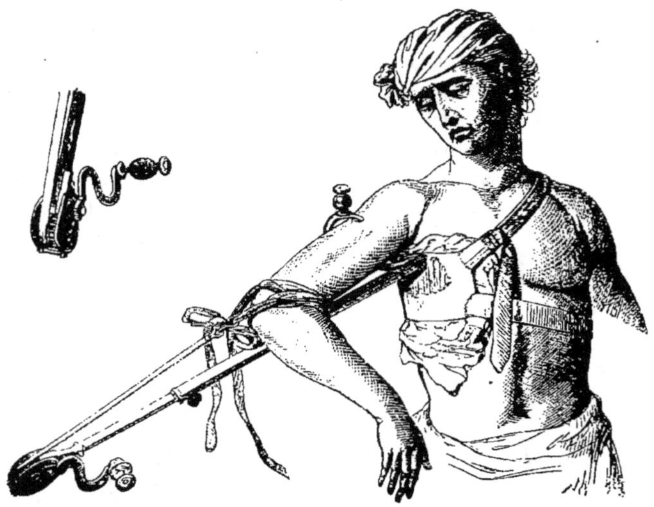

Fig   23 — **Machine de Platner** (*fac simile* de Platner, *Institutiones chirurgiæ rationalis*).

tionnements récents, paraît appelée à rendre des services. Nous aurons occasion plus tard de la faire connaître.

Toutes ces machines ont une grande puissance, il est vrai; mais ce qui doit diminuer beaucoup l'idée des services qu'elles pourraient rendre, c'est que la réduction d'une luxation est bien plus une question de coaptation habile et de direction de tractions qu'une manœuvre de force.

3° BANC D'HIPPOCRATE (fig. 24).

Nous n'avons pas mission pour enseigner l'histoire de l'art, aussi l'étude du banc d'Hippocrate ne vient-elle là qu'à titre de curiosité. Je ne sais vraiment même si cette machine a été souvent employée telle qu'elle est ici décrite. M. Littré, qui a traduit de Vidus Vidius l'explication ci-dessous, fait observer que l'usage n'en pouvait répondre aux indications posées par Hippocrate.

Ce savant, qui a tant de titres pour être cité comme une autorité en pareille matière, a repris les textes d'Hippocrate et de ses commentateurs, Galien, Rufus, etc., Vidus Vidius, etc., et à force d'une érudition dont nous sommes loin de contester le mérite, il est arrivé à reconstruire l'instrument tel qu'Hippocrate a dû l'employer ! Au lieu des encoches dont est creusé le madrier, il suppose qu'il devait y avoir un certain nombre de fosses profondes de trois doigts, larges de trois, écartées les unes des autres de quatre.

Ce qu'il y a de plus clair, « c'est que le banc d'Hippocrate était une machine à treuil »; cette machine lui permettait de porter l'extension et la contre-extension fort loin, et, comme il le dit lui-même, elle devrait se trouver dans la maison du médecin, surtout de celui qui exerce dans une ville peuplée.

Nous ne dirons rien du *plinthe de Nilée*, du *glossocome de Nymphodore*, du *trispaste d'Apellide d'Archimède*, etc.. etc., informes amas de treuils et de leviers, bizarres inventions depuis long-temps oubliées.

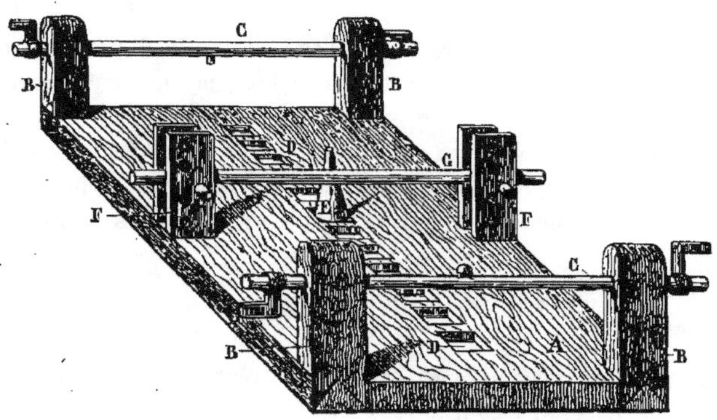

FIG. 24. — **Banc d'Hippocrate** (d'après Vidus Vidius).

Madrier long de six coudées, large de deux, épais de neuf doigts. — BBBB. Quatre bois longs d'un pied, arrondis à leurs extrémités. — CC. Axes des treuils. — DD. Fosses dont la profondeur est de trois doigts. — E. Petit pilier arrondi en haut, enfoncé profondément dans le madrier qui offre une excavation quadrangulaire. — FF. Deux piliers. — G. Pièce de bois transversale en forme d'échelon.

A QUELLE ÉPOQUE FAUT-IL RENONCER A LA RÉDUCTION D'UNE LUXATION DE L'HUMÉRUS ?

Nous avons dit plus haut pour quelle raison il est impossible, dans cette question, de donner des chiffres. Nous renvoyons le lecteur à la page 64, à la suite de l'histoire de la luxation ancienne de l'humérus en avant, où nous n'avons pas craint d'affirmer que si *l'irréductibilité considérée d'une manière absolue n'existe pas*, il arrive une époque où *la réduction d'une luxation ancienne devient en quelque sorte la production d'une luxation, un véritable traumatisme exercé sur une lésion cicatrisée.*

ACCIDENTS DE LA RÉDUCTION.

M. Flaubert, de Rouen, a réuni six observations qui prouvent la gravité des accidents que peuvent entraîner les manœuvres de réduction dans les luxations anciennes. (Répertoire d'anatomie et de chirurgie et thèse inaugurale.)

Il est arrivé assez souvent que l'humérus a été rompu.

On a vu une fois les nerfs du plexus brachial arrachés à la moelle épinière.

Il existe plusieurs observations de rupture de l'artère axillaire.

Des ruptures des veines, des emphysèmes traumatiques, des phlegmons profonds, ont été produits dans les mêmes circonstances.

Dans la réduction d'une luxation de l'humérus tentée par M. Malgaigne, la peau fut coupée au niveau du lac extenseur, et les tractions ayant continué, tout le tégument du bras et de l'avant-bras fut renversé, comme un doigt de gant, jusqu'au poignet. Cet accident n'eut pas des suites aussi graves qu'on aurait pu le redouter.

Dans une luxation récente de l'humérus où les tractions étaient méthodiquement exercées par deux aides, l'humérus a été brisé à son tiers inférieur et les parties molles arrachées : l'avant-bras et le coude restant ainsi dans les mains des aides. Les muscles étaient tellement graisseux ainsi que les os, qu'ils ne présentaient aucune résistance : on les brisait avec la plus grande facilité, mais rien avant l'accident n'avait pu faire prévoir cette circonstance, qui devait entraîner un si grand malheur. A l'amphithéâtre des hôpitaux, où il arrive une grande quantité de cadavres des hôpitaux de vieillards, nous avons pu nous assurer que chez les vieilles femmes surtout, et c'était chez une vieille femme que cet accident était arrivé, le squelette et les muscles deviennent ordinairement graisseux et se déchirent avec une facilité incroyable. Il serait donc, aujourd'hui que l'on connaît cette disposition, très-imprudent de tenter des manœuvres violentes ou la réduction d'une luxation ancienne chez une vieille femme.

En résumé, les manœuvres de réduction sont des violences; elles constituent, quand elles sont exercées avec une grande énergie, un *traumatisme* qui peut se présenter là comme ailleurs avec toutes ses variétés, toutes ses complications primitives, consécutives et secondaires, locales, générales, infectieuses, etc.

ACCIDENTS CONSÉCUTIFS.

Quand la luxation récente de l'articulation capulo-humérale est réduite, que le membre est immobilisé avec soin pendant quinze jours et que ce temps passé, on fait pratiquer au blessé, fréquemment, de petits mouvements, la guérison s'opère, la plaie capsulaire se ferme, la synovie est sécrétée comme par le passé et le membre n'a pas le plus souvent perdu de sa force.

Il arrive souvent que la plaie de la capsule ne se ferme pas, et alors le malade est exposé à des récidives qui deviendront d'autant plus à craindre qu'elles auront été plus nombreuses. C'est dans ces conditions que l'on voit l'escrime, l'action de nager, etc., etc., produire des luxations qui, du reste, alors deviennent faciles à réduire.

Enfin l'articulation de l'épaule après la réduction de la luxation est quelquefois prise d'arthrisme (arthrite sèche), il se manifeste de la crépitation, il se produit des corps étrangers articulaires, mobiles ou fixes, les surfaces articulaires se déforment et le malade est infirme. Nous avons vu en ville, il y a quelques jours, avec notre ami le docteur Guillemin, un malade à qui ce praticien distingué avait réduit une luxation récente de l'humérus en avant. La réduction s'était opérée sans de grandes difficultés, et cependant, trois semaines après, le blessé ne pouvait encore se servir de son bras. On aurait pu penser à une paralysie du deltoïde; mais ce muscle se contractait bien et on sentait ses faisceaux se roidir sous la peau. Les mouvements provoqués nous firent entendre et sentir la crépitation spéciale de l'arthrisme, et nous firent porter un pronostic grave quant au rétablissement complet des mouvements.

Enfin, rappelons ici pour mémoire la dégénérescence graisseuse des muscles de l'épaule, dans la luxation ancienne signalée à la page 57 de cet ouvrage; dégénérescence graisseuse que l'électricité pourra faire distinguer des paralysies nerveuses consécutives à la lésion du circonflexe. Cette atrophie graisseuse existait là autour d'une luxation non réduite. Nos observations nous portent à croire que la même lésion se produit assez souvent quand la luxation est réduite, c'est une des variétés, et la plus grave, des *paralysies traumatiques* de l'épaule.

RÉDUCTION DES FRACTURES DU COL DE L'HUMÉRUS ET DE LA PARTIE SUPÉRIEURE DE CET OS.

Dans tous les cas où le diagnostic de la luxation à la fracture n'est pas nettement établi, on se conduira comme s'il y avait luxation.

Si la luxation existe, on la réduira le plus souvent sans difficultés par les procédés connus; s'il y a fracture, on réunira encore souvent, mais alors la réduction ne se maintiendra pas toujours et le plus souvent même elle ne durera pas plus longtemps que les manœuvres qui l'auront produite; cela est si ai que dans le cas où le diagnostic de la luxation et de la fracture était incertain, Dupuytren donait ce précepte important : Rendez au membre, par des manœuvres convenables, sa forme et sa ngueur naturelles ; retournez auprès du malade sept ou huit heures après : si vous trouvez l'éaule déformée, soyez assuré que vous avez affaire à une fracture. (Dupuytren, *Clinique chirurgiale*, tome III, p. 119.)

Si cependant on réussissait à mettre en rapport les surfaces de fractures, on pourrait compter sur ne réduction durable et une contention serait alors possible ; ces cas sont rares, mais ils existent.

On se rend facilement compte de la difficulté de réduire les fractures du col de l'humérus : le hirurgien n'a de prise que sur le fragment inférieur. Le fragment supérieur, qui est toujours très-ourt, est en même temps mobile dans tous les sens et ne peut être fixé par aucun moyen.

PLANCHE XXVII.

FRACTURE DE L'OMOPLATE.

FIGURE 1. — **Fracture du corps du scapulum.**

A. Une des lignes de fracture.
B. Un des fragments.

C. Une des fissures.
E. Petite production exostosique.

FIGURE 2. — **Fracture de l'acromion**

A. Angle antérieur de l'acromion.
B. Extrémité antérieure de la ligne de fracture.
C. Extrémité postérieure de la ligne de fracture.

D. Sommet de l'apophyse coracoïde.

1. 2. Lambeaux du périoste décollé au niveau de la fracture.

FIGURE 3. — **Fracture par arrachement du sommet de l'apophyse coracoïde.**

A. Angle antérieur de l'acromion.
B. Sommet de l'apophyse coracoïde arraché.
C. Cavité glénoïde.
D. Capsule de l'articulation scapulo-humérale.

E. Bandelette fibreuse costo-coracoïdienne.

1. Courte portion du biceps et coraco-huméral.
2. 3. Petit pectoral.

FIGURE 4. — **Fracture de la cavité glénoïde.**

A. Sommet de l'apophyse coracoïde.
B. Extrémité supérieure de la ligne de fracture.

C. Extrémité inférieure de la ligne de fracture.
D. Bourrelet glénoïdien en partie arraché.

L'histoire des fractures du scapulum présente peu de considératious intéressantes en dehors de celles que nous avons présentées sur les fractures en général. Elles sont rares. Elles sont très-difficiles à diagnostiquer. Dans le plus grand nombre des cas il n'y a point de séparation des fragments, ce qui tient aux nombreuses et larges insertions musculaires des muscles sus-épineux, sous-épineux et sous-scapulaire.

Elles guérissent d'ordinaire sans laisser après elles de difformités, sans présenter de ces complications qui rendent si graves certaines fractures.

Mécanisme. — Les fractures de l'omoplate sont le plus souvent produites par des causes directes.

Il y a quelques exceptions à cette loi, et ces exceptions se rapportent aux apophyses acromion et coracoïde, et à la cavité glénoïde, dont le rebord est souvent arraché dans les violences auxquelles se trouve soumise l'articulation scapulo-humérale.

Nous allons donc diviser l'étude des fractures de l'omoplate en :

1° Fractures du corps ;

2° Fractures des apophyses ;

3° Fractures de la cavité glénoïde.

Jean-Louis Petit les distingua en transversales, obliques et longitudinales. Plus tard, Desault fit une espèce à part de la fracture de l'angle inférieur ; Bottcher imagina les fractures de l'angle postérieur. Richter a reproduit, d'après Paul d'Égine et A. Paré, la fracture de l'épine de l'omoplate. Je ne connais aucun exemple de fracture limitée à l'épine ou à l'angle postérieur, non plus que de fractures verticales, la fracture de l'angle inférieur ne mérite pas de mention spéciale ; et enfin les variétés réelles

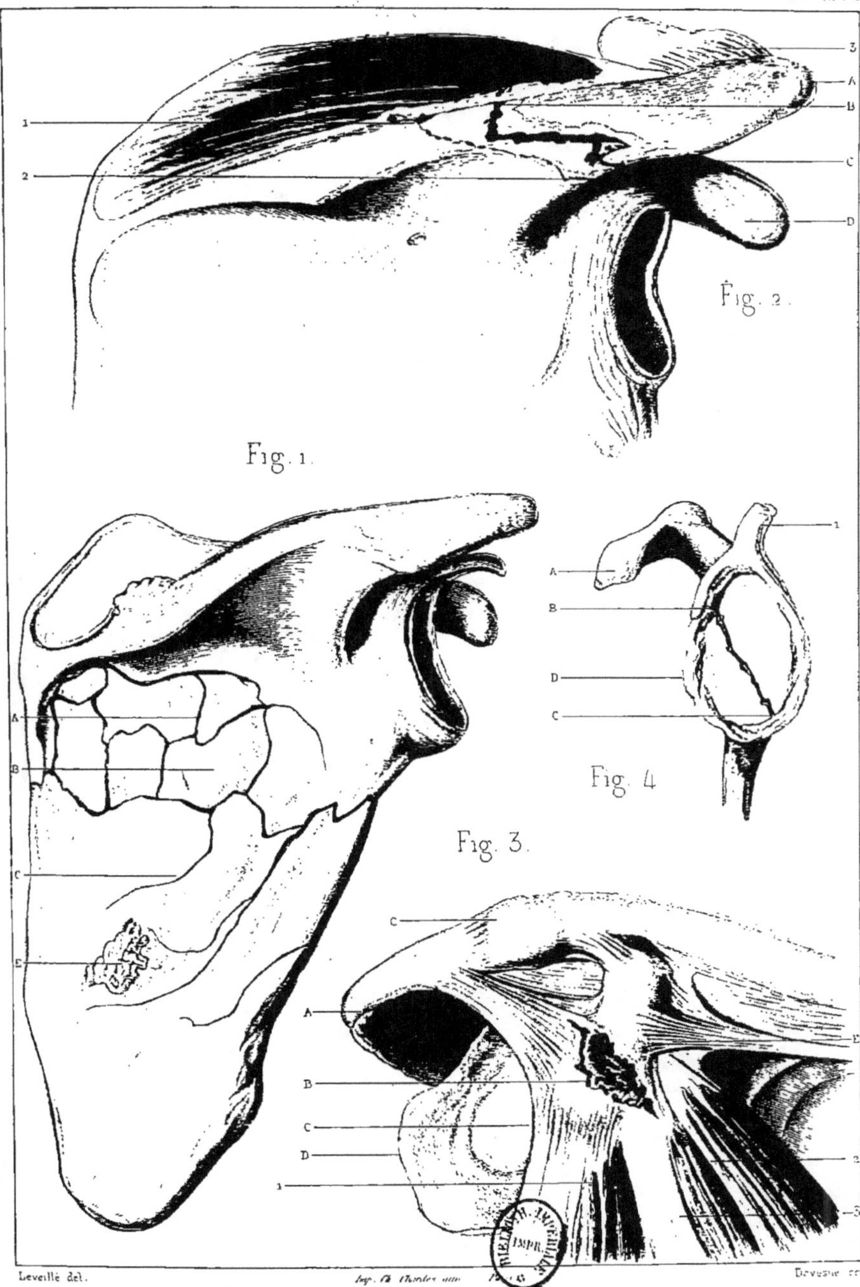

FRACTURES DE L'OMOPLATE.

et importantes à signaler sont : les *fractures incomplètes*, les *fractures complètes transversales* ou *obliques*, et les *fractures multiples* ou *comminutives* (Malgaigne, *Traité des fractures*).

La question va d'abord être étudiée expérimentalement sur les quatre figures de la planche XXVII.

La planche XXVIII, dont les deux figures sont la reproduction de faits d'anatomie pathologique proprement dite, serviront de complément à cette étude, de vérification, et en quelque sorte d'application.

1° FRACTURE DU CORPS DE L'OMOPLATE PRODUITE PAR UN COUP VIOLENT APPLIQUÉ SUR LE CORPS DE L'OMOPLATE.

(L'expérience a été faite l'os étant recouvert de ses muscles et conservant ses rapports avec le thorax.)

Au moment du coup, aucun craquement ne se fait entendre. La région conserve sa forme. Je sépare l'os brisé du thorax et j'observe qu'il est possible de le plier suivant un axe parallèle à l'épine. Après avoir enlevé les muscles qui s'y insèrent, apparaît une série de lignes de fractures, interceptant des fragments, n'ayant plus entre eux de rapports de continuité que grâce à de minces lamelles périostiques et aux insertions musculaires.

Le corps du scapulum est partagé en un grand nombre de segments; le plus important de tous représente toute la partie inférieure du corps de l'os. On remarque à sa surface des fentes ou fissures nombreuses; les unes aboutissant à une des lignes de fracture principale; les autres rejoignant un des bords de l'os. Quelques-unes sont simples dans tout leur trajet, d'autres se partagent en fentes ou fissures secondaires. Il y a donc en même temps fracture complète du scapulum et des fractures incomplètes qui, ici, consistent en des fissures.

2° FRACTURE DE L'ACROMION.

Les fractures de l'acromion peuvent être produites par une cause directe, elles peuvent être de cause indirecte.

La fracture de l'acromion, figure 2, a été produite pendant les efforts qui tendaient à opérer une luxation scapulo-humérale. Le bras était dans l'abduction. L'omoplate reposait sur la table par le bord postérieur de l'épine ; par conséquent l'acromion portait à faux. Le col de l'humérus ayant heurté violemment le bord externe de l'apophyse, elle a éclaté au voisinage de son pédicule. L'humérus étant revenu à sa place, les deux fragments se sont remis en rapport. Le périoste était en partie rompu, en partie décollé. La ligne de fracture était irrégulière, présentant des dentelures nombreuses. Le déplacement avait été peu considérable et s'était réduit.

3° FRACTURES DE L'APOPHYSE CORACOÏDE.

Les fractures de l'apophyse coracoïde nous ont présenté un point important à signaler.

Il nous est arrivé souvent, en expérimentant sur l'articulation de l'épaule et en produisant des luxations de l'épaule, d'arracher le sommet de l'apophyse coracoïde; cet arrachement est opéré par la tension des muscles coraco-huméral et courte portion du biceps. Il est plus ou moins complet, et souvent la fracture de l'os s'accompagne d'une fente du ligament acromion-coracoïdien. Il est rare que les fragments s'écartent beaucoup et que cette fracture puisse donner lieu à des symptômes de nature à permettre un diagnostic certain.

Cependant si, après une luxation produite dans l'abduction du bras, on constatait sur la coracoïde une vive douleur spontanée et provoquée par la pression, une ecchymose, une irrégularité, on pourrait présumer qu'il y a eu arrachement du sommet de l'apophyse; mais là, on le comprend, il n'est pas possible de provoquer une mobilité anormale, de la crépitation, etc., partant pas de diagnostic certain.

4° FRACTURES DE LA CAVITÉ GLÉNOÏDE.

Il est encore utile de dire un mot des fractures de la cavité glénoïde, qui, vu la profondeur de cette partie de l'os, ne seront jamais reconnues, mais seulement peut-être quelquefois soupçonnées.

Dans les arrachements de la capsule, très-souvent le bourrelet glénoïdien se trouve décollé, et dans quelques cas il emporte avec lui des parcelles osseuses. Quelquefois aussi une partie plus considérable de la cavité glénoïde se trouve détachée, et il peut arriver que la ligne de fracture partage la cavité en deux fragments à peu près égaux (fig. 4).

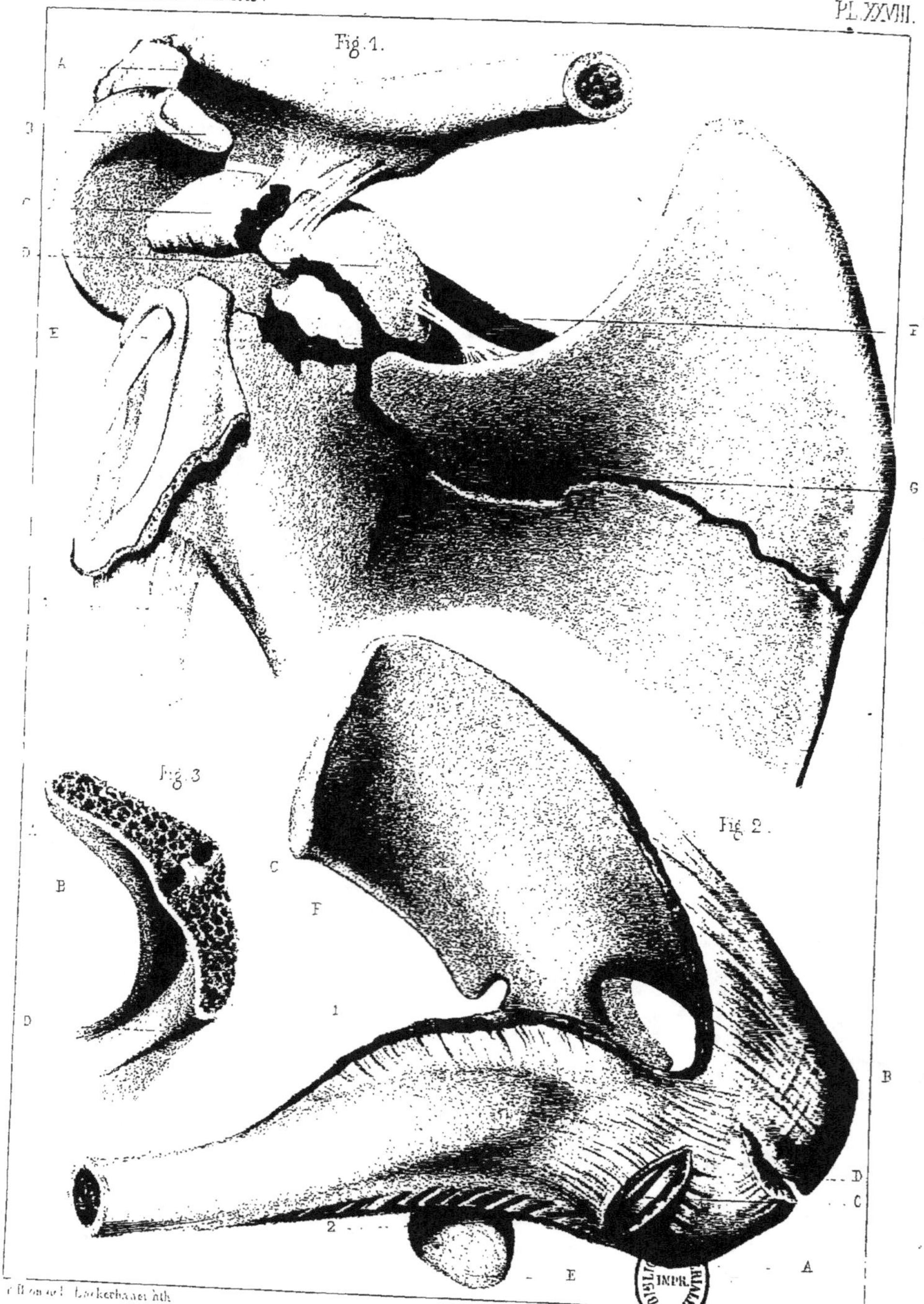

c. Hommel. Lackerhausen lith.

Imp. Becquet, Paris.

FRACTURE DE L'OMOPLATE. PSEUDARTHROSE DE L'ACROMION.

Librairie Germer Baillière.

PLANCHE XXVIII.

FRACTURE DE L'OMOPLATE.

FIGURE 1. — Fracture comminutive du scapulum. — Luxation de l'extrémité externe de la clavicule.

A. Surface acromiale de la clavicule.
B. Surface claviculaire de l'acromion.
C. Sommet de l'apophyse coracoïde.
D. Base de l'apophyse coracoïde.
E. Ligament omo-coracoïdien.

F. Ligne de fracture séparant l'épine de l'omoplate du corps de l'os.
G. Ligne de fracture divisant transversalement le corps de l'os.

1. Longue portion du triceps.

FIGURE 2. — Pseudarthrose de l'acromion.

A. Angle antérieur de l'acromion.
B. Angle postérieur de l'acromion.
C. Articulation acromio-claviculaire ouverte.
D. Pseudarthrose acromiale ouverte.

E. Sommet de la coracoïde.

1. Insertion du trapèze.
2. Insertion du deltoïde.

FIGURE 3. — Coupe de l'acromion suivant une ligne parallèle à son bord externe.

A. Fibres ligamenteuses supérieures.
B. Fibres ligamenteuses inférieures.

C. Ligament interosseux.
D. Pédicule de l'acromion.

Les fractures comminutives du scapulum consistent quelquefois en de véritables écrasements. Le scapulum figuré pl. XXVIII, fig. 1, appartenait à l'épaule d'un conducteur écrasé par la roue de sa charrette dans la forêt de Bondy. Un phlegmon produit par les désordres considérables emporta le malade, dont le cadavre fut apporté dans mon cabinet à l'amphithéâtre des hôpitaux. Il y avait en même temps une luxation de l'extrémité externe de la clavicule en haut et une fracture de l'humérus à sa partie moyenne.

L'apophyse coracoïde était séparée du corps de l'os à sa base; et de plus elle était partagée en deux parties inégales par une fracture qui la divisait au milieu des insertions qu'elle fournit au ligament coraco-claviculaire.

Une autre ligne de fracture enlevait l'acromion et l'angle postérieur était séparé du corps par une longue fente présentant des bords écartés en dehors et n'ayant pas entièrement brisé la continuité du bord postérieur.

Astley Cooper a signalé le défaut de consolidation comme étant assez ordinaire dans les fractures de l'acromion. On observe, en effet, assez souvent des pseudarthroses de l'acromion. Il y en a plusieurs exemples au musée de Dupuytren, et nous-même en avons rencontré un certain nombre de fois dans nos dissections. Dans la pièce figure 2, une partie de l'acromion seule a été détachée; la fracture partage cette apophyse en deux parties à peu près égales. Une mobilité remarquable signalait la place de la néarthrose encore recouverte des ligaments qui l'entouraient. La dissection et une coupe parallèle au bord externe de l'acromion nous ont fait voir que les surfaces pseudarthrodiales étaient unies entre elles par une couche de ligaments supérieurs, une couche inférieure et que, de plus, un ligament interosseux permettant un certain écartement s'étendait de l'une à l'autre surface de contact.

Les cas de ce genre ont généralement été envisagés sous le point de vue où nous les présentons ici. Mais dans tous les cas il s'agit de pièces anatomiques trouvées par Hazard sur le cadavre, sans renseignements. Il y aurait peut-être une autre interprétation à donner à ces cas assez communs, et elle se présente assez naturellement à l'esprit quand on réfléchit que ces pseudarthroses sont assez communes et que, d'un autre côté, les fractures de l'acromion, véritablement rares, sont dans toutes les conditions pour se consolider facilement. Ces pseudarthroses de l'acromion ne se rattacheraient-elles pas, dans un certain nombre de cas, à un vice de l'ossification, à un arrêt de développement qui aurait retardé et empêché la soudure de deux parties se développant par des points d'ossification distincts ?

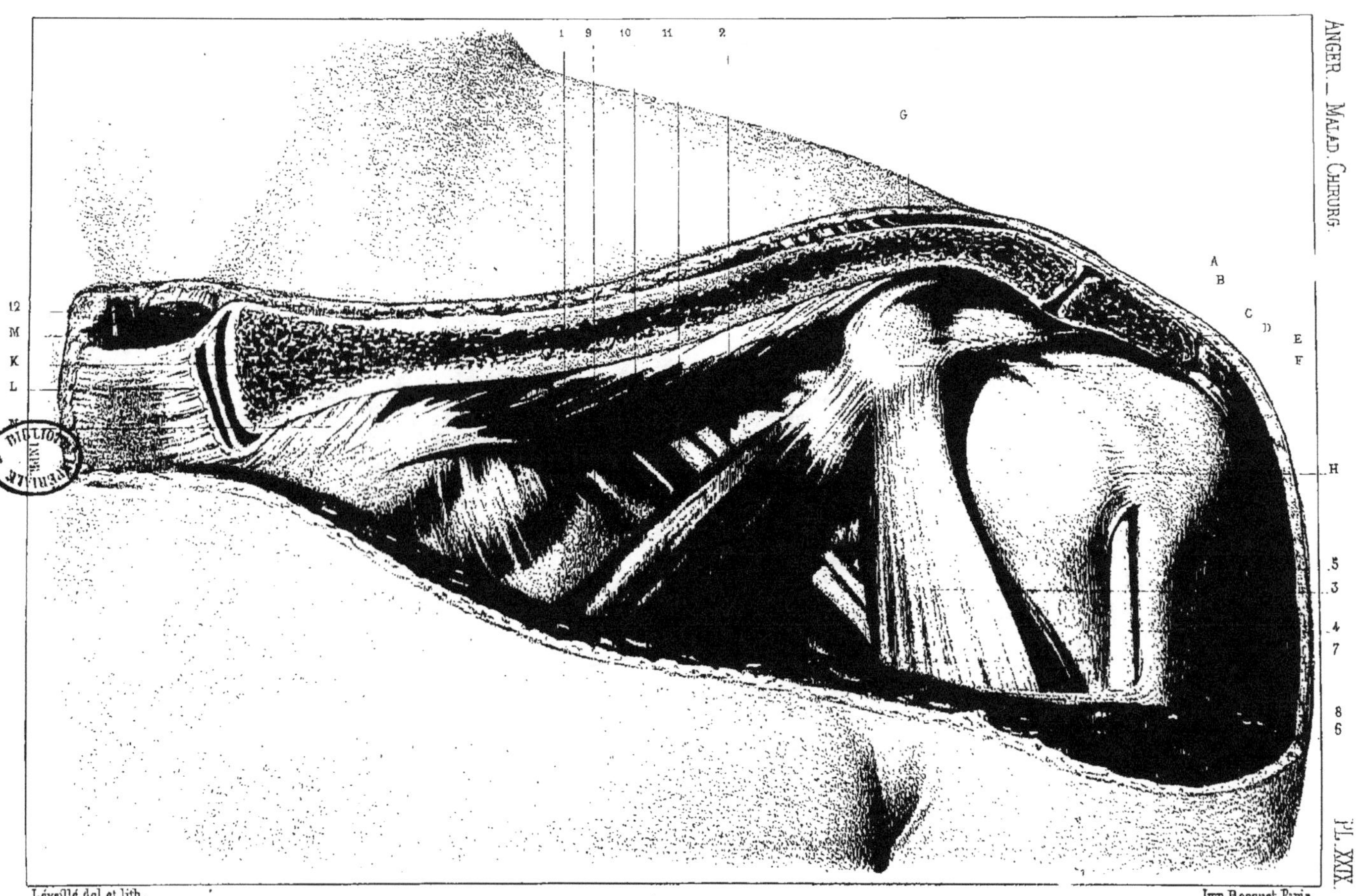

RAPPORTS DE LA CLAVICULE.

PLANCHE XXIX.

RAPPORTS DE LA CLAVICULE.

A. Extrémité externe de la clavicule.
B. Articulation acromio-claviculaire.
C. Bord externe de l'acromion.
D. Ligament acromio-coracoïdien (face supérieure).
E. Coupe du ligament acromio-coracoïdien.
F. Sommet de l'apophyse coracoïde.
G. Ligament coraco-claviculaire.
H. Tête humérale.
L. Fibro-cartilage inter-sterno-claviculaire.
M. Fibres ligamenteuses supérieures de l'articulation sterno-claviculaire.
N. Ligament costo-claviculaire.

1. Muscle sous-clavier.
2. Muscle petit pectoral.
3. Biceps et coraco-huméral.
4. Long tendon du biceps.
5. Deltoïde (coupe verticale).
6. Deltoïde (coupe horizontale).
7. Grand pectoral (coupe horizontale).
8. Interstice du deltoïde et du grand pectoral.
9. Veine axillaire.
10. Artère axillaire.
11. Nerfs du plexus brachial.
12. Faisceau sternal du sterno-mastoïdien.

Les rapports de la clavicule sont facilement compris sur une préparation obtenue en la divisant avec la scie parallèlement à ses bords, et en coupant l'acromion perpendiculairement à son bord externe. Cette coupe de la clavicule, que nous avons opérée pour la préparation planche **XXIX**, présente une certaine difficulté en raison de la courbure en S que présente l'os. Nous n'insistons pas sur le procédé à employer pour l'obtenir ; c'est le docteur Rambaud, ancien prosecteur des hôpitaux et habile anatomiste, qui nous a appris à la pratiquer.

La clavicule s'articule en dehors avec l'acromion, en dedans avec le sternum. Elle présente entre ses deux extrémités un corps inégalement résistant qui fournit d'importantes insertions musculaires. Nous allons étudier d'abord les articulations de la clavicule.

Articulation acromio-claviculaire. — Les surfaces articulaires sont obliques pour l'acromion en bas et en dedans ; pour la clavicule, également en bas et en dedans.

Elles sont planes et le plus souvent très-régulières.

La ligne articulaire ou interligne articulaire se dirige directement d'arrière en avant, parallèle dans tout son trajet au bord externe de l'acromion, sauf quelques variétés anatomiques.

La largeur et la longueur des surfaces articulaires sont d'ordinaire en rapport avec les dimensions des os.

Ligaments. — La couche fibreuse qui recouvre l'articulation acromio-claviculaire n'est point décomposable en faisceaux ligamenteux. Partout il y a des fibres d'union, en bas comme en haut, en avant comme en arrière ; mais il faut mentionner que, en haut, les fibres d'union sont considérablement plus fortes, ce qui est en rapport avec leur importance. C'est par là, en effet, que les os ont le plus de tendance à se séparer.

Cette couche ligamenteuse supérieure se continue avec le périoste et avec les fortes fibres d'insertion du deltoïde et du grand pectoral, qui viennent les renforcer.

L'articulation acromio-claviculaire est sous-cutanée ; elle répond, par sa masse profonde, au ligament acromio-coracoïdien, qui la sépare de la tête humérale.

Articulation sterno-claviculaire. — M. Cruveilhier a classé cette articulation parmi les *emboîtements réciproques*, genre d'*arthrodies biaxoïdiennes* (Béraud), dont le type le plus parfait est représenté par l'articulation du trapèze et du premier métacarpien. Il est rare, d'après nos observations, que l'articulation sterno-claviculaire présente assez de régularité dans ses courbures pour rentrer dans les arthrodies biaxoïdiennes ; nous dirons seulement qu'elle présente à sa partie interne une tête assez proéminente en avant, où elle soulève quelquefois la peau, présentant en arrière et en bas une forte saillie assez régulièrement convexe dans toute sa partie articulaire, et qu'elle est séparée de la surface articulaire concave que lui offre le sternum par un ménisque fibro-cartilagineux inter-sterno-claviculaire.

Il existe des ligaments en avant et en arrière, en haut et en bas ; ils se continuent sans interruption et forment, par conséquent, une capsule.

Nous devons insister sur deux renforcements spéciaux que ces ligaments présentent en haut et en bas.

Les fibres ligamenteuses supérieures sont très-fortes ; elles ne sont pas seulement comme les fibres antérieures sterno-claviculaires, mais elles sont, par plusieurs de leurs faisceaux, inter-claviculaires, c'est-à-dire étendues d'une des clavicules à celle du côté opposé.

Les fibres inférieures ou costo-claviculaires forment un faisceau plus résistant à fibres très-courtes, et ne mesurant que la distance qui est entre l'extrémité interne de la première côte et la clavicule.

Les fibres costo-claviculaires et les fibres inter-claviculaires ont une importance en rapport avec la tendance de l'extrémité interne de la clavicule à se luxer en haut dans les différents mouvements du membre supérieur.

Le ménisque interarticulaire s'attache par sa partie inférieure au sternum ; il est uni par sa cir-conférence aux fibres ligamentaires sterno-claviculaires, surtout aux supérieures. Chez les sujets avancés en âge, on le trouve souvent usé, irrégulier à ses surfaces, quelquefois même perforé et partiellement résorbé.

Entre les deux extrémités de la clavicule se trouve le corps de l'os, présentant des courbures très-accentuées chez les sujets qui ont beaucoup travaillé, moins nettement dessinées chez les femmes et chez les sujets qui n'ont pas exercé des professions pénibles. Ces considérations, utiles dans quelques cas, au point de vue médico-légal, correspondent naturellement à une solidité plus ou moins grande de la clavicule, qui pourra par conséquent, chez bien des sujets, résister à des violences qui, chez d'autres, en amèneraient la rupture.

Le corps de la clavicule est sous-cutané dans toute son étendue ; par sa face profonde, il est en rap-port avec le muscle sous-clavier, qui s'y attache dans presque toute sa partie intra-coracoïdienne.

La clavicule repose sur l'apophyse coracoïde ; dans quelques cas même, une séreuse spéciale faci-lite le glissement des deux os l'un sur l'autre (1). Entre la base de l'apophyse et la clavicule se trouve un fort ligament long de 2 centimètres, à large insertion coracoïdienne, à trajet oblique en haut et en dehors. Ce faisceau, décrit comme composé de deux ligaments (conoïde et romboïde), ne forme véritablement qu'un seul lien fibreux sans solution de continuité pour le partager. Nous le nomme-rons, d'après ses insertions, ligament *coraco-claviculaire*.

(1) Cette disposition est figurée planche II.

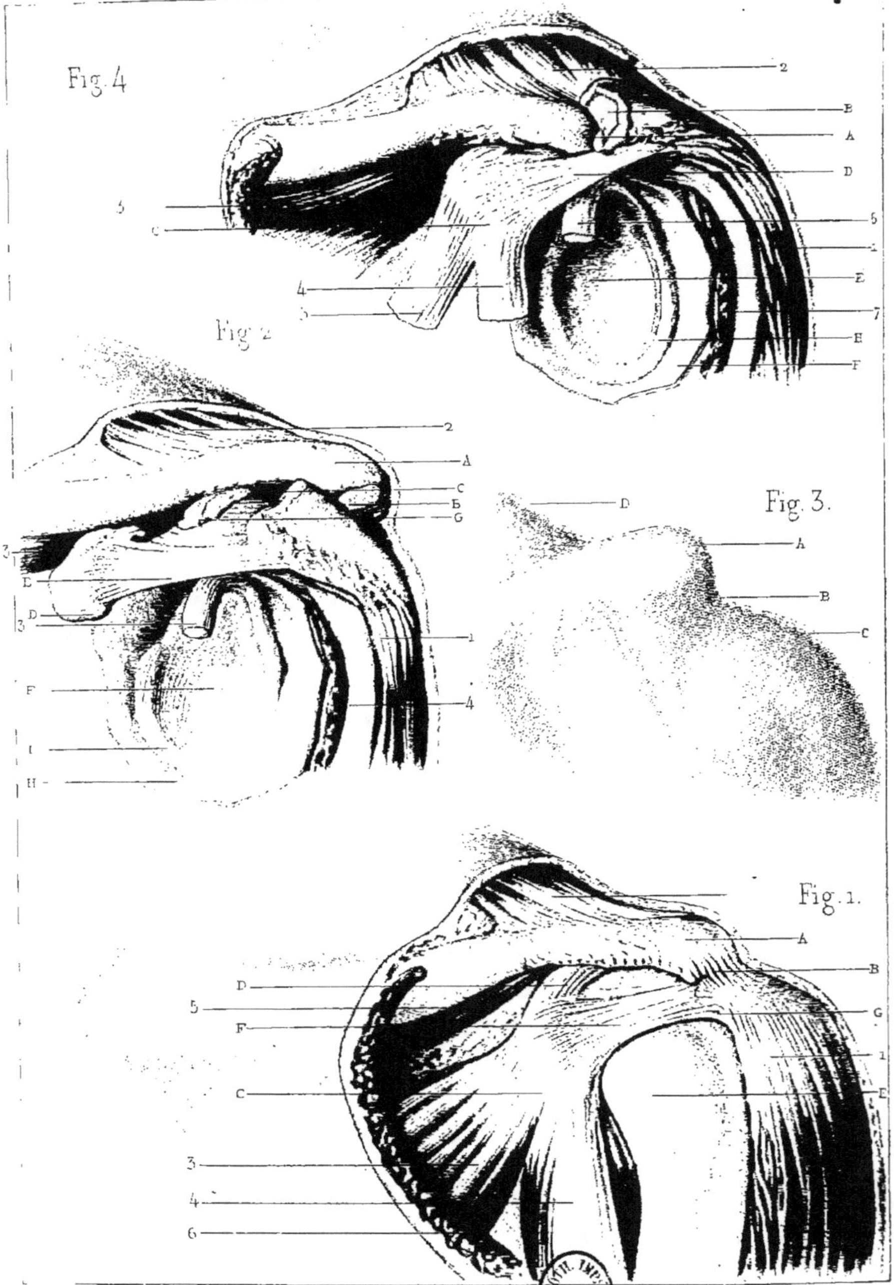

LUXATIONS DE L'EXTRÉMITÉ EXTERNE DE LA CLAVICULE

Librairie Germer-Baillière

PLANCHE XXX.

LUXATIONS DE L'EXTRÉMITÉ EXTERNE DE LA CLAVICULE.

FIGURE 1. — **Subluxation de l'extrémité externe de la clavicule.**

A. Extrémité externe de la clavicule subluxée en haut.
B. Fibres acromio-claviculaires supérieures en partie déchirées.
C. Sommet de l'apophyse coracoïde.
D. Ligament coraco-claviculaire.
E. Tête humérale.
F. Ligament acromio-coracoïdien.

G. Angle antérieur de l'acromion.
1. Deltoïde.
2. Trapèze.
3. Petit pectoral.
4. Coraco-huméral et courte portion du biceps.
5. Sous-clavier.
6. Coupe du grand pectoral.

FIGURE 2. — **Luxation de l'extrémité externe de la clavicule, en haut et en arrière.**

A. Extrémité externe de la clavicule.
B. Surface acromiale de la clavicule.
C. Surface claviculaire de l'acromion.
D. Sommet de l'apophyse coracoïde.
E. Ligament acromio-coracoïdien.
F. Cavité glénoïde.
G. Ligament coraco-claviculaire déchiré.

H. Capsule.
I. Bourrelet glénoïdien.

1. Deltoïde.
2. Trapèze.
3. Long tendon du biceps. — 3. Sous-clavier.
4. Coupe des muscles sus-épineux — sous-épineux.

FIGURE 3. — **Luxation de l'extrémité externe de la clavicule en haut. Déformations.**

(D'après un malade de M. Velpeau.)

A. Saillie formée par l'extrémité externe de la clavicule luxée en haut.
B. Inflexion correspondant à la partie supérieure de l'articulation luxée.

C. Point où la palpation permet de sentir le bord externe de l'acromion.
D. Bord externe du trapèze tendant la peau.

FIGURE 4. — **Luxation sous-acromiale.**

A. Extrémité externe de la clavicule passée au-dessous de l'acromion.
B. Surface claviculaire de l'acromion.
C. Sommet de la coracoïde.
D. Ligament acromio-coracoïdien.
E. Cavité glénoïde.
F. Capsule.

H. Bourrelet glénoïdien.

1. Deltoïde.
2. Trapèze.
3. Sous-clavier.
4. Coraco huméral et courte portion du biceps.
5. Petit pectoral.

SUBLUXATION SUS-ACROMIALE.

Subluxation en haut. — Fibres acromio-claviculaires incomplétement rompues. — Saillie peu considérable de l'extrémité externe de la clavicule. Réductible à la pression. — La difformité suffit dans un grand nombre de cas pour faire le diagnostic, et la palpation permet de prendre une très-juste idée de la quantité dont la clavicule dépasse l'acromion. Il ne faut pas oublier toutefois que souvent la clavicule à l'état normal dépasse la surface de l'acromion, et il ne faudrait pas prendre une variété anatomique fréquente pour un résultat du traumatisme.

LUXATION SUS-ACROMIALE.

Le caractère de la *luxation sus-acromiale complète* est une saillie de l'extrémité externe de la clavicule dont la surface articulaire n'a plus de rapport avec la surface claviculaire de l'acromion. La saillie de la clavicule est toujours très-appréciable ; dans un certain nombre de cas, elle est séparée de l'acromion par un espace assez grand pour que deux doigts puissent être placés entre les os. Un pareil écartement suppose non-seulement la déchirure de toutes les fibres acromio-claviculaires, mais encore de toutes les fibres coraco-claviculaires.

La clavicule peut être luxée directement en haut : elle peut se porter en haut et en dehors, en chevauchant sur l'acromion ; l'omoplate est alors réellement rapproché des côtes, l'épaule paraît aplatie et portée en dedans, et le bord spinal de l'omoplate est rapproché du rachis. La clavicule est toujours alors portée en même temps en arrière (fig. 2) ou en avant, ce qui est plus rare.

La clavicule luxée est parfois très-mobile. D'autrefois on ne peut lui imprimer aucun mouvement.

LUXATION SOUS-ACROMIALE.

Décrite par Jean-Louis Petit, niée par Boyer, elle doit être définitivement admise.

Un poids de 136 livres posé sur l'épaule d'un enfant de six ans (Mell), un coup de pied de cheval sur la partie antérieure de l'épaule (Tournel), un coup de bâton sur l'épaule (Baraduc), sont les causes indiquées dans les trois seules observations connues. (Nélaton. *Pathologie chirurgicale.*)

La figure 4, planche **XXX**, montre l'extrémité externe de la clavicule passée au-dessous de l'acromion. Le lecteur arrivera facilement à la lecture de cette planche. Nous lui proposons, comme exercice, de tracer pour ce cas les symptômes et le diagnostic.

Existe-t-il des luxations sous-coracoïdiennes de la clavicule?

On a décrit des luxations sous-coracoïdiennes de la clavicule ; nous ne les admettons pas. Quoiqu'il ne faille jamais nier, par cela seul qu'on n'a pas vu, nous croyons qu'une luxation sous-coracoïdienne de la clavicule à l'*état simple* est une lésion véritablement impossible.

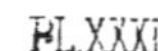

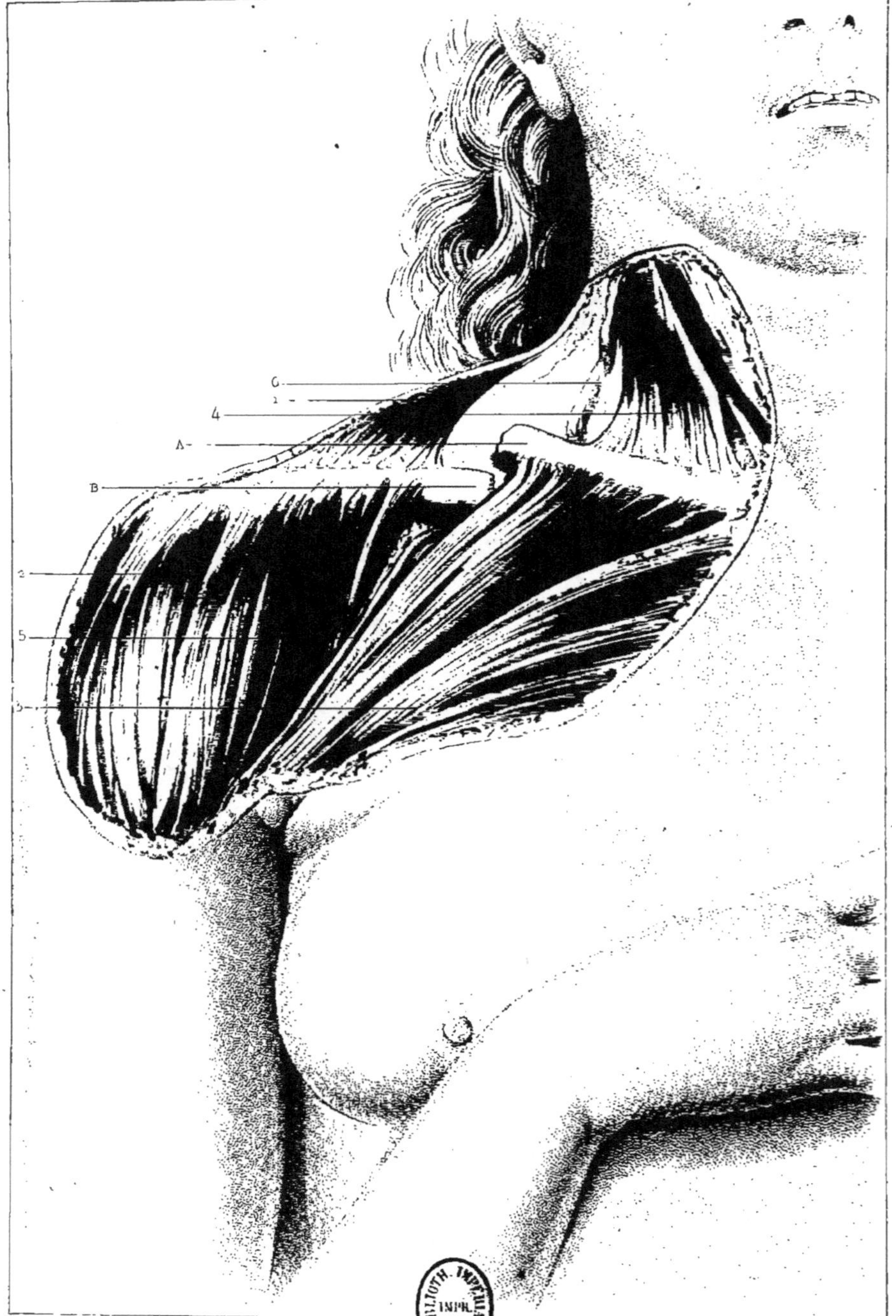

Léveillé del.   Imp. Lith. Lemercier et Cie. Paris.   Delary sc.

FRACTURE DE LA CLAVICULE

PARTIE MOYENNE

Librairie Germer Baillière.

PLANCHE XXXI.

FRACTURE DE LA PARTIE MOYENNE DE LA CLAVICULE.

A. Extrémité externe du fragment interne.
B. Extrémité interne du fragment externe.

1. Trapèze.
2. Deltoïde.

3. Grand pectoral.
4. Faisceau claviculaire du sterno-cléido-mastoïdien.
5. Veine céphalique.
6. Veine jugulaire externe.

Nous commençons l'étude si importante des fractures de la clavicule par la démonstration de la fracture de la partie moyenne avec les déplacements qui s'observent le plus communément, en un mot par la fracture classique de la clavicule.

La fracture est le plus souvent *transversale-dentelée*, quelquefois *oblique*, tantôt complète, tantôt incomplète, etc. Nous verrons bientôt des exemples de toutes ces variétés ; ce qu'il importe surtout de constater ici, c'est que :

1° L'extrémité externe du fragment sternal est relevée ;

2° Le fragment externe est abaissé.

On écrit d'ordinaire que l'élévation de l'extrémité externe du fragment interne tient à la contraction du faisceau claviculaire du thoraco-mastoïdien (1). Sans contester la possibilité d'action, dans ce cas, de l'action musculaire, nous ne craignons pas d'affirmer qu'elle ne joue là qu'un faible rôle. Il nous a été possible, en effet, de constater sur le cadavre cette élévation de l'extrémité externe du fragment interne après avoir rompu la clavicule à sa partie moyenne. Cette élévation tient principalement à l'élasticité des fibres sterno-claviculaires supérieures qui, à l'état normal, sont forcément tendues et allongées par le poids du membre supérieur ; quand ce poids cesse de porter sur l'articulation sterno-claviculaire, par suite de solution de continuité du corps de l'os, ces fibres n'étant plus tendues par un poids aussi considérable, se raccourcissent et relèvent l'os auquel elles s'insèrent.

D'autre part, le poids du membre n'étant plus transmis au reste du squelette, l'épaule s'abaisse par la seule action de sa pesanteur. Voilà donc là deux actions physiques qui tendent à produire l'écartement ordinaire des fragments. Jusque-là, pas d'action musculaire à intervenir activement.

Un troisième déplacement également très-important, quoique d'ordinaire moins accentué, consiste dans un chevauchement des fragments ; la conséquence naturelle de ce chevauchement est une diminution de l'espace qui sépare le moignon de l'épaule du thorax.

Il y a donc généralement dans la partie moyenne de la clavicule : élévation de l'extrémité externe du fragment interne. Abaissement de toute l'étendue du fragment externe sous l'influence d'action physique ; chevauchement par suite de l'action musculaire (contraction des muscles qui unissent l'épaule et le bras au tronc).

Avec une pareille solution de continuité de l'os, on conçoit que les fonctions du membre supérieur doivent être singulièrement troublées. Le bras perd en effet la liberté de ses mouvements. Lorsqu'on ordonne au blessé de porter la main à la tête, le plus souvent il fléchit l'avant-bras, puis incline la tête du côté de la main, tâchant d'accomplir la manœuvre qu'on lui commande sans déterminer de mouvement dans le foyer de la fracture. Si cependant la sensibilité du blessé est peu développée et qu'il ne craigne pas la douleur, il peut porter sans trop d'hésitation la main à la hauteur de la tête.

L'impossibilité de porter la main à la tête, ce signe sur lequel les chirurgiens du dernier siècle

(1) Ou sterno-cléido-mastoïdien ; nous le nommerons souvent thoraco-mastoïdien pour abréger.

avaient beaucoup insisté, qu'ils regardaient comme constant et comme étant une conséquence nécessaire de la perte du point d'appui que la clavicule offre aux mouvements de l'épaule, est donc loin de se présenter chez tous les sujets et ne paraît être qu'une conséquence de la douleur que les mouvements provoquent.

On conçoit du reste que les mouvements en masse de l'épaule se passant dans la fracture quand elle est complète, au lieu de se passer dans l'articulation sterno-claviculaire, doivent être plus difficiles et moins parfaits. Une fracture récente n'a jamais la régularité d'une articulation, et les mouvements qui s'y passent doivent être plus limités et moins étendus.

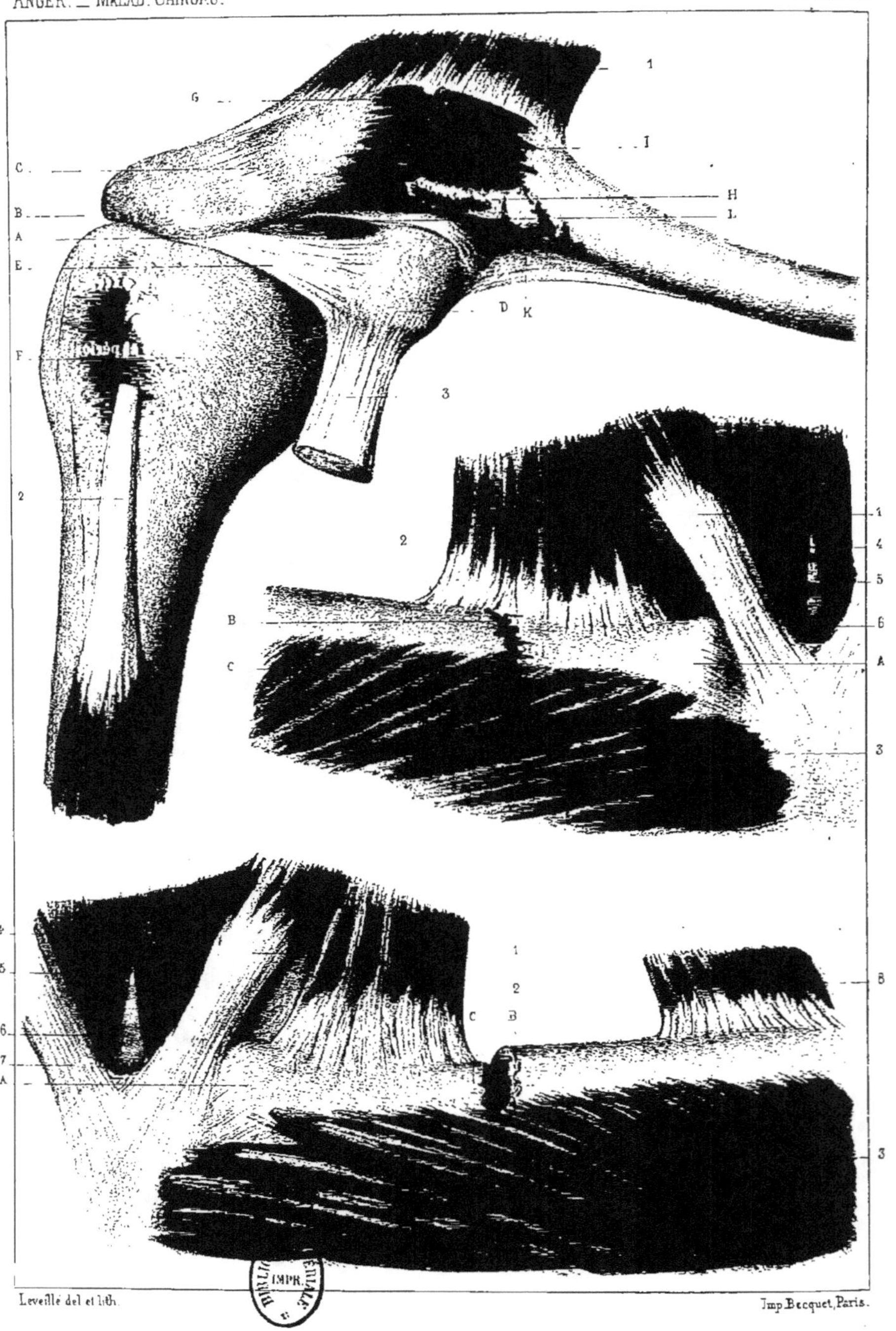

Leveillé del et lith.   Imp. Becquet, Paris.

FRACTURES DE LA CLAVICULE.

Librairie Germer Baillière.

PLANCHE XXXII.

FRACTURES DES EXTRÉMITÉS DE LA CLAVICULE.

FIGURE 1. — **Fracture récente de l'extrémité externe de la clavicule. (Fracture extra-coracoïdienne.)**

A. Angle antérieur de l'acromion.
B. Angle postérieur de l'acromion.
C. Articulation acromio-cerviculaire.
D. Sommet de l'apophyse coracoïde.
E. Ligament acromio-coracoïdien.
F. Tête humérale.
G. Extrémité postérieure de la ligne de fracture.
H. Extrémité antérieure de la ligne de fracture.

I. Épanchement sanguin sous-périostique et périostique.
K. Fibres costo-coracoïdiennes.
L. Ligament coraco-claviculaire.

1. Trapèze.
2. Long tendon du biceps.
3. Tendon de la courte portion du biceps et du coraco-huméral.

FIGURE 2. — **Fracture sans déplacement de l'extrémité interne de la clavicule.**

A. Articulation sterno-claviculaire.
B. Limite supérieure de la ligne de fracture.
C. Limite inférieure de la ligne de fracture.

1. Faisceau sternal du sterno-mastoïdien.

2. Faisceau claviculaire du sterno-mastoïdien.
3. Grand pectoral.
4. Sterno-hyoïdien droit.
5. Sterno-hyoïdien gauche.
6. Trachée.

Fracture avec déplacement de l'extrémité interne de la clavicule

A. Articulation sterno-claviculaire.
B. Extrémité interne du fragment externe.
C. Extrémité externe du fragment interne.

1. Faisceau sternal du thoraco-mastoïdien.

2. Faisceau claviculaire du thoraco-mastoïdien.
3. Grand pectoral.
4. Sterno-hyoïdien gauche.
5. Sterno-hyoïdien droit.
6. Trachée.

Les fractures des extrémités de la clavicule ne présentent pas d'ordinaire de déplacements considérables. Pour les fractures *extra-coracoïdiennes* ou de l'extrémité externe, les ligaments coraco-claviculaires continuant d'unir le scapulum à la clavicule, cet os continue à supporter le poids du membre supérieur, il en résulte qu'il n'y a ni abaissement du fragment externe, ni élévation du fragment interne. Les os restent en rapport : cela était parfaitement évident sur la figure 1, qui représente une fracture récente observée sur le cadavre d'une vieille femme, qui avait été renversée par une voiture. La ligne de fracture était un peu sinueuse; le périoste était décollé à l'entour et infiltré de sang; à défaut des ligaments coraco-claviculaires, les fibres du deltoïde et du trapèze, parfaitement intactes, auraient suffi à maintenir les fragments en rapport.

Les fractures extra-coracoïdiennes de la clavicule sont le plus souvent de cause directe; il en est de même des fractures très-rares de l'extrémité interne.

Fig. 2 et 3 (fractures expérimentales produites par un coup de marteau porté sur l'extrémité interne de l'os).

La fracture est d'ordinaire *transversale-dentelée*, sans déplacement quand la violence n'a pas été trop considérable; avec déplacement, quand le fragment interne a été enfoncé par le choc (fig. 3, planche **XXXII**).

18

Fracture consolidée de l'extrémité interne de la clavicule. — Cette fracture consolidée complète l'histoire des fractures de l'extrémité interne de la clavicule; elle s'accompagnait d'un déplacement en avant de l'extrémité interne du fragment externe. M. Malgaigne a fait représenter, dans l'atlas qui

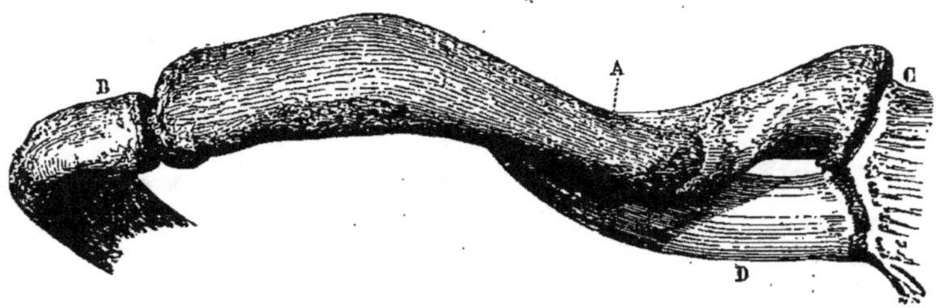

Fig. 25.

A. Angle à sinus postérieur résultant du déplacement des fragments. — B. Acromion. — C. Sternum. — D. Cartilage de la première côte.

accompagne son *Traité des fractures et des luxations*, une fracture consolidée de la clavicule siégeant exactement au même point de l'os, et s'accompagnant du même déplacement. Est-ce une coïncidence? Ce mode de déplacement présente-t-il un type ordinaire dans ces fractures très-rares, et le plus souvent de cause directe?

C'est une question à laquelle je ne saurais répondre.

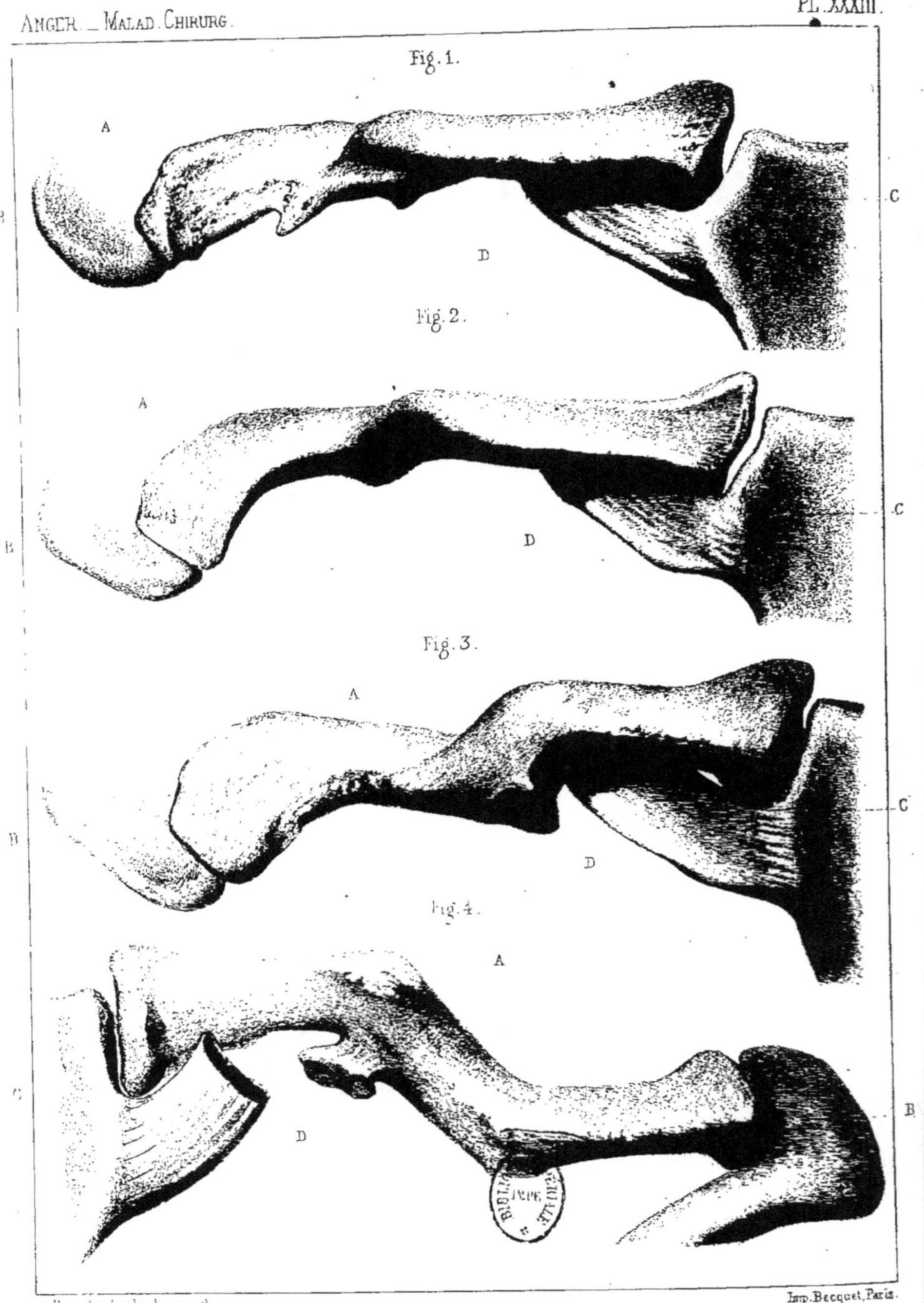

B. van der Mackerbauer nth.

Imp. Becquet, Paris.

FRACTURES ANCIENNES DE LA PARTIE MOYENNE DE LA CLAVICULE.

Librairie Germer Baillière.

PLANCHE XXXIII.

FRACTURES CONSOLIDÉES DE LA PARTIE MOYENNE DE LA CLAVICULE.

FIGURE 1, 2, 3.

A. Extrémité externe du fragment interne.

B. Acromion.

C. Face antérieure du sternum.

D. Cartilage de la première côte.

FIGURE 4. — Vue postérieure de la clavicule représentée figure 3.

A. Extrémité interne du fragment externe.

B. Face postérieure de l'acromion.

C. Face postérieure du sternum.

D. Face postérieure du premier cartilage costal.

La fracture de la partie moyenne de la clavicule s'accompagne presque toujours des mêmes symptômes. Élévation de la partie externe du fragment interne, abaissement du fragment externe, quelquefois un peu de chevauchement. Cet os étant superficiel dans toute son étendue, tous ces caractères anatomiques peuvent en quelque sorte être constatés sur le vivant ; il est donc important d'en prendre une idée complète, et de constater l'identité parfaite des résultats de l'expérimentation et de ceux fournis par l'étude anatomique des fractures consolidées de la partie moyenne de la clavicule.

Les trois clavicules de la planche 33 présentent le même genre de déplacement. Je les ai recueillies à l'amphithéâtre des hôpitaux, et dans les trois cas j'avais porté mon diagnostic à la simple inspection de la région.

Le fragment externe est plus ou moins abaissé, mais il est manifestement sur un plan inférieur au fragment interne, l'extrémité externe et la partie interne du fragment acromial se trouvent au même niveau. L'abaissement a donc été là un abaissement en masse du fragment externe qui s'est transporté en bas en restant parallèle à lui-même.

FIGURE 2. — Variétés principales des déplacements dans les cas de fracture de la partie moyenne.

1° Saillie du fragment acromial.

Le fragment externe peut demeurer sur un plan supérieur à l'autre, « tellement que le fragment sternal s'abaissant, le fragment acromial fait saillie et repose sur l'autre (1). » Ce déplacement, que Hippocrate avait bien vu, a été rarement observé. Nous en avons vu un cas en 1865 dans le service de M. Denonvilliers à la Charité. Cela, continue Hippocrate, ne demande pas un grand traitement : l'épaule même et le bras, abandonnés à leur propre poids, fixeront les fragments l'un contre l'autre, un bandage médiocre suffira, et en peu de jours le cal sera formé.

Dans la clavicule, figure 3, le déplacement était très-considérable et le cal présentait une physionomie assez différente quand on le regardait par sa face antérieure et par sa face postérieure.

Vu en arrière, l'écartement des fragments semblait beaucoup plus considérable, et la portée des productions du cal semblait avoir acquis une plus grande puissance.

Dans ces trois clavicules, on remarquera qu'il n'y avait que très-peu de chevauchement. Le chevauchement est rare dans les fractures transversales et il ne dépasse presque jamais un demi-centi-

(1) Hippocrate, *Des fractures de la clavicule,* tome IV, page 129 de la traduction Littré.

mètre. Dans les fractures obliques, il est plus commun de l'observer, et il acquiert une plus grande importance.

Les fractures, planche **XXXIII**, appartenaient aux fractures *transversales-dentelées*. La figure 1, planche **XXXIV**, nous montrera une fracture *oblique*.

2° Déplacement des fragments en avant et en arrière.

Assez communément l'extrémité externe du fragment acromial se porte en arrière ou en avant, ce qui entraîne un angle des fragments entre eux à sinus postérieur ou à sinus antérieur.

Ce déplacement est d'ordinaire en rapport avec une obliquité correspondante de la ligne de fracture.

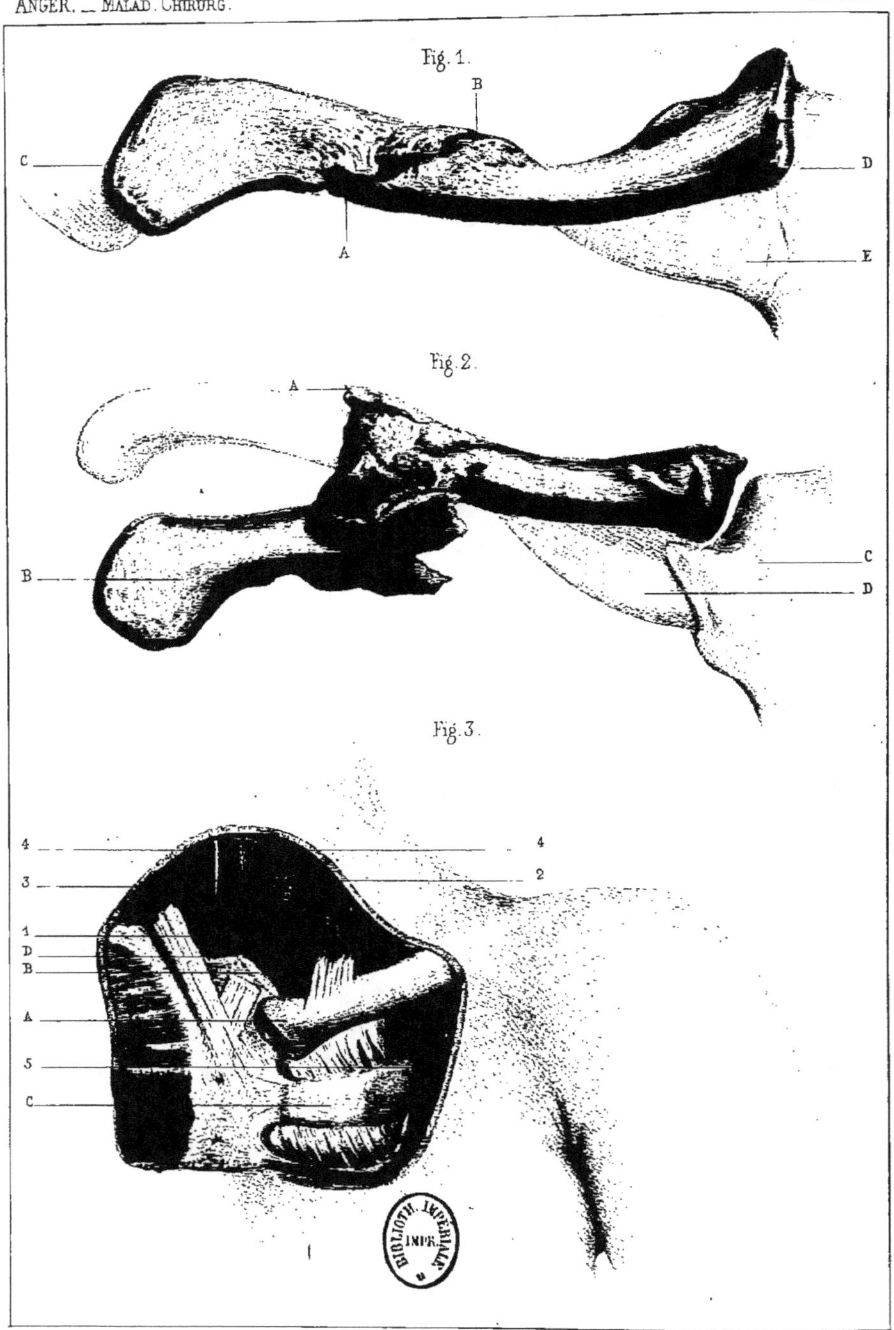

Bion del. Duriez lith.

Imp. Becquet, Paris.

FRACTURES DE LA CLAVICULE.

LUXATION DE L'EXTRÉMITÉ INTERNE EN AVANT.

Librairie Germer Baillière.

PLANCHE XXXIV.

FRACTURES RÉCENTES DE LA PARTIE MOYENNE DE LA CLAVICULE.

FIGURE 1. — **Fracture oblique.**

(Le cal de vingt jours a été en partie dissous par la macération.)

A. Extrémité antérieure de la ligne de fracture.
B. Extrémité postérieure de la ligne de fracture.
C. Acromion.

D. Sternum.
E. Cartilage de la première côte.

FIGURE 2. — **Fracture de la clavicule.** — **Abaissement et rotation du fragment externe.**

(Pièce du musée d'anatomie des hôpitaux.)

A. Extrémité externe du fragment sternal.
B. Fragment acromial en rotation antérieure.

C. Sternum.
D. Cartilage de la première côte.

3° *Rotation du fragment acromial* (1).

La face supérieure du fragment acromial devient antérieure. Le bord postérieur devient supérieur et en même temps il y a un léger abaissement en masse.

La figure 2, planche 34, représente un cas de ce genre; elle appartient au musée d'anatomie des hôpitaux, et avait été recueillie par M. Maisonneuve sur un sujet qui présentait également une luxation de la première pièce du sternum.

Les figures 1 et 2 se rapportent à des fractures récentes consolidées imparfaitement par un cal très-peu résistant et en partie dissous par la macération, figure 1, plus solide mais encore spongieux, figure 2.

FRACTURE DES DEUX CLAVICULES.

Une même violence peut briser les deux clavicules. Le choc qui brise une des clavicules peut renverser le blessé et la chute peut briser l'autre clavicule comme dans l'unique cas de fracture des deux clavicules qu'il nous ait été donné d'observer. Dans un cas rapporté par M. Carrière, le blessé s'était trouvé serré entre deux fragments de pierre de taille qui pressaient transversalement les deux acromions. (*Bulletin de thérapeutique*, tome XXIII, page 447, etc., etc.)

Ces fractures ne présentent absolument rien de particulier à noter. — Dans quelques cas il se fait de doubles pseudarthroses. Les infirmités résultant d'une fracture des deux clavicules sont nécessairement plus grandes que si une seule était brisée, etc. Mais il n'y a pas dans la science, jusqu'à présent, de particularités spéciales qui rendent utile une étude à part de la fracture des deux clavicules.

DES APPAREILS APPLICABLES AUX FRACTURES DE LA CLAVICULE.

Il résulte de l'étude des fractures récentes, des fractures expérimentales et des fractures consolidées de la clavicule :

(1) D'après M. Malgaigne, ce déplacement serait tout à fait artificiel, et dû à une élévation exagérée de l'épaule pendant le cours du traitement.

1° Que les fractures extra-coracoïdiennes, ne s'accompagnant jamais de déplacements, ne nécessitent point de réduction. La guérison s'en fera toujours sans retards, sans accidents, sauf les cas de complication ; sans laisser ni difformité, ni infirmité.

2° Les fractures de l'extrémité interne, ne s'accompagnant point de déplacements dans le plus grand nombre de cas, se trouvent à peu près dans les mêmes conditions. Exceptionnellement, cependant, elles peuvent présenter un déplacement en avant du fragment externe, intéressant, parce qu'il simule assez bien la luxation en avant. La réduction en sera toujours difficile et devra être tentée à l'aide de pressions exercées sur le fragment saillant, pendant qu'un aide tirera en dehors le bras et le moignon de l'épaule. La réduction ne sera le plus souvent qu'incomplète ; mais le blessé n'en éprouvera que peu de dommages.

3° Les fractures de la partie moyenne de la clavicule sont souvent incomplètes, complètes sans déplacement par conservation du périoste et des insertions musculaires, elles sont quelquefois obliques à la direction de la ligne de fracture en avant, en arrière, etc., etc. Dans le cas de fracture de la partie moyenne, les *déplacements peuvent avoir lieu dans tous les sens*, mais cinq fois sur dix le fragment externe est abaissé en masse, le fragment interne élevé par sa partie externe. C'est ce déplacement principal dont les auteurs se sont occupés ; c'est pour le combattre que tous les appareils ont été inventés et que tant de manœuvres de réduction ont été prescrites. Il devient évident qu'il est aussi impossible de prescrire une manœuvre de réduction, un appareil applicable à tous les cas, qu'il serait faux de dire que les déplacements et la forme de la fracture sont toujours identiques dans la fracture de la partie moyenne de la clavicule.

M. Malgaigne a classé sous cinq chefs principaux les indications à remplir dans le traitement des fractures de la partie moyenne de la clavicule :

1° Porter en haut le fragment externe ;

2° Le porter en arrière ;

3° Le porter en dehors ;

4° Abaisser le fragment sternal ;

5° Immobiliser les fragments.

Il est rare que toutes ces indications se présentent en même temps, etc.

Une seule peut se présenter, il peut s'en présenter deux en même temps.

La plus importante incontestablement sous le rapport de la fréquence et des inconvénients de la consolidation vicieuse, c'est de porter le fragment externe en haut. Son abaissement est produit par le poids du membre, on la remplirait donc facilement dans les cas où la régularité de l'épaule intéresse beaucoup le blessé, en donnant au moignon de l'épaule une position déclive par rapport au reste du corps.

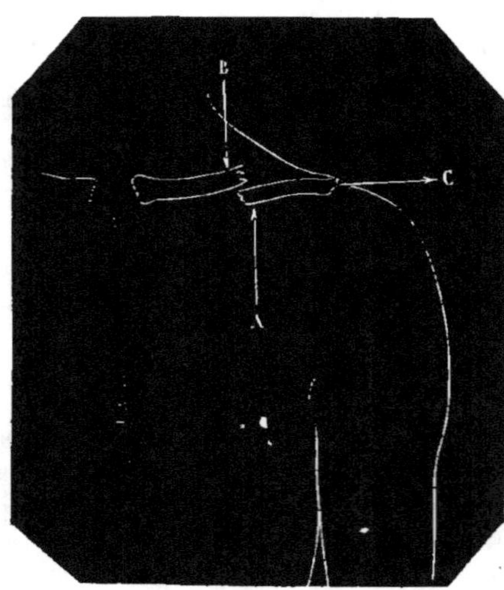

FIG. 26. — **Les trois indications principales à remplir dans la réduction de la fracture à la partie moyenne de la clavicule.**

A. Élever le fragment externe. — B. Abaisser le fragment sternal. — C. Porter en dehors le fragment externe.

Il appartient au génie du chirurgien de combiner des manœuvres spéciales pour obtenir la réduction, dans un cas spécial.

Il pourra, suivant les cas, porter la main du côté malade sur l'épaule saine, et ramenant ainsi le coude en avant, le soulever fortement de manière à rendre l'épaule aussi pointue que possible (Hippocrate). C'est la manœuvre qui réussit le plus facilement à mettre les surfaces de fracture en contact.

Faire coucher le malade sur le dos, un coussin entre les épaules ; dans cette position un aide portera en haut le bras étendu le long des côtes, tandis que le chirurgien, embrassant d'une main et repoussant en dehors la tête de l'humérus, fera avec l'autre main la coaptation (Hippocrate).

Le malade couché sur le dos, un coussin entre les épaules, un aide repousse les épaules en arrière ; le chirurgien opère la coaptation.

Un aide embrasse de ses mains le bras correspondant à la fracture, l'attire en haut et en dehors ; un autre aide fait la contre-extension sur le bras sain, ou mieux encore en embrassant le cou du malade. Si l'extension n'est pas assez forte de cette manière, on place sous l'aisselle une pelote de linge ou de laine d'un assez gros volume et l'on rapproche le coude du tronc (Paul d'Égine).

Appliquer le genou entre les deux épaules du malade pour repousser le tronc en avant, tandis que avec les mains on retire les épaules en arrière (Procédé décrit par Guy de Chauliac qui le rapporte à son maître de Bologne).

Il pourra être utile pendant ces différentes manœuvres de faire porter le coude en arrière, la main du côté blessé appliquée sur la hanche (Ambroise Paré).

De fléchir l'avant-bras à angle droit sur le bras et de le placer ainsi derrière le tronc dans la région lombaire (M. Grout).

M. Pelissière, de Clermont-Ferrand, qui ne connaissait pas la thèse de M. Grout, soutenue en 1824, s'est cru l'inventeur de cette méthode, qu'il proposa de nommer *méthode dorsale* dans une lettre adressée au Journal de chirurgie de M. Malgaigne, en 1845. M. Malgaigne l'essaya sans succès dans plusieurs cas. Ce n'est point une méthode générale ; il n'en saurait exister pour les fractures ; mais c'est une méthode qui, dans des cas particuliers, analogues à ceux observés par MM. Grout et Pélissière, rendra des services.

On arrivera ainsi dans le plus grand nombre des cas à obtenir un certain degré de réduction, mais il ne faut point espérer une réduction complète.

M. Guérin (de Vannes) a fixé l'attention des chirurgiens sur les difficultés que l'on éprouve à tenir abaissé le fragment interne. Cette difficulté est très-grande et ne peut être sérieusement vaincue que par l'immobilisation de toute la partie supérieure du tronc. Si l'on tenait beaucoup à l'obtenir, on pourrait enfermer le malade dans une gouttière représentant aux membres supérieurs la double gouttière de Bonnet pour les membres inférieurs. On arriverait ainsi, sinon à obtenir la réduction complète et une exacte contention, du moins à obtenir quelque chose de plus parfait que ce que, jusqu'à présent, ont donné les appareils à bandes ou à courroies. Ces appareils en effet, nous devons le dire avant d'en commencer l'étude, ne jouent véritablement un rôle que quand ils sont très-serrés, et alors ils sont insupportables par les pressions irrégulières qu'ils exercent toujours, et souvent même ils deviennent dangereux.

EXEMPLES D'APPAREILS.

1° APPAREIL DE DESAULT.

Cet appareil, qui a si vivement excité l'enthousiasme à la fin du siècle dernier, n'est plus employé ; il est si célèbre qu'il faut en parler, mais nous n'en sommes plus au temps où Bichat affirmait qu'on pouvait par son emploi guérir sans difformité toutes les fractures de la clavicule ; l'expérience a fait justice de cette exagération. Nous ne croyons pas pouvoir mieux faire, pour le faire connaître du lecteur, que de reproduire textuellement l'excellente description donnée par Jamain dans son remarquable *Traité de petite chirurgie.*

Pièces du bandage. — L'appareil de Desault pour les fractures de la clavicule se compose : 1° d'un coussin disposé en forme de coin, plus large supérieurement qu'inférieurement, large de 10 centimètres, épais de 6 centimètres à sa partie supérieure, et assez long pour descendre jusqu'au coude ;

2° d'une bande de 4 ou 5 mètres de long et large de 5 centimètres pour fixer le coussin ; 3° d'une seconde bande de 9 ou 10 mètres de long et large de 6 centimètres pour fixer le bras ; 4° d'une troisième bande de même longueur que la seconde et de même largeur que la première ; 5° de charpie pour remplir les vides, de plusieurs compresses longuettes pliées en plusieurs doubles, longues de 20 à 25 centimètres et larges de 5 ; 6° d'un bandage de corps pour soutenir la main.

Application. — Le malade est assis sur un tabouret ou sur son lit ; le chirurgien place dans l'aisselle le coussin qu'un aide tire en haut par ses deux angles, afin d'élever l'épaule à la même hauteur que celle du côté sain. Avec la première bande il fixe le coussin de la manière suivante : il fait deux circulaires horizontaux autour de la poitrine, en commençant le bandage sur la partie moyenne du coussin ; il conduit ensuite la bande sur l'épaule saine en passant sur la partie postérieure de la poitrine, puis dans l'aisselle du côté sain, et la ramène sur le coussin en passant sur la partie antérieure de la poitrine ; dirigeant la bande ensuite en arrière du thorax, il la conduit sur l'épaule en passant sur sa face postérieure, repasse dans l'aisselle et va gagner encore le coussin ; il continue le bandage jusqu'à l'entier épuisement de la bande.

Après avoir fixé le coussin, le chirurgien réduit la fracture, il soutient le coussin d'une main, de l'autre il soulève le coude pour relever le moignon de l'épaule, et il rapproche le bras de la poitrine, afin d'écarter l'épaule du tronc ; un aide fixe d'une main le bras dans cette position, de l'autre il soutient l'avant-bras fléchi à angle droit sur le bras, la main appliquée sur la partie antérieure de la poitrine. Le bras est fixé dans cette position par la seconde bande.

Le chef de la bande est placé sous l'aisselle du côté sain, ramené horizontalement en avant de la poitrine sur la partie supérieure du bras malade, puis derrière la poitrine, sous l'aisselle du côté sain,

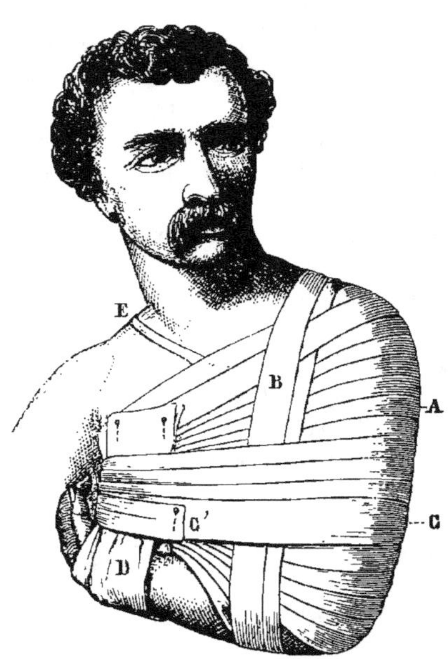

FIG. 27. — **Fracture de la clavicule traitée par l'appareil de Desault.**

A. Tours de bandes profonds rapprochant le bras du tronc.
B. Tours de bandes élevant le coude.
C. Tours de bandes superficiels rapprochant le bras du tronc.
C′. Terminaison du dernier circulaire.
D. Petite écharpe maintenant le bras et l'avant-bras.
E. Bande destinée à maintenir le coussin appliqué dans l'aisselle du côté blessé.

puis en avant de la poitrine, et l'on continue en faisant des tours de bande qui se recouvrent aux trois quarts. Le bandage est terminé par des circulaires qui embrassent le coude et la partie supérieure de l'avant-bras. La bande doit d'autant plus serrer que l'on approche davantage de la partie inférieure du bras : les tours supérieurs de la bande doivent être fixés par des épingles à la partie supérieure du coussin ; la main doit, après l'application du bandage, être soutenue par le linge plein que l'on nomme *petite écharpe.*

Les vides qui existent au-dessus et au-dessous de la clavicule sont remplis avec de la charpie. Des compresses longuettes imbibées d'eau blanche sont placées sur le lieu de la fracture. On procède ensuite à l'application de la troisième bande la plus importante et la plus difficile à comprendre, elle décrit une série de huit de chiffres dont le milieu est sur l'épaule malade et dont les deux extrémités sont : l'une sur l'épaule saine, l'autre sur le coude malade.

Le chef de la bande est placé dans l'aisselle du côté sain, et la bande est conduite d'abord obliquement sur les compresses longuettes placées sur l'épaule, en passant sur la partie antérieure de la poitrine, ensuite derrière l'épaule, et le long de la face postérieure du bras du côté fracturé, puis sous le coude, qui est toujours maintenu soulevé par un aide. De là, la bande est ramenée dans l'aisselle en passant sur la partie antérieure de la poitrine, puis sur les compresses, ramenée en avant de l'épaule et le long de la face antérieure du bras blessé jusque sous le coude, ramenée à l'aisselle en passant derrière la poitrine. De l'aisselle on dirige la bande obliquement en avant sur le siége de la fracture, on la porte en arrière de l'épaule et du bras jusque sous le coude, etc. Lorsqu'on a fait ainsi trois tours de bande dont les doloires se recouvrent aux trois quarts, on termine le bandage par des circulaires horizontaux qui embrassent le bras et le thorax. Ces circulaires servent à consolider l'appareil.

Pour assurer la solidité du bandage, il est bon d'assujettir les bandes avec des épingles dans les points où elles se croisent, et de couvrir le tout avec un bandage de corps attaché avec des épingles.

Ce bandage est fort long à appliquer, il se dérange facilement ; c'est pourquoi il faut le réappliquer fréquemment. Il remplit parfaitement la plupart des indications des fractures de la clavicule ; cependant on peut lui faire le reproche de ne pas entraîner en arrière l'extrémité supérieure du bras, qui a toujours de la tendance à se porter en avant, repoussée par le lit et par les oreillers ; aussi conseillons-nous de porter fortement le coude en avant.

Ce bandage peut être facilement simplifié ; ainsi au lieu de la longue bande destinée à maintenir le coussin, il suffit de deux cordons fixés aux angles supérieurs du coussin et attachés sur l'épaule préalablement garnie de compresses suffisamment épaisses.

2° APPAREIL DE BOYER.

Il remplit les mêmes indications que l'appareil de Desault ; il se compose des pièces suivantes : « Un coussin cunéiforme de balle d'avoine fixé sous l'aisselle du côté malade au moyen de deux liens adaptés à ses angles supérieurs, et qui sont conduits par les parties antérieure et postérieure de la poitrine sur l'épaule du côté sain pour y être attachés. Une ceinture de toile piquée, large d'environ 5 pouces, est placée autour de la poitrine à la hauteur du coude, et serrée par trois boucles et trois courroies fixées à ses extrémités. Un bracelet également de toile piquée, de quatre à cinq travers de doigt de large, est placé autour de la partie inférieure du bras

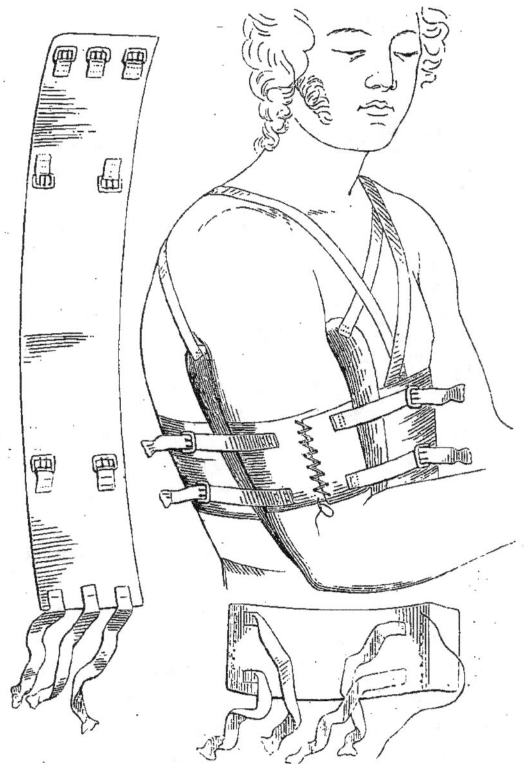

FIG. 28. — Appareil de Boyer.

malade. Quatre courroies attachées au bracelet, deux en avant, deux en arrière, s'engagent dans des boucles correspondantes fixées à la ceinture et servent à ramener le coude contre le tronc, tandis que le coussin qui résiste sous l'aisselle pousse en dehors la partie supérieure du bras et de l'épaule. En serrant plus ou moins les courroies antérieures, on amène plus ou moins le coude en avant, enfin on soutient le poids de l'extrémité supérieure au moyen d'une écharpe qui embrasse l'avant-bras, la main et le coude, et qui est fixée sur l'épaule du côté sain.

» On voit que cet appareil est de la plus grande simplicité ; que rien n'est si facile que de le tenir serré au point convenable, puisqu'il suffit pour cela de tendre les courroies, ce que le malade peut faire lui-même, et que les soins qu'il exige pour être entretenu serré convenablement n'exposent pas à communiquer aux fragments des mouvements nuisibles à leur réunion. »

3° APPAREIL DE M. VELPEAU.

M. Velpeau décrit ainsi l'appareil qu'il emploie dans les fractures de la clavicule : « On prend une bande de 10 à 12 mètres, le chef de cette bande est d'abord appliqué sous l'aisselle du côté sain, on la conduit en diagonale sur le dos et l'épaule jusque sur la clavicule du côté malade, la main du blessé est d'abord portée sur l'acromion de l'épaule saine comme pour embrasser cette dernière. Le coude ainsi relevé correspond au devant de la pointe du sternum, et l'épaule malade se trouve refoulée en haut, en arrière et en dehors, par l'action de l'humérus, qui, prenant son point d'appui sur le côté de la poitrine, agit comme un levier de premier genre, ou par un mouvement de bascule. Pendant qu'un aide maintient les parties en place, le chirurgien abaisse la bande sur la face antérieure du bras, puis, en dehors, au-dessous du coude, pour la ramener en haut et en avant sous l'aisselle saine. Il recommence ainsi trois ou quatre fois, afin d'avoir autant de doloires en diagonale qui coupent obliquement et la clavicule blessée, et le haut de la poitrine, et la partie moyenne du bras. Au lieu de ramener la bande sur l'épaule blessée, on la porte ensuite horizontalement sur la face postérieure de la poitrine, pour la ramener sur la face externe du bras, du coude ou de l'avant-bras, en formant des circulaires qu'on multiplie jusqu'à ce que la main qui est sur l'épaule saine et le moignon de l'épaule malade restent

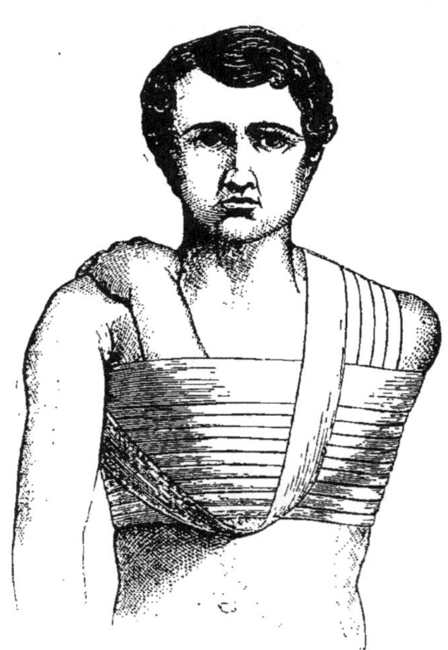

Fig. 29. — **Appareil de M. Velpeau.**

seuls à découvert. On termine par une ou deux diagonales nouvelles et par un nombre semblable de circulaires horizontaux.

« Une nouvelle bande bien imbibée de dextrine, et appliquée exactement de la même façon par-dessus la première, fait de ce bandage une espèce de sac inamovible, dans lequel le coude repose sans efforts et sans pouvoir se porter ni en dehors, ni en arrière, ni en avant. Quelques remplissages, quelques compresses épaisses, peuvent être placés au-dessous, dans la région sus-claviculaire, tantôt plus près du sternum, d'autres fois plus près de l'acromion, selon qu'il paraît convenable de comprimer plutôt tel point que tel autre. Il est bon aussi, pour éviter les excoriations de la peau, de placer un linge en double entre la poitrine et le bras. » (Velpeau, *Médecine opératoire*, tome I, page 230.)

ARTICULATION STERNO-CLAVICULAIRE. SUBLUXATIONS.

Il existe à l'articulation sterno-claviculaire des subluxations ou luxations incomplètes.

Les subluxations en avant ont été assez fréquemment observées.

Les subluxations en arrière et en haut existent sans doute, mais on n'en a pas parlé et elles doivent être, en raison des dispositions anatomiques, plus rares et plus difficiles.

Les subluxations, là comme ailleurs, sont un diminutif des luxations, un premier degré ; elles demandent le même mode de traitement, les mêmes appareils que les luxations. Inutile d'en parler plus longtemps.

LUXATIONS DE L'EXTRÉMITÉ INTERNE DE LA CLAVICULE.

L'extrémité interne de la clavicule se luxe dans son articulation avec le sternum :

1° En avant ;

2° En arrière ;

3° En haut.

Ces luxations ont été très-rarement observées sur le vivant ; elles sont difficiles à obtenir expérimentalement sur le cadavre. Les trois luxations expérimentales, sur lesquelles nous étudierons les symptômes de la luxation de l'extrémité interne de la clavicule, n'ont pu être produites qu'après une division complète de la capsule sterno-claviculaire.

Il ne nous paraît pas utile dans les luxations très-rares de l'extrémité interne de la clavicule de tracer, d'une façon didactique, le mécanisme, les symptômes, etc., des différents types. Si nous procédons en effet, d'après l'expérimention, il suffit de jeter les yeux sur les planches et de les interpréter. Si nous partons de la clinique, comme les observations sont très-rares, la pathologie n'en est que le commentaire. Nous croyons donc être aussi complet que possible dans l'étude des faits rares, en en donnant : 1° l'étude iconographique expérimentale de chaque cas ; 2° une ou plusieurs observations, résumant la partie clinique.

FIGURE 3. — **Luxation de l'extrémité interne de la clavicule en avant.**

A. Extrémité interne de la clavicule luxée en avant.
B. Surface claviculaire du sternum.
C. Cartilage de la dernière côte.
D. Fourchette sternale.
1. Faisceau clavi-mastoïdien gauche.
2. Faisceau sterno-mastoïdien gauche.
3. Faisceau sterno-mastoïdien droit.
4,4. Muscles sterno-mastoïdiens gauche et droit.
5. Coupe du grand pectoral gauche.
6. Grand pectoral droit.

Une tumeur arrondie fait saillie au devant du sternum. Elle peut être directement en avant de l'articulation ; en avant et en haut ; en avant et en bas. D'après M. Nélaton, elle peut descendre à 3 ou 4 centimètres au-dessous de la fourchette. Cette tumeur se continue avec le corps de la clavicule. Elle est sous-cutanée et il est facile de lui reconnaître tous les caractères anatomiques de l'extrémité interne de cet os.

OBSERVATION.

Une petite fille de quatre ans était endormie dans un cabriolet, sur les genoux de son père, lorsqu'une diligence, marchant en sens contraire, accrocha rudement ce cabriolet et faillit le renverser. La secousse fut si forte, que l'enfant, éveillée en sursaut, eût peut-être été jetée à terre si on ne l'eût retenue par le bras. On attribua d'abord à la frayeur les cris qu'elle fit entendre, l'enfant elle-même ne se plaignait d'aucune douleur pendant les premiers jours et continua de se livrer à ses jeux ; on remarquait seulement qu'elle se servait du bras gauche avec moins de facilité, et qu'elle paraissait souffrir quand on l'enlevait en la prenant sous les aisselles. Bientôt après on aperçut une saillie très-prononcée à la partie supérieure de la poitrine. Cette saillie n'est autre chose que l'extrémité interne de la clavicule luxée en avant, ainsi qu'il me fut facile de le reconnaître au premier examen.

Il y avait déjà huit jours que cet accident avait eu lieu lorsque je fus consulté. La tête de la clavicule, ayant complétement abandonné la facette articulaire du sternum, appuyait sur la partie antérieure de cet os et formait une saillie grosse comme la moitié d'une noix environ, mobile, indolente, sans rougeur, et beaucoup plus prononcée dans certains mouvements. Cette saillie disparaissait facilement, si, d'une main appliquée à la partie interne et supérieure du bras, je tirais l'épaule en dehors, tandis qu'avec le pouce de l'autre main je pressais sur la tumeur elle-même ; mais elle reparaissait dès que ces efforts cessaient. Complétement méconnue, cette luxation avait été abandonnée à elle-même, et n'avait géné en rien les mouvements de l'enfant, qui, à la vérité, paraissait peu souffrir. Il était évident, cependant, que les ligaments avaient été déchirés, puisque la clavicule, chevauchant sensiblement sur le sternum, jouissait, de cette nouvelle place, d'une mobilité remarquable.

Sentant tout de suite l'impossibilité d'appliquer avec quelque fruit un bandage ordinaire sur un enfant vif et sans cesse en mouvement ; connaissant d'ailleurs l'insuffisance généralement avouée de ce moyen, je proposai d'avoir recours à un appareil mécanique. Sans s'y refuser, les parents voulurent, avant tout, réunir d'autres avis. MM. Marjolin, Dubois et Boyer furent consultés successivement et constatèrent l'existence de la luxation. Ils s'accordèrent à penser que l'on ne pouvait pas espérer une guérison sans difformité, et que les moyens que l'on emploierait n'auraient d'autres effets que de favoriser la consolidation des os dans leurs nouveaux rapports et de s'opposer à un plus grand déplacement. J'avais exprimé la même opinion dans une note à consulter remise aux parents, note dans laquelle je proposais toutefois un bandage mécanique. Ces messieurs, sans le désapprouver en lui-même, pensèrent que l'on devait se borner à l'emploi des bandes ou même d'une simple écharpe. Ces moyens furent, en effet, tentés avec tous les soins convenables ; mais, chaque matin, on trouvait l'appareil dérangé et le déplacement reproduit. Dès lors on se décida à employer l'appareil mécanique que j'avais d'abord proposé et sur lequel, je l'avoue, je n'osais pas beaucoup compter : le succès a véritablement passé mes espérances.

Nous ne pouvons passer sous silence la description du bandage employé par M. Melier ; nous la donnons telle que nous la fournissent, en note, les traducteurs d'Astley Cooper.

Cet appareil se compose :

1° Du bandage de Desault, pour la clavicule, tel ou à peu près, qu'il a été modifié par Boyer ;

2° D'un compresseur mécanique ajouté au bandage précédent. Trois pièces principales entrent dans sa composition, une espèce de cadre, un ressort et une pelote.

Le cadre formé par la réunion de plusieurs lames minces de fer doux, recouvertes de peau, est cousu à la partie postérieure de la ceinture, à l'endroit correspondant aux épaules qu'il embrasse. Il est spécialement destiné à offrir un point d'appui fixe et solide au ressort. Il remplit, en outre, une indication très-importante.

Le ressort, d'acier trempé, forme à peu près les trois quarts d'un cercle. Son extrémité postérieure est attachée au cadre, l'antérieure supporte la pelotte. Passant, comme une espèce de brayer, au-dessus de l'épaule, mais sans y toucher, il se termine au niveau de l'articulation sterno-claviculaire, sur laquelle il appuie de toute la force de son élasticité. Il est composé de deux et au besoin de trois lames superposées ; un bouton à double tête, ou valet-à-patin, glissant dans une coulisse, permet de rapprocher ces lames ou de les éloigner à volonté, et par conséquent de graduer la pression. Ce ressort étant uni au cadre, au moyen d'une vis à tête, on peut facilement l'incliner à droite ou à gauche ; on peut aussi en allonger ou en raccourcir l'arc à la faveur de plusieurs trous placés à l'extrémité postérieure de chaque lame. Pour plus de propreté, il est reçu dans une gaîne de peau, ouverte au niveau de la coulisse.

La pelote s'unit à l'extrémité antérieure du ressort au moyen d'une vis à tête. La courbure et l'inclinaison du ressort sont telles que la pelote se trouve dirigée d'avant en arrière, de bas en haut et de dedans en dehors. Trois courroies, cousues à la pelote, se rendent, en rayonnant, à autant de boucles attachées sur divers points de la ceinture, et assurent invariablement la compression. Une bride et un petit gousset tiennent l'avant-bras fléchi et la main dans l'immobilité. (Baraduc, *Mémoire sur les luxations de la clavicule.*)

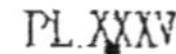

Fig. 1

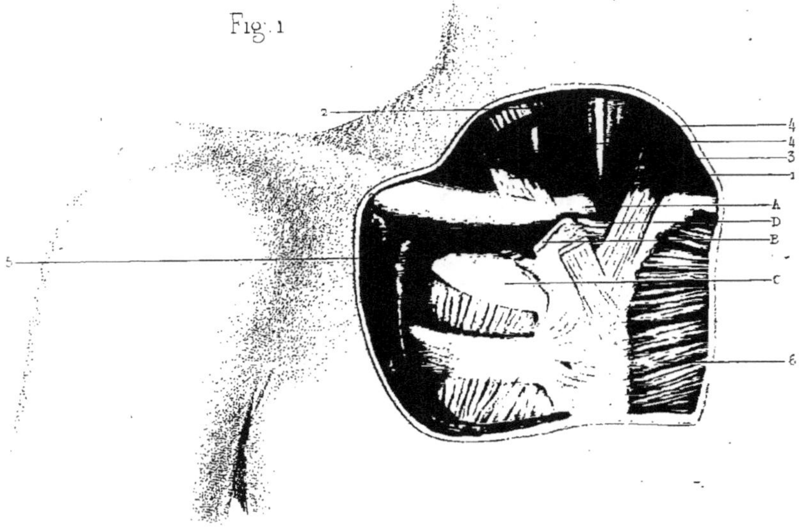

Fig. 2

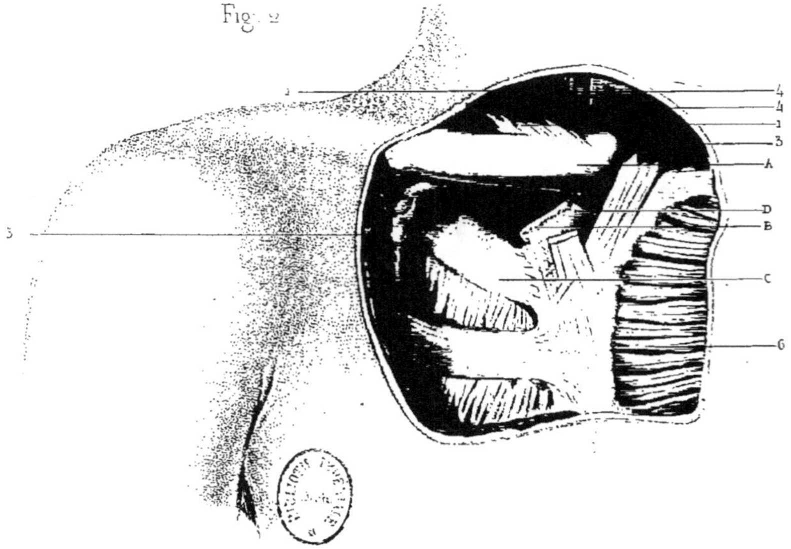

F. Bion del. Imp. Ch. Chardon ainé Paris Debray sc.

LUXATIONS DE L'EXTRÉMITÉ INTERNE DE LA CLAVICULE

Librairie Germer Baillière.

PLANCHE XXXV.

LUXATIONS STERNO-CLAVICULAIRES : 1° EN ARRIÈRE; 2° EN HAUT.

FIGURE 1. — **Luxation sterno-claviculaire postérieure.**

A. Extrémité interne de la clavicule luxée en arrière.
B. Surface claviculaire du sternum.
C. Cartilage de la première côte.
D. Fourchette sternale.
1. Faisceau claviculaire du sterno-cléido-mastoïdien.

2. Faisceau sternal du même muscle.
3. Faisceau sternal du sterno-cléido-mastoïdien gauche.
4,4. Sterno-thyroïdiens gauche et droit.
5. Coupe du grand pectoral droit.
6. Grand pectoral gauche.

Alternativement admise et contestée, rejetée même d'une manière absolue, la luxation en arrière est maintenant démontrée par une dizaine d'observations.

Dans le lieu qu'occupe d'ordinaire la tête de la clavicule existe un vide. La clavicule se porte en arrière derrière la fourchette sternale, comprimant dans quelques cas la trachée et l'œsophage.

OBSERVATION

Un homme âgé de quarante-deux ans fut renversé par son cheval qui venait de s'abattre et sous lequel il se trouva pris, de telle manière que ses deux épaules furent portées en avant. Voici quels étaient les symptômes que présenta la luxation de la clavicule gauche : l'extrémité sternale de l'os était repoussée en arrière et abaissée, une dépression manifeste existait au niveau de l'articulation sterno-claviculaire ; on avait beaucoup de peine, même en pressant assez fortement, à reconnaître l'extrémité interne de la clavicule dans cette dépression : la clavicule présentait une obliquité opposée à celle qui lui est naturelle. La tête et le cou n'offraient aucune inclinaison sensible. Dans l'immobilité et dans l'absence de toute pression, aucune douleur ne se faisait sentir, tandis que la plus légère pression sur la moitié latérale gauche du cou en déterminait une extrêmement vive. Cette même pression était tout à fait insupportable à l'endroit de la dépression sterno-claviculaire, tandis qu'au-dessous elle ne causait aucune douleur. Les mouvements de rotation de la tête, soit à gauche, soit à droite, ne s'opéraient qu'avec gêne et avec un peu de douleur ; le malade les évitait et ne les exécutait qu'avec lenteur et en tournant un peu le tronc, ce qui lui donnait l'aspect particulier de roideur qu'on remarque toutes les fois que les mouvements du cou sont douloureux. Les mouvements du bras gauche étaient faciles ; la main s'élevait jusqu'au niveau de la tête, mais le malade n'exécutait ce mouvement qu'avec précaution. Si, au contraire, ce mouvement était exécuté avec précipitation, s'il était poussé un peu trop loin, et s'il avait pour objet de fournir un point d'appui, une vive douleur se faisait sentir dans toute la partie latérale gauche du cou, et principalement dans le lieu du déplacement. Le malade ne pouvait quitter la position horizontale sans le secours d'un aide ; ses essais pour s'asseoir sur son lit étaient brusquement interrompus par la douleur vive qu'ils lui faisaient éprouver ; il ne pouvait se mettre sur son séant qu'en saisissant les mains d'une personne placée au pied du lit. Lorsqu'il remuait, il croyait quelquefois entendre un bruit sourd comme celui qui aurait résulté du frottement de deux surfaces osseuses. La déglutition était peu difficile et déterminait une légère douleur qui se propageait jusqu'à l'oreille.

Au moment de la réduction, un coussin ayant été placé sous l'aisselle, lorsqu'on poussa le coude en dedans et en avant pour attirer la clavicule en dehors, le malade éprouva une douleur vive au côté gauche de la poitrine : cette douleur tenait à une fracture de la partie moyenne de la sixième côte.

D'une main portée sous l'aisselle du malade, tirant aussi fortement qu'il me fut possible la partie supérieure du bras en dehors, et de l'autre en poussant vigoureusement le coude en dedans, je fis faire à l'humérus un mouvement de bascule en vertu duquel l'épaule entraîna la clavicule en dehors. J'avais soin en même temps d'abaisser fortement l'épaule, espérant dégager plus aisément l'extrémité sternale de la clavicule en faisant agir cet os à la manière d'un levier du premier genre qui aurait eu son point d'appui sur la première côte : ces tentatives n'amenèrent qu'une réduction incomplète. Je fis alors placer, entre le tronc et le haut du bras du côté malade, le milieu d'un lacs dont les extrémités furent dirigées en dehors, l'une en avant, l'autre derrière le bras, et confiées à un aide chargé de tirer le haut du membre, et par conséquent l'épaule en dehors et un peu en arrière. Le milieu d'un autre lacs fut placé en dehors du coude, et les extrémités en furent ramenées devant et derrière la poitrine et remises entre les mains d'un autre aide chargé d'empêcher le coude d'obéir à l'action du premier lacs, partie de la contre-extension à laquelle concourait un troisième aide, en soutenant le haut du corps pour éviter qu'il ne fût entraîné du côté malade. Ainsi exécutées, l'extension et la contre-extension remplirent parfaitement leur objet, et la clavicule recouvra sa place assez exactement pour que son articulation sternale reprît presque totalement l'aspect qui lui est propre. Je plaçai, entre le bras et le tronc, un coussin cylindrique, aux deux extrémités duquel étaient cousus deux rubans de fil destinés à être liés sur l'épaule opposée ; placé tout à fait dans l'aisselle, il ne descendait pas assez pour appuyer sur la côte fracturée. La fronde de cuir, conseillée par M. Boyer pour les luxations de l'extrémité scapulaire de la clavicule, fut appliquée à plein sur le coude, et les deux chefs en furent dirigés vers l'épaule opposée. Des boucles fixées aux chefs qui devaient se diriger devant la poitrine, sans s'étendre au delà du milieu de sa hauteur, servirent à arrêter les chefs qui passaient derrière le dos, ce qui devait permettre de serrer, lâcher ou resserrer le bandage sans changer en rien la position du membre. Le tout fut entouré d'une ceinture faite avec une serviette pliée en long, qui tenait le coude fortement rapproché du tronc, et était soutenue avec un scapulaire ; enfin la main et l'avant-bras furent soutenus par une écharpe.

La clavicule parut se reporter un peu en arrière dès que les aides eurent cessé d'agir ; cependant, la conformation de la région qu'elle occupe se rapprochait beaucoup plus de l'état naturel. Six mois après l'accident, il restait à peine quelques faibles traces de la luxation. Cependant, en regardant et en touchant attentivement la région de la clavicule, on reconnaissait aisément que l'os faisait un peu moins de saillie. La clavicule luxée offrait une courbure moins prononcée, l'extrémité interne de l'os n'ayant pas repris totalement sa place accoutumée : un vide, à la vérité très-peu apparent, senti à la partie antérieure de l'articulation, et une légère saillie au-dessus indiquaient que l'extrémité interne de la clavicule, après avoir quitté l'endroit où elle avait été poussée dans la luxation, était restée un peu en arrière et s'était portée un peu en haut. Une pression un peu forte y causait une sensation désagréable qu'elle ne provoquait pas de l'autre côté. Les fonctions du bras étaient parfaitement libres, mais une légère douleur se faisait ressentir au côté correspondant du cou, quand le malade, dans la position horizontale, soulevait la tête. (M. Pellieux, *Revue médicale,* août 1834, page 161.)

OBSERVATION II.

Le nommé Bailly (Georges), âgé de quarante-deux ans, journalier, natif de Paris, demeurant rue Sainte-Marguerite, 34, est entré à l'hôpital Saint-Antoine, salle Saint-François, n° 1, le 9 avril 1839.

Après une chute de quinze pieds de hauteur, la région claviculaire ayant heurté des moellons, le malade éprouve une douleur vive. Arrivé à l'hôpital peu d'heures après l'accident, Bailly présente les caractères suivants : le bras gauche est immobile, pendant le long du corps ; l'épaule du même côté est portée en avant, la clavicule ne présente pas, au niveau de sa convexité antérieure, le relief que forme celle du côté opposé ; l'extrémité interne de la clavicule gauche se trouve placée à six ou huit lignes en arrière du plan formé par la face antérieure du sternum : la peau est déprimée en dehors de la surface articulaire sternale, la pression la plus légère applique la peau sur cette facette articulaire et sur le bord antérieur de l'extrémité sternale de la clavicule. Le bord antérieur de cet os forme, avec la surface articulaire sternale, un angle presque droit, dont le sinus regarde en avant.

Lorsque la pression exercée sur la peau vient à cesser, cette membrane est ramenée en avant par son élasticité : alors un espace triangulaire, à parois inégales en longueur, existe entre la peau, la clavicule et la surface articulaire du sternum ; la paroi interne de cette cavité triangulaire est formée par la facette articulaire sternale, la paroi antérieure par la peau, et la paroi postérieure par la clavicule. L'angle externe le plus aigu, éloigné d'un pouce environ de l'extrémité interne de la clavicule, correspond au point de contact de la peau et de cet os. L'extrémité de la clavicule, qui ordinairement domine, de quelques lignes en dehors, la fourchette du sternum, est placée au même niveau. L'extrémité interne de la clavicule chevauche de deux à trois lignes sur la face postérieure du sternum ; cette dernière disposition paraît être déterminée, en grande partie, par la contraction du muscle sous-clavier. Ce muscle a aussi pour auxiliaires les pectoraux, le trapèze et le rhomboïde.

La tête du malade est inclinée en avant et à gauche.

Le jour même de l'entrée du malade à l'hôpital, une forte saignée lui est pratiquée. La luxation est réduite de la manière suivante : une des mains saisit le bras gauche par sa partie supérieure et le tire en dehors pendant que, de l'autre main, on pousse le coude en dedans ; par ces deux mouvements combinés l'épaule est directement portée en dehors et la clavicule dégagée : alors l'épaule gauche étant poussée en arrière, l'extrémité interne de la clavi-cule reprend d'elle-même ses rapports naturels. (Baraduc, *Mémoire sur les luxations de la clavicule*.)

LUXATION EN HAUT DE L'EXTRÉMITÉ INTERNE DE LA CLAVICULE.

FIGURE 2.

A. Extrémité interne de la clavicule luxée en haut.

Les lettres et les chiffres ont la même signification que dans la figure 1.

OBSERVATION.

Gabriel Paris, âgé de quarante-trois ans, passementier, natif de Lyon, demeurant barrière Montreuil, est entré à l'hôpital Saint-Antoine, salle Saint-François, n° 10, le 4 octobre 1839.

Dans une lutte, Paris a été violemment renversé sur le sol ; le moignon de l'épaule gauche et le côté corres-pondant de la tête ont frappé la terre : dans la chute, le choc le plus intense a été supporté par l'épaule, tandis que, par un mouvement de rotation de gauche à droite, la tête cherchait à s'y soustraire. Néanmoins, dans cette position, l'étendue existant entre l'épaule et la tête fut augmentée par l'inclinaison forcée de cette dernière à droite.

L'extrémité interne de la clavicule est placée au-dessus du bord supérieur du sternum, sur lequel elle appuie ; le doigt, étant promené de droite à gauche sur ce bord, vient heurter une saillie dont la hauteur est mesurée par l'épaisseur de l'extrémité interne de la clavicule. En faisant fléchir assez fortement la tête du malade sur la poi-trine et déprimant la peau dans l'espace en forme de V situé entre les tendons des muscles sterno-mastoïdien, on sent une surface lisse, triangulaire, qui regarde à droite, et dont la position est perpendiculaire au bord supérieur du sternum, avec lequel cette surface forme un angle droit. Le tendon du sterno-mastoïdien gauche est projeté en avant par l'extrémité interne de la clavicule, sur laquelle il s'aplatit en formant une courbure légère ; la concavité de cette courbure embrasse, de bas en haut, le tiers antérieur de la circonférence de l'extrémité claviculaire. En arrière, la clavicule se trouve cernée par le sterno-hyoïdien, d'où il résulte que l'extrémité interne de l'os luxé est logée dans une anse formée, en avant, par le tendon du sterno-mastoïdien ; en bas, par le bord supérieur du sternum ; et, en arrière, par le sterno-hyoïdien. L'ouverture de cette anse regarde en haut.

Au-dessous du tiers interne de la clavicule, existe une dépression très-évidente, que l'on augmente considérable-ment en exerçant sur la peau une pression modérée. L'enfoncement ainsi obtenu permet de constater ses limites formées supérieurement par la clavicule ; inférieurement, par la première côte ; en dedans, par la facette du ster-num, s'articulant avec la clavicule ; en dehors, la dépression diminue de hauteur et devient insensible à deux pouces environ du sternum. Le fond de cette dépression n'offrant au doigt d'autre résistance que celle qui lui est fournie par la peau, il est presque certain que le muscle sous-clavier est rompu. La rupture du ligament costo-clavicu-laire paraît démontrée par le défaut de résistance que nous venons d'indiquer, et l'écartement d'un pouce environ qui existe entre la première côte et la face inférieure de la clavicule.

Le ligament interclaviculaire forme un cordon oblique de droite à gauche et de bas en haut. En raison du rap-prochement de l'extrémité sternale de la clavicule gauche de l'extrémité correspondante de la clavicule droite, ce cordon est facilement dépressible, et permet d'explorer la surface articulaire de la clavicule luxée.

Le faisceau sternal du muscle mastoïdien est dur, tendu, assez fortement contracté, tandis que le faisceau clavi-culaire du même muscle se laisse déprimer d'une manière sensible dans sa partie inférieure.

La peau ne présente pas la plus légère ecchymose ; cependant il semble qu'un peu de liquide soit épanché autour des surfaces articulaires.

Les mouvements de l'épaule sont impossibles ; la douleur est peu vive.

Le malade étant d'une constitution forte, une saignée de dix-huit onces lui est pratiquée.

La réduction est opérée ainsi : la tête du malade est fléchie sur la poitrine ; une main appliquée sur la partie externe du coude gauche pousse le membre en dedans, pendant que l'autre main, placée à la partie interne et supé-rieure du bras, porte celui-ci fortement en dehors, et forme en même temps un point d'appui sur lequel la partie supérieure du bras bascule et entraîne l'épaule en dehors. Par ce mouvement, l'extrémité interne de la clavicule, facilement dégagée, tombe en produisant un léger bruit ; elle se trouve alors dans ses rapports normaux. (Baraduc, *Mémoire sur les luxations de la clavicule*.)

LUXATIONS DOUBLES DE LA CLAVICULE.

On a observé deux fois la luxation des deux extrémités de la clavicule produite du même coup et par la même violence. Nous reproduisons ici la première observation ; une autre plus récente a été consignée par Morel-Lavallée dans les *Bulletins de la Société de chirurgie*.

OBSERVATION.

Le 13 novembre 1830, entra à l'hôpital Saint-Louis le nommé Guérangé (Jean), âgé de trente-quatre ans, charpentier. Ce malade venait de faire une chute d'un troisième étage sur le pavé ; en tombant, la partie supérieure et postérieure de l'épaule droite porta fortement ; des excoriations et une assez forte contusion existaient sur ce point. L'épaule malade était rapprochée du tronc ; les mouvements des membres de ce côté étaient très-difficiles ; une saillie considérable se voyait en haut et en avant de l'extrémité sternale de la clavicule droite, et en même temps, en portant le doigt le long de la clavicule, on remarqua une autre petite saillie en arrière et en haut de l'extrémité externe de ce même os ; en élevant et en abaissant alternativement la partie inférieure du bras, on s'assura que les deux extrémités de la clavicule étaient luxées : l'externe en arrière et en haut, l'interne en haut et en avant. Depuis trois semaines environ, le malade toussait un peu. La chute qu'il avait faite augmenta cette toux, et même des crachements de sang eurent lieu pendant les trois premiers jours ; le poumon droit faisait entendre du râle sous-crépitant et muqueux à sa partie supérieure et antérieure ; quelques douleurs existaient du même côté ; la dyspnée était grande, le pouls fréquent. M. Richerand, malgré les accidents qui s'étaient développés, appliqua le bandage de Desault avec quelques compresses graduées sur les extrémités luxées de la clavicule. En même temps, trois fortes saignées furent faites successivement, et produisirent, au bout de peu de jours, une guérison complète des accidents du côté de la poitrine. Le bandage fut resserré pendant quinze ou vingt jours environ, et, au bout de ce temps, l'extrémité externe de la clavicule ne présentait plus aucun déplacement. Cet effet avait-il été produit par la compression exercée, soit sur ce point, soit sur l'extrémité interne ? Il est probable qu'il en fut ainsi, mais malgré tout ce que l'on put faire pour réduire la luxation interne, rien ne fut changé, et il est certain que le malade gardera cette difformité toute sa vie, sans que les mouvements du membre de ce côté en soient gênés ; du moins est-on porté à le penser, puisque le 12 décembre il exécutait déjà sans douleur des mouvements d'élévation. A cette époque le malade n'avait qu'une écharpe pour tout bandage, et ne se plaignait d'aucune douleur. Il est bon de remarquer que Guérangé, d'une constitution robuste, présentait tous les os d'une grosseur remarquable ; ce qui explique cette double luxation sans fracture. (Portal. *Journal universel hebdomadaire*, t. II, p. 15, et note des traducteurs d'A. Cooper.)

RÉGION DU BRAS.

Limites de la région. — La région chirurgicale du bras ne comprend pas en longueur une aussi grande étendue que l'humérus qui en forme le squelette ; la partie supérieure de l'humérus faisant partie de la région de l'épaule et la partie inférieure du même os faisant partie de la région du coude.

Squelette. — L'humérus est accessible à la palpation dans toute l'étendue de la région du bras, ce qui indique que le diagnostic des fractures de sa partie moyenne se fera avec une grande précision, et que dans les cas ordinaires la réduction en sera opérée avec facilité.

Le corps de l'humérus est à peu près cylindrique ; on lui considère trois faces :

1° La face externe présente au-dessous de l'insertion deltoïdienne, limite inférieure de la région de l'épaule, la gouttière de torsion. C'est là que le nerf radial est en rapport immédiat avec le corps de l'humérus ; il est quelquefois blessé dans ses fractures, et dans un cas auquel M. Ollier a remédié par une ingénieuse opération, le nerf radial avait été englobé dans le cal et paralysé. Au-dessous de la gouttière, la face externe regarde en avant, s'excave un peu et donne alors insertion au muscle brachial antérieur.

2° La face interne, large à sa partie supérieure où elle regarde en avant, se rétrécit beaucoup en bas où elle regarde en dedans. Elle présente à considérer au-dessous de la gouttière bicipitale dont nous avons rattaché l'étude à la partie supérieure de l'humérus : 1° le trou nourricier principal de l'humérus, qui pénètre de haut en bas (1) ; 2° au point où le tiers supérieur de l'humérus se réunit au tiers moyen, l'insertion du coraco-huméral.

3° La face postérieure, plus large en haut qu'en bas, légèrement convexe dans toute son étendue, est en rapport avec le triceps brachial.

GROUPEMENT DES PARTIES MOLLES AUTOUR DE L'OS.

Pour donner une bonne idée des rapports du squelette et des parties molles du bras, nous avons pratiqué une coupe divisant perpendiculairement à leur longueur l'os et les chairs (fig. 30). Cette coupe est faite à la partie inférieure du tiers moyen (2).

Elle rencontre quatre muscles :

1° Le biceps brachial dont la surface forme le tiers antérieur de la circonférence brachiale.

2° Le brachial antérieur, muscle à coupe rhomboïdale très-épais, recouvrant toute la moitié antérieure de la surface de l'humérus et apparaissant à la partie externe du bras ; sa partie externe sous-cutanée correspond à la dixième partie de la circonférence du bras.

(1) Il y a des variétés dans la position du trou nourricier. M. Cruveilhier l'a vu situé à la face externe et même à la face postérieur de l'os. (Cruveilhier, *Anatomie descriptive*.)

(2) Les coupes sont difficilement comprises lorsqu'on divise tous les tissus à la même hauteur, les organes présentent de cette façon des aspects si inaccoutumés que ce n'est souvent qu'avec beaucoup d'embarras qu'on peut arriver à les dénommer. Ces préparations dont l'utilité est incontestable acquièrent une grande clarté à une condition : c'est de diviser les muscles, artères, nerfs, os, à différentes hauteurs comme dans la figure 30. On aperçoit alors et la coupe et la direction des fibres, les deux renseignements les plus utiles. Ce mode de préparation comporte une certaine dissection, mais on arrive facilement à respecter les rapports ; c'est le but qu'on doit se proposer et sans lequel il n'y a pas d'anatomie véritablement chirurgicale.

3° Le long supinateur dont on ne voit sur la coupe que la partie la plus élevée, insérée au bord externe de l'humérus au-dessous de la gouttière du nerf radial.

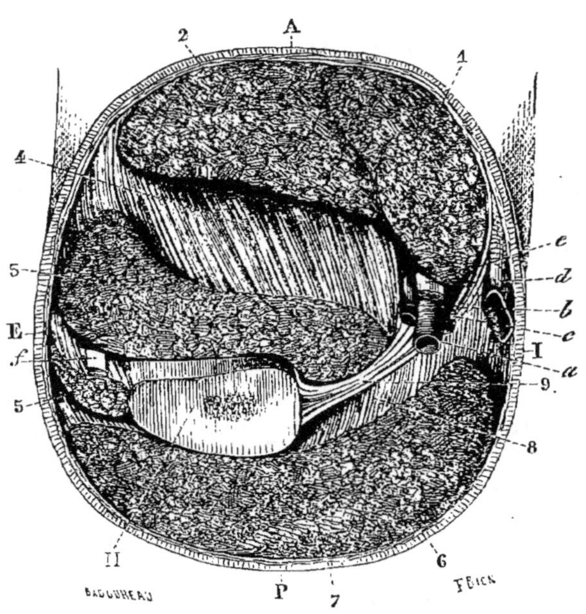

FIG. 30. — **Coupe du bras pratiquée à la réunion du tiers inférieur et du tiers moyen.**

A. Partie antérieure de la préparation.
B. — postérieure.
I. — interne.
E. — externe.
H. Coupe de l'humérus.

1. Faisceau interne du biceps.
2. Faisceau externe du biceps.
3. Coupe du brachial antérieur.
4. Fibres antérieures de ce muscle.

5. Coupe du long supinateur.
6. Coupe des fibres musculaires du triceps.
7. Coupe des fibres tendineuses.
8. Fibres de la partie antérieure du vaste interne.
6. Cloison aponévrotique interne.
a. Artère humérale.
b, c. Veines satellites.
d. Veine basilique.
e. Nerf médian.
f. Nerf radial (branche antérieure).

4° Le muscle triceps qui forme à lui seul les trois quarts postérieurs de la circonférence du bras. Il résulte encore de cette coupe que le corps de l'humérus est recouvert d'une couche épaisse de parties molles en avant, en dedans, en arrière; que vers sa partie externe il est bien moins protégé, plus superficiel. En second lieu on voit que l'artère humérale, étant au milieu des chairs, pourra glisser facilement sous les pressions du bandage et ne sera point, par conséquent, exposée à des pressions dangereuses.

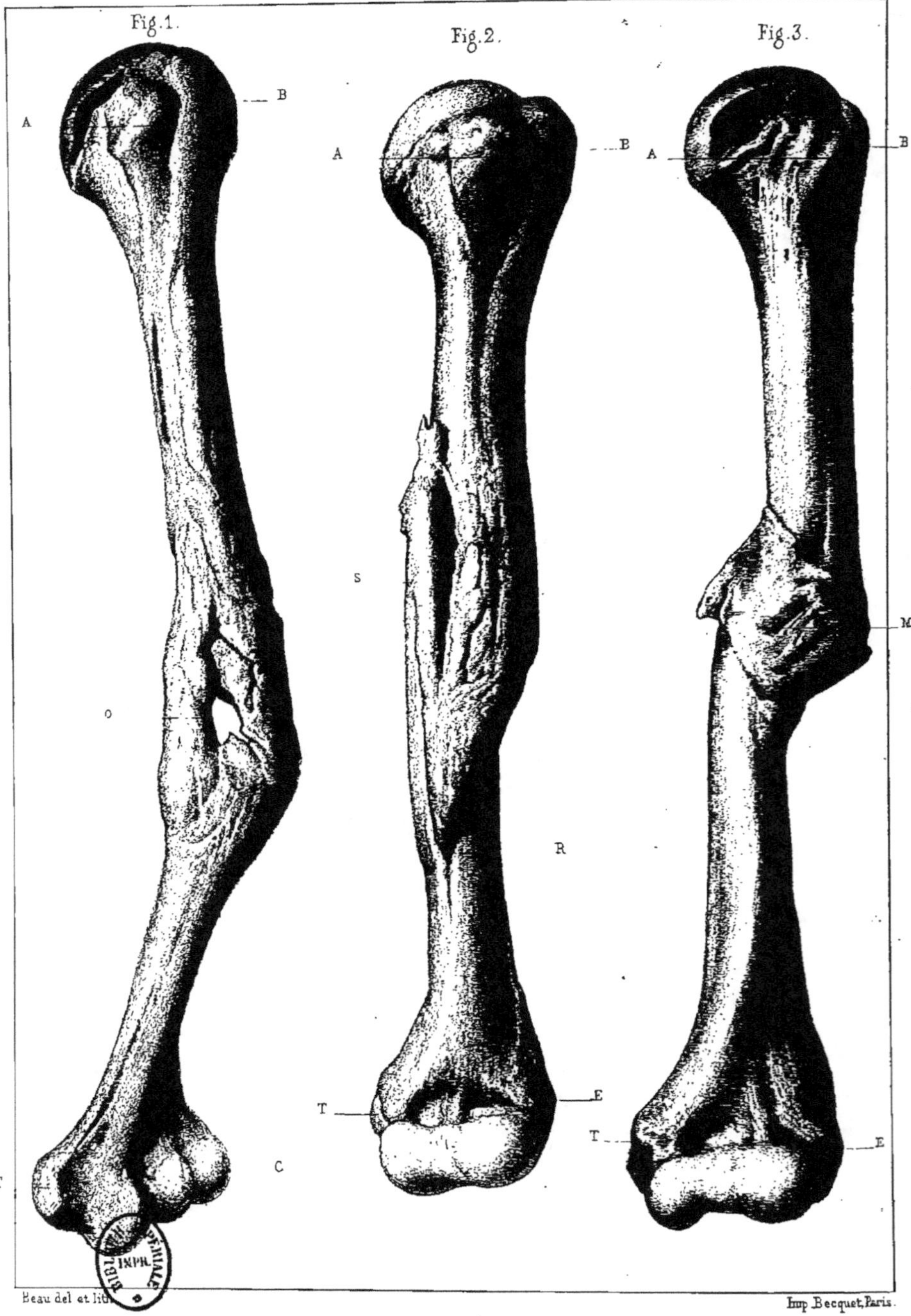

FRACTURE DE L'HUMÉRUS.

Librairie Germer Baillière.

PLANCHE XXXVI.

FRACTURES DE LA PARTIE MOYENNE DE L'HUMÉRUS.

Les signes, tant diagnostiques que pronostiques,
n'ont rien qui ne soit rapporté dans le général.
(J. L. Petit, *Des fractures du bras.*)

FIGURE 1. — Fracture du corps de l'humérus consolidée par double jetée osseuse.

A. Grosse tubérosité.
B. Petite tubérosité.
C. Condyle.

O. Perforation du col.
T. Épitrochlée.

FIGURE 2. — Fracture oblique spiroïde du corps de l'humérus.

A. Grosse tubérosité.
B. Petite tubérosité.
E. Épicondyle.

R S. Ligne de fracture oblique spiroïde.
T. Épitrochlée.

FIGURE 3. — Fracture transversale consolidée du corps de l'humérus.

A. Grosse tubérosité.
B. Petite tubérosité.
T. Épitrochlée.

E. Épicondyle.
M. Cal.

Les fractures du corps de l'humérus sont très-fréquentes, très-importantes par conséquent à bien connaître, et cependant nous n'en ferons point une longue étude. Les considérations générales dans lesquelles nous sommes entrés au début de la monographie nous dispensent en effet d'insister sur des fractures qui ne présentent véritablement aucun point important spécial.

Comme l'os se touche dans toute son étendue en dehors, la *mobilité anormale*, la *crépitation*, seront faciles à percevoir et il est bien rare qu'une fracture complète avec déplacement puisse passer inaperçue.

Au point de vue de la direction de la ligne de fracture, les figures de la planche XXXVI démontrent que la fracture peut être *transversale-dentelée* ou *oblique-spiroïde* ; *complète* avec conservation du périoste, *incomplète* avec flexion de l'os et ouverture de la ligne de fracture, sans flexion de l'os et par conséquent sans aucun déplacement.

La figure 1 montre un exemple de consolidation par double jetée osseuse.

EXEMPLES DE TRAUMATISMES SUSCEPTIBLES DE PRODUIRE DES FRACTURES DU CORPS DE L'HUMÉRUS.

Deux individus veulent éprouver la force de leur poignet, ils se placent en face l'un de l'autre, les doigts entrelacés, et cherchent dans cette position à renverser en dehors le poignet et l'avant-bras de leur adversaire. Il existe dans la science au moins cinq observations de fracture de l'humérus par une cause de ce genre ; elle siége alors habituellement à 6 ou 8 centimètres au-dessus des condyles.

Effort pour lancer une pierre, un projectile, etc.

Un individu glisse et cherche à se retenir, il étend la main contre une muraille voisine ; fracture du tiers supérieur près de l'insertion du deltoïde. (Lonsdale.)

Une femme se casse l'humérus en étendant le bras pour saisir un enfant avec qui elle jouait. (Liston.)

Une dame descend de voiture, et sentant le marche-pied se rompre sous elle, se retient fortement à une des poignées de la voiture; fracture juste au-dessus du deltoïde. (Larrey.)

Un enfant de dix ans se fracture l'humérus dans un accès d'épilepsie. (Volcamer.)

(Voyez, pour les hypothèses inventées pour expliquer l'action des forces dans ces différents cas, Malgaigne, *Traité des fractures*, pages 531 et suivantes.)

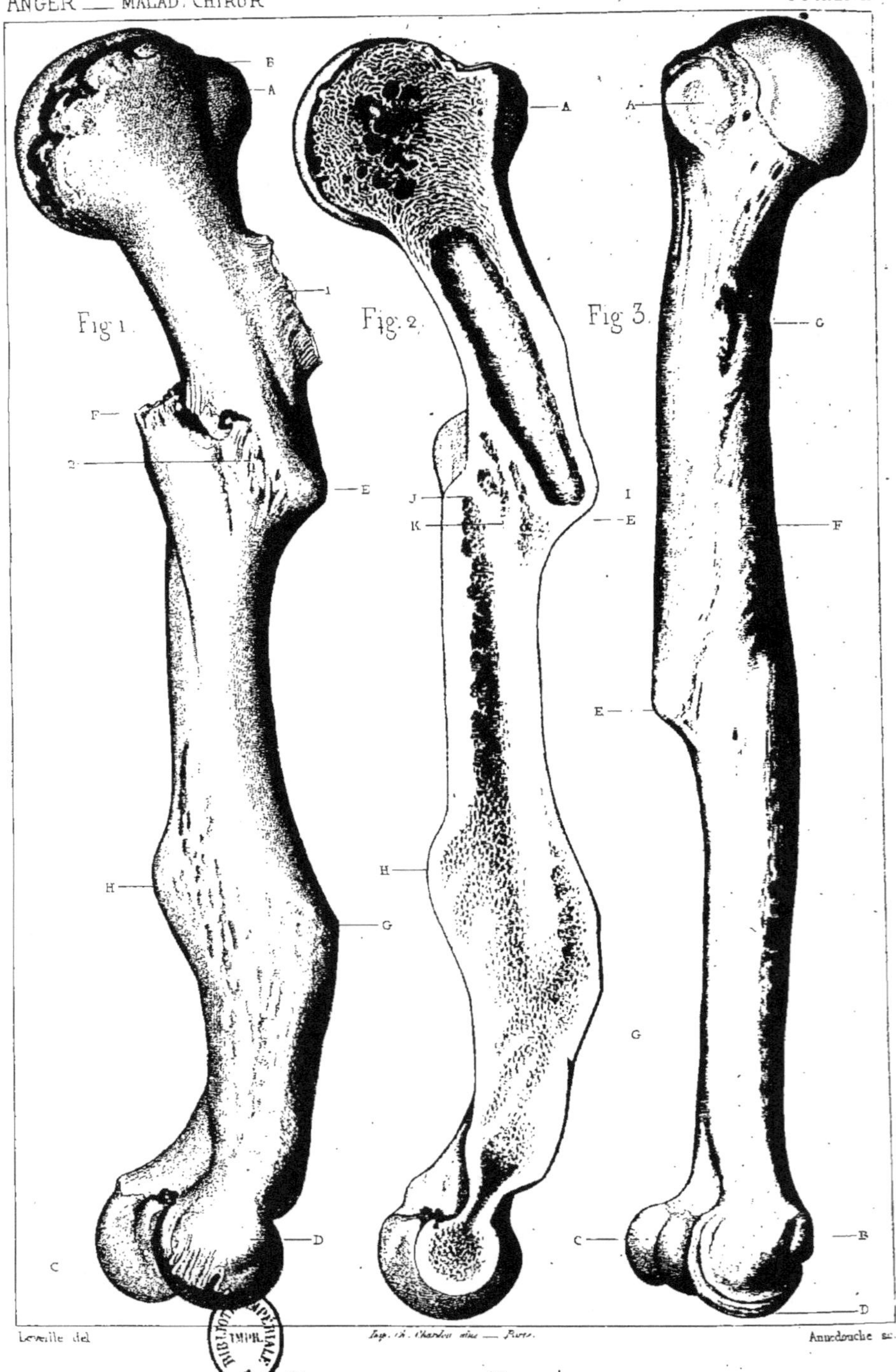

Leveille del.   Imp. Ch. Chardon ainé __ Paris.   Annedouche sc.

FRACTURE DE L'HUMÉRUS.

PLANCHE XXXVII.

FRACTURE DOUBLE DU CORPS DE L'HUMÉRUS.

FIGURE 1. — Humérus vu par sa face externe.

A. Petite tubérosité.

B. Grosse tubérosité.

C. Trochlée.

D. Épicondyle.

E. Saillie antérieure du fragment supérieur.

F. Saillie postérieure du fragment moyen.

G. H. Saillie formée par le cal à la face antérieure et à la partie postérieure de l'os.

1. Insertion du grand pectoral.

2. Quelques fibres d'insertion du deltoïde.

FIGURE 2. — Coupe pratiquée sur l'humérus d'avant en arrière, figure 1.

A. Petite tubérosité.

E. Saillie antérieure du fragment supérieur.

I. Terminaison du canal médullaire du fragment supérieur.

J. Terminaison du canal médullaire du fragment moyen.

K. Coupe du tissu compact.

H. G. Vue de l'intérieur de l'os au niveau de la seconde fracture.

(Ce cas de fracture double et consolidée du corps de l'humérus a été trouvé sur un des sujets de mon pavillon ; il fait partie maintenant du musée d'anatomie des hôpitaux.)

FIGURE 3. — Fracture oblique de la partie supérieure de l'humérus.

A. Petite tubérosité de l'humérus.

B. Épitrochlée.

C. Condyle.

E. Saillie formée par le fragment supérieur.

F. Milieu de la ligne de fracture.

G. Terminaison supérieure de la ligne de fracture.

(Cet humérus a été trouvé à l'autopsie d'un malade mort dans le service de M. Horteloup à l'Hôtel-Dieu. Déposé par moi au musée d'anatomie des hôpitaux.)

Les fractures doubles du corps de l'humérus sont assez communes, et la physionomie qu'elles présentent est assez généralement celle de la figure 1. La figure 2 montre la coupe de l'os faite d'avant en arrière. La consolidation était parfaite, et si cet humérus avait été exposé de nouveau à une fracture, selon toute probabilité, il ne se serait jamais brisé au niveau du cal.

La figure 3 montre une fracture oblique à ligne de fracture excessivement longue. La fracture, dans ce cas, paraissait avoir été *oblique simple* et non pas *oblique spiroïde*, comme dans la figure 2 de la planche précédente (1).

Les déplacements dans la fracture du corps de l'humérus n'ont rien de spécial, et il faut regarder comme peu scientifique le tableau de l'action musculaire régulier et prévu que Royer a tracé à l'article *Fracture du corps de l'humérus* :

« Lorsque l'humérus est fracturé au-dessus de l'insertion du deldoïde, le fragment inférieur est porté en dehors par l'action de ce muscle, pendant que le supérieur est tiré en dedans par le grand pectoral, le grand dorsal et le grand rond. Le poids du bras est cause, sans doute, que tous ces déplacements n'ont lieu que selon l'épaisseur de l'os, ou du moins qu'ils sont très-peu étendus selon la longueur » (Boyer, *Fractures de l'humérus.*)

« Quand la fracture est située au-dessous de l'insertion du deltoïde, ce muscle entraîne en dehors et un peu en avant le fragment supérieur, tandis que l'inférieur est entraîné légèrement dans le sens contraire par le triceps.

(1) Voyez, pour la direction des fractures obliques et des spiroïdes, un intéressant discours de M. Houel, in *Bulletin de la Société de chirurgie.*

» Quand elle a lieu dans l'étendue de l'attache du brachial antérieur, le déplacement est peu considérable, parce que le muscle contre-balance l'action du triceps, et que les fragments ne peuvent guère être entraînés dans aucun sens. Mais quand elle est située très-près de l'articulation du coude, le déplacement des fragments ne peut avoir lieu qu'en arrière ou en avant, attendu que les muscles brachial antérieur et triceps ne s'insèrent point à l'os dans cette région, et que la largeur de l'humérus dans cette partie multiplie l'étendue du contact des fragments dans le sens transversal. »

Nous avons observé quelquefois des déplacements qui rentraient assez bien dans cette description; mais dans tous ces cas l'action musculaire n'y était pour rien. La force vulnérante, la direction de la fracture, le poids du membre; voilà les seules causes qui peuvent produire et rendre persistant un déplacement un peu considérable dans les fractures du corps de l'humérus.

RÉDUCTION ET APPAREILS.

La réduction des fractures du corps de l'humérus s'obtient toujours sans de grandes difficultés, et la contention peut être facilement exécutée sans de grandes pressions. Le nombre des appareils susceptibles d'être employés avec succès est immense, presque tous se composent d'*attelles, coussins* et bandes différemment groupés.

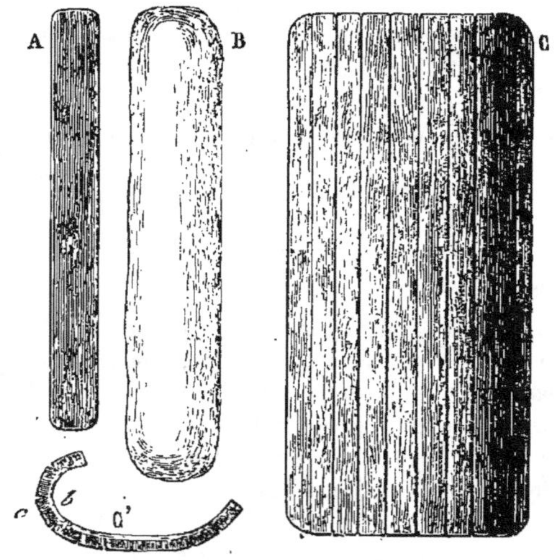

FIG. 31. — **Attelles et coussins.**

A. Attelle ordinaire. — B. Coussin. — C. Attelle articulée (vue externe). — C'. Coupe de l'attelle articulée destinée à montrer le mode de réunion des différentes planchettes qui la composent. — *b*. Partie interne de l'attelle articulée formée par une lame de cuir flexible. — *c*. Partie externe de l'attelle articulée montrant les planchettes.

Les attelles sont de bois, de carton, de gutta-percha, etc. Le nombre des substances capables de faire de bonnes attelles est assez restreint; il faut, en effet, qu'elles réunissent trois conditions : 1° la rigidité; 2° la légèreté; 3° il faut qu'elles puissent se mouler facilement sur la partie qu'elles sont destinées à recouvrir, de manière à faire en quelque sorte corps avec elle. Les attelles de bois ne sont point susceptibles de remplir cette condition, quand elles sont formées d'une planchette un peu large comme celles que l'on emploie d'ordinaire.

Attelles articulées. — Les attelles articulées se composent d'un certain nombre de petites planchettes très-longues relativement à leur largeur qui n'est que de 1 à 2 centimètres. Elles sont juxtaposées par leurs bords et intimement unies les unes aux autres par une plaque de cuir flexible sur laquelle elles ont toutes été fixées à l'aide d'une substance agglutinative. Il est facile de voir, en examinant la figure 31, que de cette disposition doit résulter une attelle qui peut s'appliquer sur le bras, la cuisse, etc., en exerçant une compression uniforme et tangente au membre qu'elle recouvre par tous les points sa face interne concave.

Attelles de toile métallique. — On obtient d'excellentes attelles avec une toile métallique à

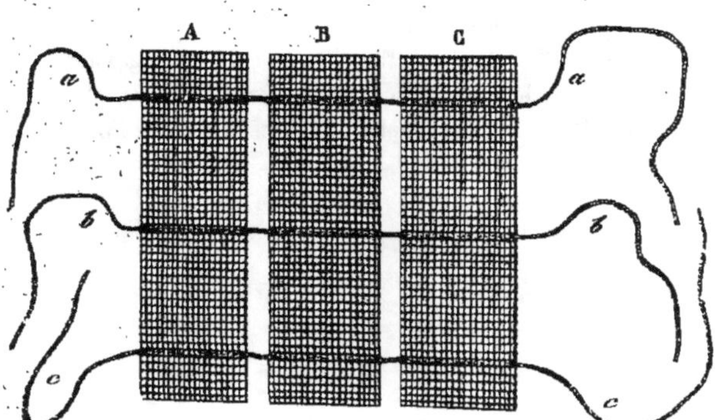

FIG. 32. — **Appareil à attelles métalliques développé.**

A,B,C. Attelles en toile métallique. — *a,b,c.* Lacs.

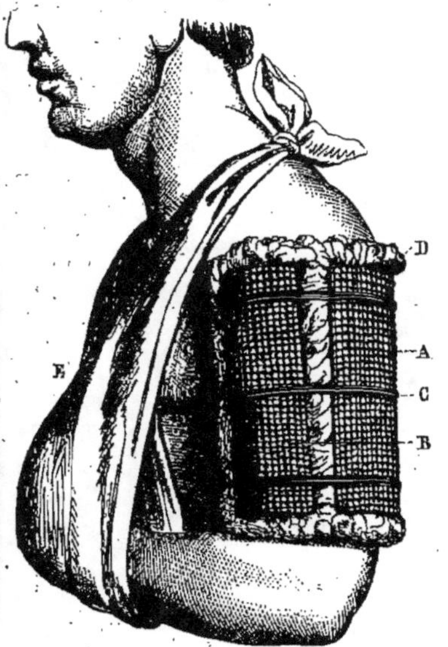

FIG. 33. — **Appareil à attelles métalliques.**

A,B. Deux attelles métalliques. — C. Lacs qui les réunit. — D. Couche d'ouate interposée au membre et aux attelles. — E. Écharpe maintenant l'avant-bras.

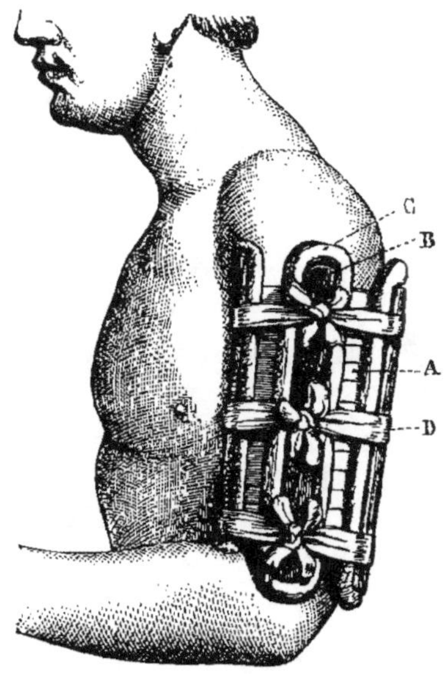

FIG. 34. — **Appareil le plus souvent employé dans les fractures du bras.**

A. Bandage roulé. — B. Une des trois attelles. — C. Un des trois coussins. — D. Un des lacs.

mailles plus ou moins serrées. M. Mathieu, notre habile fabricant d'appareils, a appelé dernièrement l'attention de l'Académie de médecine sur ce sujet, et a déjà indiqué de nombreuses applications au traitement des fractures. La toile métallique forme des attelles extrêmement légères, très-résistantes, susceptibles de prendre facilement la forme des membres, et réalisant par conséquent un véritable progrès. Ajoutons à cela qu'elles sont faciles à couper et à tailler suivant la région. Une condition qui tendra encore certainement beaucoup à en généraliser l'emploi, c'est la rapidité avec laquelle on peut préparer ainsi un très-bon appareil, et le bon marché du tissu métallique. La figure 32 représente trois attelles de toile métallique taillées pour une fracture de l'humérus.

Trois lacs les réunissent et les fixent en traversant chacune des attelles au voisinage de leurs bords.

La figure 34 représente ces trois attelles appliquées sur le bras. Le membre est revêtu d'une couche épaisse d'ouate, et les trois attelles, l'une externe, l'autre antérieure et interne, la troisième postérieure et externe, sont serrées par les lacs qui sont noués après avoir fait plusieurs fois le tour du membre. Cet appareil nous paraît un des plus simples et des meilleurs que l'on puisse employer.

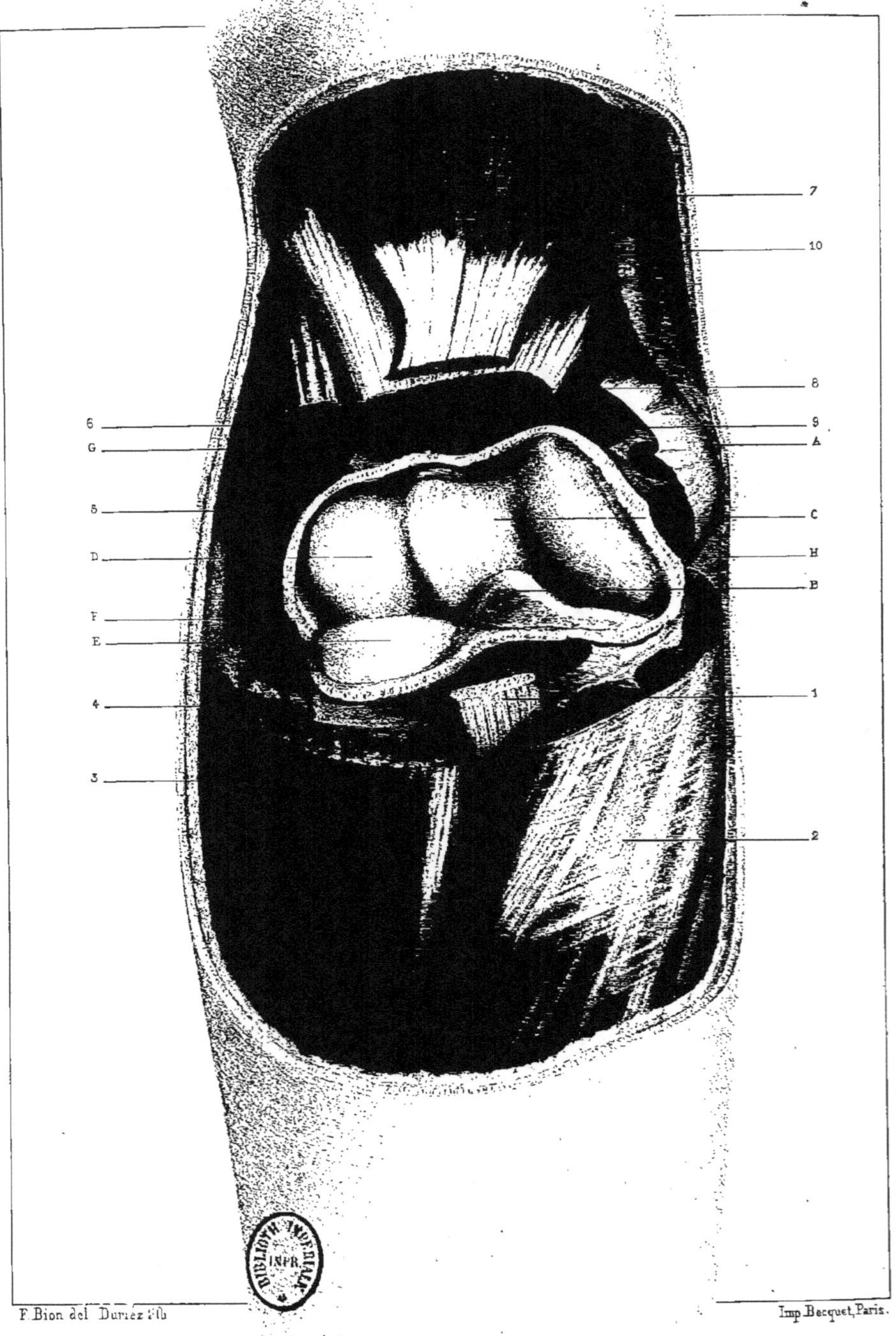

Librairie Germer Baillière.

RÉGION DU COUDE.
ANATOMIE.

RÉGION DU COUDE

PLANCHE XXXVIII.

FORMES EXTÉRIEURES PARTIES ACCESSIBLES A LA PALPITATION.

FIGURE 1.

. Épitrochlée.
. Apophyse coronoïde.
. Trochlée.
. Condyle.
. Pourtour de la capsule radiale.
. Ligaments externes.
. Partie antérieure de la capsule.
. Ligaments internes.

. Tendon du biceps.

2. Muscles épitrochléens, rond pronateur, grand palmaire, petit palmaire, cubital antérieur, etc.
3. Muscle long supinateur.
4. Premier radial externe.
5. Coupe de la partie supérieure du premier radial.
6. Coupe de la partie supérieure du long supinateur.
7. Muscle biceps.
8. Brachial antérieur.
9. Coupe de l'insertion épitrochléenne du rond pronateur.
10. Cloison aponévrotique interne.

Le squelette du coude est formé par l'extrémité inférieure de l'humérus, la partie supérieure du radius et du cubitus.

La palpation permet facilement de déterminer sur le vivant la position de trois apophyses saillantes, même chez les sujets du plus grand embonpoint : *épicondyle, épitrochlée, olécrâne.*

Le bras étant pendant le long du corps, l'épicondyle et l'épitrochlée sont sensiblement sur une même ligne horizontale (1). L'interligne articulaire est situé immédiatement au-dessous de l'épicondyle; tandis qu'au côté interne du coude on peut introduire le doigt entre l'interligne articulaire et l'épitrochlée.

L'interligne articulaire présente donc une obliquité en bas et en dedans.

A la partie postérieure du coude, entre l'épicondyle et l'épitrochlée et s'élevant au même niveau dans l'extension de l'avant-bras sur le bras, se trouve l'*olécrâne.*

1° *Surfaces articulaires du côté de l'humérus, trochlée, condyle.* — Le bord interne de la trochlée descend notablement plus bas que la *gorge.* La trochlée est coupée perpendiculairement en dedans par le plan de sa base, en dehors elle se confond avec le *condyle.*

La gorge de la trochlée représente exactement une surface de révolution, sauf par un point d'étendue variable ne représentant pas plus du cinquième de sa circonférence, point par lequel elle se confond avec l'extrémité inférieure de l'humérus.

En avant et en arrière de la partie moyenne de la trochlée se trouvent deux fossettes. L'antérieure ou coronoïdienne, reçoit le bec coronoïdien dans la flexion de l'avant-bras ; l'autre postérieure, ou olécrânienne, reçoit le bec de l'olécrâne dans l'extension complète de l'avant-bras.

La lamelle osseuse qui sépare la fossette coronoïdienne de la fossette olécrânienne est très-mince ; mais à part les cas pathologiques, elle existe toujours dans l'espèce humaine.

La gorge de la trochlée présente sa plus grande profondeur vers sa partie moyenne; c'est à ce point que correspond, sur le cubitus, une saillie médiane qui partage en deux versants la cavité coronoïde.

(1) D'après M. Richet, la saillie épicondylienne est située un peu plus bas que l'épitrochlée.

Condyle. — Le condyle représente un segment considérable de sphère à rayon variable avec les dimensions du squelette de l'individu. Le condyle regarde principalement en avant et en dehors. En dedans, il se continue avec la trochlée ; en haut, il se fond avec l'extrémité inférieure de l'humérus.

La jetée osseuse qui unit le condyle à l'humérus est notablement plus forte et plus épaisse, plus courte et plus résistante que celle qui unit la trochlée.

Du côté de l'avant-bras, les surfaces articulaires nous présentent à étudier :

1° *Cavité coronoïde, olécrâne et apophyse coronoïde.* — La cavité coronoïde est moulée sur la trochlée ; elle présente des surfaces courbes exactement en rapport avec celles de la trochlée. Les deux saillies qui la limitent nous sont déjà connues.

La cavité coronoïde du cubitus est en quelque sorte taillée dans l'olécrâne, cette saillie postérieure du coude, toujours accessible au toucher, même chez les sujets les mieux musclés ou les plus chargés d'embonpoint.

L'olécrâne, dont les fractures doivent former un chapitre, est la partie la plus épaisse du cubitus ; elle constitue la plus grande partie de son extrémité supérieure renflée, l'apophyse coronoïde et le bec de l'olécrâne en sont des dépendances.

2° *Cupule radiale.* — La cupule radiale est régulièrement concave. Le point le plus déprimé de sa surface correspond à son centre.

Le pourtour de la cupule représente un cylindre parfaitement régulier roulant dans la petite cavité *sigmoïde* du cubitus.

La petite cavité sigmoïde du cubitus et le pourtour de la cupule radiale forment une articulation à certains points de vue indépendante de l'articulation principale du coude ; mais en dépendant cependant, en ce sens que les mouvements de pronation et de supination qui s'y passent s'accompagnent nécessairement d'un mouvement de la cupule sur le condyle.

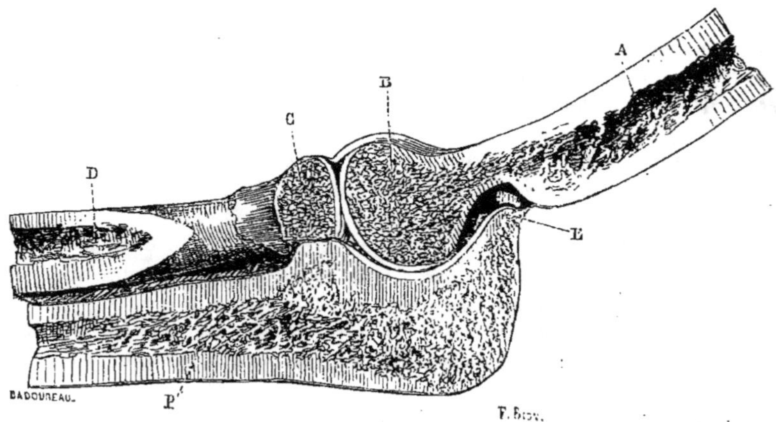

Fig. 35. — **Coupe antéro-postérieure divisant l'articulation du coude à peu près sur la ligne médiane, l'avant-bras étant dans la pronation.**

A. Coupe du corps de l'humérus.
B. Coupe de la trochlée.
C. Coupe du pourtour de la cupule.

D. Coupe du corps du radius.
E. Bec de l'olécrâne.
P. Coupe de la diaphyse du cubitus.

(Cette coupe donne une excellente idée de l'articulation ; elle a été obtenue sur une préparation injectée à l'hyposulfite de soude, puis momifiée. La section du coude a été opérée avec la scie ; les

seuls ont été représentés. Nous aurons plusieurs fois l'occasion de parler de la momification
mme moyen de fixer les rapports des os dans certaines positions et de les déterminer avec une ri-
ureuse exactitude.)

Nous ferons remarquer ici que le cubitus et l'humérus sont intimement engrenés, tandis que le
dius ne fait que toucher à l'humérus. Il est impossible que le radius remonte sur l'humérus, car
est intimement uni au cubitus qui, a avec l'os du bras, des rapports parfaitement fixes. Nous com-
renons donc déjà qu'il est absolument impossible que le radius se luxe sur l'humérus et remonte
ur le condyle sans que les articulations radio-cubitales supérieure et inférieure soient préalablement
xées elles-mêmes.

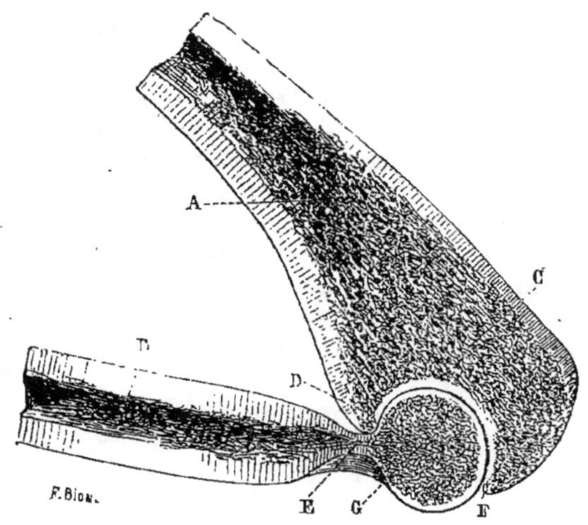

FIGURE 36.— **Coupe antéro-postérieure de l'articulation huméro-cubitale, l'avant-bras étant dans
la flexion forcée.**

A. Coupe de la diaphyse du cubitus.
B. Coupe de la diaphyse de l'humérus.
C. Coupe de l'olécrâne.
D. Coupe de l'apophyse coronoïde.

E. Lamelle séparant la cavité coronoïde de la cavité olé-
crânienne.
F. Bec de l'olécrâne.
G. Coupe de l'olécrâne.

La figure 35 complète l'étude du squelette du coude. Les rapports de l'extension forcée sont
donnés par la figure 36. Les rapports de la flexion forcée ont été obtenus ici par les mêmes méthodes
de précision. Les os sont reproduits de grandeur naturelle et le dessin est un calque.

LIGAMENTS.

L'articulation du coude a pour mouvements principaux la flexion et l'extension. Ce sont les ligaments latéraux qui prédominent.

En dehors et en dedans se trouvent deux faisceaux bien forts, bien distincts, ayant dans la direction de leurs fibres une physionomie bien tranchée.

En avant et en arrière, où il existe des fibres ligamenteuses, la direction n'est plus ni aussi nette
ni aussi constante. Les fibres sont irrégulièrement entrecroisées, elles n'unissent plus les os, elles ne
servent plus qu'à soutenir et à isoler la synoviale ; ce ne sont plus des ligaments dans le sens propre
du mot.

Le *ligament latéral externe* présente une extrémité supérieure rétrécie, où ses fibres sont fortement condensées.

Le *ligament latéral externe* s'attache au-dessous de l'épicondyle et à l'épicondyle. Il est en rapport avec la partie la plus externe du condyle. Arrivé au niveau de l'interligne articulaire, au point où commence le pourtour de la cupule radiale, il se transforme et va se fondre dans la partie externe d'un *collier fibreux* qui embrasse le col du radius.

Ce collier fibreux est très-épais. En avant et en arrière de la petite cavité sigmoïde du cubitus, il prend deux très-fortes insertions.

Lisse et poli par sa face interne qui est séreuse, il est irrégulier par sa face externe qui fournit des insertions musculaires et est en grande partie recouverte par le muscle court supinateur.

L'insertion supérieure du *ligament latéral interne* qui se fait au-dessous de l'épitrochlée.

L'insertion inférieure du *ligament latéral interne* est large. Elle embrasse tout le bord interne de la cavité coronoïde. Ce ligament s'unit intimement avec le périoste de l'olécrâne, ici très-épais.

Comme pour renforcer encore cette insertion, existent sur la face interne de l'olécrâne des fibres à direction longitudinale et par conséquent perpendiculaires à celles du ligament, qui s'entrecroisent avec elles et établissent une union plus intime entre les liens fibreux et l'olécrâne. Cette bandelette, véritable épaississement périostique, doit apporter un certain obstacle à l'écartement des fragments dans les fractures de l'olécrâne. M. Bardinet (de Limoges), chirurgien et anatomiste habile, a insisté sur ce petit organe dont la disposition mérite bien quelque attention.

Plus superficiels que les ligaments, les muscles forment entre l'avant-bras et le bras des moyens d'union également bien importants à considérer, surtout dans quelques particularités de leurs insertions et dans leur direction.

Ligaments actifs et contractiles, les muscles qui du bras vont à l'avant-bras sont médians ou latéraux.

Les muscles médians antérieurs sont : 1° le biceps, réduit en bas à son tendon qui s'insère à la partie postérieure du *tubercule bicipital* du radius ; 2° le brachial antérieur, plus profond, plus large, recouvrant immédiatement la partie antérieure et médiane de l'articulation. Sa solide insertion se fait à la partie inférieure et surtout à la partie interne de l'apophyse coronoïde, le long d'une ligne qui continue le bord interne du cubitus.

Il n'y a qu'un muscle médian postérieur, c'est le triceps brachial qui prend insertion en bas, à la partie la plus postérieure de l'olécrâne, laissant libre le bec de cette apophyse. Nous verrons dans la chirurgie du coude que le triceps brachial peut, dans une contraction énergique et instantanée, arracher son insertion, et partager ainsi l'olécrâne en deux par une ligne de fracture.

Muscles latéraux internes ou épitrochléens. (Rond pronateur, grand palmaire, petit palmaire, cubital antérieur en dedans et en avant, anconé en arrière). — Ces muscles ne forment à leur insertion, et même dans toute la région du coude, qu'un seul muscle, muscle épitrochléen, muscle interne ; en bas, ce faisceau se partage en un grand nombre de branches que nous retrouverons quand nous décrirons la région de l'avant-bras et la région du poignet.

Muscles externes. — Ces muscles sont le long supinateur, qui s'attache au bord externe de l'humérus au-dessous de la gouttière radiale.

Les épicondyliens : premier radial externe, second radial externe, court supinateur. Les muscles épicondyliens forment au coude une masse plus volumineuse que celle des épitrochléens, leur partie charnue correspondant exactement à l'interligne articulaire.

Artère humérale, nerf médian, nerf cubital. — Si l'on excepte l'artère humérale, le nerf médian et le nerf cubital, les artères, veines, nerfs de la région du coude, ne sont point assez importants, au point de vue des fractures et des luxations, pour donner lieu à une étude d'anatomie chirurgicale appliquée à ce genre de lésion.

L'artère humérale est quelquefois déchirée dans les luxations compliquées. Avant de commencer certaines manœuvres de réduction dans des luxations anciennes, il faut commencer par s'assurer de sa position. Nous verrons dans l'étude anatomique des luxations quels sont ses rapports. Ceci suppose la connaissance de l'état normal.

L'artère humérale, au pli du coude, est interne par rapport à la ligne médiane; mais elle suit de très-près cette ligne, et il est probable même que quelquefois elle se trouve sur la ligne médiane. Ses anomalies par bifidité sont fréquentes. Entre la peau et l'humérale se trouvent: 1° la couche sous-cutanée qui renferme la médiane basilique ; 2° l'expansion aponévrotique du biceps.

Le *nerf médian* est situé au côté interne de l'artère, entre l'humérale et le rond pronateur. Il pénètre au niveau de l'interligne articulaire entre les deux insertions coronoïdienne et épitrochléenne du rond pronateur et devient nerf antibrachial.

Entre l'artère humérale et l'articulation se trouvent: 1° le muscle brachial antérieur ; 2° la partie antérieure de la capsule articulaire.

La position superficielle du *nerf cubital*, situé entre l'épitrochlée et l'olécrâne, ses rapports intimes avec le squelette, son adhérence aux os, puisqu'il est logé dans une gouttière fibreuse insérée à l'épitrochlée, indiquent assez que dans quelques cas il pourra être gravement lésé. Cependant, disons-le, ces lésions sont rares, et l'on ne voit généralement les nerfs et les artères atteints que dans les *traumatismes* complexes et compliqués.

LUXATIONS.

CLASSIFICATION DES LUXATIONS TRAUMATIQUES DU COUDE.

(NÉLATON.)

1° Luxation des deux os de l'avant-bras. . . . .
- en arrière
  - complète.
  - incomplète.
- en avant
  - avec fracture de l'olécrâne.
  - sans fracture de l'olécrâne.
- en dedans
- en dehors

2° Luxations isolées de chacun des os de l'avant-bras. . .
- du cubitus en arrière.
- du radius
  - en avant
  - en arrière
  - en dehors
  - { complète. incomplète. }

3° Luxation simultanée du cubitus en arrière et du radius en avant.

(MALGAIGNE.)

M. Malgaigne décrit :

I. Luxation complète de l'avant-bras en arrière.
II. Luxation incomplète de l'avant-bras en arrière.
III. Luxation du cubitus seul en arrière.
IV. Luxation incomplète en dehors
V. Luxation en arrière et en dehors.
VI. Luxation complète en dehors.
VII. Luxation incomplète en dedans.

VIII. Luxation en arrière et en dedans.
IX. Luxation en avant.
X. Luxation du cubitus en arrière et du radius en avant.
XI. Luxation du cubitus en arrière et en dehors du radius.
XII. Des luxations complexes.
XIII. Des luxations compliquées.

Nous avons déjà expliqué notre manière de voir en matière de classification. Nous avons donné à entendre : 1° que le nombre des luxations pour chaque articulation étant infini, une classification, quelque complète qu'elle pût être, ne saurait les comprendre toutes ; 2° qu'il existait pour chaque articulation luxée un certain nombre de types de rapports des os, entraînant un certain nombre de types de symptômes; 3° que les classifications, sous peine d'être vicieuses, ne devaient donner que les types, type antérieur, type postérieur, etc., à physionomie bien tranchée, types ayant au premier abord un air de famille, l'on nous permet cette expression.

Nous allons faire au coude l'application de notre méthode.

L'articulation du coude est formée de trois segments : humérus, radius, cubitus.

Le radius et le cubitus réunis forment un petit système qui peut se luxer sur l'humérus, en avant, en arrière, etc., etc.

Ce sont là les *luxations du coude* proprement dites. Nous les appellerons *luxations principales du coude.*

Enfin le radius et le cubitus peuvent se luxer isolément. Ce sont les *luxations partielles du coude.*

Les luxations partielles du coude doivent toujours atteindre en même temps deux articulations : si le cubitus se luxe sur l'humérus, le radius restant en place, il est évident que le cubitus doit être luxé en même temps sur le radius.

Nous n'admettons point au coude les subluxations en avant ou en arrière ; nous admettons les subluxations latérales.

Il existe au coude des luxations complexes, des luxations compliquées et des dislocations.

LUXATIONS PRINCIPALES DU COUDE.

L'observation et les expériences apprennent que dans les luxations des deux os de l'avant-bras sur l'humérus, il en est un qui joue un rôle beaucoup plus important que l'autre ; qui commande en quelque sorte le mouvement. C'est le cubitus, qui dans ses rapports avec la trochlée et le condyle, l'épitrochlée et l'épicondyle, fixe véritablement et immobilise les rapports anormaux. C'est le cubitus, qui par les irrégularités de son extrémité supérieure produit les difficultés de la réduction.

Le radius suit le cubitus dans tous ses mouvements, il n'apporte aucun obstacle à la réduction et suit généralement sans difficulté le cubitus qui domine le système.

Les luxations principales du coude sont donc véritablement, au point de vue du mécanisme de la persistance des rapports, de la réduction et de l'irréductibilité, des luxations *cubito-humérales.*

La ligne qui joint l'épicondyle à l'épitrochlée sépare la partie antérieure de la partie postérieure de l'humérus. Quand le cubitus sera en avant de la ligne, il y aura luxation du coude en avant. Quand le cubitus sera en arrière, il y aura luxation du coude en arrière.

Le cubitus, tout en étant en arrière, peut correspondre, par sa partie supérieure luxée :

1° A la partie postérieure de la trochlée, luxation en arrière directe ;

2° A la partie postérieure de l'épitrochlée, luxation en arrière et en dedans ;

3° A la partie postérieure de l'épicondyle, luxation en arrière et en dehors.

Le cubitus, tout en étant en avant de la ligne épicondylo-épitrochléenne, peut correspondre, par sa partie supérieure :

1° A la partie antérieure de la trochlée, luxation du coude en avant ;

2° A la partie antérieure de l'épitrochlée, luxation du coude en avant et en dedans ;

3° A la partie antérieure de l'épicondyle, luxation du coude en avant et en dehors.

LUXATIONS DU COUDE EN ARRIÈRE.

Mécanisme. — Le mécanisme des luxations n'est point le même dans tous les cas. Il doit être évident pour nous qu'il y a au moins cent façons différentes dans lesquelles une luxation peut se produire. Ce sera tantôt dans l'adduction, tantôt dans l'abduction, etc. Le membre, dans l'adduction ou l'abduction, sera fléchi ou étendu, etc., etc. Il est bien certain aussi que, dans certaines positions, la force nécessaire pour luxer doit être moins considérable ; mais cela ne dit pas que ce soit dans ces positions seules qu'une luxation puisse se produire. Du reste, le premier effet d'un traumatisme est de changer la position d'un membre. Cette première position modifiée, le traumatisme continue son action. La luxation produite, le traumatisme continue encore d'agir, et il devient véritablement impossible d'arriver à des données assez certaines pour fixer l'attention.

Opinions de Jean-Louis Petit, Desault, Bichot, A. Cooper, Malguigne, etc.

Pour JEAN-LOUIS PETIT, la luxation en arrière est causée le plus souvent par un effort outré du côté de la flexion ; je dis le plus souvent, parce que j'ai vu une semblable luxation en conséquence d'un effort du côté de l'extension.

DESAULT n'admit que l'extension, et Bichat, son élève, expliqua qu'alors l'humérus transformé en levier du premier genre, bascule sur l'olécrâne, pour rompre la résistance de la capsule antérieure et des muscles brachial antérieur et biceps.

BOYER : Quelques-uns n'ont conçu le mécanisme de la luxation de l'avant-bras en arrière qu'en supposant qu'elle était produite par un effort extrême d'extension, etc., etc. On connaît un assez grand nombre de faits desquels il résulte que la luxation dont il s'agit a été produite par une chute en devant, dans laquelle la paume de la main a porté sur le sol, l'avant-bras étant dans la demi-flexion ; dans cette attitude, et dans l'effort impuissant d'extension qui l'accompagne, le poids du corps, augmenté par la vitesse de la chute, est transmis presque tout entier à la poulie articulaire de l'humérus, laquelle n'étant soutenue que par la partie antérieure de la capsule articulaire, et par la face supérieure de l'apophyse coronoïde, qui forme un plan incliné, ne peut que glisser en devant, et déterminer ainsi le déplacement de l'avant-bras en arrière.

A. COOPER. — Cette espèce de luxation se produit ordinairement lorsque, dans une chute, on porte les mains en avant pour garantir le tronc. Dans cette attitude, les avant-bras n'étant pas complétement étendus, les deux os sont poussés en arrière de l'axe de l'humérus, par la pression de tout le poids du corps.

M. MALGAIGNE invoque le premier l'expérimentation : dans mes expériences sur le cadavre, je n'ai pu luxer l'avant-bras en arrière qu'en l'inclinant premièrement en dehors pour rompre le ligament latéral interne, puis en lui imprimant un mouvement de torsion en dedans pour amener successivement l'apophyse coronoïde au-dessous et en arrière de la trochlée humérale.

Voici les principales opinions émises dans les temps modernes ou scientifiques sur le mécanisme de la luxation du coude en arrière. Après avoir rapporté ces différentes manières de voir et quelques-uns des textes, il nous resterait à faire un choix, un travail de critique. Nous ne nous sentons pas disposé à jeter le blâme sur des noms comme ceux que nous venons de citer ; ce sont les véritables autorités dans l'étude des luxations et des fractures. Là, comme dans bien d'autres points, leur perspicacité ne les a point mis en défaut ; mais cependant elle ne leur a fait voir qu'une partie de la question. Si l'on expérimente beaucoup en employant de grandes forces, en les dirigeant de certaines façons, on produira, comme nous l'avons dit, des luxations du coude, dans la flexion, dans l'extension, dans la demi-flexion de l'avant-bras sur le bras. Toutes les opinions sont donc vraies dans quelques cas, tous les mécanismes peuvent être appuyés et défendus par des observations et des expérimentations ; il n'en est pas moins incontestable que l'étude des causes mécaniques appliquées à la luxation du coude en arrière a marché depuis Jean-Louis Petit. La théorie de M. Malgaigne se rattache au mode de production le plus facile de la luxation en arrière. Son opinion est très-bonne, à la condition cependant de ne pas être exclusive.

PLANCHE XXXIX.

LUXATION DU COUDE EN ARRIÈRE. DÉFORMATIONS.

FIGURE 1. — Vue externe de la partie inférieure du bras, de l'avant-bras et de la main.

FIGURE 2. — Vue interne de la partie inférieure du bras et de l'avant-bras.

Dans l'étude sémiologique des luxations, nous substituons d'ordinaire le titre Déformations au titre plus général de Symptômes. Toute luxation consistant, en effet, dans un changement de rapport des os, la déformation est nécessaire et fournit les principaux symptômes :

1° Le coude est élargi d'avant en arrière ;

2° La partie la plus saillante du coude en arrière est l'olécrâne que le doigt reconnaît aisément ;

3° Le tendon du triceps fait *corde*, il est tendu, et quand on le presse on sent qu'il ne repose plus sur l'humérus ;

4° On sent assez souvent la cupule radiale ou le pourtour de la cupule ; en déterminant des mouvements de pronation et de supination, l'os roule sous le doigt ;

5° Si l'on examine les rapports de l'olécrâne avec les deux tubérosités humérales, on voit que, malgré l'état de flexion de l'avant-bras, cette apophyse se trouve sur un plan supérieur à l'épicondyle et à l'épitrochlée. (Nélaton, *Pathologie chirurgicale*.)

6° L'avant-bras peut être en pronation (fréquent), en supination (très-rare), dans la demi-flexion (très-fréquent), dans l'extension (assez fréquent), etc.

Si les ligaments sont entièrement déchirés, les os seront assez mobiles les uns sur les autres ; l'avant-bras obéira à la moindre impulsion. Plus souvent, vu l'intégrité de quelques-uns des faisceaux fibreux, les mouvements spontanés seront impossibles et les mouvements provoqués très-difficiles, très-limités et très-douloureux.

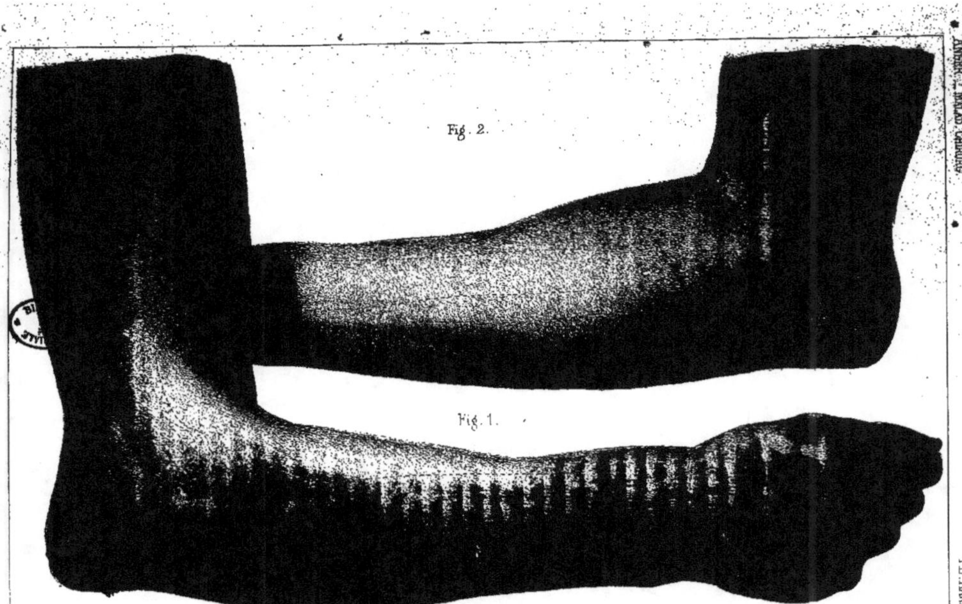

Léveillé del et lith

Imp. Becquet, Paris.

LUXATION DU COUDE EN ARRIÈRE.

Librairie Germer Baillière

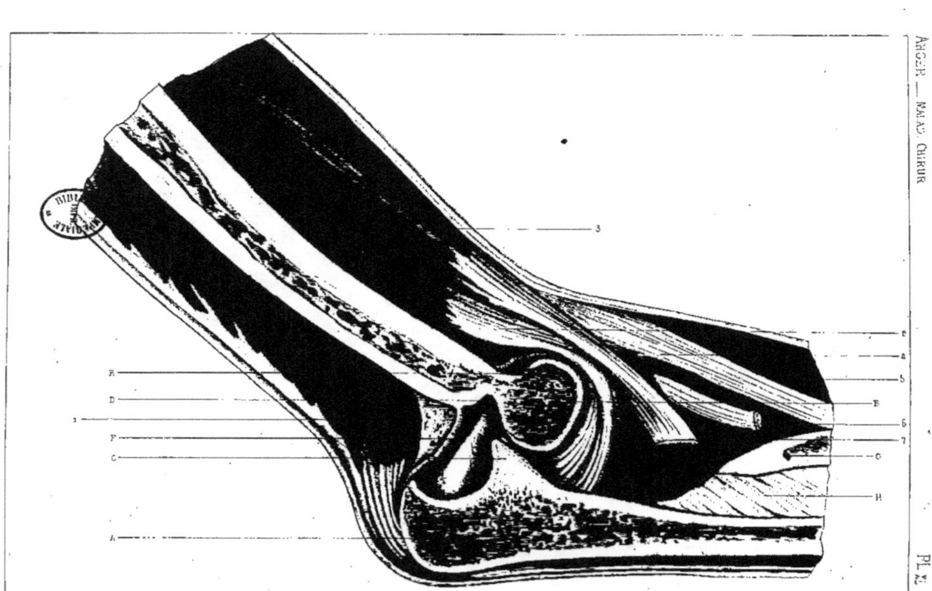

LUXATION DU COUDE EN ARRIÈRE
(COUPE ANTÉRO POSTÉRIEURE)

PLANCHE XL.

LUXATION DU COUDE EN ARRIÈRE. RAPPORTS DES EXTRÉMITÉS ARTICULAIRES.

(Coupe antéro-postérieure.)

A. Coupe de l'olécrâne.
B. Coupe de la trochlée.
C. Coupe de l'apophyse coronoïde.
D. Fossette olécrânienne de l'humérus.
E. Fossette coronoïdienne.
F. Fibres postérieures de la capsule.
G. Coupe du radius dans la pronation.
H. Ligament interosseux.

1. Muscles triceps.
2. Brachial antérieur.
3. Biceps.
4. Rond pronateur.
5. Grand palmaire.
6. Insertion radiale du grand palmaire.
7. Artère humérale accompagnée du nerf médian.

Nous avons dit le peu d'importance qu'il faut accorder au radius, il marche avec le cubitus et se réduit avec lui quand la réduction du cubitus est complète.

Dans les rapports de l'humérus avec le cubitus, il y a un point seul dont la détermination doit être opérée avec une précision très-grande : 1° A quel point de l'extrémité inférieure de l'humérus correspond l'apophyse coronoïde ?

L'apophyse coronoïde peut-elle correspondre à la convexité de la trochlée ?

« La luxation de l'avant-bras en arrière ne peut jamais être incomplète : si le sommet de l'apophyse coronoïde du cubitus n'était pas poussé par l'effort qui opère le déplacement, au delà du diamètre verticale de la poulie articulaire de l'humérus, cette dernière, à cause de l'obliquité des surfaces, retomberait dans le fond de la grande cavité sigmoïde du cubitus, quand l'effort viendrait à cesser. L'apophyse coronoïde est amenée par un mécanisme semblable dans la cavité de l'humérus, destinée à recevoir le sommet de l'olécrâne, dès qu'elle a dépassé le point saillant dont nous venons de parler. » (Boyer, *Maladies chirurgicales*, tome IV, p. 215, troisième édition.)

Ainsi, Boyer n'admettait pas les subluxations du coude en arrière. Son opinion a été contestée par M. Malgaigne. Mais nous en revenons entièrement, après des études longtemps continuées, à l'opinion du célèbre auteur des *Maladies chirurgicales*.

Ce qui a induit en erreur, selon nous, c'est l'étude des luxations anciennes. Nous y reviendrons à propos de l'étude de deux luxations du coude en arrière dont nous possédons la description et les dessins.

Pour le cas présent, il est bien certain que la luxation était complète, les surfaces articulaires s'étant complétement abandonnées et étant maintenues dans leurs nouveaux rapports par une arête osseuse.

Il est assez rare que l'apophyse coronoïde corresponde à la fossette olécrânienne; elle ne remonte pas, dans le plus grand nombre des cas, tout à fait aussi haut.

Nous avons eu une fois l'occasion de disséquer une luxation récente du coude chez un blessé qui avait été atteint de fièvre typhoïde pendant une épidémie, quinze jours après son accident; il n'y avait point eu de réduction. Les rapports de l'apophyse coronoïde et de la trochlée humérale étaient exactement ceux que nous donne la planche IV, il en était de même des rapports des muscles. La pièce disséquée avec soin et desséchée a été déposée dans le musée de l'école de Nantes où elle est encore. De pareilles observations sont rares. Les musées de Paris ne possèdent pas une pièce de ce genre ; si elles étaient plus communes, nos expérimentations deviendraient bien moins utiles.

OBSERVATION.

Autopsie d'une luxation récente.

L'apophyse coronoïde du cubitus occupait la cavité olécrânienne, et l'olécrâne faisait saillie à la partie postérieure du coude, à un pouce et demi au-dessus de sa position ordinaire; le radius était placé derrière. Le condyle externe de l'humérus et l'humérus étaient portés au-devant de l'avant-bras, à la partie antérieure duquel ils formaient une saillie considérable. Le ligament capsulaire était rompu antérieurement dans une grande étendue. Le ligament annulaire était intact. Le biceps était un peu tiraillé, par suite du déplacement du radius en arrière : quant au brachial antérieur, il était fortement tendu à raison du déplacement de l'apophyse coronoïde.

(A. Cooper.— Trad. Chassaignac et Richelot.)

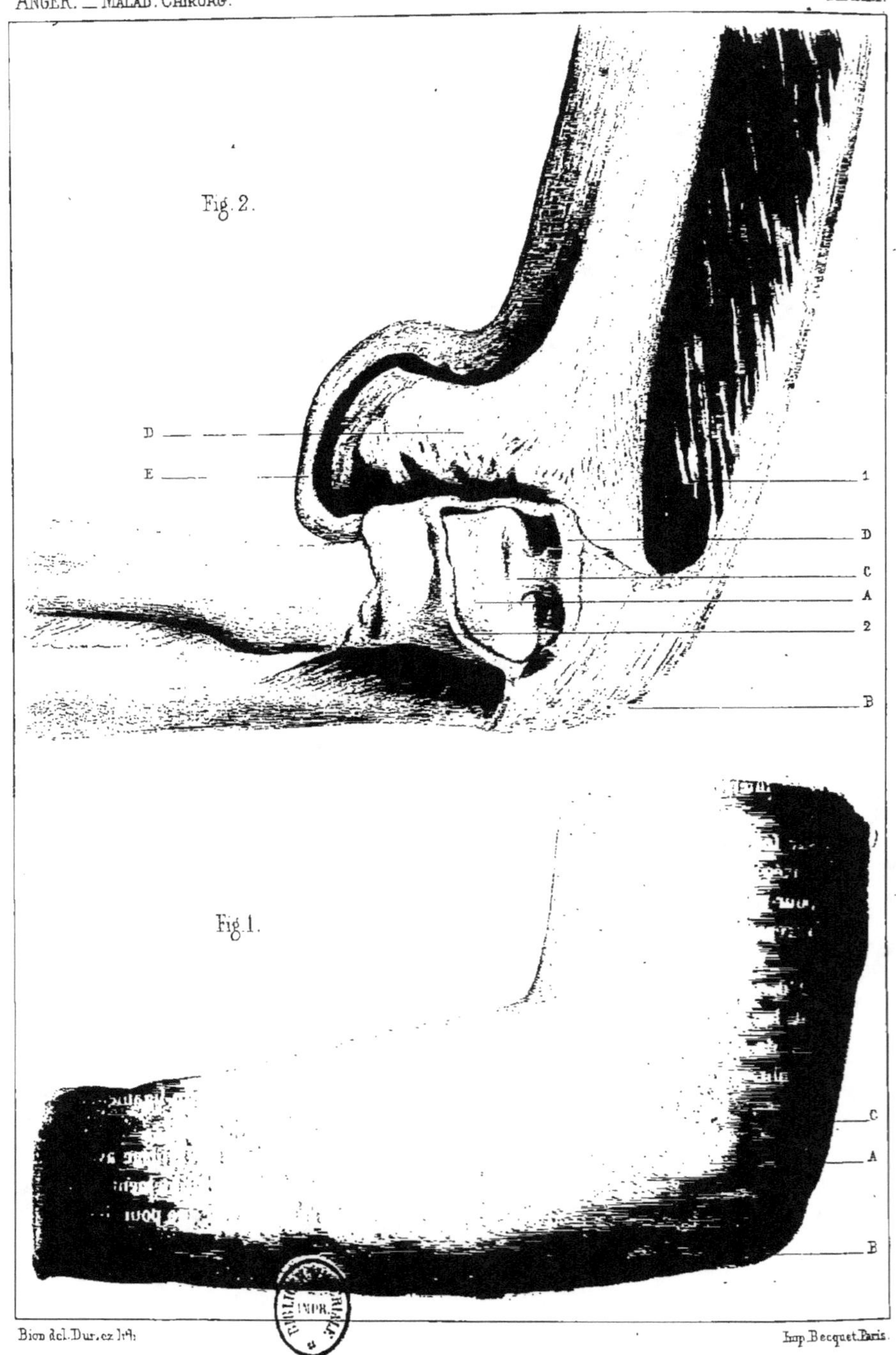

Bion del. Dur. ez li.   Imp. Becquet. Paris.

LUXATION DU COUDE EN ARRIÈRE.
LUXATION ANCIENNE.

Librairie Germer Baillière.

PLANCHE XLI.

LUXATION ANCIENNE DU COUDE EN ARRIÈRE.

FIGURE 1. — Formes extérieures. Vue externe.

A. Saillie de la tête du radius.
B. Saillie de l'olécrâne.

C. Tendon du triceps très-distant de la face postérieure de l'humérus.

FIGURE 2. — Rapport des os. Vue externe.

A. Pourtour de la cupule radiale.
B. Olécrâne recouvert en dehors de tissus fibreux cicatriciels épais.
C. Ligament de nouvelle formation partant du fond de la cupule radiale.

D. D. Coupe d'une cupule de nouvelle formation qui entourait la tête du radius.
E. Partie basilaire du condyle.
F. Os de nouvelle formation placé en avant du condyle.
1. Muscle triceps.
2. Court supinateur.

Nous possédons deux exemples de luxations anciennes du coude en arrière. Pendant que nous faisions représenter les rapports des os dans la luxation expérimentale du coude en arrière, planche XL, on apporta à l'amphithéâtre un homme rès-vigoureux dont un des coudes présentait les symptômes de la luxation dont nous commencions alors l'étude.

1° On sentait nettement la tête radiale dégagée en arrière au-dessous du condyle (A, figure 1).

2° L'olécrâne B très-saillant en arrière, et le triceps C très-écarté de la face postérieure du corps de l'humérus.

3° L'extrémité inférieure de l'humérus se sentait libre au milieu des chairs à la partie antérieure du coude.

Le diagnostic fut aisément posé, et les autres articulations des membres étant entièrement saines, l'articulation luxée ne présentant aucune trace de fongosités, de caries anciennes, etc., l'origine traumatique fut pour nous un fait incontestable.

La figure 1 représente la vue de l'articulation recouverte de ses parties molles et avant toute dissection.

La figure 2 donne une première vue de la pièce préparée.

Un des points les plus curieux que présentait cette pièce pathologique consistait en l'existence d'un ligament partant du centre de la cupule du radius, et allant se fondre par son extrémité postérieure dans la capsule fibreuse qui recouvrait entièrement la tête de cet os. Ce ligament était extrêmement régulier, lisse à sa surface ; il rappelait à beaucoup de points de vue la disposition du ligament rond dans l'articulation coxo-fémorale.

Son insertion au radius se faisait exactement au centre de la cupule dont le cartilage avait été ainsi remplacé par un tissu fibreux très-épais. Les fibres ligamenteuses étaient intimement unies à l'os, et l'adhérence de ce ligament de production pathologique était aussi intime que pour les ligaments ordinaires des articulations.

Il présentait au premier abord une longueur de 4 à 5 millimètres, susceptible par l'effacement de ces plis, d'acquérir un centimètre ; régulier et assez fort pour résister aux tractions de la main, sans céder dans aucune de ses parties.

La déformation de la trochlée portait surtout sur la partie pédonculaire, c'est-à-dire sur cette partie qui l'unit au reste de l'humérus.

La partie pédonculaire on basilaire de la trochlée, au lieu de regarder en bas et en avant, comme dans l'état normal quand l'humérus est à peu près vertical, regardait directement en avant et même un peu en haut. Pour se rendre un compte satisfaisant de ce déplacement, il faut supposer que l'extrémité inférieure de l'humérus étant ramollie, la tête du radius a pressé de bas en haut avec assez de force et de continuité pour modifier la nutrition de l'os du bras en bas et écraser en quelque sorte sa partie articulaire. De cet aplatissement de l'extrémité inférieure de l'humérus était résulté que ses dimensions antéro-postérieures avaient acquis à peu près 6 centimètres, et que la face postérieure de l'os, qui d'ordinaire est légèrement convexe en bas, offrait une saillie apophysaire fortement saillante.

A la partie antérieure du condyle déformé existait une production osseuse très-régulière, formant un demi-anneau qui entourait le condyle en avant, en bas et un peu en haut. Les dimensions de cet os antécondylien et sa forme seront mieux appréciées dans les deux figures qui lui sont consacrées dans la planche suivante. Ce corps étranger dans une articulation luxée est véritablement une circonstance bien curieuse ; il ne présentait aucune continuité de tissu, ni avec l'humérus, ni avec le radius. Des liens fibreux assez épais, mais extensibles, le faisaient s'insérer en haut au périoste de la face antérieure de l'os du bras, et à des tissus d'induration cicatricielle qui se continuaient avec le périoste. En bas, il s'insérait à la capsule radiale ; il était assez mobile pour qu'on pût sans difficulté l'écarter en dedans et en dehors, et découvrir ainsi le condyle sur lequel il glissait par sa face concave, sans présenter avec lui la moindre adhérence.

Dans le deuxième exemple de luxation ancienne du coude en arrière, nous verrons qu'il existait encore une production osseuse semilunaire entièrement analogue pour la forme, les dimensions et les circonstances dans lesquelles elle se présentait, à celle dont nous mentionnons ici l'existence. Dans ce second cas seulement, la production osseuse n'était plus antécondylienne ; elle était anté-trochléenne. (Planche XLIII, figure D.)

Il nous faut bien donner une interprétation possible à ce corps étranger articulaire, à ce corps étranger mobile dans une articulation luxée. Quand l'articulation du coude ou toute autre articulation se luxe, il se produit autour de la partie cartilagineuse des os une zone d'épanchement plastisque plus ou moins régulière, plus ou moins étendue, reconnaissant pour origine l'ostéopériostite produite par la luxation. Cette zone d'épanchements plastiques se limite, puis elle s'ossifie.

Au moment où elle commence à s'ossifier, les mouvements sont d'ordinaire revenus dans l'articulation, l'inflammation et la douleur ayant beaucoup diminué. De ces mouvements, il résulte que les épanchements plastiques, origine d'un véritable cal qui réunirait les deux os en passant par-dessus les surfaces cartilagineuses, sans y adhérer, ne peuvent s'ossifier à leur point de continuité avec les os. Là, ils restent fibreux à cause des mouvements. Le centre seul s'ossifie, et l'ossification, irrégulière par sa partie extérieure, se trouve moulée à la partie interne sur la partie cartilagineuse de de la trochlée (planche XLIII) du condyle (planche IV), probablement dans quelques cas sur la partie cartilagineuse de l'un et de l'autre.

M. Malgaigne a rencontré une fois cette plaque osseuse dans une luxation ancienne, elle recouvrait à la fois la portion antérieure de la trochlée, le condyle tout entier, et se prolongeait sur l'épicondyle. Elle adhérait aux os seulement par du tissu fibreux, et était creusée en avant d'une gouttière très-profonde pour le tendon du biceps. Enfin, l'Atlas d'anatomie pathologique de M. Cruveilhier renferme un bel exemple de production osseuse analogue dans une luxation ancienne du coude.

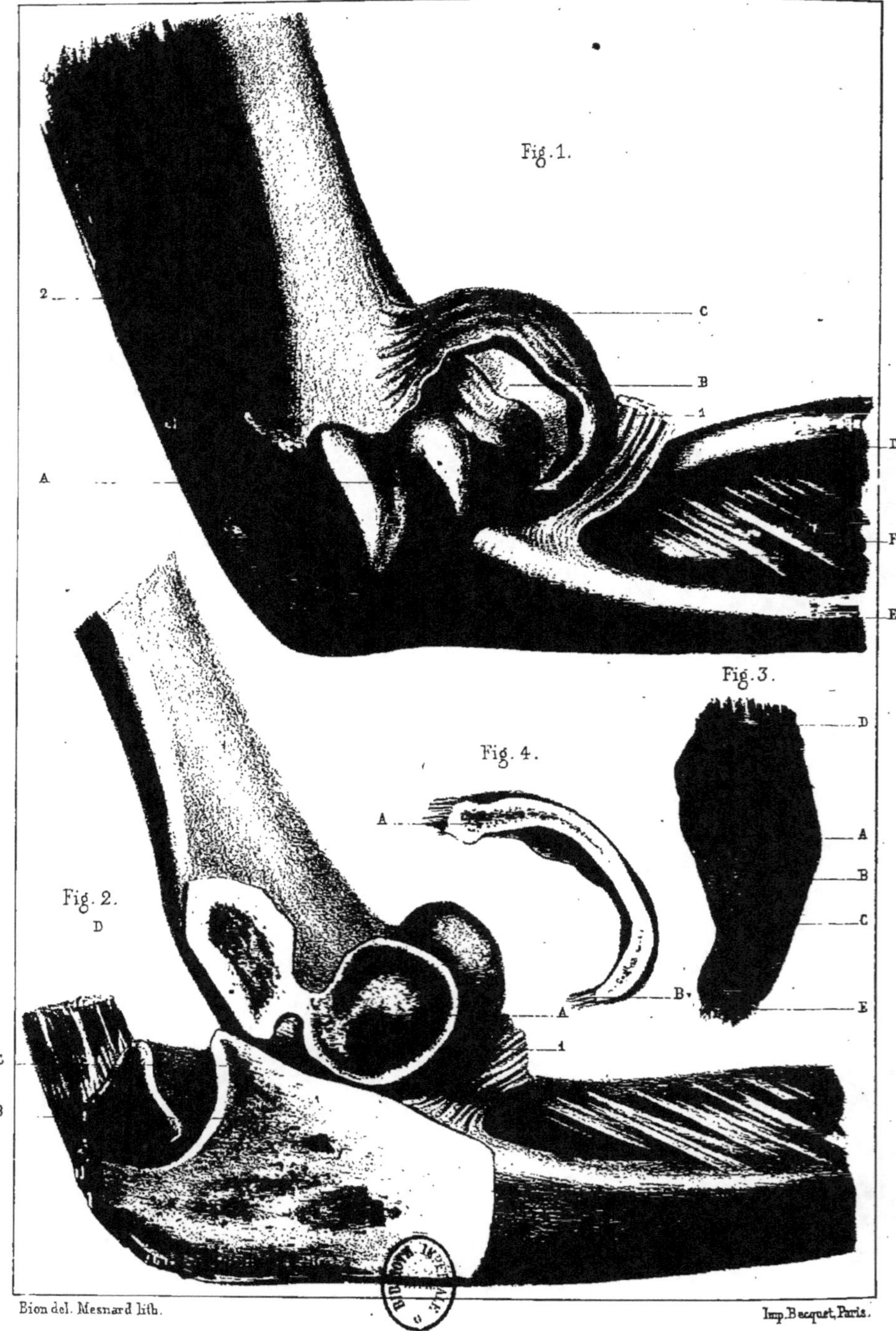

LUXATION ANCIENNE DU COUDE EN ARRIÈRE.
VUE INTERNE ET DÉTAILS.

PLANCHE XLII.

LUXATION ANCIENNE DU COUDE EN ARRIÈRE.

FIGURE 1. — **Vue externe.**

A. Trochlée.

B. Condyle.

C. Os de nouvelle formation placé en avant du condyle.

D. Radius.

E. Cubitus.

F. Ligament interosseux.

1. Tendon du biceps.

2. Muscle triceps.

FIGURE 2. — **Coupe enlevant la partie interne de l'articulation luxée.**

(Détails.)

A. Coupe de la trochlée.

B. Coupe de l'apophyse coronoïde.

C. Cartilage de la cavité coronoïde.

D. Coupe de l'humérus au-dessus de la lamelle sus-trochléenne.

1. Tendon du brachial antérieur.

FIGURE 3. — **Vue de la partie articulaire ou concave de l'os anté-condylien.**

(Détails.)

A Face articulaire.

B. Bord interne.

C. Bord externe.

D. Extrémité supérieure.

E. Extrémité inférieure.

FIGURE 4. — **Coupe sur la ligne médiane de l'os anté-condylien.**

(Détails.)

A. Extrémité supérieure.

B. Extrémité inférieure.

Inclinaison de l'avant-bras en dedans ou en dehors. — Il s'en faut beaucoup que dans la luxation du coude en arrière, l'avant-bras conserve toujours la direction qu'il avait avant l'accident. Il ne reste que bien rarement dans la direction du bras, et il est bien commun de le voir en même temps incliné en avant et en dedans, en avant et en dehors.

On apprécie facilement sur la figure 1 (plan he XLII), représentant une vue interne de l'articulation luxée dépouillée de ses parties molles, que, en vertu de l'obliquité de la partie cartilagineuse de l'humérus, le cubitus et le radius se dirigeaient en avant et en dehors. Ils formaient ainsi avec l'os du bras un angle ouvert en dehors, et la ligne qui borde en dedans le bras et l'avant-bras offrait une saillie anguleuse correspondant précisément au point d'inflexion.

La trochlée n'était que peu modifiée dans sa forme à sa partie interne. Le condyle était arrondi et presque aussi régulier que celui de l'humérus du côté opposé. Cependant la partie articulaire qui représente la partie interne du condyle et la partie voisine de la trochlée avait perdu sa régularité ; elle était dépourvue de son cartilage, présentait des bosselures anormales et une couche assez épaisse de tissu fibreux filamenteux qui empêchait de voir l'os. Il y avait eu, en ce point, ostéite de la partie osseuse recouverte de cartilage. Ce cartilage avait été résorbé, et à sa place s'était formé du tissu inodulaire, une véritable cicatrice profonde.

Pour apprécier d'une façon complète les rapports des os, nous avons pratiqué, au travers de l'articulation, une coupe enlevant toute la partie interne de l'articulation. Cette coupe divise l'épitrochlée à sa base, coupe la trochlée à peu près en son milieu, et enlève toute la partie interne de l'olécrâne.

A coup sûr, dans ce cas, personne n'aurait contesté à la luxation la dénomination de luxation complète. L'apophyse coronoïde dépassait en haut la fossette olécrânienne de l'humérus. La cavité de l'olécrâne avait singulièrement diminué ; il s'était effectué un rapprochement, lent sans doute, mais bien accusé de l'apophyse coronoïde, et du bec de l'olécrâne. On distinguait encore nettement l'épaisseur du cartilage en avant et en arrière ; à la partie centrale de la cavité coronoïde, il avait disparu.

Ossification anté-condylienne. — La figure 3 montre l'ossification vue par sa face articulaire ; la concavité était assez régulière ; la surface présentait plus de largeur en haut qu'en bas ; le bord externe et le bord interne étaient arrondis, un peu plus épais à leur partie supérieure qu'à leur partie inférieure. En haut et en bas se trouvent des fibres ligamenteuses assez épaisses et formant deux véritables ligaments, un supérieur, un inférieur.

La structure osseuse est démontrée par la figure 4, qui représente une coupe pratiquée sur la ligne médiane. Il existait au centre du tissu spongieux, en avant et en arrière, deux lames de tissu compacte et même éburné dans quelques points de la lame interne.

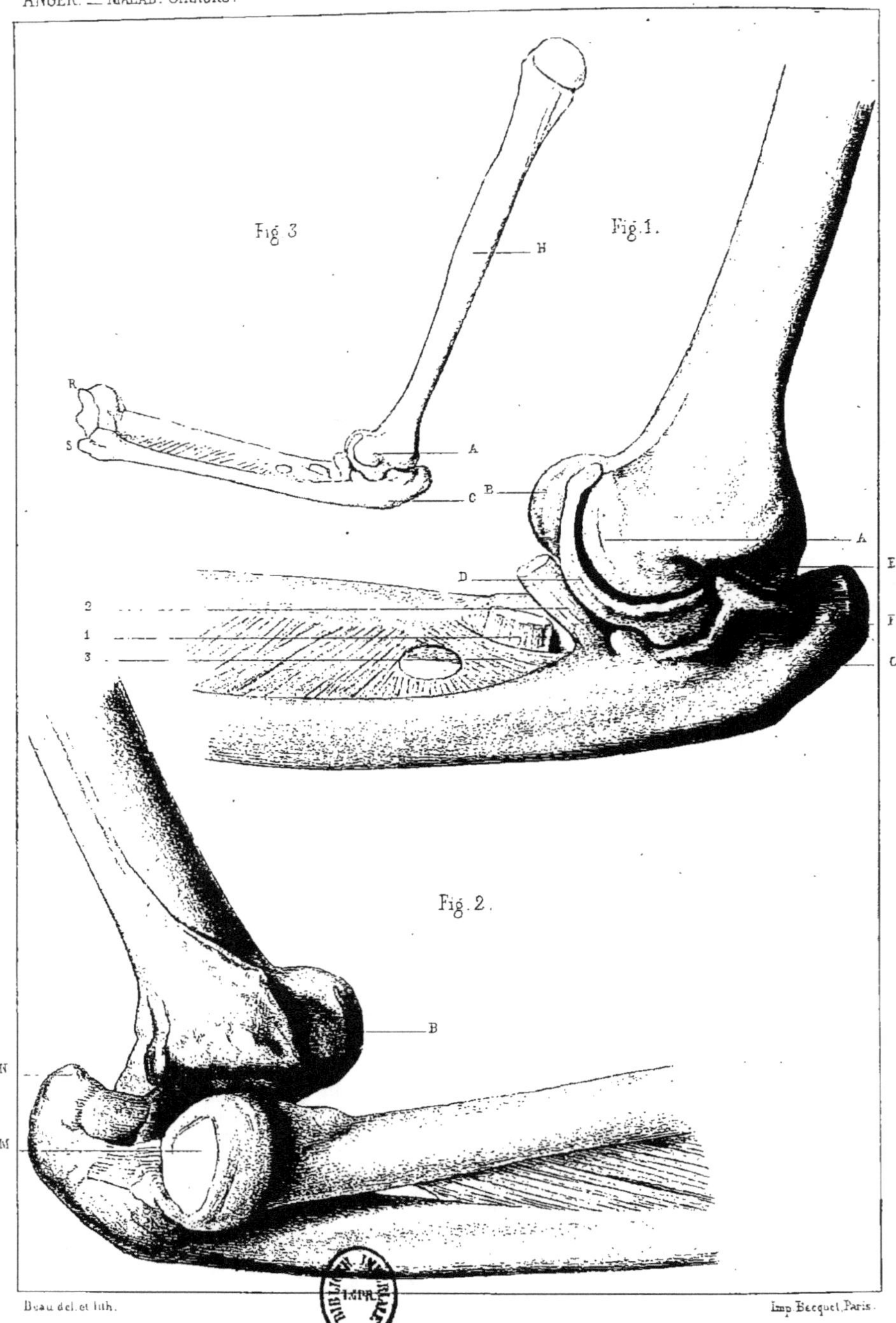

Beau del. et lith.

Imp Becquet. Paris.

LUXATION DU COUDE EN ARRIÈRE.
LUXATION ANCIENNE.

Librairie Germer Baillière.

PLANCHE XLIII.

DEUXIÈME EXEMPLE DE LUXATION ANCIENNE DU COUDE EN ARRIÈRE.

FIGURE 1. — **Vue interne.**

A. Trochlée.
B. Condyle.
C. Olécrâne.
D. Os de nouvelle formation anté-trochléen.
E. Ossification pathologique sous-épitrochléenne.

F. Ossification oblitérant en grande partie la cavité olécrânienne.
1. Tendon du biceps.
2. Tendon du brachial antérieur.
3. Fibres supérieures du ligament interosseux.

FIGURE 2. — **Vue externe.**

B. Condyle.
M. Cupule radiale.

N. Bec de l'olécrâne.

FIGURE 3. — **Vue interne.**

(Le radius, le cubitus et l'humérus présentés dans leurs rapports et complets.)

A. Trochlée.
B. Corps de l'humérus.

R. Extrémité inférieure du radius qui avait été fracturée.
S. Extrémité inférieure du cubitus.

La luxation ancienne du coude en arrière représentée planche XLIII a été recueillie dans une autopsie faite par nous à l'amphithéâtre d'anatomie de l'école de Nantes. La vue externe et la vue interne, très-exactement reproduites par le dessin, permettent de comprendre quels étaient les rapports anormaux des os et quelles déformations ils avaient subies.

Nous n'essayerons point, dans notre texte, de reproduire les nombreux détails intéressants que présentait cette luxation, la planche les montre suffisamment, et, après ce que nous avons dit dans les pages précédentes, une description ferait ici double emploi.

En avant de la trochlée se trouvait une ossification de forme semi-lunaire rappelant par sa disposition et ses dimensions l'ossification anté-condylienne des planches XLI et XLII.

Un mot sur les luxations incomplètes du coude en arrière.

Il résulte de l'étude à laquelle nous venons de nous livrer, que ce n'est qu'avec assez de peine que l'on peut passer de la luxation ancienne à la luxation récente, et reconstruire par la pensée l'articulation normale. La trochlée est modifiée dans ses courbures, l'apophyse coronoïde aplatie, émoussée. La cavité olécrânienne a souvent disparu ; l'extrémité inférieure de l'humérus, au lieu d'être à peu près dans le plan du corps de l'os, s'écrase en quelque sorte de manière à former en bas un large plan qui multiplie les surfaces de contact entre le bras et l'avant-bras.

Devant de pareilles modifications peut-on admettre que dans la question si épineuse de la luxation incomplète du coude en arrière, on se soit presque contenté des arguments fournis par des luxations anciennes.

Il est permis de demander des faits éclatants quand la proposition paraît en contradiction formelle avec les lois de la mécanique. Ces faits manquent jusqu'à présent ; on n'a jamais vu une apophyse coronoïde en équilibre sur la partie convexe de la trochlée, et dans aucun cas, par conséquent, on n'a observé une persistance de contact des surfaces cartilagineuses du cubitus et de l'humérus après la luxation, même celle qui donnait lieu au moins de déformation apparente. Les surfaces articulaires s'abandonnent toujours complétement ; il n'existe pas de luxation incomplète, de subluxation du coude en arrière.

Pour montrer combien les auteurs ont été peu sévères dans leurs raisonnements, et combien souvent on se contente facilement d'une démonstration peu rigoureuse quand un fait paraît confirmer une idée préconçue, nous renverrons le lecteur à une observation du *Journal de chirurgie* de Malgaigne (t. II, p. 139). L'observation, dit Malgaigne, est de nature à convaincre les quelques chirurgiens qui soutiennent jusqu'à l'impossibilité de cette sorte de déplacement, plus commun, d'après lui, que la luxation complète. Il ne nous paraît pas utile de reproduire ici les détails très-longs de l'autopsie ; cette pièce ressemblait parfaitement à la luxation ancienne, planche XLIII, que Malgaigne aurait sans aucun doute regardée aussi comme une luxation incomplète.

LUXATION COMPLIQUÉE DU COUDE EN ARRIÈRE.

Nous reproduisons à l'article *Luxation compliquée du coude en arrière* une belle observation empruntée au *Traité des maladies des os* de Jean-Louis Petit ; c'est par conséquent un fait classique. La luxation était compliquée de plaie, et cependant guérit très-bien ; l'artère humérale n'était point lésée. Quand l'artère humérale est atteinte, la luxation du coude avec plaie devient cas d'amputation.

OBSERVATION.

Une dame qui était fort grasse et pesante tomba dans sa chambre, sur la main droite, l'avant-bras étant étendu. Le poids du corps se trouva supérieur à la résistance de l'articulation du coude, et la força de plier dans le sens de l'extension. La partie inférieure de l'humérus rompit le biceps et le brachial interne, dont les bouts sortirent à travers la peau ; l'os du bras passa par la plaie, et appuya sur le parquet ; l'olécrâne remonta de plus de quatre travers de doigt derrière l'humérus, sous la peau. On fit les extensions et la réduction avec facilité. La portion du biceps sortant par la plaie, de la longueur d'un pouce, ne put être replacée ; il fallut le couper. On plia l'avant-bras ; es lèvres de la plaie se trouvèrent dans le pli. Cette situation, qui fut favorable à la réunion, ne le fut pas moins à la luxation : l'une et l'autre guérirent en six semaines ; et, ce qui mérite d'être remarqué, il n'y eut point d'ankylose. Malgré la rupture complète de tous les ligaments, la malade n'eut d'autre incommodité que celle de ne pouvoir étendre entièrement l'avant-bras ; et cette diminution dans le mouvement d'extension fut seulement proportionnée au raccourcissement des muscles fléchisseurs. (Jean-Louis Petit, *Traité des ma'alies des os*.)

RÉDUCTION DE LA LUXATION DU COUDE EN ARRIÈRE.

DEUX MÉTHODES.

Cette luxation produisant nécessairement le raccourcissement de l'avant-bras, il faut pratiquer l'allongement ou l'extension.

Première méthode. — L'extension peut être faite sur l'avant-bras étendu. — Quand on fait l'extension sur l'avant-bras étendu, la contre-extension devient très-difficile à opérer avec force ; le bras se trouve en effet dans la ligne de l'avant-bras, et n'offre point alors de saillie qui puisse permettre de retenir un lacs et de l'empêcher de glisser. Le problème de la contre-extension, dans ce cas, a été beaucoup étudié et diversement résolu. Quelques chirurgiens ont appliqué la contre-extension sur l'épaule ; d'autres sur l'aisselle (Hippocrate, Desault) ; d'autres sur le milieu du bras (Rufus) ; au-dessous de l'insertion du deltoïde (Maisonneuve). On a inventé des appareils plus ou moins compliqués pour faire porter les forces sur toute la longueur du bras (attelle de Malgaigne).

Mais dans aucun cas on n'est encore parvenu à donner à l'application de la contre-extension la régularité, la solidité nécessaire pour résister à l'extension, quand il est nécessaire d'employer une grande force.

La méthode de l'extension sur l'avant-bras étendu ne nous paraît pouvoir être appliquée que dans les cas où la luxation est récente, et par conséquent facilement réductible. L'extension est alors opérée directement par la main des aides; d'autres aides font la contre-extension en embrassant avec les mains le bras du patient; le chirurgien opère alors la coaptation, et fléchit brusquement le bras quand le chevauchement des os a disparu.

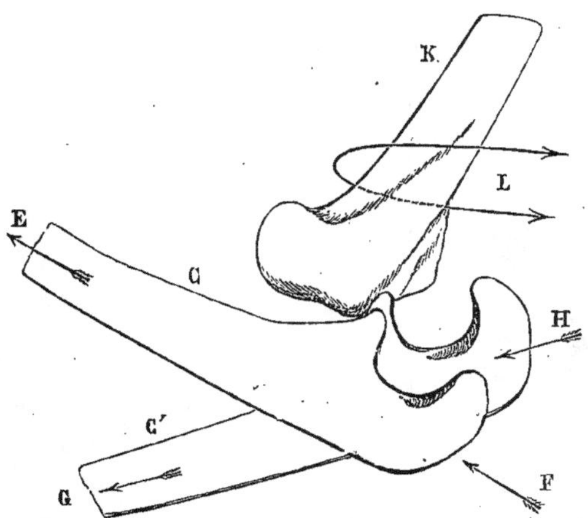

Fig. 37. — **Analyse des manœuvres dans la réduction de la luxation du coude en arrière.**

C. Cubitus fléchi. — C'. Cubitus étendu. — E. Direction de l'extension sur l'avant-bras fléchi. — F. Pression sur le sommet de l'olécrâne. — G. Extension sur le cubitus étendu. — H. Pression sur l'olécrâne. — K. Corps de l'humérus. — L. Contre-extension faite sur l'humérus.

Deuxième méthode. — *Extension sur l'avant-bras fléchi.* — Mais quand, en raison de l'ancienneté de la luxation et des difficultés probables que l'on rencontrera pour la réduction, on est forcé de recourir aux moufles ou à l'emploi des autres machines, il faut opérer, l'avant-bras étant exactement ou à peu près à angle droit sur le bras. On éprouve, il est vrai, dans certains cas, une grande difficulté dans les luxations anciennes à ramener l'avant-bras à angle droit; mais avec un peu de patience et de persévérance, en employant une force suffisante, on arrivera toujours à mettre le bras et l'avant-bras dans une position angulaire qui permettra d'appliquer facilement et solidement la contre-extension sur la face interne du bras.

C'était à la méthode de l'extension sur l'avant-bras fléchi qu'avait recours Ambroise Paré; il faisait, comme on le voit (fig. 38), l'extension sur l'extrémité postérieure de l'olécrâne. Que l'on agisse ainsi, ou bien encore que l'on fasse une pression sur l'olécrâne pendant les tractions exercées sur l'extrémité inférieure des os de l'avant-bras, ou encore sur l'extrémité inférieure de l'avant-bras, peu importe : tous ces modes d'action rentrent dans les mêmes conditions mécaniques, et ne constituent pas même des modifications assez importantes pour y attacher un nom d'homme.

Voici, en terminant, quelques détails de manœuvres empruntés aux auteurs.

« Je fais asseoir le malade sur un oreiller posé sur le plancher. Un homme fort et adroit est assis sur une chaise à côté de lui; il place son genou à nu dans le pli du bras, saisit d'une main l'avant-bras au-dessus du poignet, et de l'autre, le bras près de l'épaule. Les choses ainsi disposées, je fais tirer par degrés, plier et rapprocher le poignet du bras autant que je le juge nécessaire; je seconde les extensions en poussant l'olécrâne. » (Ravaton.)

D'après Desault : « Le chirurgien croise ses mains en avant sur l'extrémité inférieure de l'humérus pour l'attirer en arrière, appuyant les deux pouces sur l'olécrâne pour le pousser en avant, etc.

RÉDUCTION DES LUXATIONS DU COUDE EN ARRIÈRE DANS AMBROISE PARÉ.

« .... Faut faire que le bras luxé embrasse une colonne ou le pied d'un lit et qu'il soit un peu plié ; puis on empoignera d'une lisière l'extrémité du coude, dite olécrâne, la tirant vers sa cavité avec un bâton entortillé dans ladite lisière (fig. 38), etc., etc. »

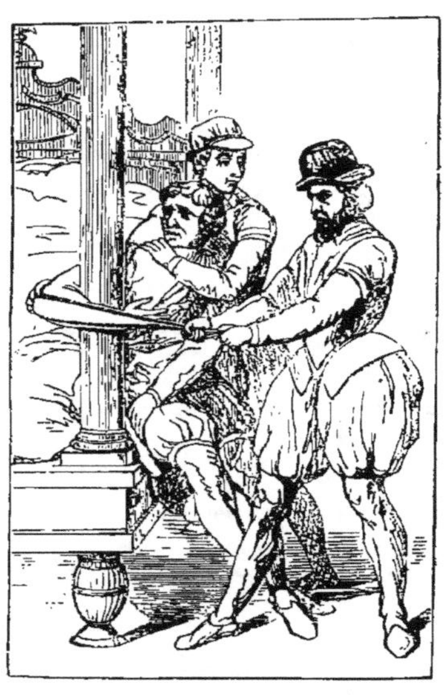

FIGURE 38. — **Réduction de la luxation du coude en arrière, extension faite sur l'olécrâne.**

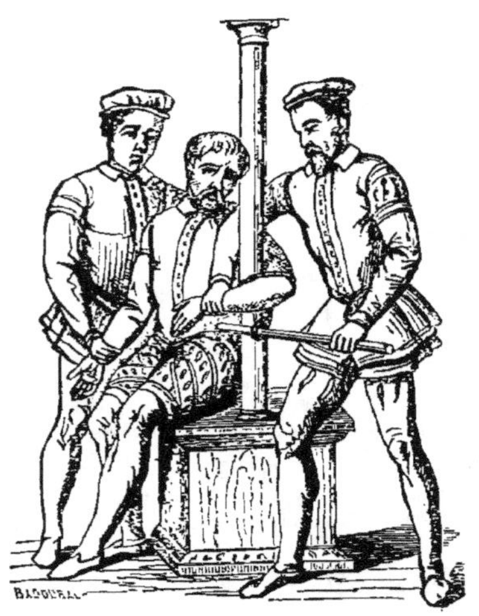

FIGURE 39. — **Réduction de la luxation du coude en arrière autour d'un pilier avec un bâton.**

Ce procédé (fig. 38), employé et décrit par Ambr. Paré, nous paraît moins utile, plus compliqué et moins pratique que les manœuvres telles qu'elles sont représentées fig. 39 *fac-simile* d'Ambr. Paré.

L'extension sur l'olécrâne est donc un procédé ancien, réinventé plusieurs fois par des chirurgiens qui avaient un peu oublié la littérature chirurgicale.

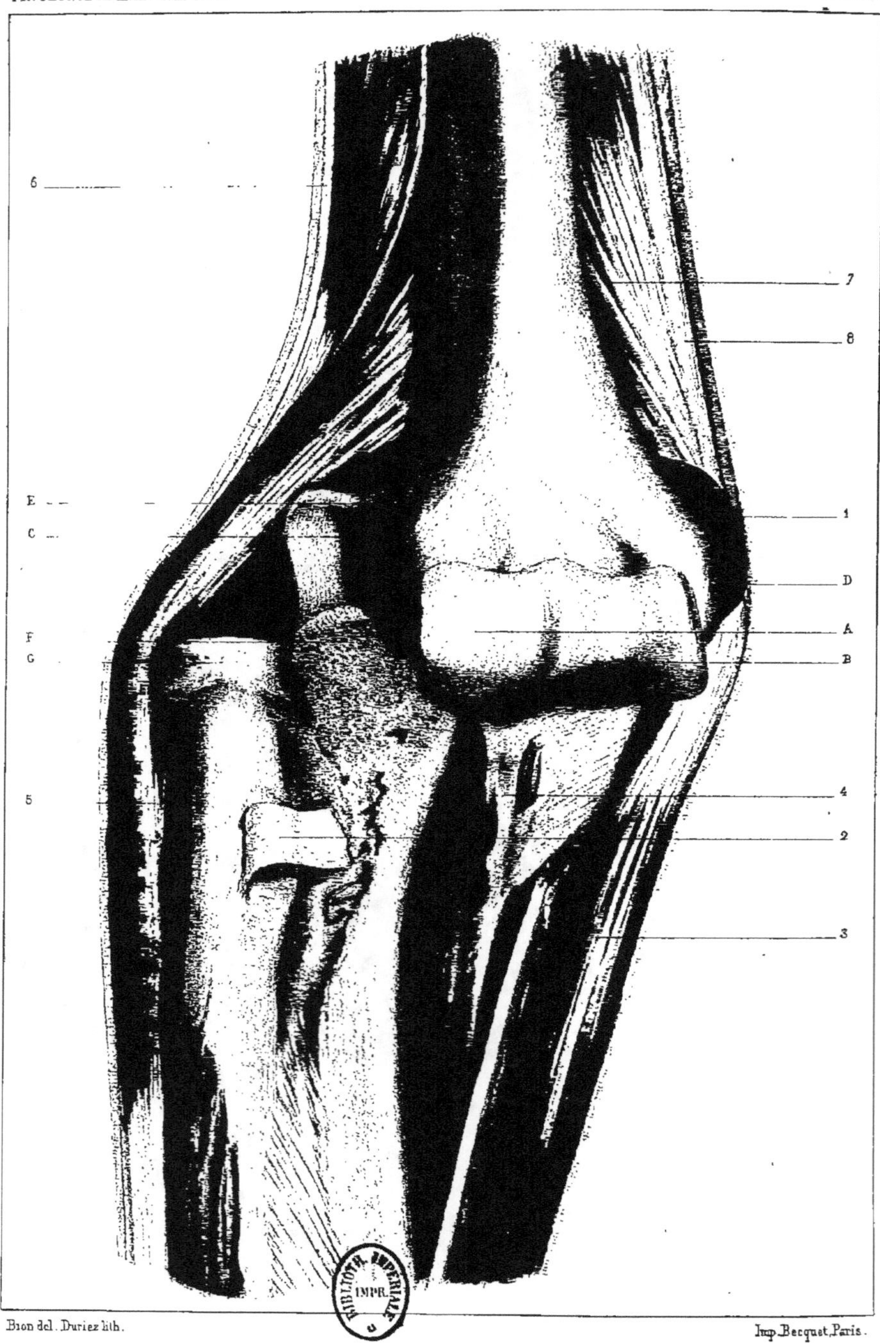

LUXATION DU COUDE EN ARRIÈRE ET EN DEHORS.

Librairie Germer Baillière.

PLANCHE XLIV.

LUXATION DU COUDE EN ARRIÈRE ET EN DEHORS.

(Cubito-épicondylienne postérieure.)

A. Condyle.
B. Trochlée.
C. Épicondyle.
D. Épitrochlée.
E. Bec de l'olécrâne.
F. Apophyse coronoïde.
G. Pourtour de la cupule radiale.
1. Coupe à leur insertion des muscles épitrochléens.

2. Tendon du biceps.
3. Muscle cubital postérieur.
4. Coupe irrégulière des muscles postérieurs de l'avant-bras.
5. Muscle long supinateur.
6. Fibres du triceps brachial.
7. Fibres du triceps brachial.
8. Nerf cubital.

L'observation suivante de M. Morel-Lavallée (*Bulletin de la Société de chirurgic*) se rapporte à une luxation en arrière et en dehors. Nous n'en reproduisons que les traits principaux.

OBSERVATION.

L'avant-bras est en flexion à angle obtus sur le bras et dans la pronation; les mouvements volontaires sont impossibles, les mouvements communiqués sont limités : la flexion et l'extension font décrire un arc de 20 centimètres au plus ; la rotation, peu douloureuse, est assez facile et assez étendue.

Déformation.— En arrière, il y a une saillie considérable de l'olécrâne porté en même temps en haut et en dedans, en haut on embrasse avec le pouce et l'index la cavité sigmoïde, le bord interne de l'olécrâne affleure et déborde même le sommet de l'épitrochlée; le tendon du triceps est soulevé, écarté de l'humérus ; il n'est pas tendu, on peut glisser le doigt entre le muscle et l'os.

S'agit-il d'une luxation seule du cubitus en arrière et en dedans, ou d'une luxation des deux os dans le même sens? S'il s'agit de la première hypothèse, nous aurons une augmentation de la distance du cubitus au radius, le ligament interosseux ayant été déchiré dans sa partie supérieure : or, cette distance est normale ; ce n'est point une luxation du cubitus, c'est donc une luxation de l'avant-bras en arrière et en dedans. En effet, on sent au coude en arrière la cupule radiale saillante au point de recevoir l'extrémité du doigt, immédiatement au-dessous, ou plutôt au devant d'elle, on constate, comme si elle était à nu, la gorge de la poulie humérale ; l'épicondyle est difficile à sentir, cependant on s'assure que le radius en est très-éloigné, de l'épaisseur au moins de la cupule. Le bord interne de l'avant-bras dépasse de plus d'un centimètre le sommet de l'épitrochlée; de cette éminence à l'extrémité du petit doigt, on trouve pour longueur de l'avant-bras et de la main, 0^m,39 du côté malade et 0^m,41 du côté sain ; différence, 0^m,02 dans la flexion; on entend des craquements entre le cubitus et l'humérus. En avant, le pli du bras est presque complétement effacé à cause du gonflement, ce qui empêche de constater nettement la présence de l'extrémité inférieure de l'humérus dont on sent la résistance, qui se prononce surtout en dehors.

Réduction. — J'administre le chloroforme, puis on pratique l'extension avec une serviette pliée en cravate et nouée sur le poignet ; la contre-extension avec une alèze en cravate, dont le milieu est passé sous l'aisselle du côté malade, et les deux chefs, ramenés l'un en avant, l'autre en arrière, sont fixés à la tête du lit au moment des tractions. Je fixe d'une main la partie inférieure de l'humérus en dedans, et de l'autre j'attire l'extrémité supérieure de l'avant-bras en dehors. Les deux premières tentatives échouent : l'avant-bras descendait bien assez, mais son déplacement en dedans, au lieu de s'effacer, s'exagérait.

A la troisième tentative, je redoublai d'efforts pour réduire ce déplacement en dedans, et je réussis. A l'instant la conformation et les mouvements du membre se rétablirent.

PLANCHE XLV.

LUXATIONS DU COUDE EN ARRIÈRE ET EN DEDANS.

(Cubito-épitrochléenne postérieure.)

A. Cavité sigmoïde.
B. Apophyse coronoïde.
C. Condyle.
E. Pourtour de la cupule radiale.
F. Ligament interosseux.

1. Muscle long supinateur.
2. Muscles extenseurs des doigts.

3. Aponévrose intermusculaire interne et fibres du triceps.
4. Cubital antérieur.
5. Tendon du biceps.
6. Fibres ligamenteuses radio-cubitales supérieures.
7. Insertion des muscles épitrochléens.
8. Nerf médian.
9. Nerf cubital.

Deux observations recueillies par *Marcé* à l'Hôtel-Dieu de Nantes se rapportent à cette luxation. Nous les empruntons au *Journal de chirurgie* de Malgaigne.

OBSERVATION I.

Évin, cultivateur, âgé de cinquante ans, tombe de voiture sans pouvoir dire d'une manière précise comment a eu lieu la chute. Quand il se releva, le coude était déformé et douloureux, et les mouvements du bras presque impossibles. Un chirurgien de campagne, immédiatement appelé, méconnut la lésion, et se borna à un traitement insignifiant ; ce ne fut que six semaines après l'accident, vers le milieu de novembre 1848, que le malade se présenta à l'Hôtel-Dieu de Nantes.

L'avant-bras est en demi-flexion, la main en pronation très-caractérisée. Le coude est déformé ; en dedans existe une saillie : l'épitrochlée, puis, au-dessous le bord externe saillant de la trochlée, auquel fait suite la dépression qui constitue la gorge de cette trochlée.

Par suite de la projection des os de l'avant-bras en dehors, l'olécrâne est éloigné de l'épitrochlée de plus de $0^m,04$ et en outre légèrement abaissé ; mais on le sent immédiatement après la gorge de la trochlée.

En dehors, la tête du radius forme une saillie considérable, et se meut pendant les mouvements de pronation et de supination.

On diagnostiqua une luxation incomplète des os de l'avant-bras en dehors.

Comme les surfaces articulaires paraissaient encore assez mobiles l'une sur l'autre, comme d'ailleurs la maladie ne datait que de six semaines, on crut devoir tenter la réduction. A cette opération assistaient MM. Lafond, Marchand et Gély, chirurgiens de l'Hôtel-Dieu de Nantes. Le malade, assis sur une chaise, fut soumis aux inhalations de chloroforme ; pour l'extension, on eut recours aux moufles, en prenant, du reste, toutes les précautions accoutumées. Le chirurgien, placé au côté externe du membre, le pied appuyé sur une chaise, soutient l'humérus avec son genou, tandis qu'avec les deux mains il repousse en dedans les os de l'avant-bras dès que l'extension lui paraît suffisante. La réduction ne fut complète qu'après trois tentatives énergiques ; elle fut surtout favorisée par un mouvement prompt de flexion de l'avant-bras.

Aucun accident ne survint, et au bout de quinze jours les mouvements du bras avaient recouvré presque toute leur énergie.

Dans ce premier cas, nous avons vu une luxation incomplète en arrière et en dehors. Dans la seconde observation, la luxation est complète.

OBSERVATION II.

Un jeune homme de vingt-cinq ans, assez bien musclé, est entraîné dans la chute de son cheval, et ne peut se dégager qu'après avoir reçu sur le membre gauche supérieur, avec lequel il tenait les rênes, tout le poids de l'épaule de l'animal.

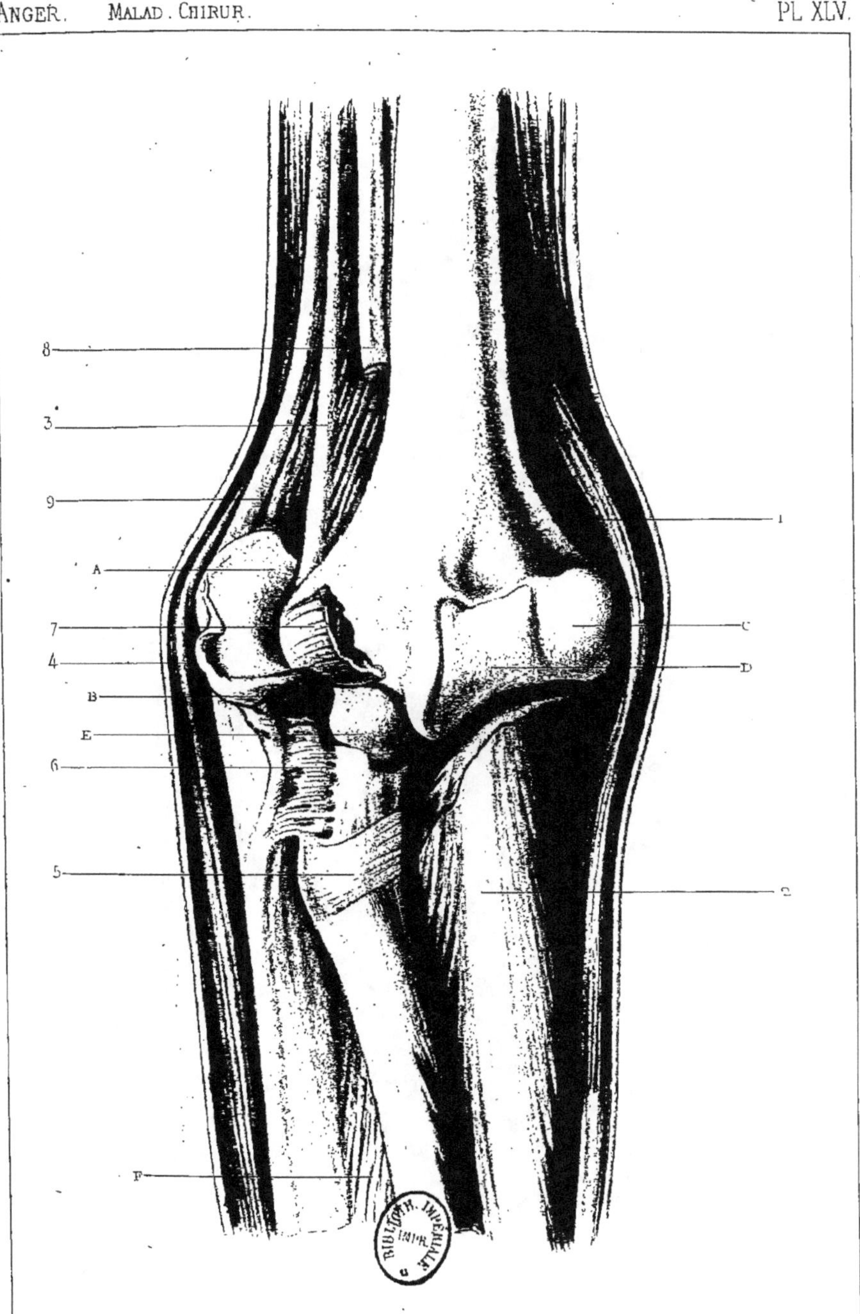

F. Bion del.   Imp. Ch. Chardon ainé — Paris   Forget sc.

LUXATION DU COUDE EN ARRIÈRE ET EN DEDANS

Librairie Germer Baillière

En se relevant, il sent au coude une vive douleur, les mouvements de l'articulation sont totalement abolis. On l'amène aussitôt à l'Hôtel-Dieu de Nantes (mai 1849), où l'on constate les symptômes suivants : Le coude offre une déformation énorme ; à sa partie interne et un peu postérieure existe une tumeur anguleuse qui distend la peau ; l'absence de gonflement permet de reconnaître avec la plus grande facilité de dedans en dehors l'épitrochlée et la trochlée : cette dernière est séparée de l'olécrâne par un espace de 0^m,03 à peu près ; la peau est là très-fortement tendue, aussi l'épicondyle ne peut-il être perçu aussi distinctement. En avant et en dehors, il existe une saillie musculaire considérable formée par les radiaux et le long supinateur ; tout à fait en avant est une saillie osseuse arrondie que l'on reconnaît facilement pour la tête du radius.

L'avant-bras est à angle droit avec le bras, les mouvements de flexion et d'extension sont également impossibles, la main est en pronation forcée ; le malade accuse dans le petit doigt et l'annulaire des fourmillements qu'il est facile d'expliquer par le tiraillement du nerf cubital. On avait évidemment affaire à une luxation complète des os de l'avant-bras en dehors, avec mouvement de torsion de dehors en dedans, comme l'indique la situation de la tête du radius.

M. Galy procéda à la réduction une demi-heure après l'accident, avec l'aide des internes de l'Hôtel-Dieu et de plusieurs élèves.

L'avant-bras, maintenu à angle droit avec le bras, est fixé au devant de la poitrine; tandis qu'à l'aide d'un mouchoir fixé au pli du coude, on exerce des tractions perpendiculaires aux os déplacés. Le chirurgien, placé derrière le malade, faisait exécuter un léger mouvement de rotation de dedans en dehors. Après quelques secondes d'efforts peu énergiques, la luxation se réduit en faisant entendre un craquement caractéristique. Sous l'influence de quelques résolutifs, le gonflement et la douleur disparurent en quelques jours, et au bout de trois semaines le membre était entièrement revenu à son état normal.

PLANCHE XLVI.

LUXATION DIRECTE DU COUDE EN AVANT. — DÉFORMATION ET SYMPTÔMES.

(Luxation expérimentale.)

FIGURE 1. — **Vue postérieure externe.**

FIGURE 2. — **Vue antérieure interne.**

A la place de la saillie que forment les os de l'avant-bras en arrière et au-dessous de l'huméras, on trouve une inflexion considérable.

L'extrémité inférieure de l'humérus sous-cutanée est très-facilement reconnaissable, on sent la trochlée, le condyle, l'épitrochlée, l'épicondyle.

La crête du cubitus est accessible quand le gonflement n'est pas trop considérable, et l'on peut, en la suivant de la main, se faire une idée approximative de la position de l'olécrâne, qui est alors anté-trochléénue.

Au niveau de l'articulation et en avant, saillie considérable, dépressible à la surface, où elle est formée par une couche de muscles qui reposent sur les extrémités supérieures du cubitus et du radius.

Le membre est allongé de toute la longueur de l'olécrâne.

L'avant-bras est légèrement fléchi dans le plus grand nombre des cas.

Les os ont paru avoir des rapports fixes dans quelques observations. Dans d'autres, il est dit qu'on leur communiquait facilement des mouvements.

Une des plus belles observations de luxation du coude en avant a été recueillie par M. Guyot. Nous la reproduisons ici telle qu'elle a été publiée par l'auteur.

OBSERVATION.

En 1842, je fus appelé à Saint-Julien pour voir le fils de M. Dard, médecin vétérinaire à Dijon. Ce jeune homme, âgé de quatorze ans, fut renversé de voiture et lancé en bas d'un pont élevé d'environ 2 mètres au-dessus du sol : aussitôt il éprouva des douleurs au pli du bras, et il lui fut impossible de faire exécuter des mouvements à la partie inférieure de ce membre. J'examinai le malade trois heures après l'accident : je ne pus avoir aucun renseignement sur la manière dont la chute avait eu lieu.

A ma grande surprise, je trouvai l'avant-bras extraordinairement mobile en tous sens : la douleur était vive à l'articulation cubito-humérale, qui était un peu tuméfiée ; à la face postérieure de cette articulation on trouvait un enfoncement qui remplaçait le coude ; en avant deux saillies représentant en quelque sorte le coude dans un sens inverse.

L'avant-bras était allongé, pendant sur le bras et formant une ligne droite avec ce dernier.

Je crus d'abord à une luxation de l'avant-bras en avant avec fracture de l'olécrâne, et fus bien surpris de ne point trouver cette apophyse remontée par la contraction du triceps ; je ne rencontrai que le vide duquel j'ai parlé ; cette saillie osseuse n'était pas appréciable.

Au pli du bras existait un léger enfoncement au-dessus duquel on remarquait les deux saillies que j'ai déjà indiquées.

Elles étaient distantes l'une de l'autre et sur une ligne parallèle d'environ 2 centimètres ; elles étaient arrondies et marquées à la peau par deux plaques rouges circulaires de la grandeur chacune d'un centime pour le diamètre et la forme.

Après avoir fait toutes ces remarques, je saisis l'avant-bras pour arriver à un diagnostic plus certain ; il était si

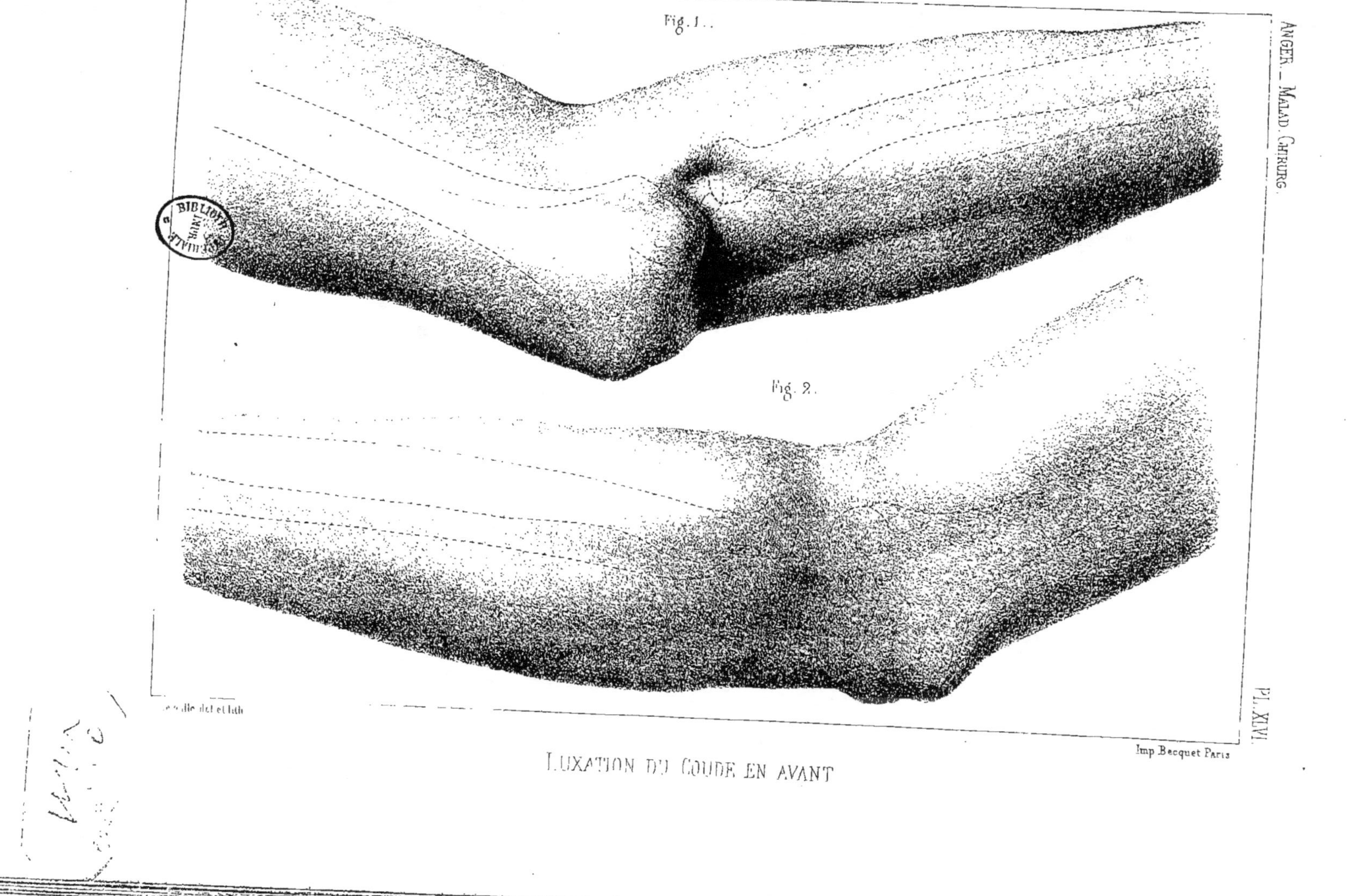

LUXATION DU COUDE EN AVANT

mobile, qu'il me parut comme suspendu à la peau : je pouvais faire avec ménagement des mouvements circulaires et en toute direction, comme s'il n'y eût pas eu de parties osseuses. Saisi d'étonnement, je ne pus deviner quel était cet état pathologique : je n'avais jamais vu pareil cas, jamais lu quelque chose qui eût trait à cela.

Dans cet état d'ignorance, que faire? je pris le parti d'essayer une réduction, comme si j'avais affaire à une luxation en avant. Je chargeai un jeune homme de prendre l'avant-bras de sa main gauche près du poignet, puis d'embrasser l'extrémité supérieure de l'avant-bras avec sa main droite, le pouce fixé sur la face postérieure du membre; un second aide fit la contre-extension sur l'extrémité supérieure du bras. Je pris alors de la main gauche la partie supérieure et antérieure de l'avant-bras, et de la droite la partie inférieure du bras; je fis fléchir doucement l'avant-bras en même temps que je le portais en arrière, et sans le moindre effort la luxation fut réduite. Le jeune homme, plein de joie, s'écria : « Je suis guéri! » En effet, tout était rentré dans l'ordre, et le malade a pu tout de suite exécuter les mouvements de flexion et d'extension.

On le voit, ce n'est qu'après la réduction de cette luxation, peut-être unique dans son genre, que j'ai pu reconnaître à quelle lésion j'avais affaire. Qui pouvait s'imaginer qu'une pareille luxation fût possible ? Qui pouvait croire que le sommet de l'olécrâne, après un effort considérable d'extension dans l'articulation, pouvait, étant porté sur la poulie cartilagineuse de l'humérus, comme pour constituer une luxation en avant, sans être fracturé, s'arrêter sur cette poulie, y séjourner plusieurs heures, y subir des mouvements en tous sens, sans s'échapper en avant, pour donner lieu à une luxation peu connue, ou bien se porter légèrement en arrière, même par la seule contraction des muscles, et rentrer à la place qu'il occupe à l'état normal?

Pour comprendre un pareil fait, il a fallu une harmonie bien parfaite dans les contractions musculaires des fléchisseurs et des extenseurs pour maintenir les surfaces articulaires dans la position où elles sont restées pendant si longtemps sans l'abandonner.

Les deux saillies dont j'ai parlé, situées à la partie inférieure du pli du bras, étaient formées, à ce que je crois, l'une par la tête du radius, et l'autre par le bord saillant de l'apophyse coronoïde du cubitus; à leur partie supérieure et au pli du bras existait un enfoncement.

Les symptômes étaient un peu différents dans une observation publiée par M. Monin (*Journal de chirurgie*, t. II, p. 119). « Le bras gauche luxé était notablement raccourci ; l'articulation du coude considérablement tuméfiée, mais laissant néanmoins facilement apercevoir à sa face postérieure un enfoncement profond, tandis que sa face antérieure était soulevée par un corps dur, arrondi, large et inégalement bosselé, en un mot, facile à reconnaître pour l'extrémité supérieure des os de l'avant-bras. »

PLANCHE XLVII.

LUXATION DU COUDE EN AVANT.

(Rapports des extrémités articulaires.)

A. Bec de l'olécrâne.
B. Partie interne de la trochlée.
C. Condyle.
D. Apophyse coronoïde.
E. Pourtour de la cupule radiale.
F. Épitrochlée.
1. Muscle biceps.
2. Tendon du brachial antérieur.

3. Fibres du brachial antérieur.
4. Long supinateur.
5. Muscle triceps.
6. Fibres du cubital postérieur.
7. Insertions des muscles épitrochléens.
8. Nerf cubital.
9. Nerf médian.
10. Artère humérale.

La luxation du coude en avant avait été observée par Hippocrate. C'est même en décrivant cette luxation, dont il comprend la singularité, qu'il laisse échapper cette exclamation que nous avons mise en épigraphe à notre monographie : « Quels déplacements une violente impulsion ne peut-elle pas produire ? »

Malgré cette autorité, Jean-Louis Petit ne l'admet qu'avec une certaine peine ou un doute... Il ne va pas cependant jusqu'à la nier complétement, comme le dit M. Malgaigne, car voici ses paroles : « L'avant-bras peut être luxé en devant, en arrière et sur les côtés. Je n'ai jamais vu la luxation en devant, et je la crois très-difficile, ou même impossible, à moins qu'en même temps il n'y ait fracture de l'olécrâne. » De là à nier la luxation, il y a loin. Jean-Louis Petit n'engage pas l'avenir. Il avait trop observé et trop bien observé pour commettre cette imprudence.

Depuis trente ans le nombre des luxations du coude en *avant à l'état simple* a été assez grand pour que son étude soit complète.

Les meilleures observations sont dues à MM. Colson, Leva, Monin, Guyot et Velpeau.

Comment peut-il se faire que l'olécrâne vienne correspondre à rapports fixes par la partie postérieure du bec de l'olécrâne à la partie antérieure de la trochlée ?

Il y a deux manières de comprendre et d'exécuter cette luxation. La première consiste à fléchir fortement le bras, puis à imprimer une impulsion considérable sur l'olécrâne quand la flexion est au maximum. Le bec de l'olécrâne ne faisant alors qu'une très-faible saillie, le déplacement est possible avec une grande force et sans fracture.

Deuxième manière de procéder.

Les ligaments latéraux du coude étant préalablement déchirés par des mouvements de latéralité violents et étendus, on opère une luxation latérale en effectuant la torsion de l'avant-bras autour du bras. Il est possible, par une torsion vigoureuse, de produire la luxation en avant.

M. Colson admet que la luxation de l'avant-bras en avant peut se produire :

1° Par une flexion forcée de l'avant-bras sur le bras ;

2° Par un mouvement imprimé à l'avant-bras de manière à lui faire décrire un arc de cercle autour de l'axe de l'humérus ;

3° Par une extension forcée de l'avant-bras.

M. Debruyn, auteur d'un mémoire sur les luxations du coude, publié dans le tome IX des *Annales de la chirurgie française*, admet que la luxation en avant peut se produire :

1° Par l'extension forcée ;

2° Par torsion.

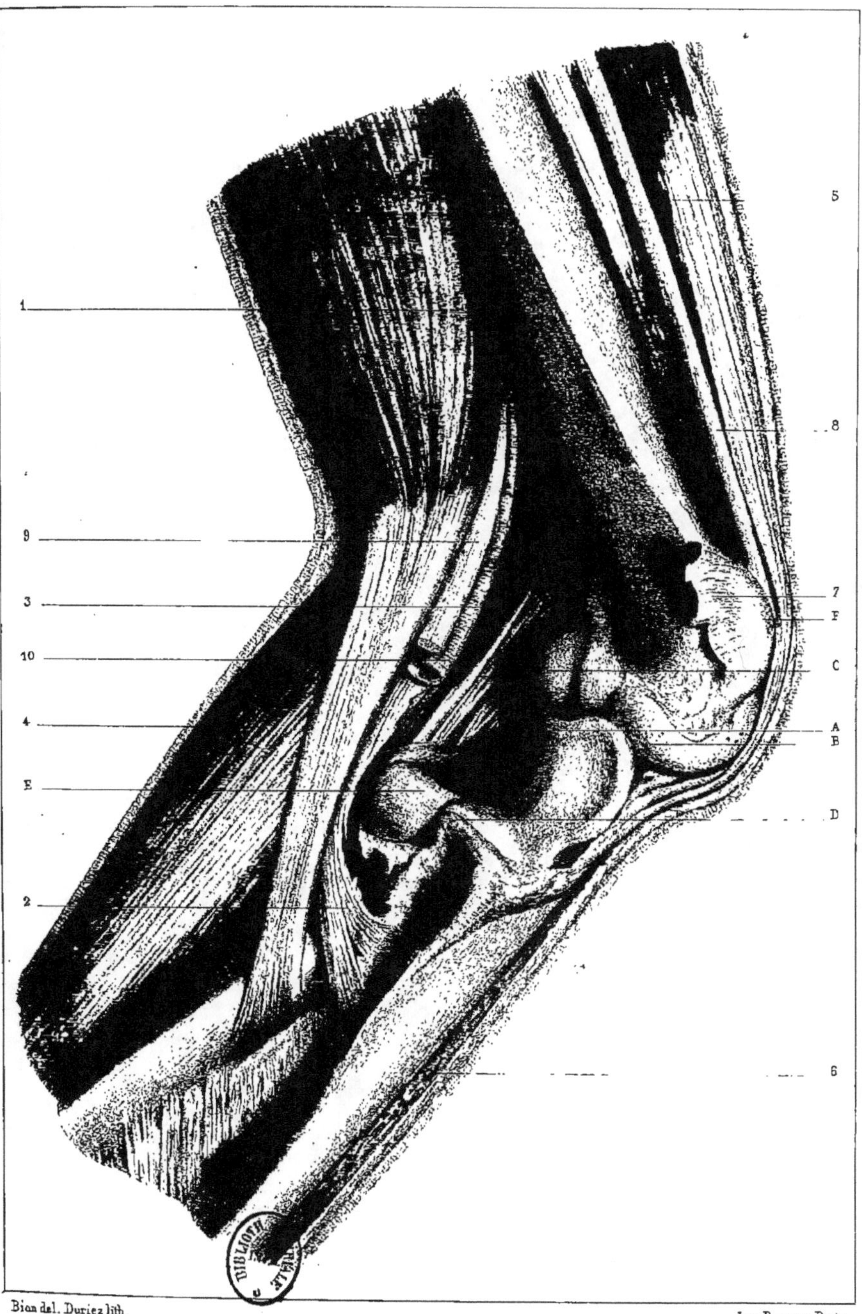

Bien del. Duriez lith.   Imp. Becquet. Paris.

LUXATION DU COUDE EN AVANT.
RAPPORTS.

Librairie Germer Baillière.

L'étude expérimentale des rapports des os dans la luxation planche XLVII permet de bien comprendre la manière dont se correspondent les symptômes et les rapports anatomiques.

Les os chevauchent de toute l'épaisseur de l'extrémité inférieure de l'humérus. L'olécrâne repose par sa partie postérieure et supérieure sur la partie antérieure de la trochlée.

Il n'y a plus aucun contact entre le radius et l'humérus, et si les os de l'avant-bras avaient eu la même direction, l'avant-bras aurait été allongé de toute la longueur de l'olécrâne.

La position superficielle des os en arrière permet de les toucher avec facilité, et par conséquent, à l'aide des connaissances d'anatomie normale, on peut, dans presque tous les cas, arriver à la précision que demande la thérapeutique chirurgicale.

La luxation du coude en avant est assez souvent rendue complexe par la fracture de l'olécrâne.

Voici une observation de luxation du coude en avant avec fracture de l'olécrâne (d'après M. Richet).

OBSERVATION.

Un jeune homme de dix-huit ans tombe d'un échafaud élevé de quarante-cinq pieds, et est apporté à l'hôpital Saint-Louis dans les salles de M. Ph. Boyer. M. Richet, interne de service, constate les symptômes suivants : Le coude est visiblement déformé, son diamètre antéro-postérieur présente un accroissement manifeste, le diamètre transverse paraît un peu rétréci ; l'avant-bras n'est que peu fléchi sur le bras et dans la supination. Le raccourcissement est de 3 centimètres en dedans, il est un peu moindre en dehors ; l'olécrâne est mobile en travers et a conservé sa position normale ; le pli du coude est déformé. Au-dessus des tubérosités, on sent en avant une tumeur oblongue, arrondie, qui soulève les muscles brachial antérieur et biceps ; les battements de l'artère sont très-superficiels. Tout mouvement volontaire est impossible, malgré la mobilité des surfaces articulaires dans les mouvements de flexion et d'extension ; la tumeur située en avant se déplace et roule sous les doigts ; dans ceux de pronation et de supination, on sent la crépitation que produit le frottement des surfaces articulaires.

La réduction fut opérée en pratiquant l'extension sur l'avant-bras et la contre-extension sur le bras, et faisant fléchir brusquement en même temps qu'on repoussait en arrière et en bas l'extrémité supérieure des os de l'avant-bras. La luxation se reproduisit immédiatement. Elle fut cependant réduite de nouveau et maintenue à l'aide d'un bandage contentif. Le malade, atteint d'autres blessures fort graves, succomba au bout de trois heures. On trouva, à l'autopsie, une déchirure de la partie profonde des muscles épitrochléens, du brachial antérieur et du ligament latéral interne ; l'externe était intact et se portait directement en avant. L'olécrâne était fracturé obliquement, l'humérus placé en arrière des os de l'avant-bras, ceux-ci remontés à un centimètre et demi au-dessus des condyles ; le radius entraîné par le cubitus, le ligament annulaire intact, la capsule articulaire déchirée presque en totalité.

PLANCHE XLVIII.

LUXATIONS DU COUDE : 1° EN AVANT ET EN DEHORS ; 2° EN AVANT ET EN DEDANS.

Nous réunissons dans la même planche le dessin de deux luxations du coude en avant, dessinées d'après nature, l'une (fig. 1) sur une pièce expérimentale, l'autre (fig. 2) sur un malade du professeur Velpeau.

Nous n'entrerons point dans le détail du mécanisme, nous n'indiquerons point comment nous sommes arrivé au diagnostic. Le dessin des formes, aidé du ponctué des os, en dit assez.

Chez le blessé (fig. 2) la réduction s'obtint sans difficulté ; l'extension fut pratiquée sur l'avant-bras par les mains des aides, la contre-extension sur l'extrémité inférieure de l'humérus ; pendant que ces deux manœuvres s'exécutaient, M. Velpeau faisait repasser les os à l'aide de pressions graduées par la route qu'ils avaient suivie pour venir se placer en avant de l'humérus. La réduction fut facilement maintenue, et le malade fut guéri sans infirmité.

Voici une observation de luxation en avant et en dehors, ou cubito-épicondylienne antérieure, que nous empruntons au *Traité de pathologie chirurgicale* de Nélaton.

OBSERVATION.

Un homme de soixante ans environ entra à l'hôpital Saint-Louis pour y être traité d'un phimosis ; ayant remarqué qu'il présentait une déformation considérable du coude, nous l'interrogeâmes, et apprîmes de lui que, vingt ans auparavant, il avait fait une chute de trente pieds de haut, sur un terrain rendu inégal par les débris d'un incendie, et que la déformation de son coude datait de cette époque. En analysant cette déformation, dont nous avons gardé le modèle en plâtre, on reconnaît à la partie postérieure du coude une tumeur volumineuse qui descend à près

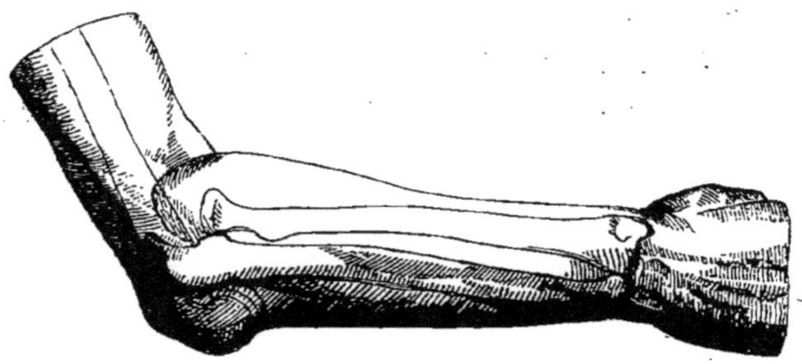

FIGURE 1. — **Luxation du coude en avant et en dedans.**

de 0^m,03 au-dessous et en arrière des deux os de l'avant-bras : le peu d'épaisseur des parties molles permet de reconnaître très-distinctement que cette saillie osseuse est formée par l'extrémité inférieure de l'humérus ; en effet, elle présente successivement de dedans en dehors : 1° l'épitrochlée, qui soulève et tend la peau ; 2° l'enfoncement qui existe entre elle et le bord interne de la trochlée ; 3° la trochlée elle-même et son bord interne, qui forment la partie la plus inférieure de la surface articulaire ; 4° la partie postérieure de son bord externe, qui forme une petite saillie arrondie, située en dehors d'une gouttière qui correspond à la gorge de la trochlée ; 5° l'épicondyle. Au-dessus de ces parties, on voit la face postérieure de l'extrémité inférieure de l'humérus, aplatie dans son milieu et limitée en dedans et en dehors par deux bords qui vont se terminer au niveau des deux tubérosités. Les deux os de l'avant-bras ont subi un déplacement extrêmement étendu en se portant vers la partie externe et inférieure du bras. Le cubitus est venu se placer en dehors et au-dessus de l'épicondyle ; il a éprouvé un mouvement de

Fig. 1.

Fig 2.

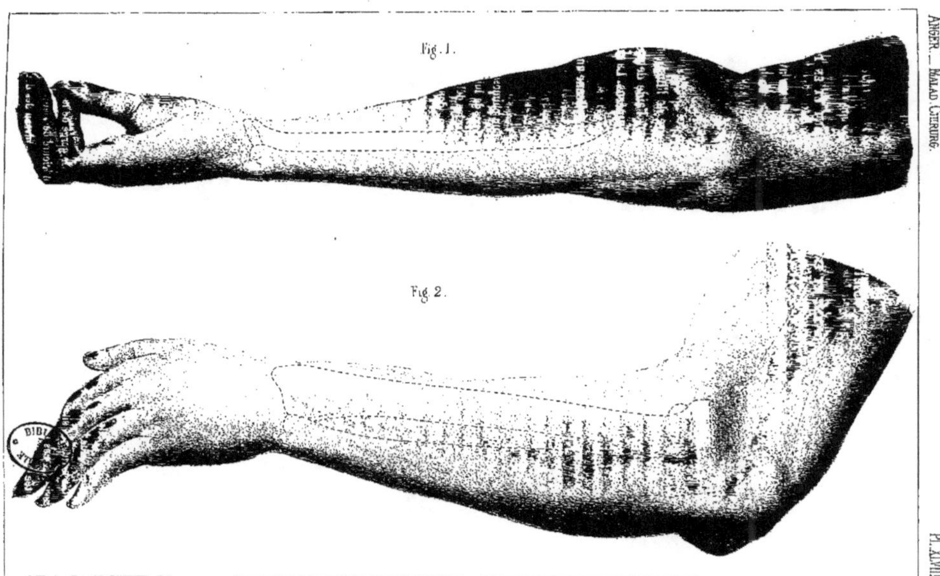

Imp.Becquet, Paris.

LUXATION DU COUDE.
1º EN AVANT & EN DEDANS
2º EN AVANT & EN DEHORS.

rotation en dedans, de sorte que le bord postérieur de l'olécrâne, devenu externe, forme une saillie très-facile à reconnaître; la cavité sigmoïde embrasse le bord externe de l'humérus. Le radius, conservant ses rapports avec le cubitus est placé directement au-dessus de lui, et sa cupule s'articule avec la face antérieure de l'humérus; l'avant-bras a donc, dans ce cas, éprouvé un mouvement de torsion de dehors en dedans.

Cette planche, gravée d'après le plâtre moulé sur nature, peut donner une idée de ce genre de déplacement.

PLANCHE XLIX.

LUXATION DU COUDE EN AVANT ET EN DEDANS.

(Rapports des os entre eux et des muscles.)

A. Cavité sigmoïde du cubitus.
B. Extrémité supérieure du radius.
C. Trochlée.
D. Apophyse coronoïde du cubitus.
E. Condyle.
F. Bord interne du radius.
G. Cubitus.

H. Ligament interosseux.
1. Insertion des muscles épitrochléens.
2. Muscle long supinateur.
3. Cubital postérieur.
4. Triceps.
5. Nerf cubital.
6. Nerf médian.

La planche **XLIX** représente les rapports des os dans une luxation en avant et en dedans.

Le cubitus est complétement luxé; le bord externe de l'olécrâne appuie sur la partie antérieure de l'épitrochlée. La cavité sigmoïde du cubitus entoure la partie externe, extra-articulaire de la trochlée.

Le radius, tout en suivant un peu le cubitus dans son déplacement, n'a point entièrement abandonné ses rapports avec le condyle; il est resté au-dessous du condyle, et le pourtour de sa cupule se trouve dans le sillon qui sépare le condyle de la trochlée.

Le coude formait un angle ouvert en dehors; le cubitus, la partie postérieure de l'olécrâne faisaient fortement saillie en avant et en dedans. Cette pièce est d'origine expérimentale; mais le lecteur qui voudra se donner la peine de fouiller les *Bulletins de la Société de chirurgie* trouvera que ces rapports établis sur le cadavre ont été plusieurs fois rencontrés sur le vivant et démontrés par l'autopsie.

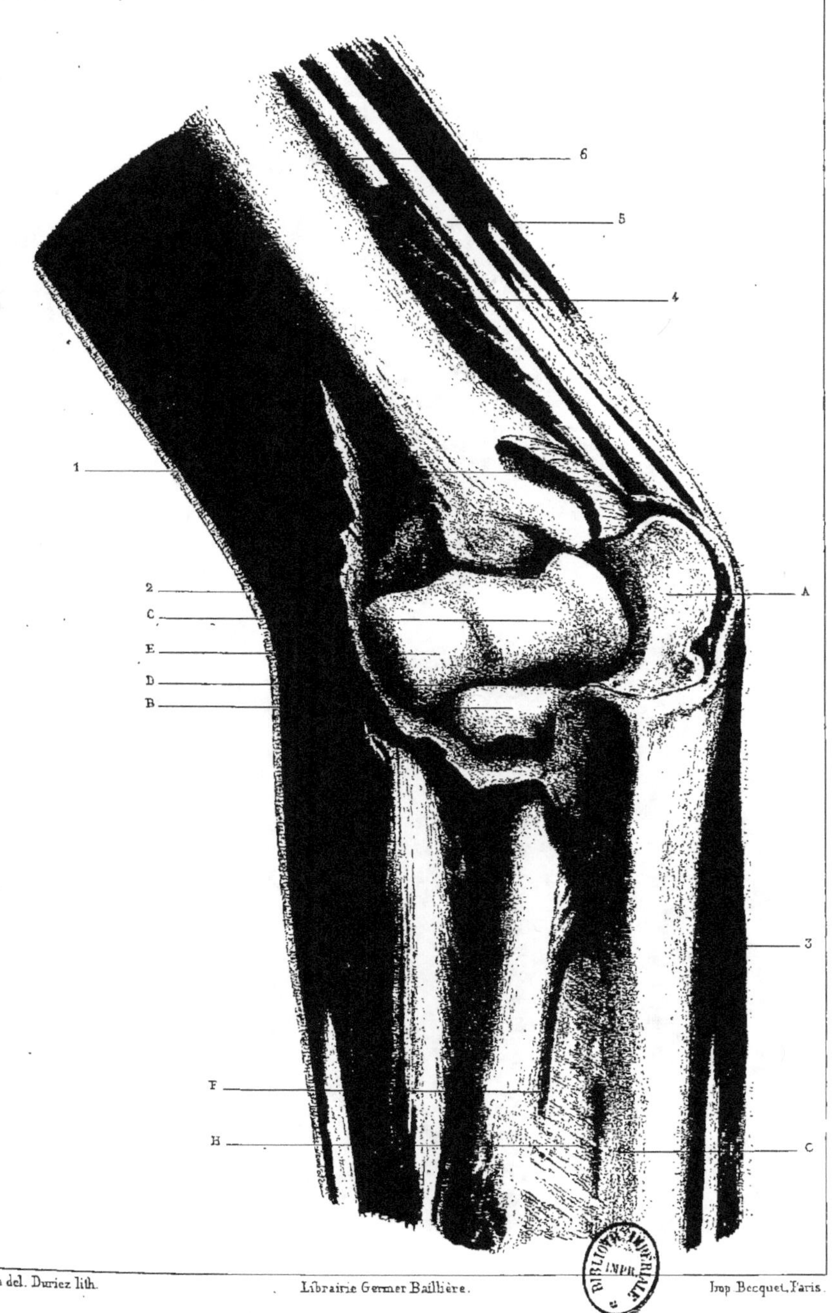

Luxation du Coude en avant et en dedans.

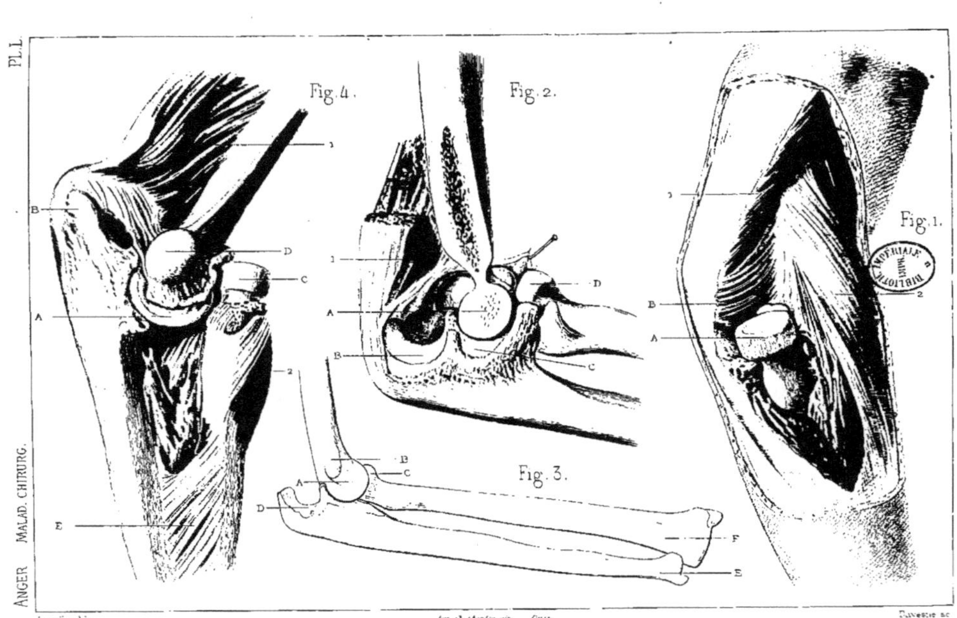

LUXATIONS DU COUDE.

PLANCHE L.

LUXATIONS DU RADIUS SEUL, DU CUBITUS SEUL, DU CUBITUS EN ARRIÈRE, DU RADIUS EN AVANT.

FIGURE 1. — **Luxation de l'extrémité supérieure du radius en arrière.**

A. Extrémité supérieure du radius, luxée en arrière.
B. Olécrâne.

1. Muscle triceps.
2. Long supinateur.

FIGURE 2. — **Luxation du cubitus seul en arrière.**

A. Coupe de la trochlée.
B. Cavité sigmoïde du cubitus.
C. Surface du cubitus en rapport avec la trochlée.

D. Pourtour de la cupule radiale.

1. Muscle triceps.

FIGURE 3. — **Luxation du cubitus seul en arrière.**

(Les os de l'avant-bras sont représentés dans toute leur longueur.)

A. Partie interne de la trochlée.
B. Épitrochlée.
C. Extrémité supérieure du radius.

D. Cavité sigmoïde du cubitus.
E. Extrémité inférieure du cubitus.
F. Extrémité inférieure du radius.

FIGURE 4. — **Luxation du cubitus en arrière, du radius en avant.**

A. Trochlée.
B. Olécrâne.
C. Pourtour de la cupule radiale.
D. Épitrochlée.

E. Ligament interosseux.

1. Muscle triceps brachial.
2. Court supinateur.

LUXATIONS DE L'EXTRÉMITÉ SUPÉRIEURE DU RADIUS.

Les luxations de l'extrémité supérieure du radius sont rares. M. Malgaigne a trouvé que sur 491 luxations relevées à l'Hôtel-Dieu, il n'y avait que quatre luxations de l'extrémité supérieure du radius.

Elles paraissent plus communes dans le jeune âge.

Hippocrate paraît les avoir connues, mais les chirurgiens s'en sont peu occupés jusqu'à ces dernières années, et si l'on voit au XVIᵉ siècle Fabrice d'Acquapendente décrire les luxations en dehors ; au XVIIᵉ, Denys Fournier signaler la luxation incomplète des enfants, qu'il appelait une *eslongation ;* Jean-Louis Petit n'en parle pas dans son *Traité des maladies des os,* et les chirurgiens de l'*Académie de chirurgie* regardaient cela comme une chose si rare, que Butel leur en ayant communiqué un cas, Sabatier et Louis firent le voyage d'Étampes pour le vérifier. Boyer les admet, Astley Cooper les admet, M. Nélaton les a décrites avec soin, et M. Malgaigne les a classées ainsi qu'il suit :

1° Luxations en avant....... { 1° Incomplètes, les plus communes de toutes.
{ 2° Complètes.

2° Luxations en arrière..... { 3° Incomplètes.
{ 4° Complètes.

3° Luxations en dehors..... { 5° Incomplètes.
{ 6° Complètes.

Nous n'admettons point les luxations incomplètes de l'extrémité supérieure du radius, et nous regardons comme des entorses du coude toutes ces prétendues luxations incomplètes, ce que

Fournier appelait une *eslongation*, dans lesquelles il n'est point démontré que le radius ait subi aucun déplacement.

Du reste, il est incontestable pour nous que, non-seulement l'extrémité supérieure du radius peut se luxer en avant, en arrière, en dehors; mais nous avons encore constaté dans nos expérimentations que la luxation peut se produire de telle façon que l'os vienne occuper les points intermédiaires.

Les auteurs se sont vivement préoccupés du mécanisme de ces luxations, qui, malgré leurs recherches, demeure encore profondément inconnu.

Pour nous, qui tenons seulement à faire ressortir les points dont peut bénéficier la pratique, nous ne nous occuperons que de la détermination des symptômes correspondant à chaque espèce et des obstacles à la réduction.

Nous avons pu produire une seule fois la luxation de l'extrémité supérieure du radius, sans inciser préalablement la partie antérieure de la capsule. La partie antérieure se déchira en avant; le radius se luxa en avant, en opérant la pronation forcée, l'avant-bras étant fléchi sur le bras.

Les ligaments qui unissent le cubitus au radius en haut étaient déchirés et doivent toujours l'être quand le radius se luxe.

Un point des rapports anatomiques des os sur lequel nous avons beaucoup insisté dans nos *Considérations d'anatomie chirurgicale*, est le suivant : Le radius est intimement uni au cubitus; le cubitus maintient le radius au-dessous de l'humérus et seulement *tangent* au condyle. Il est donc absolument impossible que le radius remonte sur l'humérus pour se luxer en avant, en arrière, etc., sans que les connexions du radius au cubitus soient détruites. Mais ce qu'on appelle ordinairement les luxations de l'extrémité supérieure du radius, ne sont pas des déplacements tout à fait analogues à ceux que nous voyons ordinairement dans les luxations.

D'ordinaire, dans les luxations de l'extrémité supérieure du radius, la capsule se déchire dans un point de son étendue, en dehors, en avant, etc.; les ligaments radio-cubitaux supérieurs étant détruits par le coup, l'extrémité supérieure du radius passe au travers de la plaie capsulaire, et si le parallélisme des lèvres de la plaie vient à être détruit, la tête ne peut plus rentrer.

Ceci nous donne l'explication des déformations, de la facile réduction dans quelques cas, de l'irréductibilité dans d'autres.

Pour réduire, il faudra par des impulsions, des pressions, tâcher de faire repasser l'os par la plaie de la capsule; mais comme on ne sait pas précisément où se trouve cette plaie de la capsule et ce que sont devenues les lèvres de la plaie qui peuvent être repliées, on agit un peu à l'aveugle, mais on réussit souvent. On fera bien de joindre aux pressions exercées sur le radius des mouvements alternatifs de pronation et de supination.

Nous insistons peu sur la symptomatologie; là, comme ailleurs, on sent un *vide* dans la place qu'occupe l'os à l'état normal, et une tumeur osseuse en avant si la luxation est en avant, en arrière si la luxation est en arrière, en dehors si la luxation est en dehors, etc.

Cette tumeur se continue avec le corps du radius et peut être facilement reconnue par son extrémité supérieure.

Nous étudierons, dans la planche suivante : 1° une luxation non réduite de l'extrémité supérieure du radius en avant ; 2° une luxation non réduite de l'extrémité supérieure du radius en arrière.

LUXATION ANCIENNE DE L'EXTRÉMITÉ SUPÉRIEURE DU RADIUS EN ARRIÈRE.

Nous avons rencontré sur le cadavre plusieurs exemples de luxations de l'extrémité supérieure du radius en arrière et de luxations de la même extrémité de l'os en dehors.

Nous faisons représenter, figure 41, les rapports des os dans une luxation de l'extrémité supérieure du radius en arrière. L'extrémité supérieure de l'humérus du même côté était luxée sous l'acromion.

On voit, à l'examen du dessin, que la tête du radius est en arrière de l'épicondyle et qu'elle est un peu remontée sur l'humérus. Comment cela se fait-il, puisque le rapport de hauteur des apophyses

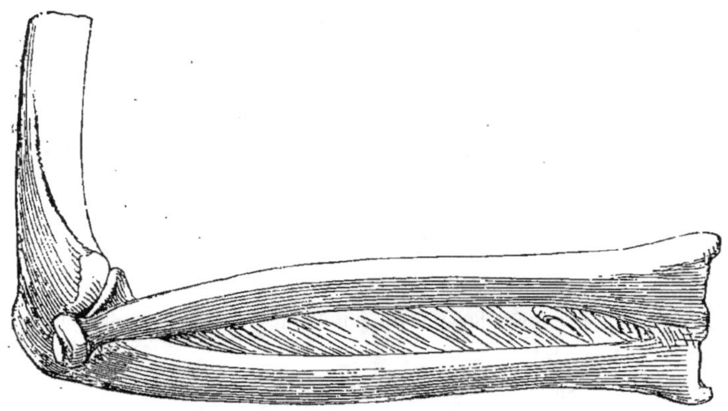

FIGURE 41. — **Luxation ancienne de l'extrémité supérieure du radius en arrière.**

styloïdes n'est pas notablement changé? C'est que les os se sont incurvés, hypertrophiés sur place, atrophiés dans d'autres lieux.

La figure 42 représente, d'après Nélaton, une luxation de l'extrémité supérieure du radius en

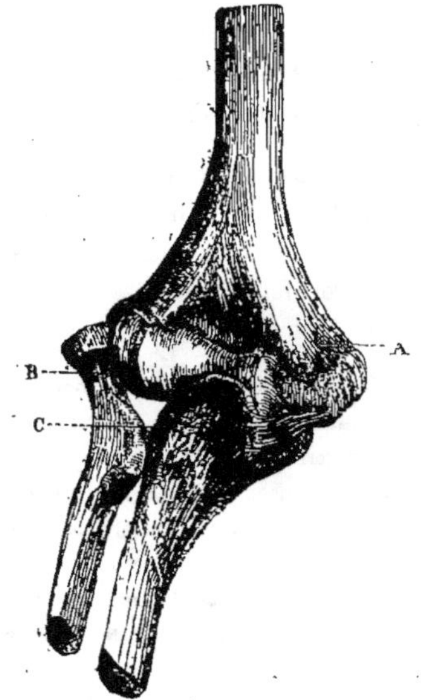

FIGURE 42. — **Luxation ancienne de l'extrémité supérieure du radius en dehors.**

A. Épitrochlée. — B. Col du radius. — C. Apophyse coronoïde du cubitus.

dehors, avec l'observation recueillie par le célèbre chirurgien; c'est une pièce prise sur le cadavre et trouvée par hasard; et, de même que pour le fait ci-dessus, l'origine traumatique est contestable ; je dirai même que l'une et l'autre sont probablement de cause congénitale ou pathologique.

« La tête du radius forme sous la peau une tumeur très-saillante et très-facile à reconnaître, située en dehors de l'épicondyle, à 3 centimètres du bord externe de l'olécrâne ; elle a subi un mouvement ascensionnel de 15 ou 20 millimètres ; les muscles long supinateur et radiaux externes forment, en avant du radius et en dedans de la tête luxée, une saillie allongée qui se perd insensiblement sur le côté externe et antérieur ; l'avant-bras est dans un état moyen entre la pronation et la supination ; la possibilité de fléchir et d'étendre l'avant-bras est conservée. Le malade est atteint, depuis son enfance, de cette luxation, et je ne suis pas persuadé qu'elle soit due à une cause traumatique, bien que le malade affirme le contraire. »

LUXATION DU CUBITUS SEUL EN ARRIÈRE.
(Excessivement rare.)

Nous avons peu de chose à dire sur la luxation du cubitus seul en arrière ; les observations sont douteuses, les autopsies manquent.

Dans la pièce expérimentale reproduite figure 2, nous représentons les rapports des os tels que paraissent les comprendre les auteurs qui ont décrit la luxation du cubitus seul en arrière.

Si cette luxation existe, elle est à coup sûr excessivement rare, et dans tous les cas, le radius ne peut conserver ses rapports avec l'humérus, le cubitus étant luxé en arrière, qu'à la condition que le cubitus soit luxé avec le radius dans ses deux articulations supérieure et inférieure.

Comme le démontre la figure 3, il faut donc que l'extrémité inférieure du cubitus soit relevée.

Sur le vivant, si cette luxation existe, il doit donc y avoir une élévation considérable de l'apophyse styloïde du cubitus.

LUXATION DU CUBITUS EN ARRIÈRE ET DU RADIUS EN AVANT.
(La science n'en possède que trois observations.)

Nous mentionnons, pour être complet, la luxation du cubitus en arrière de l'humérus coexistant avec une luxation du radius en avant de l'humérus. Dans ce cas, comme le démontre la figure 4, l'humérus pénètre comme un coin entre les deux os de l'avant-bras.

L'histoire de ces luxations repose sur trois faits : une observation de M. Bulley, une observation de M. Debruyn, une du docteur Mayer.

Un homme de vingt-huit ans, bien portant et vigoureusement musclé, tomba sur la main du haut d'un fourneau. Lorsqu'il se présenta à l'hôpital, le membre était singulièrement raccourci ; il souffrait des douleurs excessives qui s'étendaient principalement dans la direction du nerf cubital. En le relevant, on avait placé l'avant-bras dans une légère flexion, attitude qui lui paraissait la moins incommode. Le cubitus avait été poussé en arrière, et faisait saillie sur la surface postérieure de l'humérus. L'apophyse coronoïde était située sur la cavité destinée à loger l'olécrâne. Le tendon du triceps était très-tendu, ainsi que ceux du biceps et du brachial antérieur. *La tête du radius avait subi un déplacement curieux : croisant le cubitus, elle était placée un peu en dessus et en dehors de la place que l'apophyse coronoïde occupe dans l'état naturel ; on pouvait aisément la sentir dans ce lieu. Les parties molles n'étant que très-peu tuméfiées*, on fit l'extension, le bras étant dans la flexion, le cubitus seul se réduisit ; le radius fut réduit difficilement, et dans un deuxième temps. (Bulley, *Gaz. méd.*, 1841, et thèse de M. Denucé sur *les luxations du coude*.)

LUXATION DU CUBITUS EN ARRIÈRE ET EN DEHORS DU RADIUS.

Enfin M. Malgaigne a vu une fois la luxation du cubitus en arrière et en dehors du radius. C'est là une des bizarreries du traumatisme qui produit souvent dans les rapports des organes les changements les plus imprévus.

Un chirurgien expérimenté et possédant bien son anatomie chirurgicale, saura toujours reconnaître ces cas et y apporter le remède qu'il convient.

LUXATIONS COMPLEXES.

Voici quelques exemples de complication des luxations par des fractures.

On a observé la luxation du coude avec :

1° Fracture de l'olécrâne ;

2° Fracture de l'apophyse coronoïde ;

3° Fracture de la tête radiale ;

4° Fracture du condyle ;

5° Fracture de la trochlée humérale, etc.

Nous en avons déjà donné quelques exemples (voy. *Luxations du coude en avant avec fracture de l'olécrâne*). Notre chapitre sur les fractures du coude complétera les données nécessaires à la connaissance parfaite de ces lésions.

LUXATIONS COMPLIQUÉES.

Signalons parmi les complications qui s'observent le plus communément, car toutes peuvent s'observer :

1° Les plaies ;

2° Les déchirures artérielles et veineuses, etc., etc.

Nous avons mentionné plus haut une observation de luxation du coude avec issue de l'humérus et déchirure de l'artère.

Le musée Dupuytren renferme une pièce déposée par M. Jobert (de Lamballe), dans laquelle on voit un humérus luxé en avant au travers d'une large plaie du coude, et l'artère humérale rompue.

Ce sont presque toujours là des cas d'amputation du bras ; cependant, si l'artère ne paraissait pas intéressée et qu'il n'y eût que la luxation avec issue des os, même brisés, on pourrait penser à opérer la réduction, ou quand la réduction est impossible, on pourrait proposer et exécuter la résection.

Ce n'est point ici le cas de parler des indications et des contre-indications de la résection ; cette opération a donné un certain nombre de succès et mérite de prendre une place importante parmi celles à pratiquer dans les luxations avec issue des os.

PLANCHE LI.

LUXATION DE L'EXTRÉMITÉ SUPÉRIEURE DU RADIUS EN AVANT.

FIGURE 1. — **Luxation expérimentale du radius en avant.**

A. Extrémité supérieure du radius luxée en avant.

B. Condyle vu au travers de la déchirure de la capsule.

C. Épicondyle.

D. Capsule.

E. Épitrochlée.

F. Fibres ligamenteuses antérieures du coude.

1. Court supinateur.

2. Tendon du biceps.

3. Insertion du brachial antérieur.

LUXATION ANCIENNE DU RADIUS EN AVANT.

FIGURE 2. — **Os en rapport.**

A. Extrémité supérieure du radius.

B. Condyle.

C. Lame de la capsule interposée au condyle et au radius.

E. Épitrochlée.

F. Partie antérieure de la capsule.

M. Trochlée.

S. Cubitus.

1. Tendon du biceps.

FIGURE 3. — **Le radius a été séparé pour montrer la partie de la capsule interposée.**

A. Extrémité supérieure du radius, un peu déformée.

B. Condyle.

C. Épicondyle.

D. Déchirure de la capsule.

E. Épitrochlée.

M. Capsule interposée au radius et au cubitus.

N. Trochlée.

R. Ligament interosseux.

S. Cubitus présentant une courbure anormale.

FIGURE 4. — **Les os représentés dans leurs rapports et dans toute leur longueur.**

A. Extrémité supérieure du radius.

B. Condyle.

C. Apophyse styloïde du radius.

D. Apophyse styloïde du cubitus.

E. Épitrochlée.

O. Courbure que présente en arrière le cubitus.

Nous avons observé, sur un sujet apporté à l'amphithéâtre des hôpitaux et sur une pièce préparée par notre confrère le docteur Bastien, deux exemples de luxation ancienne du radius en avant. Nous reproduisons, figure 2, 1° la vue de la luxation ; 2° les os en rapport.

Fig. 3. Le radius et le cubitus écartés pour que l'on comprenne bien quelle était la disposition de la lame fibreuse interposée entre le radius et l'humérus.

Enfin, figure 4, nous avons fait dessiner les os dans toute leur étendue, très-réduits par conséquent, de manière à montrer quels étaient les rapports des apophyses styloïdes.

Les extrémités cartilagineuses étaient recouvertes de lames fibreuses dans toute leur étendue. Ces lames fibreuses ont été incisées dans la figure 2 pour permettre de bien comprendre quelles déviations avaient subies les os.

On se rend bien compte d'une inclinaison de l'humérus qui faisait que, en réalité, le radius chevauchait un peu sur lui sans que le rapport des apophyses styloïdes ait été modifié.

Ce chevauchement du radius sur l'humérus était encore favorisé par une courbure du corps du cubitus dans sa partie supérieure, courbure qui tendait à en diminuer la longueur.

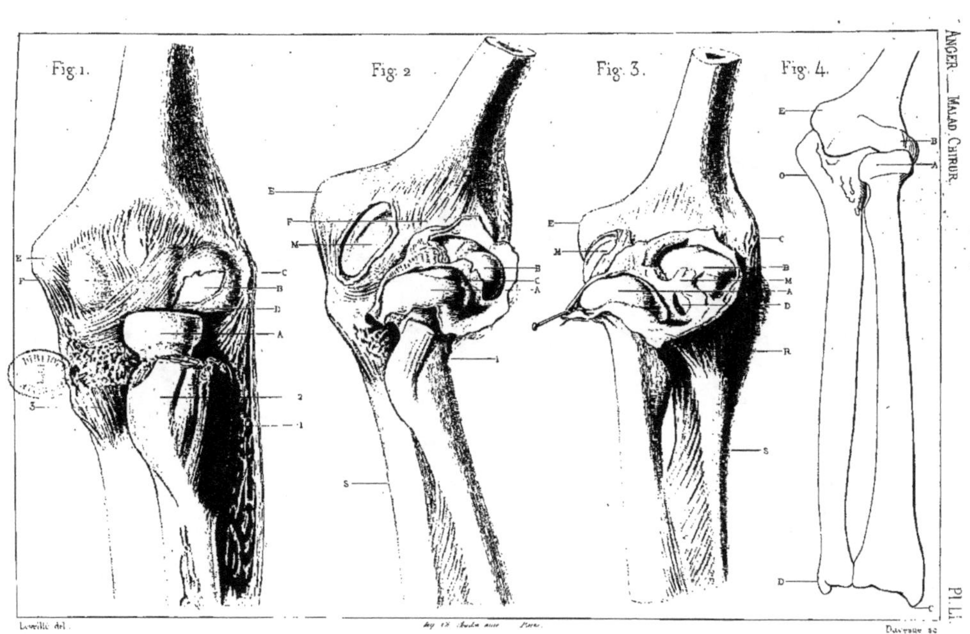

LUXATION DU RADIUS EN AVANT

Dans la figure 3, **D**, on voit parfaitement la plaie par laquelle s'était échappée la tête du radius. Cette plaie était cicatrisée au bord.

Il est incontestable que dans ces luxations dont l'irréductibilité résulte toujours d'un obstacle produit par la capsule, on doit mieux réussir en agissant de bonne heure que si l'on attend que la déchirure se trouve fermée par les efforts de la réparation. Dans le cas présent, selon nous, la plaie capsulaire avait été beaucoup plus grande, et il n'en reste plus que la partie dans laquelle les lèvres n'ont pu se mettre en contact.

La figure 4 représente une luxation du radius en avant produite après une section sous-cutanée de la capsule.

L'interposition de la capsule avait produit là aussi une irréductibilité que l'on faisait disparaître en écartant un peu les tissus fibreux interposés, ce qui malheureusement aurait pu être très-difficile ou même impossible à pratiquer sur le vivant.

PLANCHE LII.

FRACTURE DU COUDE.

FIGURE 1. — Fracture expérimentale de l'extrémité inférieure de l'humérus.

(Coupe antéro-postérieure pratiquée sur la ligne médiane.)

A. Coupe du corps de l'humérus.
B. Coupe de la trochlée.

C. Coupe de l'olécrâne.
D. Coupe du radius.

FIGURE 2. — Fracture consolidée de l'extrémité inférieure de l'humérus.

A. Saillie antérieure du cal.

FIGURE 3. — Fracture à trois fragments de l'extrémité inférieure de l'humérus.

(Expérimentale.)

A. Corps de l'humérus.
B. Trochlée.
C. Condyle.
D. Pourtour de la cupule radiale.

E. Apophyse coronoïde du cubitus.
1. Tendon du muscle biceps.
2. Muscle triceps brachial.
3. Insertion inférieure du muscle brachial antérieur.

FIGURE 4. — Fracture non consolidée de l'épitrochlée.

A. Surface néarthrodiale de l'épitrochlée.
B. Surface néarthrodiale de l'humérus.
C. Ulcération du cartilage sur le condyle.

D. Partie antérieure de la capsule.

1. Insertion des muscles épitrochléens.

FIGURE 5. — Fracture de l'olécrâne.

A. Surface de fracture du fragment tricipital.
B. Fragment cubital.
C. Trochlée.
D. Triceps.
1. Muscle triceps.

2. Muscle biceps.
3. Muscle brachial antérieur.
a. Artère humérale.
b. Nerf médian.
c. Nerf cubital.

FIGURE 6. — Fracture de l'apophyse coronoïde.

A. Extrémité supérieure du radius.

B. Fracture du coude.

FRACTURE SUS-CONDYLIENNE.

Les fractures de l'extrémité inférieure de l'humérus présentent un grand nombre de variétés; mais, de toutes ces variétés, la plus intéressante est celle qui simule la luxation du coude en arrière (fig. 1).

On comprend, en effet, que, quand l'humérus est brisé à sa partie la plus inférieure, immédiatement au-dessus de l'articulation, si les os de l'avant-bras se trouvent portés en arrière, entraînant avec eux la partie de l'humérus qui forme là le fragment inférieur de la fracture, en raison du petit volume de ce fragment, il sera inaccessible à la palpation. L'observateur constatant seulement que la partie supérieure des os de l'avant-bras se trouve portée en arrière de l'humérus, aura grande tendance à conclure à la luxation de l'avant-bras en arrière.

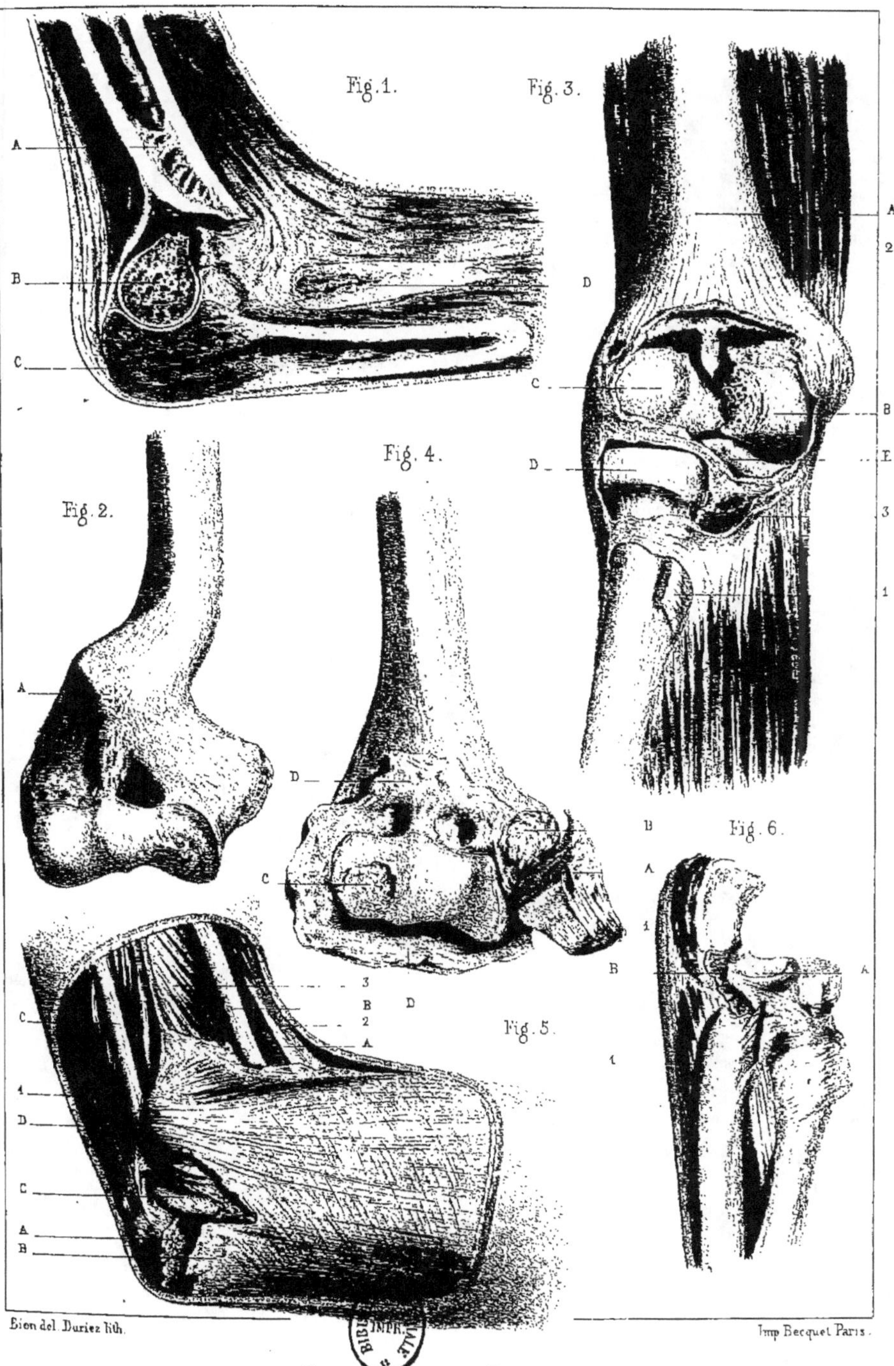

Bion del. Duriez lith.   Imp Becquet Paris.

FRACTURES DU COUDE.

Librairie Germer Baillière.

Existe-t-il quelque moyen de diagnostic entre la *luxation du coude en arrière* et la *fracture de l'extrémité inférieure de l'humérus ?* Incontestablement oui.

Sans parler de la crépitation qui existera quelquefois dans la fracture, mais qui n'est point nécessaire, nous trouvons dans les déformations seules le moyen de différencier deux maladies chirurgicales qui, du reste, ont entre elles une parenté qu'on ne saurait nier.

S'il est vrai que dans la luxation comme dans la fracture, l'apophyse olécrâne fasse une saillie considérable à la partie postérieure du coude ; s'il est vrai encore qu'à la partie antérieure du coude on trouve dans la luxation comme dans la fracture une saillie osseuse ; les caractères de cette dernière ne sont point identiques. Dans la fracture de l'extrémité inférieure de l'humérus, la tumeur osseuse antérieure se trouve au-dessus du pli du coude normal parce que l'humérus est raccourci, et comme les mouvements provoqués se passent dans le foyer de la fracture, c'est au-dessus du point où se trouve ordinairement l'articulation cubito-humérale.

Dans la luxation, comme l'humérus n'a point perdu de sa longueur, la tumeur osseuse antérieure du coude se trouve dans un point qui représente en centimètres la distance de l'extrémité inférieure de l'os.

De plus, dans la luxation, la tumeur, plus accessible à la palpation en raison de son grand volume, est arrondie d'une façon spéciale, et il est possible de reconnaître à sa palpation le condyle, la trochlée, etc.

M. Malgaigne ajoute que, dans la luxation, l'articulation étant détruite, les mouvements de flexion ou d'extension volontaires ou communiqués sont impossibles ; que dans la fracture l'articulation étant intacte, les mouvements communiqués sont possibles.

On a dit que, dans la luxation, la réduction exigeait une certaine force et se maintenait, tandis que dans la fracture, la réduction s'obtenait facilement et ne se maintenait pas. C'est généralement vrai, mais cependant on voit quelquefois la réduction se maintenir et s'obtenir avec certaines difficultés dans la fracture de l'humérus ; s'obtenir facilement et ne pas se maintenir dans la luxation.

OBSERVATION DE FRACTURE SUS-CONDYLIENNE.

William Law, âgé de neuf ans, fut admis à l'hôpital de Guy, le 3 juillet 1822, pour une fracture des condyles de l'humérus au-dessus de l'articulation du coude ; cet enfant avait été jeté hors d'une voiture, et était tombé sur le coude. Au moment de son entrée, le bras était légèrement fléchi ; le radius et le cubitus paraissaient faire une saillie considérable en arrière ; au-dessus de cette saillie existait une excavation, en sorte que les parties présentaient l'aspect d'une luxation.

Par l'extension de l'avant-bras, on faisait disparaître tous les symptômes de luxation ; mais ils se reproduisaient aussitôt qu'on cessait l'extension. M. Key étant arrivé sur ces entrefaites, reconnut une fracture de l'humérus au-dessus des condyles. On appliqua des attelles dont l'emploi fut continué jusqu'au 13 juillet ; à cette époque, les attelles furent retirées de temps à autre, et l'on commença l'emploi des mouvements passifs à l'avant-bras.

Comme on le voit, cette fracture présente au premier aspect les symptômes de la luxation de l'avant-bras en arrière, et les deux lésions se distinguent l'une de l'autre, en ce que, dans le cas de fracture, l'extension faite sur l'avant-bras fait disparaître tous les signes de la luxation qui se reproduisent aussitôt que l'extension est cessée. En général, on reconnaît la fracture à la crépitation qui est perçue au-dessus de l'articulation dans les mouvements de rotation de l'avant-bras sur le bras (Astley Cooper).

FRACTURE A TROIS FRAGMENTS DE L'EXTRÉMITÉ INFÉRIEURE DE L'HUMÉRUS.

Sous ce titre nous décrirons un genre de fractures signalé, dit-on, pour la première fois par Desault, et qui consiste dans une fracture de l'extrémité inférieure de l'humérus dans laquelle le fragment inférieur est partagé en deux par une ligne de fracture verticale (fig. 3).

Ce sont là de ces fractures qu'on ne diagnostique point. Au milieu des parties molles épaisses qui recouvrent l'articulation en avant, comment se permettre de diagnostiquer. Une ligne de fracture verticale séparant en deux un fragment inférieur qui ne peut avoir plus de 2 ou 3 centimètres de hauteur !

Comment différencier la fracture à trois fragments de l'extrémité inférieure de l'humérus, d'avec la fracture de l'*épitrochlée*, de l'*épicondyle*, du *condyle*, de la *trochlée*, accompagnée de *luxations*, de *fractures*, etc., etc.?

FRACTURE DE LA TROCHLÉE.

On arrive bien rarement à diagnostiquer la fracture de la trochlée seule. D'après A. Cooper, cette fracture aurait les caractères suivants : 1° Le cubitus paraît luxé à cause de la saillie que cet os et le condyle fracturé font derrière l'humérus pendant l'extension de l'avant-bras.

2° Le cubitus reprend sa position naturelle lorsqu'on place l'avant-bras dans la flexion.

3° Si l'on applique la main sur le condyle de l'humérus tandis qu'on fléchit et qu'on étend successivement l'avant-bras, on perçoit une crépitation qui correspond au condyle interne.

4° Quand on opère l'extension de l'avant-bras, l'extrémité inférieure de l'humérus fait au devant du cubitus une saillie facile à sentir à la saillie antérieure de l'articulation.

Tout cela est intéressant sans doute, mais nous répétons ce que nous avons dit pour la fracture à *trois fragments*. Le diagnostic en sera presque toujours impossible, et après tout, en quoi la thérapeutique chirurgicale s'en trouverait-elle modifiée ?

FRACTURE DE L'ÉPITROCHLÉE.

Nous avons observé la fracture du condyle et la fracture de l'épitrochlée.

Dans la figure 4, se trouve représentée une fracture non consolidée de l'épitrochlée. L'épitrochlée était brisée à peu près à sa base ; les deux fragments étaient encore unis en arrière et en dehors par le périoste. Une fausse articulation s'était établie entre les deux fragments de la fracture ; les surfaces de fracture étaient cicatrisées et éburnées ; l'inflammation articulaire chronique, si commune dans les fractures articulaires, se manifestait par des éburnations du condyle et de la trochlée et les ulcérations cartilagineuses spéciales de l'arthrite sèche. (Dans la figure 4, les deux fragments sont écartés pour bien faire voir leur surface de contact.)

FRACTURE DE L'OLÉCRANE.

Ces fractures présentent d'abord ce point intéressant : elles ne se consolident presque jamais.

Elles sont produites : 1° *par un choc direct sur l'olécrâne ;* 2° *par une contraction brusque du muscle triceps.*

Presque constamment le fragment tricipital s'écarte, entraîné par la contraction du muscle auquel l'olécrâne fournit une si forte insertion. Il en résulte que quand le gonflement n'est pas trop considérable, le doigt appliqué sur le cubitus en haut, sent une rainure profonde qui n'est autre chose que la ligne de fracture.

Les fractures de l'olécrâne présentent la gravité spéciale aux fractures articulaires (l'arthrite sèche ou arthrisme avec ou sans production de corps étrangers articulaires).

Les fractures de l'olécrâne présentent tantôt un écartement considérable (1), d'autres fois l'écartement est très-peu important. Il arrive quelquefois même que cet écartement est si peu de chose,

---

(1) Dans un cas que j'ai disséqué, l'olécrâne était séparé du cubitus par un intervalle de deux pouces. Le ligament capsulaire était déchiré de chaque côté de l'olécrâne, et le fragment isolé était réuni au reste de l'os par une longue bande ligamenteuse (A. Cooper).

qu'il est impossible de déterminer à la palpation la ligne de fracture, et que la solution de continuité ne se reconnaît qu'en déterminant des mouvements de l'olécrâne en dehors et en dedans. Dans ce cas, c'est à la résistance du périoste, et surtout de ses fibres internes si bien étudiées par M. Bardinet (de Limoges) qu'est due la persistance des rapports. On se rappelle que M. Bardinet a étudié, à la partie interne du coude, un faisceau de fibres spéciales, très-épais, à direction longitudinale, intimement uni à l'insertion cubitale du ligament latéral interne qu'il renforce beaucoup.

Afin de se rendre compte du mécanisme de cette fracture et du procédé de sa guérison, A. Cooper a réalisé quelques expériences qu'il nous paraît intéressant de rapporter ; elles prouvent bien quel parti on peut tirer de la chirurgie expérimentale. Ces expériences ont été faites sur des chiens et des lapins.

« *Première expérience.* — Après avoir tiré latéralement, avec force, la peau qui recouvre l'extrémité de l'olécrâne, je fis une petite incision aux téguments, et je plaçai un couteau sur le milieu de cette éminence dans une direction transversale ; ensuite, avec le secours d'un maillet, je divisai l'os facilement. Le fragment supérieur fut écarté à l'instant même par l'action du muscle triceps ; il se fit un épanchement de lymphe plastique. Au bout d'un mois, quand j'examinai le membre, je trouvai l'os réuni par un ligament très-fort.

» *Deuxième expérience.* — J'ai fracturé de la même manière l'olécrâne chez plusieurs lapins. Dans ces expériences, il s'écoula d'abord du sang ; puis de la lymphe plastique combla l'intervalle des fragments. Cette lymphe se condensa peu à peu en tissu ligamenteux, de plus en plus solide, à mesure que l'examen en était fait à une époque plus reculée.

» *Troisième expérience.* — Je voulus m'assurer si l'olécrâne était susceptible de se consolider par un véritable cal. En conséquence, je produisis des fractures presque longitudinales, de telle sorte que les fragments restaient en contact, et je trouvai que, dans ces derniers cas, la réunion osseuse s'opérait rapidement.

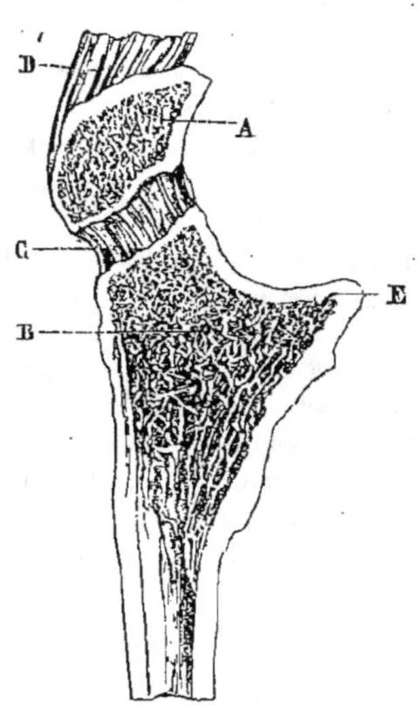

FIGURE 43. — **Pseudarthrose de l'olécrâne.**

A. — Fragment supérieur. — B. Base de l'olécrâne. — C. Cal fibreux. — D. Tendon du triceps. — E. Apophyse coronoïde.

» Ainsi, comme pour l'extrémité du calcanéum entraîné par l'action musculaire, le défaut de cal est dû ici au défaut de contact. Mais il existe une autre cause de non-réunion dans les fractures intracapsulaires du col du fémur, de l'apophyse coronoïde du cubitus, et de l'extrémité du condyle externe de l'humérus. Dans les fractures, le défaut d'union est dû à la diminution de nutrition qu'éprouve la partie fracturée qui ne reçoit plus les matériaux qui lui sont nécessaires que par l'extrémité des vaisseaux destinés à la nutrition d'un tissu ligamenteux.

» J'ai vu des exemples de consolidation osseuse de cette fracture chez des sujets vivants, dans le cas où elle avait son siége très-près du cubitus.

» La substance ligamenteuse qui sert de lien d'union entre les deux fragments de l'olécrâne est souvent incomplète ; tantôt elle offre une lacune, tantôt elle en offre plusieurs. »

FRACTURE DE L'APOPHYSE CORONOÏDE (fig. 6).

C'est encore là une des variétés infinies que peuvent présenter les fractures du coude. Nous la signalons, non qu'elle soit plus commune ou plus fréquente que plusieurs autres variétés que nous n'avons pas cru devoir étudier; mais parce que c'est l'usage dans les traités de pathologie de lui donner une place.

En voici une observation empruntée à Astley Cooper.

OBSERVATION.

L'accident avait été produit par une chute faite sur la main pendant la course; après s'être relevé, le malade s'aperçut qu'il ne pouvait plus fléchir l'avant-bras ni l'étendre complétement. Le chirurgien qui fut appelé remarqua que le cubitus faisait une saillie considérable en arrière, mais que cette saillie disparaissait aussitôt qu'on fléchissait le membre. En conséquence, il appliqua une attelle et soutint le membre dans une écharpe. A l'époque où je vis le malade, plusieurs mois après l'accident, on retrouvait les mêmes signes qu'avait décrits le chirurgien qui vit le premier le malade : le cubitus faisait saillie en arrière dans l'extension de l'avant-bras, et cette difformité disparaissait quand on mettait le membre dans la flexion, ce qui se faisait sans beaucoup de difficulté. Les chirurgiens consultants furent d'avis que l'apophyse coronoïde était séparée du cubitus, ce qui permettait à cet os de glisser en arrière du condyle interne de l'humérus, lorsqu'on mettait l'avant-bras dans l'extension.

Un cadavre apporté à la salle de dissection de l'hôpital Saint-Thomas m'a présenté un exemple de cette lésion; la pièce anatomique est conservée dans la collection de cet hôpital. L'apophyse coronoïde, qui avait été complétement fracturée dans l'articulation, ne s'était réunie que par une substance ligamenteuse, qui la rendait mobile sur le cubitus, et permettait à cet os de glisser en arrière des condyles de l'humérus dans les mouvements d'extension.

Quant au traitement, je doute qu'aucun procédé puisse réussir complétement, puisque l'apophyse coronoïde comme la tête du fémur, a perdu les moyens suffisants pour une nutrition osseuse. La vitalité n'y est entretenue que par les vaisseaux contenus dans les portions du ligament capsulaire qui se réfléchissent sur l'extrémité de l'os; or ces vaisseaux ne sont pas suffisants pour subvenir à la formation du cal. Aussi la surface du fragment n'offre-t-elle aucune trace d'un travail nouveau. Néanmoins, afin que la substance ligamenteuse soit aussi courte que possible, il convient de maintenir exactement l'avant-bras dans la flexion et dans le repos le plus parfait pendant trois semaines après l'accident. (A. Cooper, trad. Chassaignac et Richelot.)

FRACTURE DU COL DU RADIUS.

Fracture rare, peut-être même n'y en a-t-il pas d'observation publiée bien authentique.

« J'ai entendu, dit A. Cooper, des chirurgiens affirmer que cette fracture se présente fréquemment; mais il est probable qu'il y aura eu à ce sujet quelque méprise, car je n'en ai jamais observé d'exemple.

» Un mode d'exploration qui mettrait à même de reconnaître cette fracture, consiste à fixer le condyle externe de l'humérus et à imprimer un mouvement de rotation au radius. Cette manœuvre déterminerait de la crépitation.

» Le traitement serait le même que pour la fracture du condyle externe de l'humérus.» (Astley Cooper.)

DE LA RÉDUCTION ET DES APPAREILS.

La réduction des fractures de l'extrémité inférieure de l'humérus s'obtiendra par des manœuvres analogues à la réduction de la luxation du coude en arrière. Ainsi, en supposant même que le diagnostic de l'une à l'autre ne soit point complétement établi, la thérapeutique n'y perdrait rien.

Nous n'avons rien à dire des appareils qui pourraient être employés pour les maintenir réduites. Là, comme dans les autres fractures, le chirurgien s'inspirera des conditions locales spéciales, et c'est à lui de voir quels sont les points où les pressions continues, intermittentes, devront être exercées. Il faut cependant dire un mot du traitement de la fracture de l'olécrâne, dont les chirurgiens se sont tout particulièrement occupés.

Nous avons vu que dans le cas de fracture de l'olécrâne, la consolidation osseuse est rare, le cal fibreux la règle. Il faut, dans tous les cas, faire tous ses efforts pour que le cal fibreux soit le moins long possible.

C'est en maintenant l'avant-bras étendu sur le bras que l'on arrivera à diminuer l'espace qui sépare les deux fragments.

On a pendant longtemps préféré maintenir l'avant-bras fléchi, dans cette idée que si une ankylose résultait de la fracture, l'avant-bras fléchi rendrait beaucoup plus de services que l'avant-bras étendu, mais, disons-le, les ankyloses qui résultent des fractures de l'olécrâne ne sont jamais des ankyloses complètes.

La forme d'arthrite qui accompagne les fractures articulaires est la forme sèche; les os s'éburnent, les cartilages disparaissent, mais l'ankylose n'est jamais de nature à empêcher la flexion de l'avant-bras, tout en diminuant cependant la facilité et l'étendue des mouvements spontanés.

Ainsi, nous donnons la préférence à la méthode de l'extension, tout en convenant cependant que la préséance sur la méthode de la flexion tient à si peu de chose que si le malade paraissait souffrir moins à porter son avant-bras fléchi dans une écharpe, nous consentirions volontiers à le laisser ainsi débarrassé des appareils toujours fatigants nécessaires pour maintenir l'extension permanente.

RÉGION DE L'AVANT-BRAS

Deux os forment le squelette de l'avant-bras, le radius et le cubitus; ils sont unis dans toute la ongueur de leur diaphyse par une membrane fibreuse dont les dimensions sont en rapport avec la largeur de l'espace interosseux. C'est le ligament interosseux qui du bord interne du radius va au bord externe du cubitus. Sa face antérieure et sa face postérieure fournissent de très-larges insertions aux muscles antérieurs et postérieurs de l'avant-bras.

Le cubitus est plus long que le radius, il descend un peu moins bas au poignet, mais il remonte beaucoup plus haut au coude où il forme avec l'humérus l'articulation principale du coude; il est triangulaire dans toute son étendue, et ses trois faces, formant un prisme à arête externe, méritent le nom d'interne antérieure postérieure. Il est sensiblement plus gros en haut qu'en bas, et si l'on fait abstraction d'un très-petit renflement que présente son extrémité inférieure, on peut dire qu'il diminue régulièrement de haut en bas. Il se termine en bas et en dedans par une apophyse saillante, apophyse styloïde du cubitus ; en bas et en dehors par une surface articulaire qui s'unit au radius, en bas directement par une facette carpienne. La forme, les insertions et les connexions de l'extrémité inférieure du cubitus seront étudiées dans la région du poignet.

Le radius est également triangulaire dans son corps, la seule partie de cet os qui se trouve comprise dans la région de l'avant-bras. Il a une face externe convexe, une antérieure et une postérieure, légèrement concaves et limitées par le bord interne qui est tranchant.

MODE DE GROUPEMENT DES MUSCLES AUTOUR DES DEUX OS DE L'AVANT-BRAS.

Les os de l'avant-bras sont recouverts d'une épaisse couche de muscles en avant, en arrière et en dehors. En dedans et en arrière, le squelette de l'avant-bras est sous-cutané, et, en raison de cette position superficielle, il est possible de suivre par la palpation le bord postérieur ou *crête du cubitus* depuis l'olécrâne jusqu'à l'apophyse styloïde. Il sera donc, dans le plus grand nombre des cas, assez facile de reconnaître une fracture avec déplacement du corps du cubitus. Il résulte aussi de ce groupement des muscles en avant, en dehors et en arrière, que le radius est profond dans tout son corps, et que ce ne sera qu'avec la plus grande difficulté qu'on pourra arriver à reconnaître une fracture du corps du radius, quand cette fracture ne s'accompagnera pas d'un grand déplacement.

Les muscles de l'avant-bras reconnaissent deux origines : 1° une origine brachiale, biceps, brachial antérieur, muscles épitrochléens ou antérieurs, muscles épicondyliens ou postérieurs et externes.

2° Ils reconnaissent aussi une origine antibrachiale et se partagent alors en ceux qui ont une origine mixte, comme le fléchisseur superficiel, et en muscles qui naissent seulement de l'avant-bras, à savoir :

1° Fléchisseur profond ;

2° Fléchisseur propre du pouce ;

3° Carré pronateur.

Le carré pronateur est cité ici, mais son étude rentre mieux dans la région du poignet.

Groupe des muscles épitrochléens.

Rond pronateur.   Cubital antérieur.
Grand palmaire.   Fléchisseur superficiel.
Petit palmaire.

Groupe des muscles épicondyliens et long supinateur.

Long supinateur.   Extenseur commun des doigts.
Premier radial externe.   Extenseur propre du petit doigt.
Second radial externe.   Cubital postérieur.

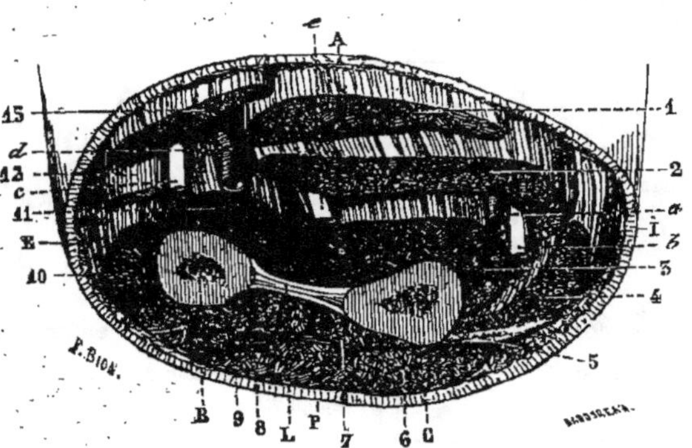

FIGURE 44. — **Coupe de l'avant-bras.**

A. Partie antérieure de la préparation.   1. Muscle grand palmaire.
P. Partie postérieure.   2. Fléchisseur superficiel.
L. Partie interne.   3. Fléchisseur profond.
E. Partie externe.   4. Cubital antérieur.
C. Coupe du cubitus.   5. Aponévrose d'insertion du cubital antérieur.
R. Coupe du radius.   6. Cubital postérieur.
L. Ligament interosseux.   7. Long extenseur du pouce.
a. Artère cubitale.   8. Extenseur commun des doigts.
b. Nerf cubital.   9. Long abducteur et court extenseur.
c. Branche antérieure du radial.   10. Second radial externe.
d. Artère radiale.   11. Long fléchisseur du pouce.
e. Nerf médian.   12. Premier radial externe.
                                              13. Long supinateur.

PLANCHE LIII.

FRACTURES DE L'AVANT-BRAS.

FIGURE 1. — Fracture du corps du radius gauche.

A. Extrémité inférieure du fragment supérieur.
B. Extrémité supérieure du fragment inférieur.

C. Cal.

FIGURE 2. — Fracture du corps du radius droit.

(Les fractures, fig. 1 et 2, ont été recueillies sur le cadavre du même sujet.)

A. Extrémité supérieure du fragment inférieur.
B. Extrémité inférieure du fragment supérieur.
C. Cal.

D,D. Irrégularités que présentait le cubitus à sa partie externe.

FIGURE 3. — Fracture récente des deux os de l'avant-bras chez un enfant de trois ans.

A. Extrémité inférieure du fragment supérieur du radius.
B. Extrémité inférieure du fragment supérieur du cubitus.

C. Apophyse styloïde du cubitus.
D. Apophyse styloïde du radius.

FIGURE 4. — Coupe du radius.

A. Coupe du fragment supérieur.
B. Coupe du fragment inférieur.

C. Coupe de la partie antérieure du cal récent.
D,D. Coupe de la partie postérieure du cal récent.

FIGURE 5. — Coupe du cubitus.

A. Coupe du fragment supérieur.
B. Coupe du fragment inférieur.

C,C. Coupe du cal récent.

Les fractures des deux os de l'avant-bras s'observent un peu plus souvent au tiers moyen que dans la partie supérieure et dans la partie inférieure du squelette antibrachial. Les fractures se présentent avec tous les caractères possibles, et ce n'est vraiment pas sans beaucoup de peine que l'on peut arriver à trouver dans l'histoire des fractures de l'avant-bras quelques considérations spéciales à la région. Cependant, l'avant-bras est en quelque sorte le siége de prédilection des fractures incomplètes. Il est très-fréquent d'observer une incurvation traumatique de l'avant-bras, et nous rappelons ici un exemple de fracture incomplète expérimentale que nous avons déjà fait figurer dans l'introduction à notre première monographie. Les cas de ce genre sont plus fréquents qu'on ne pourrait le croire au premier abord; M. Malgaigne l'avait le premier annoncé, et il avait bien vu dans les expériences nombreuses auxquelles il s'était livré, que les fractures incomplètes pouvaient s'observer non-seulement dans l'enfance mais dans l'âge adulte et même à un âge très-avancé.

Les déplacements peuvent être par rotation, par chevauchement. Il peut, et c'est là un point qui a vivement préoccupé les chirurgiens, y avoir convergence et rapprochement des os brisés, ce qui entraînera alors la diminution de largeur et même la disparition de l'espace interosseux, et consécutivement la suppression ou du moins la diminution des mouvements de pronation et de supination.

Ce déplacement toutefois est tout accidentel, et l'étude de la pathologie et de l'anatomie expérimentale tend à le faire regarder maintenant comme un fait trop rare pour mériter d'attirer décidément l'attention.

Les figures 1 et 2 (planche LIII) représentent les deux avant-bras du même sujet. Le radius droit

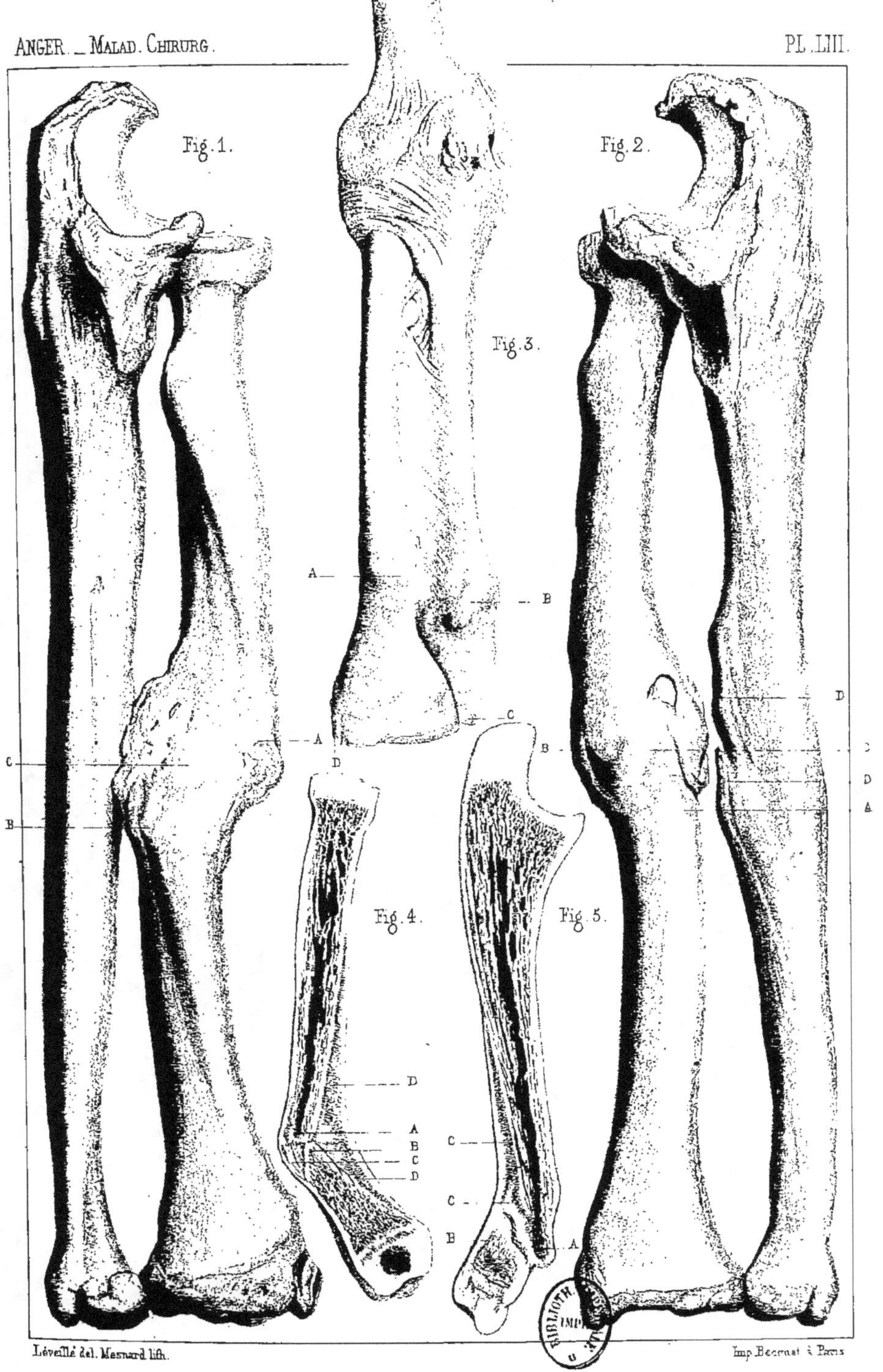

FRACTURES DE L'AVANT-BRAS.

Librairie Germer Baillière.

et le radius gauche étaient brisés à peu près au même niveau et les déplacements étaient du même genre. La densité du cal était la même à gauche et à droite; ainsi, probablement, ces deux fractures étaient contemporaines.

Le fragment supérieur du radius a conservé la direction qu'il avait avant le traumatisme. Le fragment inférieur était fortement porté en dedans par sa partie supérieure ; il résulte de là que le déplacement était selon l'épaisseur.

Le radius était légèrement raccourci. Quand on examine, en effet, la ligne des apophyses, on aperçoit qu'elle est horizontale ; l'apophyse styloïde radiale a donc été relevée, le radius raccourci.

Dans la figure 1, l'espace interosseux a presque entièrement disparu, mais les os ne sont point soudés. Dans la figure 2, l'espace interosseux est considérablement diminué.

PLANCHE LIV.

FRACTURE DU CUBITUS SEUL.

FIGURE 1. — Vue des os, représentés de grandeur naturelle.

A. Épitrochlée.

B. Condyle.

C. Épicondyle.

D. Extrémité supérieure du radius.

E. Saillie externe formée par les deux fragments de la fraction du cubitus.

F. Angle à ouverture interne résultant du déplacement des fragments.

G. Apophyse coronoïde.

FIGURE 2. — Vue postérieure des os de l'avant-bras.

A. Épitrochlée.

FIGURE 3. — Vue antérieure des os.

A. Épitrochlée.

M. Épicondyle.

N. Apophyse styloïde du radius.

O. Apophyse styloïde du cubitus.

Les fractures de cubitus sont toujours de cause directe et ne s'accompagnent presque jamais de déplacements.

Quand il y a des déplacements, ces déplacements n'ont rien de fixe et dépendent de la cause qui a produit la fracture. Ce que nous disons de la fracture du cubitus seul peut s'appliquer à la fracture du corps du radius seul. Pas de considérations spéciales.

Nous reproduisons ici une pièce représentant un déplacement bizarre. Cette fracture du cubitus fait partie du musée d'anatomie des hôpitaux ; on comprend qu'avec une seule pièce il soit impossible d'écrire un chapitre de pathologie. Nous la représentons là comme une exception, comme un fait rare. L'étude de la fracture du corps du cubitus rentre dans l'histoire des fractures des os longs en général.

APPAREILS APPLICABLES AUX FRACTURES DE L'AVANT-BRAS.

Les chirurgiens se sont beaucoup préoccupés dans les fractures de l'avant-bras du rapprochement

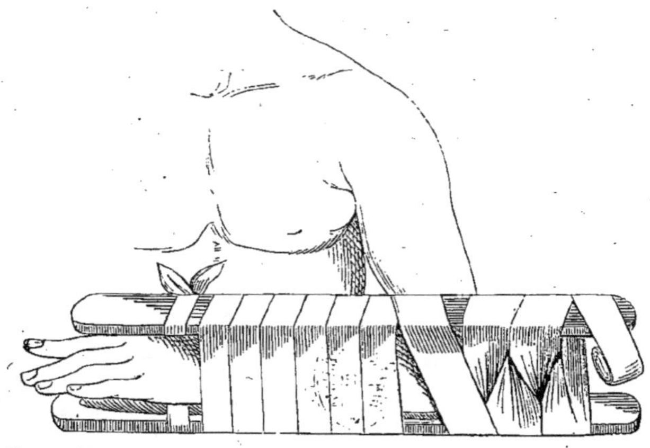

FIGURE 45. — **Appareil à deux attelles appliqué sur l'avant-bras.**

possible et de la soudure entre le radius et le cubitus, ce qui empêcherait les mouvements de prona-

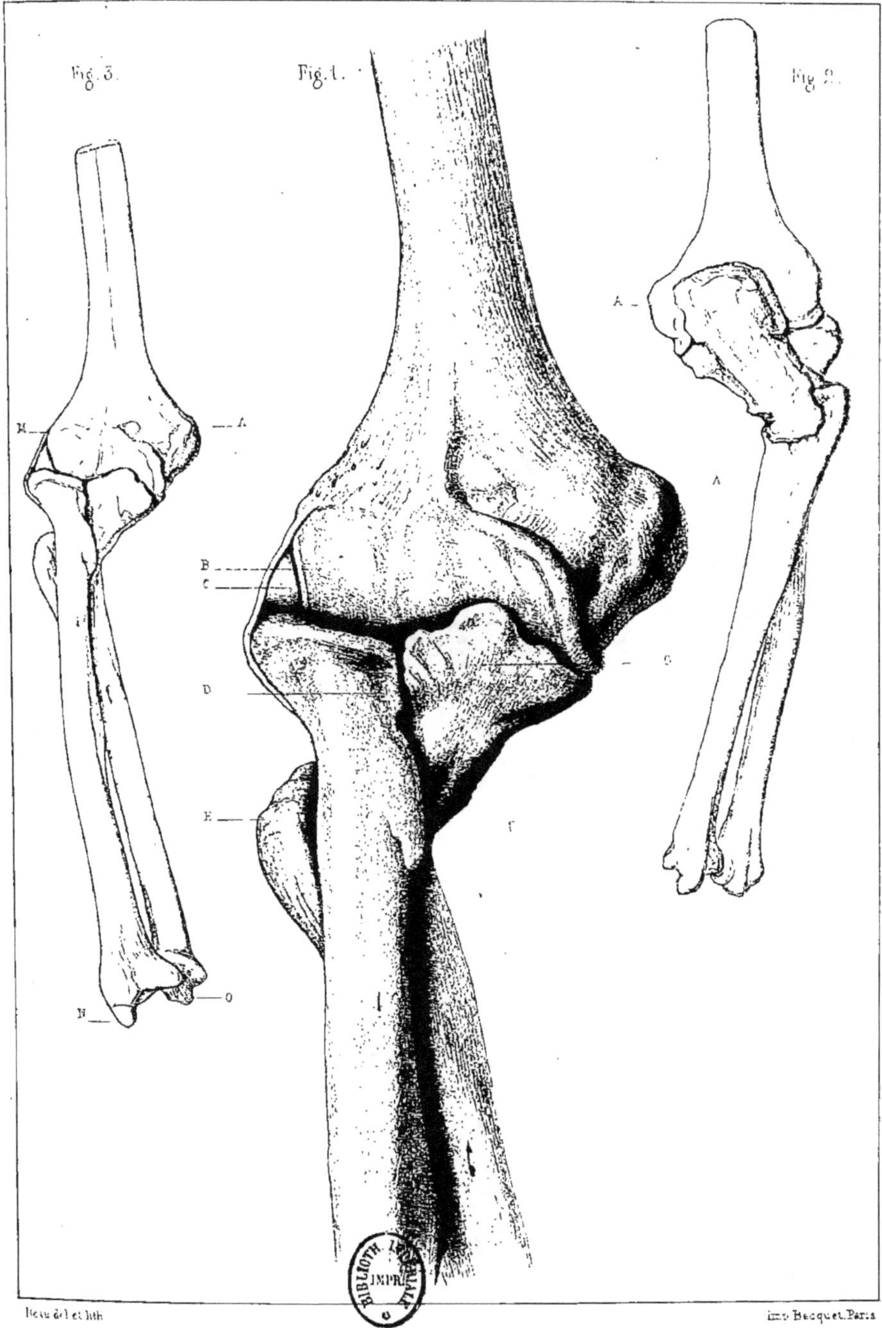

Becquet et lith.

imp. Becquet, Paris.

FRACTURE DU CUBITUS

Librairie Germer Baillière

tion et de supination. Il en est résulté que de tout temps on a conseillé de disposer des compresses en avant et en arrière pour prévenir ou combattre ce déplacement vers l'espace interosseux. On s'est effrayé, selon nous, un peu trop d'une condition qui n'est pas la règle.

Pour donner plus de solidité à l'appareil, M. Dumesnil a conseillé d'unir l'extrémité postérieure des attelles par des huit de chiffre qui empêchent tout mouvement de bascule des attelles. Cette disposition se retrouve sur l'appareil dessiné figure 46.

Pour bien faire comprendre ce que doit être un appareil à fracture de l'avant-bras, nous représen-

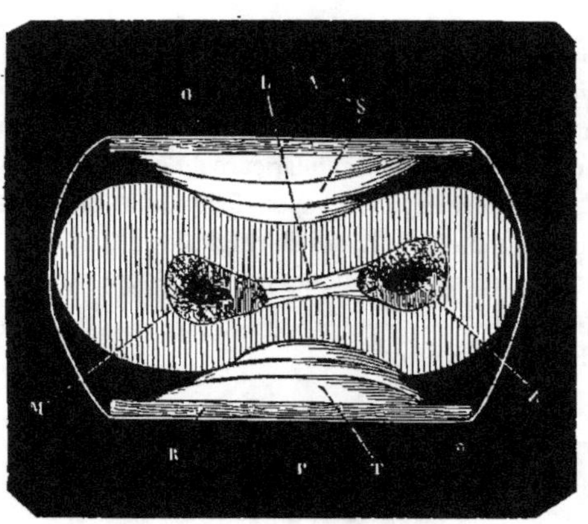

Fig. 46. — **Disposition des attelles, des bandes et des compresses graduées dans la fracture des deux os de l'avant-bras.**

A. Partie antérieure de l'appareil. — P. Partie postérieure de l'appareil. — R. Attelle postérieure. — O. Attelle antérieure. — M. Coupe du radius. — N. Coupe du radius. — S. Compresses graduées antérieures. — T. Compresses graduées postérieures. — L. Ligament interosseux.

tons ici (fig. 46) une coupe verticale du membre, recouvert des *compresses graduées*, des *attelles* et des *bandes*. La coupe seule peut permettre de faire connaître d'une manière exacte l'action d'un bandage ainsi appliqué.

RÉGION DU POIGNET ET DE LA MAIN.

Nous réunissons dans une même grande région le poignet et la main.

Le poignet proprement dit renferme les deux articulations radio-carpienne et radio-cubitale, c'est-à-dire l'extrémité inférieure des deux os de l'avant-bras et la partie supérieure du carpe.

La main est principalement formée de la partie inférieure du carpe, des métacarpiens et des doigts.

La séparation de la main et du poignet et donc aussi fictive que la séparation du poignet et de l'avant-bras, que la séparation de toutes les régions chirurgicales.

Nous commençons nos considérations chirurgicales par l'étude :

1° Des fractures de l'extrémité inférieure du radius;

2° Des luxations radio-cubitales inférieures;

3° Des luxations radio-carpiennes.

PLANCHE LV.

FRACTURE DE L'EXTRÉMITÉ INFÉRIEURE DU RADIUS.

FIGURE 1. — **Symptômes.**

A. Inflexion correspondant à la partie postérieure de la ligne de fracture.

B. Saillie correspondant à l'extrémité antérieure de la ligne de fracture.

FIGURE 2. — **Rapport des fragments étudiés sur une coupe antéro-postérieure passant à l'union du tiers externe avec les deux autres tiers de l'avant-bras.**

A. Fragment supérieur.
B. Fragment inférieur.
C. Coupe du scaphoïde.

D. Coupe de l'extrémité carpienne du deuxième métacarpien.

Causes et mécanisme. — L'extrémité inférieure du radius se brise le plus souvent dans une chute sur la paume de la main, l'avant-bras étant étendu sur le bras et porté en avant du tronc. M. Nélaton a reproduit expérimentalement ces conditions : l'avant-bras est séparé du bras à l'articulation du coude ; l'olécrâne est divisé d'un trait de scie, l'avant-bras fixé verticalement, la main fortement étendue sur l'avant-bras, appuyant sur le sol par sa face palmaire. Un coup violent est porté sur l'extrémité supérieure du cubitus et du radius, et si l'expérience réussit, les symptômes de la fracture de l'extrémité inférieure du radius se manifestent aussitôt.

Toutes les conditions étant comme ci-dessus, seulement la main répondant au sol par sa face dorsale et étant fortement fléchie, un coup violent peut encore briser l'extrémité inférieure du radius.

Il n'est pas nécessaire, pour produire une fracture de l'extrémité inférieure du radius, de détacher l'avant-bras et de produire un choc plus ou moins violent; le simple renversement de la main en

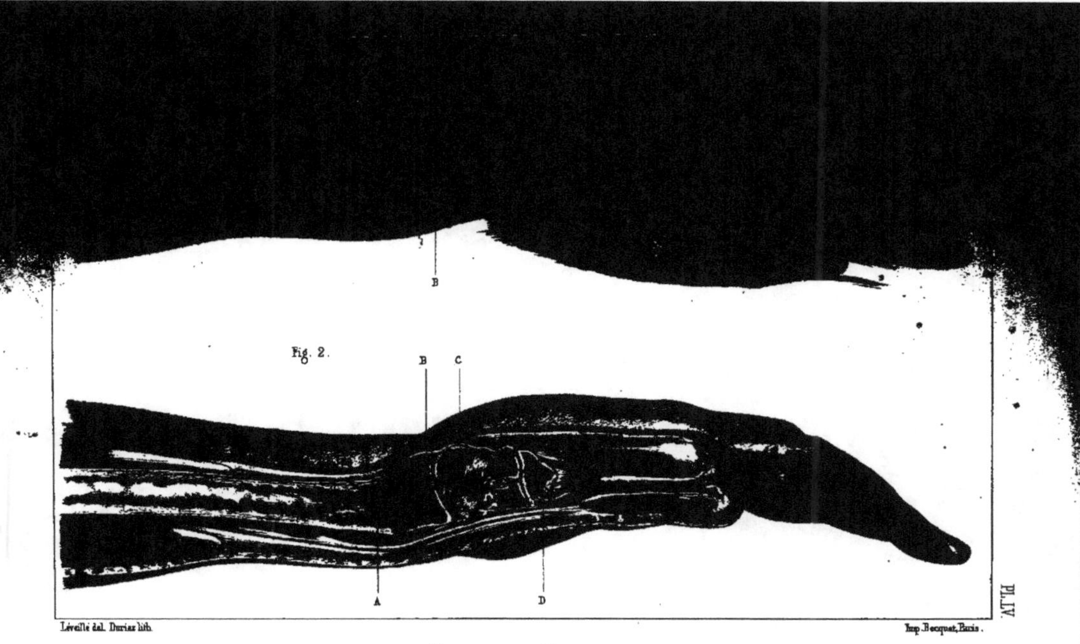

Léveillé del. Duriez lith.

Imp. Becquet, Paris.

Pl. IV

FRACTURE DU RADIUS.

Librairie Germer Baillière.

avant ou en arrière suffit. En effet, dans presque tous les cas (1) c'est par le renversement de la main en arrière qu'a été produite la fracture figures 1 et 2, planche LV.

La fracture de l'extrémité inférieure du radius peut donc être produite par une chute sur le dos de la main ou sur la face palmaire de la main étendue ou par un simple renversement violent, ce qui agit de la même manière.

Comment agit en effet le choc transmis à la main fléchie ou étendue ? Le choc agit en produisant un renversement ou flexion forcée de la main. Comme les ligaments radio-carpiens sont extrêmement forts, ils ne cèdent pas d'ordinaire sous le coup de la violence, et c'est le squelette du poignet qui se brise dans sa partie la moins résistante, à l'union ou à peu près de la diaphyse avec l'épiphyse.

De la comparaison des figures 1 et 2, c'est-à-dire de l'explication par l'anatomie des symptômes observés sur le vivant, résulte :

1° Que la saillie dorsale que présente en arrière l'extrémité inférieure de l'avant-bras, résulte du transport en arrière du fragment inférieur du radius et des os du carpe avec lesquels il s'articule ;

2° Que la saillie que l'on perçoit ordinairement au-dessus de l'articulation du poignet et en avant, résulte de la flexion angulaire de l'os en ce point ;

3° Que dans les cas où le fragment inférieur du radius est simplement renversé sur le fragment supérieur sans être transporté en arrière dans sa totalité, il y a à la partie postérieure pénétration des deux fragments l'un par l'autre ou écrasement de ces deux fragments.

D'ordinaire, dans la fracture de l'extrémité inférieure du radius, ces trois conditions se rencontrent.

(1) D'après ce que nous venons de dire, cette fracture rentre assez bien dans les fractures par arrachement.

PLANCHE LVI.

FRACTURE DE L'EXTRÉMITÉ INFÉRIEURE DU RADIUS, VICIEUSEMENT CONSOLIDÉE.

FIGURE 1. — Coupe de la ligne médiane.

A. Coupe du corps du radius.
B. Coupe de l'extrémité inférieure.
C. Partie postérieure de la diaphyse.
D. Angle antérieur résultant de la flexion de l'os.
E. Coupe du scaphoïde.

F. Coupe du grand os.
G. Coupe du second métacarpien.
1. Tendon fléchisseur.
2. Tendons fléchisseurs.
3. Tendons extenseurs.

FIGURE 2. — Extrémités inférieures des deux os de l'avant-bras dénudés de leurs parties molles.

A. Apophyse styloïde du radius.
B. Apophyse styloïde du cubitus.
C. Angle de flexion des deux fragments.

D. Inflexion pathologique du bord externe de l'os.
1. Muscle carré pronateur.

FIGURE 3. — Extrémité inférieure des deux os de l'avant-bras, dénudés de leurs parties molles et vus par leur face postérieure.

A. Apophyse styloïde du radius.
B. Apophyse styloïde du cubitus.

D. Inflexion pathologique du bord externe de l'os.

La planche LVI, qui représente une fracture de l'extrémité inférieure du radius, consolidée sans avoir été réduite, démontre bien que dans certains cas, du moins, les déplacements sont exactement ceux que nous a indiqués l'étude expérimentale.

Il est évident que si la fracture de la planche précédente s'était produite du vivant de la malade et n'avait point été réduite, il y aurait eu, au bout d'un certain temps, une identité complète avec la fracture ancienne que représente la planche LVI.

On voit parfaitement ici le renversement en arrière du fragment inférieur. Ce fragment inférieur a été pénétré par la lame diaphysaire postérieure C.

A la partie de cette lame diaphysaire C, on aperçoit une production osseuse assez épaisse qui rend fortement convexe l'extrémité inférieure de l'os en arrière.

Cette couche osseuse postérieure reconnaît pour origine : 1° le fragment inférieur renversé ; 2° des végétations ostéo-périostiques qui ne sont autre chose que le cal.

Dans ce cas, en même temps qu'il y avait pénétration de la partie diaphysaire du radius en arrière dans l'extrémité inférieure, ce qui entraînerait un renversement en arrière de la surface articulaire, il y avait une propulsion en haut et en dehors de l'extrémité externe du fragment inférieur. C'est de cette propulsion que résulte : 1° cet angle à ouverture externe (qui se remarque sur les figures 2 et 3, D) ; 2° que l'apophyse styloïde du radius qui, à l'état normal, se trouve au-dessous de l'apophyse styloïde du cubitus, est relevée et se trouve à son niveau, et quelquefois même plus haut.

Cette élévation de l'apophyse styloïde du radius rend l'interligne horizontal, et le chirurgien peut trouver là, dans quelques cas, un excellent symptôme qui lui permettra de reconnaître les fractures de l'extrémité inférieure du radius.

C'est M. Laugier qui a, le premier, appelé l'attention des chirurgiens sur ce signe qui possède véritablement une grande valeur diagnostique.

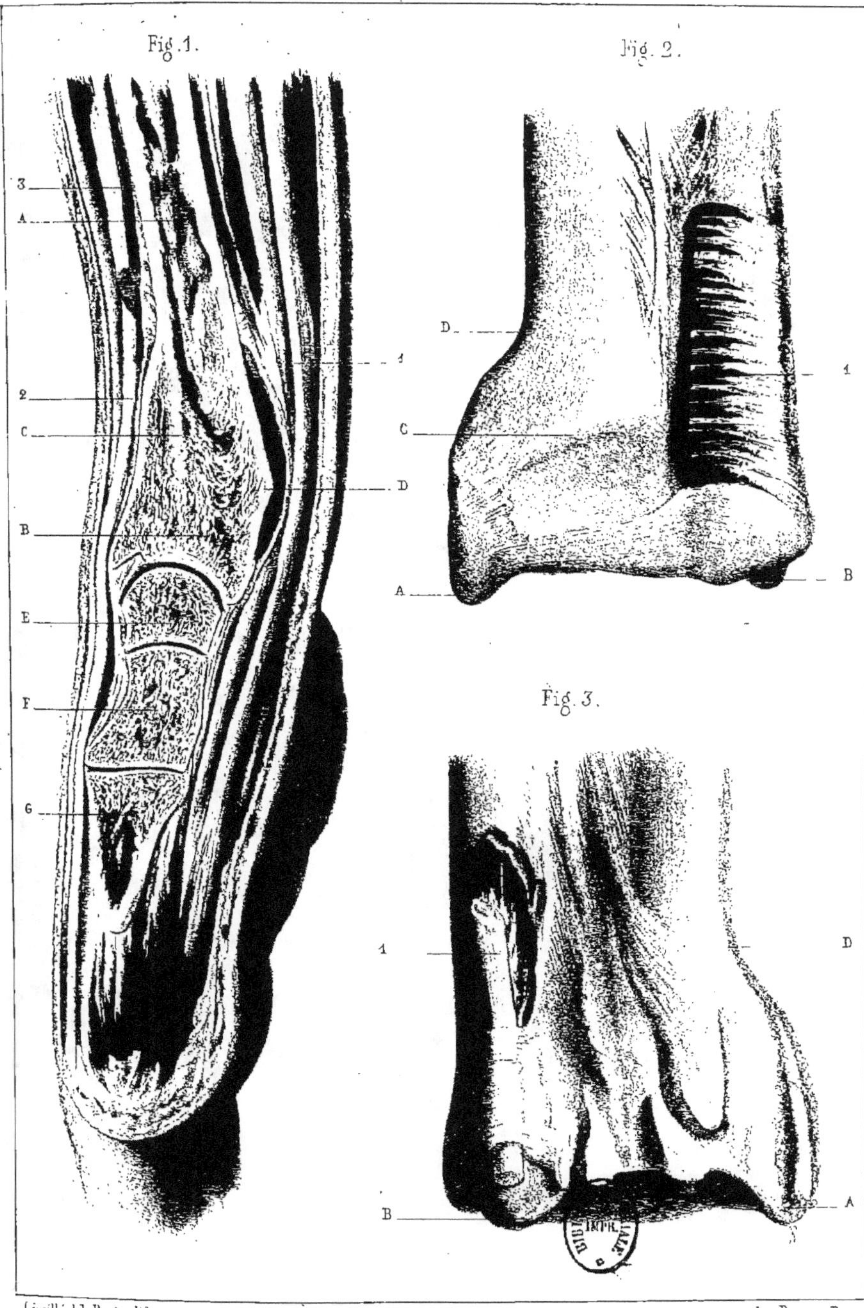

Léveillé del. Duriez lith.

Imp Becquet, Paris.

FRACTURE DU RADIUS.

Librairie Germer-Baillière

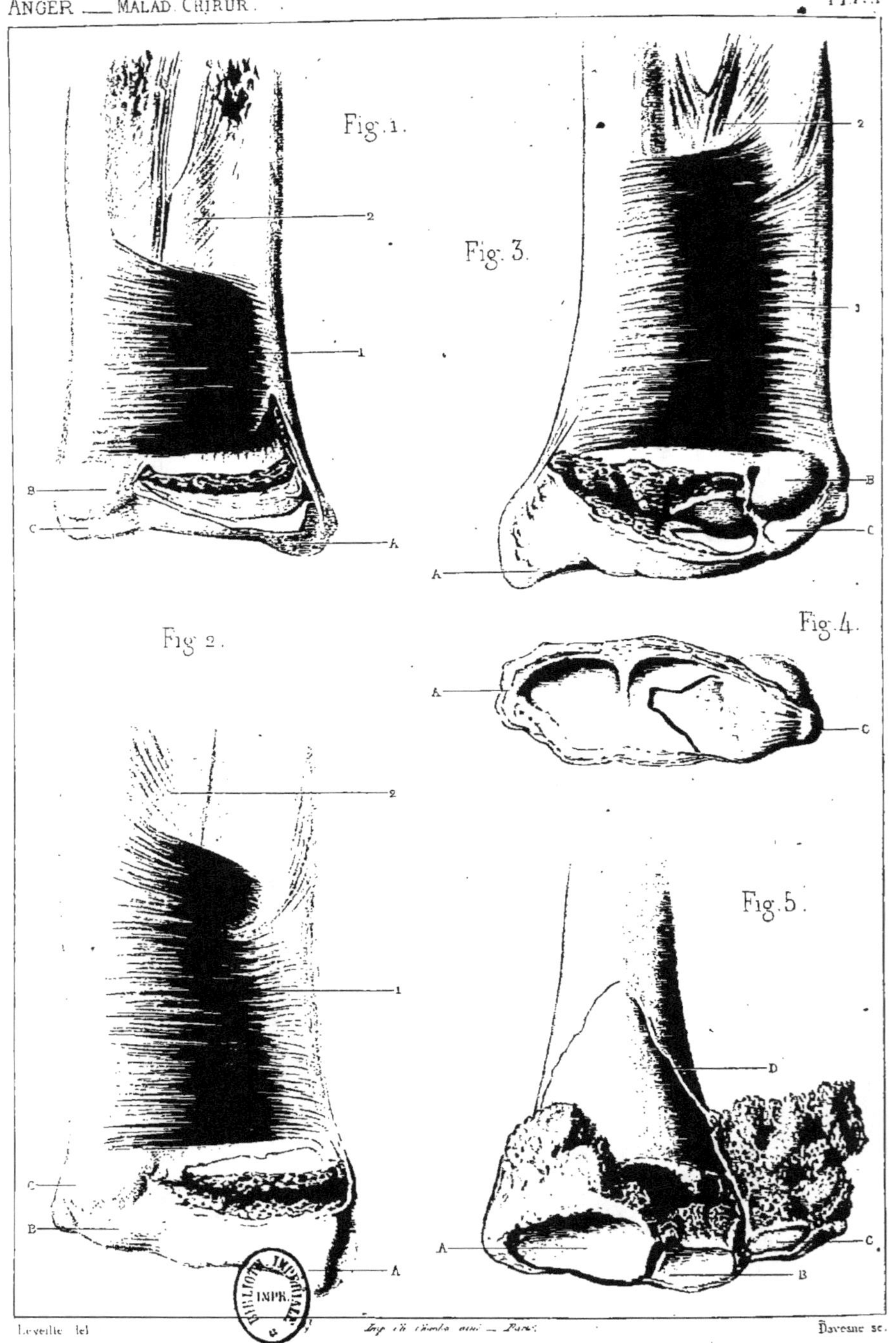

FRACTURE DE L'EXTRÉMITÉ INFÉRIEURE DU RADIUS.

Librairie Germer Baillière.

PLANCHE LVII.

FRACTURE DE L'EXTRÉMITÉ INFÉRIEURE DU RADIUS.

FIGURE 1. — **Décollement épiphysaire**.

A. Apophyse styloïde du radius.
B. Tête du cubitus.
C. Apophyse styloïde du cubitus.

1. Muscle carré pronateur.
2. Ligament interosseux.

FIGURE 2. — **Fracture de l'extrémité inférieure du radius, produite juste au niveau épiphysaire**.

A. Apophyse styloïde du radius.
B. Fibro-cartilage triangulaire.
C. Tête du cubitus.

1. Muscle carré pronateur.
2. Ligament interosseux.

FIGURE 3. — **Fracture de l'extrémité inférieure du radius communiquant avec l'articulation**.

A. Apophyse styloïde du radius.
B. Tête du cubitus.
C. Fibro-cartilage triangulaire.

1. Muscle carré pronateur.
2. Ligament interosseux.

FIGURE 4. — **Surface articulaire de l'extrémité inférieure du radius**.

(Cette figure fait voir la ligne de fracture articulaire que l'on aperçoit dans la figure 3.)

A. Apophyse du radius.

O. Apophyse styloïde du cubitus.

FIGURE 5. — **Fracture de l'extrémité inférieure du radius**.

(Pièce provenant d'un membre amputé à la suite d'un phlegmon gangréneux de l'avant-bras, produit par un appareil trop serré.)

A. Fragment externe.
B. Fragment interne.

C. Fragment postérieur.
D. Périoste décollé sur la face postérieure du radius.

PRINCIPALES VARIÉTÉS DE LA FRACTURE DE L'EXTRÉMITÉ INFÉRIEURE DU RADIUS.

1° *Décollement épiphysaire*. — En raison du siége à peu près constant de la fracture de l'extrémité inférieure du radius, on a pu se demander si, dans un grand nombre de cas, cette fracture n'était pas un décollement épiphysaire quand elle arrive chez des sujets jeunes.

Dans le plus grand nombre des cas, les fractures de l'extrémité inférieure du radius ne sont pas des décollements épiphysaires, mais cependant cette forme existe, et nous avons eu l'occasion de l'observer anatomiquement une fois. C'était sur l'avant-bras d'un jeune imprimeur dont la main avait été prise dans un engrenage. L'épiphyse inférieure du radius était décollée, et, en raison de la projection en arrière de l'extrémité inférieure de l'os, les déformations étaient bien celles que l'on observe dans la fracture de l'extrémité inférieure du radius.

La disjonction épiphysaire du radius a été observée par M. Cloquet, à l'autopsie, sur un enfant de douze ans; par Johnston, sur un jeune homme de dix-huit ans. M. Voillemier, qui avait fait, avant nous, beaucoup d'expériences sur le cadavre, l'a produite en forçant la flexion et l'extension du poignet, non-seulement chez de jeunes sujets, mais sur un homme de vingt-quatre ans, d'une constitution athlétique.

2° *Fracture épiphysaire.* — L'épiphyse se soude au corps du radius, et, au bout d'un certain temps, il est impossible de séparer ce qui se rapporte à l'épiphyse de ce qui se rapporte à la diaphyse.

La soudure est intime et l'on a même dit que dans ce point l'os offrait plus de résistance que dans les autres parties de son étendue. Nous donnons le nom de *fracture épiphysaire* aux fractures qui ont lieu au niveau de la ligne épiphysaire. Nous avons pu produire de ces fractures et la figure 2 en donne un exemple.

3° *Fracture communiquant avec l'articulation.* — Il arrive très-communément que les fractures de l'extrémité inférieure du radius pénètrent dans l'articulation radio-carpienne (1).

La figure 3 en représente un exemple.

Cette pénétration fréquente de la ligne de fracture dans l'articulation explique bien le développement fréquent des arthrites du poignet : dans un grand nombre de cas, on voit à la suite des fractures de l'extrémité inférieure du radius des roideurs articulaires que quelques malades malveillants regardent comme le résultat de l'application vicieuse d'un appareil.

Nous ne voulons point contester que, dans quelques cas, des appareils trop serrés ou dont l'application a été trop longtemps continuée, n'aient pu produire des synovites tendineuses adhésives ; mais, dans l'immense majorité des cas, les roideurs articulaires, les ankyloses qui résultent des fractures articulaires, tiennent à l'arthrite sèche, résultat de la pénétration de la fracture dans l'articulation.

Les appareils peuvent déterminer, par leur application intempestive, des accidents formidables. Dans un cas, nous avons observé un phlegmon gangréneux de l'avant-bras sur un malade traité par un rebouteur ; il fallut pratiquer l'amputation (fig. 5).

Le *déplacement du fragment inférieur en avant* (très-rare) simule la luxation radio-carpienne antérieure.

Il résulte de l'étude anatomo-pathologique à laquelle nous venons de nous livrer sur les fractures de l'extrémité inférieure du radius, que la ligne de fracture est le plus souvent *transversale*, mais cependant il peut se faire que : 1° la fracture soit oblique de haut en bas et d'avant en arrière, ou d'arrière en avant, et il arrive assez communément que le fragment inférieur se déplace en haut en même temps qu'en arrière.

Sur une pièce déposée par M. Jobert au musée Dupuytren, la fracture qui commence environ à 3 centimètres de l'articulation, sur la face externe du radius, descend obliquement de haut en bas, de dehors en dedans, pour tomber environ au milieu de la surface articulaire radiale, et a ainsi détaché un fragment triangulaire.

RÉDUCTION DES FRACTURES DE L'EXTRÉMITÉ INFÉRIEURE DU RADIUS.

La réduction ne sera tentée que dans les cas où la déformation est assez considérable. Dans tous les cas où le diagnostic est douteux, la déformation peu importante, le malade pourra être, sans inconvénient, abandonné à lui-même et traité comme s'il était atteint d'une simple entorse.

Quand la déformation est un peu considérable, il faut tenter la réduction et la maintenir par un bon appareil.

Un aide pratique l'extension sur la main, un autre aide maintient l'avant-bras à sa partie supérieure. Le chirurgien, placé en dehors du membre, croise les deux mains au-dessous de l'articu-

(1) Dans une pièce déposée par M. Verneuil au musée Dupuytren, la fracture de l'extrémité inférieure du radius avait retenti dans l'articulation du coude, et l'extrémité supérieure du radius s'était brisée du même coup.

La fracture de l'extrémité supérieure du radius était sans déplacement ; elle avait donné lieu à un épanchement assez considérable dans l'articulation du coude.

ation radio-carpienne, applique les deux pouces sur le fragment inférieur et le repousse en avan
pendant que l'aide qui fait l'extension fléchit le poignet, etc.

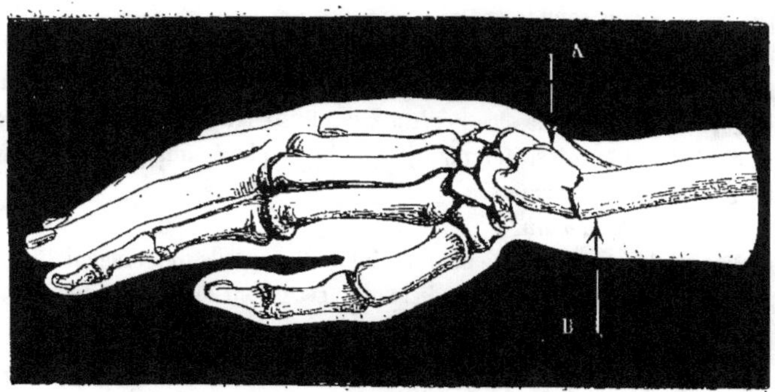

FIGURE 47. — **Analyse des manœuvres dans la réduction d'une fracture de l'extrémité inférieure
du radius par la méthode générale.**

A. Pressions d'avant en arrière sur le fragment infé-
    rieur.

B. Pressions d'arrière en avant sur le fragment supé-
    rieur.

(La main et l'avant-bras étant dans la pronation forcée.)

Les manœuvres de réduction doivent, bien entendu, être modifiées suivant les variétés que l'étude
seule des déformations peut permettre de diagnostiquer.

Pour pratiquer la réduction, M. Velpeau fléchit le poignet après avoir mis l'avant-bras dans la
pronation, puis il porte la main fortement en dehors. C'est dans cette position qu'il applique l'excel-

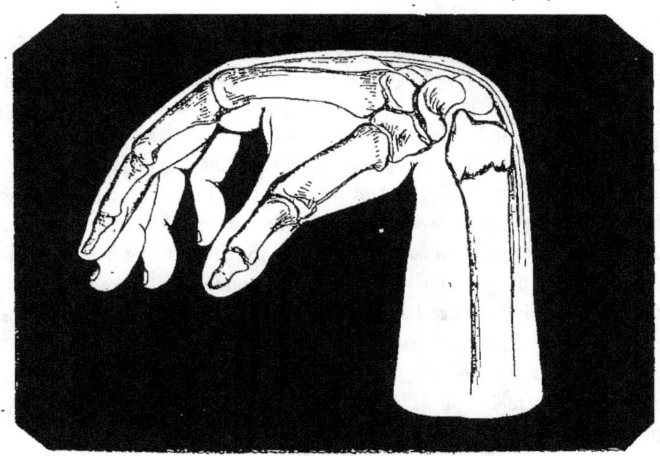

FIGURE 48. — **Réduction de la fracture du radius par le procédé de Velpeau.**

lent appareil que nous décrirons dans un instant. Les tendons postérieurs, et en particulier ceux des
radiaux, pressent alors sur le fragment inférieur, et cela suffit souvent pour le repousser en avant.
Joignons à cela que, dans cette position, ce même fragment inférieur se trouve entraîné par les os du
carpe, auquel il est uni par de très-forts ligaments,

APPAREILS.

D'après M. Malgaigne, les trois indications principales à remplir dans le traitement de la fracture de l'extrémité inférieure du radius sont :

1° *De rétablir l'espace interosseux ;* il est bien rare que cette indication présente une certaine importance, parce que l'espace interosseux n'existe presque plus au niveau de la ligne de fracture. Il faut donc regarder comme peu pratiques les *rouleaux* de POUTEAU, les compresses graduées de DESAULT, le ressort d'acier de BAUDENS, qui n'ont jamais été employés que par leurs inventeurs.

2° *De corriger le déplacement en arrière.*

3° *De corriger l'abduction de la main.*

Nous choisirons pour les décrire, parmi le nombre infini d'appareils que l'ingéniosité des chirurgiens n'a cessé de multiplier, pour remplir ces indications, ceux dont l'idée appartient à Dupuytren, Velpeau, Nélaton.

1 • *Appareil de Dupuytren.* — On assujettit, à l'aide de quelques tours de bande, ou d'un premier lacs, l'extrémité supérieure d'une tige métallique contre le bord interne du cubitus : on met, entre le côté interne du poignet et cette attelle cubitale, un coussin carré de 6 centimètres de longueur et de 3 centimètres d'épaisseur, pour les éloigner l'un de l'autre. Au moyen d'un second lacs beaucoup plus large et beaucoup plus doux que le premier, et dont le centre vient prendre un point d'appui sur le deuxième os du métacarpe, on ramène fortement la main *en dehors* (c'est-à-dire vers le bord cubital de la main), etc., etc.

Il est facile de comprendre que le coussin placé à la partie inférieure du bord cubital de l'avant-bras a pour but d'éloigner l'attelle du cubitus, et par cela même de permettre d'agir plus efficacement sur la partie inférieure du radius fracturé, le lacs inférieur tendant à porter la main *en dehors* sur le bord cubital de l'avant-bras. Cet appareil n'est plus employé. (Clinique de Dupuytren.)

2° *Appareil de M. Velpeau.* — M. Velpeau, après avoir réduit comme ci-dessus, applique un appareil dextriné pour maintenir la réduction pendant tout le temps de la consolidation. Après avoir redonné au poignet sa direction normale, le chirurgien applique sur le linge sec qui doit recouvrir immédiatement la peau, un plan de bandage roulé dextriné, depuis la racine des doigts jusqu'au coude; il passe ensuite par là-dessus deux compresses graduées, une sur la face antérieure, l'autre sur la face postérieure de l'avant-bras, et s'étendant jusque sur les faces correspondantes de la main. Quelquefois M. Velpeau double ces compresses d'une attelle de carton mouillé; le plus souvent il ne prend point cette précaution. Quoi qu'il en soit, dès que les compresses sont placées, il applique un second, puis un troisième plan de bandage roulé, établi du coude à la racine des doigts et de la racine des doigts au coude. La solidité de ce bandage, sa dessiccation ne s'établissant que par degrés, permet de redresser insensiblement, mais aussi exactement qu'on peut le désirer, la partie inférieure de l'avant-bras. On peut, du reste, comme M. Velpeau le fait assez souvent, poser par-dessus le bandage une attelle en bois pour maintenir la partie dans une direction convenable, jusqu'à ce que l'appareil soit complétement solidifié. (Clinique de Velpeau.)

3° *Appareil de M. Nélaton.* — Voici comment M. Nélaton décrit l'appareil qu'il emploie dans les fractures de l'extrémité inférieure du radius ; cet appareil est celui qu'on emploie le plus souvent. On lira avec intérêt les observations que M. Nélaton fait à la suite de la description de l'appareil sur les précautions à prendre pour éviter les accidents.

« J'applique sur la face dorsale du carpe et sur le fragment inférieur du radius deux ou trois compresses graduées, placées transversalement. D'autres compresses graduées sont appliquées à la face palmaire de l'avant-bras, parallèlement à l'axe du membre ; ces compresses sont repliées à leur extrémité inférieure, de manière à présenter un bord assez épais, qui doit être placé à un centimètre environ au-dessus de la saillie transversale que forme le fragment supérieur. Les compresses ainsi disposées, je place deux attelles, que je fixe à l'aide d'une bande roulée. Il est facile de comprendre que les choses étant ainsi disposées, l'attelle dorsale ne touche l'avant-bras que supérieure-

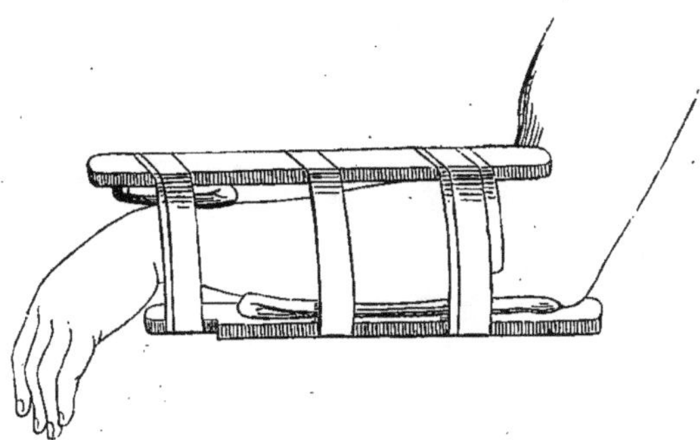

FIGURE 49. — **Appareil de M. Nélaton.**

ment ; en bas, elle appuie sur les compresses graduées qui recouvrent le fragment inférieur, et immédiatement au-dessus de ces compresses il existe un vide. Quant à l'attelle palmaire, elle repose sur les compresses graduées qui recouvrent l'espace interosseux ; mais comme ces compresses ne descendent pas jusqu'à la main, il existe encore un vide entre cette attelle et l'extrémité inférieure de l'avant-bras. L'action de cet appareil est des plus faciles à comprendre : les deux attelles, en se rapprochant par le fait de la constriction que la bande roulée exerce sur elles, doivent tendre à pousser les deux fragments en sens inverse, en les refoulant vers l'espace laissé entre la surface du membre et les attelles.

» Lorsque le déplacement des fragments est très-prononcé, et que l'extrémité du cubitus forme une saillie très-marquée au côté interne du poignet, j'ajoute à l'appareil précédemment décrit l'attelle cubitale de Dupuytren, qui a pour effet de diminuer la difformité et de remettre en contact les surfaces de la fracture de l'apophyse styloïde du cubitus.

» 1° Il faut éviter que l'attelle postérieure ne presse sur la saillie que forment à la face dorsale du carpe le grand os et l'extrémité supérieure des second et troisième métacarpiens ; sans cette précaution, les malades éprouvent souvent une douleur très-vive dans le point comprimé.

» 2° Il est bon de pratiquer à l'attelle palmaire, qui descend jusque dans la paume de la main, une échancrure arrondie pour recevoir l'éminence thénar ; mais cela n'est point indispensable.

» 3° On devra faire exécuter de bonne heure des mouvements de flexion et d'extension des doigts, afin de leur rendre promptement leur liberté d'action.

» Est-il besoin de dire que, si le déplacement des fragments s'était opéré dans le sens opposé à celui que nous avons décrit, le même appareil conviendrait encore, mais qu'il faudrait l'appliquer en sens inverse, c'est-à-dire de manière qu'il existât un vide entre l'attelle dorsale et le fragment inférieur du radius, etc. ? » (Nélaton, *Pathologie chirurgicale*.)

4° *Appareil de l'auteur.* — Il nous paraît possible de simplifier encore cet appareil. On peut, par exemple, sans aucun inconvénient, supprimer l'attelle antérieure, et réduire ainsi l'appareil pour les fractures de l'extrémité inférieure du radius à une *simple attelle postérieure pressant sur le fragment inférieur seulement, par l'intermédiaire d'une petite pelote bien rembourrée.*

L'appareil, quel qu'il soit, ne devra point être laissé pendant très-longtemps. Les auteurs, redoutant les adhérences des tendons dans leurs gaînes, conseillent d'ôter l'appareil dès le quinzième jour. Pour nous, qui savons que ces adhérences des tendons sont très-rares, et que les roideurs articulaires tiennent presque toujours à une arthrite sèche du poignet, nous ne voyons pas d'inconvénient à laisser l'appareil un peu plus longtemps.

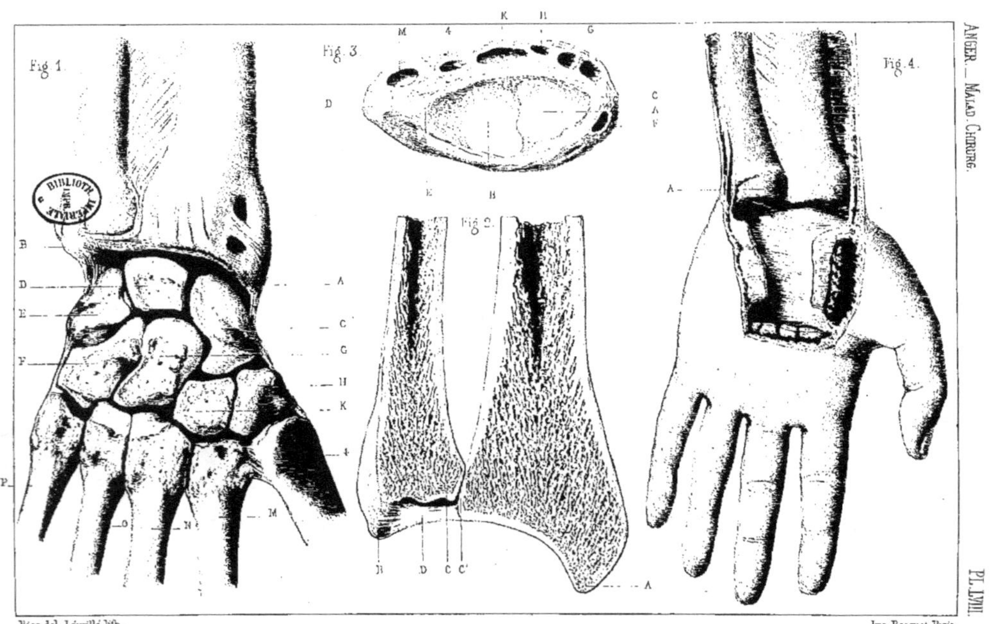

RÉGION DU POIGNET _ LUXATION RADIO-CUBITALE ANTÉRIEURE .

PLANCHE LVIII.

RÉGION DU POIGNET, ANATOMIE CHIRURGICALE. — LUXATION DE L'EXTRÉMITÉ INFÉRIEURE
DU CUBITUS EN AVANT.

FIGURE 1. — **Extrémité inférieure des os de l'avant-bras, os du carpe et du métacarpe vus
par leur face dorsale.**

A. Apophyse styloïde du radius.
B. Apophyse styloïde du cubitus.
C. Scaphoïde.
D. Semi-lunaire.
E. Pyramidal.
F. Os crochu.
G. Grand os.

H. Trapèze.
K. Trapézoïde.
L. Premier métacarpien.
M. Second métacarpien.
N. Troisième métacarpien.
O. Quatrième.
P. Cinquième.

FIGURE 2. — **Coupe transversale de l'extrémité inférieure des deux os de l'avant-bras.**

A. Apophyse styloïde du radius.
B. Apophyse styloïde du cubitus.
C'. Cartilage articulaire radio-cubital.

C. Cartilage articulaire du radius avec le fibro-cartilage
triangulaire.
D. Ligament triangulaire.

FIGURE 3. — **Surface articulaire du radius ; gaînes tendineuses dorsales du poignet.**

A. Surface articulaire avec le scaphoïde.
B. Surface articulaire avec le semi-lunaire.
C. Apophyse styloïde du radius.
D. Apophyse styloïde du cubitus.
E. Ligament triangulaire.
F. Gaîne des muscles long abducteur et court extenseur
du pouce.

G. Gaîne des radiaux.
H. Gaîne du long extenseur du pouce.
K. Gaîne des extenseurs communs des doigts.
E. Gaîne du cubital postérieur.
M. Gaîne de l'extenseur du petit doigt.

FIGURE 4. — **Luxation de l'extrémité inférieure du cubitus en avant.**

A. Extrémité inférieure du cubitus luxée en avant.

SUPERPOSITION DES PLANS SUR LA FACE DORSALE DU POIGNET.

En allant de la peau vers les parties profondes, on rencontre :

1° La peau ;

2° Les tendons avec leurs gaînes fibro-synoviales ;

3° Les os et les articulations.

Les tendons qui passent sur le dos du carpe sont, de dehors en dedans :

1° Les tendons des muscles long abducteur et court extenseur du pouce ;

2° Les tendons des radiaux externes ;

3° Les tendons du long extenseur du pouce ;

4° Les tendons réunis de l'extenseur commun des doigts et propre de l'index ;

5° L'extenseur propre du petit doigt ;

6° Le cubital postérieur.

Toutes les gaînes tendineuses de la région postérieure ou dorsale du poignet sont réunies entre elles par le *ligament annulaire postérieur du carpe*, bande aponévrotique très-forte qui s'étend transversalement, derrière l'articulation radio-carpienne, insérée en dehors au bord externe du radius, en dedans au cubitus et au pisiforme.

Au milieu des tendons rampent : 1° l'artère interosseuse, qui, à sa partie la plus inférieure de l'espace interosseux, devient postérieure et se loge dans la gouttière de l'extenseur commun ; 2° l'artère radiale au point où elle va perforer le muscle premier interosseux dorsal pour devenir arcade palmaire profonde ; 3° l'artère dorsale du carpe, branche de la radiale ; 4° le nerf interosseux postérieur qui accompagne l'artère du même nom.

Les branches dorsales du nerf radial et du nerf cubital sont nombreuses et superficielles.

ARTICULATIONS DU POIGNET.

1° ARTICULATION RADIO-CARPIENNE.

Les surfaces articulaires appartiennent : 1° du côté de l'avant-bras au radius : le cubitus ne présente pas de surface en contact avec les os du carpe ; il en est séparé par un épais ligament nommé *fibro-cartilage triangulaire*, inséré, d'une part, à l'apophyse styloïde du cubitus ; d'autre part, à la partie interne de la surface articulaire radiale.

2° Du côté du carpe, les surfaces articulaires sont formées par : le scaphoïde, le semi-lunaire, le pyramidal. Le scaphoïde et le semi-lunaire seuls s'articulent avec le radius ; le pyramidal s'articule avec le fibro-cartilage triangulaire.

La convexité de ces trois os est exactement disposée pour pénétrer dans la concavité que leur offrent les os de l'avant-bras.

Un très-fort *ligament palmaire* unit la partie antérieure des os de l'avant-bras à la partie antérieure des os du carpe ; un *ligament postérieur*, faisant partie du système des gaînes tendineuses, recouvre l'articulation en arrière ; enfin, deux forts ligaments, partant des apophyses styloïdes radiale et cubitale, limitent les mouvements en dedans et en dehors.

2° ARTICULATION RADIO-CUBITALE.

Pour bien comprendre l'articulation radio-cubitale, il faut effectuer la préparation que nous avons représentée figure 3, couper de dehors en dedans le radius et le cubitus de manière à séparer la moitié antérieure de la moitié postérieure de chacun de ces os ; on aperçoit alors, avec facilité, de combien l'apophyse styloïde du radius descend au-dessous de l'apophyse styloïde du cubitus. On voit, de plus, que dans l'articulation radio-cubitale inférieure il y a deux surfaces cartilagineuses ; une première qui roule dans une surface du radius, une seconde horizontale qui roule sur le fibro-cartilage triangulaire.

3° ARTICULATION DES OS DU CARPE.

La séparation de l'articulation radio-scaphoïdienne et de l'articulation du radius et du semi-lunaire est représentée sur la surface cartilagineuse du radius par une ligne antéro-postérieure facile à voir, constante et bien représentée (K. fig. 3).

Les os de la première rangée du carpe sont unis entre eux par des surfaces planes présentant de très-petites surfaces de glissement et de larges insertions pour des ligaments interosseux très-résistants.

Deux articulations forment le système médio-carpien : 1° l'os crochu et le grand os dans la concavité formée par le scaphoïde, le semi-lunaire et le pyramidal ; 2° une surface du scaphoïde avec les facettes supérieures du trapèze et du trapézoïde. Ces deux parties d'une même articulation ne peuvent fonctionner séparément.

Comme à l'articulation radio-carpienne, on trouve des ligaments antérieurs, des ligaments pos-térieurs, des ligaments latéraux, etc.

Les os de la seconde rangée, trapèze, trapézoïde, grand os, os crochu, sont unis entre eux plus soli-dement encore que les os de la première rangée, mais par un système identique de ligaments inter-osseux.

4° ARTICULATIONS CARPO-MÉTACARPIENNES.

Les os de la seconde rangée du carpe s'articulent avec les os du métacarpe dans l'ordre suivant :

1°. Le premier métacarpien avec le trapèze;

2° Le deuxième métacarpien avec le trapèze et le trapézoïde ;

3° Le troisième métacarpien avec l'os crochu et un peu avec le grand os ;

4° Le quatrième et le cinquième métacarpiens avec l'os crochu.

(Le quatrième métacarpien a aussi une petite surface articulaire avec le grand os.)

Si l'on excepte l'articulation du premier métacarpien avec le trapèze, qui est très-lâche, toutes les autres articulations carpo-métacarpiennes sont extrêmement serrées ; des ligaments dorsaux et des liga-ments palmaires, des ligaments interosseux, unissent tous ces os entre eux d'une manière extrême-ment solide.

Un ligament interosseux partant du grand os et allant s'insérer dans l'intervalle qui sépare l'arti-culation du quatrième d'avec l'articulation du cinquième métacarpien, isole la synoviale des deux métacarpiens externes d'avec celle des second et troisième, qui communique avec la synoviale générale du carpe.

Voici dans quel ordre nous présenterons les lésions traumatiques du poignet et de la main qui nous restent encore à étudier :

1° Luxations de l'extrémité inférieure du cubitus, en avant et en arrière;

2° Luxations radio-carpiennes en avant et en arrière ;

3° Luxations carpo-métacarpiennes et fractures des métacarpiens. — Luxations des doigts.

4° Étude spéciale des luxations du pouce.

5° Luxations des phalanges.

LUXATIONS RADIO-CUBITALES INFÉRIEURES.

(Extrêmement rares.)

L'extrémité inférieure du cubitus peut se luxer sur le radius en arrière ou en avant (1).

La seule de ces deux formes que nous ayons eu l'occasion d'observer est la luxation cubito-radiale antérieure; nous l'avons rencontrée sur l'avant-bras d'un blessé, amputé du bras pour une fracture comminutive du coude. Elle est représentée fig. 4. La dissection fut faite avec soin, et après que l'examen du membre nous eut appris que le cubitus était déplacé.

La petite tête du cubitus était portée en avant du radius, où elle faisait une tumeur très-visible. A la partie postérieure, inférieure et interne de l'avant-bras, existait un creux qui correspondait à la place qu'avait abandonnée le cubitus. Le ligament antérieur radio-cubital était déchiré, et le cartilage cubital était en rapport direct avec les tendons fléchisseurs,

La pièce préparée par nous a été déposée au musée des hôpitaux, où on peut la voir. C'est la seule de ce genre qui existe dans les collections anatomiques.

D'après la disposition des surfaces articulaires, il est facile de comprendre que la détermination

(1) Desault considérait le radius comme luxé sur le cubitus. Il est beaucoup plus naturel, comme le faisait obser-ver Malgaigne, d'attribuer la luxation au cubitus; du reste, nous nous servirons indifféremment des expressions radio-cubitale et cubito-radiale.

précise des rapports normaux et pathologiques dans l'articulation radio-cubitale inférieure pourra s'obtenir avec facilité au moyen d'une préparation très-simple, qui consiste à couper transversalement

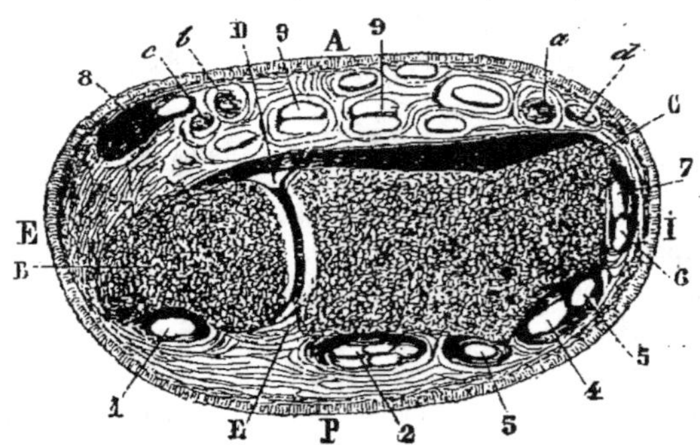

FIGURE 50. — **Coupe de l'avant-bras, perpendiculaire à son grand axe et passant par l'articulation radio-cubitale inférieure.** (Bras gauche.)

A. Partie antérieure de la préparation.
P. Partie postérieure.
I. Partie externe.
E. Partie interne.

C. Coupe de l'extrémité inférieure du radius.
B. Coupe de l'extrémité inférieure du cubitus.
D. Ligament radio-cubital antérieur.
E. Ligament radio-cubital postérieur.
1. Tendon du cubital postérieur.
2. Tendons extenseurs des doigts.

3. Long extenseur du pouce.
4.5. Radiaux externes.
6. Court extenseur du pouce.
7. Long adducteur du pouce.
8. Muscle cubital antérieur.
9.9. Tendons fléchisseurs.
a. Artère radiale.
b. Artère cubitale.
c. Nerf cubital.
d. Branche superficielle du nerf radial.

l'articulation, d'abord, puis l'articulation luxée, en s'aidant, pour plus d'exactitude, de la congélation. La figure 50 est donnée pour servir à la comparaison de l'état normal avec la luxation radio-cubitale antérieure et radio-cubitale postérieure.

La figure 51 (luxation radio-cubitale postérieure) permet d'interpréter facilement les symptômes

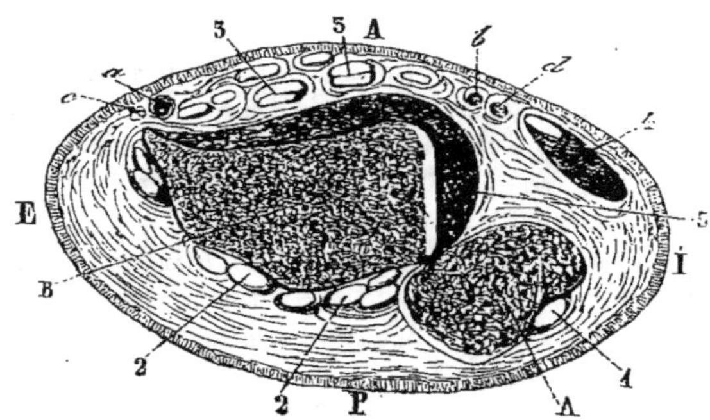

FIGURE 51. — **Luxation radio-cubitale postérieure.** (Bras droit.)

A. Partie antérieure de la préparation.
P. Partie postérieure.
I. Partie interne.
E. Partie externe.

1. Tendon du cubital postérieur.
2.2. Tendons extenseurs.

3.3. Tendons fléchisseurs.
4. Muscle cubital antérieur.
5. Carré pronateur.
a. Artère radiale.
b. Artère cubitale.
c. Branche antérieure du nerf radial.
d. Nerf cubital.

fournis par l'inspection du poignet et par la palpation. Il y a, en avant et en dedans du poignet, un vide; parce que la tête est devenue plus postérieure en arrière du poignet. La palpation retrouve la tête qui fait une forte saillie répondant à la peau et au tissu cellulaire sous-cutané par la plus grande partie de sa surface cartilagineuse.

La partie postérieure de la surface cubitale du radius, qui présente un bord tranchant, répond au point où la face antérieure de la tête du cubitus se continue avec le cartilage. — La luxation est donc complète.

On voit sur cette coupe qu'il y a diminution du diamètre transversal de l'avant-bras et augmentation du diamètre antéro-postérieur au voisinage de la ligne médiane.

Réduction. — Pour opérer la réduction de cette luxation, il sera nécessaire d'immobiliser le radius et d'exercer des pressions quelquefois considérables sur la tête du cubitus. Ces pressions seront dirigées en avant et en dedans. Une fois que l'arête du radius aura perdu ses rapports avec la petite tête du cubitus, les os reprendront leurs rapports avec la plus grande facilité.

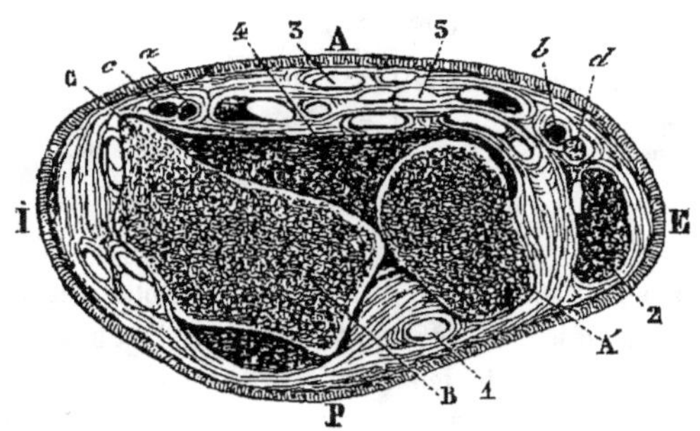

FIGURE 52. — **Luxation radio-cubitale antérieure.** (Bras droit.)

A. Partie antérieure de la préparation.	1. Tendon du cubital postérieur.
P. Partie postérieure.	2. Muscle cubital antérieur.
I. Partie externe.	3. 3. Tendons fléchisseurs.
E. Partie interne.	4. Carré pronateur.
	a. Artère radiale.
A'. Tête du cubitus.	*b*. Artère cubitale.
B. Extrémité inférieure du radius.	*d*. Nerf cubital.
C. Apophyse styloïde du radius.	*c*. Branche superficielle du nerf radial.

On peut répéter les mêmes raisonnements pour la luxation radio-cubitale antérieure.

PLANCHE LIX.

FIGURE 1. — Luxation radio-carpienne antérieure. (Luxation expérimentale.)

A. Extrémité inférieure du cubitus.
B. Extrémité inférieure du radius.
1. 2. Extenseur commun des doigts.
3. Court extenseur.

4. Long abducteur.
5. Grand palmaire.
6. Premier radial externe.
7. Long supinateur.

FIGURE 2. — Luxation radio-carpienne postérieure.

(Très-rare.)

A. Saillie du carpe superposé à l'extrémité inférieure
   des deux os de l'avant-bras.
B. Saillie palmaire des os de l'avant-bras.

1. 2. Tendons extenseurs.

3. Court extenseur.
4. Long abducteur.
5. Premier radial externe.
6. Long supinateur.

La luxation radio-carpienne postérieure, quoique très-rare, a été observée cependant un peu plus souvent que la radio-carpienne antérieure. Les symptômes ressemblent beaucoup à ceux qui appartiennent à la fracture ordinaire de l'extrémité inférieure du radius.

Ce que les chirurgiens antérieurs à Dupuytren avaient l'habitude de dénommer du nom de luxation du poignet, consistait en des fractures du radius accompagnées d'un déplacement considérable du fragment inférieur et du carpe vers la partie postérieure des os de l'avant-bras.

Dupuytren, le premier, insista, dans ses leçons cliniques, sur ce point important de diagnostic. Il arriva à démonter la fréquence très-grande de la fracture de l'extrémité inférieure du radius, les symptômes caractéristiques de cette fracture. D'après lui, la luxation du poignet n'existe pas.

Il fallait revenir de cette opinion trop exclusive. Depuis que l'attention est éveillée sur la facilité d'une erreur de diagnostic, des chirurgiens, prévenus de la possibilité de l'erreur, ont publié quelques observations de luxation du poignet en arrière. Les bonnes observations sont certainement très-rares ; mais il en existe. La suivante, due au docteur Laloy (de Belleville) et communiquée par lui à la Société de chirurgie, nous paraît devoir être admise, ayant été recueillie par un homme prévenu des difficultés du diagnostic.

OBSERVATION.

Le 18 juillet, vers les cinq heures de l'après-midi, les époux Legrand m'apportent dans mon cabinet leur enfant, garçon de huit ans qui, en courant à reculons pour enlever un cerf-volant, venait de faire une chute dans une des nombreuses excavations qui existent sur les hauteurs de Belleville. Cette excavation, que je connais, peut avoir 7 à 8 mètres de profondeur. Je ne puis obtenir de l'enfant d'autres détails sur la manière dont il était tombé ; mais un fait à noter, c'est que, quoiqu'il fût tombé à la renverse en marchant à reculons, ce qu'il précisait parfaitement, il portait néanmoins au côté gauche du front et à la pommette correspondante une éraflure de la peau indiquant qu'il avait roulé sur lui-même avant d'arriver au fond de l'excavation.

La paupière supérieure de ce côté était même fortement ecchymosée. A la partie inférieure de l'avant-bras gauche existe une difformité qui, à la première vue, me donne l'idée toute naturelle d'une fracture, mais presque aussitôt je suis frappé par l'aspect insolite de cette difformité ; je ne retrouve pas là ce coup de hache si caractéris-

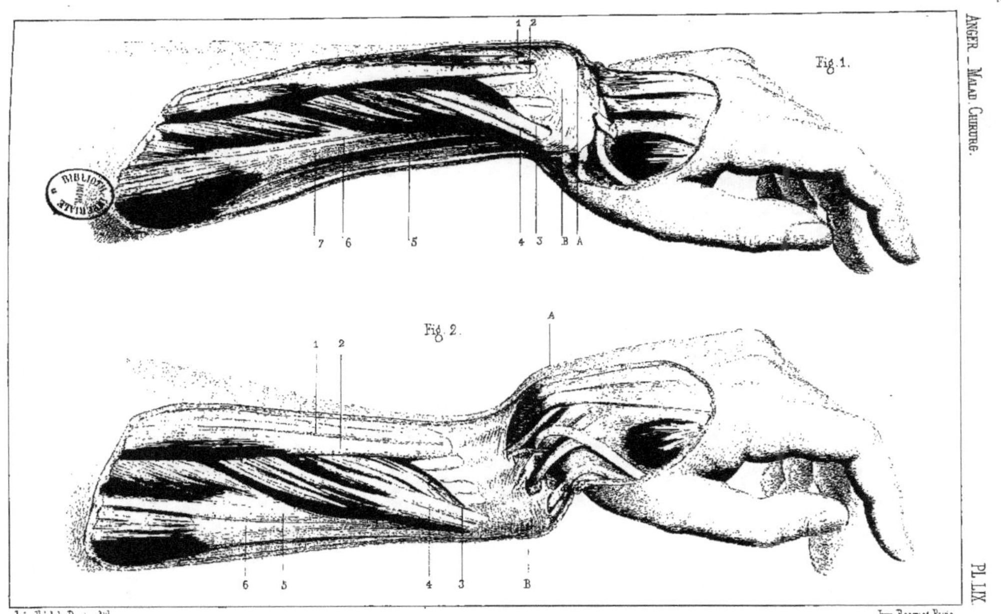

Léveillé del. Duriez lith.

Imp. Becquet, Paris.

LUXATIONS RADIO-CARPIENNES.

Librairie Germer Baillière.

lique de la fracture des deux os de l'avant-bras. L'enfant étant très-maigre et aucun gonflement ne s'étant encore développé, il m'est très-facile de bien juger de l'état des choses, de faire en quelque sorte de l'ostéologie sur le vivant, et voici ce que je constate : Au lieu de la difformité en coup de hache, une superposition très-nettement dessinée des deux plans constitués par l'extrémité des os de l'avant-bras et par le carpe ; en arrière, une saillie arrondie, lisse, formant une courbe demi-circulaire, ne présentant aucune aspérité sous le doigt, qui peut parcourir dans toute son étendue et l'embrasser en quelque sorte, la peau étant très-mince et le système musculaire et tendineux très-peu développé. En avant, une autre saillie, transversale comme la première, reposant sur l'origine des éminences thénar et hypothénar, présentant une concavité transversale dans laquelle pénètre facilement la pulpe du doigt indicateur, et limitée en dedans et en dehors par l'apophyse styloïde du cubitus et par l'épine du radius. La main est portée en pronation modérée et les doigts sont dans la demi-flexion.

De cet examen attentif résulte, pour moi, la certitude sans l'ombre d'un doute, car la chose est aussi évidente que si les os étaient disséqués et mis à nu; il résulte pour moi, dis-je, la certitude que je suis en présence d'une luxation complète du carpe sur l'avant-bras. Est-elle simple ou compliquée d'une fracture?

L'absence de douleur bien vive, en imprimant des mouvements, et l'absence aussi d'ecchymose, me font fortement présumer qu'elle est exempte de complication. J'aurais bien vivement désiré, dans cet instant, pouvoir m'entourer de quelques confrères pour les faire juger de ce cas si nouveau et si nettement dessiné. J'aurais bien voulu aussi avoir sous la main un mouleur ou du plâtre à mouler ; mais l'enfant pleurait, ses parents autant que lui ; il fallait donc agir sans retard. Reste donc à procéder à la réduction : Sans penser réussir aussi promptement, je saisis de la main droite l'avant-bras vers son tiers supérieur, et de la gauche les quatre derniers doigts. Exerçant alors une traction modérée en sens contraire, j'obtiens immédiatement la réduction qui s'accompagne de cette secousse brusque et de ce bruit sourd si caractéristiques.

Toute espèce de difformité a disparu, la main a repris sa rectitude, le poignet ses mouvements de flexion et d'extension ; les os de l'avant-bras, examinés minutieusement, ne présentent aucune fracture.

Plus de doute possible, j'avais bien eu affaire à une luxation complète simple du carpe sur les os de l'avant-bras. J'applique un bandange roulé, depuis la naissance des doigts jusqu'au coude, et, par dessus, deux attelles légères prolongées sur la main de manière à maintenir immobile l'articulation radio-carpienne, et fixées par un second bandage roulé.

Aucun accident inflammatoire ne vint entraver la guérison; et au bout de dix jours je pus retirer l'appareil, l'enfant ayant conservé intactes toutes les fonctions de la main et de l'avant-bras.

Je l'ai revu depuis, et le résultat ne s'est point démenti.

La luxation radio-carpienne postérieure n'a probablement point encore été observée à l'état simple.

PLANCHE LX.

FIGURE 1. — **Luxation médio-carpienne.**

A. Grand os.

B. Tête du cubitus.

C. Apophyse styloïde du radius.

D. Scaphoïde.

E. Articulation du trapèze et du premier métacarpien.

1. Second radial externe.

2. Premier radial externe.

FIGURE 2. — **Énucléation des os du carpe.**

A. Surface articulaire supérieure du scaphoïde.

B. Surface articulaire supérieure du semi-lunaire.

C. Pyramidal.

D. Fractures de l'os crochu.

E. Tête du grand os.

F. Apophyse styloïde du radius.

1. Second radial externe.

2. Premier radial externe.

FIGURE 3. — **Luxation en arrière des quatre derniers métacarpiens.**

FIGURE 4. — **Entorse carpo-métacarpienne.**

Sans avoir la prétention de ne rien oublier dans les lésions traumatiques de la main, nous présentons encore ici un certain nombre de luxations, d'énucléations, que nous avons produites par hasard, presque toujours, dans nos nombreuses expérimentations.

Nous avons produit, une fois, la luxation médio-carpienne (fig. 1) avec les déplacements qui existaient dans la seule observation publiée jusqu'à présent.

1° Déplacement en totalité de la main vers la face postérieure de l'avant-bras;

2° Saillies de deux centimètres en avant, d'un centimètre en arrière, formées l'une par le carpe, l'autre par les os de l'avant-bras; la première placée à quelques lignes au-dessus de la seconde;

3° Longueur égale au plan carpo-métacarpien sur les deux membres;

4° Même longueur des deux radius;

5° Apophyses styloïdes du radius et du cubitus dans leurs rapports normaux;

6° Position fléchie des doigts. (Maisonneuve, *Bulletins de la Société de chirurgie.*)

Nous avons une fois déplacé en arrière tous les métacarpiens, et produit ainsi une luxation carpo-métacarpienne en arrière.

Il nous est arrivé de voir la première rangée des os du carpe se renverser, luxée dans son articulation supérieure et dans son articulation inférieure, et se présenter entre les deux lèvres d'une plaie qui avait été produite par des torsions violentes.

Enfin, dans un grand nombre de cas, nous avons rompu les ligaments qui unissaient les os, ce qui donnait à leurs articulations une grande mobilité et permettait même un écartement angulaire des surfaces articulaires (fig. 4); c'est là une entorse.

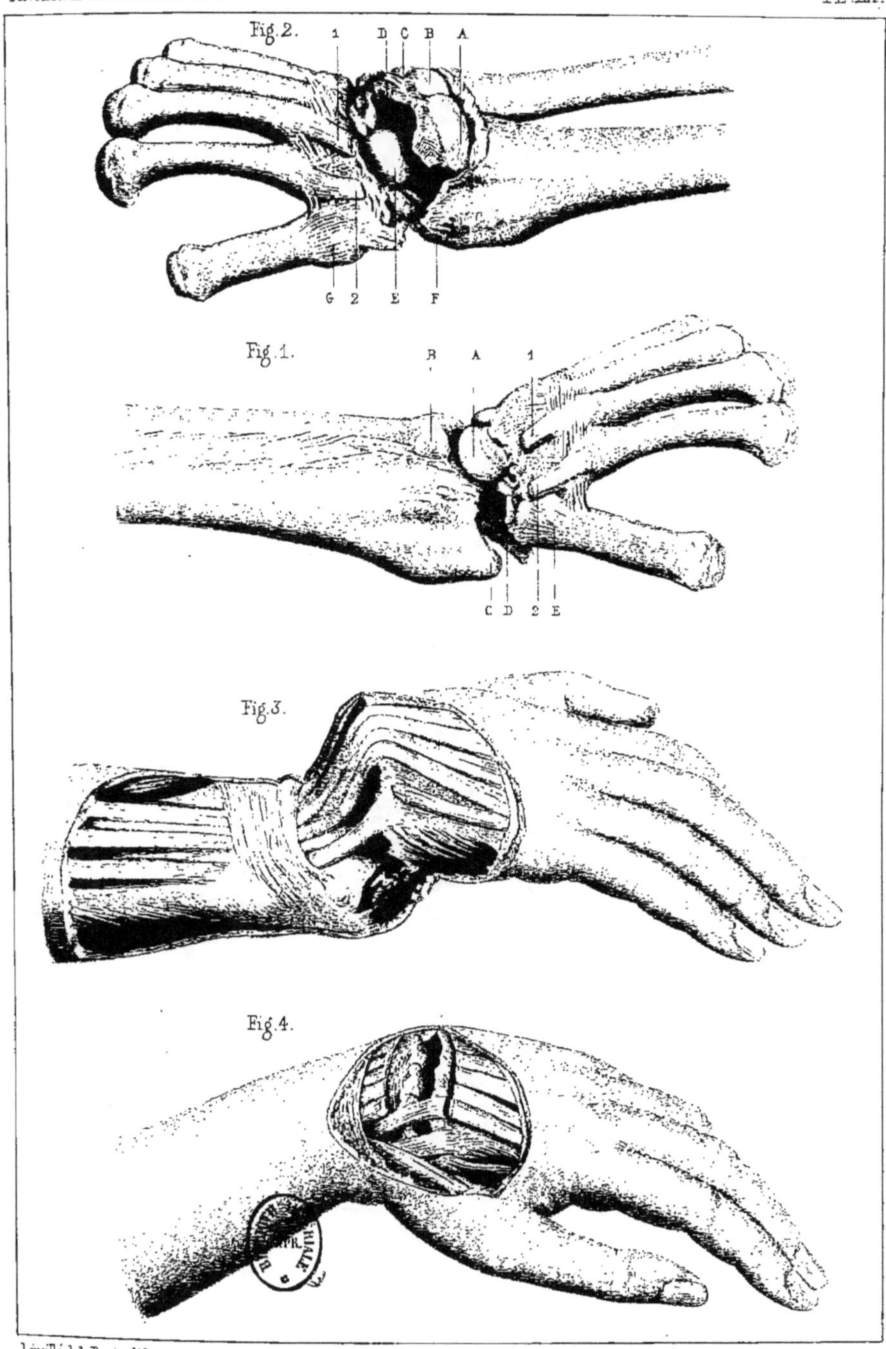

Imp. Becquet, Paris.

RÉGION DE LA MAIN.
LUXATIONS.

Librairie Germer Baillière.

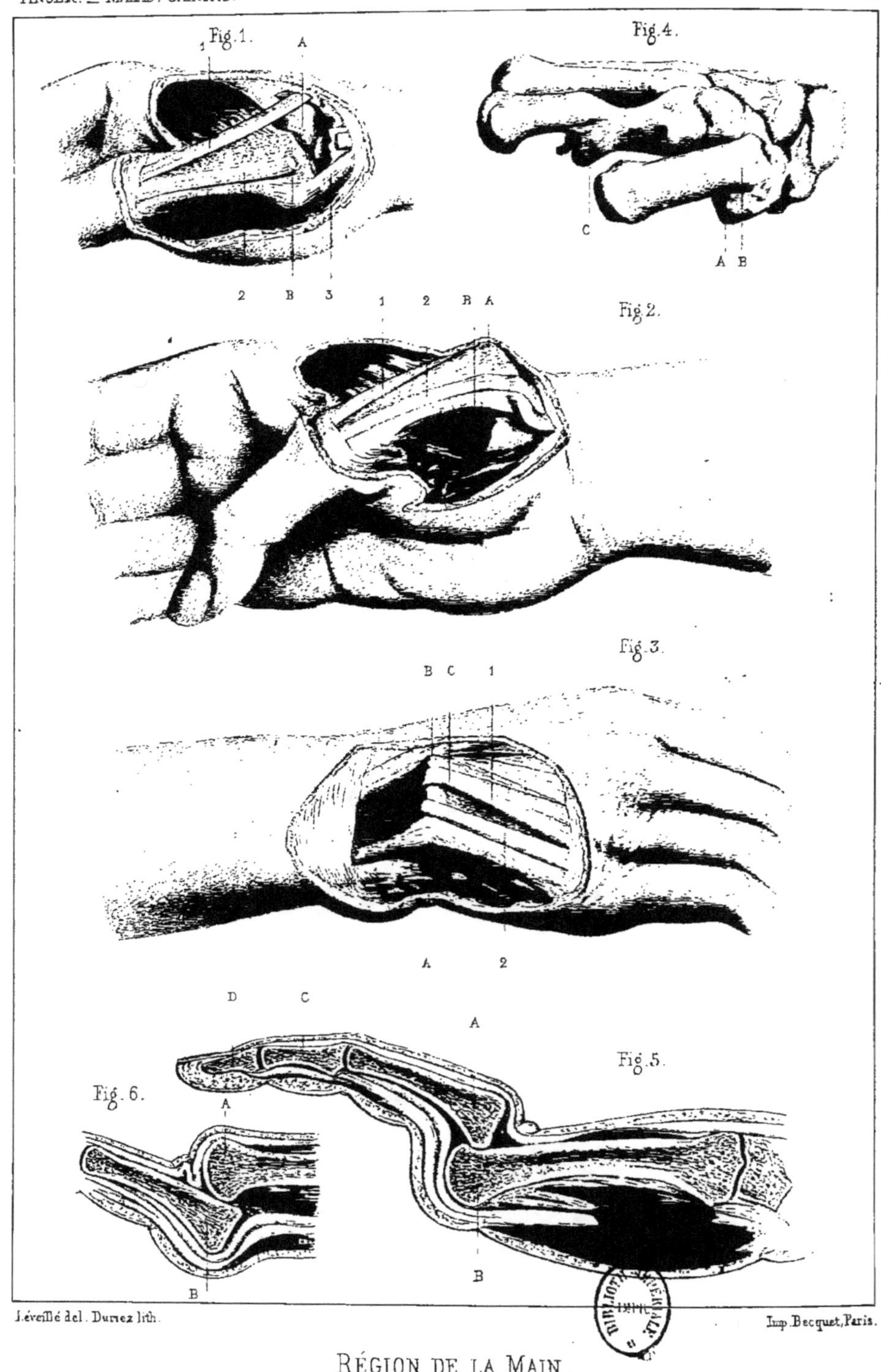

J.éveillé del. Durrez lith.   Imp. Becquet, Paris.

Région de la Main.
Luxations _ Fractures.

Librairie Germer Baillière.

PLANCHE LXI.

RÉGION DE LA MAIN. — LUXATIONS ET FRACTURES.

FIGURE 1. — Subluxation du premier métacarpien en avant.

A. Surface métacarpienne du trapèze.
B. Extrémité supérieure du premier métacarpien.

1. Tendon du long extenseur du pouce.
2. Tendon du court extenseur du pouce.
3. Tendon du long abducteur.

FIGURE 2. — Luxation du premier métacarpien en arrière.

A. Extrémité supérieure du premier métacarpien luxé en arrière.
B. Surface métacarpienne luxée en arrière.

1. Muscle long extenseur du pouce.
2. Muscle court extenseur du pouce.

FIGURE 3. — Luxation en arrière des deux derniers métacarpiens.

A. Surface métacarpienne de l'os crochu.
B. Extrémité postérieure du quatrième métacarpien.
C. Extrémité postérieure du cinquième métacarpien.

1. Tendon extenseur du doigt annulaire.
2. Tendon extenseur du petit doigt.

FIGURE 4. — Fracture consolidée du deuxième métacarpien. Luxation en arrière du premier métacarpien.

A. Surface métacarpienne du trapèze.
C. Fracture du second métacarpien.

B. Extrémité postérieure du premier métacarpien luxé en arrière.

FIGURE 5. — Coupe sur la ligne médiane du doigt index luxé en arrière.

A. Extrémité supérieure de la première phalange.
B. Extrémité inférieure du métacarpien.

C. Deuxième phalange.
D. Troisième phalange.

FIGURE 6. — Coupe sur la ligne médiane de la première phalange de l'index luxé en avant.

A. Tête du métacarpien.

B. Extrémité supérieure de la phalange.

LUXATIONS DU PREMIER MÉTACARPIEN.

Subluxations. — Le métacarpien du pouce peut être en subluxation antérieure, postérieure, externe, etc. La subluxation interne est empêchée comme la luxation interne par le voisinage du deuxième métacarpien.

Quand la subluxation est peu considérable, elle donne lieu à une déformation peu apparente, et, si le palper indique que les os ne sont plus dans des rapports tout à fait normaux, il indique aussi que le dérangement est minime.

Luxations. — Dans la luxation, la déformation est toujours considérable. Dans la *luxation en arrière*, on reconnaît les formes et les arêtes du premier métacarpien à nu sous la peau. Sur le dos de la main, les tendons font corde. Les muscles de l'éminence thénar forment tumeur par suite du raccourcissement du pouce, qui a pour conséquence de rapprocher les insertions des muscles, etc., etc.

Dans *la luxation en avant*, l'os métacarpien serait porté, d'après Astley Cooper, en dedans, entre le trapèze et la tête du deuxième métacarpien. Il y a saillie dans la paume de la main; le pouce est renversé en arrière et ne peut être porté vers le petit doigt; il est bien probable que dans ces cas, qui sont excessivement rares, si même il est bien démontré qu'ils se soient présentés plusieurs fois à l'observation, le déplacement du premier métacarpien en avant constitue une simple subluxation analogue à celle que nous avons produite et fait dessiner (fig. 1). Il nous a paru qu'en raison des insertions musculaires nombreuses, il fallait de grands délabrements pour que la tête de l'os pénétrât assez avant pour constituer une luxation proprement dite.

On arrivera facilement à réduire la luxation du métacarpien du pouce en arrière, en pratiquant l'extension sur le pouce pendant qu'une pression considérable, et même une impulsion, s'exerce sur la tête du métacarpien déplacé.

Nous ne parlerons pas de la réduction dans le cas de luxation trapézo-métacarpienne antérieure. Les observations manquent, et ce que nous dirions viendra facilement à la pensée de l'observateur qui aura attentivement réfléchi aux conditions de rapport des os.

D'après Astley Cooper, cette luxation est quelquefois produite par un fusil qui éclate : c'est alors une *luxation compliquée.* Il faut alors procéder à l'extraction des fragments osseux qui existent presque toujours en même temps que la luxation, et réduire.

La résection peut être indiquée et même l'amputation.

L'observation suivante, communiquée par *George Cooper* à *Astley*, est un exemple de luxation produite par une arme à feu.

OBSERVATION.

Arthur Trimmer, âgé de treize ans, fut blessé le 2 février 1819 par l'explosion d'une boîte à poudre en cuivre, qui renfermait environ une demi-livre de poudre, et qui creva dans sa main. Cette explosion produisit une dilacération considérable de la paume de la main et une luxation compliquée du pouce. Tous les muscles qui unissent le pouce à la paume de la main étaient complétement déchirés. Voyant le pouce renversé sur le carpe, séparé de son articulation avec le trapèze, je me disposais à l'enlever avec le bistouri, lorsque j'aperçus les tendons du long fléchisseur et du long extenseur du pouce intacts dans leur gaîne. Je replaçai donc ces parties aussi exactement que possible, au moyen de trois points de suture, deux du côté de la face palmaire, un du côté de la face dorsale de la main. L'hémorrhagie, qui était abondante d'abord, cessa par une légère pression. Les parties furent mollement tenues rapprochées par des agglutinatifs, en ayant soin de laisser assez d'espace pour que les mouvements d'extension fussent libres après la cicatrisation, etc., etc.

Le 1er avril, le petit malade est parti pour l'île de Wight. Je lui recommandai de faire mouvoir son pouce chaque jour, et maintenant il s'en sert, aussi bien qu'avant son accident, pour écrire et pour toutes ses autres occupations. (Astley Cooper, trad. Chassaignac et Richelot.)

LUXATIONS DES QUATRE DERNIERS MÉTACARPIENS.

La théorie indique : 1° que les métacarpiens peuvent se luxer en avant, en arrière;

2° Que les métacarpiens peuvent se luxer isolément ou réunis, etc., etc.

La luxation d'un métacarpien isolé demande une force instantanée, considérable, comme l'action d'une arme à feu. Quand on aura à traiter une de ces luxations, il y aura donc toujours des délabrements considérables et la luxation n'occupera souvent que le second rang dans l'ordre de l'importance pronostique et thérapeutique.

Nous savons, cependant, que la luxation des deux derniers métacarpiens sur le dos de l'os crochu a été observée, il y a un an, à l'hôpital Saint-Louis. Le blessé était tombé de haut et avait reçu des chocs multiples sur des échafaudages qui étaient placés par degrés. La luxation fut facilement réduite. La figure 3 est la reproduction expérimentale de ce cas.

La mobilité relative des deux derniers métacarpiens, un certain isolement des métacarpiens voisins, indiquent que dans des conditions traumatiques identiques, les métacarpiens extrêmes se luxeront plus aisément que les métacarpiens moyens.

LUXATIONS DES DOIGTS.

Après les luxations des métacarpiens viennent les luxations des doigts.

Nous présentons, figures 5 et 6, une coupe sur la ligne médiane de l'index luxé en avant, puis en arrière. Le lecteur prendra là une première idée de ces luxations assez communes et extrêmement difficiles à réduire. Nous ferons l'histoire complète des luxations des doigts dans la planche LXII, des luxations métacarpo-phalangiennes du pouce. Les luxations métacarpo-phalangiennes du pouce sont les plus communes et les plus connues, et tout ce que nous dirons en les traitant pourra s'appliquer aux luxations des autres doigts.

FRACTURE DES MÉTACARPIENS.

Luxation du premier métacarpien en arrière, ankylose après luxation non réduite. — Le musée des hôpitaux renferme le squelette d'une main qui présente les lésions suivantes (figure 4) : Le second métacarpien a été brisé à sa partie moyenne. Le fragment inférieur a été légèrement porté en arrière et l'os avait subi un raccourcissement. Ce raccourcissement était peu considérable et ne devait guère se reconnaître du vivant du malade.

Ces fractures de métacarpiens ne sont pas extrêmement rares, et, dans le plus grand nombre des cas, elles ne s'accompagnent d'aucun déplacement ; les extrémités osseuses étant maintenues en contact par les os voisins. C'est dire que dans le plus grand nombre des cas, l'appareil à employer devra être très-simple et consister dans un simple appareil de protection.

C'est ainsi que nous avons traité un de nos confrères, chirurgien très-habile dans les opérations des yeux et qui n'a rien perdu de la précision des mouvements des doigts après la fracture du métacarpien de l'index droit.

Dans un cas exceptionnel où le raccourcissement allait à près d'un centimètre, nous avons vu notre maître, M. Laugier, confectionner un petit appareil à extension continue qui remplissait parfaitement les conditions demandées, et qui permit aux fragments de se consolider dans leurs rapports.

La luxation ancienne du premier métacarpien en arrière est encore un fait très-rare et dont les ouvrages ne nous donnent pas d'observation, dans le cas de la figure 4. La luxation était complète et la tête du métacarpien s'était soudée sur le dos de l'os trapèze. C'est donc là un cas d'ankylose à la suite de luxation non réduite. Les cartilages des surfaces articulaires avaient disparu.

PLANCHE LXII.

LUXATIONS DU POUCE.

FIGURE 1. — **Luxation du pouce en arrière.**

A. Première variété.
B. Deuxième variété.

C. Point où l'on sentait la tête du premier métacarpien.

FIGURE 2. — **Luxation du pouce en arrière.**

(Rapports des os.)

A. Première phalange.
B. Tête du métacarpien.
1. Muscle adducteur du pouce.

2. Court abducteur du pouce.
3. Tendon fléchisseur.
4. Troisième interosseux palmaire.

FIGURE 3. — **Luxation du pouce en arrière.**

(Coupe, première variété.)

A. Premier métacarpien.
B. Première phalange.
C. Deuxième phalange.

D. Lambeau de la capsule arrachée à son insertion métacarpienne.

FIGURE 4. — **Luxation du pouce en arrière.**

(Coupe, deuxième variété.)

A. Premier métacarpien.
B. Première phalange.

C. Deuxième phalange.
D. Lambeau de capsule interposé.

FIGURE 5. — **Luxation irréductible du pouce en arrière.**

A. Premier métacarpien.
B. Deuxième métacarpien.

C. Première phalange.
D. Capsule interposée.

FIGURE 6. — **Luxation du pouce en avant.**

A. Saillie formée par la tête du métacarpien.

B. Première phalange.

FIGURE 7. — **Luxation du pouce en avant.**

A. Tête du métacarpien.
B. Première phalange.

1. Muscle adducteur du pouce.
2. Court adducteur du pouce.

Nous étudierons : 1° la luxation complète en arrière, 2° la luxation complète en avant. Il existe là des luxations incomplètes, des dislocations avec plaie, sans plaie, etc. Nous les signalons là comme partout ; nous ne les décrirons point. Un des points les plus importants à étudier consiste dans l'irréductibilité absolue ou relative qui se présente souvent à l'articulation métacarpo-phalangienne du pouce comme aux autres articulations des doigts.

LUXATIONS DU POUCE EN ARRIÈRE. — SYMPTÔMES, DÉFORMATION (FIG. 1).

Le pouce luxé en arrière peut affecter la forme A ou la forme B, c'est-à-dire que la direction de la première phalange peut être un peu oblique sur le métacarpien ou perpendiculaire au métacarpien.

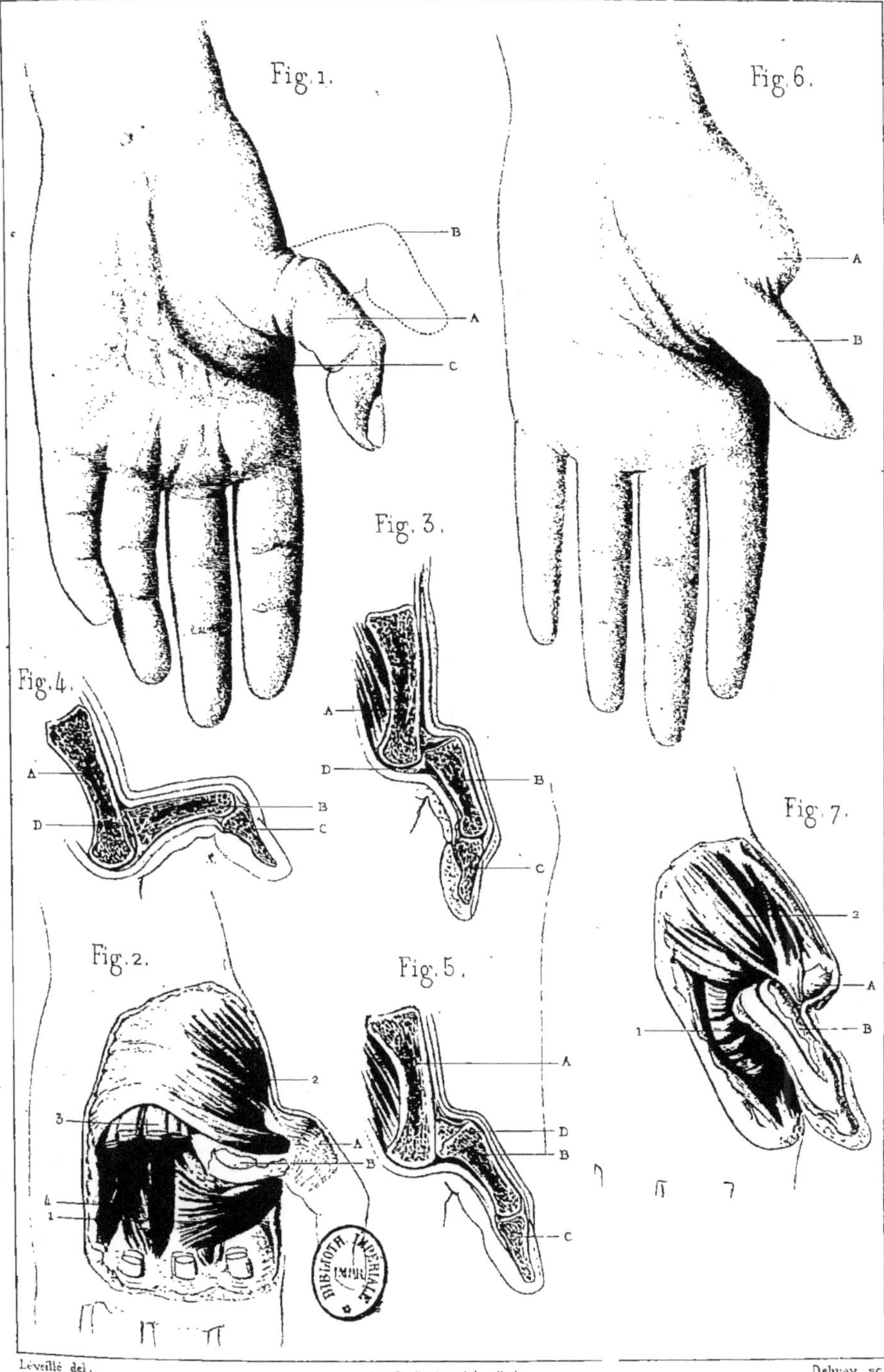

Lévillé del.

Imp. Ch. Chardon ainé — Paris.

Debray sc

LUXATIONS DU POUCE.

Dans ce second cas, que quelques auteurs regardent comme étant le plus commun, la deuxième phalange du pouce se trouve perpendiculaire à la première, et les trois os, premier métacarpien, première phalange, deuxième phalange, affectent, dans leurs directions, à peu près la forme d'un Z. Cette forme en Z ou *en marteau* nous a paru se présenter moins souvent que la forme A.

Le pouce est raccourci, et dans une observation publiée par M. Alaboissette (*Union médicale*, 1848), la phalange était refoulée jusque vers le milieu de l'os métacarpien.

M. Leva, cité par Malgaigne, a vu le pouce renversé en dedans sur le dos de la main.

Enfin, Malgaigne a vu un cas où la phalange débordait l'os métacarpien en dehors de 3 à 4 millimètres, déplacement dont Deville avait déjà reconnu la possibilité dans une autopsie.

RAPPORTS DES OS LUXÉS.

L'étude précise des rapports des os luxés, des rapports des muscles et de la position de la déchirure capsulaire, acquiert là une grande importance en raison des difficultés que l'on rencontre souvent dans la réduction, dont les manœuvres ne réussissent même pas toujours.

La tête du métacarpien, recouverte du tendon fléchisseur du pouce, fait saillie dans la paume de la main entre les muscles long abducteur et court extenseur qui sont en dehors ; abducteur et court fléchisseur en dedans.

Cette tête du premier métacarpien est donc prise dans une *boutonnière musculaire* formée en dedans et en dehors par les muscles de l'éminence thénar. Malgaigne, regarde l'action de cette boutonnière musculaire comme la cause mécanique de l'irréductibilité ; elle doit présenter, à la réduction, un obstacle facile à comprendre, si l'on songe que j'ai trouvé, dit Malgaigne, la largeur de la tête osseuse, sur un adulte, de 19 à 20 millimètres. Nous rejetons cette cause d'irréductibilité, ou du moins, ne lui accordons qu'une très-faible part dans le mécanisme de l'irréductibilité, pour deux raisons.

1° Si la boutonnière musculaire était un obstacle si difficile à vaincre, la résolution produite par le chloroforme devrait permettre une réduction facile, ce qui n'est pas.

2° Si la boutonnière musculaire était le véritable obstacle, l'irréductibilité fréquente d'une luxation métacarpo-phalangienne ne devrait se présenter que dans le lieu où cette disposition des muscles existe, au pouce. Eh bien, il n'en est rien. Les luxations des autres doigts sont tout aussi souvent irréductibles que celles du pouce, et cependant les mêmes dispositions anatomiques ne peuvent être invoquées ; il faudrait bien de la bonne volonté pour trouver à l'index ou au médius une boutonnière musculaire analogue à celle du pouce.

Sur ce sujet, nos expériences nous ont donné une solution tout à fait satisfaisante.

Jetez un coup d'œil sur les préparations (fig. 4, 5, 6) qui représentent les coupes médianes de pouces luxés en arrière, vous verrez que la capsule D est presque toujours déchirée en avant à son insertion au métacarpien. Cette capsule, arrachée ainsi à son insertion métacarpienne, peut conserver une partie de ses rapports, comme dans la figure 3, où elle recouvre encore la tête du métacarpien, en partie du moins. Elle peut se trouver repliée d'une façon bizarre, de manière à se trouver interposée entre la surface cartilagineuse de la phalange et la surface cartilagineuse du métacarpien.

Cette interposition de la capsule entre les deux surfaces articulaires a été constatée par nous à l'autopsie de plusieurs luxations expérimentales irréductibles.

Comment se produit cette interposition ? La déchirure de la capsule a-t-elle toujours lieu à la même place ? La déchirure capsulaire existe le plus souvent en avant, mais elle n'a pas toujours lieu à cette place et elle peut certainement exister dans tous les points de son étendue. Elle présente des variétés nombreuses, et si l'interposition capsulaire produit souvent une irréductibilité que rien ne peut vaincre, on la voit souvent ne produire que des difficultés dont on peut triompher.

L'explication que nous donnons, et qui nous paraît un fait démontré, se rapproche un peu de la solution qui avait été donnée par Hey.

30

Hey, frappé de la forme anguleuse de la tête du premier métacarpien, qui est plus large en arrière qu'en avant, considérant que les ligaments latéraux s'insèrent sur un point déjà rétréci, pensait que cette tête osseuse pouvait bien passer au travers pour se luxer en avant, mais non y repasser pour revenir en arrière, attendu qu'elle offre alors, à leur ouverture, sa portion la plus large. (Malgaigne.)

Ainsi, pour Hey, c'était l'action des ligaments latéraux qu'il fallait invoquer.

Dupuytren accusa le changement de direction de ces ligaments latéraux qui, de parallèles à l'axe de l'os, leur deviennent perpendiculaires et retiennent la phalange étroitement appliquée contre l'os métacarpien : explication qui ne paraît point déduite d'une observation très-rigoureuse.

Nous dirons du reste, et cette fois avec Malgaigne, que dans les expérimentations, la luxation entraîne presque toujours la destruction d'un ligament latéral au moins, souvent de tous les deux. Mais Malgaigne ne paraît pas se douter que l'irréductibilité puisse exister sur le cadavre comme sur le vivant, sans cela il n'aurait pas regardé comme cause importante d'irréductibilité la *boutonnière musculaire*.

L'interposition du ligament antérieur entre les os est admise par M. Nélaton, et le passage suivant ne laisse aucun doute sur la réalité de cette cause importante d'irréductibilité.

« M. Pailloux, ayant eu l'occasion d'observer à l'hôpital Saint-Louis un cas de luxation du pouce irréductible, fit sur le cadavre des expériences dans lesquelles il constata la rupture du ligament antérieur à son insertion au premier métacarpien, et son interposition entre les deux surfaces articulaires. Ce fut là pour lui la cause de l'irréductibilité, cause d'autant plus puissante que ce corps est fibro-cartilagineux, et contient souvent un ou plusieurs os sésamoïdes, qui forment une espèce de coussinet intermédiaire.

» Bien que quelques auteurs de notre époque paraissent regarder comme tout à fait nulle l'influence du ligament antérieur, on ne peut cependant se refuser à admettre que, dans quelques cas, il constitue un véritable obstacle à la réduction. A l'appui des expériences de M. Pailloux, M. Blandin raconte qu'il a vu Dupuytren, après bien des tentatives inutiles, ne pouvoir réduire une luxation de ce genre qu'après qu'une incision lui eut démontré la cause de l'obstacle, c'est-à-dire le glissement et l'interposition d'une portion du muscle petit fléchisseur entre les surfaces articulaires. (Nélaton.)

Il est bien probable que l'interposition capsulaire aurait pu être constatée dans un fait observé par Lawrie et publié dans la *Gazette médicale de Londres* (1838, vol. I, p. 93).

La phalange était luxée en arrière et en dedans, elle remontait d'environ un pouce sur le métacarpien, sur lequel elle était couchée. Le *ligament antérieur, arraché de ce dernier os, avait suivi la phalange avec les os sésamoïdes* ; le ligament latéral externe, rompu dans sa partie antérieure, était tendu en travers pour rejoindre la phalange déviée en dedans ; l'interne était intact. Le muscle court abducteur était passé du côté externe et postérieur ; le court fléchisseur avait eu sa portion externe déchirée et l'autre portion avait glissé en dedans avec le tendon du long fléchisseur et l'adducteur refoulé en arrière.

DE LA RÉDUCTION DE LA LUXATION DU POUCE EN ARRIÈRE.

De l'extension. — Pendant longtemps on a regardé comme produisant la difficulté de la réduction le peu de longueur du pouce ou des doigts qui ne permet pas de prendre un point d'attache solide pour l'extension. M. Charrière, Robert Mathieu, nous ont donné aujourd'hui des pinces à extensions tellement perfectionnées que cette raison ne peut plus subsister. Avec les instruments à extension que nous possédons aujourd'hui, on pourrait certainement arracher le doigt, et cependant on a souvent échoué dans les réductions. C'est que ce n'est pas une question de force ; que bien souvent une impulsion très-faible suffirait si l'on connaissait le lieu qu'occupe la déchirure capsulaire et si l'on avait un moyen certain de modifier les rapports de la capsule.

L'extension seule a cependant quelquefois réussi.

L'impulsion simple a été employée par Hey et tous les chirurgiens, qui d'ordinaire l'exercent avec les doigts.

L'impulsion avec flexion en avant, l'impulsion avec flexion en arrière, la torsion, etc., ont réussi dans un grand nombre de cas où *l'extension seule, l'extension avec impulsion,* avaient échoué.

Si nous avions à tenter la réduction dans un cas qui aurait résisté pendant longtemps, et que la mobilité latérale du pouce, la possibilité de lui rendre à peu près sa forme, etc., nous avertissent que l'irréductibilité tient à l'interposition de la capsule, nous n'hésiterions pas, après avoir fait une petite plaie à la peau, à glisser un petit levier entre les os et à repousser les tissus interposés, manœuvre qui a réussi sur le cadavre et qui, sans aucun doute, donnera bientôt des succès sur le vivant.

LUXATION DU POUCE EN AVANT.

(La science n'en possède que quatre observations.)

Elle est beaucoup moins intéressante que la luxation du pouce en arrière.

Les figures 6 et 7 suffisent pour donner les symptômes et les rapports des os.

Le métacarpien est passé en arrière, le pouce, dans la paume de la main, etc.

Voici la relation du cas, le plus intéressant jusqu'à présent, de luxation du pouce en avant : elle est due à M. Nélaton.

OBSERVATION.

Un exemple de luxation du pouce en avant nous fut offert par un homme de soixante-dix-huit ans, qui ne put nous renseigner sur les circonstances de l'accident.

Il nous raconta seulement que, la veille au soir, il avait fait une chute à la suite de laquelle il avait éprouvé de la douleur au niveau de l'articulation métacarpo-phalangienne, et de la difficulté dans les mouvements du pouce.

Cette articulation était le siége d'une déformation caractérisée en arrière par la saillie de l'extrémité inférieure du premier os du métacarpe. Celle-ci était séparée de l'extrémité supérieure de la première phalange, qui se trouvait en avant et en dehors de la première saillie. Le pouce était en même temps visiblement raccourci, dévié en dehors, fléchi en avant et légèrement tourné en dedans.

Le raccourcissement provenant du chevauchement de la phalange sur le métacarpe égale un demi-centimètre environ, comparé à la longueur du côté opposé.

La déviation du pouce en dehors est telle que l'axe de ce doigt fait avec le premier métacarpien un angle obtus ouvert en dehors de 138°. La phalange tombe tout à fait au côté externe de l'extrémité inférieure du premier métacarpien.

La flexion du pouce se mesure à peu près par un angle de 45°. La deuxième phalange est dans l'extension.

La rotation en dedans est peu prononcée ; la pulpe du doigt regarde directement la paume de la main.

Les mouvements spontanés sont impossibles ; on peut, à l'aide du redressement effectué en arrière, amener la phalange à peu près dans la même direction que le métacarpien, et, par l'inclinaison latérale, aller en dehors jusqu'à l'angle droit, et en dedans jusqu'à la rencontre de l'indicateur.

Il n'y a que peu de gonflement autour de l'articulation, ce qui permet de distinguer très-aisément les saillies articulaires dans le déplacement qu'elles ont subi. La peau est fortement tendue ; il existe deux plis ou sillons cutanés, très-prononcés à la racine du pouce et de l'éminence thénar. Nulle trace de contusion à la main.

La réduction se fit aisément en opérant l'extension sur le pouce avec les quatre derniers doigts de la main droite, et prenant un point d'appui avec le pouce de la même main sur la tête de l'os métacarpien. Le lendemain, cet homme revint à la consultation, et, bien qu'il eût fait dans l'intervalle une chute sur les mains, il n'est rien survenu de fâcheux du côté de l'articulation du pouce, dont tous les mouvements se faisaient facilement. (Nélaton.)

SUBLUXATION DU POUCE EN AVANT ET EN ARRIÈRE.

Nous n'avons rien dit de la subluxation du pouce en avant et en arrière ; ces subluxations existent, elles sont même plus communes que les luxations, mais il ne nous paraît pas nécessaire de les étudier ; les réflexions du lecteur lui suffiront pour en tracer les symptômes, le diagnostic.

PLANCHE LXIII.

LUXATION DES PHALANGES.

FIGURE 1. — **Luxation de la deuxième phalange de l'indicateur.**

A. Tête de la première phalange de l'indicateur. | B. Extrémité supérieure de la seconde phalange.

(Le ponctué indique les contours de la partie antérieure du doigt dans une seconde variété de la même luxation.)

FIGURE 2. — **Luxation de la deuxième phalange de l'indicateur en avant.**

A. Tête de la première phalange. | B. Extrémité supérieure de la deuxième phalange.

FIGURE 3. — **Luxation latérale de la deuxième phalange du médius.**

A. Extrémité inférieure de la première phalange. | 1. Tendon fléchisseur.
B. Extrémité supérieure de la deuxième phalange. | 2. Gaîne des fléchisseurs déchirée.

FIGURE 4. — **Luxation en arrière avec plaie de la deuxième phalange.**

A. Extrémité inférieure de la première phalange. | a.b. Plaies à la peau.
B. Extrémité supérieure de la deuxième phalange. | 1. Tendon fléchisseur brisé.

FIGURE 5. — **Luxation en arrière avec fracture de la deuxième phalange du médius.**

(Pièce dessinée après amputation.)

A. Extrémité inférieure de la première phalange.
B. Extrémité supérieure de la deuxième phalange. | C. Extrémité supérieure de la première phalange.

FIGURE 6. — **Luxation avec plaie de la première phalange du pouce en arrière.**

A. Extrémité inférieure de la première phalange du pouce. | 1. Tendon fléchisseur.
B. Ponctué de la deuxième phalange. | a,b. Plaies à la peau produites par arrachement.

FIGURE 7. — **Luxation de la première phalange du pouce en avant.**

A. Extrémité inférieure de la première phalange. | 1. Tendon fléchisseur.
B. Extrémité supérieure de la deuxième.

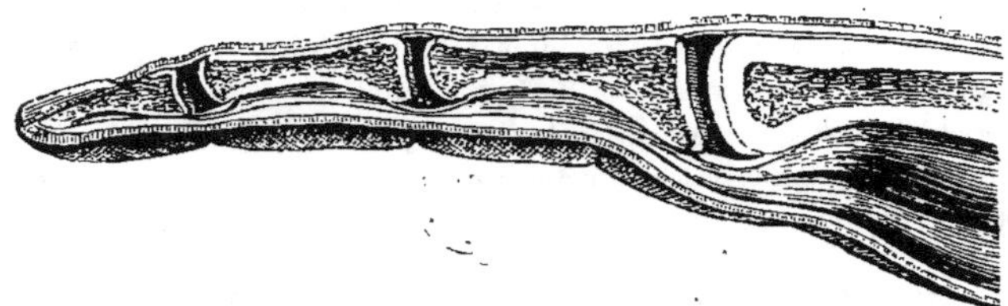

FIGURE 53. — **Articulations des phalanges étudiées par une coupe médiane de l'index.**

Nous tracerons, sous formes de propositions, les points principaux de l'histoire des luxations des phalanges.

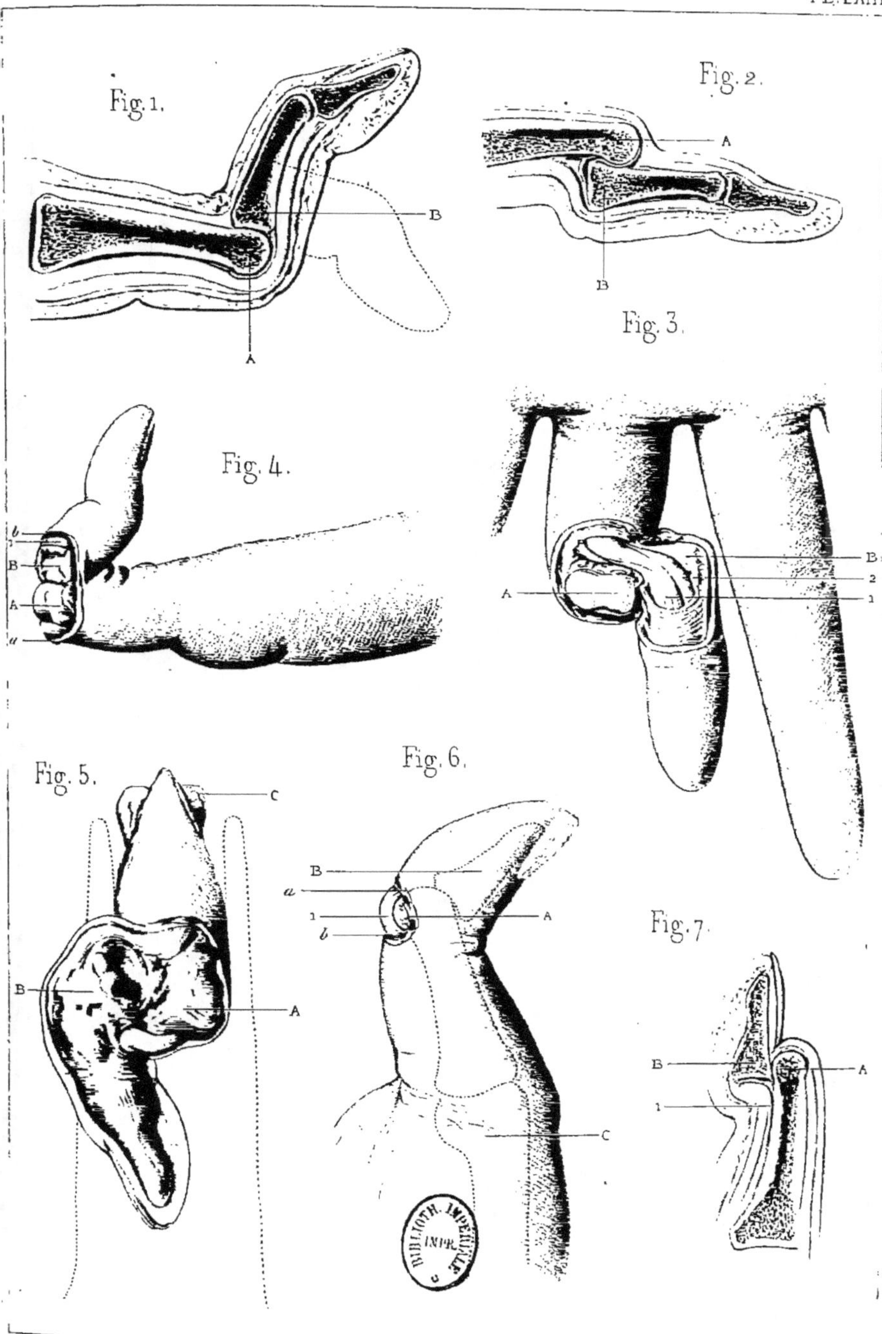

Leveillé del.　　　　　　Imp. Ch. Chardon ainé　Paris　　　　　　Annedouche sc.

LUXATIONS DES PHALANGES

Librairie Germer Baillière.

a. *Luxation en arrière.*

Cinq cas connus (médius, 2 ; petit doigt, 2 ; index, 1.)

b. *Luxation en avant.*

Boyer la croyait impossible à cause de la direction des condyles de l'extrémité inférieure des premières phalanges, lesquels sont tellement prolongés en devant que la flexion de la seconde phalange ne peut jamais être portée assez loin pour que cette phalange cesse d'être en rapport avec la première.

A. Cooper l'a observée : la seconde phalange était jetée en avant, du côté des gaînes, et la première en arrière. Il n'a pu savoir si les ligaments avaient été rompus, attendu que la luxation existait depuis longtemps et que le ligament était alors réuni. Le tendon extenseur était très-fortement tendu sur l'extrémité de la première phalange.

c. *Luxations latérales.*

Il n'en existe que trois cas.

Ainsi, les luxations des phalanges sont excessivement rares, elles sont souvent irréductibles, le mécanisme paraît dans tous les cas difficile à saisir. Il n'en est pas de même du diagnostic, que l'on peut arriver assez facilement à poser.

Les *symptômes*, le *diagnostic*, les *rapports des os*, ne peuvent manquer d'être saisis du premier coup dans la luxation d'une phalangine en arrière (fig. 1).

La phalangine peut être fléchie ou étendue. La seconde phalange du doigt peut donc être parallèle à la phalange métacarpienne, tout en étant projetée en arrière.

Les symptômes seront facilement saisis pour une luxation complète de la seconde phalange en avant, sur la figure 2, on comprend bien :

1° La saillie que forme la seconde phalange à la partie dorsale du doigt ;

2° La saillie que forme la partie supérieure de la seconde phalange à la partie antérieure du doigt.

La luxation de la seconde phalange en arrière peut exister avec plaie (fig. 4) et constituer un *renversement* complet sur le dos de la première phalange ; c'est un degré plus avancé de la luxation (fig. 1). Dans la luxation latérale (fig. 3), nous avons pratiqué la dissection pour permettre de saisir :

1° La saillie formée par la tête de la phalange supérieure, en dehors ou en dedans, suivant le sens de la luxation ; 2° la saillie formée par la phalangine, en dedans ou en dehors, si la luxation est latérale interne ou latérale externe.

Dans un cas (fig. 5), nous avons pu étudier avec soin une luxation de la phalangine du médius, *compliquée* d'une fracture de cette phalangine. C'était sur le doigt d'un ouvrier dont la main avait été prise dans l'engrenage d'un moulin. La guérison de la fracture eut lieu, mais la réduction n'ayant pu être obtenue, le doigt resta ankylosé et roide. Le malade réclama l'amputation, qui fut habilement pratiquée par le docteur Patureau, de Nantes. Le cal B était très-résistant et l'extrémité supérieure de la phalangine placée en *arrière* et en dedans de la phalange avait contracté avec elle des adhérences qui expliquaient bien l'immobilité de la partie antérieure du doigt. L'amputation fut suivie de quelques abcès dans la paume de la main qui retardèrent la guérison, mais la cicatrisation se fit au bout d'un mois, et le patient eut à s'applaudir d'avoir demandé une opération qui lui permettait de reprendre ses travaux.

Les luxations des phalangettes peuvent être : 1° complètes en arrière ; 2° complète, en avant (fig. 7) ; avec plaie (fig. 6) ou sans plaie, etc., etc.

MEMBRE INFÉRIEUR

RÉGION DE LA HANCHE

PLANCHE LXIV.

A. Artère fémorale.
A′. Épine iliaque antérieure.
B. Épine du pubis.
C. Nerf crural.
C′. Tubérosité de l'ischion.
D. Arrière-fond de la cavité cotyloïde.
E. Ligament rond.
F. Crête iliaque.
F′ Tendon du doigt antérieur.
G. Capsule articulaire.
H. Bourrelet cotyloïdien.
I. Gouttière cotyloïdienne.
M. Séreuse sous-iliaque.

1. Aponévrose du grand oblique.
2. Couturier.
3. Fascia lata.
3′. Aponévrose qui recouvre le fascia lata.
4. Petit fessier.
5. Grand fessier.
6. Coupe du moyen fessier.

7. Pyramidal.
8. Obturateur interne et jumeau.
9. Psoas iliaque.
10. Pectiné.
11. Second adducteur.
12. Droit interne.
13. Premier adducteur.
14. Obturateur externe.
15. Carré fémoral.
16. Grand adducteur.
17. Biceps.
18. Demi-membraneux.
19. Demi-tendineux.
20. Cordon spermatique.

b. Veine fémorale.
d. Artère circonflexe interne.
e. Nerf sciatique.
f. Artère sciatique.
g. Veine sciatique.

Pour bien saisir les rapports de la tête du fémur dans les différentes luxations qui peuvent se faire autour de la cavité cotyloïde, il est important d'arrêter un instant son attention sur les rapports et la superposition des muscles en avant, en arrière, en dedans, en bas de la cavité cotyloïde.

En avant de la cavité cotyloïde se trouve le muscle psoas iliaque. Aux fibres musculaires du psoas iliaque se trouvent là mélangées de très-fortes fibres aponévrotiques qui vont bientôt former un tendon épais dont l'attache se fait au petit trochanter. Le couturier est situé en avant et en dehors du psoas iliaque, mais plus superficiel.

A la partie la plus interne de la partie antérieure se trouve le pectiné, qui, né de la branche horizontale du pubis, descend très-obliquement vers la partie supérieure du fémur.

Entre le psoas iliaque et le pectiné, on voit la veine, puis l'artère, qui seront soulevées dans la luxation du fémur en avant, et repoussées tantôt en dedans, tantôt en dehors, d'autrefois en avant même de la partie cartilagineuse de la tête du fémur.

Toute cette partie antérieure de la cavité cotyloïde répond à un plan osseux qu'on peut appeler le versant abdominal ou supérieur de l'os pelvien, fosse iliaque interne, branche horizontale du pubis.

Le versant postérieur de l'os iliaque comprend toute la partie postérieure, postérieure et supérieure, postérieure et inférieure. C'est là que se trouvent, sur un premier plan ou plan musculaire

Léveillé del.   Imp. Ch. Chardon ainé, Paris.   Debray sc.

RÉGION DE LA HANCHE.

Librairie Germer Baillière

superficiel, le tenseur du fascia lata, le moyen fessier, le grand fessier. Sur un second plan, plan musculaire profond de la fesse, le petit fessier, le pyramidal, l'obturateur interne et les jumeaux réunis. Ce versant postérieur de l'os iliaque est limité en avant par le tendon si épais et si résistant du droit antérieur ; en arrière par la gouttière *sous-cotyloïdienne*.

Enfin, le versant interne de l'os iliaque présente une large perforation que l'on appelle le trou sous-pubien, obturé par la membrane obturatrice, insertion du muscle obturateur externe en dehors et du muscle obturateur interne en dedans.

Le muscle obturateur externe, dont les fibres réunies en faisceau et terminées par un tendon arrondi vont s'enfoncer dans la cavité digitale du grand trochanter, est limité en dedans et en avant par les muscles pectiné, premier adducteur, second adducteur et par la partie antérieure du troisième adducteur ou grand adducteur dont l'insertion occupe toute la branche ischio-pubienne et va jusqu'à l'ischion, où elle présente sa partie la plus importante. Entre le grand adducteur en arrière et le muscle obturateur externe vient s'interposer le carré fémoral qui se jette bientôt sur le fémur, s'insérant au bord postérieur du grand trochanter.

C'est entre ces différents muscles que nous verrons la tête du fémur faire sa place, dans les luxations, il n'est peut-être pas un interstice où on ne l'ait rencontrée, et même elle peut occuper un grand nombre de positions intermédiaires pendant les manœuvres destinées à la réduire, et pendant les violences qui la font cheminer souvent au travers de plusieurs interstices avant de s'abandonner à un équilibre stable qui constitue la luxation en arrière, en dedans, etc., etc.

ARTICULATION COXO-FÉMORALE.

Surfaces articulaires :

Du côté de l'os iliaque, la *cavité cotyloïde*.

Dimensions : La cavité cotyloïde a 5 centimètres dans tous ses diamètres ; une profondeur variable.

Elle regarde en bas, en dehors et en arrière.

D'après Malgaigne (*Anatomie chirurgicale*), elle est éloignée de la symphyse pubienne d'environ 7 centimètres et demi ; de l'épine iliaque antérieure, de 7 centimètres ; de l'échancrure sciatique, de 34 milimètres ; du sommet de la tubérosité sciatique, de 5 centimètres et demi. Mais il y a là de nombreuses variétés dépendant des sexes et des âges.

Quand on examine le pourtour de la cavité cotyloïde, sur un os sec, un simple coup d'œil fait voir que trois échancrures, d'inégale profondeur, interrompent la continuité du sourcil cotyloïdien. La première est antérieure et un peu interne ; la seconde est interne et un peu inférieure ; la troisième est postérieure.

Ces trois échancrures portent le nom d'*ilio-pubienne, ischio-pubienne, ilio-ischiatique*.

L'échancrure postérieure ou *ilio-ischiatique* est beaucoup plus longue et moins profonde que les deux autres.

Sur l'os, recouvert de ses ligaments, les échancrures du sourcil cotyloïdien n'apparaissent pas. Le sourcil cotyloïdien est égalisé par un bourrelet fibreux, dit bourrelet cotyloïdien, qui remplit les interstices et donne au pourtour de la cavité cotyloïde une grande régularité.

Cependant l'échancrure ischio-pubienne ou interne n'est pas entièrement comblée, et le bourrelet cotyloïdien forme, à son niveau, un pont sous lequel passent les vaisseaux qui, par l'intermédiaire du ligament rond, se rendent à la tête du fémur.

D'après M. Nélaton, dans toutes les luxations du fémur, la tête de l'os quitterait sa cavité en passant par une de ces échancrures, car là, quoique le bourrelet cotyloïdien soit très-résistant, la cavité cotyloïde est moins protégée que dans les points où toute la hauteur du rebord est formée par un tissu osseux.

M. Nélaton, partant de cette pensée, a classé les luxations du fémur en trois familles naturelles :

1° Luxations ilio-ischiatiques ;

2° Luxation ischio-pubienne ;

3° Luxations ilio-pubiennes.

Classification excellente au point de vue de l'observation clinique, mais qui, bien probablement, ne correspond pas à trois modes de productions, trois mécanismes différents.

La cavité cotyloïde, située à la réunion de l'ilion du pubis et de l'ischion, est ainsi placée entre *trois versants* qui reçoivent la tête du fémur quand elle sort de sa cavité.

Malgaigne, qui semblait avoir pris à tâche de renverser toutes les idées reçues et admises par tous les praticiens, a imaginé des luxations du fémur dans lesquelles la tête de l'os serait sortie à moitié de la cavité cotyloïde, portant encore sur le sourcil cotyloïdien par sa partie convexe. Il appelle cela des luxations incomplètes, et, pour lui, les luxations du fémur sont presque toujours des luxations incomplètes.

Il suffit de jeter les yeux sur la conformation de la cavité cotyloïde de la tête du fémur et des plans inclinés qui entourent le cotyle, pour demeurer convaincu que, si la tête du fémur quitte ses rapports d'une façon permanente, elle doit être entièrement sortie de sa cavité de réception, seule condition qui explique la persistance de rapports anormaux.

Au-dessus et un peu en dehors de la cavité cotyloïde, se trouve une petite gouttière qui est située, par conséquent, au-dessous de l'épine iliaque, antérieure et supérieure. D'après Malgaigne, la tête du fémur pourrait occuper cette place (*luxations sus-cotyloïdiennes*). Quand on étudie la disposition anatomique des plans osseux *sous-cotyloïdiens*, on s'aperçoit bien vite que la tête luxée en position *sous-cotyloïdienne* (Malgaigne), se trouve, en définitive, en avant ou en arrière de l'axe vertical de la cavité ovalaire ou ischiatique. Il n'y a donc ni utilité ni nécessité à admettre une luxation sous-cotyloïdienne du fémur. Nous dirons plus : quoique tout puisse exister en fait de luxation, la luxation sous-cotyloïdienne de Malgaigne n'a peut-être jamais été vue.

CONSIDÉRATIONS ANATOMIQUES SUR LE COL DU FÉMUR.

Le col du fémur est tantôt perpendiculaire à l'axe du corps de l'os (chez les vieillards), d'autres fois, il tend à confondre son axe avec celui du corps (chez les jeunes sujets).

Le col du fémur est arrondi ; vers sa base il présente un léger aplatissement, et c'est le diamètre vertical qui prédomine sur l'antéro-postérieur.

La longueur du col du fémur est très-variable ; dans certains cas, le col disparaît presque entièrement et la tête du fémur vient s'appliquer contre les trochanters ou dans leur intervalle, ce qui, comme le fait observer M. Chassaignac, rapproche beaucoup la forme du fémur de celle de l'humérus, à la partie supérieure.

La capsule coxo-fémorale s'attache supérieurement, et en avant, à la base du col du fémur, tandis que, inférieurement et en arrière, elle répond à la réunion des trois quarts internes avec le quart externe.

L'insertion de la capsule en avant se fait par des fibres excessivement fortes, qui s'unissent intimement avec le périoste.

En arrière, la capsule ne prend véritablement point d'insertion au col ; elle forme un demi-anneau qui l'entoure et qui lui est uni seulement par la synoviale.

Le col du fémur est recouvert d'un périoste qui, comme le fait remarquer M. Nélaton, est d'autant plus épais que l'on s'éloigne moins de l'insertion de la capsule.

STRUCTURE DU COL DU FÉMUR.

Quand on pratique, avec la scie, une section transversale de la tête fémorale, partageant l'articulation en deux moitiés, l'une antérieure et l'autre postérieure, on aperçoit, dans le col, un beau tissu spongieux, à mailles serrées, et offrant des colonnes dirigées presque toutes dans le même sens, en bas et un peu en dehors : c'est de ce côté que se répartissent les pressions transmises par le poids du corps aux os du membre inférieur, et ces colonnes, sur lesquelles Bourgery, et plus récemment

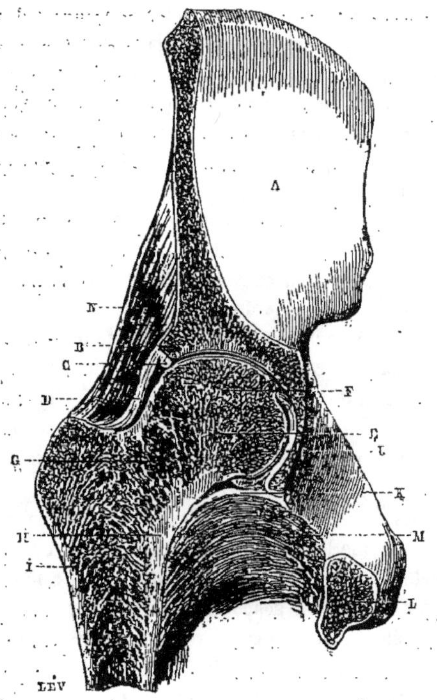

FIGURE 54. — **Coupe de l'articulation coxo-fémorale.**

A. Fosse iliaque interne.
B. Sourcil cotyloïdien.
C. Bourrelet cotyloïdien.
D. Capsule.
E. Fibres obliques en bas et en dehors.
F. Tissu spongieux sous-chondrique.
G. Fibres osseuses n'ayant pas une direction spéciale.
H. Lame de tissu compacte située à la partie inférieure du col.
I. Lame diaphysaire externe du fémur.
J. Ligament rond.
K. Partie inférieure de la capsule.
L. Coupe de la branche ischio-pubienne.
M. Obturateur externe.
N. Muscle petit fessier.

M. Jarjavay, ont appelé l'attention, correspondent à une direction selon laquelle l'os a besoin d'une plus grande force.

Le col du fémur est un des points du squelette où l'altération sénile des os, qui consiste, comme nous l'avons dit dans notre introduction, en une diminution de la masse de l'os et en une substitution graisseuse, se manifeste le plus vite et produit l'affaiblissement le plus considérable; aussi les fractures du col du fémur sont-elles très-communes chez les vieillards, très-exceptionnelles chez les jeunes sujets et ne se manifestant alors que sous l'influence de causes spéciales très-énergiques.

Le col du fémur se nourrit : 1° par les vaisseaux que lui apporte le ligament rond ; 2° par ceux que lui amènent la capsule articulaire et le périoste.

CAPSULE ET SYNOVIALE.

La capsule de l'articulation coxo-fémorale est la plus épaisse de toutes les membranes ligamenteuses du corps humain.

Elle est particulièrement dense et résistante, en avant, où se trouvent des fibres obliques en bas et en dedans qui, de la partie la plus élevée et externe de la cavité cotyloïde, s'en vont à la partie inférieure et interne du col. C'est *le ligament de* BERTIN ; mais il n'y a pas là de véritable ligament isolé, le ligament de Bertin n'est poin t séparable de la capsule ; et si l'on voulait décomposer ainsi cette membrane fibreuse, il faudrait admettre, dans son étendue, l'existence d'au moins cinq ou six ligaments séparés de la même façon ; ce que des auteurs ont fait en Allemagne, étude dans laquelle nous nous garderons bien de les suivre.

La résistance de la capsule coxo-fémorale est énorme. Quand elle se brise, dans les luxations, c'est toujours à son insertion à l'os que se trouve la solution de continuité. Quelquefois, et assez souvent même, des parcelles osseuses se trouvent enlevées, et dans un cas, nous avons vu l'arrachement d'un lambeau cunéiforme de la branche du pubis.

La synoviale tapisse la face interne de la capsule et ne présente d'autre particularité intéressante que sa réflexion à la partie postérieure du col, disposition étudiée plus haut.

L'articulation coxo-fémorale permet des mouvements très-étendus ; elle permet ce mouvement que nous avons appelé *conoïde de révolution* et que nous avons étudié dans notre introduction. Quand une articulation permet ce mouvement, la *flexion*, l'*extension*, l'*adduction* et l'*abduction* acquièrent nécessairement une grande étendue.

Nous avons déjà parlé, dans nos considérations générales, de la prétendue influence de l'air sur les cavités articulaires ; on se rappelle que les frères Weber, de Leipzig, ont voulu que le fémur fût maintenu dans la cavité cotyloïde par la pression atmosphérique. Voilà comment ils ont prétendu démontrer leur assertion ! Sur une articulation dépouillée de ses parties molles, ils ont incisé circulairement la capsule du fémur : la tête du fémur a conservé ses rapports malgré la division de ses liens, et les savants expérimentateurs en ont conclu que le bourrelet cotyloïdien étant très-exactement appliqué sur la tête, et l'air atmosphérique ne pouvant entrer dans la cavité cotyloïde, il y avait là un vide comme celui que produit la machine pneumatique : la tête du fémur était appliquée dans la cavité cotyloïde, comme le sont, l'un sur l'autre, les deux hémisphères de Magdebourg.

Quelle analogie y a-t-il entre un fémur ou un fragment de fémur pendu à la cavité cotyloïde et le membre inférieur adhérent au bassin ? Voilà une expérience que nous avons exécutée et répétée bien souvent devant les élèves à l'amphithéâtre d'anatomie des hôpitaux : Un cadavre est pendu par le bassin dans une position verticale ; les membres inférieurs pesant de tout leur poids. Avec un couteau à amputation, nous divisons circulairement les chairs de la hanche jusqu'à la capsule, puis nous incisons la capsule ; immédiatement le membre inférieur tombe. Donc, la pression atmosphérique ne l'a pas maintenu ; l'expérience est effectuée dans les conditions de la vie et nous paraît très-probante. Nous sommes heureux de nous rencontrer dans cette opinion avec des hommes dont les doctrines scientifiques font loi en pareille matière. Dans une conversation récente, M. le docteur Duchenne, de Boulogne, nous a appris qu'il y avait une conformité parfaite entre sa manière de voir et la nôtre. Il a pu s'assurer, par lui-même, que l'opinion des frères Weber n'était point fondée sur des expériences suffisamment exactes, et, selon toute probabilité, ces deux illustres physiologistes, qui tiennent un rang si élevé dans l'Allemagne savante, ont modifié, en ce moment, leur théorie.

M. le docteur Giraud Teulon, qui a appliqué, avec tant de succès, les mathématiques aux questions de physiologie, est arrivé, par des moyens différents, à une conclusion toute semblable à la nôtre.

Nous avons joint, du reste, à l'expérimentation cadavérique, les expériences sur les animaux vivants. Rappelons ici que nous avons perforé le fond de la cavité cotyloïde chez des chiens, donnant ainsi un libre accès à l'air, ce qui n'a en rien modifié les conditions d'équilibre.

Le lecteur qui voudrait approfondir la question et voir combien nombreuses sont les applications à la pathologie et à la physiologie, lira, avec intérêt, un remarquable article de M. Duchenne, de Boulogne, inséré dans l'*Union médicale* (année 1855, pages 438 et 442).

PLANCHE LXV.

FRACTURE DU BASSIN.

A. Fracture au niveau de la symphyse sacro-iliaque droite.

B.B'. Fracture au niveau de la symphyse sacro-iliaque gauche, divisant aussi toute la partie gauche du sacrum.

C. Fracture partageant en deux la cavité cotyloïde gauche.

D.D' (*inf.*). Extrémités interne et externe d'un fragment E.

D.D' (*sup.*). Points du squelette auxquels correspondaient les deux extrémités du fragment.

F. Fracture ayant enlevé un lambeau osseux de la branche du pubis droit.

G. Fracture séparant l'ischion de la branche descendante du pubis droit.

H. Fracture de la branche descendante du pubis gauche.

Il faut de grandes violences pour briser le bassin. La ceinture pelvienne est, en effet, très-résistante et recouverte de couches épaisses de muscles qui la protégent. Aussi les fractures du bassin ne s'observent-elles que dans les grands traumatismes, les accidents de chemin de fer, les écrasements par des roues de voitures, les chutes des lieux très-élevés. Dans quelques cas, un point limité du bassin est brisé d'une autre façon.

Il arrive assez communément que le rebord de la cavité cotyloïde se brise dans la luxation par suite de l'arrachement des insertions osseuses de la capsule, etc.

On peut donc admettre dans les fractures du bassin :

1° Des fractures complètes du bassin, ayant pour caractère de diviser la ceinture pelvienne de telle façon qu'il soit possible de provoquer des mouvements entre chacune des pièces qui le composent;

2° Des fractures des parties saillantes du bassin, fractures que nous pourrions appeler des écornements du bassin.

Dans la fracture que représente la planche LXV, la mobilité entre les différentes pièces du bassin était très-grande; il avait été littéralement écrasé par le passage d'une roue d'omnibus; la vessie était rompue; les artères du bassin déchirées, le sang infiltré dans les parois abdominales; le malade était mort peu d'heures après l'accident, c'est-à-dire avant le développement des phénomènes inflammatoires.

PRINCIPALES VARIÉTÉS DES FRACTURES DU BASSIN, D'APRÈS LES AUTEURS.

1° *Fracture du sacrum.* — Quand le sacrum seul est brisé, la fracture est presque toujours le résultat d'une *chute sur la partie inférieure de l'os :* d'après Malgaigne, il y a, dans ce cas, un déplacement à peu près constant; le fragment inférieur retenu en contact avec l'autre, par sa base, est plus ou moins incliné par son sommet, etc., etc.

2° *Fractures du coccyx* (excessivement rares).

3° *Fractures de la crête iliaque*, décrites d'abord par Duverney. Les fractures de la crête iliaque sont toujours le résultat de chutes sur le côté, de fortes pressions, ou de l'action des armes à feu, comme nous en avons rapporté un exemple dans notre coup d'œil général sur les luxations et les fractures.

4° *Fractures du pubis.*

5° *Fractures de l'ischion.*

6° *Double fracture verticale du bassin.* On a décrit sous cette dénomination une fracture multiple du bassin, présentant une certaine régularité. C'est une combinaison de deux fractures verticales, découpant, sur l'un des côtés du bassin, un fragment moyen qui comprend l'articulation coxo-fémorale.

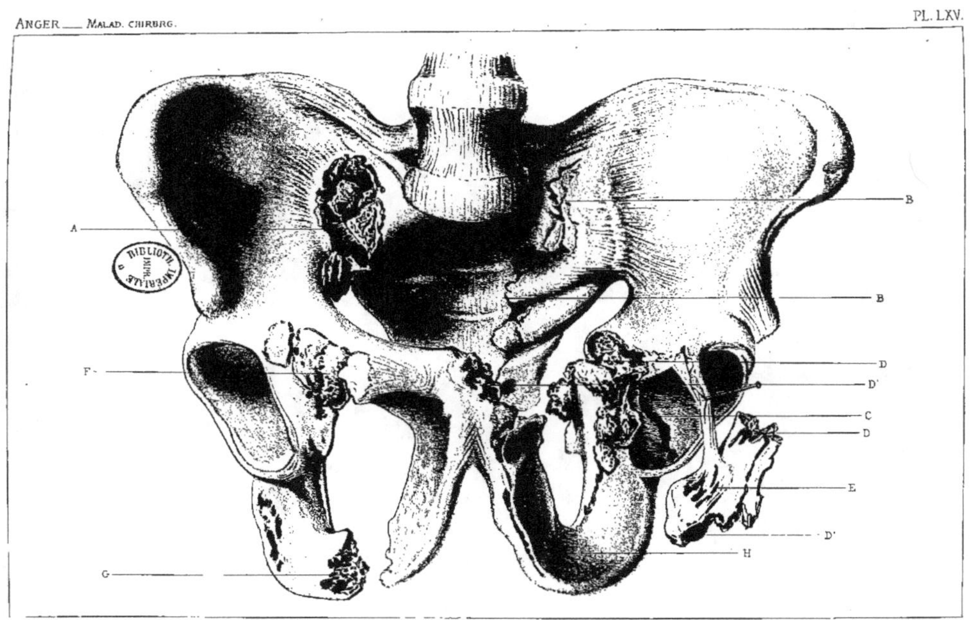

Imp. Ch. Chardon ainé. Paris.

Debray sc.

FRACTURE DU BASSIN.

Librairie Germer Baillière.

LUXATIONS DES OS DU BASSIN.

Les articulations du bassin ne permettent que très-peu ou même point de mouvements. Les surfaces articulaires sont larges, les ligaments très-forts et très-courts.

Cependant, chez la femme enceinte, les articulations pelviennes se relâchent considérablement et il devient possible de provoquer, entre les os, certains glissements. Cette sorte de diastasis physiologique doit naturellement figurer comme condition prédisposant aux luxations des os du bassin.

Le plus souvent, pour ne pas dire toujours, les luxations des os du bassin coexistent avec des fractures de l'os iliaque ou du sacrum. Nous avons eu trois fois l'occasion d'observer des luxations de l'os iliaque sur le sacrum, avec fractures des branches ilio- et ischio-pubiennes, sur des blessés renversés par des pierres de taille, dans des constructions.

Deux observations, rapportées dans un mémoire de Louis (Académie de chirurgie), tendent à démontrer que le sacrum peut être déplacé d'arrière en avant par la chute d'un corps très-lourd agissant sur la région sacrée.

LUXATION DU SACRUM EN AVANT.

OBSERVATION.

Un homme de quarante-huit ans s'était jeté sous la roue d'une voiture pesamment chargée. Amené aussitôt à l'hôpital, on trouva les deux fesses tuméfiées, mollasses, donnant au toucher la sensation d'une vaste poche pleine d'une bouillie épaisse ; le scrotum tuméfié et gorgé de sang ; une plaie à la région inguinale gauche donnait à penser que la roue avait passé obliquement sur la partie antérieure du bassin ; le sacrum portant sur le sol. Une pression en sens inverse sur les deux épines iliaques antéro-supérieures faisait percevoir une crépitation manifeste. Le sujet succomba le cinquième jour : on trouva un épanchement sanguin dans le bassin et les fosses iliaques ; le sacrum luxé en avant et en haut, dépassant le plan de la fosse iliaque interne de 3 centimètres à droite, de 2 à gauche ; le coccyx porté en avant à 4 centimètres de la symphyse du pubis. Le bord postérieur de l'os iliaque proéminait beaucoup en arrière, et la gouttière ilio-sacrée était très-profonde ; la symphyse pubienne était intacte, mais l'os iliaque gauche fracturé (Malgaigne, *Luxations*, et Foucher, *Revue médico-chirurgicale*, t. IX, p. 336).

Cet exemple de luxation du sacrum en avant, observé par M. Foucher, est représenté pl. XVIII, fig. 5, de l'atlas de Malgaigne.

LUXATION DU SACRUM EN BAS.

La luxation du sacrum en bas paraît avoir été observée par M. Murville (Luxations des os du bassin, *Mémoires de l'Académie de médecine*, tome XIV). C'était chez un homme de trente-huit ans, tombé d'un troisième étage, sur les deux tubérosités sciatiques. La luxation fut reconnue à l'ascension des crêtes iliaques, au-dessus du niveau des dernières fausses côtes ; le coccyx paraissait beaucoup plus bas que d'ordinaire, il était contus et brisé, il y avait paraplégie.

Quand cette observation fut présentée à l'Académie de médecine, M. Malgaigne se récria contre l'insuffisance du diagnostic et parut admettre plus volontiers, dans ce cas, un écrasement des vertèbres lombaires qui pouvait également, et mieux même, s'accompagner de l'élévation des crêtes iliaques et de la lésion de la moelle.

Cette luxation du sacrum serait mieux nommée luxation en avant et en bas, et non luxation en bas.

LUXATION DES TROIS SYMPHYSES A LA FOIS.

Si l'on excepte un cas rapporté par M. Thouvenel dans les Bulletins de la Société anatomique (1849, p. 31), on a toujours observé, avec la luxation des trois symphyses, des fractures des os. C'était tantôt une fracture du pubis et de l'ischion droit (J. Cloquet, *Nouveau journal de médecine*,

1820, t. VII, p. 201) ; une autre fois une fracture divisant la partie postérieure de la cavité cotyloïde droite que le fémur avait abandonnée, et une autre, à gauche, séparant l'ischion du pubis et de l'ilion (A. Cooper); ou encore, deux ou trois fractures de l'os iliaque gauche, deux ou trois de l'os droit, plus une fracture du sacrum (Richerand).

Dans tous ces cas, les organes pelviens étaient plus ou moins contus. Nous avons vu, dans un cas de ce genre, la vessie déchirée et des épanchements sanguins énormes dans le bassin. Dans tous les cas publiés, la luxation des trois symphyses du bassin a entraîné la mort du blessé et le plus souvent en très-peu de jours.

LUXATIONS DU COCCYX.

(Excessivement rares.)

Avicenne les mentionne pour la première fois; Ambroise Paré, J. L. Petit les décrivent; Boyer les nie. Des faits récents en attestent la possibilité et permettent même de décrire : 1° une luxation du coccyx en arrière; 2° une luxation du coccyx en avant.

1° *Luxation en arrière.* — Le seul passage des auteurs de chirurgie qui puisse se rapporter à une luxation du coccyx en arrière est le suivant. « J'ai vu une fois, dit Lauverjat, la rétrogradation considérable de cet os. La malade souffrait étonnamment et ne pouvait s'asseoir; je réduisis le coccyx et elle fut guérie sur-le-champ. » (Lauverjat, *Nouvelle méthode pour pratiquer l'opération césarienne*, p. 7). Ces quelques mots sont-ils suffisants pour admettre une luxation du coccyx en arrière?

2° *Luxation en avant.* — Bien étudiée par Malgaigne, qui en a réuni six observations. C'est d'après cet auteur que nous en tracerons l'histoire.

Dans ces différents cas, la cause a été une chute en arrière sur le coccyx.

Dans le plus grand nombre des cas, on a constaté que le coccyx était enfoncé du côté du rectum. Le doigt, introduit dans le rectum, a permis à Cummène, Turner, Ravaton, L. Boyer, de sentir le coccyx projeté dans le bassin et ayant subi un mouvement de bascule d'arrière en avant.

Dans tous ces cas, le déplacement du coccyx était incontestable; mais n'y aurait-il point eu en même temps fracture?

La réduction paraît facile. Turner et M. Judes l'ont opérée uniquement en repoussant fortement le coccyx en arrière avec l'indicateur introduit dans le rectum.

Il pourra être utile de saisir le coccyx entre l'index, porté en dedans, et le pouce placé en dehors (manœuvre employée par Cummène), etc., etc.

La luxation du coccyx en avant a produit quelquefois une compression du rectum assez considérable pour empêcher l'expulsion des matières fécales.

RUPTURE DES SYMPHYSES DANS L'ACCOUCHEMENT.

1° *Rupture de la symphyse pubienne.* — Malgaigne a pu en réunir dix-sept observations dans les traités d'obstétrique.

Le plus souvent la rupture se fait spontanément pendant l'expulsion de la tête.

Cet accident s'est produit une fois au moment où la femme faisait effort pour se lever (Velpeau).

Quelquefois c'est l'accoucheur qui l'a produit en tirant sur la tête du fœtus avec le forceps (Flamand, Stolz, Moreau, etc.).

C'est, en général, au passage de la tête au détroit supérieur que l'accident se produit.

Neuman a vu la déchirure se faire pendant que la tête passait au détroit inférieur, etc., etc.

On comprend que la rupture de la symphyse pubienne et celle des symphyses sacro-iliaques doit se produire surtout dans les bassins rétrécis, ou dans les bassins normaux, quand le fœtus est trop volumineux.

LUXATIONS DU FÉMUR.

Classification d'après Malgaigne :

Luxations en arrière..... { 1° Iliaques incomplètes et complètes.
2° Ischiatiques incomplètes et complètes.

Luxations en avant...... { 3° Ilio-pubiennes.
4° Ischio-pubiennes.

Luxations en haut....... | 5° Sus-cotyloïdiennes.

Luxations en bas........ { 6° Sous-cotyloïdiennes.
7° Sous-périnéales.

La luxation sous-périnéale de Malgaigne est une *dislocation* dans le sens que nous avons donné à ce mot. Nous ne décrirons pas les dislocations du fémur. Leur étude n'offre aucun intérêt.

Avant Malgaigne, Boyer admettait :

Des luxations en haut et en dehors ;
— en bas et en arrière ;
— en bas et en dedans ;
— en haut et en dedans.

Astley Cooper décrit :

Des luxations en haut ou dans la fosse iliaque ;
— en bas ou dans la fosse ovale ;
— en arrière dans l'échancrure sciatique ;
— sur le pubis.

M. Nélaton reconnaît aussi quatre variétés de luxations du fémur :

Des luxations ilio-ischiatiques ;
— ischiatiques ;
— ischio-pubiennes ;
— ilio-pubiennes, au niveau de l'échancrure du même nom.

Si l'on consulte les annales de la science, on trouve des faits qui établissent d'une façon incontestable que la tête du fémur a été trouvée en contact avec presque tous les points du pourtour de la cavité cotyloïde; mais l'observation a fait voir que certaines variétés de déplacement sont plus communes, et M. Nélaton, en les rangeant en trois familles, a parfaitement compris qu'aucune division, ne pouvant d'une manière mathématique les comprendre toutes, il fallait, dans les classifications, se rattacher seulement aux types ayant une physionomie naturelle.

C'est à peu près à la classification de M. Nélaton que nous nous rattacherons, toutefois nous emploierons de préférence les dénominations de *luxations en arrière, luxations en avant, luxations en dedans*, pour désigner les quatre types que M. Nélaton appelle ilio-ischiatique, ischiatique, ischio-pubienne, ilio-pubienne. La luxation en arrière correspond aux deux types ischiatiques.

PLANCHE LXVI.

LUXATION DU FÉMUR EN ARRIÈRE, SYMPTÔMES.

Nous réunissons dans la luxation du fémur en arrière les deux types que M. Nélaton appelle ilio-ischiatique et ischiatique.

Ces deux luxations ont, en effet, des symptômes à peu près identiques, et, dans le plus grand nombre des cas, il n'est pas facile, s'il n'est impossible, de les séparer l'une de l'autre.

SYMPTÔMES DE LA LUXATION EN ARRIÈRE.

1° La cuisse est dans l'adduction et la rotation en dedans;

2° La fesse est plus saillante; le bord du grand fessier plus haut qu'à l'état normal;

3° D'après M. Nélaton, « si l'on examine à l'état normal les rapports exacts du grand trochanter avec les diverses saillies osseuses que l'on trouve sur le bassin, on reconnaît que, si le fémur est fléchi à angle droit avec une légère adduction, le sommet du grand trochanter répond à une ligne qui partirait de l'épine iliaque antéro-supérieure pour se rendre à la partie la plus saillante de la tubérosité

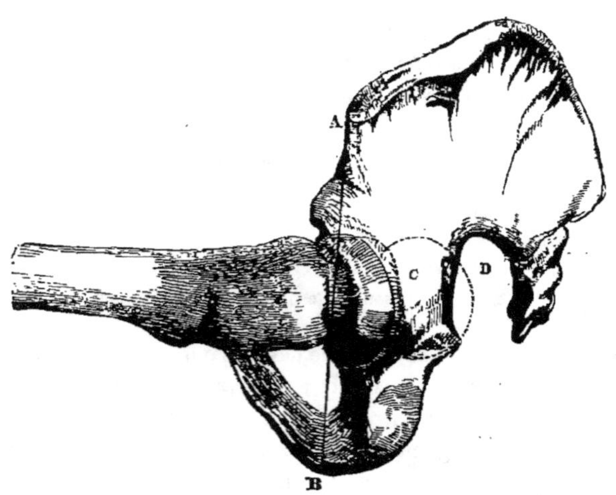

FIGURE 55. — **Rapports des éminences osseuses de la hanche, d'après M. Nélaton.**

sciatique, et que cette ligne divise en même temps la cavité cotyloïde en deux parties égales. Cette ligne répondant au centre de la cavité cotyloïde, ainsi qu'on peut le voir par la figure 55, pourra facilement servir de guide pour apprécier l'étendue du déplacement. En effet, admettons comme nous l'avons indiqué par un trait ponctué dans la figure 55, que la tête du fémur soit venue se placer derrière la cavité cotyloïde, cette ligne, au lieu de répondre au sommet du grand trochanter, correspondra à un point plus rapproché de sa base. L'étendue du déplacement se trouvera donc mesurée par la saillie du grand trochanter en arrière de cette ligne. » M. Nélaton insiste sur ce signe parce qu'il lui paraît à la fois très-propre à faire apprécier avec exactitude les rapports de la tête avec la cavité cotyloïde, et parce qu'il est très-facile à constater. Il suffit en effet pour cela, après avoir fait fléchir la cuisse à angle droit, d'appliquer un lien sur les deux points que nous avons indiqués, c'est-à-dire

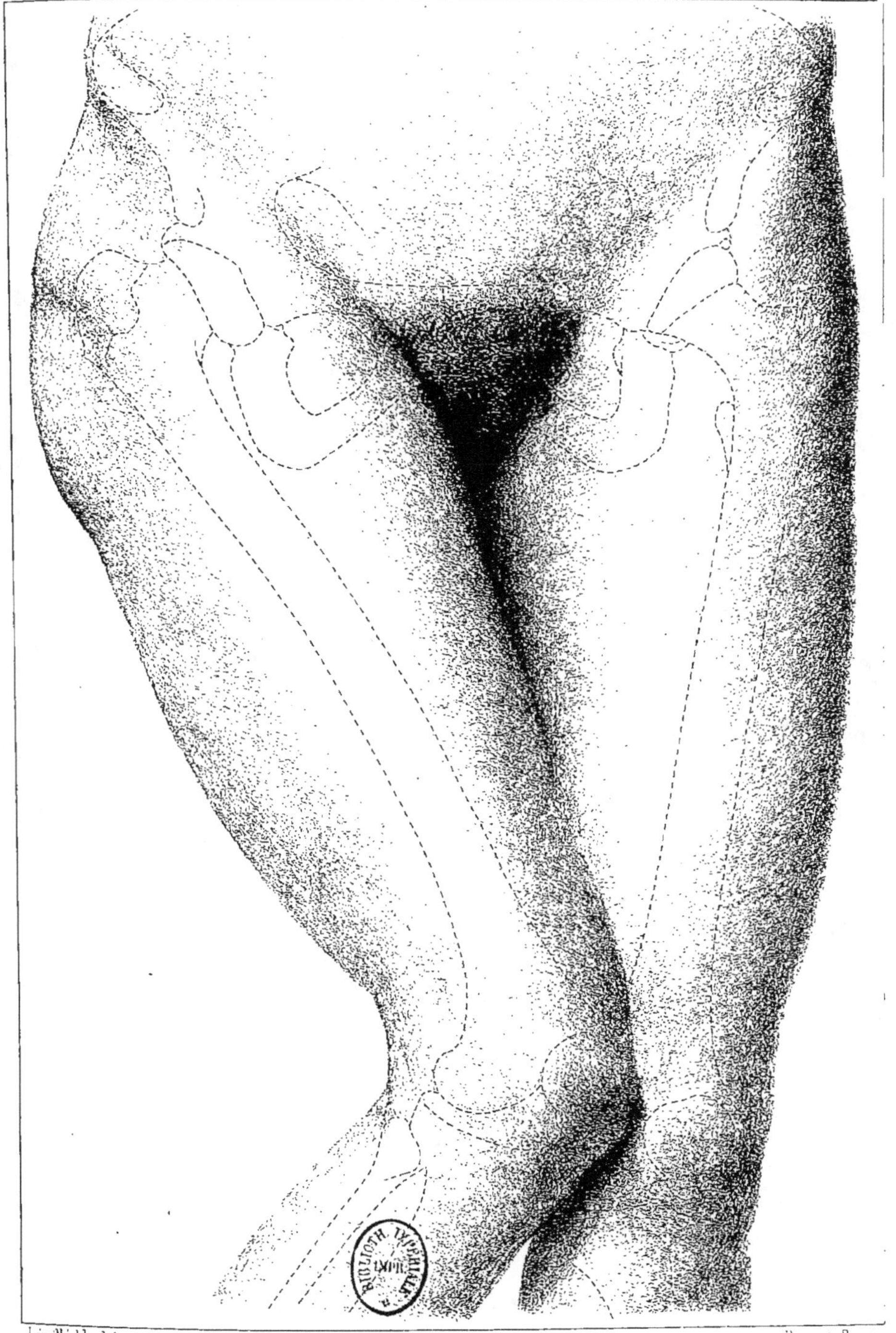

LUXATION DU FÉMUR EN ARRIÈRE.

sur l'épine iliaque antéro-supérieure et sur la saillie de l'ischion, et d'explorer la région fessière du côté sain et du côté malade pour saisir la différence que présentent l'un et l'autre côté. Sur un blessé atteint de luxation ilio-ischiatique observé par M. Nélaton, il y a peu de temps, dans le service de M. Denonvilliers, cette projection du grand trochanter en arrière était de 3 centimètres.

4° *Variations de longueur du membre.* — Le membre, porté autant qu'on le peut dans l'extension, présente un raccourcissement de 1 à 4 centimètres.

5° La palpation permet de reconnaître la tête dans la fosse iliaque externe au niveau de l'échancrure sciatique, et la palpation pratiquée dans le pli de l'aine montre suffisamment qu'au niveau de la cavité cotyloïde il y a un vide.

6° La cuisse est constamment dans la rotation en dedans, souvent en même temps un peu fléchie.

Mode de production expérimental et mécanisme. — Pour produire sur le cadavre la luxation du fémur en arrière, il faut porter la cuisse dans une abduction considérable, déchirer la capsule à sa partie interne, puis luxer la tête dans la fosse sous-pubienne. On fléchit alors fortement et on porte rapidement l'extrémité inférieure du fémur en dedans. La tête de l'os passe au-dessous de la cavité cotyloïde qu'elle contourne, et vient se placer dans l'échancrure sciatique. Nous avons alors les symptômes et la déformation représentés planche LXVI.

Nous avons essayé un grand nombre de fois, même en employant une force très-considérable, de luxer directement le fémur en arrière, sans lui faire suivre cette route détournée ; mais dans tous les cas il nous a été impossible de briser la capsule à sa partie postérieure et externe. Est-ce à dire que la luxation du fémur en arrière soit toujours consécutive à une luxation du fémur dans la fosse sous-pubienne. Non sans doute, mais là comme ailleurs, l'absence de renseignements précis, fournis par les malades, nous oblige à attacher une grande valeur au résultat de nos expériences.

La brusque rotation du pied en dedans (Mercier, Malgaigne), l'adduction, la rotation en dedans, associées à un mouvement de flexion forcée, ont suffi dans quelques cas pour luxer la cuisse. Exemple : Un homme travaille à genoux au fond d'une carrière, le genou gauche un peu en arrière du genou droit, lorsqu'une pierre énorme, lui tombant sur le dos, fléchit violemment le tronc sur les cuisses et détermine la luxation de la cuisse gauche. (Atlas de Malgaigne, pl. XXVI, etc., etc.)

PLANCHE LXVII.

LUXATION DU FÉMUR EN ARRIÈRE.

(Pièce provenant du service de M. Follin, communiquée par M. Bassereau fils.)

FIGURE 1. — **Rapports.**

A. Tête du fémur luxée en arrière.
B. Épine iliaque antérieure et supérieure.
C. Extrémité postérieure de la crête iliaque.
D. Tubérosité de l'ischion.
E. Ligne de fracture enlevant toute la partie antérieure de la fosse iliaque.
F. Insertion du grand ligament sacro-sciatique.

1. Petit fessier.
2. Moyen fessier.
3. Pyramidal.
4. Carré fémoral.
5. Obturateur et jumeaux.
6. Grand nerf sciatique.

FIGURE 2. — **Déchirure capsulaire.**

A. Tête du fémur réduite.
B.B. Déchirure capsulaire.
C. Épine sciatique.
D. Ponctué indiquant la place qu'occupait l'os luxé.

E.E. Ligne de fracture.
F. Tendon du doigt antérieur.
G. Petit trochanter.

1° Dans la luxation du fémur en arrière, la tête du fémur peut occuper un grand nombre de places; elle peut être à la partie inférieure de la fosse iliaque, appuyant par sa partie antérieure sur le sourcil cotyloïdien.

2° La tête peut correspondre à la partie la plus élevée de l'échancrure sciatique.

3° La tête du fémur peut être placée au niveau de la gouttière qui surmonte la base de l'ischion, et en arrière; c'est la variété ischiatique de la luxation du fémur en arrière.

Dans un cas, nous avons pu disséquer une luxation du fémur en arrière, arrivée chez un charretier qui était tombé avec sa voiture dans une carrière. Le malade était mort dans le service de M. Follin, avant l'arrivée du chirurgien et avant que la réduction eût pu être opérée. La tête du fémur était (fig. 1) immédiatement couverte par le grand fessier. Au niveau de sa partie supérieure se trouvaient le bord postérieur du moyen fessier, le pyramidal, l'obturateur externe; à la partie postérieure de la tête était le grand nerf sciatique; enfin, au-dessous de la tête, et embrassant son col, le bord supérieur du muscle carré fémoral.

La déchirure de la capsule existait à la partie postérieure et inférieure de la capsule. Cette déchirure était irrégulière et présentait des diamètres à peu près égaux à ceux de la tête.

Pour bien l'étudier, nous avons réduit la luxation après en avoir fait dessiner et en avoir décrit les rapports.

La figure 2 représente la déchirure de la capsule, la tête étant réduite. Le ponctué indique la place qu'occupait la tête du fémur luxé.

La violence qui avait produit la luxation avait en même temps brisé la partie antérieure de la fosse iliaque externe. Voilà donc, en même temps que la luxation du fémur, une variété de fracture du bassin.

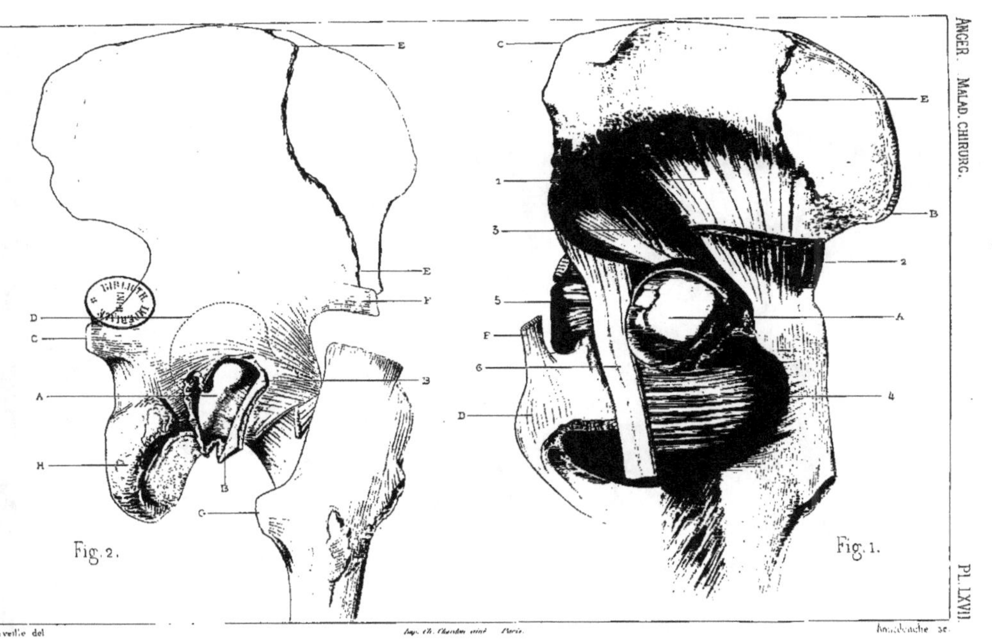

LUXATION DU FÉMUR EN ARRIÈRE. RAPPORTS   DÉCHIRURE CAPSULAIRE

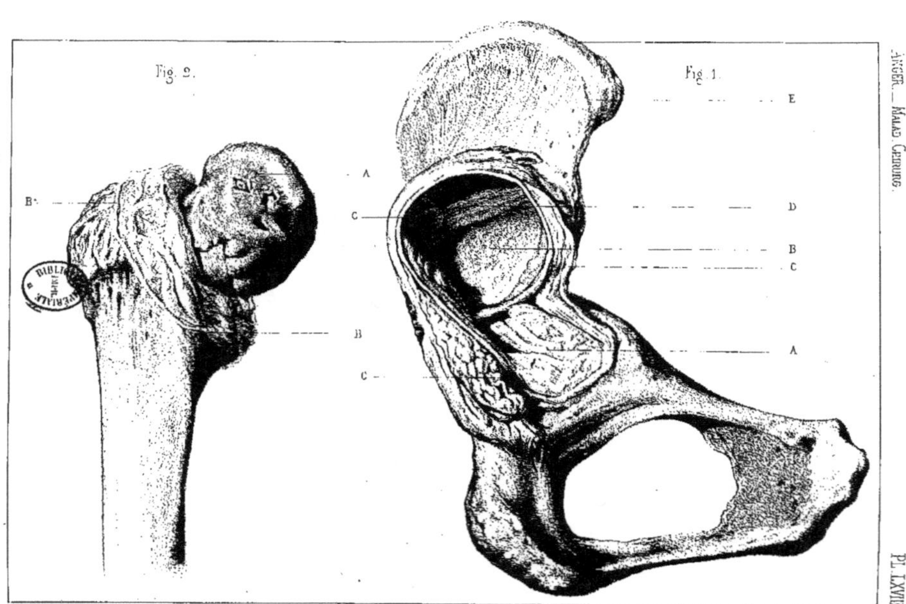

Imp. Becquet, Paris.

LUXATION DU FÉMUR EN ARRIÈRE.

PLANCHE LXVIII.

LUXATION ANCIENNE DU FÉMUR EN ARRIÈRE.

FIGURE 1. — Néocotyle.

A. Cavité cotyloïde en partie obturée par un paquet graisseux.

B. Néocotyle.

C.C.C. Capsule.

D. Bande fibreuse traversant le néocotyle.

E. Épine iliaque antérieure et supérieure.

FIGURE 2. — Extrémité supérieure du fémur.

A. Tête du fémur.

B.B. Capsule.

Après l'étude anatomique d'une luxation récente du fémur en arrière, il est intéressant de présenter une luxation ancienne.

La luxation pl. LXIII était caractérisée, du vivant de la malade, par des symptômes qui ne permettaient pas le moindre doute : raccourcissement considérable du membre, adduction, rotation en dedans. Il était facile de constater, en tirant une ligne de l'épine iliaque antérieure et supérieure à la tubérosité de l'ischion, que le trochanter se trouvait au-dessus de cette ligne, c'est-à-dire que la tête était remontée.

Il y avait cette grande différence, cependant, entre les symptômes de la luxation ancienne et ceux de la luxation récente, à savoir que, en raison de la perfection du néocotyle et du rétablissement des mouvements, le membre pouvait être porté facilement dans l'abduction, dans la flexion, dans l'extension et même dans la rotation en dehors ; mais dès qu'on l'abandonnait à lui-même, les déformations symptomatiques si caractéristiques reparaissaient.

L'autopsie montra que la tête fémorale était placée immédiatement au-dessus de la cavité cotyloïde ancienne, en arrière de l'épine iliaque antérieure et inférieure ; par conséquent, dans la partie la plus antérieure de la fosse iliaque externe.

La cavité cotyloïde était presque entièrement disparue et diminuée dans tous ses diamètres. La cavité osseuse qui la représentait était entièrement comblée par un paquet adipeux formé d'une graisse jaunâtre mêlée à quelques *tractus* de tissu cellulaire.

Une capsule de nouvelle formation et très-épaisse entourait le néocotyle et limitait les mouvements de la tête fémorale dans sa nouvelle articulation.

Cette capsule se continuait par en bas avec la capsule qui, primitivement, entourait la tête du fémur.

On apercevait, à la partie inférieure du néocotyle, un rebord saillant qui séparait la cavité cotyloïde du néocotyle. C'était probablement par ce point, où il n'existait plus de trace de capsule, que la tête s'était luxée ; au fond du néocotyle se remarquait une bande fibreuse très-épaisse (D), dirigée à peu près d'avant en arrière ; longue de 3 centimètres et large de 1, pénétrant par sa face profonde dans le tissu de l'os ; reposant, par sa face superficielle, sur le cartilage de la tête fémorale en avant et en arrière. Cette bande fibreuse se continuait avec les fibres de la nouvelle capsule.

DÉFORMATION DE L'OS ILIAQUE.

Par suite des pressions que la tête du fémur, maintenue par les muscles puissants qui s'y insèrent, avait exercées sur la fosse iliaque externe, l'ilium avait été rejeté en dedans.

C'est là un déplacement ordinaire dans les cas de ce genre. Nous nous contenterons ici de le signaler, nous réservant d'en parler plus longuement et de décrire aussi les déformations si intéressantes du bassin quand nous parlerons des luxations congénitales du fémur.

Les déformations de la tête du fémur étaient moins caractérisées : la partie inférieure de la tête de l'os n'était plus une surface de glissement. C'est entre le néocotyle et la partie supérieure de la tête seule que se passaient les frottements articulaires.

Nous avons dit déjà que M. Nélaton, qui a parfaitement étudié les luxations du fémur, partage les luxations en arrière en deux classes :

1° Luxation ilio-ischiatique ;

2° Luxation ischiatique ;

3° Ischio-pubienne ;

4° Ilio-pubienne.

Les dessins des deux planches précédentes se rapportent à des luxations ischiatiques. La luxation ancienne rentre dans le genre *ilio-ischiatique*.

Voici, d'après M. Nélaton, le tableau de diagnostic de ces deux luxations.

LUXATION ILIO-ISCHIATIQUE.	LUXATION ISCHIATIQUE.
Saillie de la fesse.	Saillie de la fesse en dehors et en bas.
Élévation du pli fessier.	. . . .
La tête du fémur est sentie par le toucher dans la fosse iliaque externe.	La tête du fémur est sentie par le toucher immédiatement au-dessus de l'ischion.
Élévation et projection en arrière du grand trochanter.	Abaissement et projection en arrière du grand trochanter.
Flexion légère de la cuisse.	Flexion légère de la cuisse.
Adduction.	Adduction.
Rotation en dedans.	Rotation en dedans.
Flexion légère de la jambe sur la cuisse.	Flexion légère de la jambe sur la cuisse.
Raccourcissement de 1 à 4 centimètres.	Allongement de 1 à 2 centimètres dans l'extension, raccourcissement dans la flexion.
Mouvements communiqués, possibles, excepté l'abduction et la rotation en dehors.	Mouvements communiqués, possibles, excepté l'abduction et la rotation en dehors.

Il résulte de ce tableau que l'adduction, la rotation, la flexion et le raccourcissement existant dans l'une comme dans l'autre, la physionomie est la même, et que, en réalité, elles rentrent l'une et l'autre dans un même type, le *type postérieur*.

Ce qui vient encore à l'appui de notre manière de voir, c'est que la tête fémorale peut occuper tous les points intermédiaires aux deux positions extrêmes que nous avons présentées :

1° A l'état de rapports permanents, ce qui constitue des luxations intermédiaires aux ischiatiques et aux ilio-ischiatiques qui rentrent souvent aussi bien dans l'une comme dans l'autre.

2° A l'état de rapports passagers pendant la migration de la tête du fémur au milieu des parties molles de la fesse, au moment où la luxation s'opère.

3° A l'état de rapports également passagers pendant les migrations que la tête opère pendant les manœuvres de réduction.

LUXATION DU FÉMUR EN ARRIÈRE, RÉDUCTION.

Au point de vue de la réduction, nous partagerons les luxations du fémur en arrière en trois classes :

1° Celle dans laquelle la tête du fémur est au-dessus de la cavité cotyloïde, ou luxations postéro-supérieures (iliaques des auteurs).

2° Celle dans laquelle la tête du fémur est en arrière de la cavité cotyloïde, ou postérieure-directe (ischiastique).

3° Celle dans laquelle la tête du fémur est au-dessus de la cavité cotyloïde, ou postéro-inférieure (sous-cotyloïdienne, Malgaigne).

Dans les luxations postéro-supérieures et postéro-inférieures, la rotation en dedans est bien moins considérable que dans la luxation postérieure directe.

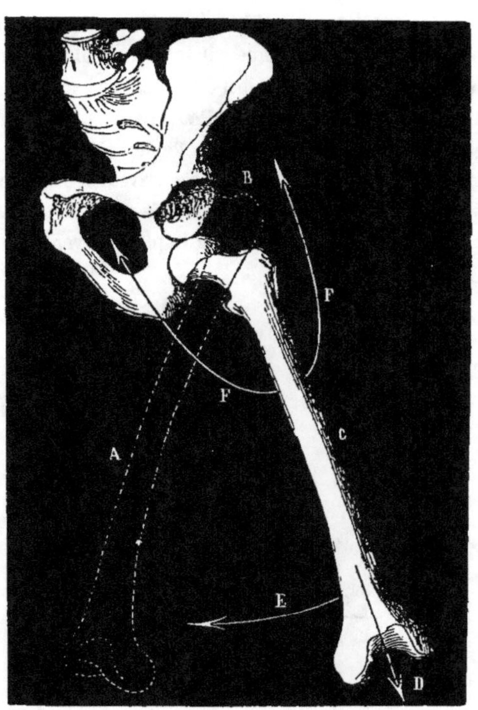

FIGURE 56. — **Analyse des manœuvres dans la réduction de la luxation du fémur en arrière.**

A. Fémur luxé en arrière.
B. Cavité cotyloïde.
C. Fémur en position sous-cotyloïdienne ou postéro-inférieure.

D. Extension.
E. Adduction.
F.F. Flèches indiquant dans quel sens il faut pousser la tête du fémur pour la faire rentrer dans sa cavité.

Dans la luxation postérieure directe, la rotation du fémur est très-considérable et le col du fémur repose, par sa partie antérieure, sur le bord postérieur de la cavité cotyloïde.

Quand la tête du fémur a subi une rotation ou un renversement postérieur, la première pensée du chirurgien qui veut tenter la réduction doit être de détruire cette rotation en tournant le fémur en dehors. L'extension sera appliquée ensuite sur l'extrémité inférieure du fémur; la contre-extension, soit au-dessus du bassin, par une ceinture entourant le tronc, soit, mieux encore, avec un drap plié en alèze et passant entre les deux cuisses.

Une impulsion sera exercée, dans tous les cas, sur l'extrémité supérieure du fémur. Dans la variété supérieure, cette impulsion aura pour but de porter la tête du fémur en bas.

Dans la variété directe ou moyenne, les pressions sur l'extrémité supérieure du fémur auront pour but de porter la tête en avant.

Enfin, dans la variété inférieure, les pressions sur l'extrémité supérieure du fémur auront pour but de porter la tête du fémur en avant et un peu en haut.

Lorsque la tête se trouvera portée au niveau de la cavité cotyloïde, les aides qui pratiquent l'extension cesseront brusquement les tractions, et le chirurgien portera le fémur en dedans (E).

Dans les cas ordinaires, toutes ces manœuvres s'opèrent avec une grande facilité, et dans quelques cas même, le chirurgien peut opérer sans aides la réduction d'une luxation du fémur.

Cela nous est arrivé une fois à l'Hôtel-Dieu de Paris. Appelé auprès d'un malade qui, en tombant du haut d'un omnibus, s'était luxé la cuisse en position postérieure directe, nous fîmes coucher le malade sur un lit peu élevé, puis, montant nous-même sur le lit du malade, le membre luxé fut saisi par sa partie inférieure. Pendant que nous exercions ainsi des tractions sur le membre luxé porté dans l'abduction, le poids du corps faisait la contre-extension. Peu à peu le membre allongé fut porté dans une abduction plus considérable, puis dans l'abduction et la flexion. Il fut alors très-facile de voir la tête fémorale passer au-dessous de la cavité cotyloïde, puis en avant, et rentrer dans sa cavité par la partie interne. C'est là que se trouvait, dans ce cas, la déchirure capsulaire. Nos recherches expérimentales nous ont appris que c'est en ce lieu qu'elle siége le plus souvent.

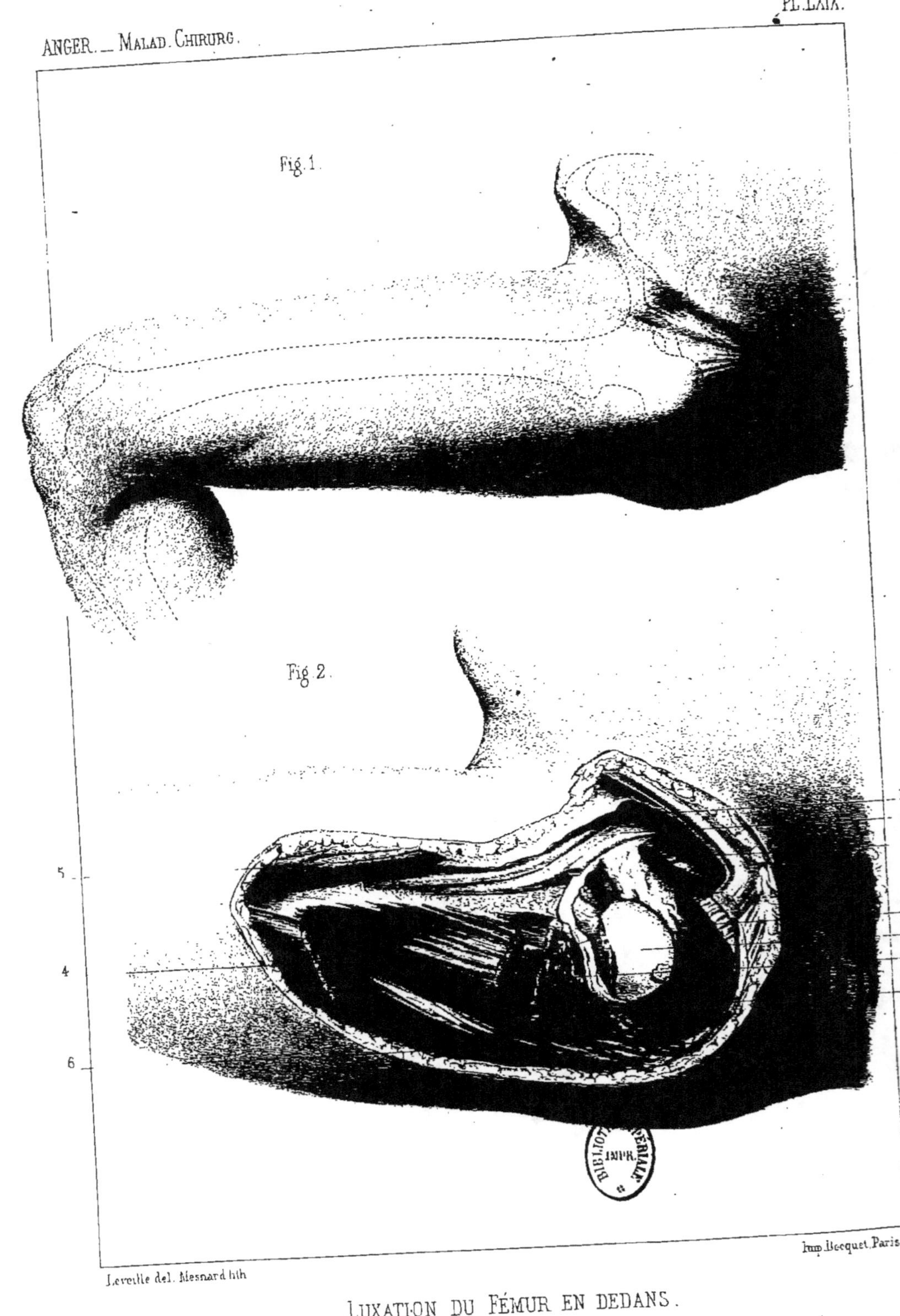

Leveillé del. Mesnard lith

Imp. Becquet, Paris.

LUXATION DU FÉMUR EN DEDANS.

PLANCHE LXIX.

LUXATION DU FÉMUR EN DEDANS.

(Luxation expérimentale.)

FIGURE 1. — **Symptômes.**

FIGURE 2. — **Rapport des os.**

A. Tête du fémur luxée en dedans.
1. Muscle pectiné.
2. Second abducteur.
3. Obturateur externe.
4. Premier ou moyen abducteur.

5. Couturier.
6. Grand adducteur.
7. Second adducteur.
a. Veine fémorale.
b. Artère fémorale.

SYMPTÔMES.

1° Aplatissement de la fesse et absence de la saillie trochantérienne ;

2° Tumeur à la partie supérieure et interne de la cuisse ;

3° Cuisse portée dans une abduction considérable ;

4° Membre inférieur allongé si l'abduction n'est pas très-considérable, raccourci dans les cas d'abduction énorme.

RAPPORTS.

Dans la luxation ovalaire, la tête est sortie complétement de la cavité cotyloïde, comme dans toutes les luxations du fémur ; elle repose sur la fosse obturatrice, au niveau du bord supérieur et de la face externe du muscle obturateur externe ; en avant est le pectiné, en dedans les muscles premier adducteur et second adducteur.

La déchirure de la capsule existe toujours à sa partie interne ; elle est le plus souvent très-large et plus que suffisante pour permettre la sortie de l'os.

Nous avons pu comparer une fois, à l'autopsie, les rapports fournis par l'expérimentation aux rapports fournis par l'anatomie pathologique proprement dite. On nous apporte un blessé ayant le pied droit luxé en dedans avec plaie donnant issue aux os de la jambe : la cuisse du même côté était luxée en dedans. Réduction des deux luxations ; mais huit jours après le malade succombe. Il me fut possible de replacer la tête dans la position qu'elle avait momentanément occupée et de décrire les rapports pathologiques avec autant de précision que si le malade avait succombé avant la réduction. Il y avait identité complète avec la pièce expérimentale, figure 2. Cette dissection intéressante a eu pour témoins MM. les docteurs Hélie et Chenantais, professeurs à l'école de médecine de Nantes.

PLANCHE LXX.

LUXATION DU FÉMUR EN DEDANS.

Rapport des os.

(Dessin communiqué par M. le docteur Foucher.)

A. Tête du fémur luxée en dedans.
B. Épine du pubis.
C. Symphyse.
D. Épine iliaque antérieure et supérieure.
E. Épine iliaque antérieure et inférieure.
F. Corps du fémur.

G. Capsule articulaire.
H.I. Ligne de fracture séparant l'ilion du pubis.

1. Muscle pectiné.
2. Premier ou moyen inducteur.
3. Muscle droit interne.

Voici l'observation du malade à l'autopsie duquel M. le docteur Foucher a trouvé les lésions représentées planche LXX.

Un homme avait été pris sous un bloc de marbre et fut conduit à l'hôpital Saint-Louis, où il fut facile de reconnaître que plusieurs des côtes gauches étaient fracturées, et que le membre abdominal gauche était maintenu dans une position vicieuse. En examinant ce membre, on put constater qu'il était dans l'abduction, l'extension et la rotation en dehors et qu'il paraissait allongé. La saillie trochantérienne était effacée et remplacée par une dépression manifeste, et en dedans de la racine du membre, les muscles étaient soulevés; en exagérant l'abduction, on parvenait à sentir une saillie arrondie sous les muscles adducteurs. Il était possible de fléchir le membre et de le rapprocher de celui du côté opposé; la rotation en dedans était impossible. Ces signes permirent de reconnaître une luxation coxo-fémorale appartenant à la variété ischio-pubienne ou ovalaire. L'état du malade ne permettait pas de songer à la réduction.

L'autopsie a montré que la tête du fémur avait abandonné *complétement* la cavité cotyloïde, et qu'elle occupait la fosse ovale reposant sur le muscle obturateur externe, dans lequel elle s'était creusé une cavité. Elle était recouverte par le pectiné et le muscle adducteur.

Les muscles psoas-iliaque et droit antérieur recouvrant le col du fémur et le grand trochanter, tourné en arrière, reposaient entre le bord inférieur de la cavité cotyloïde et la tubérosité de l'ischion. La capsule articulaire était déchirée à sa partie inférieure et interne au-dessous du ligament de Bertin. Le reste de la capsule tendu recouvrait la cavité cotyloïde; le ligament rond était rompu à son insertion fémorale.

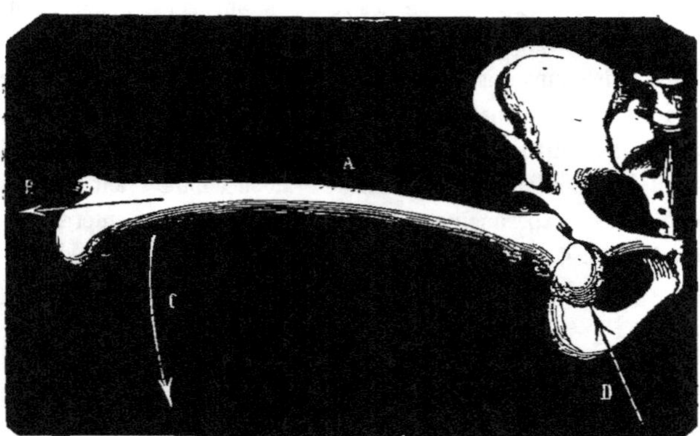

| FIGURE 57. — **Analyse des manœuvres dans la réduction d'une luxation du fémur en dedans.**

A. Fémur luxé en dedans. — B. Extension. — C. Adduction. — D. Pression de dedans en dehors et d'arrière en avant sur la tête du fémur.

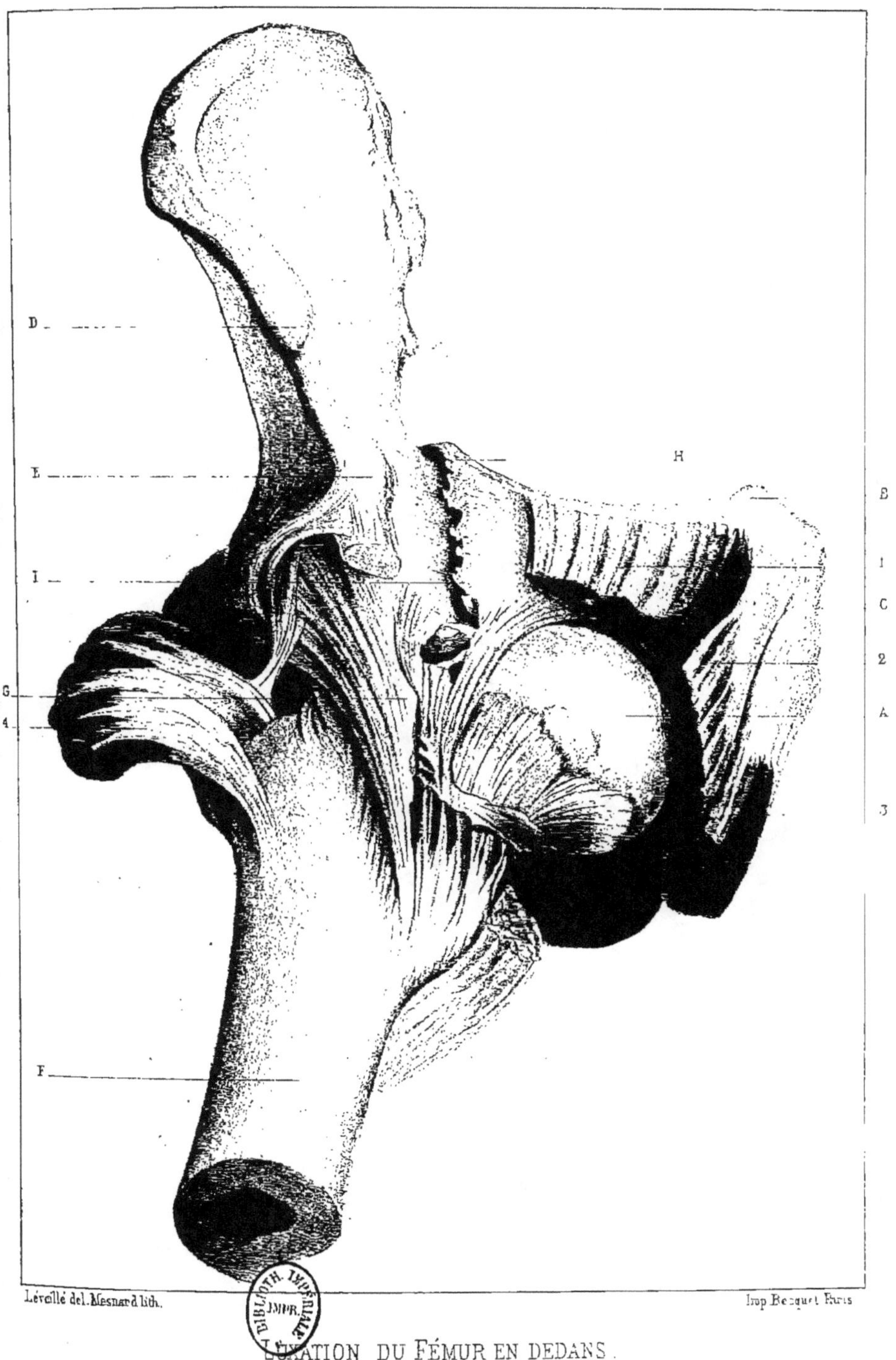

Léveillé del. Mesnard lith.   Imp Becquet Paris

LUXATION DU FÉMUR EN DEDANS.
RAPPORTS.

Librairie Germer Baillière

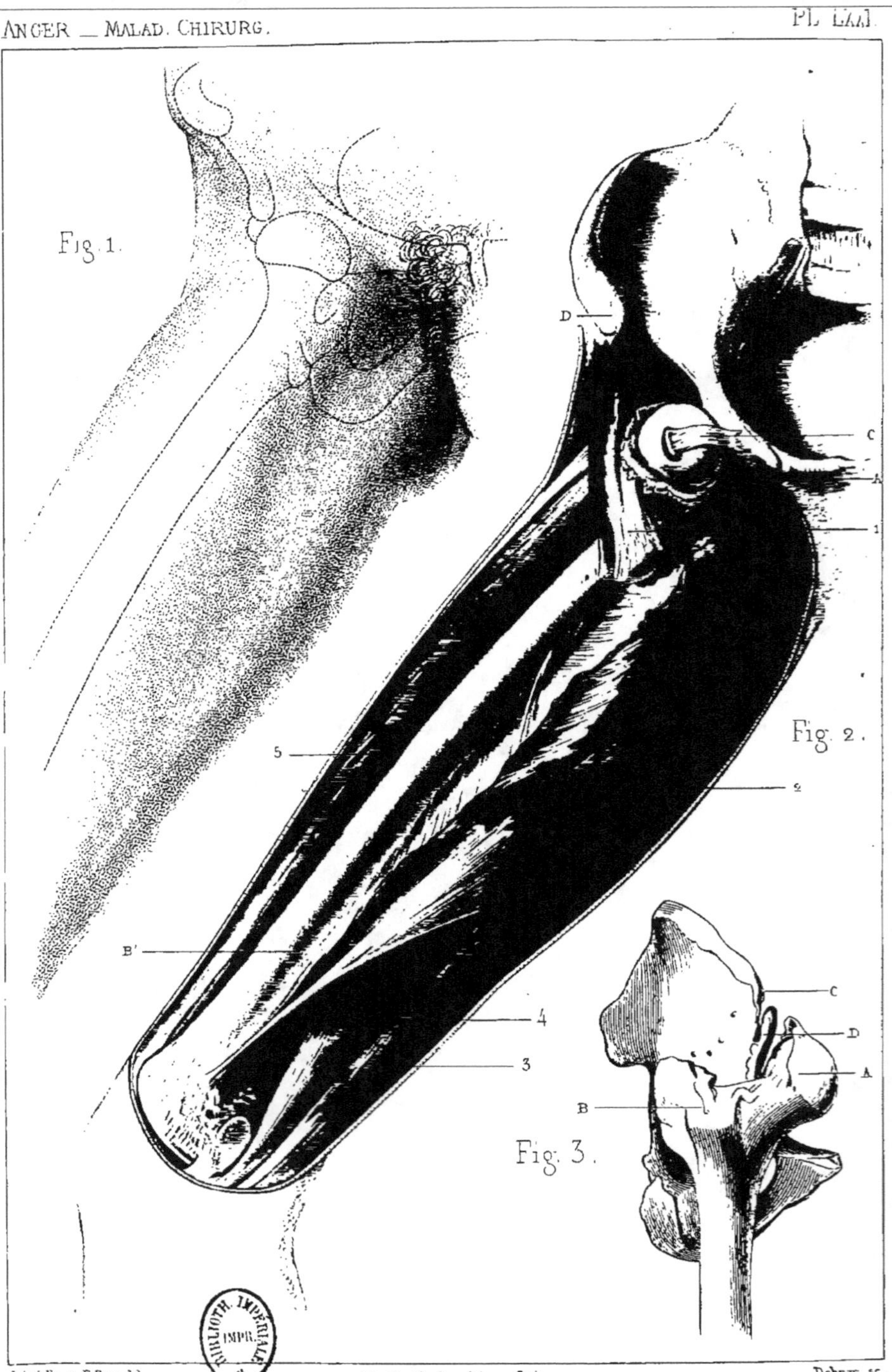

Léréille et F. Bion del.   Imp. Ch. Chardon aîné. Paris.   Debray sc.

LUXATION DU FÉMUR EN AVANT

Librairie Germer Baillière

PLANCHE LXXI.

LUXATION DU FÉMUR EN AVANT.

FIGURE 1. — **Symptômes.**

FIGURE 2. — **Rapports des os.**

A. Tête du fémur luxée en avant.
B. Corps du fémur.
C. Ligament rond.
D. Épine iliaque antérieure et supérieure.

1. Tendon du psoas iliaque.
2. Muscle grand adducteur.
3. Demi-tendineux.
4. Demi-membraneux.
5. Droit antérieur.

FIGURE 3. — **Luxation ancienne du fémur en avant.**

A. Tête du fémur luxée en avant.
B. Grand trochanter.

C. Épine iliaque antéro-supérieure.
D. Néocotyle.

La luxation du fémur en avant s'obtient sur le cadavre en portant la cuisse dans l'extension et l'abduction ; la capsule se déchire, sous l'influence de cette position forcée, en avant, en dedans et un peu en haut. La tête fait saillie en haut, et si, alors, on ramène brusquement le fémur en dedans, la tête de l'os passe au-dessus de la branche horizontale du pubis sur laquelle elle se fixe.

Les symptômes sont :

1° L'extension de la cuisse.

L'extension de la cuisse est presque constante. Cependant dans un cas observé par MM. Denonvilliers et Malgaigne, il y avait une flexion légère combinée avec l'abduction.

2° La rotation en dehors.

Dans tous les cas de luxation du fémur en avant, le genou et la cuisse reposent sur le lit par leur face externe.

3° L'abduction.

L'abduction ne se rencontre pas dans tous les cas, et a moins de valeur symptomatique, par conséquent, que l'extension et la rotation en dehors.

4° Le symptôme qui est de tous le plus important à constater, c'est la saillie de la tête au pli de l'aine, au-dessous du ligament de Fallope.

5° La mensuration ne donne aucun résultat dans la luxation du fémur en avant. Hippocrate avait observé que le membre ne changeait pas de longueur, et, dans presque toutes les observations publiées depuis quelques années, on voit que la longueur du membre était *très-peu altérée*.

RAPPORTS.

La tête du fémur se trouve placée sur la branche horizontale du pubis, à la partie la plus externe de cette branche. Souvent elle repose dans l'espace qui sépare l'éminence iléo-pectinée de l'épine iliaque antérieure et inférieure, le muscle psoas-iliaque est rejeté en dehors et en avant.

Les rapports de l'artère fémorale présentent de grandes variétés. Dans nos expérimentations, nous avons vu l'artère tantôt en dehors, tantôt en avant, le plus souvent en dedans. Quand l'artère se trouve en dehors, c'est que la tête fémorale l'a repoussée en passant d'abord au-dessous, puis en dedans, l'entraînant ainsi dans son mouvement.

Les observations cliniques sont d'accord, là comme ailleurs, avec les expérimentations.

Le trochanter est déprimé, porté en avant par suite de la propulsion antérieure du fémur; la fesse se trouve aplatie.

LUXATION ANCIENNE DU FÉMUR EN AVANT.

Le musée Dupuytren renferme le moule en plâtre d'une vieille luxation du fémur en avant (fig. 3). Cette pièce avait été trouvée dans une autopsie par le docteur Gély, de Nantes, dont nous avons déjà eu plusieurs fois l'occasion de citer le nom. D'après l'observation, on voit que le membre était dans une abduction modérée; il était raccourci de 34 millimètres. Le col fémoral avait été fortement déprimé par la pression du rebord cotyloïdien. La tête et le grand trochanter étaient plus écartés que de l'autre côté.

OBSERVATION.

Luxation du fémur en avant.

François Morel, âgé de cinquante-trois ans, portefaix attaché au ministère de l'intérieur, d'une constitution forte et robuste, portait, le 18 pluviôse, un fardeau sur ses épaules. Il glissa sur le verglas et tomba sur le genou droit, de manière que la percussion du sol poussa violemment la cuisse en arrière, tandis que le poids du fardeau et celui du corps, joints à la vitesse accélérée, suivirent la même direction. Dans ce moment, le fémur forma avec le tronc un angle rentrant en arrière, et saillant en avant; dès lors, la tête dut, nécessairement, être portée sur la partie antérieure de la capsule articulaire.

Au moment de la chute, le malade ressentit une vive douleur dans l'aine droite. Il ne put se relever, et sur-le-champ il fut transporté à l'hôpital de la Charité.

Le déplacement de l'os fut reconnu aux signes suivants : cuisse droite de six lignes au moins plus courte que l'autre, plus tournée en dehors que dans la fracture du col du fémur; impossibilité de mouvement dans aucun sens ; tumeur au pli de l'aine droite ; glissement facile des téguments au-devant de la tête osseuse sortie de la cavité cotyloïde, et portée sur le pubis. A ces signes se joignaient une douleur vive dans l'aine, un aplatissement ou une dépression de la fesse; le grand trochanter était porté en avant. En cherchant à reconnaître la situation des vaisseaux cruraux, on aperçut sans peine, en dedans, les pulsations de l'artère sur laquelle il ne fut pas besoin de poser le doigt. Du reste, il n'y avait ni gonflement, ni tension au membre, et la circulation, quoique gênée, n'était point interrompue.

La luxation fut réduite sur-le-champ, et de la manière suivante : après avoir couché le malade sur un lit de sangle garni d'un matelas.

Un drap plié en huit sur sa longueur, et destiné à l'extension, fut croisé au-dessus des malléoles de la jambe droite. Pour la contre-extension, on plaça le milieu d'un drap également plié en huit dans l'aine opposée à la luxation, et garnie, avant tout, d'un coussinet de balle d'avoine, pour rendre la compression plus douce et plus uniforme. Les deux chefs de ce lacs furent conduits vers le côté opposé, en passant sur l'abdomen et les lombes. Un troisième lacs, destiné à fixer le bassin, fut aussi placé autour de la crête de l'os des îles, et les chefs furent croisés au côté opposé de ceux du lacs contre-extenseur, avec lequel il formait un angle plus ou moins aigu, et dont la diagonale était précisément celle du membre luxé. Quatre aides firent l'extension, deux la contre-extension, et deux autres fixèrent le bassin.

Une première tentative de réduction fut faite inutilement; alors le chirurgien qui avait pressé sur la tête du fémur pour la pousser en bas et en arrière, en même temps qu'il avait essayé de fléchir la cuisse sur le bassin, jugea que la résistance des muscles était supérieure aux forces d'extension, et ajouta deux aides au lacs inférieur, et un à chacun des chefs du lacs supérieur. Après de nouveaux efforts, la tête de l'os rentra dans sa cavité avec beaucoup de facilité, et en faisant entendre un bruit très-remarquable.

Les signes de la luxation ayant disparu, tous les rapports se rétablirent entre la cuisse et le bassin; les mouvements, quoique douloureux, se firent sans peine. Enfin, on coucha le malade, et un cataplasme émollient fut appliqué sur l'articulation. Peu à peu la douleur se dissipa, et Morel est sorti de l'hôpital le sixième jour de son accident, conservant encore un peu de faiblesse dans la partie qui avait été déplacée. (*Journal de Sédillot*, t. XVII, observation de Deschamps fils.)

DES LUXATIONS COMPLEXES.

Les luxations complexes du fémur sont très-rares. Les principales fractures observées comme complication sont :

1° *La fracture du rebord cotyloïdien* observée par Astley Cooper, Malgaigne, Demarquay, Maisonneuve.

La fracture du sourcil cotyloïdien est quelquefois simple et ne détache qu'un fragment du rebord cotyloïdien, tantôt elle en détache deux, d'autres fois trois, comme dans l'observation ci-dessous de M. Maisonneuve. Nous avons produit sur le cadavre la fracture du bord antérieur de la cavité cotyloïde partie de la branche du pubis en luxant la cuisse en dedans. Dans ce cas, il fut facile de démontrer que la fracture avait eu lieu par *arrachement*, l'insertion de la capsule s'étant trouvée entraînée avec elle.

Les symptômes sont ceux des luxations combinés à ceux des fractures. Il y a déplacement de la tête, qu'on peut sentir dans la nouvelle place qu'elle occupe, et en même temps crépitation.

2° *Fracture du col du fémur.* — Complication excessivement rare des luxations. Douglas a publié le cas d'une luxation ilio-pubienne, datant de douze ans, avec une fracture en grande partie intra-capsulaire. La tête faisait saillie immédiatement sous la peau et l'aponévrose, et appuyait immédiatement sur l'éminence ilio-pectinée, les vaisseaux cruraux passés en avant et en dehors. La surface fracturée du col, tournée en arrière, était fermement unie au bord cotyloïdien par un tissu fibreux, dense, qui la séparait totalement de la cavité ; le reste du col et le trochanter étaient fixés sur l'ilium par un tissu fibreux et par les restes de la capsule. Le membre pouvait être porté en avant, en arrière, en dedans ; mais l'abduction et la rotation étaient interdites, et il est probable que les autres mouvements se passaient dans la région lombaire du rachis (Malgaigne, *Traité des luxations*).

3° *Fractures du fond de la cavité cotyloïde.* — On a vu quelquefois la tête passer à travers les fragments de la cavité cotyloïde pour pénétrer dans le bassin. Mais dans tous ces cas, la fracture du bassin s'étendait à la plus grande partie des os iliaques. Dans un cas observé par Morel-Lavallée, le blessé avait survécu et avait pu se servir de son membre. Il avait été traité pour une fracture du col du fémur. A sa mort, arrivée longtemps après, on trouva une fracture multiple des os du bassin, vicieusement consolidée ; la tête du fémur était entrée de plus d'un pouce dans le bassin et soulevait le nerf obturateur dont la distension avait causé de vives douleurs qui même avaient fait croire à une coxalgie (Morel-Lavallée, *Thèse sur les luxations compliquées*). (Un cas très-analogue, observé par Moore, se trouve rapporté dans le *Traité des luxations*, de Malgaigne.)

LUXATION DU FÉMUR AVEC FRACTURE DU SOURCIL COTYLOÏDIEN, PAR M. MAISONNEUVE.

OBSERVATION.

Un carrier est surpris dans un éboulement et amené à l'hôpital Cochin, le 3 mai 1854, avec des lésions multiples : une fracture du bras droit, compliquée de plaie ; une fracture comminutive de la cuisse du même côté, et enfin, une lésion complète de l'articulation coxo-fémorale gauche.

Cette dernière lésion fixa surtout mon attention. Un examen minutieux et sévère me permet de diagnostiquer une fracture du sourcil cotyloïdien avec subluxation de la tête du fémur. La résolution des muscles, par le chloroforme, rendit les signes de cette affection assez nets et caractéristiques pour ne laisser aucun doute dans mon esprit.

Les signes que j'observai étaient : une douleur vive au niveau de l'articulation, un raccourcissement de la cuisse de 3 ou 4 centimètres environ, la rotation du pied en dedans, la saillie du grand trochanter en avant et dehors.

Outre ces signes accessibles à la première vue, une exploration plus complète nous permit de constater encore les phénomènes suivants : les mouvements imprimés au membre donnaient lieu à une crépitation très-manifeste. Une légère traction en bas produisait un soubresaut brusque et une véritable réduction, qui se détruisait promtement dans le mouvement d'adduction du membre et se maintenait, au contraire, si la cuisse était portée en dehors. Pendant cette réduction, il était facile d'imprimer au membre les mouvements de flexion, d'abduction et même de circumduction.

En présence de ces symptômes, il était évident qu'une lésion grave existait dans la hanche. Mais quelle pouvait être cette lésion? Était-ce une fracture du col du fémur, une luxation ou bien une fracture du sourcil de la cavité cotyloïde?

La fracture du col du fémur a pour symptômes une douleur vive dans la région de la hanche, l'impossibilité des mouvements volontaires, la crépitation, un raccourcissement de plusieurs centimètres que l'extension fait disparaître et qui se reproduit quand on abandonne le membre à lui-même. Or, tous ces signes existaient chez notre malade. Mais dans la fracture du col du fémur, le pied est tourné en dehors; ici, au contraire, il était tourné en dedans. Dans la fracture, la réduction se fait sans secousses et le raccourcissement se reproduit dans toutes les positions; ici, la réduction produisait un bruit manifeste, et se maintenait quand on portait le membre dans l'abduction.

Ces derniers symptômes détruisaient donc les présomptions que faisaient naître les premiers et ne me permirent pas d'admettre une fracture du col.

Était-ce une luxation? Je pus tout d'abord exclure les luxations sus- et sous-pubiennes, qui l'une et l'autre s'accompagnent d'une abduction de la cuisse et de la rotation du pied en dehors. Les symptômes de la luxation ischiatique se rapprochent davantage de ceux que nous avions sous les yeux. Dans l'une et l'autre de ces lésions, en effet, le membre est raccourci et dévié en dedans comme chez notre malade.

La réduction, de même, s'opère brusquement et avec bruit. Mais, dans la luxation simple, il n'y a pas de crépitation; le membre, une fois ramené à son état normal, ne revient pas spontanément à sa position vicieuse, de sorte que nous trouvions encore ici des symptômes contradictoires.

Au contraire, dans l'hypothèse d'une fracture du sourcil cotyloïdien avec subluxation en haut et en dehors, toute la série des phénomènes que j'avais sous les yeux trouvait une explication facile et le paradoxe disparaissait.

En effet, le raccourcissement du membre, la déviation du pied en dedans, étaient une conséquence forcée du déplacement que la tête du fémur avait dû éprouver en haut et en dehors par suite de la fracture du sourcil cotyloïdien. Il en était de même de la réduction facile et accompagnée d'un ressaut appréciable, de la reproduction du raccourcissement quand la cuisse était dans l'adduction, de la persistance au contraire de la réduction quand la cuisse était écartée en dehors, de la crépitation, enfin, de tous les signes que nous avions notés.

L'existence d'une subluxation du fémur, accompagnée de fracture du sourcil cotyloïdien, ne pouvait donc laisser aucun doute dans mon esprit.

Je procédai à la réduction en exerçant de légères tractions sur la cuisse. Puis, afin de prévenir un nouveau déplacement, je plaçai le membre dans une position telle que la jambe était demi fléchie et le genou fortement porté en dehors. Dans cette position, en effet, la tête du fémur se trouvait dans l'axe de la cavité cotyloïde et n'exerçait plus aucune pression sur le sourcil de cette cavité.

Pendant quinze jours, le malade resta dans un état assez satisfaisant. Mais, au quinzième jour, une eschare, située près du genou, fut le point de départ de graves accidents. Dès que le foyer de la fracture et l'intérieur de cette articulation eurent été mis en contact avec l'air par cette plaie, des symptômes de la plus haute gravité, un vaste phlegmon, et l'emphysème du membre et des symptômes généraux d'infection putride se développèrent avec rapidité. L'amputation de la cuisse dut être pratiquée le 20 mai.

Quelques jours après, le malade fut pris de frissons, d'accidents d'infection purulente et succomba le 20 mai 1854.

Autopsie. — Après avoir enlevé avec soin toutes les parties molles qui recouvraient l'articulation coxo-fémorale, je constatai les faits suivants :

La tête du fémur était parfaitement contenue dans la cavité cotyloïde; elle exécutait tous les mouvements normaux.

La capsule fibreuse, examinée par sa partie antérieure, était parfaitement intacte. Il en était de même des parties osseuses correspondantes, c'est-à-dire de la partie antérieure du sourcil de la cavité cotyloïde.

En arrière, au contraire, je remarquai les traces d'une fracture qui comprenait toute la partie postérieure du sourcil cotyloïdien, mais dont les fragments étaient déjà soudés.

Ces fragments étaient au nombre de trois : l'un, très-large et si parfaitement réuni au corps de l'os, qu'on avait peine à le reconnaître, comprimait la partie postérieure et inférieure du sourcil cotyloïdien, l'épine ischiatique, et se prolongeait en écaille vers la tubérosité de l'ischion. Le périoste était resté intact à la pointe inférieure de ce fragment, dont il avait empêché le déplacement.

Un second fragment, beaucoup plus petit, comprenait la partie postérieure et supérieure du sourcil ; un cal incomplet le maintenait soudé à l'ilium ; mais il restait un intervalle de 1 centimètre entre lui et le fragment inférieur.

La capsule fibreuse offrait, au niveau de ces deux fragments, les traces d'une déchirure longitudinale de 2 centimètres d'étendue. L'articulation se trouvait donc parfaitement reconstituée.

En portant le corps du fémur dans une forte abduction, j'ai rompu le cal qui faisait adhérer les fragments au corps de l'os. Ces fragments, entraînés par la capsule fibreuse, se sont écartés l'un de l'autre, et j'ai pu voir la tête du fémur se déplacer en arrière. Dans cette position, la tête de l'os n'avait plus aucun contact avec le cartilage de la cavité cotyloïde. Elle reposait, par sa partie antérieure, sur la surface fracturée de l'os ilium. Le ligament rond n'était qu'incomplétement rompu.

Si, dans cet état de choses, j'exerçais sur le fémur une légère traction, en même temps qu'un mouvement d'abduction, la tête de l'os rentrait dans la cavité et les fragments reprenaient leur position normale.

Cette observation m'a paru intéressante à plusieurs égards :

1° Elle est un exemple bien net du sourcil cotyloïdien avec luxation ;

2° Elle démontre la possibilité de reconnaître, d'une manière précise, cette lésion sur l'homme vivant, au moyen des symptômes que l'on n'avait pas encore signalés ;

3° Enfin, elle fournit à la thérapeutique de cette affection des données utiles.

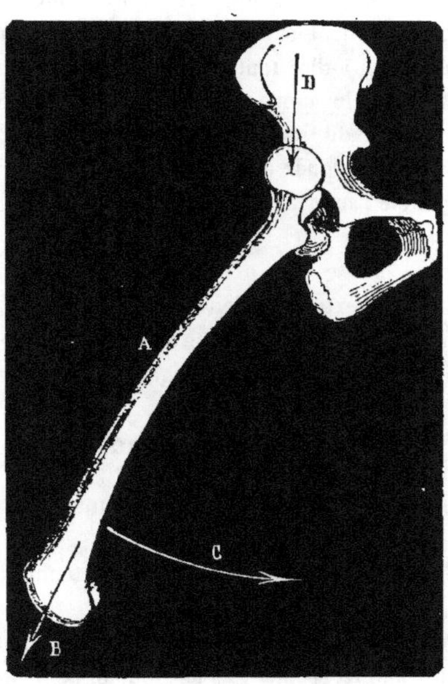

FIGURE 58. — **Analyse des manœuvres dans la réduction de la luxation du fémur en avant.**

A. Fémur luxé en avant.

B. Extension.

C. Adduction.

D. Pression sur la tête du fémur d'avant en arrière.

PLANCHE LXXII.

FRACTURE MIXTE DU COL DU FÉMUR.

(Fracture intra- et extra-capsulaire.)

A. Épine iliaque antérieure.
A'. Artère fémorale.
B. Veine fémorale.
C. Bourrelet cotyloïdien.
D. Surface de fracture du corps du fémur.
E. Fragment détaché de la partie supérieure du col.
F.F. Coupe de la capsule.
1. Tendon du droit antérieur.
2. Moyen fessier.
3. Couturier.

4. Psoas iliaque.
5. Grand oblique.
6. Tenseur du fascia lata.
7. Muscle vaste externe.
8. Muscle vaste interne.
9. Droit antérieur.
10. Premier adducteur.
11. Second adducteur.
12. Psoas-iliaque (partie inférieure).
13. Coupe du couturier.

C'est un des principes auxquels conduit l'étude comparative des luxations et des fractures que quand les luxations d'une articulation sont rares, les fractures articulaires sont communes, et nous entendons par fractures articulaires, non-seulement les fractures qui ouvrent la jointure, mais toutes celles qui portent sur *la zone articulaire*, c'est-à-dire toutes celles des extrémités des os.

Nous avons déjà fait remarquer que les luxations radio-carpiennes sont excessivement rares, tandis que les fractures de l'extrémité inférieure du radius sont extrêmement communes. L'étude des fractures du col du fémur nous fournira une seconde application de la loi.

Les fractures du col du fémur ont été partagées en trois classes :

1° Fractures intra-capsulaires ;

2°   —   extra-capsulaires.

3°   —   en même temps intra- et extra-capsulaires, ou fractures mixtes.

Les fractures intra-capsulaires sont les fractures de la tête du fémur. Elles présentent peu de variétés; presque toujours la tête fémorale est détachée, par une ligne de fracture transversale, du reste du col.

RECHERCHES EXPÉRIMENTALES SUR LA FRACTURE DU COL DU FÉMUR.

La cause la plus commune des fractures extra-capsulaires est une chute ou un choc sur le grand trochanter.

Dans l'idée de Boyer, l'effet de la violence était, dans ce cas, de tendre à redresser l'angle du col et du corps.

Bonnet (de Lyon) et ses élèves MM. Brun et Rodet, ont opéré de nombreuses fractures par un choc violent sur la face externe du grand trochanter ; ils ont toujours obtenu ainsi des fractures extra-capsulaires avec pénétration ; tantôt ils ont vu la pénétration plus forte en arrière qu'en avant ; d'autres fois, la paroi antérieure du col plus profondément enfoncée, etc., etc.

Des fractures intra-capsulaires se produisent-elles par le même mécanisme ? Il y a longtemps déjà que Jean-Louis Petit rapportait l'histoire d'un homme qui, descendant d'une fenêtre un peu haute, tomba sur la plante du pied droit et se cassa le col fémoral de ce côté.

Astley Cooper a trouvé souvent, à l'autopsie de malades ainsi tombés sur la plante du pied (souvent après un faux pas sur le bord d'un trottoir, le pied portant sur le pavé inférieur), des fractures intra-capsulaires ; il en a conclu que les fractures intra-capsulaires reconnaissaient le plus souvent pour cause des chutes verticales.

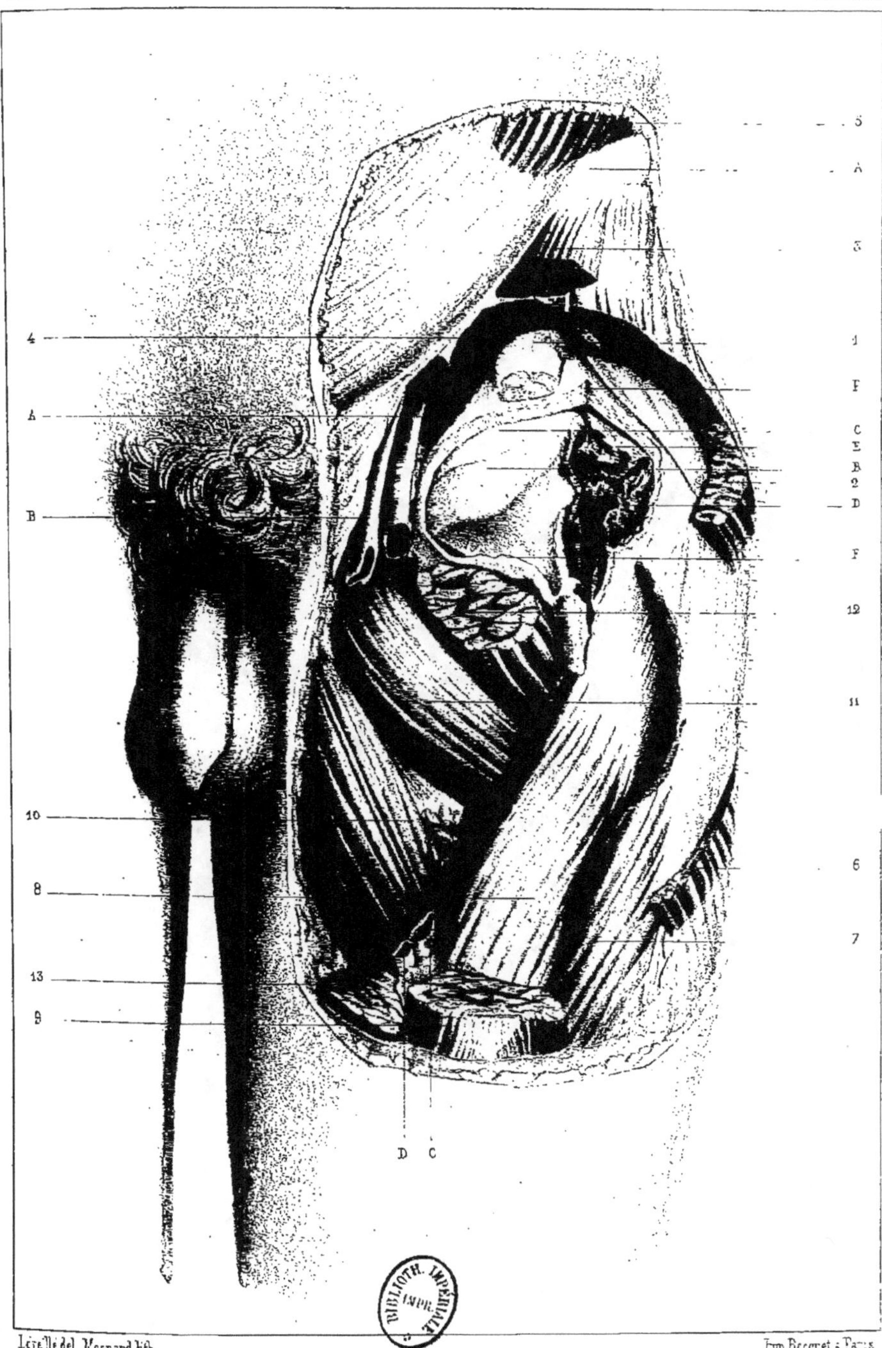

Léveillé del. Mesnard lith.   Imp. Becquet à Paris.

FRACTURE DU COL DU FÉMUR.

M. Brun, qui a voulu vérifier par l'expérimentation cette influence des chutes verticales, a porté des chocs violents sur l'extrémité inférieure du fémur; il a brisé souvent la rotule, les condyles fémoraux, jamais le col. Et M. Rodet, après des expériences variées de cent façons, n'a obtenu de véritables fractures intra-capsulaires qu'à l'aide de violences agissant sur le grand trochanter, soit d'avant en arrière, soit d'arrière en avant.

Si l'on en croit M. Rodet, on pourrait admettre quatre espèces de causes mécaniques correspondant à quatre espèces de fractures :

1° Chute verticale, fracture articulaire oblique ;

2° — antéro-latérale, fracture transversale ;

3° — postéro-latérale, fracture mixte ;

4° — transversale, fracture extra-articulaire.

Comme l'expérimentation seule peut être sérieusement invoquée dans la question, il faut bien tenir compte des résultats obtenus par les expérimentateurs. Cela est encore aussi scientifique que d'ajouter foi au dire des malades. Malgaigne (*Anatomie chirurgicale*) admet que dans les chutes sur le pied, la fracture se produit le plus souvent par un mouvement forcé de l'article, adduction, abduction, rotation en dehors ou en dedans; dans les chutes sur la hanche, lorsque le col se brise en dedans de la capsule, ce serait encore par un mécanisme semblable.

DIAGNOSTIC DES FRACTURES DU COL DU FÉMUR.

Trois maladies chirurgicales de la hanche donnent lieu, à peu près, aux mêmes symptômes :

1° La luxation du fémur en avant ; 2° la fracture intra-capsulaire du col du fémur; 3° la fracture extra-capsulaire.

Il est toujours nécessaire et possible de séparer les fractures du col du fémur de la luxation en arrière; mais séparer l'une de l'autre les fractures intra-capsulaires et extra-capsulaires, c'est une question exceptionnellement soluble et devant laquelle le diagnostic doit être le plus souvent suspendu.

DIAGNOSTIC DE LA FRACTURE DU COL DU FÉMUR ET DE LA LUXATION DU FÉMUR EN ARRIÈRE.

LUXATIONS DU FÉMUR EN ARRIÈRE. *Symptômes.*	FRACTURE DU COL DU FÉMUR.
Tumeur, dans la fosse iliaque, externe rarement, plus souvent en dehors, en arrière et un peu en bas de la cavité cotyloïde.	Aplatissement de la fesse.
	Tumeur osseuse accessible à la palpation, se continuant avec le corps de l'os.
Cette tumeur est arrondie, se continuant manifestement avec le corps de l'os.	La tumeur est souvent irrégulière.
Adduction considérable de la cuisse.	Adduction de la cuisse.
Rotation de la cuisse en dedans ; souvent renversement si complet que sa face antérieure devient interne.	Rotation de la cuisse en dehors.
Raccourcissement.	Raccourcissement.
Mouvements spontanés impossibles.	Mouvements volontaires le plus souvent impossibles.
Mouvements communiqués très-difficiles.	Mouvements provoqués, plus faciles que dans la luxation.
	(Maisonneuve.)

S'il est généralement facile de reconnaître une fracture du col du fémur, le diagnostic devient très-embarrassant quand on veut fixer le siége intra- ou extra-capsulaire de la fracture.

Astley Cooper a assigné des caractères bien précis aux fractures intra- et extra-capsulaires, mais cet illustre chirurgien a fondé son diagnostic sur des considérations que la pratique n'est point venue vérifier.

Le tableau suivant, emprunté au *Traité de pathologie chirurgicale* de Vidal (de Cassis) et que M. Nélaton a reproduit, résume clairement le diagnostic différentiel tel qu'il a été formulé par le chirurgien anglais.

DIAGNOSTIC DES FRACTURES INTRA-CAPSULAIRES ET EXTRA-CAPSULAIRES, D'APRÈS ASTLEY COOPER.

FRACTURE DANS LA CAPSULE.	FRACTURE HORS DE LA CAPSULE.
Elle n'a presque jamais lieu que dans un âge très-avancé, est très-rare avant la cinquantième année.	Elle a lieu à tout âge.
Plus fréquente chez la femme.	Se présente également chez les deux sexes.
Souvent produite par une cause légère.	Résulte toujours d'un choc violent.
Raccourcissement d'un à deux pouces, pouvant aller consécutivement jusqu'à quatre pouces.	Raccourcissement de six à neuf lignes, rarement d'un pouce.
La crépitation ne devient sensible qu'après que l'on a rendu au membre sa longueur naturelle.	Crépitation produite par la rotation sans extension préalable.
Dans les mouvements de rotation imprimés au membre, le grand trochanter décrit un arc de cercle moins tendu que dans l'état normal, et d'autant moins grand que la fracture est située plus près de la base du col.	Les mouvements de rotation imprimés au membre ne déterminent dans le trochanter qu'une rotation sur son axe.
La douleur, légère dans le repos, se fait sentir vivement vers le petit trochanter, et au-dessous dans les mouvements de rotation communiqués. La douleur n'est pas telle qu'on ne puisse imprimer au membre des mouvements variés et que le malade ne puisse lui-même mouvoir un peu son membre.	Douleur très-vive au-dessous du petit trochanter, dans toute la hanche et la partie supérieure de la cuisse : douleur augmentant par la moindre pression, rendant tout mouvement volontaire impossible, tout mouvement communiqué insupportable.
Pas d'ecchymoses ni de contusions extérieures.	Contusions et ecchymoses considérables.

M. Nélaton s'est livré à une critique judicieuse sur ce tableau de diagnostic, et après une discussion remarquable, il est arrivé à cette conclusion que la distinction de deux variétés de la fracture du col du fémur est un problème insoluble dans l'état actuel de la science.

M. Rodet, dont nous avons déjà mentionné les recherches expérimentales, a pensé que d'après la connaissance de la cause on arriverait à préciser le siége de la lésion : dans toute fracture produite par chute sur le grand trochanter, le siége de la lésion est en dehors de la capsule. Dans toute fracture produite par une chute sur les pieds ou par action musculaire, la lésion est intra-capsulaire. Mais qui renseignera le chirurgien d'une manière un peu précise sur les conditions de la chute? La fracture qu'on suppose avoir eu lieu à la suite d'une chute sur les pieds ou d'une contraction musculaire ne serait-elle pas plutôt le résultat de la chute du malade sur la hanche qui porte presque toujours à terre quand un blessé tombe? etc. , etc.

Les considérations intéressantes et les vues critiques auxquelles M. Nélaton s'est livré sur le diagnostic des variétés de la fracture du col du fémur, et la conclusion négative à laquelle il est arrivé n'ont point empêché Malgaigne d'esquisser un diagnostic dont les éléments se trouvent parfaitement groupés dans le tableau suivant emprunté à l'intéressant *Traité du diagnostic des maladies chirurgicales* du docteur Foucher.

DIAGNOSTIC DES FRACTURES INTRA-CAPSULAIRES ET EXTRA-CAPSULAIRES, D'APRÈS MALGAIGNE.

1° *Fractures récentes.*

INTRA-CAPSULAIRES.	EXTRA-CAPSULAIRES.
Chute sur les pieds ou sur le genou écartés en dehors ; chute sur les fesses.	Choc direct sur le grand trochanter.

INTRA-CAPSULAIRES

Peu de gonflement, pas d'ecchymose, douleur siégeant vers l'insertion du muscle psoas, s'irradiant parfois jusqu'au genou.

Raccourcissement quelquefois nul d'abord, survenant subitement au bout de quelques semaines.

Raccourcissement limité au plus à 3 centimètres.

Le grand trochanter intact et rapproché de la crête iliaque d'une étendue égale au raccourcissement.

Le grand trochanter effacé en apparence.

Le fémur entre le sommet du trochanter et le condyle externe conserve sa longueur normale.

Jamais de déplacement ni de mobilité isolée du grand trochanter.

EXTRA-CAPSULAIRES

Forte ecchymose à la hanche. Douleur vive à la pression sur le grand trochanter.

Raccourcissement immédiat, à peine susceptible d'augmenter un peu les jours suivants.

Raccourcissement variant de 1 à 6 centimètres.

Le grand trochanter écrasé à son sommet, moins élevé par conséquent et à peine rapproché de la crête iliaque.

Le grand trochanter plus saillant et décrivant des arcs de cercle plus grands que du côté sain.

Le fémur paraît raccourci, si on le mesure du condyle externe au sommet du trochanter.

Le fragment trochantérien quelquefois déplacé en arrière ou en avant, tantôt fixe et simulant la tête du fémur luxée, tantôt mobile et pouvant être porté en tous sens.

2° *Fractures anciennes.*

INTRA-CAPSULAIRES.

Marche longtemps gênée et impossible sans support étranger.

Raccourcissement s'augmentant à la longue et pouvant ainsi doubler d'étendue.

Saillie du trochanter accrue en apparence, diminuée en réalité.

Amaigrissement progressif du membre.

Mouvements volontaires nuls dans l'articulation coxo-fémorale, et se passant tous dans la région lombaire.

EXTRA-CAPSULAIRES.

Marche promptement sûre et solide.

Raccourcissement à peine susceptible d'augmenter légèrement dans quelques cas et demeurant en général toujours le même.

Saillie du trochanter toujours plus considérable.

Nutrition du membre conservée.

Mouvements volontaires presque entièrement exécutés dans l'articulation coxo-fémorale.

PLANCHE LXXIII.

FRACTURE PAR PÉNÉTRATION DU COL DU FÉMUR RÉUNIE PAR UN CAL OSSEUX PÉRIPHÉRIQUE
ET PAR UN CAL FIBREUX CENTRAL.

FIGURE 1.

A. Tête du fémur.

B. Col du fémur.

C,D. Cal périphérique.

E. Corps du fémur.

1. Muscles pyramidal et petit fessier.

2. Partie inférieure de la capsule.

FIGURE 2.

A. Coupe de la tête.

B. Coupe du col.

C. Coupe de la partie supérieure du trochanter.

D. Coupe du cal osseux périphérique.

E. Coupe du corps du fémur.

F,F. Cal fibreux.

FRACTURE INTRA-CAPSULAIRE

Assez souvent, dans le cas de fracture intra-capsulaire, il y a un écrasement moléculaire du tissu osseux aux limites de la ligne de fracture. Il en résulte la production d'une poussière osseuse qui s'interpose entre les fragments et qui pourrait ainsi, suivant quelques auteurs, permettre d'expliquer pourquoi *la fracture intra-capsulaire du col du fémur ne se consolide jamais* (1).

La fracture intra-capsulaire du col du fémur en effet ne se consolide presque jamais. Il n'existe pas, dans les musées, une seule pièce anatomique qui démontre la possibilité de la consolidation. Quelques pièces pathologiques, portées dans les sociétés savantes, ont induit en erreur des observateurs sérieux et leur ont fait croire à la réunion d'une tête du fémur séparée de son col; ce qui a surtout trompé, dans ce cas, ce sont des déformations du col du fémur, produites par cette singulière maladie articulaire que nous avons nommée l'*arthrisme*.

Quelles sont les causes de cette singulière anomalie que présente la marche des fractures du col du fémur ?

Pouvons-nous dire, avec l'*Académie de chirurgie*, et avec Boyer qui en a retracé le plus purement les doctrines, que le défaut de consolidation de ces fractures tient uniquement au défaut de contact et à l'insuffisance des appareils ? Si telle était la vérité, il faudrait tenter la réduction et la maintenir à tout prix. Mais on sait depuis longtemps, et Astley Cooper en était bien persuadé, que quelque parfaite que pût être la réduction, quelque régulière et énergique que pût être la contention, ces fractures ne se consolidaient pas.

C'est à ce point que le plus illustre des chirurgiens de l'Angleterre ne craignait pas de dire : « Si pareille fracture m'arrivait, je ferais placer un coussin sous le membre malade, dans toute sa longueur; un autre coussin roulé serait mis sous le genou et je laisserais le membre ainsi étendu pendant dix ou quinze jours jusqu'à la cessation de l'inflammation et de la douleur; alors, je me lèverais chaque jour, m'asseyant sur une chaise élevée pour prévenir un degré de flexion qui serait douloureux, et je marcherais à l'aide de béquilles, appuyant le pied par terre, d'abord tout doucement, puis par degré, de plus en plus, jusqu'à ce que la capsule fût épaissie et que les muscles eussent repris leur action, etc., etc. »

On a donné aussi pour raison de la non-consolidation des fractures du col du fémur, que la synovie, pénétrant dans l'articulation, se mélangeait à la lymphe plastique et empêchait ainsi l'adhésion des os;

____

(1) Opinion soutenue par M. Després, chirurgien des hôpitaux.

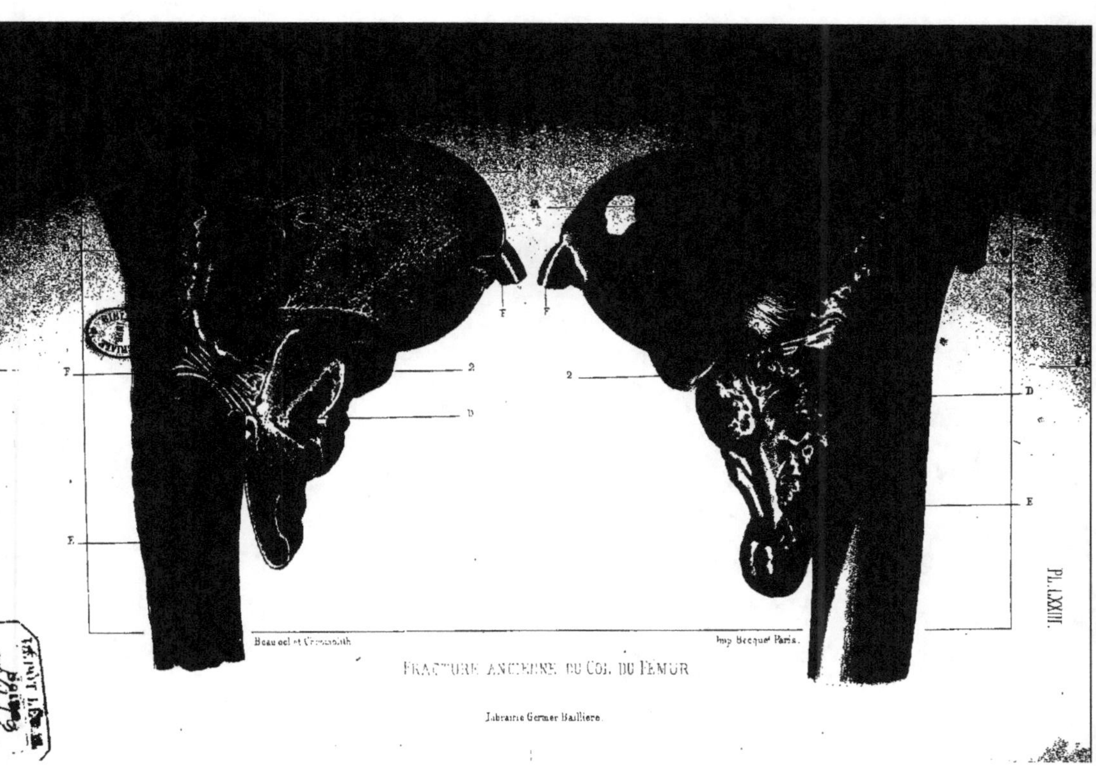

FRACTURE ANCIENNE DU COL DU FÉMUR

Librairie Germer Baillière.

mais les liquides étrangers n'empêchent pas nécessairement la cicatrisation des tissus ; l'urine qui passe au travers de la plaie périnéale de la taille, n'empêche pas la réunion de ses bords, etc. Il faut donc encore chercher une autre cause.

On a attribué la pseudarthrose à l'interposition de la poussière osseuse entre les deux fragments : mais d'abord, cette poussière osseuse ne se produit pas toujours, et la pseudarthrose est constante ; et puis, on s'est exagéré l'importance de cette fragmentation moléculaire. On trouve bien, en effet, souvent dans le foyer de la fracture des petits fragments d'os, mais ils sont bien peu nombreux. Quand on ouvre le foyer de la fracture longtemps après, on en trouve encore beaucoup plus : c'est que, dans toute fracture intra-capsulaire du col du fémur il se produit des corps étrangers articulaires.

Ces corps étrangers sont quelquefois très-nombreux et ils sont presque toujours adhérents. Ils sont généralement arrondis, très-lisses, tenant à la capsule par des franges synoviales, d'autres fois par un large pédicule.

En même temps que les corps étrangers articulaires, il existe souvent des corps étrangers péri-articulaires ; ces corps, qui évidemment reconnaissent la même origine, sont d'ordinaire plus volumineux, plus irréguliers et envahissent souvent les muscles. Ce sont là les conséquences de l'arthrite sèche qui se caractérise surtout par ces productions osseuses exhubérantes et par des *ulcérations des cartilages*.

Dans tous les cas, on trouve le fragment cotyloïdien considérablement diminué de volume ; il en est de même du fragment fémoral qui est aussi raccourci. Ce sont là des faits d'observation constants.

Quelques auteurs ont prétendu que le fragment cotyloïdien vivant aux dépens de son artère propre (l'artère du ligament rond), des vaisseaux qui lui venaient du reste de l'os et du périoste ; quand une de ces sources venait à manquer, sa nutrition devenant insuffisante, il se nécrosait. Mais le fragment cotyloïdien ne se nécrose jamais, bien loin de là, il se nourrit d'une façon en quelque sorte plus active, et quand, à l'autopsie, on pratique la division avec la scie, on le trouve épaissi dans son tissu, plus dense, éburné. C'est de l'inflammation de l'*hyperbiose !* Il y a loin de là à la nécrose !

Il faut donc renoncer jusqu'à présent à donner une explication satisfaisante de la non-consolidation des fractures intra-capsulaires du col du fémur (1).

Selon toute probabilité, toutes les causes que nous avons signalées peuvent avoir une certaine influence, mais à elles seules, elles ne sont point suffisantes pour expliquer la non-consolidation.

FRACTURES EXTRA-CAPSULAIRES.

Peu étudiées avant le mémoire de Sabatier (*Mémoires de l'Académie de chirurgie*, t. IV), les fractures extra-capsulaires du col du fémur ne sont ni plus ni moins communes que les fractures intra-capsulaires.

Leurs variétés sont beaucoup plus nombreuses. Le plus souvent, le fragment pelvien *pénètre* dans la partie trochantérienne du fémur, qu'elle fait éclater. Les fractures par pénétration du col du fémur sont la règle, et, dans ce cas, on peut dire que la fracture comprend toujours trois fragments :

1° Le col du fémur ;

2° Le corps du fémur ;

3° Le grand trochanter qui est toujours séparé du col et du corps.

(1) Nous avons, en ce moment, sous les yeux, une fracture de l'olécrâne non consolidée ; il n'y avait aucun écartement des fragments ; il ne faut donc pas regarder comme cause de la non-consolidation des fractures de l'olécrâne la séparation des fragments : on comprend tout l'intérêt de cette observation anatomique, et combien il est curieux de la mentionner dans la discussion.

Il arrive quelquefois, comme dans un cas décrit par M. Denonvilliers (*musée Dupuytren*, n° 188), que la pénétration n'existe que d'un côté, et c'est alors presque toujours en avant.

Il résulte presque constamment de la pénétration du col du fémur dans la partie trochantérienne de l'os, que l'angle du corps et de la partie articulaire se trouve modifié. Les deux parties tendent à devenir perpendiculaires l'une à l'autre.

Mais il n'est pas d'inclinaison pathologique qui ne puisse s'observer à la suite de ces fractures, ainsi, Adams (d'Édimbourg) a vu la partie supérieure du col restant intacte, la partie inférieure fracturée s'enfoncer dans le tissu aréolaire du corps de l'os.

Robert a vu souvent que le col subit un mouvement de torsion sur son axe, de telle sorte que son bord supérieur est placé sur un plan plus reculé que son bord inférieur.

Dans un cas observé par William Smith, la base du col était en arrière, enfoncée dans le tissu spongieux, le col raccourci et la tête de l'os rapprochée de la crête postérieure inter-trochantérienne. (Robert, *Mémoire sur les fractures du col du fémur accompagnées de pénétration*, in *Mémoires de l'Académie de médecine*, 1844.)

La pénétration est quelquefois si intime, que, dans une observation rapportée par Robert, le chirurgien qui avait cru être en présence d'une luxation, fit des tractions considérables qui n'aboutiren même pas à séparer les fragments.

D'autres fois, la pénétration est plus aisée à détruire, et nous avons vu, dans un cas, M. Laugier la faire disparaître avec facilité sur un des malades de son service, réduire et maintenir réduite une fracture extra-capsulaire du col du fémur, résultat auquel on arrive rarement.

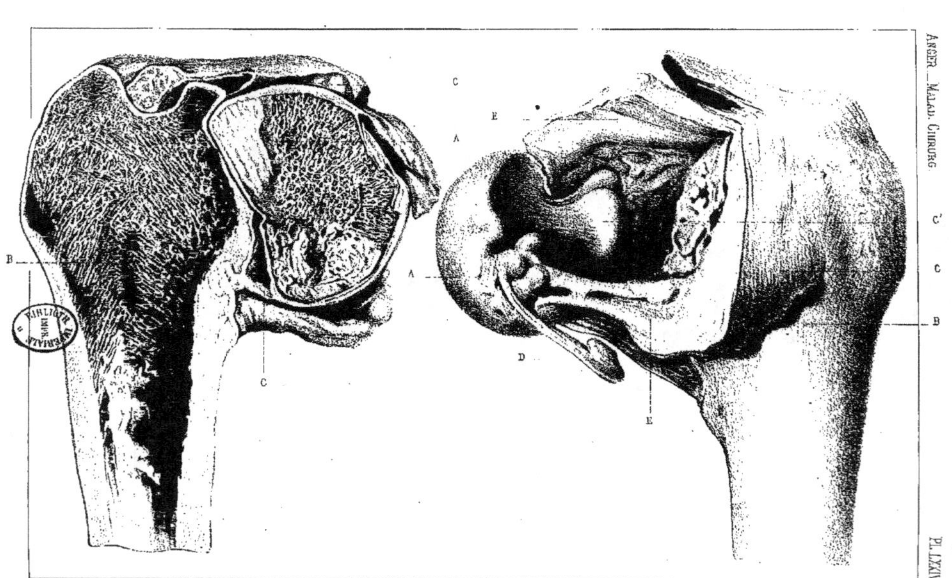

PSEUDARTHROSE DU COL DU FÉMUR.

PLANCHE LXXIV.

PSEUDARTHROSE DU COL DU FÉMUR.

FIGURE 1. — Coupe d'une néarthrose du col du fémur.

A. Coupe de la tête fémorale.

B. Coupe de l'extrémité supérieure du fémur.

C,C. Capsule.

FIGURE 2. — Pseudarthrose du col du fémur avec production de corps étrangers articulaires.

A. Tête du fémur écartée du corps.

B. Extrémité supérieure du fémur.

C. Ossification nouvelle, mobile sur le corps du fémur.

C'. Corps étranger néarthrodial pédiculé.

D. Corps étranger néarthrodial pédiculé.

E,E. Capsule.

FRACTURE DU COL DU FÉMUR. — COMPLICATION D'ARTHRISME.

L'arthrite sèche, ou arthrisme, qui complique si souvent les fractures articulaires, se produit à la hanche dans toute son intensité. L'articulation coxo-fémorale est en quelque sorte, on le sait, le lieu d'élection de cette maladie singulière qui souvent reconnaît une origine traumatique, souvent aussi se développe spontanément. Le *morbus coxæ senilis*, ou arthrisme de l'articulation coxo-fémorale, existe, on peut le dire, dans toutes les fractures intra-capsulaires du col du fémur. Le fragment cotyloïdien s'éburne et augmente de volume. Le cartilage disparaît : tantôt la cavité cotyloïde s'élargit et la tête fémorale flotte dans sa cavité ; d'autres fois ses bords deviennent plus élevés, la pénètrent et rendent les mouvements impossibles ; en même temps des ossifications irrégulières et souvent très-volumineuses se produisent sous le périoste, dans les muscles, dans la capsule. La figure 2 représente de ces ossifications. Voici l'observation et les détails cliniques principaux sur le blessé à l'autopsie duquel la pièce a été trouvée, pendant que nous étions interne du professeur Velpeau.

OBSERVATION I.

Le nommé X., tombé de sa hauteur sur la hanche droite, en novembre 1861, fut transporté à l'hôpital Lariboisière, dans les salles de M. Voillemier, où fut diagnostiquée une fracture intra-capsulaire du col du fémur, entraînant avec elle tous les signes et déplacements qui l'accompagnent ; le traitement fut institué ; mais, obligé de quitter les salles de l'hôpital avant sa guérison, il entra à la Charité dans les salles de M. Velpeau, et le traitement de la fracture fut continué. Le membre est dans une rotation en dehors assez prononcée, le grand trochanter est saillant, et l'on sent au milieu de l'aine une tumeur osseuse assez étendue, au niveau du psoas. Le raccourcissement est considérable. Mais, dans le courant de janvier, il fut pris de graves accidents cérébraux, auxquels il succomba rapidement.

On trouva, à l'autopsie, une méningite suppurée des deux lobes antérieurs du cerveau, et un ramollissement occupant toute l'étendue de la moelle ; en outre, une fracture de la tête du fémur, du grand trochanter, et une arthrite sèche.

En ouvrant l'articulation, il est facile de voir que la synoviale est détruite, et qu'il n'y a pas une goutte de liquide dans l'articulation ; le ligament rond est aussi presque entièrement détruit, et n'existe plus qu'à son insertion cotyloïdienne, où d'ailleurs il n'est le siége d'aucune altération.

La tête du fémur est fracturée, ainsi qu'on le voit souvent chez les vieillards ; c'est-à-dire qu'il y a abrasion complète de toute la portion cartilagineuse, qui se trouve ainsi séparée du reste du corps de l'os ; elle est logée dans la cavité cotyloïde ; son tissu est altéré, et sa portion libre ou articulaire est en partie privée de son cartilage, en d'autres points, présente l'altération velvétique.

Le grand trochanter est singulièrement hypertrophié et fracturé au niveau de sa continuation avec le corps du fémur.

Nous avons pratiqué plusieurs coupes pour nous permettre un examen complet : l'une traversant la cavité cotyloïde et se prolongeant jusqu'à la crête iliaque, l'autre divisant le fémur, suivant sa longueur.

Toutes les parties voisines de la cavité cotyloïde sont saines, l'os iliaque n'est aucunement altéré ; la lésion ne porte que sur la cavité ; son cartilage a complétement disparu, sauf dans le point le plus déclive où portait une partie de la tête fracturée et non encore privée de son cartilage ; dans la plus grande partie de la surface qui en est privée, certains points sont érodés, d'autres durs et éburnés ; sur quelques autres enfin, des productions stalagmiformes n'ayant encore que la consistance de la cire. Le bourrelet cotyloïdien est augmenté, dans tout son pourtour, sauf au niveau de l'échancrure ischio-pubienne, d'une couche osseuse de nouvelle formation, peu épaisse, et tranchant par sa teinte blanc jaunâtre avec le reste de la cavité. Dans la même étendue, cette couche osseuse est renforcée par une production également osseuse, formant un bourrelet, au moins de l'épaisseur du doigt médius de la main, et très-manifestement compris dans l'épaisseur, ou plutôt remplaçant l'insertion de la capsule fibreuse sur le rebord cotyloïdien ; c'est sur cette production, et sur la partie la plus rapprochée de l'épine iliaque antéro-inférieure, que repose la nouvelle tête fémorale dont nous allons parler.

Cette nouvelle tête présente une surface légèrement arrondie, ne correspondant nullement à cette portion fracturée de la tête qui en a été détachée ; elle semble usée, surtout à sa partie inférieure, où elle fait suite directement avec le reste du corps de l'os. Le bord supérieur du col est presque horizontal, sa surface dénudée et privée de périoste, et le siége de petites productions osseuses assez distinctes l'une de l'autre, les unes pédiculées, les autres sessiles.

Enfin des productions très-nombreuses, les unes ayant un aspect fibro-cartilagineux, les autres réellement osseuses, la plupart sessiles, quelques-unes cependant commençant à se pédiculiser, occupent tous les points de la capsule fibreuse, et tous les éléments fibreux qui entourent l'articulation.

Les muscles psoas et iliaque réunis sont adhérents à une production osseuse, ayant plusieurs centimètres d'épaisseur, et comprise entre le muscle et sa gaîne, adhérant très-intimement à l'un et à l'autre ; commençant d'une part au niveau de la crête iliaque, et de l'autre accompagnant les muscles jusqu'à leur insertion au niveau du petit trochanter.

Cette observation a été recueillie par nous et publiée d'abord dans la remarquable thèse du docteur Colombel sur l'*arthrite sèche*.

L'arthrite sèche peut en imposer quelquefois pour une fracture du col du fémur, quand le malade qui en est atteint vient à être l'objet d'un traumatisme, comme dans l'observation suivante, adressée par le docteur Charles Routtier à la Société de chirurgie.

OBSERVATION II.

Un homme, âgé de soixante-dix ans, tomba du haut d'un toit et fut apporté à l'hôpital. Le pied droit était tourné en dehors ; en imprimant des mouvements au membre, on sentait une crépitation manifeste au niveau de la région coxo-fémorale. On diagnostiqua donc une fracture du col du fémur, quoiqu'il n'y eût pas de raccourcissement. Ce qui contribua beaucoup à faire accepter ce diagnostic, ce fut l'existence d'une ecchymose et d'une tuméfaction notable au niveau du grand trochanter, indiquant que le sujet était tombé sur cette partie du corps.

Les deux membres inférieurs furent rapprochés et fixés sur des coussins disposés en forme de double plan incliné.

Après un séjour de quatre mois à l'hôpital, le malade mourut, et l'on reconnut, à l'autopsie, qu'il n'y avait point de fracture ; la crépitation et la déviation du membre étaient le résultat d'une maladie spontanée de l'articulation coxo-fémorale, qui présentait les lésions du *morbus coxæ senilis*.

Si l'arthrite sèche vient très-souvent compliquer la fracture du col du fémur, il est des cas fréquents où elle paraît avoir prédisposé à la fracture ; d'après M. Colombel, cette maladie déterminerait quelquefois une raréfaction des os au voisinage des épiphyses et pourrait ainsi en rendre la fracture plus facile.

ANKYLOSE COXO-FÉMORALE A LA SUITE D'UNE FRACTURE DU COL DU FÉMUR.

En étudiant les fractures du col de l'humérus, nous avons rapporté une observation et fait dessiner une pièce dans laquelle le fragment glénoïdien était uni à la cavité glénoïde par des adhérences filamenteuses assez denses. Ces adhérences partaient d'une surface cartilagineuse pour aller à une autre surface cartilagineuse, il y avait là ankylose fibreuse. Voici, à la suite d'une fracture du col du fémur, une soudure du fémur et de l'os iliaque qui rappelle beaucoup les altérations anato-

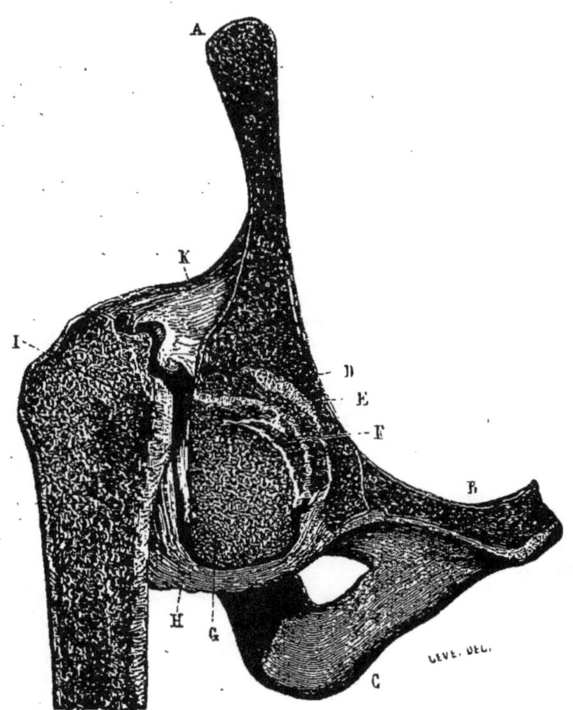

Figure 59. — **Ankylose coxo-fémorale à la suite d'une fracture intra-capsulaire du col du fémur.**

(Pièce donnée par M. Bassereau fils.)

A. Crête iliaque.
B. Coupe de la branche horizontale du pubis.
C. Ischion.
D. Production graisseuse interstitielle.
E. Cartilage cotyloïdien.
G. Coupe de la tête du fémur éburnée.

F. Cartilage fémoral séparé du cartilage cotyloïdien par une production osseuse de nouvelle formation.
H. Capsule.
I. Surface néarthrodiale du fragment fémoral.
K. Partie supérieure de la capsule considérablement épaissie.

miques observées dans notre première observation d'ankylose suite de fracture articulaire. La pièce nous a été remise par notre ami M. Bassereau fils, qui l'a recueillie sur le cadavre d'un vieillard mort d'une maladie du cœur. La fracture était intra-capsulaire, et une *néarthrose* parfaite s'était établie entre la face interne du fragment externe, la partie sus-cotyloïdienne de l'os iliaque, et la surface de fracture de la tête fémorale.

                    LUXATIONS ET FRACTURES.

Les surfaces articulaires étaient denses, et éburnées dans une épaisseur de 3 à 4 millimètres. La tête fémorale était soudée avec la cavité cotyloïde. L'union, quoique intime, n'était pas assez forte pour empêcher un glissement, il est vrai extrêmement limité, de la tête fémorale dans sa cavité de réception.

La tête fémorale avait subi une rotation en avant, qui avait rejeté un peu en arrière et en haut la ligne de fracture. A la partie supérieure de la cavité, une ossification de nouvelle formation s'était développée entre le cartilage fémoral et le cartilage cotyloïdien ; il y avait disparition par places du cartilage, et dans quelques points sa partie superficielle avait disparu. Des fibres de tissu connectif, pénétrant dans le tissu spongieux du fémur, renforçaient l'union intime des os.

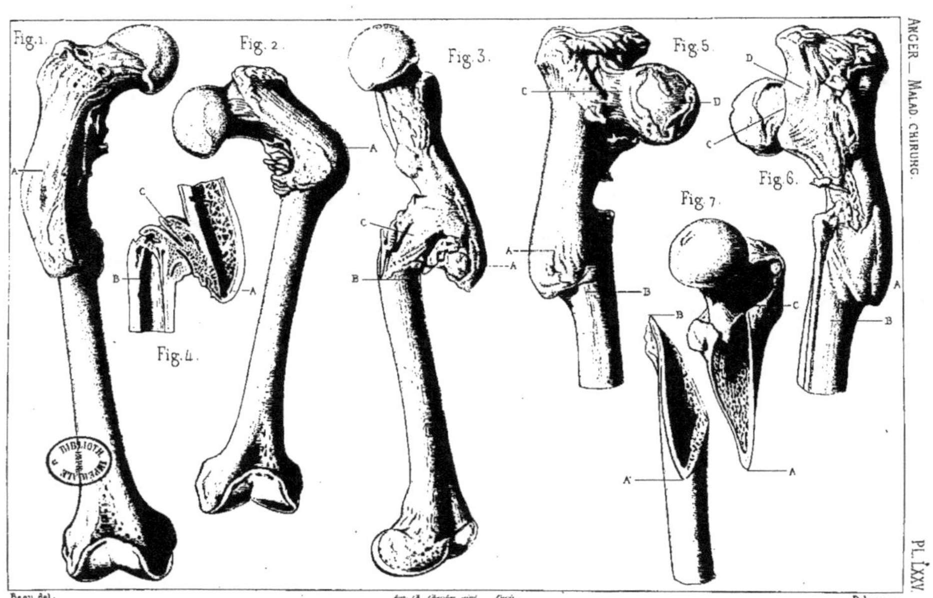

FRACTURES DE LA PARTIE SUPÉRIEURE DU FÉMUR.

RÉGION DE LA CUISSE

Malgré la force considérable du levier osseux que représente le fémur, cet os est souvent brisé. La large étendue qu'il présente à l'action des corps extérieurs, ses fonctions, sa position superficielle en quelques points, expliquent la fréquence de ses lésions. Avant de commencer l'étude des fractures

FIGURE 60. — **Coupe horizontale de la cuisse pratiquée à la réunion du tiers supérieur avec les deux tiers inférieurs.**

N. Partie antérieure de la préparation.
M. Partie postérieure.
L. Partie interne.
P. Partie externe.

A. Coupe du fémur.
B. Couturier.
C. Droit antérieur.
D. Vaste interne.
E. Vaste externe.
F. Biceps et demi-membraneux.
G. Grand adducteur.
H. Premier ou moyen adducteur.
a. Artère fémorale.
b. Veine fémorale.
c. Nerf sciatique.
l. Veine fémorale profonde.
n. Artère fémorale profonde.

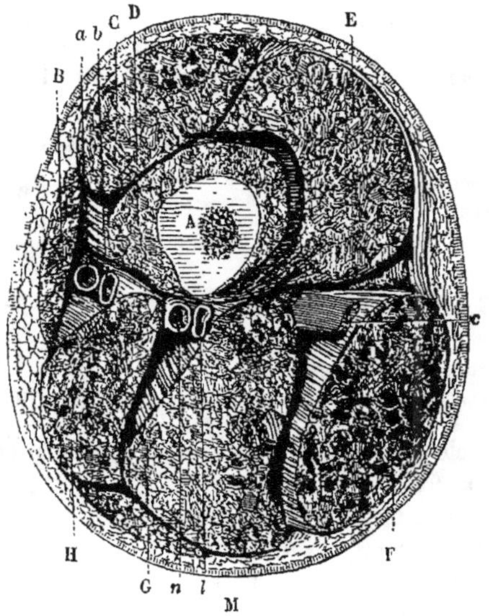

du fémur, il nous paraît indispensable de présenter les rapports de l'os avec les parties musculaires qui l'entourent. La coupe transversale est la meilleure préparation pour saisir d'un seul coup tous ces rapports.

PLANCHE LXXV.

FRACTURE DU FÉMUR.

FIGURE 1. — **Fracture sous-trochantérienne consolidée.**
(Musée des hôpitaux de Paris.)

A. Saillie du fragment supérieur en avant et en dehors.

FIGURE 2. — **Fracture sous-trochantérienne avec déplacement angulaire des fragments.**
(Musée des hôpitaux de Paris.)

A. Saillie du fragment supérieur en avant et en dehors.

Figure 3. — Fracture à la réunion du tiers supérieur et du tiers moyen. Déplacement du fragment supérieur en avant.

(Musée des hôpitaux de Paris.)

A. Extrémité inférieure du fragment supérieur.
B. Extrémité supérieure du fragment inférieur.

C. Cal.

Figure 4. — Coupe des extrémités des deux fragments et du cal.

A. Extrémité inférieure du fragment supérieur.
B. Extrémité supérieure du fragment inférieur.

C. Coupe du cal.

Figure 5. — Fracture à la réunion du tiers supérieur et du tiers moyen coïncidant avec une fracture extra-capsulaire du col.

(Musée des hôpitaux.)

A. Fragment supérieur.
B. Fragment inférieur.
C. Col du fémur pénétré à sa base dans les trochanters.

D. Tête du fémur présentant les ulcérations de l'arthrite sèche.

Figure 6. — (Vue postérieure de la pièce fig. 5.)

A. Fragment supérieur.
B. Fragment inférieur.
C. Cal.

D. Grand trochanter séparé par la fracture du col et réuni par un cal.

Figure 7. — Fracture sous-trochantérienne, oblique-spiroïde et fracture de la base du col.

(Musée des hôpitaux.)

A. Pointe du fragment supérieur.
A'. Angle du fragment inférieur recevant la pointe A.

B. Pointe du fragment inférieur.
C. Ligne de fracture contournant le col.

Les auteurs qui ont étudié les fractures du fémur ont admis :

1° Des fractures du col du fémur ;
2° Des fractures du grand trochanter ;
3° Des fractures sous-trochantériennes ;
4° Des fractures du tiers moyen ;
5° Des fractures sus-condyliennes ;
6° Des fractures de l'un des condyles ;
7° Des fractures des deux condyles ; etc.

Nous avons étudié les fractures du col ; les fractures sus-condyliennes et inter-condyliennes seront étudiées dans la *région du genou*.

Nous devons ici exposer ce qui se rapporte aux variétés des fractures siégeant depuis le col jusqu'à la région du genou, exclusivement.

Cette division dans l'étude correspond à une division dans les difficultés de la réduction et dans l'emploi des appareils.

Les fractures du fémur que nous allons étudier en ce moment, se caractérisent en effet par un raccourcissement constant et très-difficile à combattre, tandis que les fractures du fémur dans la région du genou, ne présentent point ou peu de raccourcissement et ont, d'autre part, une gravité spéciale, étant des *fractures articulaires*.

Nous ne dirons qu'un mot des fractures du grand trochanter : cette apophyse est tantôt brisée par un choc direct, d'autres fois par la contraction musculaire qui en produit l'*arrachement*. Le diagnostic en est généralement impossible et les suites en sont très-simples.

FRACTURES SOUS-TROCHANTÉRIENNES.

On donne ce nom aux fractures qui divisent le fémur au-dessous du petit trochanter ; à 5 centimètres au-dessous du petit trochanter, les fractures prennent le nom de fractures de la partie moyenne.

Les fractures sous-trochantériennes sont très-communes, aussi communes que les fractures du reste de la diaphyse : sur vingt-huit fractures de la diaphyse du fémur, Malgaigne en a trouvé dix occupant le tiers supérieur.

Tantôt la fracture est simple, d'autres fois elle est multiple.

La fracture est quelquefois transversale ou mieux *transversale-dentelée*. Quelquefois elle est *spiroïde* ou *oblique-spiroïde*.

D'après Malgaigne, la fréquence des fractures obliques est en rapport avec la nature des causes qui les produisent. Il est remarquable, en effet, dit cet auteur, que ces fractures sont produites, dans l'immense majorité des cas, par des causes indirectes. Sur dix observations relevées, il n'y avait pas moins de huit fractures indirectes déterminées par une chute sur les pieds, un faux pas, etc.

On rapporte quelques observations de fractures sous-trochantériennes produites par action musculaire : Poupée-Desportes raconte qu'un négrillon de douze à treize ans, atteint de tétanos, éprouva des convulsions si fortes des membres inférieurs, que les pieds se tournèrent d'avant en arrière, et que les deux fémurs se fracturèrent dans leurs collets avec issue des fragments à la partie externe et latérale de la cuisse.

Beauchêne a rapporté l'histoire d'un homme de trente-quatre ans, qui, glissant sur la glace et se sentant près de tomber à la renverse, fit un effort violent pour se retenir ; il évita la chute, mais il entendit à l'instant un craquement au haut de la cuisse droite, qui se trouva cassée au-dessous du trochanter. (Malgaigne, *Traité des fractures.*)

Ces fractures par cause musculaire sont bien difficiles à admettre à la cuisse, et il faudrait des observations plus convaincantes pour entraîner la conviction ; il est si difficile d'avoir des renseignements précis d'un blessé qui vient d'avoir la cuisse rompue, qu'il ne faut pas accorder une grande confiance aux renseignements qu'il peut donner.

On voit, d'après l'examen des planches LXXV et LXXVI, que les fractures sous-trochantériennes présentent un déplacement spécial : *le fragment supérieur est porté par son extrémité inférieure en avant et en dehors ;*

Le fragment inférieur est porté en haut et en dedans.

Il y a chevauchement dans quelques cas, déplacement angulaire dans d'autres (fig. 2, pl. LXXX), les deux fragments étant portés en dehors par leur surface de fracture, sans s'être entièrement abandonnés. Il faut rapporter ce déplacement spécial à l'action des muscles adducteurs qui, en relevant le fragment inférieur, le font presser sur le supérieur et le rejettent ainsi en dehors et en avant. Du reste, il faut convenir que ce déplacement n'existe pas absolument dans tous les cas ; on a vu le fragment inférieur porté en dehors de l'autre : on comprend que la direction de la ligne de fracture doit jouer là un grand rôle.

Fractures par armes à feu. — Les fractures du fémur par armes à feu ont été regardées pendant longtemps comme des cas d'amputation. Ce pronostic considéré d'une manière aussi générale est trop grave ; le nombre des observations de fractures de la diaphyse du fémur dans lesquelles la fracture s'est consolidée, la plaie fermée par une cicatrice solide, et dans lesquelles le membre a repris ses fonctions, est maintenant considérable.

Nous reproduisons ici un fémur récemment fracturé par une balle, et déjà en partie consolidé. Le dessin a été fait d'après une photographie de la pièce. Nous aurons l'occasion de présenter au lecteur une très-belle série de fractures par armes à feu, d'après les photographies du *Musée médical de l'armée américaine :* toutes ces pièces, réunies sous la direction du chirurgien général, ont été re-

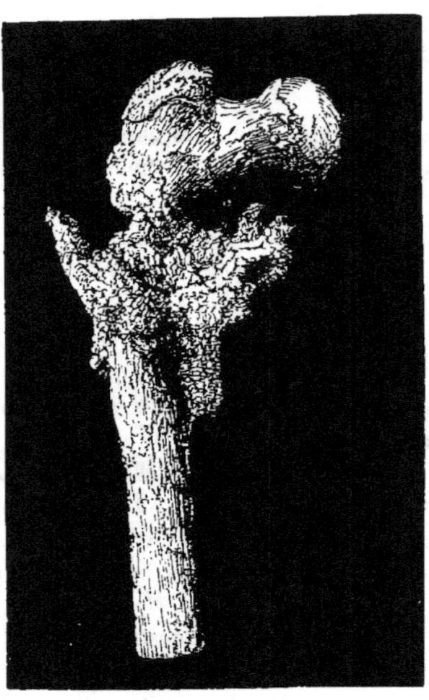

FIGURE 61. — **Fémur gauche d'un soldat confédéré présentant la tendance à la guérison d'une fracture du tiers supérieur de l'os, à la suite d'une plaie d'arme à feu.** (Le malade a survécu dix semaines.)

cueillies dans les champs de bataille de la dernière guerre. Je dois ces pièces à l'obligeance de mes amis MM. Worthington et Bowles, qui avec une obligeance dont je leur serai toujours reconnaissant, ont bien voulu m'instruire des principaux événements chirurgicaux de la guerre d'Amérique. .

OBSERVATION (fig. 61).

Le soldat E. W. A..., compagnie G, 5ᶜ régiment de la Floride, âgé de dix-huit ans, a été blessé le 3 juillet 1863, à la bataille de Gettysburg, par une balle conique qui a fracassé le fémur gauche dans son tiers supérieur. Il a d'abord été traité dans une ambulance, mais le 5 août 1863, il a été admis à l'hôpital général du camp Letterman. A cette époque, le malade était épuisé par une abondante suppuration, il était très-émacié, et il présentait à la région sacrée des eschares considérables. Le 12 août, il fut pris de diarrhée. Il traîna ainsi jusqu'au 15 septembre 1863, jour où il mourut.

Les masses considérables de cal foliacé, qui unissent les fragments, sont des plus fragiles. (Traduction de M. le docteur Aimé Riant.)

Cette pièce démontre que les fractures du fémur par armes à feu peuvent se consolider; nous sommes déjà loin du temps où toute fracture du fémur, dans ces conditions, était réputée cas d'amputation.

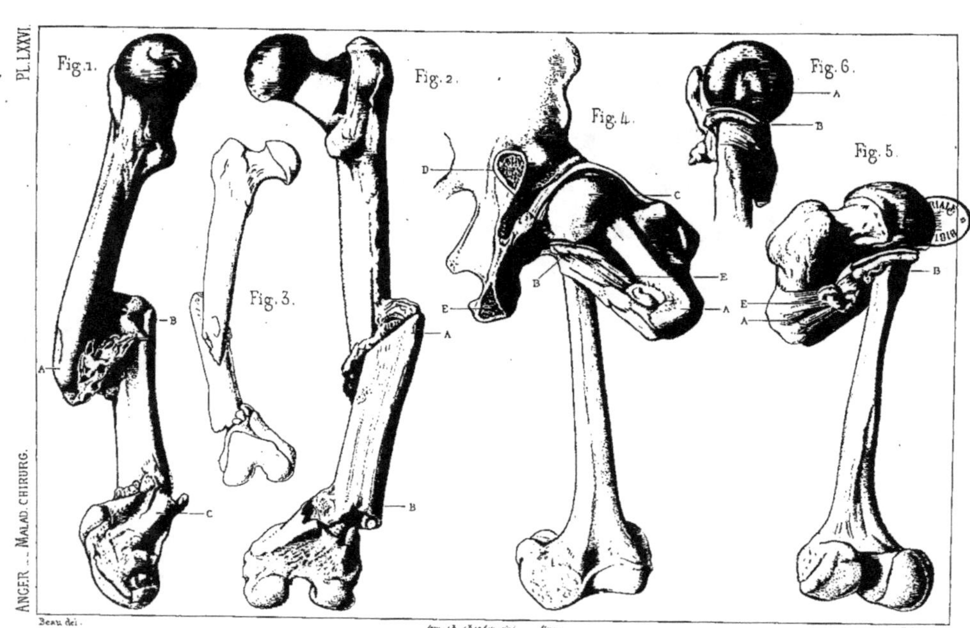

FRACTURE DOUBLE _. PSEUDARTHROSE.

Librairie Germer Baillière.

PLANCHE LXXVI.

FRACTURE DU FÉMUR.

FIGURE 1. — **Fracture double du fémur.**
(Vue interne.)

A. Fragment supérieur.
B. Extrémité supérieure du fragment moyen.

C. Fragment inférieur.

FIGURE 2. — **Vue postérieure.**

A. Extrémité supérieure du fragment moyen.

B. Extrémité inférieure du fragment moyen.

FIGURE 3. — **Vue antérieure.**

(Cette fracture double (fig. 1, 2, 3) du fémur, produite en mer par le roulis, n'avait été soumise à l'application d'aucun appareil. Le matelot blessé a succombé à l'Hôtel-Dieu de Nantes, dans le service de M. le docteur Jouon, professeur de l'École, qui a bien voulu nous adresser la pièce.)

PSEUDARTHROSE DU FÉMUR.

FIGURE 4. — **Vue antérieure.**

(Musée de l'école de Nantes. Pièce communiquée par le docteur Laennec, professeur de l'École.)

A. Extrémité inférieure du fragment supérieur.
B. Extrémité supérieure du fragment inférieur.
C. Tête fémorale.

D. Coupe de la branche du pubis.
E. Coupe de la branche ischio-pubienne.
F. Fibres ligamenteuses unissant les deux fragments.

FIGURE 5. — **Vue postérieure.**

A. Fragment supérieur.
B. Fragment inférieur.

C. Tête du fémur.
E. Ligaments de nouvelle formation.

FIGURE 6. — **Vue interne.**

A. Tête du fémur.

B. Extrémité supérieure du fragment inférieur.

FRACTURE DU TIERS MOYEN DU FÉMUR.

Les fractures du tiers moyen du fémur peuvent être *simples, multiples, comminutives, dentelées, obliques-spiroïdes.* Il y a des fractures dentelées où les fragments ne s'abandonnent point, forme spéciale aux fractures des enfants, se rencontrant aussi chez les sujets rachitiques, etc., etc. Le plus souvent les fragments s'abandonnent et chevauchent. Au chevauchement viennent se joindre, dans le plus grand nombre des cas, un déplacement suivant la circonférence ; le fragment inférieur entraîné par le poids du membre, tourne de dedans en dehors, de manière que le genou et la jambe, viennent reposer sur le lit par leur face externe. De même que dans les fractures du col, la rotation peut avoir lieu en sens inverse, ce qui est très-rare. (Musée Dupuytren.)

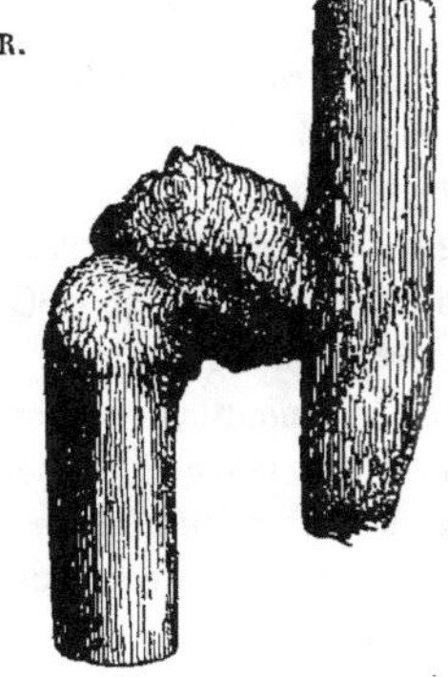

FIGURE 62. — **Cal réunissant à une distance de 3 à 4 centimètres les deux fragments d'une fracture du fémur.** (Pièce de ma collection.)

TRAITEMENT DES FRACTURES DU FÉMUR.

Nous réunissons dans un même chapitre le traitement de la fracture du col et de la fracture du corps du fémur : dans l'une et dans l'autre, c'est au raccourcissement du membre, c'est-à-dire au chevauchement, qu'il faut s'adresser pour le combattre, et les appareils susceptibles de réussir dans un cas sont aussi ceux qui réussiront dans l'autre.

Comme la cause qui maintient le chevauchement agit à chaque instant avec une grande intensité, il faut pour la combattre employer une force également persistante et constante ; c'est sur ce principe que reposent les appareils à *extension continue.*

Avant de décrire les appareils à extension continue, nous devons parler de quelques méthodes qui peuvent être employées avec avantage dans les cas rares où le chevauchement n'existe pas, et dans les cas un peu plus fréquents dans lesquels le chevauchement est trop peu important, le raccourcissement trop minime, pour rendre utiles des appareils toujours pénibles à supporter.

Dans les cas où le déplacement est peu considérable et le chevauchement presque nul, les *plans inclinés* préconisés par Pott, afin de prévenir la contraction spasmodique des muscles, rendent les

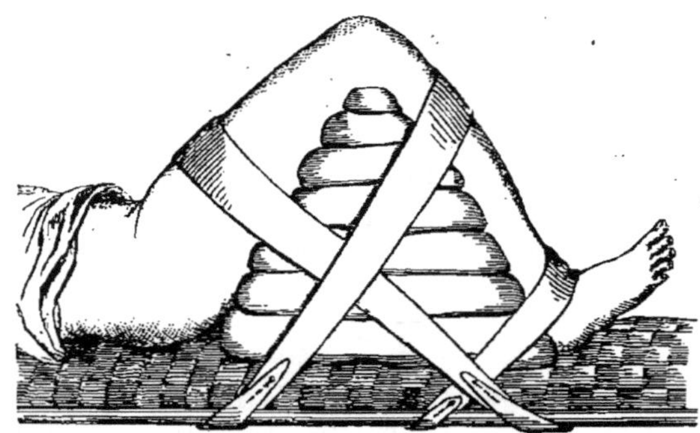

FIGURE 63. — **Appareil de Dupuytren pour le traitement par la demi-flexion des fractures du fémur.**

plus grands services. La demi-flexion des membres est une position de repos ; c'est dire que cette position pourra être gardée longtemps sans une grande fatigue. Quelle est en effet la position d'un membre, qui, dans le cas de fracture, rendra les muscles le moins capables d'agir sur les fragments pour les déplacer, et empêchera de plus cette résistance qu'il est en leur pouvoir d'opposer aux efforts de réduction, etc., etc.? C'est évidemment la demi-flexion, et il faut rendre à Pott cette justice, que s'il a exagéré le véritable mérite d'une méthode dont il est le créateur, il a rendu à la science un grand service, en en faisant comprendre les avantages.

La demi-flexion est très-facile à appliquer. Un ou deux coussins bien rembourrés sont placés au-dessous du genou, le pied étant maintenu par des bandes qui l'empêchent de tourner, la cuisse et la hanche étant immobilisées de leur côté.

L'appareil ainsi constitué suffira dans le plus grand nombre des cas et l'on pourra se dispenser de recourir à l'appareil plus compliqué de Dupuytren, pour la demi-flexion de la cuisse (fig. 63).

Voici quelques exemples d'appareils à extension continue.

1° *Appareil de Velpeau.* — Cet appareil est excellent. L'extension est bien parallèle à la contre-extension. L'extension, la contre-extension, sont effectuées par l'intermédiaire de draps d'alèze, pliés en plusieurs doubles, recouverts d'ouate dans les points où la pression sur la peau doit être forte et continue. A l'aide du coussin E, on peut faire profiter le malade des bénéfices de la demi-flexion.

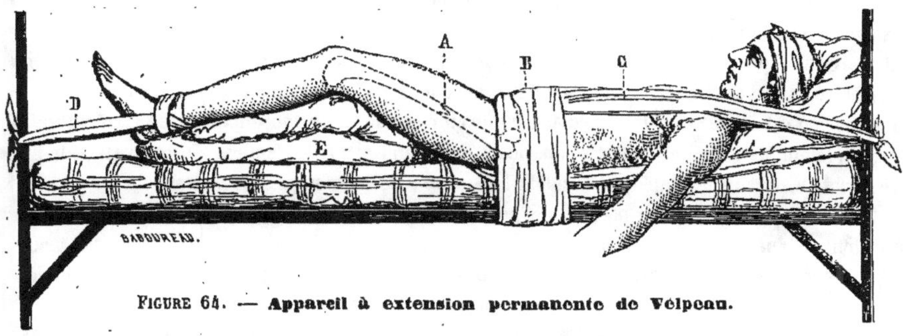

FIGURE 64. — **Appareil à extension permanente de Velpeau.**

A. Fémur fracturé.
B. Drap d'alèze maintenant le bassin immobile.
C. Lacs de contre-extension.

D. Lacs d'extension.
E. Coussin appliqué sous le jarret du malade pour obtenir une demi-flexion de la jambe.

2° *Appareil américain.* — L'appareil vulgairement nommé *américain* est composé d'une très-

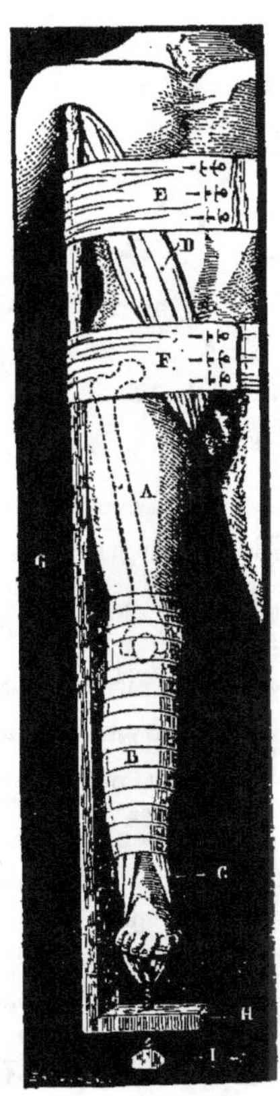

FIGURE 65. — **Appareil américain.**

A. Fémur fracturé à sa partie moyenne.
B. Membre entouré d'une cuirasse de diachylon pour permettre d'appliquer l'extension sur une large surface.
C. Lacs d'extension.
D. Lacs de contre-extension.
E. Large bande fixant la longue attelle G contre le thorax.
F. Large bande fixant la longue attelle G contre la hanche.
G. Longue attelle externe remontant jusqu'à l'aisselle.
H. Petite planchette transversale pour maintenir la vis de traction.
I. Vis pour pratiquer l'extension.

longue attelle externe remontant en haut jusqu'à l'aisselle. Grâce à la longueur de cette attelle, le lacs de contre-extension D est presque parallèle au fémur, et l'extension et la contre-extension se trouvant ainsi presque dans la même direction il n'y a que peu de force perdue; de plus, le lacs D, d'après cette disposition, ne presse plus sur les muscles adducteurs, comme cela avait lieu dans l'appareil à extension continue de *Boyer* (1).

Il en résulte que ces muscles n'étant plus irrités par l'appareil et ne se contracturant pas, les pressions continuelles auxquelles ils étaient soumis dans les appareils anciens n'existent plus.

L'extension est opérée par l'intermédiaire d'une cuirasse de diachylon qui entoure l'extrémité inférieure du fémur, le genou et la partie supérieure de la jambe; l'extension est ainsi répartie sur une large surface et peut rester appliquée pendant beaucoup plus longtemps sans blesser.

Cet appareil est excellent, il permet de guérir sans raccourcissement beaucoup de fractures du fémur dont les autres appareils n'auraient pu triompher. On voit cependant que les principales modifications heureuses apportées dans le traitement des fractures du fémur par cet appareil, avaient déjà été comprises et en partie réalisées par l'appareil de M. Velpeau.

3° *Appareil de Gardon-Buck.* — Cet appareil, dont nous devons la connaissance à M. Préterre si habile en tout ce qui touche les moyens à employer pour combattre les difformités, présente, comme modification principale, l'application entre les cuisses d'un tube élastique, formé d'un cylindre de

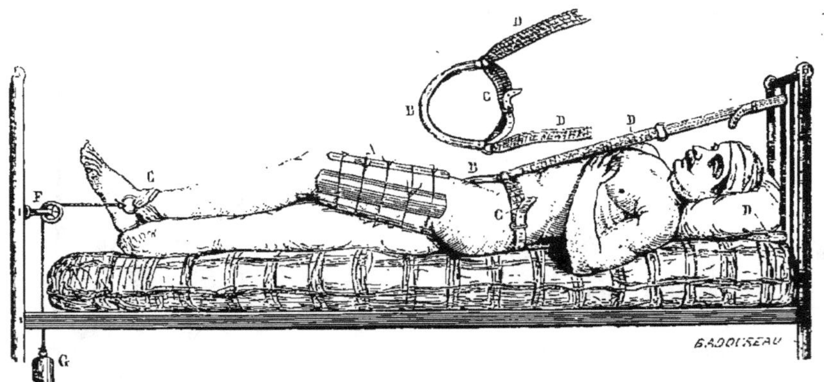

Figure 66. — **Appareil à extension permanente de Gardon-Buck.**

A. Attelles articulées appliquées le long de la cuisse.
B. Lacs de caoutchouc pour la contre-extension.
C. Courroie circulaire entourant le tronc et reliant les deux lacs DD.
F. Poulie de réflexion pour l'extension par un poids.

D,D. Lacs allant s'attacher au pied du lit et effectuant une contre-extension parallèle à l'extension.
E. Lacs entourant le cou-de-pied, lieu d'application de l'extension.
G. Poids effectuant l'extension.

Application de l'appareil pour la contre-extension. (Détails.)

B. Tubes de caoutchouc remplis d'air, destinés à s'appliquer dans l'aine du malade.

C. Courroie reliant les deux lacs DD.
D,D. Lacs de contre-extension.

caoutchouc rempli d'air. D'après son inventeur, cette substance devrait à ses propriétés spéciales de pouvoir rester appliquée pendant longtemps sans blesser les téguments. Les conditions citées plus haut, c'est-à-dire l'extension et la contre-extension parallèles à l'axe du tronc, sont heureusement réalisées par un système de poids et de courroies dont le dessin reproduit parfaitement les dispositions principales.

Les mêmes appareils sont nécessairement applicables aux fractures du corps et du col du fémur

(1) Lisez sur les appareils anciens : *Desault, Boyer*, etc., etc.

PSEUDARTHROSES DU FÉMUR.

Les fractures du fémur ne se consolident pas toujours ; nous avons fait représenter, figures 4, 5, 6, trois vues d'une pseudarthrose du fémur à la suite d'une fracture sous-trochantérienne. Le fragment inférieur avait subi le déplacement ordinaire en avant et en dehors. Le fragment inférieur, remonté jusqu'à la tête du fémur, s'articulait avec la partie inférieure de cette tête. Si l'on en juge par le degré de perfection auquel étaient parvenues les surfaces néarthrodiales, les mouvements devaient avoir une certaine étendue. De l'extrémité inférieure du fragment supérieur, qui était émoussée et arrondie par le frottement, partait un faisceau fibreux extrêmement fort, se dirigeant en haut et en dedans jusqu'à l'extrémité supérieure du fragment inférieur. La vue interne de la néarthrose (fig. 6) démontre que la tête fémorale, sous l'influence des pressions exercées par le fragment inférieur, avait été excavée et formait en quelque sorte une cavité de réception.

Les pseudarthroses du corps du fémur sont de toutes les pseudarthroses celles qui ont le plus vivement préoccupé les chirurgiens. Une pseudarthrose du fémur condamne en effet le blessé à la privation de son membre pour la marche. Il est arrivé cependant que des malades ont pu marcher avec une articulation supplémentaire établie le long du corps du fémur, et l'on comprend que dans le cas particulier que nous avons fait dessiner, en raison de l'union des fragments par un énorme ligament, le poids du corps pouvait encore être transmis au sol par l'intermédiaire de la partie inférieure du fémur et de la jambe. On sait, du reste, qu'un chirurgien américain a osé proposer et a même exécuté avec succès l'établissement d'une pseudarthrose sous-trochantérienne au fémur pour remédier aux ankyloses coxo-fémorales : c'est Rhea-Barton, l'auteur de ces tentatives que les chirurgiens ont caractérisées à bon droit de téméraires et qui paraissent cependant avoir réussi chez des hommes de la race noire. Nous ne les jugeons point ici au point de vue opératoire ; il nous suffit de les rappeler pour montrer qu'une pseudarthrose du fémur n'a pas toujours des conséquences aussi effrayantes que l'on pourrait le penser. Il faut donc être réservé sur les opérations à entreprendre pour les guérir, et ne tenter des opérations graves comme la résection que quand il est bien démontré :

1° Que la pseudarthrose ne peut pas guérir par des moyens plus doux ;

2° Que la pseudarthrose prive le malade, d'une manière complète au point de vue de la marche, d'un de ses membres.

Nous mentionnerons ici un fait des plus curieux, observé l'année dernière dans le service du professeur Denonvilliers. Un jeune homme avait eu le fémur fracturé, et un an après, la consolidation n'était point encore obtenue. On avait déjà proposé bien des opérations ; l'application des meilleurs appareils ne paraissant point avoir produit d'effet utile, on devait penser que les fragments s'étaient cicatrisés isolément et que tout espoir de guérison spontanée devait être perdu.

Tout à coup le malade est pris de fièvre, le membre se gonfle énormément, rougit et devient douloureux. Cette poussée inflammatoire va en croissant avec une telle intensité que la suppuration était à craindre. Au bout de trois jours, amélioration ; le gonflement des parties molles diminue, la rougeur pâlit ; quinze jours après, elle avait complétement disparu, le membre restant seulement un peu œdémateux. Le fémur, accessible à la palpation, parut manifestement gonflé au voisinage de la fracture. Le résultat heureux de cette phlegmasie profonde du membre, ostéo-périostite réparatrice spontanée, fut la guérison de la pseudarthrose et la production d'un cal qui s'était fait attendre pendant plus d'un an.

Nous rapprocherons de ce fait intéressant une observation du docteur Lefort-Malgaigne, chirurgien des hôpitaux, qui prouve qu'il ne faut pas trop tôt désespérer d'obtenir une consolidation, et surtout ne pas trop s'empresser de l'acheter au prix d'une opération grave.

OBSERVATION.

Le malade, âgé de vingt ans, fit une chute de cheval le 15 avril 1864, et se fractura la cuisse droite. On lui appliqua un appareil de Scultet et on le transporta à l'Ile-Adam, où il reçut les visites d'un médecin. L'appareil primit vement posé ne fut pas renouvelé, et pendant vingt-cinq jours on ne mit pas à nu le membre fracturé. A cette époque, on appliqua un appareil dextriné qui resta en place deux mois. Lorsque le malade voulut se lever, près de trois mois après sa fracture, il s'aperçut que le travail de consolidation ne s'était pas effectué et que le membre n'avait aucune solidité.

Il se fit transporter à Paris, et il entra le 25 juillet 1864 dans le service de M. Velpeau. Un nouvel appareil dextriné fut appliqué et gardé deux mois, sans aucun changement dans l'état du malade; c'est dans ces circonstances qu'il rentra dans mon service.

Je constatai l'état suivant : Le membre était raccourci de 9 centimètres environ, le fragment intérieur était passé en arrière du supérieur : ce fragment inférieur, comprenant approximativement 12 à 15 centimètres du fémur, faisait à la partie postérieure de la cuisse une saillie notable très-facilement appréciable au doigt. Les bords de la fracture coupés à arêtes assez vives témoignaient de l'absence de travail de consolidation. Les deux fragments s'appuyaient l'un contre l'autre par leurs faces, séparés probablement par quelques fibres musculaires. Le malade ne pouvait imprimer à la jambe étendue aucun mouvement d'élévation de dessus le plan du lit, et, en passant la main à plat entre la cuisse et le matelas, on constatait une mobilité telle, qu'en essayant ainsi de soulever le membre le fémur se courbait immédiatement à angle obtus à sommet antérieur.

J'essayai d'imprimer des mouvements violents aux deux fragments, de les frotter l'un contre l'autre, après quoi j'appliquai un appareil inamovible plâtré qui resta en place deux mois ; lorsque je le retirai, je pus constater que le traitement n'avait pas eu le moindre succès. Il fallait dès lors revenir à des moyens plus puissants et autant que possible à des procédés n'exposant pas la vie du malade. Le séton, la résection suivie ou non de suture des os, m'exposaient à des accidents graves ; d'ailleurs la statistique m'apprenait que de cent soixante-dix cas de pseudarthroses de la cuisse, rassemblés par Gurlt, l'extension permanente avait fourni des résultats heureux, puisque sur quatorze malades onze avaient guéri, tandis que les scarifications sous-cutanées sur les fragments n'avaient donné que dix-sept guérisons sur trente-huit cas, le séton seize guérisons sur trente, la résection quatorze guérisons sur vingt-huit opérés. Je me décidai donc pour l'extension.

Pour la pratiquer, je construisis moi-même l'appareil suivant :

A l'extrémité inférieure d'une béquille, je vissai une plaque de bois formant étrier, et à l'extrémité de laquelle une large attelle interne montait jusqu'à l'ischion du côté malade. Un appareil plâtré fut appliqué sur la jambe du malade et me servit à donner point d'appui aux lacs extenseurs. Une longue vis jouant dans la plaque formant étrier était un puissant moyen d'extension. Quant à la contre-extension, elle était faite par la béquille appuyée dans l'aisselle et par l'attelle interne dont l'extrémité appuyait sur l'ischion, mais avec l'intermédiaire d'un coussin d'ouate.

J'augmentais tous les jours la traction de l'appareil, elle amenait des douleurs vives au niveau de la fracture ; mais cette traction put bientôt être assez énergique et complète pour dégager complétement les deux fragments l'un de l'autre et les faire se rencontrer seulement par leurs extrémités libres. Sans cesser l'extension, je cherchai à frotter fortement les fragments les uns contre les autres, et après que les tractions eurent été ainsi continuées pendant trois semaines, j'appliquai un appareil inamovible en plâtre.

Je le retirai le 31 décembre 1864 ; la cuisse avait perdu sa mobilité, la consolidation était presque complétement effectuée. A partir du 2 janvier 1865, le malade se leva avec deux béquilles ; mais après une quinzaine de jours, il fut pris d'un érysipèle grave et il ne se releva que dans les premiers jours de mars 1865. Transféré à l'hôpital de Vincennes, il y demeura jusqu'au mois de juin, et malgré plusieurs chutes accidentelles, la solidité du membre ne se démentit pas. Vers le 15 juin, il abandonna les béquilles pour se servir d'une canne.

Aujourd'hui, comme on peut le voir, un an après la guérison, la cuisse est solide, le malade marche facilement et sans canne, cependant avec une notable claudication qui tient à un peu de roideur dans le genou et à un raccourcissement de 6 à 7 centimètres, car les fragments ont repris dans l'appareil inamovible, après l'enlèvement de l'appareil à extension, leur situation première, et la saillie arrondie que l'on sent en arrière est l'extrémité du fragment inférieur.

RÉGION DU GENOU.

FORMES EXTÉRIEURES, PARTIES ACCESSIBLES A LA PALPATION.

Grâce au peu d'épaisseur des parties molles autour du genou, en avant, en dedans et en dehors, il est très-facile de sentir les principaux tubercules osseux dont la détermination précise nous apprendra si les parties profondes de l'articulation ont été déplacées par un traumatisme. La tubérosité antérieure du tibia, le tubercule d'insertion du tibial antérieur, la tête du péroné, le tubercule du condyle interne, la rotule, etc., etc., recouverts par la peau et une couche aponévrotique assez mince se retrouvent sans peine dans les différentes positions de flexion et d'extension, etc. La peau est là moulée sur le squelette ; et les formes extérieures, saillies osseuses et brides aponévrotiques, sont traduites par des saillies et des dépressions de la peau, à moins toutefois que le sujet n'ait un grand embonpoint.

L'extrémité inférieure du fémur, l'extrémité supérieure du tibia et du péroné, la rotule, forment le squelette du genou. Ce squelette se trouve superficiellement placé en avant : en arrière, une couche épaisse de parties molles le sépare de la peau. Ces parties molles postérieures du genou sont disposées en deux faisceaux, l'un interne, l'autre externe, entre lesquels se trouve comprise une masse cellulo-adipeuse renfermant l'artère poplitée, la veine poplitée et les nerfs du même nom : c'est le creux du jarret ou creux poplité.

Au point de vue des luxations et des fractures, l'étude du creux du jarret ne présente pas une bien grande importance. Cependant nous verrons que quelquefois dans les fractures de l'extrémité inférieure du fémur, le fragment inférieur se renverse à son intérieur, faisant ainsi quelquefois saillie entre les deux faisceaux de muscles ; mais c'est surtout sur l'étude de l'extrémité inférieure du fémur, de l'extrémité supérieure du tibia et du péroné, des ligaments qui les unissent, que nous devons fixer notre attention.

EXTRÉMITÉ INFÉRIEURE DU FÉMUR.

L'extrémité inférieure du fémur est beaucoup plus large que la diaphyse : le diamètre transversal va en augmentant de haut en bas, depuis 10 centimètres au-dessus de l'articulation jusqu'à l'interligne articulaire. L'extrémité inférieure du fémur est convexe en avant, concave au contraire à sa partie postérieure. En bas elle se partage en deux parties : le condyle interne et le condyle externe. Le condyle interne descend un peu plus bas que le condyle externe, il se porte un peu plus en arrière ; à sa partie interne, il offre une tubérosité très-saillante, très-facilement accessible sous la peau : c'est la tubérosité du condyle interne qui donne insertion au tendon du grand adducteur.

La tubérosité du condyle externe est moins saillante que la tubérosité du condyle interne, elle donne attache au ligament latéral externe de l'articulation du genou.

De ce que la tubérosité du condyle interne forme une saillie beaucoup plus considérable que la tubérosité du condyle externe, il résulte : 1° que la face externe du condyle interne fait avec la face antérieure de l'extrémité inférieure, un angle beaucoup moins considérable que la face externe du condyle externe ; 2° que dans ses luxations, la rotule pourra plus facilement reposer en dehors qu'en dedans, aussi les luxations externes de la rotule sont-elles notablement plus communes que les luxations internes.

Face postérieure de l'extrémité inférieure du fémur. — Elle présente la forme d'un triangle ; elle est légèrement excavée dans toute son étendue. Le creux que forme l'extrémité inférieure du fémur se continue en bas avec l'espace intercondylien.

En dehors et en dedans, le triangle postérieur du fémur est limité par la branche de bifurcation interne, et par la branche de bifurcation externe de la ligne âpre du fémur. A la branche de bifurcation externe, s'attache la courte portion du muscle biceps ; à la branche de bifurcation interne, le grand adducteur, le muscle vaste interne, l'aponévrose intermusculaire interne.

Ces deux lignes, dérivées de la ligne âpre, vont se terminer en bas aux tubérosités des condyles à leur partie la plus inférieure, elles donnent insertion au muscle jumeau interne et au jumeau externe qui prennent aussi une insertion très-forte à chacun des condyles, dans une petite fossette qui se trouve en arrière des tubérosités.

Au-dessous de la tubérosité du condyle externe existe une dépression souvent assez profonde pour l'insertion du muscle poplité.

Surface cartilagineuse du fémur. — A la partie inférieure et antérieure, les condyles sont recouverts de cartilages. En arrière, la surface cartilagineuse s'étend moins loin qu'en avant. Les condyles

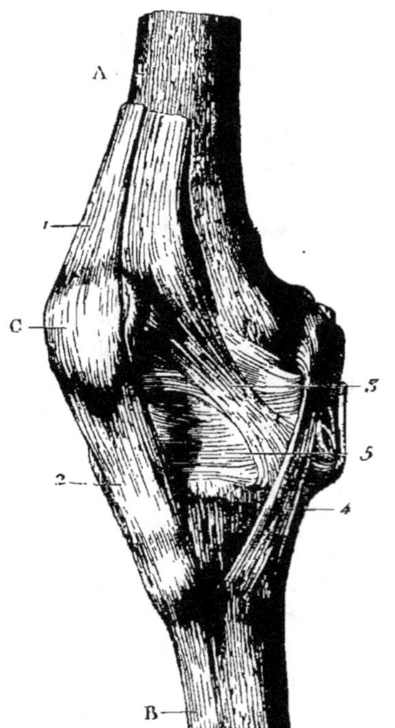

FIGURE 67. — **Articulation du genou.**

(D'après Jamain.)

A. Fémur.
B. Tibia.
C. Rotule. .
1. Tendon du droit antérieur.
2. Ligament rotulien.
3. Ligament interne de la rotule.
4. Ligament interne tibio-fémoral.
5. Fibres ligamenteuses se rendant au cartilage semi-
lunaire.

sont séparés par un espace profond nommé espace intercondylien, qui donne insertion à deux énormes ligaments : les ligaments croisés.

La face cartilagineuse du condyle interne est obliquement dirigée en arrière, en dedans et en bas. La face cartilagineuse du condyle externe se dirige directement à peu près d'avant en arrière. L'obliquité que présente la surface cartilagineuse du condyle interne est en rapport avec l'obliquité géné-

rôle du condyle qui s'écarte plus en arrière qu'en avant du condyle interne ; d'où résulte un élargis-
sement de l'espace intercondylien à sa partie postérieure.

Le cartilage de la face antérieure du condyle externe présente souvent, au point où le tiers antérieur se réunit avec les deux tiers postérieurs, une ligne saillante transversale, correspondant à la
partie antérieure du creux intercondylien. Cette ligne sépare sur le cartilage du fémur la surface
articulaire avec le tibia d'avec la surface articulaire avec la rotule.

La partie antérieure du condyle externe, la partie antérieure du condyle interne et l'espace intercondylien en avant sont en rapport dans la flexion et la demi-flexion avec la face cartilagineuse de la
rotule. Dans l'extension, la rotule remonte en grande partie au-dessus de la surface cartilagineuse dont
le quart inférieur seul correspond alors aux condyles.

On sait que l'épiphyse de l'extrémité inférieure du fémur se développe vers la fin du dernier mois
de la grossesse. A la naissance elle a le volume d'un pois ; cette épiphyse occupe alors le centre du
cartilage, et répond au tiers supérieur de la poulie fémorale. L'épiphyse commence à se souder au
corps à dix-huit ans, elle se soude d'arrière en avant ; en général la soudure est complète de vingt
à vingt-deux ans (Sappey).

Extrémité supérieure ou fémorale du tibia. — Allongée transversalement, cette extrémité supérieure qui est constituée par un renflement considérable du corps de l'os, se termine en haut par

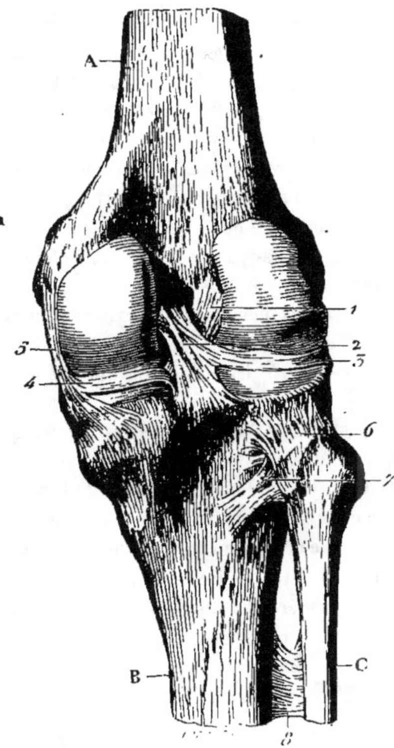

FIGURE 68. — **Partie postérieure de l'articulation
du genou.** (D'après Jamain.)

A. Fémur.
B. Tibia.
C. Péroné.
1. Ligament croisé antérieur.
2. Ligament croisé postérieur.
3. Cartilage semi-lunaire externe.
4. Cartilage semi-lunaire interne.
5. Ligament latéral interne.
6. Capsule péronéo-tibiale.
7. Fibres postérieures péronéo-tibiales.
8. Ligament interosseux.

une surface presque plane sur laquelle on peut reconnaître : 1° une cavité glénoïde externe articulaire
avec le condyle externe dont elle est séparée à sa périphérie par le fibro-cartilage interarticulaire
externe ; 2° une cavité glénoïde interne articulaire avec le condyle interne dont elle est séparée à sa

périphérie par le fibro-cartilage interarticulaire interne; 3° l'épine du tibia, séparant les deux cavités glénoïdes, plus rapprochée de la partie postérieure de l'os que de l'antérieure. L'épine du tibia donne insertion aux ligaments croisés du genou et aux ligaments qui relient au milieu les fibro-cartilages interarticulaires.

La cavité glénoïde interne et la cavité glénoïde externe sont supportées par la tubérosité interne et par la tubérosité externe ; la tubérosité interne, plus volumineuse que l'externe, déborde celle-ci en arrière, elle présente en arrière une dépression qui donne attache au tendon moyen du demi-membraneux; au devant de cette dépression, existe une gouttière horizontale à laquelle s'attache la portion antérieure ou réfléchie du tendon du même muscle. Au côté interne de la tubérosité, large surface rugueuse pour l'insertion du ligament latéral interne.

La tubérosité externe présente en avant le tubercule d'insertion du jambier antérieur, un peu en arrière et en bas une surface plane recouverte de cartilages : surface avec laquelle s'articule le péroné.

Rotule. — Une crête verticale correspondant à l'espace intercondylien partage la face postérieure de la rotule en deux facettes, une externe et une interne. La facette externe articulée avec le condyle externe est beaucoup plus large que la facette interne articulée avec le condyle interne.

Au-dessous de sa partie cartilagineuse, la rotule présente une large insertion au ligament rotulien.

La circonférence de la rotule fournit partout des insertions importantes : 1° dans sa moitié supérieure, au muscle triceps fémoral ; 2° dans sa moitié inférieure, au ligament rotulien; 3° par ses parties latérales, à la capsule fibreuse du genou. La face antérieure de la rotule, facilement accessible à la palpation, est séparée de la peau par une ou plusieurs bourses séreuses, résultat des frottements qui se passent en cet endroit.

Cartilages interarticulaires. — Entre les condyles du fémur et les cavités glénoïdes du tibia, nous avons déjà signalé l'existence de fibro-cartilages interarticulaires. Ce sont deux lames formant des bandelettes d'un centimètre de large, excavées à leur face supérieure qui augmente ainsi les cavités de réception du tibia, très-épaisses à leur circonférence externe, très-minces et comme tranchantes à leur circonférence interne.

Le fibro-cartilage interarticulaire externe couvre presque en entier la cavité glénoïde externe du tibia et décrit un cercle complet, tandis que le fibro-cartilage interarticulaire interne, qui est véritablement semi-lunaire, laisse à découvert une assez grande partie de la cavité correspondante du même os.

Suivant pas à pas M. Cruveilhier dans la remarquable description qu'il a donnée de ces différentes parties qui composent le genou, nous décrirons les ligaments du cartilage semi-lunaire externe et les ligaments du cartilage semi-lunaire interne. Les ligaments du cartilage semi-lunaire externe sont au nombre de deux : l'antérieur s'insère au devant de l'épine du tibia, en dessus du ligament croisé antérieur, dans une dépression profonde qui avoisine la cavité glénoïde externe du tibia. Un faisceau de ce ligament va se jeter dans le ligament croisé antérieur.

Le ligament postérieur s'insère à l'épine du tibia dans l'intervalle des deux saillies qui la constituent. Du ligament postérieur part un faisceau considérable qui va se jeter dans le ligament croisé postérieur.

Ligament du cartilage semi-lunaire interne. — L'antérieur s'insère au devant du ligament antérieur du cartilage semi-lunaire externe ; le postérieur, beaucoup plus en arrière que le ligament postérieur du même cartilage. Le fibro-cartilage semi-lunaire interne a donc à peu près la forme d'un croissant.

Astley Cooper a décrit une luxation des fibro-cartilages interarticulaires du genou. Avec des moyens d'union aussi forts, comment admettre que ces fibro-cartilages qui présentent des rapports avec les os par tous les points de leur étendue puissent se déplacer sans un déplacement préalable du tibia qu'ils suivent dans tous ses mouvements ?

Des ligaments du genou. — *Ligament antérieur ou rotulien.* — Ce ligament que l'on voit parfaitement même sans enlever la peau est constitué par une bandelette très-large et très-épaisse ; il naît du sommet et de la face antérieure de la rotule, puis il se porte directement en bas en se condensant

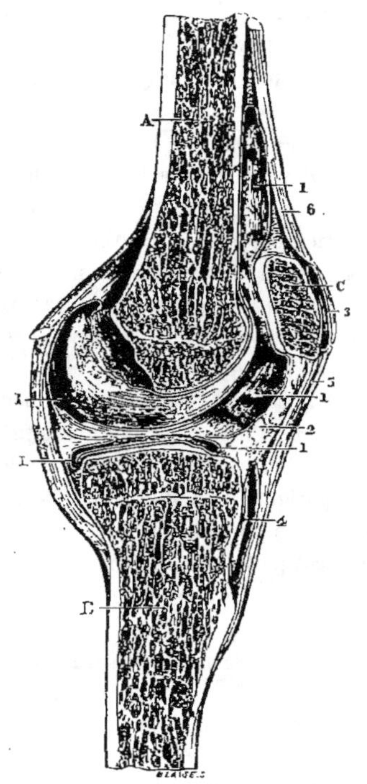

FIGURE 69. — **Coupe antéro-postérieure de l'articulation du genou.** (D'après Jamain.)

A. Fémur.

B. Tibia.

C. Rotule.

1. Synoviale du genou.

2. Paquet adipeux du genou.

3. Synoviale prérotulienne.

4. Synoviale prétibiale.

5. Ligament rotulien.

6. Tendon du droit antérieur.

un peu, ce qui fait que sa largeur diminue ; il finit au tibia, à la partie la plus saillante et la plus inférieure de la *tubérosité antérieure.*

En arrière du ligament rotulien existe un paquet adipeux volumineux, qui, dans quelques positions du genou, peut former tumeur. Ce paquet adipeux est fluctuant et a causé plusieurs fois des erreurs de diagnostic.

Au-dessous du paquet adipeux, entre la face postérieure du ligament rotulien et la partie antérieure du tibia, se trouve une bourse séreuse, ne communiquant jamais avec l'articulation du genou et susceptible d'être distendue par de la sérosité, du sang ou du pus.

M. Cruveilhier fait remarquer avec beaucoup de raison que le ligament ne constitue qu'une partie du ligament antérieur de l'articulation du genou. Le ligament antérieur est complété par la rotule, par les tendons réunis du droit antérieur du vaste interne et du vaste externe.

Ligament latéral externe. — Le ligament latéral externe, bandelette fibreuse régulièrement arrondie, s'insère à la tubérosité externe du fémur vers sa partie extérieure au-dessus du tendon du poplité au devant de la dépression où s'insère le jumeau interne ; situé dans toute sa longeur, à la partie antérieure du tendon du biceps, le ligament latéral externe va s'insérer en avant de ce tendon à la tête du péroné.

Ligament latéral interne. — Ce ligament est plus long que l'externe, il n'est point arrondi en corde comme ce dernier, mais aplati, et il présente même au niveau de l'espace interarticulaire une largeur qui va à 3 centimètres. Il s'attache à la partie postérieure de la tubérosité du condyle interne, au-dessous du tubercule du grand adducteur, passe sur la partie interne de l'espace inter-articulaire, où il se trouve en rapport avec le fibro-cartilage interarticulaire interne, se place au-dessous des tendons de la patte d'oie qui glissent sur ce ligament à l'aide d'une synoviale, et vient s'insérer par une large surface au bord interne et à la face antérieure du tibia.

Comme conséquence de l'insertion des ligaments latéraux vers la partie postérieure de l'articulation, ces ligaments sont tendus dans le mouvement d'extension, qu'ils tendent à limiter, et relâchés dans la flexion.

Ligament postérieur. — Le ligament postérieur est formé par une toile fibreuse complexe, présentant des fibres dans toutes les directions, renforcé par des tendons, percé de trous pour le passage des vaisseaux, dont plusieurs abordent l'articulation par sa partie postérieure.

Nous admettrons avec M. Cruveilhier, dans le ligament postérieur du genou :

1° Des capsules fibreuses pour les condyles. Les capsules fibreuses des condyles sont des coques fibreuses enveloppant les condyles en arrière et recouvertes immédiatement par les jumeaux. La capsule fibreuse du condyle interne présente constamment une large perforation circulaire, obturée par le tendon du jumeau, qui répond alors directement au cartilage du condyle interne. La capsule condylienne interne est renforcée par un faisceau du demi-membraneux.

2° Un *ligament postérieur médian* formé de fibres, les unes dépendant du demi-membraneux et dirigées de bas en haut et de dedans en dehors, les autres provenant des tendons du poplité et des jumeaux. Quelques fibres du ligament postérieur médian prennent naissance au-dessus des condyles des fémurs et se portent au tibia.

Le ligament postérieur médian est traversé par l'artère articulaire moyenne et les veines qui l'accompagnent. Les fibro-cartilages interarticulaires sont reliés par quelques faisceaux au ligament postérieur médian.

Ligaments croisés ou interosseux. — Les ligaments croisés ou interosseux sont l'un antérieur et l'autre postérieur, d'après la position de leur insertion inférieure.

Le ligament croisé antérieur naît de la face interne du condyle externe, se porte en bas, en dedans et en avant, et vient s'insérer au devant de l'épine du tibia.

Le ligament croisé postérieur naît de la face externe du condyle interne, se dirige en bas, en arrière et en dehors pour s'insérer en arrière de l'épine du tibia.

Les ligaments croisés sont extrêmement forts et sont les agents les plus énergiques qui limitent le mouvement d'extension de la jambe. Quand l'extension est portée avec violence au delà de certaines limites, l'insertion tibiale ou fémorale de ces ligaments s'arrache, ils sont tellement forts qu'il est bien rare qu'ils se rompent.

On a décrit encore sous le nom de *ligaments propres de la rotule*, deux ligaments larges, l'un interne, l'autre externe, étendus des bords de la rotule à la partie postérieure de chaque tubérosité. Il n'y a point là de véritables ligaments, et les faisceaux fibreux décrits sous ce nom font partie d'un *système capsulaire antérieur*, qui limite l'articulation en avant, relie les os, se continue avec les aponévroses des muscles et paraît avoir pour principal rôle de soutenir la synoviale. Cette capsule antérieure du genou est toujours rompue dans les luxations de la rotule.

Nous avons déjà nommé les muscles biceps, poplité, demi-tendineux, couturier, demi-membraneux, droit interne, jumeau interne, jumeau externe, muscles de la région du genou, qui concourent encore à unir les os et à les maintenir en rapport.

Il est bien important de mentionner à la partie externe du genou les rapports de l'aponévrose *fascia lata.*

Cette aponévrose tendue par un muscle inséré à l'épine iliaque antérieure et supérieure, le muscle tenseur du fascia lata, passe sur la partie externe de l'articulation recouvrant le condyle externe, la partie externe de la synoviale ; pour aller s'insérer à la tubérosité antérieure, à la tubérosité externe du tibia et au tubercule du tibial antérieur.

L'aponévrose fascia lata, en raison de sa terminaison à un muscle, forme un ligament susceptible de s'allonger et de se raccourcir comme le système ligamenteux antérieur du genou, formé par le triceps, la rotule et le ligament rotulien.

PLANCHE LXXVII.

FRACTURES DE L'EXTRÉMITÉ INFÉRIEURE DU FÉMUR.

FIGURE 1. — **Fracture sus-condylienne.**

A. Extrémité supérieure du fragment inférieur.
B. Extrémité inférieure du fragment supérieur.

D. Condyle externe.

FIGURE 2. — **Fracture du condyle interne.**

A. Extrémité supérieure de la ligne de fracture.
B. Surface de fracture du condyle externe.

C. Surface de fracture du condyle interne.

FIGURE 3. — **Fracture de l'extrémité supérieure du tibia.**

A. Condyle interne du fémur.
B. Fragment du tibia comprenant la partie la plus supérieure du condyle interne.

C. Extrémité supérieure du tibia.
D. Fibro-cartilage interarticulaire.

FIGURE 4. — **Arrachement de l'insertion osseuse des ligaments croisés.**

A. Fragment osseux triangulaire arraché.
B. Surface de fracture de l'extrémité supérieure du
tibia.

C. Fibro-cartilage interarticulaire interne.
D. Fibro-cartilage interarticulaire externe.
E. Tête du péroné.

D'après Boyer, quand la fracture du fémur est située immédiatement au-dessus des condyles,
l'action des jumeaux du plantaire grêle, du poplité, a pour effet d'incliner en avant les condyles et de
renverser en arrière, vers le creux du jarret, le fragment inférieur. Ce déplacement, par lequel
l'extrémité antérieure des condyles s'incline en haut et fait faire une plus grande saillie à la partie
supérieure de la rotule, donne à l'articulation du genou un aspect singulier. (Boyer, *Des fractures
du fémur.*)

Selon M. Malgaigne, tout cela est complétement imaginaire. Le fragment supérieur devient bien un
peu antérieur, mais le postérieur, quand il se déplace, remonte simplement le long de la face postérieure. (Malgaigne, *Traité des fractures.*)

M. Richet s'est élevé contre cette opinion de Malgaigne, et dans la discussion qui eut lieu à ce
sujet, à la Société de chirurgie, en 1857, il se rangea à l'avis de Boyer et cita plusieurs cas dans lesquels le fragment inférieur s'était complétement renversé dans le creux du jarret.

Ce renversement a été constaté par MM. Broca et Follin. Dans un cas, M. Trélat l'a constaté à
l'autopsie. La question est donc maintenant jugée, mais il est résulté de la discussion que le déplacement du fragment inférieur en arrière est exceptionnel et n'est point la règle, comme le passage de
Boyer pourrait le faire croire.

Les fractures de l'extrémité inférieure du fémur ont, du reste, une grande analogie avec les fractures de l'extrémité inférieure de l'humérus. Il existe là, comme au coude, des fractures sus-condyliennes, intercondyliennes, des fractures à trois fragments, résultant de la combinaison d'une fracture
sus-condylienne à une fracture intercondylienne, etc., etc.

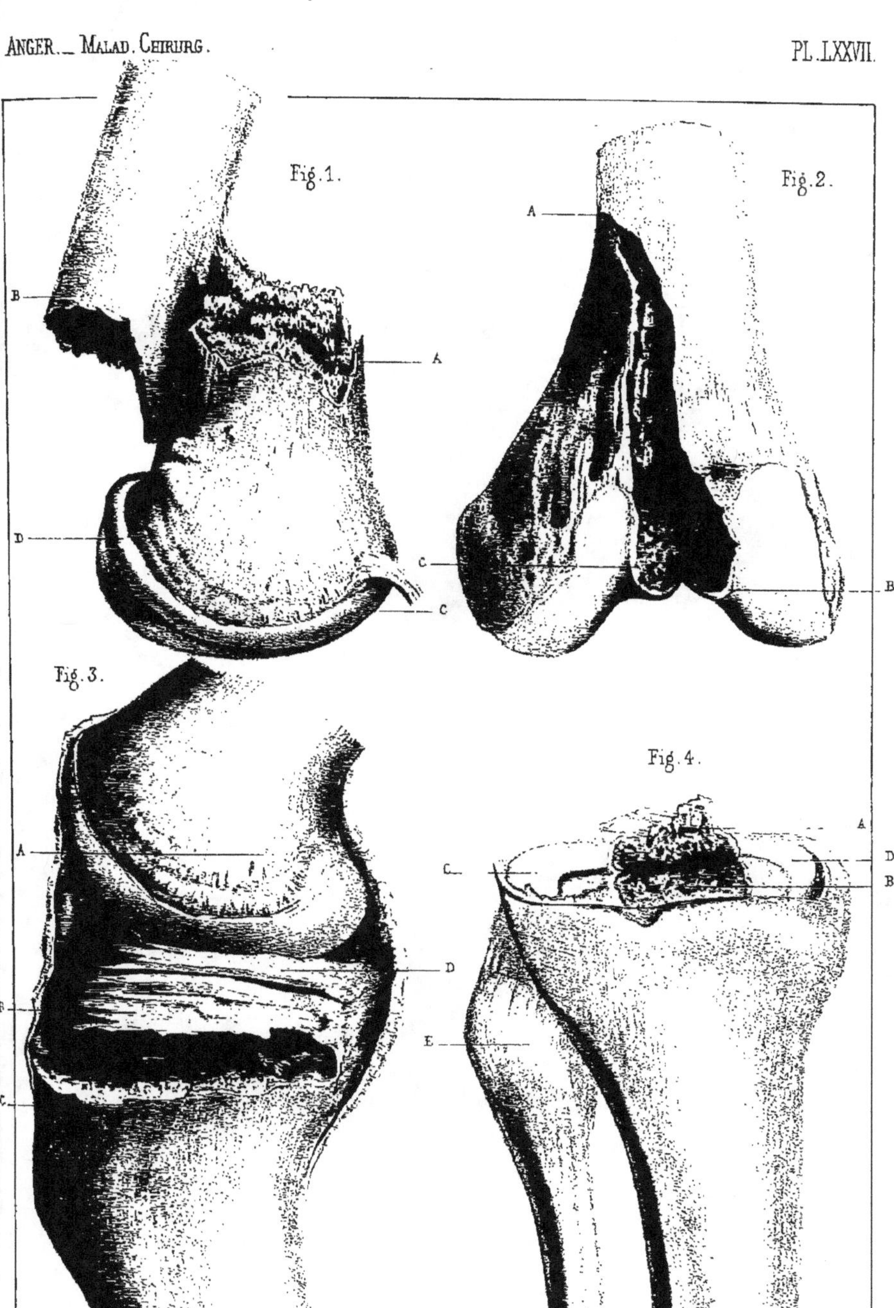

FRACTURES DU GENOU.

Librairie Germer Baillière.

OBSERVATION I.

Fracture du fémur à sa partie inférieure; renversement en arrière dans le creux poplité du fragment inférieur; consolidation après deux mois et demi de traitement.

Cet homme, âgé de quarante-huit ans, charretier, passait sur le bord d'un trottoir, le 3 décembre 1859, lorsqu'il fut heurté par le brancard d'une voiture arrivant avec vitesse. Renversé et jeté contre une devanture de boutique, quand on le releva il avait la cuisse fracturée.

Transporté immédiatement à l'hôpital Saint-Louis, il fut placé sur un coussin en forme de plan incliné, et le lendemain, à la visite, je le trouvai dans l'état suivant :

La cuisse, à sa partie inférieure, présente une déformation singulière; la rotule est inclinée en arrière et de bas en haut; immédiatement au-dessus d'elle, on trouve un enfoncement notable, et le tendon du triceps, tendu et contracté, ne paraît reposer sur aucun plan osseux. Plus haut, à deux travers de doigt au-dessus de la rotule et un peu en dehors, on trouve une saillie osseuse dont les bords paraissent mousses et qu'on reconnaît bientôt pour être l'extrémité inférieure du fragment supérieur. En portant la main dans le creux poplité, on rencontre tout de suite, à sa partie externe, une saillie arrondie qui soulève les téguments et ne semble plus séparée de la main que par la peau. Le malade accuse une vive douleur dès que l'on presse en ce point. On peut suivre cette saillie osseuse dans l'étendue de 2 ou 3 centimètres, en descendant du côté de l'articulation du genou; mais bientôt elle se perd dans la profondeur du creux poplité.

Il est néanmoins manifeste que cette saillie osseuse n'est autre que l'extrémité supérieure du fragment inférieur; car lorsqu'on saisit les deux condyles fémoraux d'une main et qu'on fait imprimer, par un aide, des mouvements de flexion et d'extension à la jambe, l'autre main restant appliquée sur la saillie poplitée, on sent distinctement que tous les mouvements communiqués aux condyles se transmettent à l'extrémité saillante du fragment.

De l'espace intercondylien fémoro-tibial au sommet du fragment, on trouve 12 centimètres environ exprimant la longueur du fragment inférieur. Pas de crépitation, épanchement de sang assez notable autour des fragments, léger épanchement articulaire; les muscles de la cuisse entrent en contraction énergique à la moindre tentative de réduction, et quant à ceux du mollet ils sont contracturés; le membre fléchi est sensiblement plus court à l'œil que celui du côté opposé. Nous trouvons plus de 5 centimètres de raccourcissement.

Je fais alors fléchir la jambe sur la cuisse et la cuisse sur le bassin, puis, faisant exercer dans cette position l'extension et la contre-extension, je parviens bien à repousser en dedans et en arrière le fragment supérieur, mais sans pouvoir obtenir le dégagement du fragment inférieur.

Convaincu de l'inutilité de mes efforts, je prends alors le parti d'appliquer un appareil de *Scultet*, le membre étant maintenu dans la demi-flexion, et j'engage dans le creux poplité un coussin cunéiforme dont je me propose de surveiller l'action avec le plus grand soin.

Les jours suivants, le pansement est renouvelé et je remarque que la contracture des muscles du mollet est beaucoup moindre et la saillie du fragment moins prononcée. Le 20 décembre, je remplace le plan incliné, formé par les coussins, par un plan incliné en bois, mais en laissant toujours le coussin cunéiforme dans le creux poplité. Toutefois, le malade ayant, dès les jours suivants, accusé une assez vive douleur dans le jarret, je reviens au premier appareil.

Dans les premiers jours de janvier, le malade qui voit autour de lui tous les malades qui ont des fractures être traités par le bandage en stuc, demande instamment qu'on lui applique ce mode de traitement, mais je m'y refuse formellement, voulant surveiller la marche de la consolidation et poursuivre le redressement du fragment inférieur, qui effectivement s'est réduit notablement depuis quelque temps.

Enfin, le 18 février, le malade quitte l'hôpital Saint-Louis pour aller en convalescence à Vincennes. A cette époque, la consolidation était complète et le malade pouvait marcher à l'aide de béquilles. Son état, à ce moment, ne différait pas sensiblement de celui dans lequel il est actuellement.

On peut constater, aujourd'hui encore, que le fragment inférieur fait en arrière une saillie considérable ; on peut apprécier facilement, à la partie externe du creux poplité, son extrémité supérieure arrondie, placée presque immédiatement sous les téguments ; l'extrémité du fragment supérieur se reconnaît facilement en avant et en dehors.

La consolidation est parfaite et s'est faite au moyen d'un cal latéral; le croisement latéral est de 3 centimètres; on trouve 10 ou 12 centimètres environ d'écartement transversal entre les deux extrémités fragmentaires, ce qui constitue un énorme cal. Comme vous pouvez le voir, la rotule a conservé son obliquité du début en haut et en arrière, et le triceps reste toujours soulevé et tendu au devant du condyle.

A la mensuration, le membre présente un raccourcissement qui n'est pas considérable, puisqu'il ne dépasse pas 3 centimètres; aussi, j'ai trouvé ce matin même 66 centimètres du côté droit et 83 du côté gauche, en prenant toutes les précautions indiquées. De l'épine iliaque à la rotule, je ne trouve que 2 centimètres de différence entre les deux côtés : 40 centimètres du côté sain, 38 du côté malade.

Ce malade est rentré dans mon service, il y a quelques jours, pour une tuméfaction rougeâtre de la jambe du côté fracturé, tuméfaction qu'il qualifie d'érysipèle, et qui, dit-il, le fait beaucoup souffrir et le fait boiter. Effectivement le tissu cellulaire est engorgé, la peau est sillonnée de veinules distendues; il semble qu'il y ait un obstacle à la circulation veineuse. Je me suis demandé si cet engorgement n'était point le résultat d'une compression des veines poplitées par le déplacement du fragment et l'exubérance du cal? Mais c'est là une question que je me borne à poser, n'ayant point les éléments suffisants pour la résoudre.

Nous reproduisons, à côté des deux fractures (fig. 1 et 2) d'origine expérimentale, deux fractures rencontrées à l'autopsie de blessés.

Dans la fracture (fig. 3), les deux centimètres supérieurs du tibia ont été arrachés. Dans cette fracture du genou, le fragment supérieur du tibia comprenait toute la partie articulaire sans l'ouvrir. Nous n'avons point eu de renseignements sur le blessé; une arthrite suppurée avait envahi l'articulation et le malade avait succombé.

Dans la figure 4, le blessé avait eu la jambe prise dans la roue d'une charrette sur laquelle il était monté; la jambe avait été tordue et en même temps brisée comminutivement avec plaie. On pratiqua l'amputation de la cuisse. Les ligaments croisés, fortement tendus, avaient arraché leur insertion et entraîné avec eux un petit fragment osseux en forme de V.

Dans de nombreuses expériences ayant pour but de produire des luxations du genou, il nous est arrivé souvent de reproduire les mêmes lésions, et nous ne doutons pas que cet arrachement de l'insertion des ligaments croisés ne soit un de ces traumatismes articulaires profonds, impossibles à reconnaître par des signes certains, et que A. Cooper avait décrits comme étant des luxations des fibro-cartilages interarticulaires. Cette luxation n'ayant jamais été observée et ne paraissant point admise avec des raisons suffisantes, doit être rejetée.

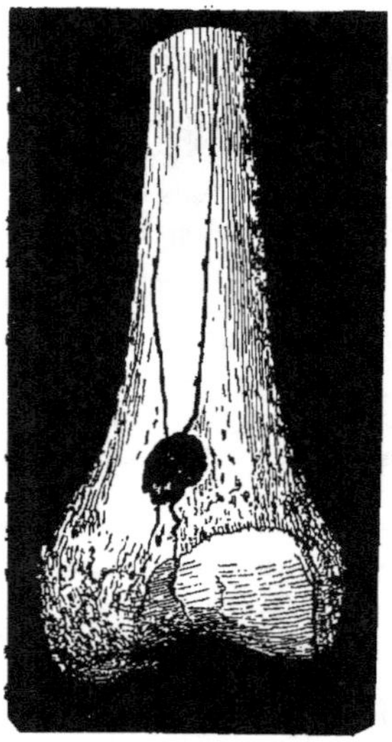

FIGURE 70. — Perforation du fémur droit, un peu au-dessus du condyle, par une balle de fusil. Fêlures ou fissures du corps de l'os. (*Musée médical de l'armée.* Guerre d'Amérique.)

OBSERVATION II

Perforation et fissures du fémur.

Le soldat Samuel S. Kopp, compagnie E, dixième des réserves de Pensylvanie, reçut une balle dans le tiers inférieur de la cuisse droite, à la seconde bataille de Bull-Run, le 28 août 1862. La balle pénétra juste au-dessus de la rotule et sortit dans le creux poplité. Le malade fut transporté quelques jours après à Alexandrie, et admis à l'hôpital général. Le 20 septembre 1862, il fut amputé de la cuisse, à la région moyenne, par le chirurgien Charles Page, U. S. A. Il ne survécut que deux jours après l'opération. Ce spécimen est un très-bon exemple de perforation de la partie spongieuse d'un os long, par une balle. Deux fissures, qui s'étendent dans la diaphyse, remontent jusqu'au tiers moyen de l'os; une fissure plus étroite sépare les condyles. (Traduction de M. le docteur Aimé Riant.)

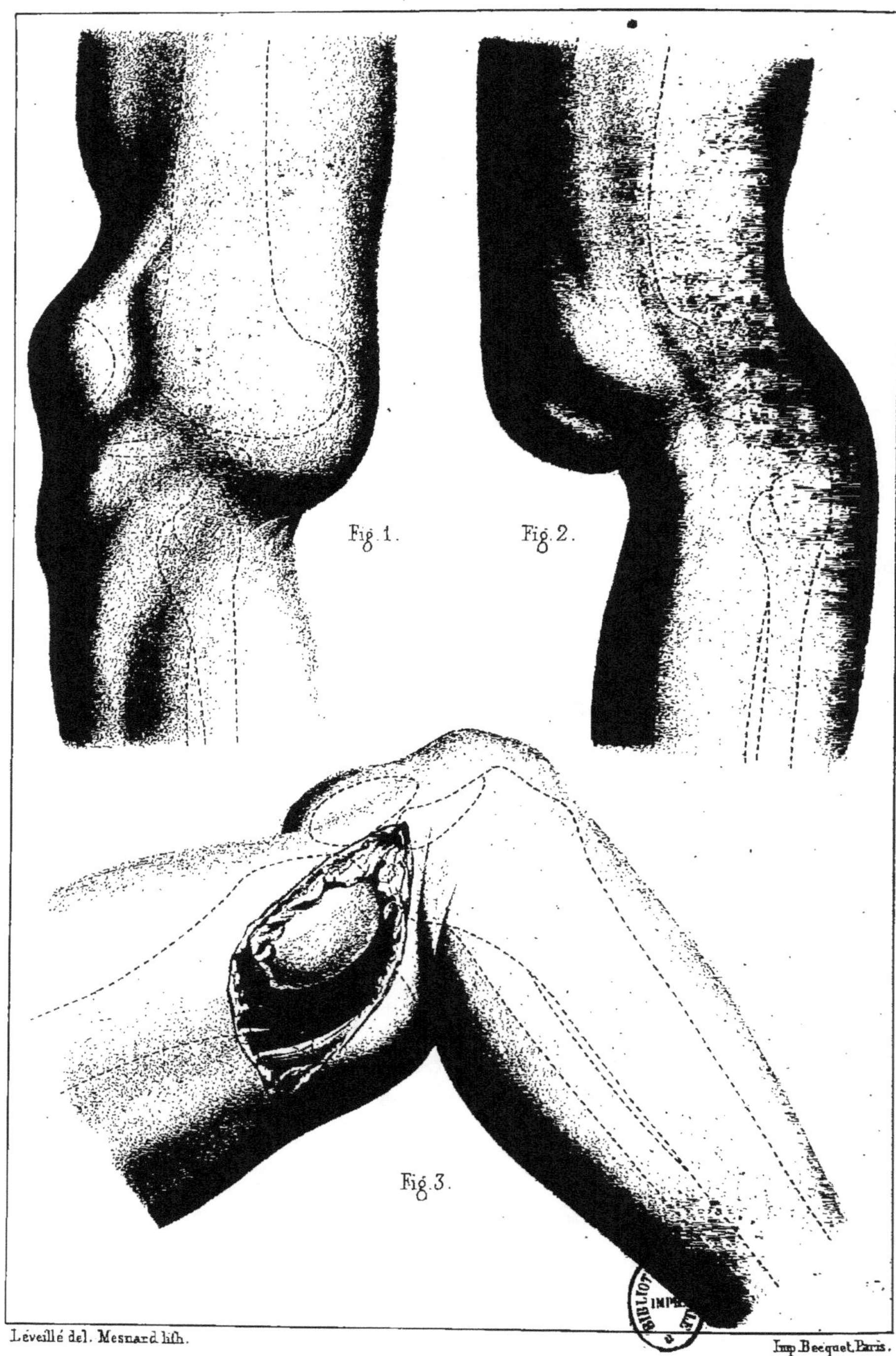

Léveillé del. Mesnard lith.

Imp. Becquet, Paris.

LUXATIONS DU GENOU.

Librairie Germer-Baillière.

PLANCHE LXXVIII.

LUXATIONS TIBIO-FÉMORALES.

FIGURE 1. — Luxation tibio-fémorale en avant.

FIGURE 2. — Luxation tibio-fémorale en arrière.

FIGURE 3. — Luxation tibio-fémorale compliquée de plaie.

Le nombre des variétés des luxations du genou est considérable; d'après Vidal, de Cassis (édition Fano), le nombre de ces déplacements ne comporterait pas moins de seize variétés ainsi classées :

1° Luxations en avant............... { incomplètes, complètes,

2° Luxations en arrière............. { incomplètes, complètes.

3° Subluxations latérales en dedans et en dehors.

4° Luxations en dehors............ { incomplète du tibia et complète de la rotule, complète du tibia et de la rotule.

5° Luxations en dedans, incomplètes et complètes.

6° Luxations antéro-latérales....... { en avant et en dedans, en avant et en dehors.

7° Luxations par rotation en dehors et en dedans.

8° Luxations des fibro-cartilages interarticulaires.

Voilà, à coup sûr, quelque chose de bien compliqué, et cependant il s'en faut de beaucoup que toutes les observations que l'on rencontre dans les auteurs, que tous les résultats d'expérimentations, puissent trouver une place satisfaisante dans ce tableau. Il faut véritablement avoir bien peu compris ce qu'est une luxation pour avoir voulu donner ainsi à leur pathologie une apparence de régularité. Tout peut arriver, il n'est pas de rapports, même les plus bizarres, que l'on n'ait observés au moins une fois, et tous les jours on découvre des faits qui augmentent encore le nombre des variétés connues. Un chirurgien qui possède l'anatomie chirurgicale n'est jamais embarrassé pour poser son diagnostic et pour reproduire, le squelette en main, la luxation, quand il a les déformations sous les yeux et qu'il a pu retrouver les principales apophyses aux insertions musculaires de la région. A quoi donc peuvent servir ces divisions et ces subdivisions que la mémoire la plus heureuse ne peut suffire à retenir?

Les luxations du genou sont assez souvent compliquées de plaies.

Les luxations du genou, compliquées de déchirure de l'artère poplitée, sont des cas d'amputation.

Cependant il nous paraîtrait rationnel, dans quelques-uns de ces cas, d'essayer la ligature de la fémorale et de pratiquer l'amputation seulement au moment où les accidents se manifesteraient, si toutefois on n'était pas assez heureux pour les éviter.

EXEMPLE DE LUXATION PAR ROTATION DU TIBIA.

Pour donner une idée de ce que l'on a désigné sous le nom de luxation par rotation du tibia, nous rapporterons l'observation suivante extraite du travail de Malgaigne :

OBSERVATION.

Au mois de décembre, je rencontrai chez un de mes malades, à Charonne, un vigneron, âgé de cinquante-cinq ans, qui me montra sa jambe par manière d'acquit ; elle était dans l'état suivant :

Le membre inférieur droit forme une courbe dont la cavité est en dedans. Le genou est le point le plus excentrique. Dans la station naturelle, la pointe du pied est dirigée en dedans, le talon en dehors d'environ quarante-cinq degrés. La marche s'exécute comme en fauchant, c'est-à-dire que le malade jette d'abord le membre en dehors, puis le ramène en avant en décrivant un arc de cercle, les mouvements se passant en grande partie dans l'articulation coxo-fémorale. Il y a claudication marquée.

Les condyles internes du tibia et du fémur paraissent en rapport parfait, mais le condyle externe du tibia fait en avant de celui du fémur une saillie anormale de 2 centimètres à peu près. Latéralement il n'y a ni saillie ni dépression sensible. La rotule est portée en dedans du genou, mais j'ai omis de noter ses rapports exacts.

Quoique, comme je l'ai dit, le genou reste à peu près immobile dans la marche, le malade peut exécuter spontanément quelques mouvements de flexion assez peu étendus d'ailleurs, puisqu'ils ne vont pas au delà de quarante degrés. On n'obtient pas beaucoup plus dans les mouvements communiqués.

L'origine de cette lésion remontait à l'année 1835. Cet homme conduisait un chariot, quand son pied s'engagea dans les traits qui liaient les chevaux entre eux, et il fut ainsi traîné pendant quelque temps. On le transporta à l'Hôtel-Dieu de Soissons, où il séjourna deux mois. S'il faut l'en croire, on lui dit qu'il avait le genou *débotté*, mais aucune tentative de réduction ne fut faite. Le traitement consista uniquement en application de sangsues et de cataplasmes ; on ne crut probablement qu'à une simple entorse.

Depuis cette époque, il n'a jamais guère ressenti de douleurs. Le mal est resté sans amélioration, comme aussi sans aggravation.

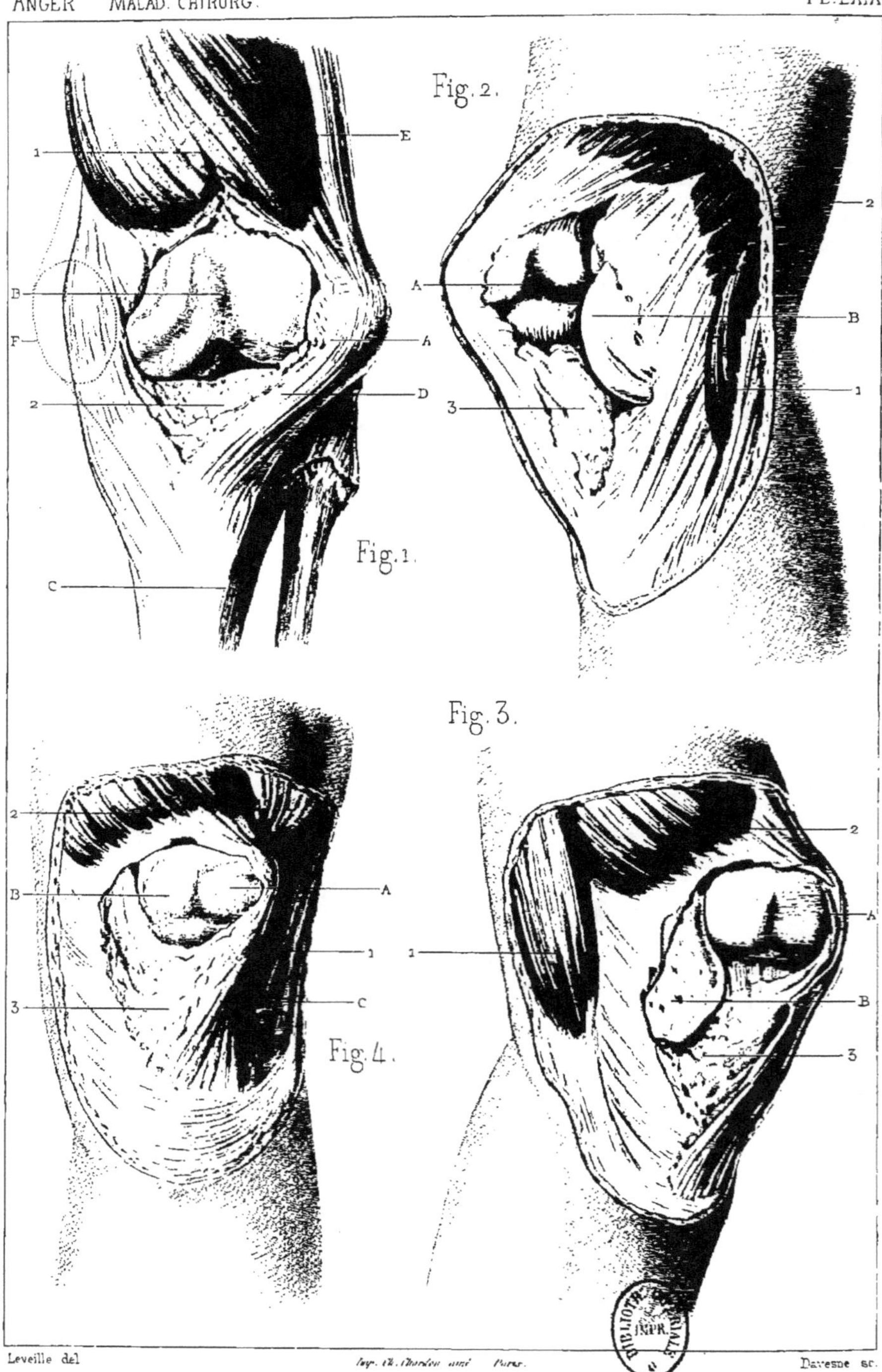

Leveille del   Imp. Ch. Chardon ainé   Paris.   Davesne sc.

LUXATIONS DE LA ROTULE.

Librairie Germer Baillière.

PLANCHE LXXIX.

LUXATION DE LA ROTULE.

FIGURE 1. — **Luxation de la rotule en dehors.**

A. Rotule luxée en dehors.
B. Espace intercondylien.
C. Bord antérieur du tibia.
D. Ligament rotulien.

E. Tendon du droit antérieur.
F. Ponctué de la rotule en luxation interne.
1. Muscle vaste interne.
2. Paquet adipeux placé en arrière du ligament rotulien.

FIGURE 2. — **Luxation de la rotule verticale externe.**

A. Crête séparant la facette interne de la facette externe de la rotule.
B. Condyle externe du fémur.

1. Muscle biceps.
2. Muscle vaste externe.
3. Paquet adipeux.

FIGURE 3. — **Luxation de la rotule verticale interne.**

A. Bord interne de la rotule.
B. Condyle interne.
1. Couturier.

2. Vaste interne.
3. Paquet adipeux.

FIGURE 4. — **Luxation par renversement de la rotule.**

A. Facette articulaire externe de la rotule.
B. Facette articulaire interne.
C. Ligament rotulien.

1. Muscles couturier, droit interne et demi-tendineux.
2. Muscle vaste interne.
3. Paquet adipeux.

La rotule se luxe en dehors et en dedans du genou. Quand elle vient reposer par ses facettes cartilagineuses sur la face externe du condyle externe, ou sur la face interne du condyle interne, il y a luxation de la rotule en dehors ou en dedans.

La rotule est susceptible de subir des déplacements singuliers : il peut arriver que dans un traumatisme du genou, elle se place *de champ*, ses faces externe ou interne dirigées soit en dedans, soit en dehors.

Circonstance plus singulière encore, la rotule peut subir un *renversement* complet qui porte en avant sa surface cartilagineuse, en arrière contre les condyles sa face d'ordinaire sous-cutanée.

Ainsi les luxations de la rotule sont :

1° Internes,

2° Externes,

3° De champ,

4° Par renversement.

Les luxations de champ sont internes ou externes, suivant que c'est le bord interne ou le bord externe de l'os qui se trouve porté en avant.

Les luxations par renversement sont internes ou externes, suivant le sens de la rotation ; quand le bord interne est venu en dedans, la luxation est interne.

LUXATION EN DEHORS.

Les auteurs ont admis des luxations complètes en dehors et des luxations incomplètes en dehors. Cette division ne nous paraît pas utile à conserver, l'articulation de la rotule avec les os du genou étant une articulation toute spéciale, il nous paraît utile de ne point employer là des expressions dont la signification n'est nettement définie que pour d'autres articulations. Nous admettrons tout simplement que la rotule peut être projetée en dehors plus ou moins loin ; que quelquefois elle peut reposer presque sur le bord antérieur du condyle externe ; que d'autres fois elle est entièrement couchée sur la face externe du condyle externe.

La luxation en dehors est, dit-on, un peu plus commune que la luxation en dedans : cela peut venir en partie de la disposition de la face externe du condyle externe, qui, plus directement portée en arrière que la face interne du condyle externe, présente, par conséquent, une disposition plus convenable pour retenir à rapports fixes la rotule projetée en dehors par une violence quelconque.

SYMPTÔMES DE LA LUXATION EN DEHORS.

Le genou est considérablement déformé ; la rotule se trouve projetée sur la face externe du condyle externe où on la sent très-facilement. La palpation exercée avec soin permet d'en suivre les contours au-dessus et un peu en avant de la tête du péroné. On sent le bord externe en arrière, le bord interne en avant, la face externe regardant en avant et en dehors, le tendon rotulien dévié.

Quand la rotule est complétement projetée à la partie externe du genou (luxation complète externe des auteurs), les condyles du fémur apparaissent sous la peau. La palpation permet de limiter le condyle externe, le condyle interne, l'espace intercondylien. La jambe est quelquefois étendue, d'autres fois demi-fléchie.

LUXATION DE CHAMP.

Il est très-difficile de saisir le mécanisme de ces déplacements bizarres que l'on appelle les luxations de champ. On se rend difficilement compte des conditions qui peuvent faire disposer ses plans dans un sens antéro-postérieur ; mais enfin cela a été observé assez souvent pour qu'il ne soit plus permis d'élever là-dessus aucune contestation.

Dans nos luxations de champ expérimentales, nous avons été obligé d'inciser la capsule de plusieurs côtés, et de tourner la rotule avec la main, en employant une grande force, même après la disparition complète des moyens d'union latéraux.

1° *Verticale externe.*

Symptômes : le diamètre antéro-postérieur est augmenté ; en avant, on sent sous la peau un bord tranchant, le bord externe de la rotule ; le bord interne est entièrement caché, étant enclavé dans la partie inférieure de l'espace intercondylien et dans le paquet adipeux du genou. La jambe est étendue.

2° *Luxation verticale interne.*

Les symptômes sont du même ordre ; seulement, au lieu de sentir le bord externe sous la peau, on sent le bord interne.

LUXATIONS PAR RENVERSEMENT.

Admettons que dans la luxation verticale externe ou verticale interne la force qui a donné à la rotule cette position vienne à continuer encore son action, il s'effectuera un renversement de l'os, et c'est la face d'ordinaire sous-cutanée qui se trouvera en rapport avec la partie antérieure des condyles.

Les luxations par renversement ne sont donc qu'un degré plus avancé des luxations de champ.

LUXATION INCOMPLÈTE EN DEHORS ; FLEXION DE LA JAMBE ; RÉDUCTION SPONTANÉE (MONTEGGIA).

OBSERVATION I.

La luxation était survenue par une chute sur le genou. Le bord externe de la rotule, relevé, faisait saillie au devant du condyle externe, et le bord interne était enfoncé entre les condyles ; la rotule dans cette position se mouvait avec un craquement assez rude sur le condyle externe durant l'exploration que je faisais, principalement quand je pressais sur la saillie du bord externe de l'os luxé ; cette pression le faisait un peu céder et imprimait à la rotule comme un mouvement de bascule. Tandis que je palpais ainsi le genou pour me mettre au fait de la nature de l'accident, la malade se tenait assise et la jambe en demi-flexion. L'ayant fait ensuite déshabiller pour la mettre au lit, il arriva que, ne pouvant l'y faire porter parce qu'elle était trop lourde, elle fut obligée de s'appuyer un moment sur sa jambe étendue et redressée, et dans ce moment elle sentit la rotule se mouvoir et retourner à sa place ; et en effet, l'ayant examinée dès qu'elle fut au lit, je trouvai la réduction accomplie.

LUXATION VERTICALE EXTERNE PRODUITE PAR L'ACTION MUSCULAIRE ; RÉDUCTION (M. MARTIN, DE LYON).

OBSERVATION II.

Mademoiselle de Bec-de-Lièvre, âgée de quinze ans, d'une moyenne stature et ayant peu d'embonpoint, était arrivée au cinquième jour d'une rougeole bénigne, lorsque, le 20 février 1829, en se retournant dans son lit et rapprochant sa jambe droite de la gauche, elle éprouva dans le genou droit une espèce de craquement suivi bientôt d'une douleur violente qui lui fit pousser des cris aigus. Appelé pour lui donner des soins, M. Martin trouva le membre dans un état d'extension forcée, et le genou déformé par un déplacement de la rotule. Le bord interne de cet os était en contact avec la partie antérieure et moyenne de la poulie articulaire du fémur, et son bord interne faisait saillie en avant et au-dessous de la peau ; sa face postérieure était dirigée en dehors, sa face antérieure en dedans ; le côté externe de l'articulation offrait une dépression dans laquelle trois doigts réunis pouvaient facilement se loger ; le côté interne présentait une saillie convexe, formée évidemment par une partie de la face antérieure de l'os déplacé. Tout le membre était porté dans le sens de l'abduction, et les muscles extenseurs se trouvaient violemment tendus ; le moindre changement dans la position du membre excitait de vives douleurs, et le toucher n'en produisait que sur le ligament antérieur de la rotule. Quoique la luxation existât depuis quatre heures, on n'observait ni engorgement ni ecchymose dans l'articulation.

Pour réduire cette luxation, M. Martin fit fléchir la cuisse sur le ventre, afin de mettre les muscles extenseurs dans un état de relâchement ; puis il saisit fortement la rotule avec les deux mains, et l'attirant à lui dans le sens de sa position vicieuse, il lui imprima ensuite un mouvement de bascule et la fit rentrer dans sa position naturelle.

LUXATION EN DEHORS PAR L'ACTION MUSCULAIRE ; RÉDUCTION (ROBERT).

OBSERVATION III.

Dans le courant de février 1829, une domestique âgée de vingt ans, d'une constitution lymphatico-sanguine, descendait un escalier, chargée de vaisselle, lorsqu'elle sentit tout à coup un craquement très-douloureux dans le genou droit. Elle ne tomba pas, mais la douleur l'empêcha de continuer sa marche. Je la vis le lendemain avec mon collègue et ami M. le docteur Requin.

La jambe était dans l'extension, et le moindre effort que l'on faisait pour la fléchir sur la cuisse causait d'assez vives douleurs. La région rotulienne formait une saillie plus considérable, moins arrondie et placée plus en dehors que dans l'état normal. Malgré le gonflement qui commençait à se développer, on reconnaissait facilement que la rotule était luxée incomplétement en dehors ; sa face sous-cutanée, au lieu de regarder en avant, était inclinée en dedans ; son bord externe faisait une forte saillie au devant du condyle fémoral externe, sans cependant le dépasser sensiblement en dehors, ce qu'il était facile d'expliquer par la forte obliquité de la rotule. En dedans on sentait une portion de la face articulaire antérieure du fémur ; mais le gonflement empêchait d'en bien reconnaître la conformation.

Le genou gauche, comparé au droit, parut dans un état de bonne et régulière conformation.

La réduction de ce déplacement fut des plus faciles. Pendant que mon confrère, saisissant le bas de la jambe, la soulevait fortement pour fléchir le membre sur le bassin, je soutenais d'une main la face interne et inférieure de la cuisse, et avec la face palmaire de l'autre, je poussais fortement la rotule de dehors en dedans. Cet os rentra avec bruit dans sa position naturelle. L'inflammation fut très-modérée et n'exigea que de simples résolutifs pendant une quinzaine de jours.

Mon confrère, M. Requin, m'apprit que l'année précédente cette fille avait éprouvé un accident semblable ; que la luxation, méconnue d'abord, n'avait été réduite qu'au bout de trois semaines. Pour en éviter le retour, il conseilla l'emploi d'une genouillère. Depuis lors, nous n'avons pas appris qu'il lui fût rien survenu.

LUXATION VERTICALE INTERNE PAR UN CHOC EXTÉRIEUR; RÉDUCTION.

OBSERVATION IV.

Mademoiselle A. N...., âgée de vingt ans, d'une bonne constitution, couchait habituellement avec une de ses sœurs, un peu plus jeune qu'elle. Cette dernière voulant descendre du lit la première, frappa d'un coup de talon le genou de sa sœur qui restait couchée. Celle-ci avait la cuisse et la jambe dans la plus grande extension, afin de faciliter le passage à sa compagne. Dans cette position, les muscles attachés à la rotule facilitèrent par leur relâchement le déplacement de cet os, qui resta de *champ* dans une situation entièrement verticale.

M. Lesteur, appelé peu de temps après cet accident, trouva le bord interne de la rotule faisant une saillie de toute sa largeur, soulevant la peau et les parties ligamenteuses dans une étendue proportionnée à son élévation; le bord externe appuyé de *champ* sur le milieu de l'articulation du genou, et reposant sus la coulisse du fémur; la peau était également déprimée des deux côtés, où elle offrait un enfoncement très-marqué. Il n'était point survenu d'engorgement; la jeune personne était maigre, et l'on put distinguer sans peine la face interne de la rotule. Ce fut dans le sens de la situation naturelle que les mouvements furent dirigés pour opérer la réduction. M. Lesteur éprouva la plus forte résistance de la part des muscles violemment contractés. Il fit faire l'extension de la jambe sur la cuisse, fatigua les muscles qui s'attachent à la rotule par un allongement soutenu pendant quelque temps, et les mit dans le plus grand relâchement en même temps qu'il soulevait cet os pour le dégager de la coulisse du fémur. Rien ne s'opposa plus à la réduction, qui eut lieu tout de suite. Comme il n'était survenu ni roideur, ni gonflement, aucun bandage ne fut appliqué; dès le jour même la malade eut la permission de quitter son lit. (Mémoire de Malgaigne sur les luxations de la rotule.)

FRACTURE DE LA ROTULE.

Les fractures de la rotule sont de toutes les fractures du genou celles qu'on observe le plus souvent.

Variétés. — Les fractures de la rotule sont le plus souvent transversales et elles sont alors produites par arrachement (voy. *Coup d'œil général sur les fractures*); d'autres fois verticales, et alors elles sont de cause indirecte, elles sont quelquefois multiples, etc., etc.

Déplacements des fragments. — Dans les fractures transversales ou par arrachement, les fragments s'écartent d'autant plus que le périoste et la capsule sont déchirés dans une plus grande étendue. Malgaigne a constaté que pour obtenir sur le cadavre un écartement entre deux fragments dans une fracture expérimentale, il fallait diviser la capsule articulaire, les aponévroses et même les fibres du muscle triceps. Il arrive assez souvent, dans les fractures anciennes, que le fragment nférieur s'incline en arrière et en bas.

Diagnostic. — Le diagnostic de la fracture de la rotule est complet quand la palpation permet de découvrir l'intervalle qui existe toujours entre les fragments dans les fractures par arrachement.

Il se fait constamment, dans les fractures de la rotule, un épanchement sanguin dans l'articulation; la jointure se tuméfie et acquiert quelquefois un grand volume.

Quelquefois, l'écartement des fragments est si considérable, la déchirure de la capsule est si complète, qu'il est possible de sentir les condyles du fémur sous la peau, au-dessous du fragment supérieur.

Les fractures transversales de la rotule se terminent par la formation d'un cal de nature fibreuse.

La possibilité de la consolidation osseuse, contestée par quelques auteurs, doit être regardée comme démontrée après les faits de Camper, Boyer, Blandin et Malgaigne.

Lorsque les fractures transversales de la rotule se réunissent par un cal fibreux, il en résulte presque toujours, pour le malade, une certaine infirmité. Le membre est plus faible et quelquefois même les malades ne peuvent marcher que la jambe étendue.

L'observation suivante présente une complication insolite d'une fracture de la rotule. Elle permettra au lecteur de prendre une idée de la forme la plus rare et la plus inexplicable de l'emphysème
traumatique.

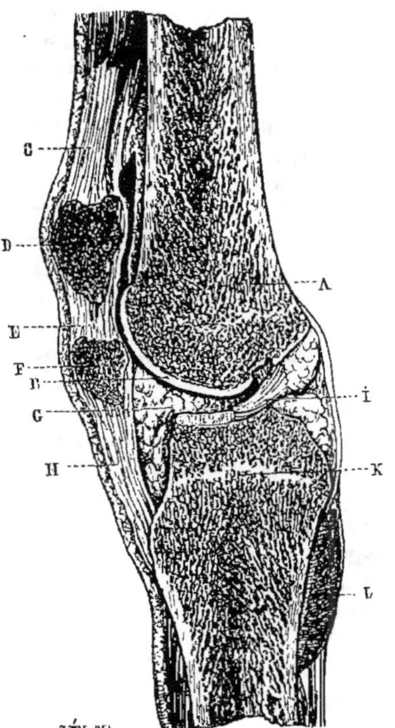

FIGURE 71. — **Coupe antéro-postérieure d'une articulation du genou, présentant une fracture ancienne de la rotule.**

A. Coupe du fémur.

B. Cartilage du fémur.

C. Tendon du droit antérieur.

D. Fragment supérieur de la rotule.

E. Épaisse bande fibreuse unissant les deux fragments de la rotule.

F. Fragment inférieur.

G. Paquet adipeux du genou.

H. Tendon rotulien.

I. Ligament croisé antérieur.

K. Coupe du tibia.

L. Coupe du muscle poplité.

FRACTURE TRANSVERSALE DE LA ROTULE GAUCHE SANS PLAIE; ENPHYSÈME DES DEUX CUISSES (MOREL-LAVALLÉE).

OBSERVATION.

Le 6 octobre 1859 est entré dans mon service, à l'hôpital Saint-Antoine, salle Saint-François, n° 23, C..., âgé
de vingt-deux ans, employé au théâtre de la Gaîté. C'est un jeune homme chétif, affecté depuis douze ans d'une
hémichorée droite survenue à la suite de convulsions.

Le jour même, en courant prendre sa place dans un train, à la gare de Vincennes, il était tombé sur le genou
gauche et n'avait pas pu se relever.

A la visite du lendemain, il est facile, malgré le gonflement du genou, de constater une fracture transversale de
la rotule. Les fragments, écartés de 4 centimètres, sont difficilement ramenés au contact : sans doute en partie à
cause de l'hydarthrose assez considérable qui se prononce dans leur intervalle.

Les téguments sont parfaitement intacts. Le creux du jarret présente une ecchymose, qui a évidemment sa source
au foyer de la fracture, puisque la région antérieure de l'articulation a seule porté dans la chute. Le membre est
placé dans l'extension sur un plan incliné. — *Cataplasme, potion calmante.*

Le huitième jour, le dégonflement du genou permet d'appliquer mon appareil spécial des fractures de la
rotule.

Cet appareil consiste :

1° En deux lacs semi-elliptiques, s'attachant par leurs extrémités aux côtés de la gouttière de fil de fer, et dont la partie moyenne passe par l'un au-dessus du fragment supérieur, et par l'autre au-dessous du fragment inférieur;

2° Un troisième lacs vertical, fixé aux deux précédents, au devant de la rotule, les rapproche et s'oppose au mouvement de bascule des fragments en avant.

Tout alla bien pendant trois jours, puis une douleur vive, qui semblait avoir pris naissance sous le lacs supérieur et remontant à la face antérieure de la cuisse jusqu'à l'arcade crurale, m'obligea à desserrer le lacs sous lequel la peau offrait cependant son aspect normal. La pression fut réduite à un degré très-modéré; mais la douleur qui avait troublé le sommeil de la nuit persista toute la journée sous forme d'élancements.

Le lendemain, treizième jour de l'accident, je constatai un enphysème très-caractérisé à la face antérieure de la cuisse gauche, dans toute sa longueur, mais prononcé surtout dans la direction des vaisseaux fémoraux, et d'autant plus qu'on se rapproche davantage du ligament de Fallope. La crépitation est très-fine et se produit à la moindre pression. L'interne de la salle, M. Bosia, qui l'avait notée la veille au soir, trouve qu'elle s'est étendue.

La douleur a diminué. Le quatorzième jour, la douleur a disparu, mais l'emphysème a gagné le côté externe de la cuisse.

Le seizième jour, l'emphysème apparaît dans la cuisse droite, où il offre le même caractère, les mêmes limites et la même distribution qu'à la cuisse gauche; il y semble seulement un peu moins abondant. Ce membre, qui était le choréique, ne portait pourtant aucune trace de violences extérieures et le malade ne s'en était jamais plaint. Quelques douleurs dans la région antérieure de la cuisse y avaient seulement précédé, comme de l'autre côté, le développement de l'emphysème. Je recherchai avec soin si ces deux emphysèmes se rejoignaient par la paroi abdominale, mais je n'y pus découvrir aucune crépitation.

Est-il besoin de faire remarquer qu'il n'y avait à la poitrine ni fracture de côte, ni contusion, ni emphysème?

Au bout de dix jours, la crépitation ou mieux le gaz qui la produisait avait entièrement disparu.

Le sujet est choréique; n'est-il pas rationnel d'attribuer l'exhalation de ce gaz à une perturbation nerveuse déterminée par le traumatisme?

Quant à la fracture de la rotule, dont l'histoire complète trouvera sa place ailleurs, au quarantième jour elle était consolidée avec un cal robuste d'un centimètre de long seulement; la marche se fait *sans la moindre roideur.*

C'est là une forme d'emphysème traumatique excessivement rare. Dans le plus grand nombre de cas, l'emphysème qui complique les fractures, quand il ne se rattache pas à une lésion du poumon, indique une altération profonde de l'état général qui force de porter un pronostic des plus graves. Nous reviendrons sur l'emphysème traumatique grave à l'article *Luxation complexe de l'articulation tibio-tarsienne.*

Traitement. — La rareté de la consolidation osseuse, dans la fracture de la rotule, paraît surtout la conséquence de la difficulté qu'on éprouve à maintenir les fragments exactement en rapport.

C'est une chose très-difficile, en effet, que d'affronter les fragments dans une fracture transversale de la rotule. Il arrive quelquefois que, par la position seule (la *jambe fortement étendue*), on parvient à obtenir un rapprochement des deux moitiés de l'os; mais dans le plus grand nombre des cas, cette méthode par la position, préconisée par Valentin, Sabatier, Richerand, etc., etc., est tout à fait insuffisante et il est nécessaire d'avoir recours à des bandages ou appareils spéciaux.

Le chirurgien aura à choisir surtout entre :

1° L'appareil de Velpeau;

2° L'appareil de Boyer.

Appareil de Velpeau. — Après avoir placé le membre dans l'extension, des compresses graduées sont disposées au-dessus et au-dessous de la rotule et maintenues par des tours de bande croisés obliquement sous le jarret; le membre est alors entouré d'un bandage roulé et dextriné, qui du pied va jusqu'à l'aine. Une plaque de carton mouillé est appliquée sur toute la partie postérieure du membre et maintenue par un nouveau bandage dextriné : cet appareil donne les meilleurs résultats, il est simple, facile à construire, et peut remplir les indications d'une manière beaucoup plus avantageuse que les nombreux appareils, si compliqués, que plusieurs chirurgiens ont cherché à lui substituer.

Appareil de Boyer. — Nous décrirons encore l'appareil de Boyer qui, n'était l'inconvénient de nécessiter des courroies, une gouttière, pourrait être regardé comme le meilleur.

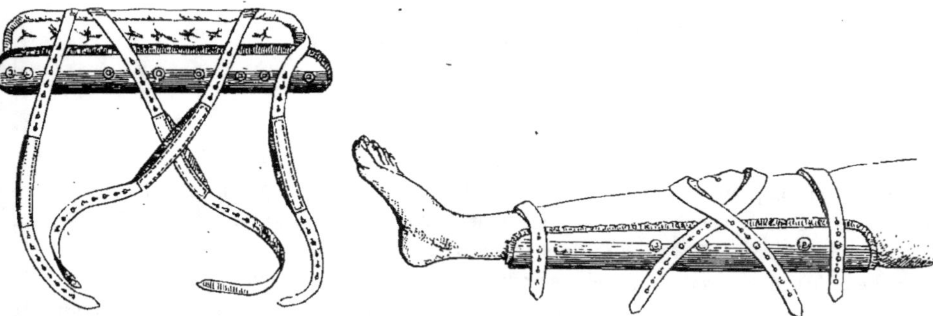

FIGURE 72. — **Appareil de Boyer.**   FIGURE 73. — **Appareil de Boyer appliqué sur le membre.**

L'appareil de Boyer se compose d'une gouttière ou d'une planchette assez longue pour s'étendre depuis le milieu de la cuisse jusqu'au-dessous du mollet, et mieux encore, jusqu'au-dessous du pied. Les bords présentent, de chaque côté, au niveau du genou, des clous placés de distance en distance et propres à fixer des courroies qui passent l'une au-dessus, l'autre au-dessous de la rotule, et qui, exerçant une pression, rétablissent le rapport des fragments (fig. 72 et 73).

Griffes de Malgaigne. — Enfin, Malgaigne a inventé d'enfoncer, dans chacun des fragments, des crochets de fer reliés par une vis qui sert à les rapprocher. Ce moyen, un peu barbare, n'a pas

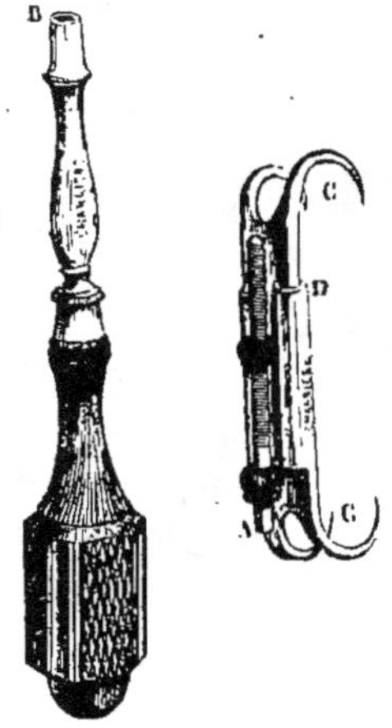

FIGURE 74. — **Appareil de Malgaigne pour les fractures de la rotule.**

A. Vis pour rapprocher les crochets.
B. Instrument pour serrer la vis.
G. Crochets.
D. Gaîne médiane dans laquelle glissent les crochets.

toute la puissance qu'on aurait pu espérer. Quoique inventé depuis peu, ce procédé est déjà presque tombé dans l'oubli.

M. Trélat a eu l'ingénieuse idée de fixer au-dessus et au-dessous de chacun des fragments une petite plaque de gutta-percha moulée sur le fragment supérieur et sur le fragment inférieur. Il applique la griffe de Malgaigne sur ces deux petites plaques qui pressent ainsi secondairement sur les fragments et constituent un appareil aussi puissant et plus doux que celui de Malgaigne.

RÉGION DE LA JAMBE.

Le squelette de la jambe est formé de deux os, le tibia et le péroné. Ces deux os sont recouverts d'une couche épaisse de muscles en arrière, en avant et en dehors; à la partie interne de la jambe, le squelette formé par le tibia est superficiel et tout à fait sous-cutané. Il en résulte cette conséquence immediate que ce sera avec la plus grande facilité que le doigt reconnaîtra une inégalité dans l'os, et, que pourvu qu'une fracture s'accompagne d'un déplacement même très-minime, elle sera reconnue sans difficulté.

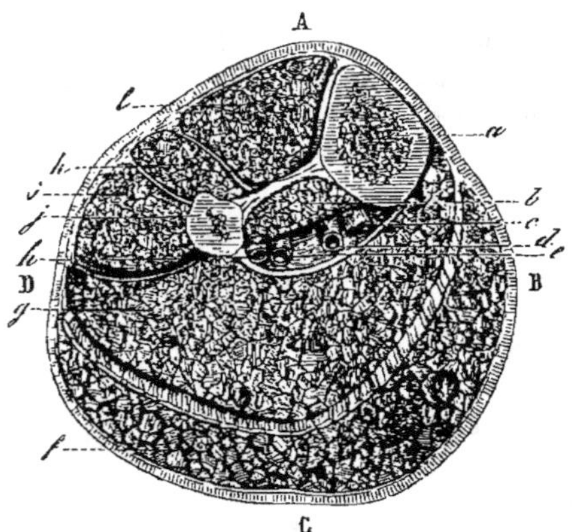

FIGURE 75. — **Coupe de la jambe, mode de groupement des muscles autour des os.**

A. Partie antérieure de la préparation.
B. Partie interne.
C. Partie postérieure.
D. Partie externe.
a. Coupe du tibia.
b. Muscle tibial postérieur.
c. Une des veines tibiales postérieures.
d. Artère tibiale postérieure.
e. Artère péronière.
f. Muscles jumeaux.
g. Muscle soléaire.
h. Une veine péronière.
i. Muscles péroniers latéraux.
g. Coupe du péroné.
k. Extenseur commun.
l. Tibial antérieur.

(La coupe passe à quatre travers de doigt au-dessous de la tubérosité antérieure du tibia.)

En dehors le péroné est recouvert par les muscles antéro-externes, externes et postéro-externes de la jambe; à sa partie supérieure et à sa partie inférieure il est facilement accessible au doigt. En bas, en effet, les muscles extenseur commun des orteils et péronier antérieur cessent de reposer sur sa face antérieure; les muscles péroniers latéraux, se dirigeant directement en arrière, limitent une surface triangulaire qui va en s'élargissant de haut en bas et qui se termine dans ce dernier sens par la malléole externe dont l'étude rentre, ainsi que celle de la malléole interne, dans la région du cou-de-pied.

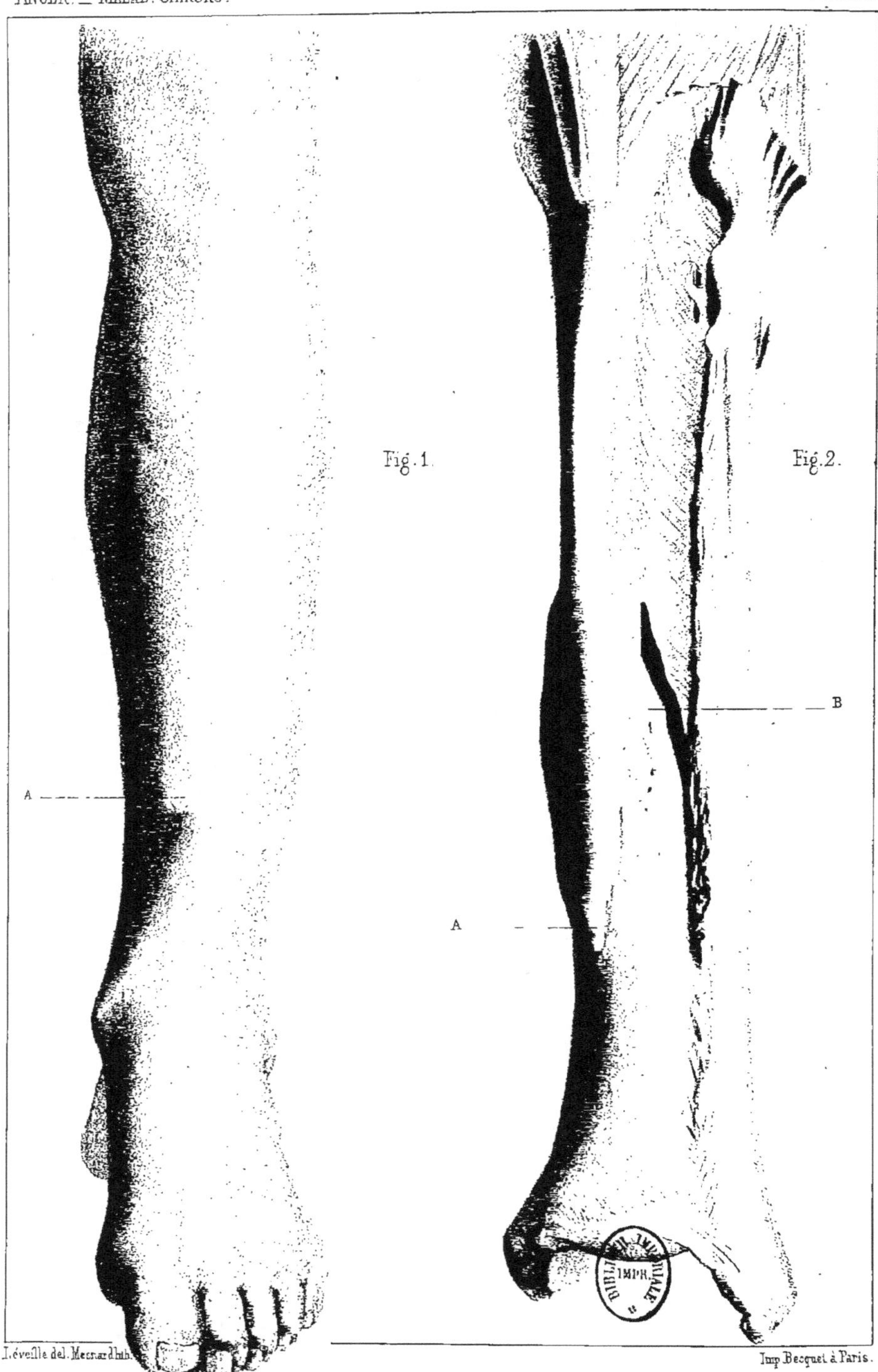

L. éveille del. Mecnard lith.   Imp. Becquet à Paris.

FRACTURE DE JAMBE CONSOLIDÉE.

PLANCHE LXXX.

FRACTURE DE JAMBE (CONSOLIDÉE).

FIGURE 1. — **Symptômes.**

A. Saillie antérieure du fragment supérieur.

FIGURE 2. — **Os dénudés des parties molles.**

A. Extrémité inférieure du fragment supérieur. | B. Extrémité supérieure du fragment inférieur.

(Le péroné avait été fracturé à deux travers de doigt au-dessous de son articulation supérieure.)

Dans les fractures de jambe, les deux os sont rarement fracturés au même niveau. La première représentation que nous donnons d'une fracture de jambe présente la disposition que l'on observe le plus communément.

La fracture du tibia a lieu au point où le tiers inférieur se réunit aux deux tiers supérieurs, et le péroné est brisé à sa partie supérieure, à deux travers de doigt au-dessous de sa tête.

PLANCHE LXXXI.

○

FRACTURE DE JAMBE COMPLIQUÉE DE PLAIE.

FIGURE 1. — Vue interne du membre.

A. Extrémité inférieure du fragment supérieur. | B. Petite lamelle osseuse nécrosée.

FIGURE 2. — Vue antérieure des os, dénudés de leurs parties molles.

A. Lame périostique enflammée recouvrant le fragment supérieur.
B. Fragment inférieur.
C. Fragment supérieur du péroné.

D. Fragment inférieur du péroné.
E. Ligne de fracture séparant la malléole externe du corps du péroné.

FRACTURE DES DEUX OS DE LA JAMBE.

Causes. — Les fractures de la partie supérieure et de la partie moyenne de la jambe sont, le plus souvent, de cause directe ; celles du tiers inférieur sont spécialement produites par des causes indirectes.

Direction de la ligne de fracture. — Il est extrêmement rare que les fractures de jambe soient transversales ou même dentelées; dans l'immense majorité des cas, elles sont obliques et souvent même très-obliques. La fracture est souvent oblique en bas et en dedans, d'autres fois en bas et en avant, en bas et en dehors, etc., etc. La forme qui nous paraît la plus commune est la fracture oblique en bas et en avant.

Les fractures *indirectes* siégent au quart inférieur. Sur trente et une observations de fractures indirectes, vingt et une fois le tibia était brisé dans son quart inférieur, non loin des malléoles; trois fois la fracture montait au tiers supérieur, six fois à la partie moyenne (Malgaigne).

Sur trente-six fractures *directes* il y avait dix-huit fractures à la partie moyenne, deux un peu plus haut, au-dessous du genou; six au tiers inférieur, à peu près; huit un peu plus bas, à 3 ou 6 centimètres des malléoles. Dans un dernier cas, la fracture était double et occupait à la fois le tiers supérieur et le tiers inférieur (*Statistique*, Malgaigne).

Dans une statistique générale des fractures, Malgaigne a trouve que sur deux mille trois cent vingt-huit fractures simples, il y avait six cent cinquante-deux fractures de jambe, et que sur trente cas de fractures multiples, il y en avait vingt-six appartenant à la jambe. C'est dire que les fractures de jambe forment à peu près le quart des fractures qui se présentent dans la pratique.

Les fractures de jambe se partagent en 1° *fractures des deux os*, 2° fractures du tibia seul, 3° fractures du péroné seul.

D'après Malgaigne, les fractures des deux os sont les plus fréquentes ; puis viennent les fractures du péroné et enfin celles du tibia. Dans le relevé statistique cité plus haut, on compte cinq cent quinze fractures des deux os, cent huit fractures du péroné, vingt-neuf fractures du tibia seul.

Une des directions les plus curieuses de la ligne de fracture est la direction spiroïde que nous lui avons vu affecter souvent à l'humérus, au fémur; les fractures spiroïdes sont très-communes à la jambe.

Ces fractures rentrent naturellement dans le cadre des fractures obliques, et depuis que l'attention

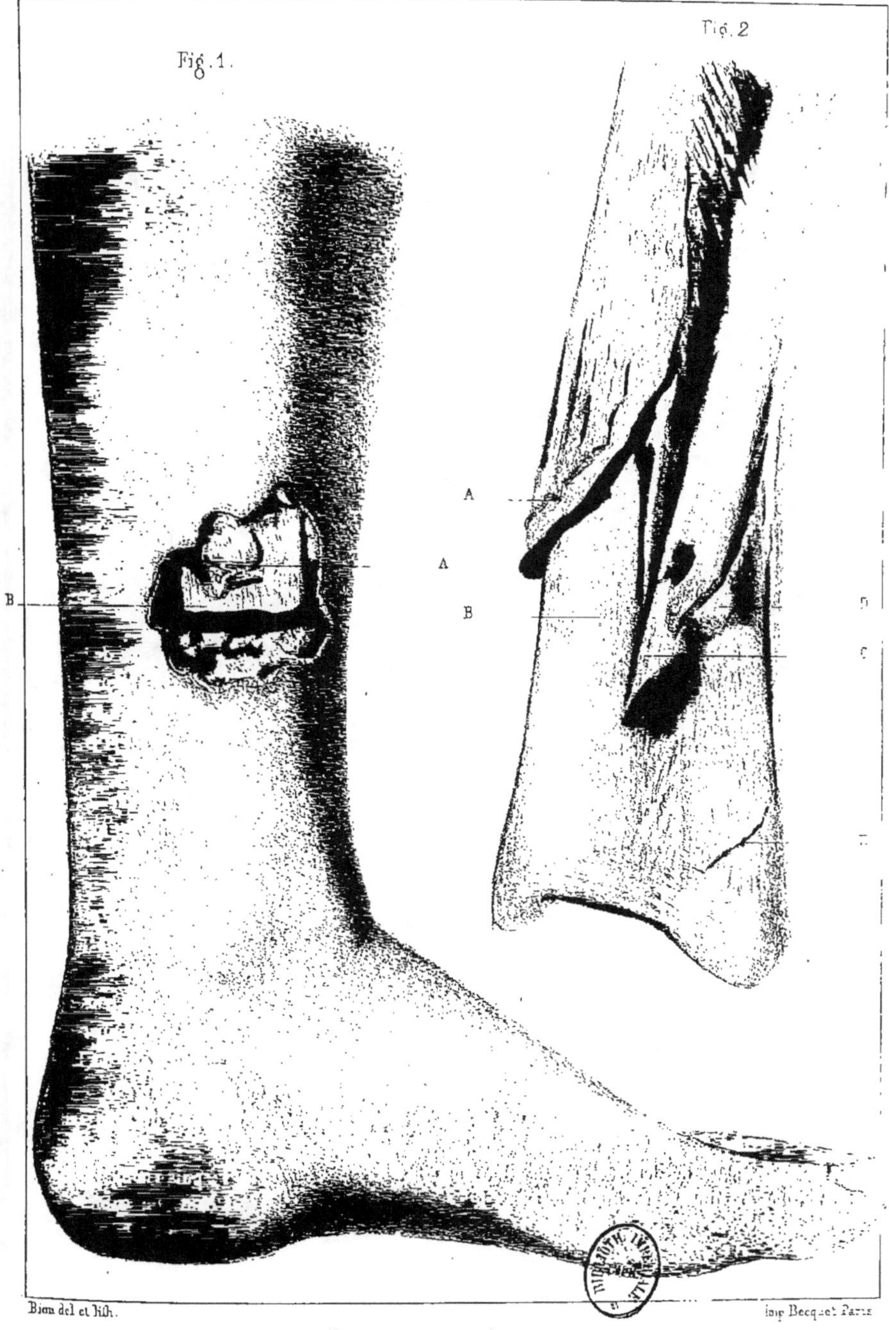

FRACTURE DE JAMBE
COMPLIQUÉE DE PLAIE

Librairie Germer Baillière.

est éveillée sur ce sujet, le nombre des fractures spiroïdes est devenu très-considérable et le nombre des fractures *obliques simples* a beaucoup diminué.

Les fractures spiroïdes ont presque toujours leur siége à la réunion du tiers moyen et du tiers inférieur, quelquefois un peu plus bas. Dans un certain nombre de cas, on les a vues se continuer par une fêlure jusque dans l'articulation tibio-tarsienne.

Quelques auteurs ont prétendu que cette fêlure, reliant la fracture à la jointure tibio-tarsienne, était le résultat de l'éclatement produit par le fragment supérieur qui, taillé en pointe, fendait en quelque sorte comme un coin le fragment inférieur. Mais d'abord on peut répondre : 1° que la fracture spiroïde de l'extrémité inférieure de la jambe ne communique pas toujours avec l'articulation par une fêlure ; 2° que cette fêlure ne peut être regardée comme le résultat de la pression du fragment supérieur, puisque le premier effet de la fracture, dans le plus grand nombre des cas, est d'écarter les fragments, et, par conséquent, d'empêcher leur pénétration réciproque.

Les fêlures pénétrant dans l'articulation tibio-tarsienne ne peuvent ajouter beaucoup à la gravité de la fracture. Cette année encore, nous avons eu l'occasion de disséquer une fracture spiroïde de la partie inférieure de la jambe, communiquant avec l'articulation tibio-tarsienne par une fêlure. Le malade mourut, un an après sa fracture, phthisique ; la consolidation s'était parfaitement faite et il n'y avait aucune trace d'inflammation dans l'articulation.

Les seules conditions qui expliquent la gravité de la fracture spiroïde sont : 1° la forme en pointe du fragment supérieur qui vient très-souvent percer la peau et faire communiquer l'air avec le foyer de la fracture ; 2° l'obliquité spéciale qui rend la coaptation très-difficile et le plus souvent même impossible.

M. Houel a fait observer que dans le plus grand nombre des cas la fêlure qui se trouvait à l'angle inférieur de la fracture était la continuation de la ligne de fracture spiroïde et ne pouvait être regardée comme le résultat de la pression du fragment supérieur.

Du reste, nous avons fait des expériences qui prouvent jusqu'à l'évidence que le rôle mécanique du fragment supérieur est nul pour produire cette fêlure. Il nous est arrivé de produire des fractures spiroïdes de la partie inférieure de la jambe avec des fêlures articulaires, en frappant violemment sur une jambe placée sur un plan horizontal.

PLANCHE LXXXII.

ÉTUDE SPÉCIALE DES FRAGMENTS.

FIGURE 1. — **Fragment supérieur du tibia.**

A, A. Surface de fracture.

B. Partie du fragment supérieur correspondant au point où l'on avait pratiqué la résection de la pointe du fragment supérieur.

C. Périoste enflammé et tuméfié.

FIGURE 2. — **Fragment inférieur du tibia.**

A. Pointe du fragment inférieur.

C. Périoste tuméfié et décollé.

B. Fêlure à la partie inférieure de la ligne de fracture oblique-spiroïde.

FIGURE 3. — **Fragment supérieur du péroné.**

A. Pointe du fragment supérieur.

B, B. Périoste enflammé et tuméfié.

FIGURE 4.

A. Pointe du fragment inférieur.

B. Esquille réunie par un cal récent.

C. Périoste.

D. Ligne de fracture correspondant à la ligne E (fig. 2, pl. LXXXI).

Depuis que l'attention est éveillée sur la forme spiroïde des fragments dans la fracture de jambe, on est arrivé à constater que cette disposition est de beaucoup la plus commune, et que les fractures que l'on appelait d'ordinaire *obliques*, en *bec de flûte*, sont presque toujours des fractures spiroïdes. La forme spiroïde se remarque non-seulement sur le tibia, mais encore sur le péroné : il y a entre une fracture oblique et une fracture spiroïde cette différence que, dans la fracture oblique, toute la ligne de fracture se trouve dans le même plan, ce qui n'a pas lieu pour la fracture spiroïde.

Ambroise Paré eut la jambe brisée d'un coup de pied de cheval, et l'observation suivante, qui

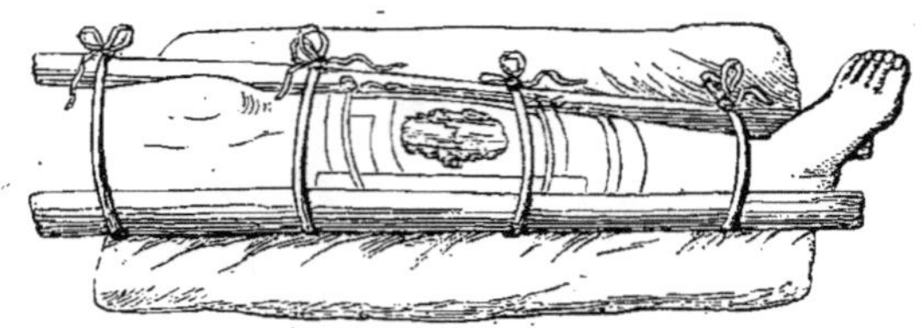

FIGURE 76. — **Jambe brisée avec plaie.** (D'après Ambroise Paré.)

n'est que la relation faite par lui-même de son accident, indiquera au lecteur la manière dont on traitait alors les fractures compliquées de plaie.

« Le malheur me vint en la présence de defunct Nestor, docteur régent en la faculté de médecine, et de Richard Hubert, chirurgien ordinaire du Roy (duquel le nom est assez cogneu), étant mandé, et moy avec luy, pour visiter quelques malades au village des Bons-Hommes, près Paris. Or voulant passer l'eau, et tascher à faire entrer mon cheval en un bateau, il luy donnay d'une houssine sur la croupe, dont la beste stimulée me rua un tel coup de pied, qu'elle me brisa entièrement les deux os de la jambe senestre, à quatre doigts au-dessus de la jointure du pied. Ayant reçu le coup, et craignant que le cheval ne me ruast de rechef, ie demarchay un pas ; mais soudain

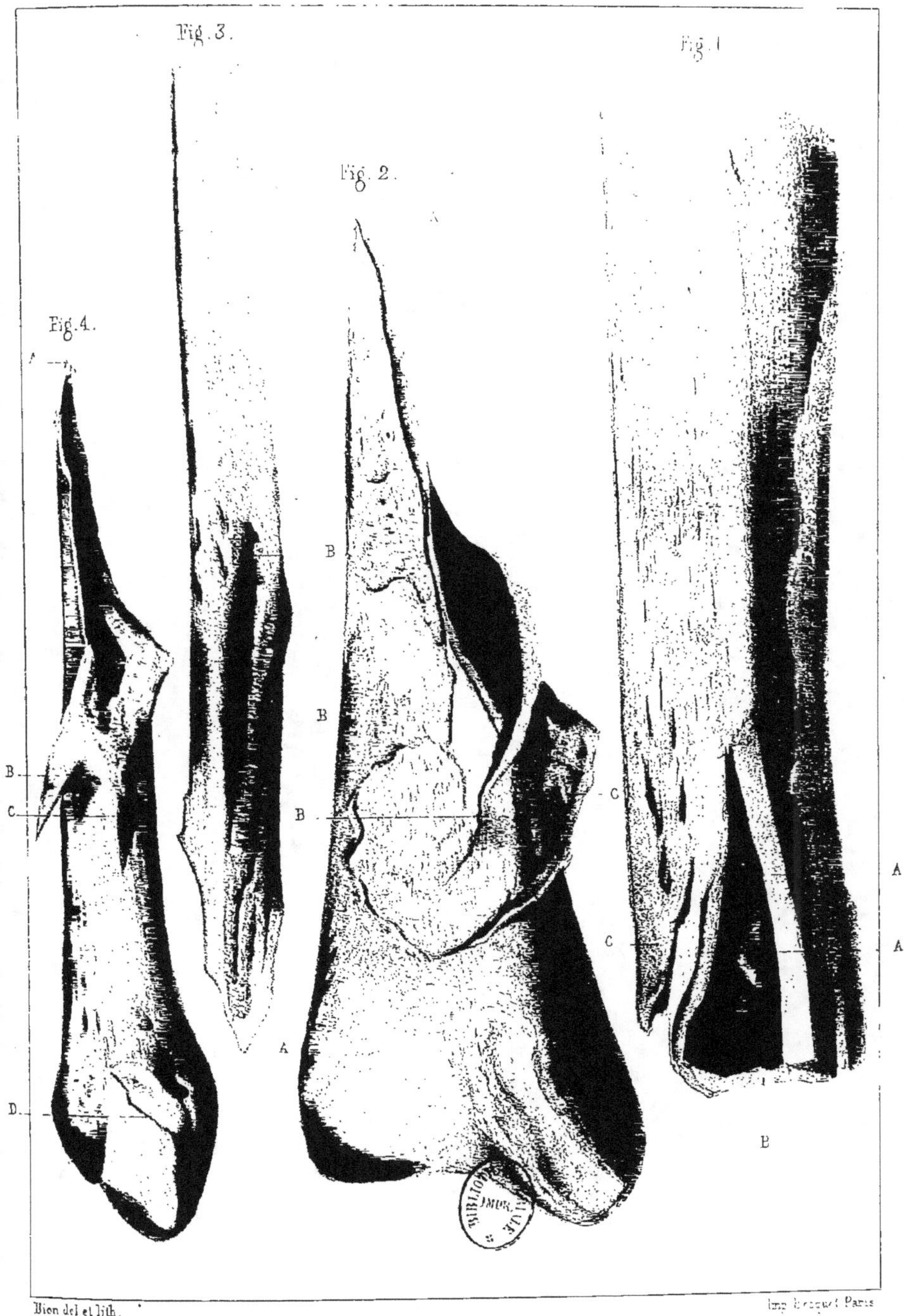

Bion del et lith.

Imp. Becquet Paris

FRACTURE DE JAMBE
COMPLIQUÉE DE PLAIE[(2)]

Librairie Germer Baillière

tombant en terre, les os ja fracturez sortirent hors, et rompirent la chair, la chausse et la botte, dont ie senty telle douleur qu'il est possible à l'homme d'endurer. Mes os ainsi rompus, et le pied contre-mont, ie craignois grandement qu'il me fallust couper la iambe : pour ce iettant ma veuë et mon esprit au ciel, j'invuoquay mô Dieu, et luy priai qu'il luy pleust par sa bénigne grace me vouloir assister en mon extreme necessité. Soudain fus porté dans le bateau pour passer de l'autre part, pour me faire penser : mais le branlement d'iceluy me cuida faire mourir, pour ce que l'extremité des os rompus frayoit contre la chair, et ceux qui me portoyent, n'y pouuoyent donner ordre. Estant hors, fus porté en une maison du village, avec plus grande douleur que ie n'auois enduré au bateau : car un me tenait le corps, l'autre la iambe, l'autre le pied : et en cheminant l'un haussoit à senestre, l'autre baissoit à dextre. Enfin toutesfois on me posa sur un lict pour reprendre un peu mon haleine ; où pendant que mon appareil se faisoit, ie me feis essuyer tout le corps, pour ce que i'estois en sueur universelle : et si on m'eust ietté en l'eau, ie n'eusse esté plus mouillé. Ce fait on me pansa avec un medicament, tel que nous peusmes pratiquer audit lieu, lequel nous composasmes de blanc d'œuf, de farine de froment, de suye de four, avec du beurre frais fondu. Surtout ie priay maistre Richard Hubert ne m'espargner non plus que si i'eusse esté le plus estrange du monde en son endroit, et qu'en réduisant la fracture, il mist en oubli l'amitié qu'il me portoit, d'auantage l'admonestay (ores qu'il sceust bien son art) de tirer fort le pied en figure droite, et que si la playe n'estoit suffisante, qu'il la creust avec un rasoir, pour remettre plus aisément les os en leur position naturelle, et qu'il recherchast diligemment la playe avec les doigts, plustot qu'auec autre instrument (car le sentiment du tact est plus certain que nul autre instrument) pour oster les fragments et piece des os, qui pouuoyent estre du tout separees ; mesmes qu'ils exprimast. et feist sortir le sang, qui estoit en grande abondance aux enuirons de la playe ; et qu'il me bandast et situact la iambe ainsi qu'il sçauoit, et ce faisant qu'il eust trois bandes, comme nous auons dit cy dessus, et qu'il commençast à bander ladite playe : puis fussent mises des astelles, les unes de largeur de trois doigts, les autres de deux, et longues de demy pied, et cambrees, pour mieux se coucher autour de la iambe : lesquelles aussi estoyent moins larges par les bouts, et loing l'une de l'autre d'un doigt : puis furent liées avec petits rubans de filet, semblables à ceux dont les femmes entortillent et lient leurs cheveux ; et tout ce, afin qu'elles comprimassent mieux et fussent un peu plus serrés à l'endroit de la fracture qu'en autre lieu. Après la iambe ainsi bandée, ie luy feis remplir la cavité du iarret, et celle qui est entre le pommeau de la iambe et du talon, de compresses faictes d'estoupes, eaueloppees de linge, puis y furent apposez deux fanons, ou torches de paille, dans lesquelles on meit un petit baston à chacune, pour tenir la paille ferme et roide, et enueloppée d'un demi linceul, puis apposée au costé de la iambe : et comprenoit en longueur depuis le talon iusques pres de l'aine, et furent après liees ceu quatre endroits : et par ce moyê la iambe ne peut estre pervertie ny tournee d'un costé ou d'autre : et après fut située en figure droite, et non courbée, et eslevée en mediocre hauteur, mollement, et uniemement, afin d'euiter douleur, fluxion, inflammation, et autres accidents. »

PLANCHE LXXXIII.

FRACTURE SUS-MALLÉOLAIRE NON CONSOLIDÉE.

FIGURE 1. — Vue interne du membre après l'amputation.

A. Plaie par laquelle faisait saillie l'extrémité inférieure du fragment supérieur.

B. Ulcération au talon, produite par la pression du membre sur l'appareil.

C. Soulèvement antérieur de la peau produit par le fragment inférieur.

FIGURE 2. — Péroné isolé.

A. Fragment supérieur.
B. Fragment inférieur.

C. Ligament de nouvelle formation unissant les deux fragments.

FIGURE 3. — Coupe antéro-postérieure de l'extrémité inférieure du tibia.

A. Coupe du fragment supérieur.
B. Coupe du fragment inférieur.

C, C. Fibres ligamenteuses de nouvelle formation unissant les deux fragments.

Il peut se faire que les accidents qui accompagnent si souvent les fractures de jambe compliquées de plaie ne se présentent point, et que cependant la fracture n'arrive pas à consolidation, comme chez le malade dont la jambe droite, amputée, est représentée pl. LXXXIII.

La fracture avait eu lieu dans le quart inférieur; à la partie postérieure de la jambe existait une plaie de 5 à 6 centimètres de diamètre et à peu près circulaire. Par cette plaie, faisait saillie le fragment supérieur.

Le fragment inférieur était resté uni à l'astragale et avait suivi, par son extrémité supérieure, le déplacement de l'autre fragment; il en était résulté un angle ou inflexion du membre en avant, une saillie en arrière, les deux fragments se dirigeant de ce côté. Pendant trois mois on tenta la conservation; il était impossible de réduire d'une façon complète, et quand on cessait de presser énergiquement en arrière, le déplacement reparaissait et le fragment supérieur faisait de nouveau saillie. Un ulcère se manifesta au talon à la suite des pressions continues qui s'exerçaient en cet endroit et de l'intensité de ces pressions; cela malgré toutes les précautions prises dans un traitement très-méthodique, le malade étant surveillé avec le plus grand soin. Au bout de trois mois, la plaie suppurant toujours, le malade se trouvant dans de bonnes conditions hygiéniques et réclamant l'ablation de son membre, le chirurgien se décida à l'amputation.

Les os étaient réunis par des liens fibreux très-longs et très-forts. Des deux pseudarthroses, celle du tibia seul communiquait avec l'articulation, celle du péroné n'avait aucun rapport avec la plaie. Les bourgeons charnus qui recouvraient le tibia pénétraient assez avant dans le siége de la fracture et se trouvaient mélangés aux fibres interosseuses de la pseudarthrose. Ces fibres interosseuses, réunies en un fort faisceau, s'attachaient à toute la surface de fracture du fragment supérieur et se rendaient à la face antérieure du fragment supérieur qui avait été décollé de la peau dans une étendue de 7 à 8 centimètres.

Ces fibres ligamenteuses présentaient, dans quelques-unes de leurs parties, une coloration rougeâtre, indiquant que tout travail d'organisation n'était pas encore accompli et que le tissu fibreux n'avait pas encore toute la consistance qu'il aurait eue par la suite.

Les liens fibreux qui unissaient les deux fragments du péroné étaient plus blancs et présentaient

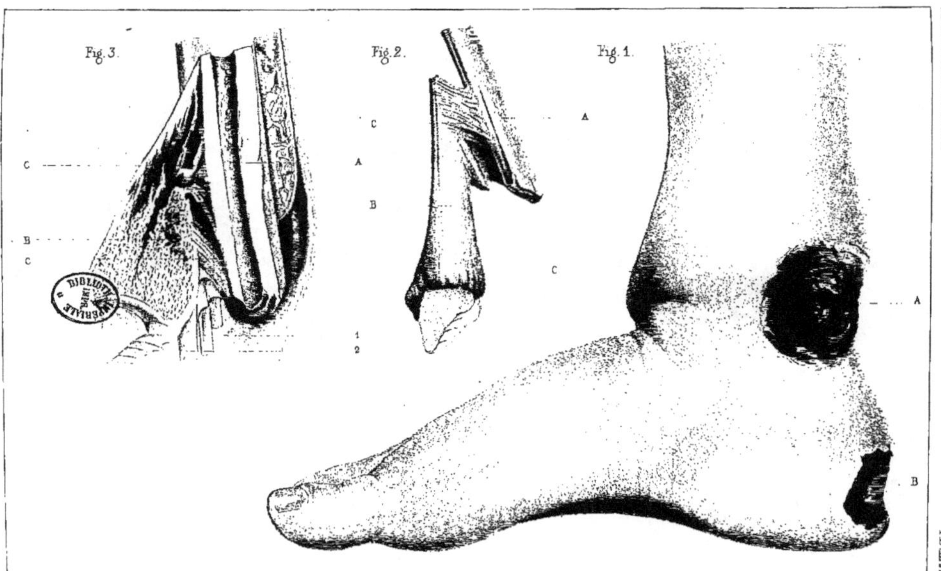

Imp. Becquet, Paris.

FRACTURE DE JAMBE.
DÉFAUT DE CONSOLIDATION.

Librairie Germer Baillière.

une plus grande résistance aux tractions. L'organisation ligamenteuse paraissait être complète, et si, entre les fragments du péroné, l'établissement de la néarthrose était plus avancé, cela venait, sans aucun doute, de ce que l'air n'avait point pénétré dans le foyer de la fracture du péroné.

DE LA RÉDUCTION ET DES APPAREILS.

Pour obtenir la réduction d'une fracture de jambe, le chirurgien, placé en dehors ou en dedans du membre, exercera, sur le pied, des tractions continues, pendant qu'un aide, saisissant avec les deux mains l'articulation du genou, maintiendra la cuisse et la partie supérieure du tibia et du péroné dans une immobilité complète ; des pressions seront exercées sur chacun des fragments, et, pendant que l'extension et la contre-extension feront disparaître le raccourcissement, les pressions antéro-postérieures et latérales réduiront les déplacements d'avant en arrière et latéraux.

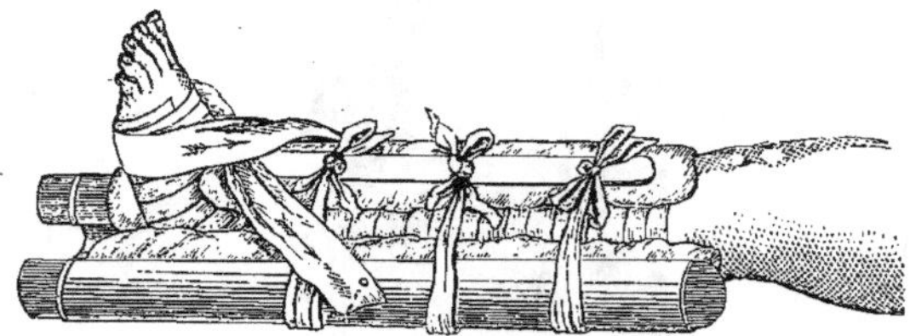

FIGURE 77. — **Appareil de Scultet appliqué sur une fracture de jambe.**

Il arrive assez souvent que malgré l'habileté des manœuvres le fragment supérieur ne peut être entièrement réduit dans les fractures compliquées de plaie, ou que, aussitôt réduit, et malgré l'appareil le plus régulier, il ressort dès que l'extension et la contre-extension cessent d'agir. Ces cas malheureux tiennent à l'obliquité considérable de la ligne de fracture et à la contraction des muscles postérieurs de la jambe qui, tendant toujours à rapprocher leurs insertions, reproduisent le chevauchement.

Quand cette tendance insurmontable du fragment supérieur à faire saillie par la plaie se présente, la *résection* en est indiquée. A l'aide d'une scie à chaîne, ou même avec une scie ordinaire, ayant soin de bien isoler les parties molles, on pratique la section de toute la partie osseuse devenue extérieure, et grâce à cette résection, la plaie pouvant être fermée, on peut en espérer la cicatrisation qui ne se produit pas sans de grandes difficultés.

MM. Laugier, Meynier d'Ornans et A. Bérard ont pratiqué la section sous-cutanée du tendon d'Achille pour combattre les effets de la contracture des muscles postérieurs de la jambe. Cette opération a permis de maintenir réduites des fractures dont la réduction n'avait pu être maintenue par les appareils.

BOÎTE DE BAUDENS (fig. 78).

L'*appareil de Scultet* appliqué à la jambe (fig. 77) réussit très-bien dans le plus grand nombre des cas; mais quand il y a des déplacements qui tendent à se reproduire, la *boîte de Baudens* paraît mieux répondre aux indications. Ajoutant en effet à l'action des lacs extensifs et contre-extensifs celle de liens coaptateurs insérés sur les parties latérales de la boîte, on peut porter les fragments dans toutes les directions et les immobiliser dans leurs rapports normaux. La boîte de Baudens a été très-souvent employée et a permis d'obtenir de beaux succès. Dans une observation publiée par M. Goffres dans le *Bulletin de thérapeutique*, cet appareil procura les effets les plus avantageux. La

jambe avait été brisée comminutivement par une arme à feu, et malgré l'extraction de 4 à 5 centimètres du tibia, la guérison se fit sans raccourcissement et sans infirmités.

EXEMPLE D'UN APPAREIL HYPONARTHÉCIQUE.

Hamac de M. Scoutetten (d'après le *Traité des bandages et appareils* du Dr Goffres).

Cet appareil, appelé *hamac* par son inventeur, parce qu'il rappelle la forme et le mode d'installa-
tion de ce genre de suspension, se compose d'un cerceau ordinaire et d'un morceau de linge.

Le cerceau doit avoir quatre demi-cercles de fil de fer et cinq traverses de bois ; les deux traverses
inférieures servent à fixer les extrémités des demi-cercles de fer ; la traverse supérieure maintient les

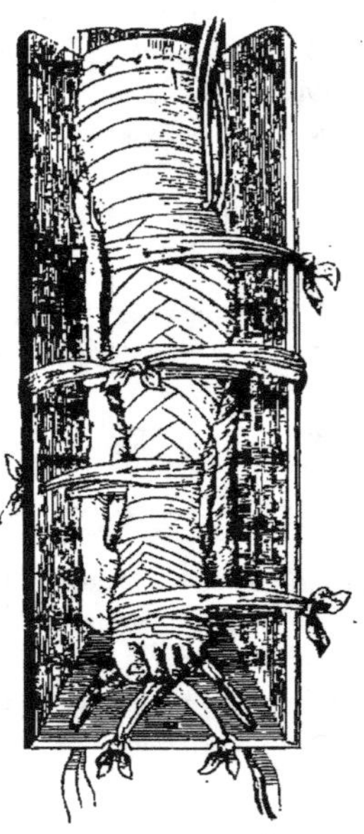

FIGURE 78. — **Boîte de Baudens.** (D'après Goffres.)

distances ; les traverses latérales produisent aussi cet effet, mais elles servent encore à soutenir les
cordons attachés à la pièce de linge.

Le morceau de linge forme un parallélogramme dont le grand côté a 60 centimètres ; le petit côté
en a 40. Les bords des deux grands côtés sont repliés sur eux-mêmes pour former une coulisse dans
laquelle doit glisser une baguette de bois, ou mieux une tringle de fer, disposition adoptée pour
donner à toute la surface du linge une parfaite égalité de tension.

Quatre cordons doubles sont fixés à la pièce de linge, en observant une distance égale à celle qui
sépare les montants de fer.

Un chausson de toile, lacé sur le cou-de-pied, porte aussi trois cordons doubles ; deux sont placés
latéralement, le troisième est à la partie supérieure ; ils servent à maintenir le pied dans une direction convenable.

Lorsque tout est préparé, que le membre est passé, on glisse sous lui la pièce de linge, on le soulève et on l'attache, à l'aide de cordons, aux traverses latérales du cerceau, en lui donnant l'obliquité
qu'on juge convenable. Cet appareil peut rendre des services dans les fractures simples, mais ne pourrait être que de très-peu d'utilité dans les fractures compliquées rentrant dans le classe des *appareils
de protection.*

APPAREILS POUR COMBATTRE LE DÉPLACEMENT EN AVANT DU FRAGMENT SUPÉRIEUR.

Malgaigne avait eu la pensée, pour prévenir l'ulcération de la peau à la suite des pressions continuelles exercées par le fragment supérieur, d'enfoncer, dans ce fragment, une pointe métallique, qui le maintiendrait réduit.

« Un aliéné s'était cassé la jambe dans une chute ; le fragment supérieur, taillé en pointe très-aiguë, menaçait de percer la peau : j'essayai de divers appareils et de toutes les positions. Je noterai ici que l'élévation forcée de la jambe réussissait un peu moins que les autres. J'enfermai le membre

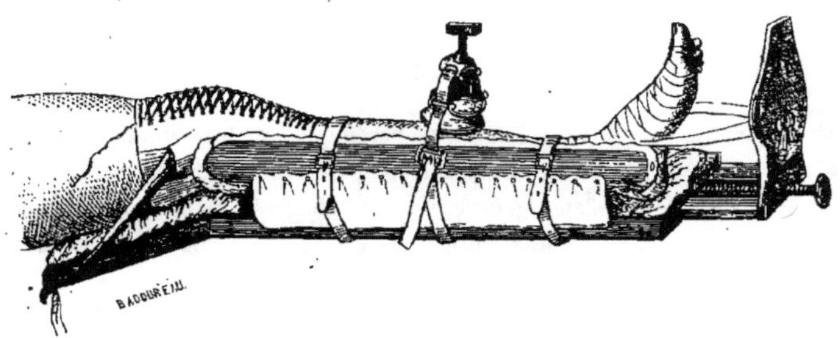

FIGURE 79. — **Appareil de M. Laugier pour combattre le déplacement en avant du fragment supérieur.**

dans un moule de plâtre ; le fragment supérieur était soulevé avec une telle force, qu'il écrasait en quelque sorte les téguments contre les rebords du plâtre et que je dus y renoncer. Il fallait évidemment exercer une pression énergique et incessante sur le fragment supérieur, et cependant ne pas comprimer les téguments : c'est pour ce cas que j'imaginai mon appareil à vis.

» L'appareil se compose d'une sorte d'arc de forte tôle qui embrasse les trois quarts antérieurs de la jambe à une distance d'un travers de doigt ; aux deux bouts de cet arc sont deux mortaises horizontales, laissant passer un fort ruban de soie ou de coutil armé d'une boucle à son extrémité, et enfin

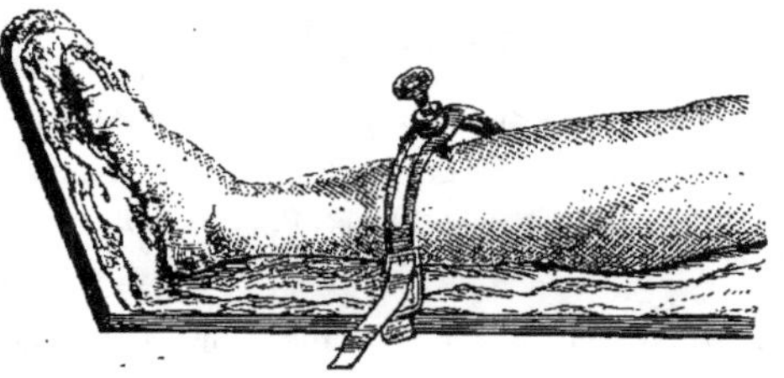

FIGURE 80. — **Pointe de Malgaigne.**

au centre de l'arc, à travers un écrou solide, descend une vis de pression à pointe très-aiguë (fig. 80).

» Pour l'appliquer, je place le membre sur un double plan incliné, suffisamment garni d'ouate et de linge, en prenant soin que l'angle de l'appareil réponde juste au pli du jarret et même un peu au-dessus, de manière à ne jamais réagir contre le fragment supérieur. Une autre précaution non moins essentielle est de disposer sous le tendon d'Achille une assez grande épaisseur de garnitures pour que le talon ne porte pas. L'extension et la contre-extension opérées par des aides en nombre suffisant, on dispose l'appareil de cette manière : L'extrémité libre de ce ruban retirée de sa mortaise est passée sous le plan incliné, juste au niveau du point où l'on veut exercer la pression, et ramenée ensuite à travers sa mortaise; l'autre extrémité est appliquée par-dessus la jambe et l'on passe le ruban dans la boucle. Alors le chirurgien opère la coaptation aussi exactement que possible, la maintient en comprimant le fragment supérieur avec l'index et le médius de la main gauche, ajuste l'arc et la vis de manière que celle-ci tombe d'aplomb sur le fragment dans le sens le plus favorable, et cependant soutient la pointe entre les deux doigts pour éviter qu'elle n'éraille inutilement la peau. Il serre alors la boucle le plus possible, et tournant la vis, il en fait pénétrer rapidement la pointe sans hésitation à travers la peau sur la face interne de l'os et accroît la pression jusqu'au degré qu'il juge nécessaire. Il convient que l'implantation de l'instrument ait lieu à 5 ou 6 centimètres au moins du siége de la fracture (1). »

L'appareil à pointe métallique de Malgaigne est très-difficile à supporter.

APPAREIL DE L'AUTEUR.

Nous avons fait construire, par M. Charrière, un appareil qui remplit bien mieux les indications et qui n'expose point le malade aux douleurs et aux accidents de la pointe de Malgaigne.

Le membre est fixé dans une excellente gouttière bien rembourrée, qui remonte très-haut, de manière à immobiliser le genou et la partie inférieure de la cuisse, condition sans laquelle on ne doit point espérer mettre en repos les muscles postérieurs du membre.

Deux pelotes, analogues à celles des bandages herniaires, sont fixées à l'appareil et montées sur des tiges métalliques qui glissent le long de la gouttière.

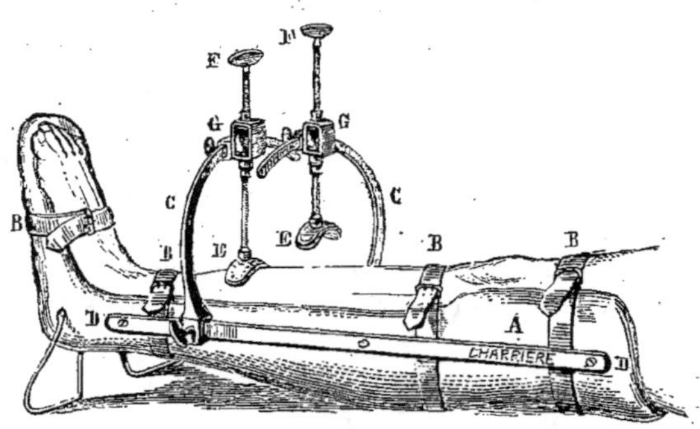

FIGURE 81. — **Appareil à pressions limitées intermittentes de B. Anger.**

A. Gouttière de Mayor. — D,D. Tringle sur laquelle glisse l'arc C G. — B,B,B. Courroies destinées à fixer la jambe et le pied dans la gouttière. — C, C. Arc osseux glissant sur la tige D, D. — E, E. Pelotes à pressions intermittentes. — F. Vis destinée à serrer la pelote E.

Ces pelotes sont reliées à la tige métallique qui les soutient, par l'intermédiaire d'un petit mécanisme très-ingénieux, déjà employé en chirurgie dans la compression des artères anévrysmatiques. C'est la pression élastique inventée par Charrière fils.

Les pelotes ne fonctionnent pas en même temps; la première est appliquée sur la pointe du fragment ou un peu au-dessus et reste un temps variable, que le chirurgien déterminera en examinant avec soin l'état du membre.

Quand les douleurs commencent à se faire sentir ou que l'état de la peau annonce que la pression devient blessante, la seconde pelote est appliquée un peu plus haut de manière à maintenir le fragment réduit. On peut alors relâcher la pelote inférieure qui sera réappliquée, à son tour, de la même façon quand cela deviendra nécessaire.

(1) Malgaigne, *Traité des fractures et des luxations*, t. 1, p. 795. Paris, 1847.

Les pressions se trouvent ainsi être exercées d'une façon intermittente, sans que le membre subisse aucun déplacement. Les pelotes fonctionnent alternativement, et l'os sur lequel elles sont appliquées, est immobilisé de la façon la plus complète.

C'est, en quelque sorte, l'application au traitement des fractures de la compression indirecte alternative qui a rendu de si grands services dans le traitement des anévrysmes.

APPAREIL DE BURGGRAEVE.

La figure 82 représente un appareil ouaté de Burggraeve, de Gand. Ce chirurgien, qui a appliqué,

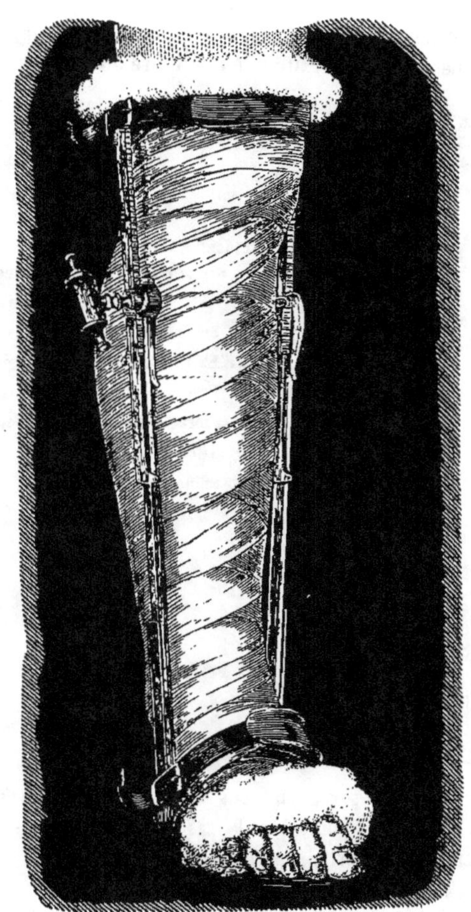

FIGURE 82. — **Appareil ouaté de Burggraeve avec application de l'explication de l'extension continue par le procédé de cet auteur.**

un des premiers, des appareils ouatés très-réguliers, a fait construire, pour la jambe, l'appareil suivant dont il a réglé ainsi qu'il suit le mode d'application.

« Le mode d'application est on ne peut plus simple : ainsi, s'agit-il des membres inférieurs, on entoure ce dernier d'une couche d'ouate, puis d'attelles de carton que l'on fixe préalablement par deux doloires en spirale ; de cette manière on n'a besoin d'autres aides que ceux chargés de maintenir le membre en position. On procède ensuite à l'application de la bande compressive, dont on égalise les doloires avec une mince couche de pâte d'amidon.

La ouate doit être pure et finement cardée ; elle ne peut être gommée, parce que, dans cet état, elle est dépourvue d'élasticité.

FRACTURES DU TIBIA SEUL. — FRACTURE DU CORPS DU PÉRONÉ.

Les fractures du tibia seul sont toujours, au moins dans l'immense majorité des cas, produites par des causes directes ; elles sont beaucoup plus rares que les fractures des deux os de la jambe et présentent moins d'intérêt ; elles ne s'accompagnent pas de déplacement et guérissent avec une grande facilité.

Les fractures du péroné seul sont très-communes, elles sont presque toujours produites par des causes indirectes et siégent généralement à l'extrémité inférieure de l'os.

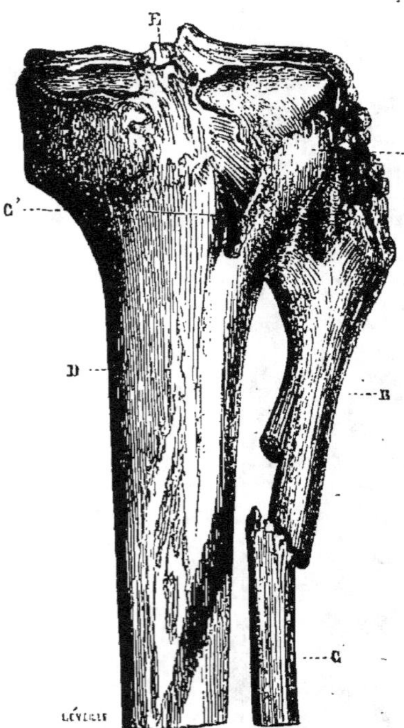

FIGURE 83. — **Luxation de l'extrémité supérieure du péroné avec fracture du corps de l'os.**

(Écrasement par une roue de voiture.)

A. Surface péronéale du tibia.
B. Extrémité supérieure du péroné luxée.
C. Fragment inférieur du péroné.
C′. Fibres capsulaires postérieures rompues.
D. Tibia.
E. Épine du tibia.

Les fractures de la partie supérieure sont, dans tous les cas, le résultat de pressions violentes exercées sur le lieu même de la fracture, comme dans le cas représenté figure 83, où une roue de voiture avait produit la fracture à la partie supérieure et en même temps la luxation de l'extrémité supérieure du péroné.

M. Maisonneuve a cependant admis des fractures indirectes de l'extrémité supérieure du péroné ; il les désigne sous le nom de *fractures par diastase*, et suppose qu'elles sont produites par le renversement de la pointe du pied en dedans ou en dehors, les ligaments qui unissent le péroné au tibia ayant préalablement cédé. L'existence de cette fracture indirecte de l'extrémité supérieure du péroné n'est pas démontrée.

RÉGION DU COU-DE-PIED.

1° ARTICULATION TIBIO-TARSIENNE.

Nous devons étudier, dans la région du cou-de-pied, l'articulation tibio-tarsienne et ses rapports.

Les os de la jambe forment à leur partie inférieure une mortaise limitée en dedans par la malléole interne, en dehors par la malléole externe, qui descend environ un centimètre plus bas.

La partie moyenne de la mortaise est formée par une surface presque horizontale, présentant cependant une légère concavité d'avant en arrière et dépendant du tibia. La concavité légère que présente cette surface est destinée à se mouler sur la face convexe de l'astragale, qui glisse d'avant en arrière et d'arrière en avant dans la mortaise formée par les os de la jambe.

La face interne de la malléole externe repose sur la face externe cartilagineuse de l'astragale; la face externe de la malléole interne, sur la face interne de l'astragale.

Il résulte de la disposition des surfaces articulaires, que les mouvements de latéralité sont presque impossibles et les mouvements d'extension et de flexion au contraire très-étendus.

Nous pouvons donc prévoir que les ligaments en avant et en arrière seront très-lâches et très-peu résistants, et que toute la force des moyens d'union se trouvera concentrée en dehors et en dedans. C'est, en effet, en dehors et en dedans que se trouvent deux systèmes ligamenteux extrêmement forts; tandis que, en avant et en arrière, il n'existe que quelques fibres irrégulières, qui limitent la synoviale et la séparent des tendons.

Le ligament *latéral interne* est très-fort et s'étend de l'extrémité inférieure de la malléole interne à la face interne de l'astragale; il présente une épaisseur considérable, est très-court et très-résistant.

Les ligaments externes sont au nombre de trois :

Un *antérieur*, qui du bord antérieur de la malléole va se rendre au col de l'astragale;

Un *externe*, qui du sommet de la malléole se rend à la face externe du calcanéum.

Un *postérieur*, qui de la partie postérieure et inférieure de la malléole externe va très-obliquement en arrière et en dedans jusqu'à la face postérieure de l'astragale, à laquelle il s'insère.

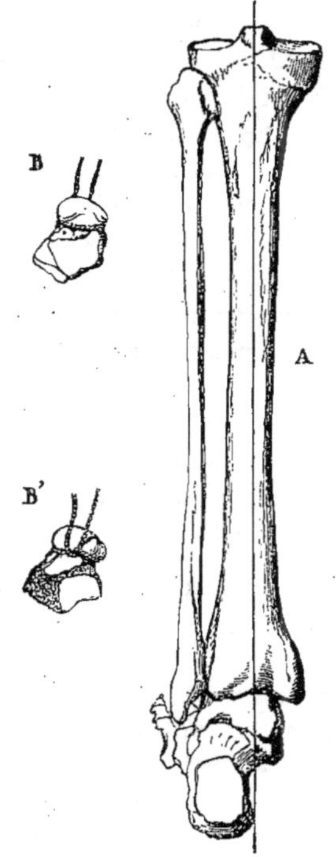

FIGURE 84. — A. **Rapports de l'axe vertical de la jambe avec l'articulation tibio-tarsienne.** — B,B'. **Fragments de l'astragale extraits après des énucléations de cet os.** (Fac-simile de la planche 1re du mémoire de Dupuytren.)

2° ARTICULATION PÉRONÉO-TIBIALE INFÉRIEURE.

L'articulation péronéo-tibiale inférieure présente comme surfaces articulaires contiguës deux petites facettes encroûtées de cartilage et appartenant au tibia et au péroné. Ces deux petites facettes sont situées en bas et le cartilage qui les recouvre se continue, d'une part avec celui de la malléole externe, d'autre part avec celui de l'articulation tibio-astragalienne.

Au-dessus de ces deux petites facettes cartilagineuses, le tibia et le péroné sont intimement unis par un ligament interosseux très-court et très-fort. Ce ligament est assez résistant, pour que, quand il est tendu, par suite de l'abduction de la malléole, celle-ci se brise souvent plutôt que d'arracher le ligament à ses insertions, ou que de le rompre dans sa continuité.

Exceptionnellement cependant il se déchire, et alors il se produit un *diatasis articulaire*.

En avant et en arrière, le péroné et le tibia sont unis par deux ligaments :

1° Le ligament péronéo-tibial antérieur, qui se dirige obliquement en haut et en dedans du péroné au tibia ;

2° Le ligament péronéo-tibial postérieur, qui se dirige de dehors en dedans, vers la face postérieure du tibia, presque horizontalement.

Malgré ces deux ligaments antérieurs et son énorme ligament interosseux, l'articulation péronéo-tibiale a pu être luxée ; mais il est vrai que les observations en sont si rares, que c'est à peine s'il en existe deux ou trois bien concluantes.

L'articulation péronéo-tibiale ne permet que des mouvements de glissement peu étendus ; c'est dans l'articulation tibio-tarsienne que se passent les mouvements de flexion et d'extension du pied.

Les mouvements d'adduction et d'abduction, de renversement du pied, se passent principalement dans l'articulation médio-tarsienne ; mais cependant l'articulation tibio-tarsienne y prend toujours un peu part, ce qui avait été nié par Malgaigne, et ce qui cependant existe bien réellement.

LUXATION PÉRONÉO-TIBIALE INFÉRIEURE.

M. Nélaton a observé une fois la luxation de la malléole externe en arrière du tibia. Voici l'observation qui jusqu'à présent est unique dans la science :

OBSERVATION.

La luxation avait été produite par une roue de voiture passant obliquement à la partie inférieure de la jambe, de manière à repousser directement la malléole en arrière ; celle-ci se trouvait presque en contact avec le bord externe du tendon d'Achille ; la face externe de l'astragale, abandonnée par le péroné, pouvait facilement être reconnue par le toucher dans presque toute son étendue ; le pied avait conservé sa rectitude normale, ce qu'il faut attribuer à l'intégrité du ligament latéral interne. Le malade se présenta à l'hôpital trente-neuf jours après son accident. M. Gerdy jugea, d'après la fixité des os, que toute tentative de réduction serait inutile. Le malade marchait assez bien, mais en prenant cependant certaines précautions, lors de sa sortie de l'hôpital. Nous n'avons pu obtenir sur lui aucun renseignement ultérieur. Nous aurons occasion de citer, en parlant des luxations du pied, un autre exemple de déplacement en arrière de la malléole externe. (Nélaton, *Pathologie chirurgicale.*)

LUXATION DU PÉRONÉ EN HAUT.

Boyer a observé une fois la luxation du péroné en haut. Voici les quelques lignes qu'il consacre à ce sujet :

« L'articulation de l'extrémité inférieure du péroné avec le tibia est si serrée, qu'elle ne permet à la malléole externe de se mouvoir qu'autant que les ligaments qui l'affermissent peuvent s'y prêter, en cédant à la pression de l'astragale, lorsque le pied est fortement renversé en dedans ou en dehors ; mais si ces ligaments, ainsi que ceux qui entourent l'articulation supérieure, sont relâchés, et si en même temps les surfaces de cette dernière ont une direction qui les rapproche davantage de la ligne verticale, dans un renversement violent du pied en dehors, le péroné, au lieu de se fracturer dans son extrémité inférieure, comme il arrive ordinairement, pourra glisser en totalité de bas en haut, de manière que son extrémité supérieure se portera au-dessous de celle du tibia qui lui correspond, et l'abandonnera en partie ou en totalité. Nous avons observé une luxation de cette espèce, suite d'une luxation du pied en dehors. Ces deux luxations furent réduites en même temps ; en ramenant le pied dans sa rectitude naturelle, le péroné rentra aussi dans sa place accoutumée : le tout fut traité et contenu suivant les principes ordinaires, et le malade guérit en conservant un peu de roideur dans l'articulation. L'espèce de déplacement dont je viens de parler, aussi rare que singulier, est le seul dont l'extrémité inférieure du péroné soit susceptible. Les luxations en avant et en arrière de cette extrémité de l'os paraissent absolument impossibles » (Boyer, *Traité des maladies chirurgicales*, t. IV, p. 373.)

M. Nélaton, qui désigne cette luxation sous le nom de *luxation du péroné dans ses deux articulations avec le tibia*, fait observer que le ligament interosseux devait être déchiré dans presque toute son étendue.

PLANCHE LXXXIV.

FRACTURE DU PÉRONÉ.

FIGURE 1. — **Fracture incomplète du péroné.**

A. Inflexion de la face externe du péroné correspondant | B. Végétations osseuses du cal.
    à la fracture.

FIGURE 2. — **Vue interne de la malléole présentant deux lignes de fracture.**

A. Première ligne de fracture. | B,C. Seconde ligne de fracture.

FIGURE 3. — **Vue grossie à six diamètres de la face interne de la malléole.**

A. Première ligne de fracture présentant la cicatrice du | B,C. Seconde ligne de fracture.
    cartilage.

FIGURE 4. — **Coupe perpendiculaire à la ligne de fracture A, examinée à un grossissement de douze diamètres.**

DES FRACTURES DU PÉRONÉ.

Nous reproduisons, planche LXXXIV, une pièce pathologique intéressante et qui nous paraît être une ancienne fracture incomplète du péroné, à 5 centimètres au-dessus de la malléole.

Le péroné est manifestement infléchi en dehors, en dedans existent des productions osseuses que nous regardons comme un cal. La fracture aurait peut-être été incomplète et n'aurait porté que sur les fibres internes de l'os, les fibres externes ayant plié. Ce qui nous a confirmé dans cette manière de voir, c'est l'existence à la face interne de la malléole externe, de fissures cicatrisées du cartilage. On sait que les fractures du péroné en cet endroit résultent assez communément d'un faux pas, c'est-à-dire d'un traumatisme primitivement tibio-tarsien qui produit souvent du même coup des lésions de la malléole.

Toutefois nous ne nous dissimulons pas que d'autres interprétations peuvent être données ; mais celle que nous fournissons nous a paru la plus plausible. Les fissures de la malléole externe nous ont paru dignes du plus haut intérêt, et, tenant à nous éclairer sur la nature de la substance qui les oblitérait, nous avons eu recours à l'examen à la loupe et au microscope. M. Beau a pratiqué l'examen à la loupe, et dessiné avec une remarquable exactitude le résultat de son observation ; M. Hénoque, interne très-distingué des hôpitaux et micrographe de premier ordre, a complété cette étude par une belle préparation microscopique qu'il a bien voulu dessiner pour nous et sur laquelle il nous a remis la note histologique suivante :

Examen histologique. — « La cicatrice est formée par du tissu cartilagineux qui représente, sous des aspects différents, suivant que l'on examine la partie centrale de la cicatrice A, la partie articulaire ou libre B, le point d'union C de la cicatrice au cartilage sain D ou à l'os E.

» En effet, au centre chondroplastes réguliers, ovoïdes, à grand axe dirigé vers l'os ou le cartilage diarthrodial, contenant une cellule de cartilage. Séparées par une substance fondamentale, finement ponctuée vers l'os, et d'autant plus nettement fibroïde qu'on approche de la partie libre à l'union de la cicatrice à l'os ou au cartilage voisin, les mêmes cellules sont très-rapprochées, tassées les unes contre les autres ; la substance intercellulaire disparaît en grande partie.

» Dans la portion de cartilage voisine, on voit des chondroplastes avec multiplication des cellules de cartilage.

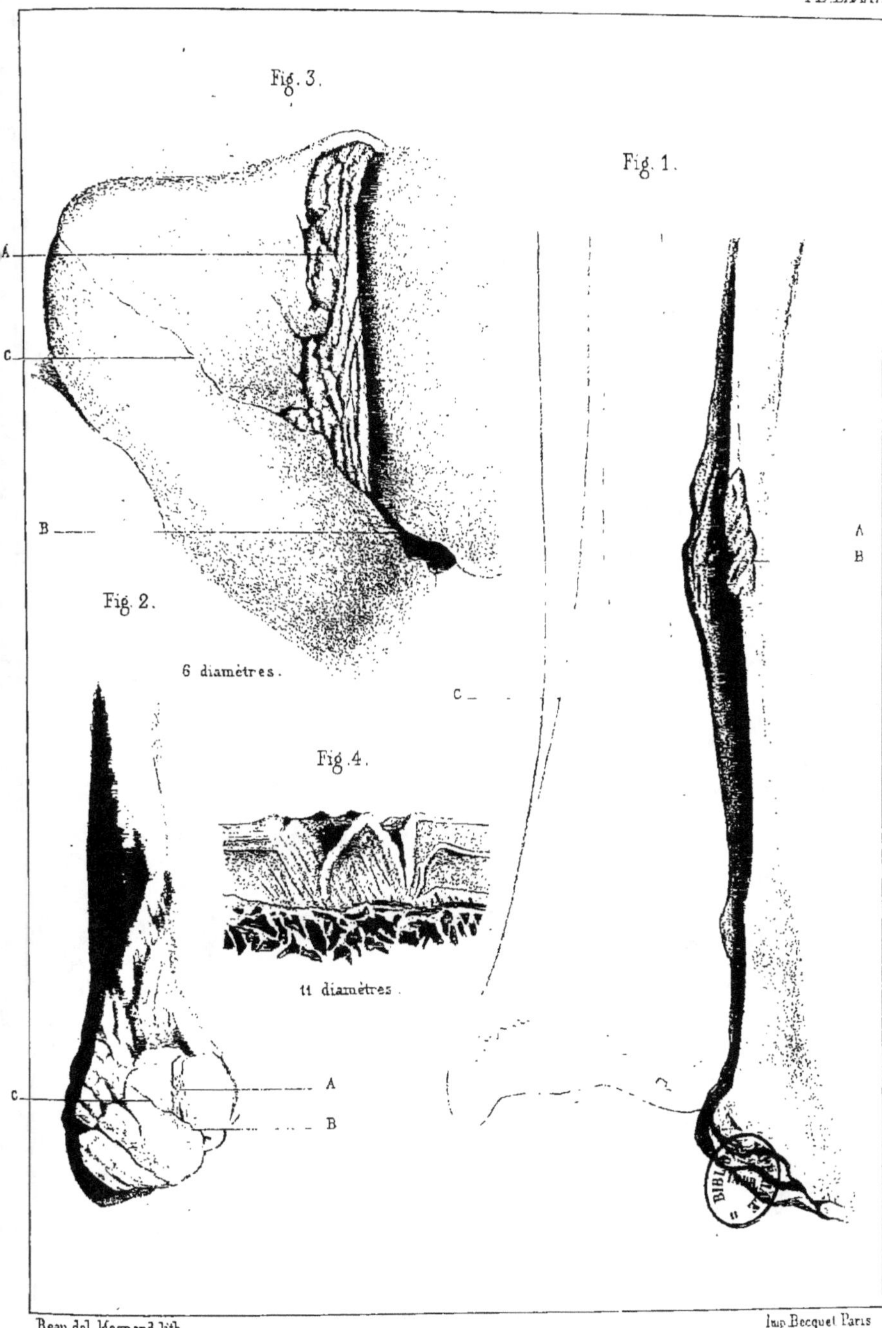

Beau del. Mesnard lith.   Imp. Becquet Paris.

FRACTURE DU PÉRONÉ.

Librairie Germer Baillière.

» Enfin, vers la surface libre de la cicatrice, les chondroplastes sont aplatis, ne paraissent pas présenter à leur intérieur de cellules de cartilage à noyaux : ces chondroplastes, de plus en plus amincis, allongé, présentent un aspect analogue à ce que l'on voit dans la couche la plus superficielle du cartilage articulaire.

» La substance intercellulaire à ce niveau présente au plus haut degré l'aspect fibroïde. » (A. Hénoque.)

Les fractures du péroné, déjà signalées dans le dernier siècle par Pouteau, ont été l'objet d'un célèbre mémoire de Dupuytren (*Annuaire médico-chirurgical des hôpitaux de Paris*, 1819).

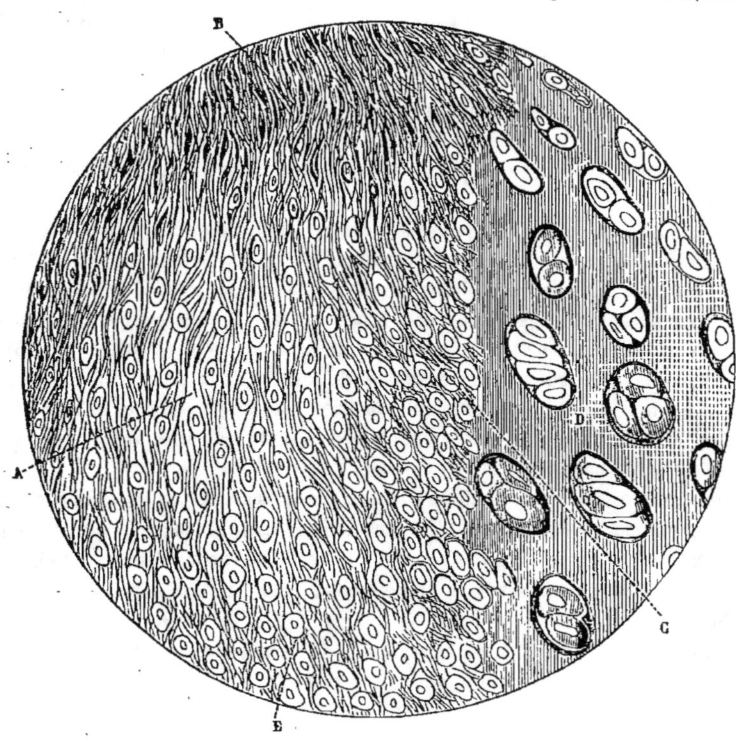

FIGURE 85. — **Étude au microscope de la cicatrice du cartilage.**

M. Maisonneuve, reprenant les idées de Dupuytren, a composé sur le même sujet un très-intéressant mémoire où la question est étudiée surtout au point de vue du mécanisme.

Mécanisme. — Boyer enseignait que le péroné se brise ou par une *adduction* ou par une *abduction* violente du pied. Le mécanisme paraissait facile à expliquer : dans l'adduction le pied tend à rejeter en dehors la malléole externe, et dans l'abduction la face externe du calcanéum peut jouer le même rôle.

Dupuytren admit que dans l'adduction l'astragale pouvait presser violemment sur la malléole; mais ce qui pour lui était, dans ce cas, la cause principale de la fracture, quand elle venait à se produire, c'étaient les tractions exercées par les ligaments sur leur insertion supérieure. Quant aux pressions exercées par la face externe du calcanéum sur la malléole externe dans l'abduction, Dupuytren ne les regarde pas comme une cause possible de fracture du péroné. Pour l'illustre chirurgien, la lésion commence toujours dans ce cas par la rupture du ligament latéral interne ou de la malléole interne; consécutivement à cette première lésion, il se produit un changement dans la ligne de transmission du poids du corps (fig. 84), et cette ligne, au lieu de passer par l'axe de la jambe et de tomber sur l'astragale, abandonne cet axe et vient passer sur quelques points de l'extrémité inférieure du péroné.

Dupuytren avait fait à l'appui de sa théorie les expériences suivantes :

1re *expérience*. — Le pied d'un cadavre étant fortement fixé dans un étau, la jambe était violemment portée en dedans, ce qui reproduisait expérimentalement les conditions d'une adduction violente.

Le résultat était une fracture de la malléole externe sans déplacement des fragments.

2° *expérience*. — Le pied étant dans les mêmes conditions, la jambe était fortement portée en dehors (reproduction expérimentale de l'abduction) ; comme résultat on observait que la malléole interne se brisait d'abord et l'extrémité inférieure du péroné ensuite.

3° *expérience*. — Au lieu de fixer le pied dans un étau, si on le met dans une adduction forcée en appuyant sur ses bords, le résultat est une fracture du péroné dans un point plus élevé que dans les expériences précédentes.

M. Maisonneuve a répété un grand nombre de fois les expériences de Dupuytren ; il n'a pas obtenu tout à fait les mêmes résultats et a été conduit à une autre théorie.

D'après M. Maisonneuve, la fracture du péroné a lieu dans un mouvement de rotation du pied qui porte sa pointe en dehors.

Quand la pointe du pied est subitement portée en dehors, le pied représente une tige inflexible articulée dans une mortaise et pressant inégalement sur les deux tenons de cette mortaise. Ce levier est du premier genre quand il presse sur la malléole interne, et du second quand il presse sur la malléole externe ; le bras de la puissance est plus court dans le premier cas que dans le second, et comme conséquence, c'est la malléole externe qui supporte la plus grande force (*fracture par divulsion*, Maisonneuve). D'après le même auteur, ce mouvement de rotation de la pointe du pied en dehors ne produit pas toujours la rupture de l'extrémité inférieure du péroné, il peut se faire que le ligament interosseux péronéo-tibial soit déchiré et que le péroné écarté se brise vers le tiers supérieur (*fracture par diastase*, Maisonneuve).

Ces théories sont intéressantes sans doute au point de vue de la *chirurgie expérimentale*, mais au point de vue de la pratique, toutes ces considérations ne conduisent à aucun point de vue intéressant, étant fort contestables au point de vue scientifique, n'offrant aucune déduction thérapeutique, nous paraissent devoir être supprimées dans une étude où nous ne devons nous proposer que la recherche de l'utile.

Les fractures du péroné sont *simples*, ou *compliquées* de *luxation* et de *subluxation du pied*.

Fractures simples. — Elles siégent au sommet de la malléole, à la base de la malléole, ou encore dans une zone limitée en bas par la partie supérieure de la malléolle, en haut par une ligne qui passe à 4 ou 5 centimètres au-dessus.

Direction de la ligne de fracture. — Dans le cas de fracture simple du péroné, la ligne de fracture est toujours transversale si c'est la malléole qui est brisée ; elle est également transversale, mais avec moins de régularité de la ligne, quand la fracture porte sur la diaphyse : dans ce dernier cas, la conservation du périoste, au moins dans quelques points, est un fait constant et une des causes qui font que la fracture ne s'accompagne point de déplacement.

Diagnostic. — Les fractures simples de l'extrémité inférieure du péroné ne s'accompagnant d'aucun déplacement des fragments, sont d'un diagnostic très-difficile. Il y a d'ordinaire une douleur vive au niveau de la fracture, douleur spontanée et qui devient très-intense quand un mouvement vient à se produire, ou quand le doigt du chirurgien vient à presser sur l'endroit blessé.

« Mais tout cela ne constitue que des signes très-imparfaits ou plutôt complétement illusoires, et si une fracture existait réellement, sans aucune espèce de déplacement, il nous semble impossible d ne pas la méconnaître, à moins de produire soi-même, en examinant les parties, le complément symptomatique nécessaire au diagnostic. » (Clinique de M. Nélaton.)

Les fractures simples de l'extrémité inférieure du péroné s'accompagnent, dans presque tous les cas, d'un *écartement notable des malléoles*. Souvent, des fractures sans saillie appréciable au premier abord, sans enfoncement sus-malléolaire, sans déviation ni rotation du pied en aucun sens, se caractérisent par un écartement des malléoles appréciables à la vue et mieux encore à la mensuration. Comme conséquence de l'écartement des malléoles, il résulte que, en immobilisant la jambe et en saisissant fortement le pied par sa face plantaire, on peut faire jouer latéralement l'astragale dans la mortaise périnéo-tibiale, ce qu'il est impossible de produire dans l'état normal des rapports des os.

Dans la neuvième observation du mémoire de Dupuytren, ce signe permit facilement d'établir le diagnostic.

OBSERVATION.

Une femme de cinquante ans fit un faux pas en descendant un escalier ; le poids du corps porta sur le pied gauche placé en avant et en dedans. La jambe gauche fléchit et glissa avec le corps le long de l'escalier, appuyée sur son côté externe. Une longue excoriation occupait la partie externe du pied et de la jambe. Le péroné, fracturé à deux pouces du sommet de la malléole, était mobile et pouvait être repoussé du côté du tibia avec une crépitation sensible. Il n'y avait nul déplacement visible, ni saillie de la malléole, ni enfoncement au-dessus, ni déviation, ni rotation du pied en aucun sens ; toutefois, lorsque, après avoir fixé la jambe avec une main, on portait, avec l'autre, le pied de dedans en dehors et de dehors en dedans, on pouvait lui faire parcourir en travers un espace d'un pouce au moins, et alors, seulement, apparaissaient quelques signes de la luxation du pied en dehors.

On voit que, dans un grand nombre de cas, le diagnostic de la fracture simple de l'extrémité inférieure du péroné présente les plus grandes difficultés, et que cette fracture simple pourra être confondue avec les accidents produits par un déplacement incomplet et momentané avec arrachement partiel ou total des ligaments, c'est-à-dire avec l'*entorse*.

Il existe bien des points de contact entre la lésion que nous venons d'étudier et l'entorse. On peut, en effet, ranger dans cette dernière maladie, avec Bérard et M. Denonvilliers, les diverses lésions des parties articulaires résultant de mouvements faux ou forcés, lésions qui peuvent varier depuis le simple tiraillement jusqu'à l'attrition et la rupture des parties molles et même des extrémités osseuses, à la condition, toutefois, qu'il n'y ait ni déchirure des téguments, ni aucun changement appréciable et permanent dans les rapports des surfaces articulaires.

L'entorse, ainsi entendue, comprend évidemment la fracture simple de l'extrémité inférieure du péroné, et c'est pour éviter cette confusion que Malgaigne n'admettait pas d'entorse avec lésion osseuse ; pour lui, l'entorse consistait exclusivement dans la lésion des tissus fibreux, et aussitôt que les malléoles venaient à être atteintes, la maladie changeait de nom : on avait une fracture de la malléole externe ou de la malléole interne, etc.

D'après Malgaigne, les ecchymoses qui se produisent ordinairement dans la fracture du péroné n'existeraient jamais dans l'entorse, et l'on aurait là un signe diagnostic très-important. La pratique est venue donner un démenti formel à cette manière de voir.

APPAREILS APPLICABLES A LA FRACTURE SIMPLE DU PÉRONÉ.

Le caractère essentiel de la fracture simple du péroné étant de ne s'accompagner d'aucune déformation, ou de très-peu de déformation, la réduction ne devra jamais être nécessaire et l'on pourra se contenter d'un simple *appareil de protection*.

Tous les appareils décrits par les auteurs comme applicables à la fracture de l'extrémité inférieure du péroné, doivent être réservés pour remédier à la luxation ou à la subluxation du pied qui accompagne ce que nous appelons la luxation complexe du pied ou la fracture complexe du péroné. Nous décrirons les fractures du péroné compliquées de luxation, comme étant des luxations complexes du pied.

PLANCHE LXXXV.

LUXATIONS TIBIO-TARSIENNES.

FIGURE 1. — **Luxation du pied en arrière.**

FIGURE 2. — **Luxation du pied en avant.**

FIGURE 3. — **Luxation du pied en dedans.**

LUXATIONS SIMPLES DU PIED.

Nous décrirons avec M. Nélaton :

1° La luxation du pied en avant ;
2° La luxation du pied en arrière ;
3° La luxation du pied en dedans ;
4° La luxation du pied en dehors ;
5° La luxation en haut ;
6° La luxation par rotation.

Tous les auteurs n'ont pas compris de la même façon les dénominations de luxation en dedans et de luxation en dehors.

Pour Desault, quand la plante du pied est tournée en dedans, il y a luxation en dedans, etc. Pour Boyer, M. Nélaton, c'est la position de l'astragale qui indique le sens de la luxation ; quand l'astragale est en dedans, la luxation est interne, etc., etc. (1).

LUXATION DU PIED EN ARRIÈRE.

On dit communément que la luxation en arrière arrive dans une forte flexion du pied ; pourtant, si l'on fait attention que dans ce mouvement le bord antérieur de la cavité articulaire du tibia rencontre le col de l'astragale, avant que le centre de la poulie articulaire de ce dernier ait dépassé, en arrière, la cavité du premier, on s'apercevra que la flexion du pied, ou celle de la jambe sur le pied, ne peut jamais être portée assez loin pour produire la luxation de l'astragale en arrière ; elle ne peut guère arriver que dans une chute sur les pieds, ou dans un saut, lorsque les pieds étant fortement étendus, leur plante, au lieu de porter sur une surface plane, et de ne toucher cette surface que par sa partie antérieure, appuie, au contraire, sur un plan incliné et dans toute son étendue. Dans cette circonstance, si le poids du corps se porte beaucoup plus sur un pied que sur l'autre, et que le tronc, la cuisse et la jambe gardent une rectitude qui rejette la ligne de gravité des parties supérieures sur la poulie articulaire de l'astragale, le tibia, dont l'axe est alors fort oblique par rapport à cette poulie, pourra glisser en bas et en devant, et l'abandonner entièrement. C'est de cette manière que se fit la seule luxation de l'astragale en arrière que j'ai eu occasion d'observer, et dont je parlerai plus bas (Boyer, *Traité des maladies chirurgicales*).

C'est la même opinion que soutient Astley Cooper : le chirurgien anglais assigne pour cause à la luxation en arrière, la chute du corps en arrière, tandis que le corps est retenu.

Rapport des os. — Dans la luxation du pied en arrière, le bord postérieur de la surface articu-

(1) Pour Astley Cooper, c'était le tibia qui se déplaçait sur les os du tarse. La luxation en avant, de cet auteur, sera étudiée ici sous le nom de luxation en arrière, etc., etc.

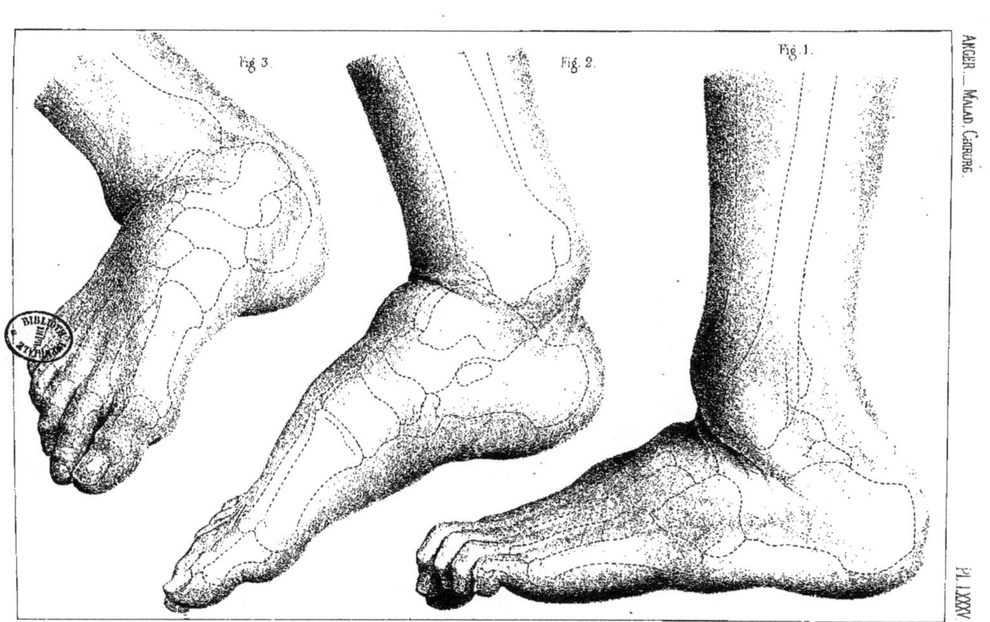

LUXATIONS TIBIO TARSIENNES.

laire du tibia vient s'engrener dans le sillon que présente en avant le col de l'astragale. Ce rapport, que l'on entrevoit déjà sur la figure 1, a été déterminé par nous avec la plus grande exactitude à l'aide d'une coupe à la scie sur une articulation tibio-tarsienne luxée en arrière et congelée. C'est cet

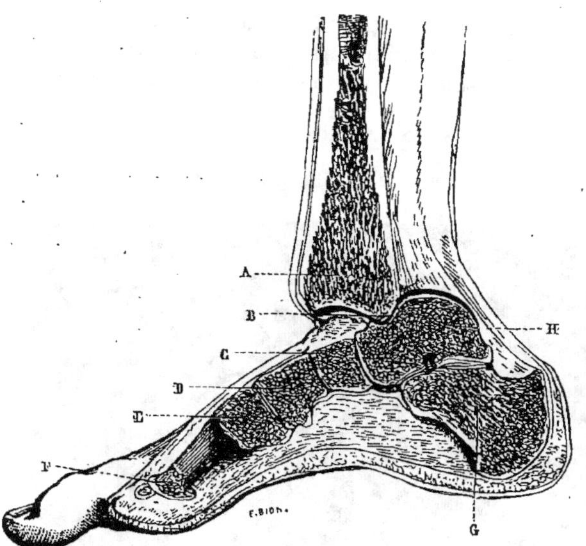

FIGURE 86. — **Luxation du pied en arrière. Rapport des os.**

A. Coupe du tibia.
B. Bord postérieur de la surface articulaire du tibia.
C. Scaphoïde.
D. Premier cunéiforme.

E. Deuxième métatarsien.
F. Extrémité antérieure du deuxième métatarsien.
H. Astragale.

engrènement qui constitue les difficultés de la réduction dans cette luxation. Pour en triompher, il sera nécessaire de porter le pied dans une flexion forcée et d'exercer en même temps des pressions considérables sur la partie postérieure de l'astragale et du calcanéum.

LUXATION DU PIED EN AVANT.

La luxation du pied en avant se produit le pied étant fortement fléchi : nous avons vu une luxation produite d'après ce mécanisme sur une jeune femme qui fut jetée par une fenêtre du quatrième étage, et tomba sur les pieds de manière à toucher le sol par les talons. Dans ce cas, le bord antérieur de la mortaise tibiale avait été séparé, et les aspérités de l'os résultant de la fracture ayant glissé d'avant en arrière sur la poulie de l'astragale, avaient imprimé sur son cartilage des sillons que l'on put facilement reconnaître à l'autopsie, et qui ne pouvaient laisser aucun doute sur la succession des mouvements qui avaient précédé la luxation. (Nélaton, *Pathologie chirurgicale*.)

LUXATION EN DEDANS.

Quand dans un violent renversement du pied en dehors, le ligament calcanéo-astragalien résiste, que la malléole interne résiste, le ligament latéral interne ou tibio-astragalien se trouve rompu et l'astragale vient faire saillie par sa partie supérieure à la partie interne du membre. Il y a luxation interne du pied, ou luxation en dedans.

LUXATION DU PIED EN DEHORS.

Lorsque dans un renversement violent du pied en dedans, les ligaments qui unissent l'astragale au calcanéum et la malléole externe sont assez forts pour résister, les ligaments latéraux externes se déchirent et l'astragale vient faire saillie à la partie externe du membre.

Il est rare que ces conditions se réalisent; le plus souvent la malléole cède et il y a fracture du péroné ; ou le ligament calcanéo-astragalien vient à se déchirer et il y a luxation sous-astragalienne.

LUXATION PAR ROTATION EXTERNE.

Voici un exemple de luxation du pied que M. Huguier a désignée du nom de luxation par rotation.

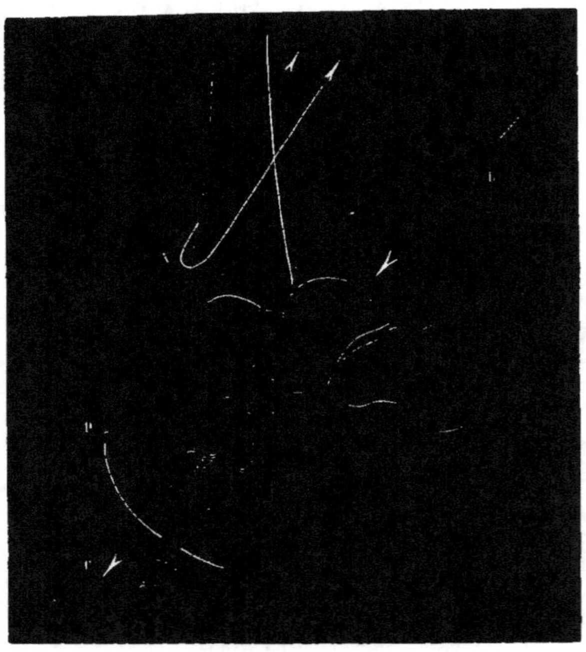

FIGURE 87. — Analyse des manœuvres dans la réduction de la luxation du pied en arrière.
(Le pied est porté dans une extension forcée, l'extension, la contre-extension et la coaptation agissent sur le pied dans cette nouvelle position.)

A. Contre-extension pratiquée sur l'extrémité inférieure du tibia.
B. Pressions sur la partie postérieure du pied.

C. Extension pratiquée sur la partie antérieure du pied.
D. Force tendant à ramener le pied à sa direction normale.

OBSERVATION.

Le 30 juin 1847, entra à l'hôpital Beaujon, salle A. Paré, n° 196, le nommé Paul Challier, âgé de trente-sept ans, tonnelier.

Le 30 juin, Challier était occupé à descendre du vin dans une cave, lorsque les cordes qui maintenaient une pièce vinrent à se rompre; il la soutint comme il put, et avec de grands efforts, sur les cuisses et les genoux, en descendant à reculons les marches de l'escalier; mais, arrivé au bas, les forces lui manquèrent; le tonneau lui échappa, il le renversa et lui roula sur les deux membres inférieurs, le droit particulièrement ; la partie interne de la cuisse droite et de la jambe fut fortement contuse, le pied saisi par sa partie interne et violemment tordu de dedans en dehors. Le blessé est transporté quelques heures après à l'hôpital dans l'état suivant, que nous constatons le lendemain matin.

Le membre inférieur droit repose, par sa face postérieure, sur le plan du lit : le pied, au lieu d'avoir sa pointe dirigée en avant (en haut) comme celui du membre opposé, a décrit un quart de cercle complet en dehors ; le talon est porté en dedans ; il est presque au-dessous de la malléole interne ; il regarde la face interne de la jambe ; la pointe du pied, dirigée en dehors, correspond à la face externe du membre.

Le bord interne est dirigé en haut (en avant) ; le bord externe en bas (en arrière) repose sur le plan du lit dans toute son étendue.

Le pied est resté uni à angle droit avec la jambe ; il n'a subi ni flexion, ni extension ; il ne présente pas la plus légère déviation dans le sens de l'adduction ou de l'abduction ; la plante et le dos du pied ont conservé entièrement leur direction normale.

Les deux os de la jambe ont éprouvé un mouvement de torsion de dedans en dehors, de telle sorte que la partie inférieure du tibia et la malléole interne sont tournées en avant et un peu en dehors, le péroné et la malléole externe en arrière et un peu en dedans ; cet os a éprouvé un mouvement de rotation qui a dirigé sa partie postérieure en dedans en arrière, et sa partie antérieure en dehors.

En *avant*, la mortaise tibio-péronéale est considérablement élargie.

La peau est considérablement tendue sur les deux malléoles et sur la partie antérieure de la mortaise du tibia. Ces trois parties se dessinent parfaitement sous les téguments et se reconnaissent au premier coup d'œil ; entre les malléoles, et au-dessous de la mortaise, la peau est tendue, mais dépressible ; il existe au-dessous d'elle un vide qui, avant la luxation, était rempli par l'astragale. L'espace compris entre le sommet des malléoles et les bords du pied est exactement le même que celui du côté sain ; aussi le pied n'a-t-il subi aucun raccourcissement dans le sens vertical, et le membre est-il aussi long que l'autre.

Le tendon d'Achille est dévié obliquement de haut en bas et de dehors en dedans ; la gouttière qui, à l'état sain, le sépare de la malléole interne, est effacée.

PLANCHE LXXXVI.

LUXATION TIBIO-TARSIENNE COMPLIQUÉE DE PLAIE.

A. Extrémité inférieure du tibia.
B. Surface de fracture de la malléole interne.
C.D. Limites supérieure et inférieure de la plaie.

1.2.3. Phlyctènes inflammatoires et gangréneuses développées sur le membre.

Les luxations tibio-tarsiennes, sans fractures des malléoles, sans plaie à la peau, sont excessivement rares ; on en compte les observations dans les auteurs, et ce n'est qu'avec beaucoup de peine que nous sommes parvenu à les reproduire sur le cadavre. Il n'en est pas de même des luxations complexes que nous partageons en deux grandes classes :

1° Les luxations rendues complexes par des fractures et des plaies ;

2° Les luxations rendues complexes par des fractures des malléoles ou de l'extrémité inférieure du tibia.

Nous reproduisons dans les planches LXXXVI, LXXXVII, LXXXVIII, la vue, après amputation, d'une luxation tibio-tarsienne compliquée de plaie. Le membre a été amputé, à la Pitié, par M. Richet. Le blessé était tombé d'un échafaudage et s'était luxé le pied en dedans. L'extrémité inférieure du tibia faisait saillie dans la plaie. La malléole interne avait été arrachée, la peau divisée dans une étendue de 8 centimètres. Elle était coupée net et avec autant de régularité que si la section eût été effectuée par un instrument tranchant. C'est un caractère de ces plaies produites de dedans en dehors par la tension considérable qu'exercent les os dans les luxations compliquées de plaies.

Le membre était énormément tuméfié, la peau rouge, et même, dans quelques points, violacée. Des phlyctènes s'étaient développées sur le dos du pied et dans toute la partie antérieure de la jambe. Elles renfermaient une sérosité, transparente dans quelques-unes, opaque et purulente dans d'autres. Des accidents formidables d'inflammation étant survenus trois jours après la réduction de la luxation, le chirurgien, prévenu par ces symptômes qui annoncent l'imminence de la gangrène, avait immé-diatement pratiqué l'amputation à la partie inférieure de la cuisse. L'étude de cette luxation tibio-tarsienne sera continuée planches LXXXVI et LXXXVII.

OBSERVATION.

Lefebvre (Jean-Baptiste), né à Pontarlier, près de Besançon, servait en 1773 à la Guadeloupe, en qualité de volontaire, lorsque, occupé avec un détachement à des travaux de glacis, il fut renversé de la hauteur de douze pieds par une masse de terre sous laquelle il resta enseveli pendant quelques minutes ; à peine fut-il dégagé, qu'on reconnut une forte contusion à la jambe droite, et, à la partie inférieure de la jambe gauche, une fracture accompagnée de luxation du pied en dedans, et de torsion de cette partie sur elle-même, de manière que sa plante regardait en dehors, son bord externe en haut, l'interne en bas. Une grande quantité de sang était épanchée ou bien infiltrée autour de l'articulation ; d'ailleurs la peau était entière.

Le malade ayant été transporté dans un hôpital, on remit les parties en situation par des efforts de réduction ordinaires ; le membre fut mis dans l'appareil commun à toutes les fractures de la jambe ; celui-ci fut arrosé de liqueurs résolutives. Le malade, qui était jeune et de tempérament sanguin, fut saigné plusieurs fois et mis à la diète des maladies aiguës.

L'appareil ne fut levé qu'au bout de huit jours ; un déplacement considérable du pied avec torsion de dedans en dehors, s'était reproduit ; un vaste abcès existait au niveau de la malléole interne, il fut ouvert et il fournit une grande quantité de pus sanguinolent et fétide ; sa cavité fut remplie de charpie. L'appareil des fractures simples fut emplacé par un bandage roulé, et l'on se fia à quelques attelles placées sur le côté de l'articulation, et à une simple semelle de bois, du soin de maintenir le pied en situation ; dès ce moment, le déplacement n'eut plus de terme, des

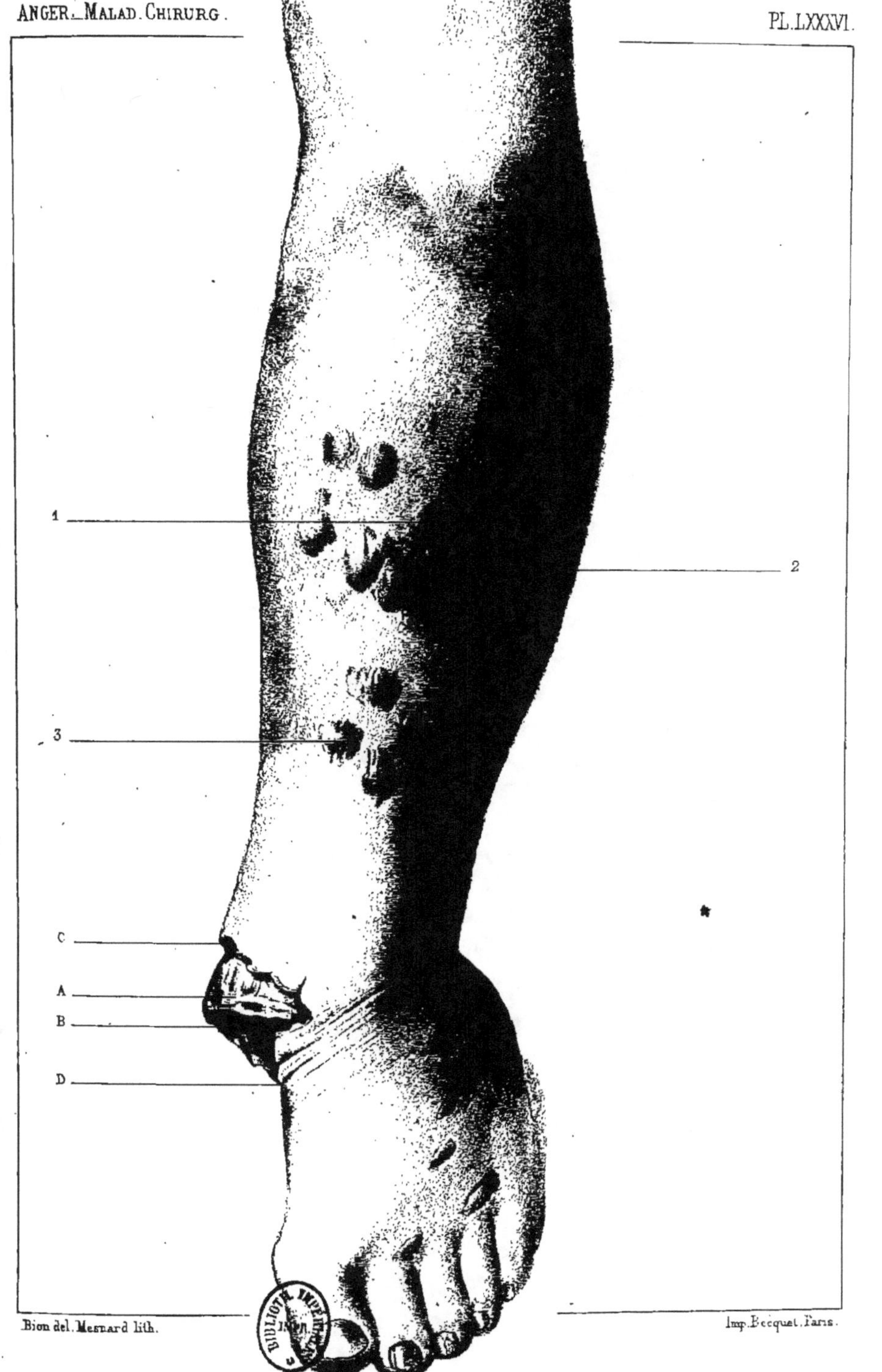

Bion del. Mesnard lith.

Imp. Becquet. Paris.

LUXATION TIBIO TARSIENNE COMPLEXE ET COMPLIQUÉE.

Librairie Germer Baillière.

douleurs vives et continuelles, une tuméfaction énorme, une fièvre violente, continue, avec des redoublements et du délire, eurent lieu. Cependant, la peau, tiraillée, enflammée et amincie, se mortifia ; elle tomba en lambeaux et laissa à découvert les tendons des extenseurs des orteils, qui s'exfolièrent, et les extrémités du tibia et du péroné fracturées, la première à sa base, et la seconde à deux pouces de sa malléole. Une suppuration excessivement abondante s'établit ; le sommeil et les forces se perdirent ; une fièvre et des sueurs colliquatives survinrent. L'amputation semblait indispensable, et si l'on n'y eut pas recours, c'est qu'elle n'était pas en usage dans le pays. Le malade devait succomber : l'opium, le quinquina, des pansements multipliés, surtout sa jeunesse et sa bonne constitution le sauvèrent. Au bout de quelques mois la violence des accidents se calma ; des esquilles, détachées du tibia et du péroné au moment de l'accident, d'autres formées par suite de nécrose et éliminées par le travail de la vie, furent entraînées par la suppuration. Le malade assure même que le cautère actuel fut plusieurs fois porté, tant sur les chairs, pour les réprimer, que sur les os, pour hâter leur exfoliation.

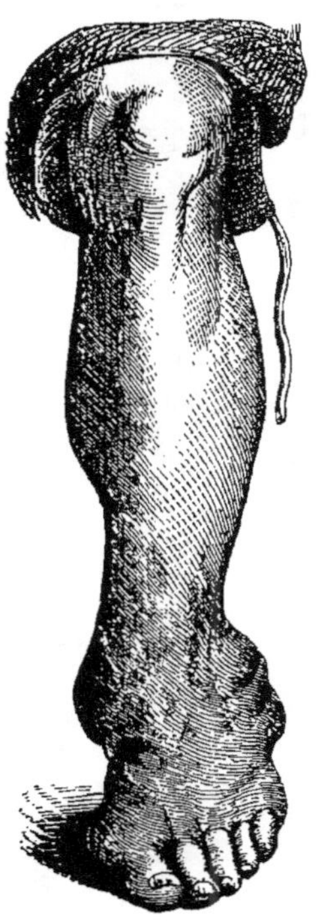

Au bout d'un an, la quantité de pus commença à diminuer, des bourgeons celluleux et vasculaires se développèrent sur les parties où la vie s'était conservée, et les fractures se consolidèrent ; enfin, au bout de dix-huit mois, la cicatrice, formée en partie par rapprochement des bords de la peau, en partie par production d'un tissu cutané nouveau, vint recouvrir ce vaste siége de désordres, et le malade sortit de l'hôpital.

Son membre était alors à demi atrophié ; son pied était tout à fait incapable de fournir au corps un appui quelconque, et d'ailleurs, il était dévié en dehors comme au premier jour de l'accident.

Le malade fut embarqué pour le Havre-de-Grâce, mais ses plaies s'étant rouvertes pendant ce trajet, il fut reçu à l'hôpital de Versailles, puis à celui de la Charité, de Paris, où un bandage, compressif d'abord, et ensuite un bas de peau de chien achevèrent de le guérir. De là, il alla à Bourbonne prendre des bains et des douches, et il rentra enfin dans sa famille où, au bout de deux ans de l'accident, son membre commença à reprendre de la nourriture et de la force : dès lors et pendant quarante-deux ans, il marcha, quoique avec difficulté et douleur, sans éprouver d'autres accidents que la rupture de quelques parties de cicatrice et des engorgements que provoquait une affection dartreuse survenue autour de l'articulation du pied.

C'est pour cette dernière incommodité que le malade, alors âgé de soixante et quelques années, vint trouver, en 1816, Dupuytren.

Les signes de la fracture du péroné avec luxation du pied en dedans étaient encore tellement exprimés au bout de quarante-deux ans, qu'il ne trouva, parmi les nombreux dessins qu'il a fait faire de cette maladie, aucune figure qui les représentât aussi exactement : aussi fit-il dessiner ce membre. (Voy. fig. 88).

FIGURE 88. — **Luxation complexe de l'articulation tibio-tarsienne** (d'après Dupuytren).

La jambe est en totalité plus courte que celle du côté opposé ; son axe ne tombe plus sur le pied, mais à son côté interne, et le laisse tout entier en dehors. Une ligne, élevée verticalement au bord externe du pied, au lieu de rencontrer la tubérosité correspondante du tibia, la laisse tout entière en dedans. Cet os lui-même est, dans sa totalité oblique de haut en bas, de dehors en dedans, et fait, sous la peau, une saillie d'autant plus grande qu'on le considère plus près de son extrémité inférieure. Là, il semble faire un effort et tendre sans cesse à déchirer les ligaments latéraux internes. Le péroné suit la même direction que le tibia jusqu'au lieu de sa fracture, c'est-à-dire jusqu'à un pouce et demi de l'articulation du pied ; mais à partir de ce point, il se porte obliquement en dehors en suivant la direction que lui imprime cette partie à laquelle il est resté attaché. Le pied n'est pas seulement jeté en dehors et loin de l'axe de la jambe, il est encore tordu sur lui-même de manière que sa plante et son bord externe sont contournés en dehors et en haut et que son bord interne est dirigé en bas. Le point du départ de ce double déplacement du pied, en dedans et suivant son axe, n'est pas, comme on pourrait le croire, dans son articulation avec la jambe, mais à l'endroit où existaient les fractures du péroné et du tibia. A la hauteur du col qui a consolidé celle du péroné, au côté externe et à la partie inférieure de la jambe, existe un angle obtus et rentrant. A la hauteur du col du tibia, c'est-à-dire à la partie inférieure et interne de la jambe, existe un angle obtus et saillant. Une ligne obliquement étendue du premier au second de ces points indiquerait exactement le centre des mouvements qui ont amené les déplacements du pied. (Robert, interne provisoire.)

Entre ce cas (fig. 88) et la luxation (pl. LXXXVI), il y a une analogie de lésion évidente : cependant, dans l'observation de Dupuytren, la peau n'avait pas été lésée.

Ce sont évidemment là bien plutôt des luxations du pied que des fractures du péroné. Pour que cette inflexion que présente le bord externe de la jambe dans ce cas, *coup de hache* de Dupuytren, existe, il faut nécessairement qu'il y ait ou luxation ou subluxation du pied.

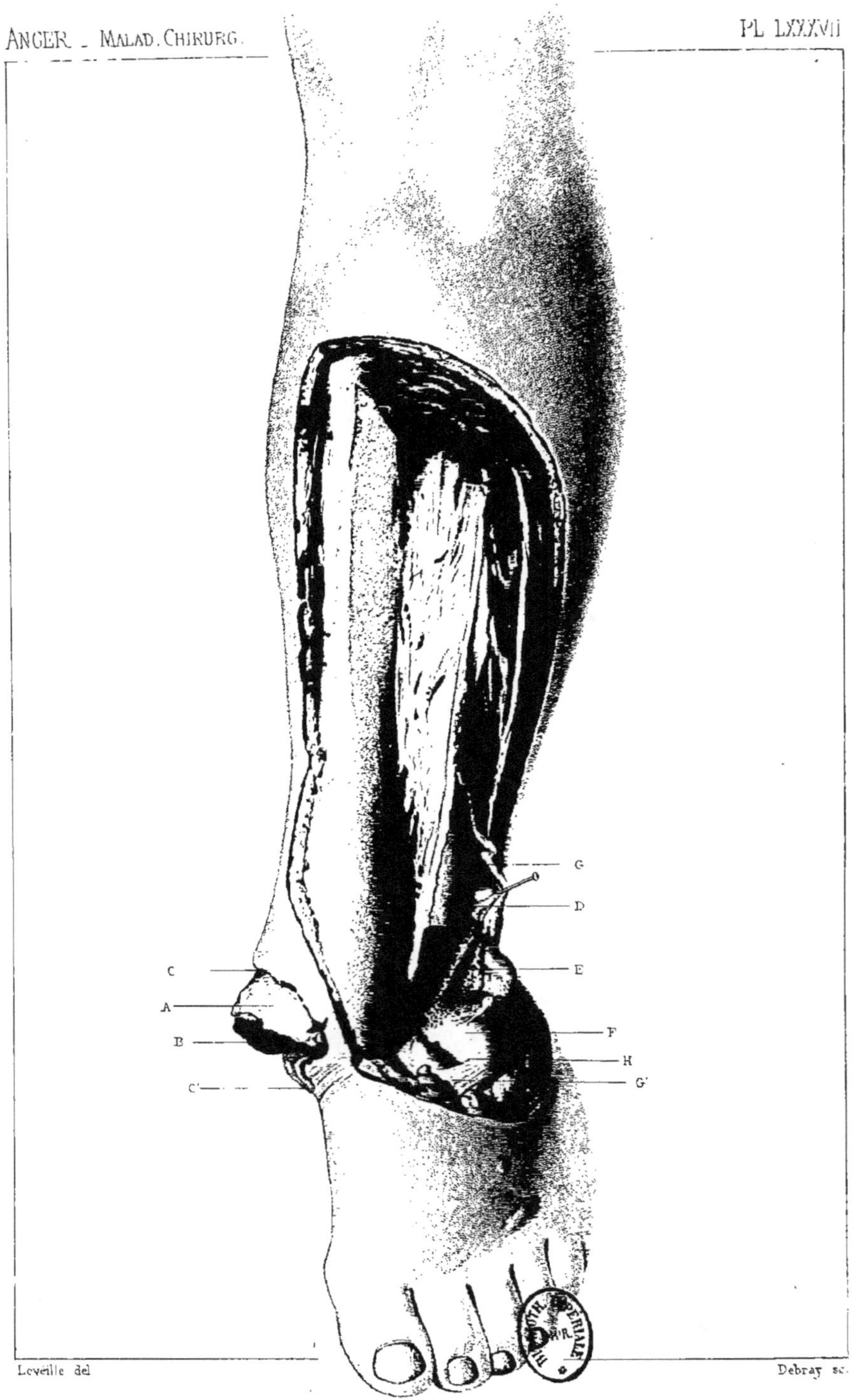

Leveille del   Debray sc.

LUXATION TIBIO-TARSIENNE COMPLEXE ET COMPLIQUÉE

Librairie Germer Baillière

PLANCHE LXXXVII.

LUXATION TIBIO-TARSIENNE COMPLIQUÉE DE PLAIE.

A. Extrémité inférieure du tibia.

B. Surface de fracture de la malléole interne.

C, C'. Plaie de la peau.

D. Extrémité inférieure du péroné dénudé de son périoste.

E. Un des fragments du péroné.

F. Malléole externe.

G. Périoste du péroné.

G'. Ligament péronier-astragalien antérieur.

Le membre était infiltré de sang. Les infiltrations sanguines remontaient très-haut, elles avaient décollé des muscles, et déterminé des épanchements interstitiels dans l'épaisseur même des muscles.

Le péroné avait été brisé à sa partie inférieure. La fracture avait déterminé la production de trois ou quatre fragments. La malléole externe, arrachée à sa base, avait été entraînée par le pied ; comme la malléole interne, le fragment supérieur du péroné se rejetait fortement en dehors, suivant ainsi le tibia. Le périoste qui le recouvre était décollé dans une grande étendue, et entre ce feuillet fibreux et la lame osseuse dont il était séparé se trouvait une couche de sang et de pus.

Un commencement d'inflammation s'était manifesté dans les os et le périoste. Les cartilages étaient *imbibés* de sang, et grâce à l'infiltration de la matière colorante, ils avaient pris dans toute leur épaisseur une teinte rosée.

OBSERVATION.

Luxation complexe et compliquée de l'articulation tibio-tarsienne.

Lamassé (Jean), âgé de soixante-huit ans, charretier, affaibli par les ans, les travaux et la misère, tombe de dessus une voiture, la jambe droite ployée sous lui et fortement portée dans l'adduction. Il cherche à se relever et il y parvient après beaucoup d'efforts suivis de tiraillements dans l'articulation du pied du côté droit. Cependant, ainsi qu'il le dit lui-même, croyant ne s'être donné qu'une entorse, il veut marcher. Au premier pas, il tombe de nouveau, son corps se renverse sur le côté droit et sa tête va frapper le sol. On le relève et on le conduit à l'Hôtel-Dieu, sept heures après l'accident.

Il était alors dans un état d'apathie, d'insouciance et d'insensibilité remarquables.

L'articulation tibio-tarsienne du côté droit était gonflée et difforme, le pied se portait en dehors, de manière que son bord externe regardait en haut et l'interne en bas. L'axe de la jambe tombait sur la partie interne du pied ; à un pouce et demi de l'extrémité de la malléole externe existait une forte dépression, et au-dessous une saillie très-marquée ; en dedans et dans le lieu que devait occuper la malléole interne, on voyait une saillie du volume d'un petit œuf, formée par le tibia qui, après avoir soulevé la peau l'avait déchirée et s'était montrée au dehors ; et au-dessous de cette tumeur, un enfoncement qu'on pouvait augmenter à volonté par la pression. A ces signes, on reconnaît une fracture du péroné à un pouce et demi de son extrémité inférieure, et un arrachement de la malléole interne.

On réduit la fracture.

On n'applique d'abord que l'appareil des fractures de la jambe.

Toutes les pièces en sont arrosées deux fois par jour par un résolutif sédatif. Le lendemain, M. Dupuytren lève l'appareil, qui est pénétré de sang sorti par la plaie. La fracture du péroné paraît assez bien réduite, mais on sent une saillie dans le lieu qu'occupe en dedans la malléole. Le moral du malade ne paraît pas satisfaisant. Il est, comme la veille, endormi et étranger à tout ce qui se fait autour de lui ; le soir, il y a un peu de fièvre ; les pommettes sont rouges ; il y a de l'agitation pendant la nuit.

Le troisième jour, le bandage des fractures du péroné est appliqué afin de réduire d'une manière plus exacte les deux fragments, et ce que n'avait pu faire l'autre appareil, afin de mettre en position la malléole interne détachée. Pendant la nuit du troisième et quatrième jour, le malade se dépense.

Le lendemain, le membre est difforme, on est obligé de réduire et de panser comme la veille ; on fait mettre la camisole, on prescrit des lavements narcotiques avec six gouttes de laudanum, la limonade et la diète. Le soir le malade est tranquille.

Dans la quatrième journée, il répond à tout ce qu'on lui dit, quoique d'une manière lente. Il supplie qu'on le dégage de ses liens, et l'on se rend à sa prière.

Dans la nuit, nouveau délire; il se dépanse comme la première fois et veut se jeter hors de son lit. La jambe est rouge, un peu tuméfiée; il y a empâtement tout le long du péroné. On réapplique l'appareil et on le serre médiocrement.

Le cinquième et le sixième jour, la peau de la face externe de la jambe devient d'un rouge brun, elle s'amincit dans quelques points; deux foyers purulents semblent exister, l'un à la hauteur de la tête du péroné, l'autre vers

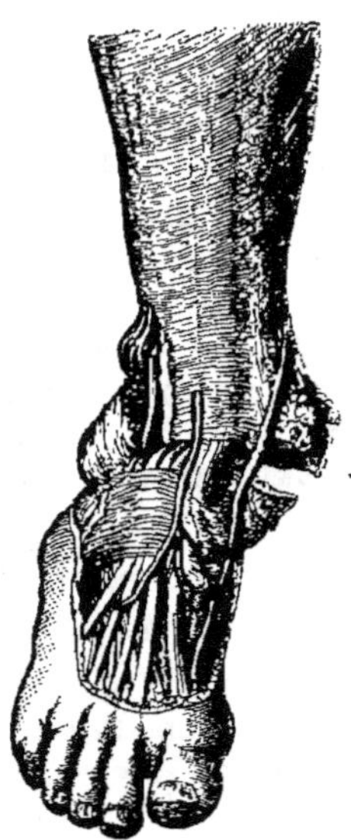

FIGURE 89. — **Luxation complexe et compliquée de l'articulation tibio-tarsienne** (d'après Dupuytren).

le tissu supérieur de la jambe, dans l'espace compris entre les deux os. Une incision pratiquée dans chacun de ces centres donne issue à un peu de pus jaunâtre, fétide, mal lié et mêlé à beaucoup de gaz. Le malade paraît insensible à ces incisions; Dupuytren en tire le plus mauvais augure.

Le septième et le huitième jour, abattement, langue sèche, yeux à demi fermés, pouls faible et lent.

Vers les sept heures du soir, il se relève; le malade commence à s'agiter et cherche à défaire les liens qui le retiennent; il y a de la loquacité.

Les lavements narcotiques ne produisent aucun effet. La langue est plus sèche, les joues rentrées, l'œil est éteint. Limonade vineuse.

Les jours suivants, la langue devient noire, fuligineuse, les lèvres participent au même état; la déglutition devient difficile; l'état adynamique est des plus prononcés; le malade tombe dans le collapsus; il expire dans la nuit du dixième au onzième jour, à trois heures du matin.

La jambe ayant été séparée de la cuisse, on enlève avec ménagement les différentes pièces d'appareil qui composent le bandage des fractures du péroné; la peau est disséquée, et tout le tissu cellulaire qui enveloppe la jambe tombe en lambeaux. Beaucoup de sang est trouvé dans le voisinage de l'articulation; les gaînes synoviales qui environnent inférieurement les tendons des extenseurs du pied, du jambier antérieur et postérieur, en sont remplies. La veine saphène interne est rouge, gonflée et enflammée dans l'étendue de trois ou quatre pouces.

Quelques taches bleuâtres se laissent même apercevoir çà et là sur cette veine, au voisinage de l'articulation; son calibre est rempli de pus sanieux assez consistant. Les tendons des extenseurs des orteils, arrivés auprès de l'articulation, se dévient en dehors. La fracture du péroné a lieu à un pouce et demi de l'extrémité inférieure de cet os ; elle est transversale, et ses fragments sont bout à bout ; les trois ligaments péronéo-tarsiens sont intacts et faciles à apercevoir ; ils sont médiocrement tendus. Le désordre est beaucoup plus grand vers la malléole interne ; celle-ci ne tient plus à l'astragale et au calcanéum que par une portion du ligament tibio-tarsien. Le reste a été déchiré ou arraché. La portion du tibia qui lui correspond est inégale et laisse voir son tissu spongieux. Au-dessous et en dehors existe la surface articulaire du tibia.

Tous ces désordres ayant été constatés, Dupuytren saisit la jambe avec une main et le pied avec l'autre, et faisant exécuter à celui-ci des mouvements en dehors et en dedans, il opère, dans le premier cas, un déplacement analogue à celui que produisent les muscles péroniers latéraux ; dans le second cas, il remet toutes les parties dans leur état naturel.

Lorsque le pied est porté en dehors, les péroniers latéraux sont relâchés ; c'est dans cet état des parties que Dupuytren procède à la dissection de l'articulation et des fractures. Il s'assure que le fragment supérieur du péroné est dirigé un peu en dedans, l'inférieur se portant presque horizontalement en dehors, ce qui explique l'espèce de coup de hache que l'on sent en cet endroit dans les cas de fractures du péroné à sa partie la plus décisive.

Le tibia ne répond plus par sa surface articulaire à l'astragale ; il est tout entier en dedans de cet os, et forme cette bosse que l'on sent pendant la vie et avant la réduction à l'endroit qu'occupe la malléole interne. (Voyez, dans la planche II de l'*Atlas*, une représentation extrêmement fidèle de ces altérations.) (*Annuaire médico-chirurgical,* Mathieu, interne.)

PLANCHE LXXXVIII.

LUXATION TIBIO-TARSIENNE COMPLIQUÉE DE PLAIE. DÉTAILS DES FRACTURES DES MALLÉOLES.

A. Face supérieure de l'astragale.
B. Surface de fracture de la malléole interne.
C. Principal fragment de la malléole externe.
D. Décortication de la surface convexe de l'astragale.
E, E. Fragment de la malléole externe.

a. Nerf tibial postérieur.
1. Tendon du long fléchisseur du gros orteil.
2. Tendon du tibial postérieur.
3. Tendon d'Achille.

L'importance de la luxation tibio-tarsienne nous engage à faire représenter dans ses plus minutieux détails l'étude de la fracture des malléoles. On pourra ainsi se faire une bonne idée de l'étendue des désordres qui est beaucoup plus considérable qu'on ne pourrait le croire à l'examen du blessé.

L'astragale avait été dénudé de son cartilage dans une zone située sur sa face convexe et avait environ 1 centimètre dans tous ses diamètres. La cassure du cartilage était nette et bien perpendiculaire à la surface de l'os. C'est là un caractère commun à ces *fractures de cartilage*. Si le malade n'avait pas succombé à la lésion, cette lésion traumatique se serait cicatrisée aux bords; mais il serait constamment resté une dépression simulant une *ulcération du cartilage*.

DÉCOLLEMENT DES ÉPIPHYSES INFÉRIEURES DE LA JAMBE.

Pour présenter ici le tableau complet des traumatismes du cou-de-pied, nous reproduisons le

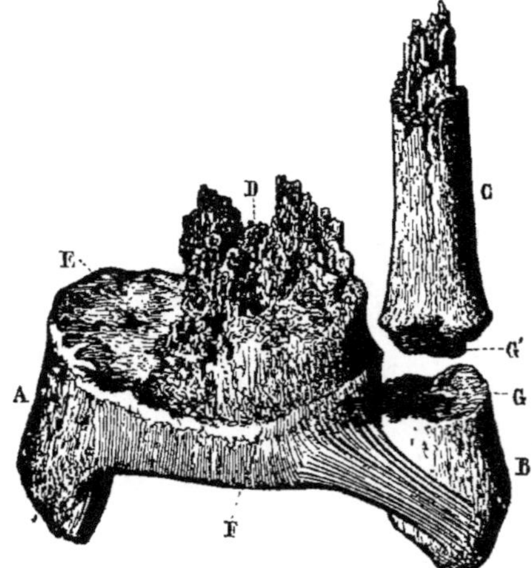

FIGURE 90. — **Fracture de l'extrémité inférieure du tibia. Décollement de l'épiphyse inférieure du péroné.**

A. Épiphyse inférieure du tibia.
B. Épiphyse inférieure du péroné.
C. Partie sus-épiphysaire du péroné.
D. Fragment du tibia.
E. Décollement épiphysaire à sa partie inférieure interne.
F. Ligne épiphysaire du tibia.
G. Surface épiphysaire de la malléole externe.

dessin des décollements épiphysaires et des fractures de l'extrémité inférieure des os de la jambe donné dans notre coup d'œil général sur les luxations et les fractures (fig. 90).

APPAREILS APPLICABLES AUX LUXATIONS DU COU-DE-PIED ET AUX FRACTURES COMPLEXES DU PÉRONÉ.

Les luxations du cou-de-pied une fois réduites, doivent être maintenues par de bons appareils. Elles ont en effet une grande tendance à se produire de nouveau. L'auteur qui a le plus fait marcher l'étude des appareils applicables aux luxations du pied est Dupuytren. Sa prétendue fracture du péroné n'était autre chose qu'une luxation complexe du pied ; si sa dénomination n'était pas exacte, on ne saurait

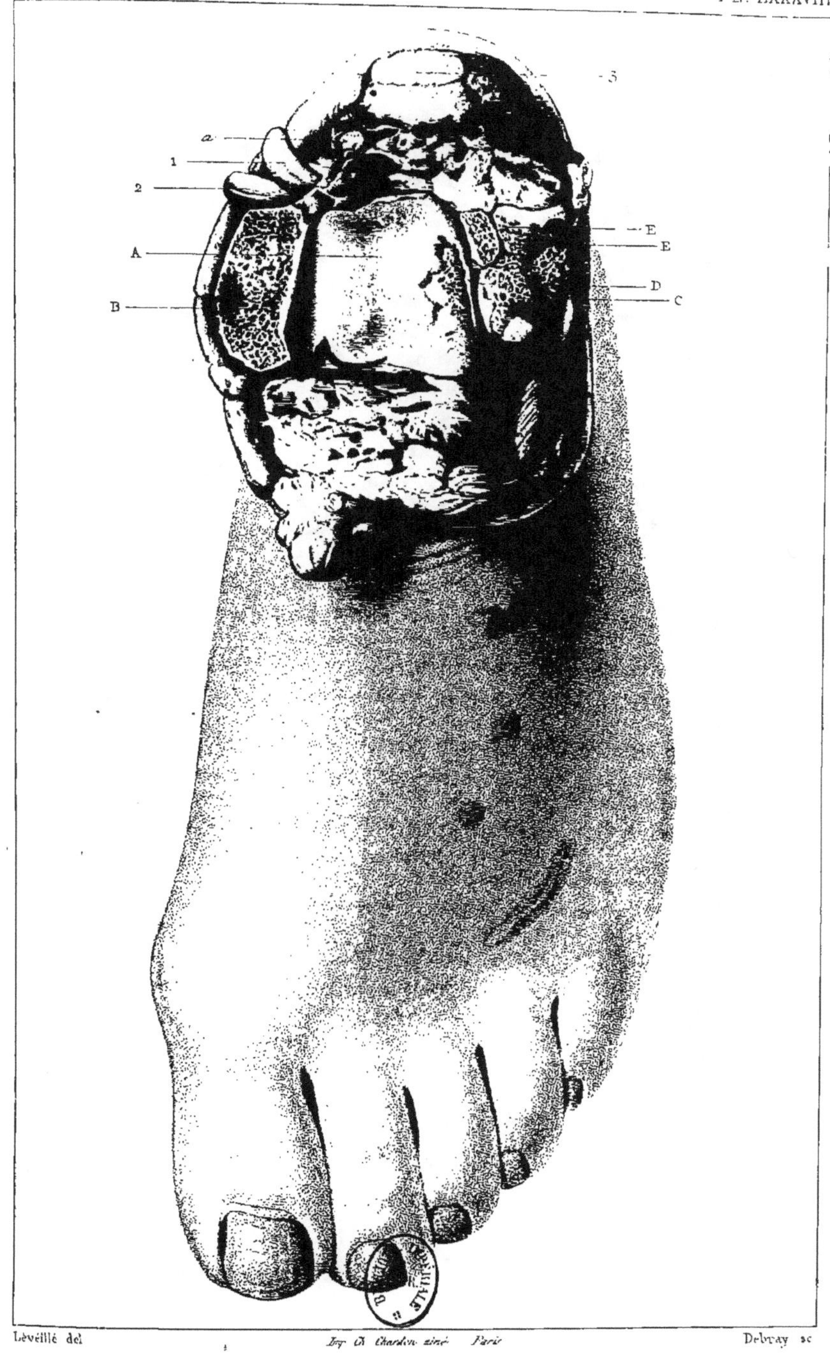

FRACTURES DES MALLÉOLES

lui reprocher de n'avoir pas compris quelle était l'importance de la luxation concomitante; contre laquelle il a dirigé tous les efforts de sa thérapeutique.

Des moyens de maintenir réduite la luxation en dehors. — Un coussin, une attelle et deux bandes le composent tout entier. Le coussin, fait de toile, et plein aux deux tiers de balles d'avoine, doit avoir deux pieds et demi de longueur sur quatre ou cinq pouces de largeur et trois ou quatre d'épaisseur : celui qui sert pour le remplissage pour le côté interne du membre, dans le pansement des fractures de la cuisse, peut aussi servir au pansement de la fracture du péroné, et c'est lui que nous employons ordinairement.

L'attelle, longue de dix-huit à vingt pouces, large de deux pouces et demi et épaisse de trois à quatre lignes, doit être faite de bois consistant et peu flexible : l'une de celles qu'on emploie dans l'appareil des fractures de la jambe peut servir à cet usage.

Enfin, les deux bandes, faites de toile à demi usée, doivent avoir de quatre à cinq aunes de longueur.

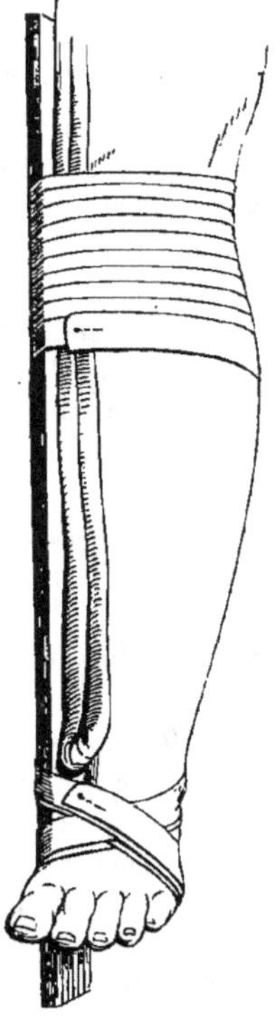

FIGURE 91. — **Appareil pour combattre les déplacements du pied en dehors** (d'après Dupuytren).

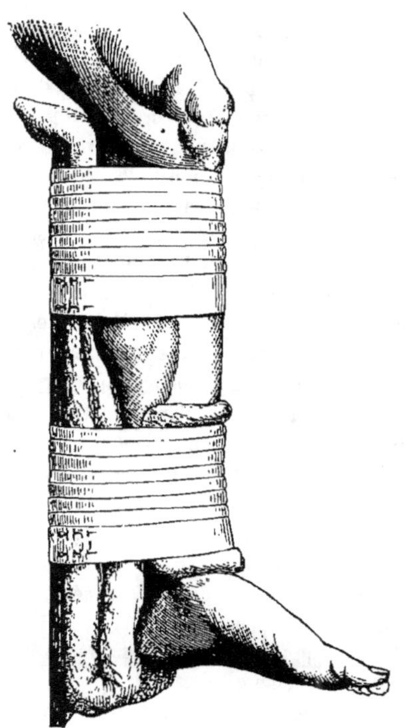

FIGURE 92. — **Appareil pour combattre les déplacements antéro-postérieurs du pied** (d'après Dupuytren).

Le coussin, reployé sur lui-même en forme de coin, doit être appliqué sur le côté interne du membre fracturé et être étendu sur le tibia, la base dirigée en bas et appuyée sur la malléole interne sans la dépasser, son sommet en haut et sur le condyle interne du tibia : de la sorte, il donne un abri à la jambe contre l'attelle; il fournit à celle-ci un appui qui la tient à quelques pouces de distance du bord interne du pied ; enfin il sert à repousser le tibia en dehors.

L'attelle, appliquée sur la longueur de ce coussin, doit le dépasser inférieurement de cinq ou six pouces, et se prolonger de trois ou quatre pouces au-dessous du bord interne du pied.

Que ces deux pièces d'appareil ainsi disposées soient fixées avec l'une des bandes autour de la jambe au-dessous du genou, il est facile de voir, figure 91, que l'attelle, prolongée comme une espèce de flèche au-dessous du coussin, laissant entre elle et le pied un intervalle de plusieurs pouces, va fournir un point d'appui pour ramener le pied de dehors en dedans; il suffira, pour cet effet, que la deuxième bande, après avoir été fixée autour de l'extrémité inférieure de l'attelle, soit portée de ce point vers le cou-de-pied et vers le talon alternativement, en embrassant l'attelle et chacune des parties indiquées dans des cercles qui viennent, en se rétrécissant à la volonté, s'appuyer et se croiser en huit de chiffre sur l'attelle. Dès lors, celle-ci se trouve transformée en un levier du premier genre, dans lequel le point d'appui est la base du coussin, un peu au-dessus de la malléole interne, et dans lequel la puissance ainsi que la résistance sont aux extrémités.

On sent qu'ainsi attiré, le pied doit céder à l'action de la bande inférieure, aidée de l'élasticité et de l'attelle, qui tendent toutes deux à le ramener en dedans; et qu'à mesure que le pied cède à cette double puissance, le tibia, pressé par la base du coin que représente le coussin et sur laquelle tout l'appareil prend un appui, doit être repoussé en dehors ainsi que l'astragale. Enfin, on sent que le fragment inférieur du péroné, chassé supérieurement par le tibia, attiré inférieurement par les ligaments latéraux externes de l'articulation du pied, doit exécuter sur le bord externe de l'astragale un mouvement de bascule contraire à celui qui l'a déplacé et par lequel il est ramené à sa situation naturelle.

Il ne faut pas se borner, si l'on veut obtenir une réduction complète, à ramener le pied sous la jambe, il faut que, continuant les efforts de réduction, l'appareil contentif porte le pied autant en dedans qu'il l'a été en dehors par l'action des péroniers latéraux. C'est là le principe : son exécution ne rencontre aucune difficulté et n'est sujette à aucun inconvénient, non pas même à causer de la douleur. Il peut en résulter, tout au plus, que le pied, après avoir été retenu pendant toute la durée du traitement dans une adduction forcée, ne revienne pas à sa position ordinaire immédiatement après que l'appareil aura été enlevé; inconvénient si faible qu'il ne mériterait pas d'être indiqué, s'il n'existait d'ailleurs un moyen de le faire disparaître en quelques heures.

Le traitement des luxations compliquées de plaie présente des questions bien difficiles et bien graves.

Faut-il réduire la luxation? faut-il pratiquer la résection des extrémités articulaires? ne vaut-il pas mieux pratiquer immédiatement l'amputation de la jambe?

Astley Cooper a tracé de main de maître le tableau des avantages et des inconvénients que présentent la *réduction*, la *résection* et l'*amputation*.

La première question qui se présente est celle-ci : *L'amputation est-elle toujours nécessaire dans les luxations compliquées du pied?* Non assurément. Il y a trente ans, c'était la pratique habituelle; mais dans ces dernières années, on a conservé tant de fois le membre, qu'une telle détermination serait non-seulement peu judicieuse, mais même cruelle. Je suis loin de vouloir dire que l'amputation n'est jamais requise, je me contente de faire observer qu'elle est intempestive dans le plus grand nombre des cas.

A l'examen du membre, on trouve une plaie plus ou moins étendue, suivant l'intensité de la cause vulnérante. L'extrémité du tibia est saillante si la luxation du pied est en dedans, et le tibia et le péroné proéminent si elle est en dehors. Souvent les extrémités des os, ayant touché la terre, sont recouvertes de boue. Le pied est pendant au côté interne ou externe de la jambe, suivant le sens de la luxation. Quelquefois, mais rarement, une artère volumineuse est ouverte, et il est surprenant que l'artère tibiale postérieure évite si fréquemment toute déchirure; la tibiale antérieure est le seul vaisseau que j'aie trouvé rompu.

La première indication est d'arrêter l'hémorrhagie, et dans ce but la ligature est le moyen le plus convenable, si la tibiale antérieure est lésée.

On doit laver avec de l'eau tiède l'extrémité de l'os, car le moindre corps étranger placé dans l'articulation peut causer et entretenir un travail de suppuration.

Si l'os est fracturé comminutivement, il convient de passer le doigt dans l'articulation, afin d'extraire les esquilles; mais on doit agir avec la plus grande circonspection pour éviter toute irritation inutile.

Lorsque la plaie est trop étroite pour recevoir le doigt facilement, et lorsqu'on sent quelques petits fragments osseux, on doit débrider pour enlever ces fragments sans violence; seulement l'incision doit être faite de manière à laisser l'articulation recouverte le plus possible par les téguments.

Quelquefois ces téguments se trouvent pincés dans l'articulation entre les saillies osseuses, et alors ils ne peuvent en être retirés sans le secours d'une incision. Pour peu qu'ensuite on réunisse les deux bords de la plaie, il ne résulte rien de fâcheux de l'étendue plus grande de la solution de continuité.

Le mode de réduction est, sous les autres rapports, semblable à celui qui a été conseillé pour les luxations simples; il faut fléchir la jambe sur la cuisse pour relâcher les muscles avant de pratiquer l'extension.

Après la réduction, un gâteau de charpie trempée dans le sang du malade doit être appliqué humide sur la plaie. Le sang se coagule et forme le topique le plus naturel, et d'après mon expérience le meilleur. On applique alors un bandage à plusieurs chefs dont les bandelettes peuvent être retirées isolément. Le bandage doit être constamment arrosé par un mélange d'eau et d'alcool. Une attelle concave, munie d'une branche coudée à angle droit, suivant les bords, doit être appliquée sur le côté externe de la jambe, dans la luxation du pied en dedans, et la jambe doit reposer sur son côté externe; mais dans la luxation en dehors, il vaut mieux placer le membre sur le talon avec une attelle coudée placée en dedans et une autre en dehors, ayant soin de faire pratiquer une fenêtre dans l'attelle, vis-à-vis de la plaie.

Dans l'une et l'autre luxation, il faut fléchir légèrement le genou pour mettre les muscles gastro-cnémiens dans le relâchement. On doit prévenir surtout l'abaissement de la pointe du pied. Si l'on n'apportait pas un grand soin à le maintenir à angle droit avec la jambe, le membre ne serait d'aucune utilité dans la suite. Le malade étant couché sur un matelas, on placera un coussin depuis le milieu de la cuisse jusqu'au delà du pied; un autre coussin roulé et placé sous la hanche soutiendra la partie supérieure du fémur.

On devra recourir à la saignée, en ayant égard à la constitution du malade. Il ne faut pas perdre de vue qu'il aura besoin de toutes ses forces pendant le travail de la guérison.

On ne devra de même user des purgatifs qu'avec la plus grande réserve, car lorsqu'un membre a été placé dans une bonne position, et que la consolidation s'opère, il est peu judicieux de la troubler par des changements fréquents de position qu'entraîne l'usage de ces médicaments. Dans certains cas de fractures compliquées, j'ai vu l'abus des purgatifs causer la mort.

La saignée et l'évacuation des intestins doivent succéder aussi promptement que possible à l'accident, avant le développement de l'inflammation adhésive; on prescrit ensuite la solution d'acétate d'ammoniaque, la teinture d'opium, et, de temps en temps, un léger minoratif.

Si quatre ou cinq jours après l'accident le malade accuse de vives douleurs dans la partie, on peut lever l'appareil pour examiner la plaie. L'inflammation est-elle violente, on donnera issue au pus qui peut s'être formé en soulevant un coin du gâteau de charpie; mais ceci doit être fait avec circonspection, car on court risque de troubler le travail de la réunion primitive. Sous l'influence de ce traitement local, d'un côté on obtiendra quelquefois une réunion par première intention; d'un autre côté, si au bout de quelques jours du pus se forme, il pourra s'écouler, et la charpie étant enlevée, on se bornera à un pansement simple. Après huit ou dix jours, s'il y a de la suppuration et beaucoup d'inflammation aux environs de la plaie, il faut appliquer des cataplasmes, des sangsues autour de la plaie et sur le membre à une certaine distance; on a recours de nouveau aux lotions évaporantes. Mais aussitôt que l'inflammation a cédé, il faut renoncer aux cataplasmes, qui provoquent une sécrétion trop abondante et relâchent les vaisseaux sanguins de manière à retarder le travail de la guérison.

Dans les cas favorables, la plaie guérit en quelques semaines avec une suppuration peu considérable. Dans les cas moins heureux, il se développe une suppuration abondante ; la cicatrisation se fait plus longtemps attendre, et l'exfoliation de l'extrémité des os devient encore une cause de retard pour la guérison.

La mobilité de l'articulation n'est pas toujours perdue, quelquefois elle redevient très-étendue ; mais cela dépend du degré plus ou moins considérable de la suppuration ou de l'ulcération. Dans les circonstances les plus favorables, trois mois s'écoulent ordinairement avant que le malade puisse marcher avec des béquilles.

Réduction et réunion immédiates. — C'est ici le lieu d'exposer les cas qui m'ont conduit à établir que l'amputation ne saurait être admise en règle générale.

Dans un cas où un chirurgien avait prononcé que l'amputation était nécessaire, les amis du malade, n'approuvant pas cette décision, appelèrent un autre chirurgien qui promit de conserver le membre. Le malade se confia à ses soins et guérit. (*Œuvres chirurgicales complètes*, p. 34.)

Ast. Cooper ajoute plus loin :

Résection des extrémités des os. — Un autre mode de traitement des luxations compliquées du pied consiste à réséquer l'extrémité du tibia avant de replacer l'os dans sa position naturelle. Les motifs de cette pratique sont les suivants :

1° Dans quelques cas, la réduction est tellement difficile, qu'on ne peut l'obtenir sans de très-grandes violences.

2° L'extrémité du tibia est souvent fracturée obliquement, de telle sorte que quand cet os est replacé, il ne peut rester sur l'astragale, ce qu'on obtient facilement quand on a scié la partie anguleuse.

3° Les contractions spasmodiques des muscles sont diminuées par le raccourcissement de l'os qui les met dans le relâchement, tandis que si l'os est réduit par la force, le spasme sera quelquefois extrêmement violent.

4° L'irritation locale est diminuée par la facilité avec laquelle l'extrémité réséquée de l'os s'unit aux parties avec lesquelles elle est mise en contact ; car c'est une erreur de croire que cette extrémité réséquée ne contracte pas d'adhérences. Le contraire se voit dans la séparation d'une exostose au moyen de la scie, et dans la réunion des fractures compliquées ; et tous ceux qui ont disséqué des articulations malades savent que la lymphe plastique peut être sécrétée sur les surfaces cartilagineuses ; u'est ainsi que l'extrémité du tibia adhère à la surface de l'astragale.

5° Quand la suppuration a lieu, elle devient moins considérable, et une grande partie du travail ulcératif est empêchée par l'ablation du cartilage sur l'une des surfaces articulaires. Toutes choses égales d'ailleurs, la guérison arrive plus promptement.

6° L'irritation générale est diminuée par la limitation du travail suppuratif et ulcératif, et par la facilité avec laquelle les parties sont rétablies dans leurs rapports. Dans les cas que j'ai vus, il n'y a pas eu plus de fièvre que dans les cas les moins graves de fractures compliquées.

7° On a remarqué que dans les cas où les extrémités articulaires des os ont été fracturées comminutivement et où les esquilles ont été enlevées, les souffrances ont été moindres et la guérison plus rapide que dans ceux où les os ont été réduits dans leur état d'intégrité.

8° Je n'ai vu aucun cas de mort après la résection des extrémités osseuses, tandis que j'aurai occasion de citer plusieurs exemples de terminaison fatale dans les cas de non-résection.

On peut invoquer contre ce mode de traitement le raccourcissement du membre par l'ablation des extrémités articulaires. Mais si, comme je le crois, cette opération diminue les chances défavorables pour la vie du malade, cette objection ne saurait être d'un grand poids, car on peut facilement suppléer, à l'aide d'une chaussure appropriée, à ce raccourcissement, qui n'est jamais considérable.

On objecte encore l'ankylose qui arrive nécessairement, dit-on, dans les cas de résection. Mais j'ai vu des cas dans lesquels la mobilité s'est maintenue; et, lors même que l'ankylose a lieu, ce qui peut arriver quel que soit le mode de traitement qu'on adopte, la mobilité des os du tarse s'accroît assez pour suppléer à celle de l'articulation tibio-tarsienne, et la claudication est beaucoup moindre qu'on ne s'y attendrait.

On doit, à mon sens, se borner à la réduction toutes les fois qu'elle est possible sans résection des extrémités osseuses, lorsque la fracture n'est pas assez oblique pour déterminer après la réduction le glissement du tibia sur l'astragale; quand l'os n'est pas fracturé comminutivement, auquel cas les esquilles devraient être enlevées et la surface de l'os égalisée par la scie; lorsque enfin le malade n'est pas assez irritable pour faire craindre dans les efforts de réduction des mouvements spasmodiques violents qui entraînent un déplacement consécutif. Mais dans les circonstances que je viens d'énumérer, si l'on se décidait à opérer, on devrait certainement préférer la résection à l'amputation. (*Œuvres chirurgicales complètes*, traduction Chassaignac et Richelot, p. 41.)

Dans les cas de luxations tibio-tarsiennes compliquées de plaie, on a souvent retiré un grand avantage de l'application du froid : en voici une observation empruntée à l'excellente thèse du docteur Guyesse, de la Chapelle, dans laquelle non-seulement le tibia, mais le péroné sont fracturés à leur extrémité inférieure avec plaie et issue des fragments.

OBSERVATION.

Mademoiselle Ch., de Troyes, âgée de vingt ans, eut la jambe prise sous une porte cochère, qu'on laissa tomber en voulant la mettre en place ; il en résulta les lésions suivantes :

Fracture du péroné, environ à un pouce au-dessus de la malléole du tibia; vers la moitié inférieure de la malléole, les bouts supérieurs des deux os sortaient à travers les parties molles dans une longueur de-près de deux pouces; la plaie avait environ deux pouces d'étendue; le pied était fortement déjeté en dedans, en haut et un peu en arrière. Le docteur Dubourg n'éprouva d'autre difficulté à la réduction que par la présence de quelques esquilles qui furent enlevées, et par la tension de la partie de la peau qui était comprimée sous les os échappés à travers la plaie. Le pied fut ramené aisément à sa place, les os fracturés furent remis dans leurs rapports normaux, les parties lavées et le sang étanché. Alors on disposa promptement une petite boîte disponible et dont les dimensions furent réduites convenablement à la jambe et à l'appareil dont M. Dubourg voulait l'environner. On retira la planchette de l'extrémité qui correspondait au genou, on perça toutes les autres de trous nombreux; dans les uns, furent passés des bouts de ligatures qui se trouvaient écartés en proportion de l'épaisseur qu'elles devaient embrasser; elles étaient placées de manière à correspondre au lien inférieur, au milieu et en haut de la jambe, puis à la partie inférieure du pied. M. Dubourg, voulant employer un traitement réfrigérant, et se trouvant chez un jardinier et au mois de juin, se servit de laitues au lieu de coussins; après en avoir détaché les côtes, il garnit le fond de la boîte de feuillage. Quand il y eut un lit assez épais, il écarta les ligatures, couvrit la plaie d'un linge fin, trempé dans de l'eau froide, leva ensemble, d'un mouvement doux, la jambe et le pied, et l'on glissa la boîte sous le membre qui posa sur la laitue affaissée par le poids. Il fit remplir de laitue tous les vides qui existaient entre les parois de la boîte, la jambe et le pied; une légère compression pour maintenir la réduction fut ainsi exercée sur les parties latérales : sur la face antérieure, il mit une compresse et une attelle, puis il lia les ligatures; alors il jeta de l'eau froide sur tout l'appareil, prescrivit que tous les demi-quarts d'heure on arrosât abondamment; un baquet était disposé sous le lit pour recevoir l'eau qu'on jetait sur la jambe. (*Diète ; potion légèrement laudanisée ; limonade.*) D'abord, un peu de frisson général, non suivi de fièvre. La partie blessée ne ressentit aucune douleur, seulement un peu de chaleur, que, malgré les aspersions très-fréquentes, l'appareil permettait de sentir à la main au-dessus des ligatures. Le deuxième jour, on changea la laitue; on dégagea le membre, et l'on renouvela le pansement. Il n'y avait ni gonflement, ni rougeur; la sensibilité était vive au toucher, une grande chaleur se faisait sentir. Pendant six jours, les mêmes soins furent continués avec le désagrément de déplacer le membre pour renouveler la laitue, mais aucun accident ne survint; la sensibilité diminua; la chaleur extrême se dissipa; une bonne suppuration s'établit; on arrosait moins souvent ; la malade prenait un peu de nourriture, elle dormait bien, elle n'eut pas un instant de fièvre. La nécessité de panser la plaie deux fois par jour fit modifier l'appareil ; la boîte eut une paroi mobile, celle qui correspondait à la plaie; et, pour que la compression qu'elle exerçait sur les os fût continue, on plaça un coussin le long de la jambe, et une attelle qui descendait jusqu'au niveau de la plaie, et qui se trouva prise dans la ligature. Le pied était fixé à la boîte par deux ligatures, l'une passant du talon au-dessus du tarse, et l'autre sur les articulations des orteils avec le métatarse. Une compresse fenêtrée, un plumasseau de charpie et un linge étaient placés sur la plaie, et la paroi mobile relevée et attachée à la paroi opposée fixe de la boîte maintenait ainsi toutes les pièces en place. On arrosa encore jusqu'au neuvième jour. Alors on pansa à sec, la laitue fut remplacée par des coussinets de balle d'avoine ; aucun genre d'accident ne s'était développé; la malade suivait un régime modéré, elle dormait bien, ne souffrait pas du tout; la plaie fournissait une bonne suppuration ; quelques parties de tissu cellulaire se détachèrent comme gangrenées par l'effet du déchirement qui avait eu lieu. Le pansement se faisait comme dans une plaie simple; la boîte s'ouvrait, on levait et remettait la charpie et les linges nécessaires; l'appareil restait intact ; aucune secousse, aucun mouvement n'étaient communiqués à la jambe, dont les parties lésées se cicatrisèrent, se consolidèrent de jour en jour, de la manière la plus heureuse. La malade marcha vers la fin du troisième mois, en prenant les précautions d'usage.

Le froid a été rarement appliqué sous cette forme, mais on a souvent recours aux *irrigations continues*, qui ont paru dans quelques cas maintenir la plaie dans un bon état et contribuer beaucoup à la guérison.

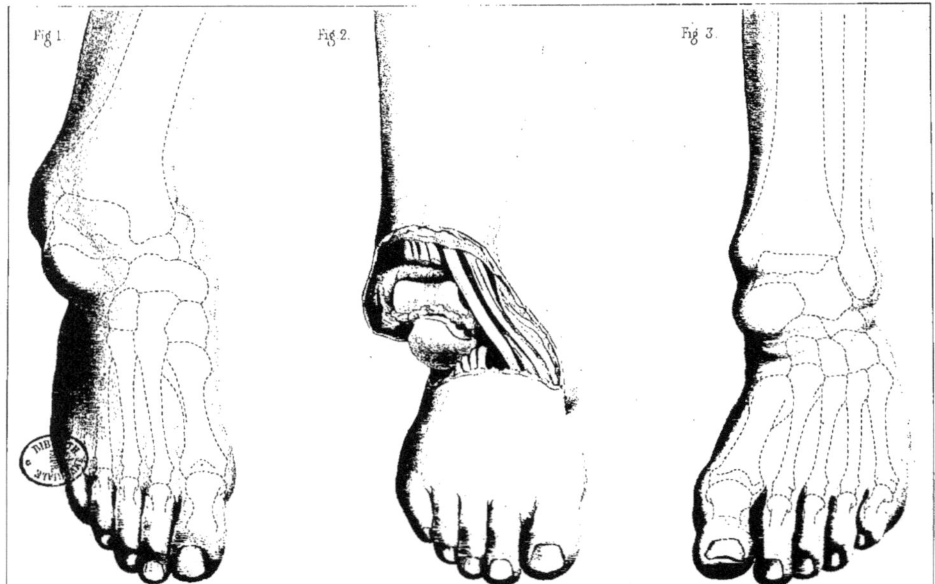

Léveillé del. Mesnard lith.

Imp Becquet, Paris.

LUXATIONS SOUS-ASTRAGALIENNES.

Librairie Germer Baillière

PLANCHE LXXXIX.

LUXATIONS SOUS-ASTRAGALIENNES.

FIGURE 1. — **Luxation sous-astragalienne antérieure externe.** (Symptômes.)

FIGURE 2. — **Luxation sous-astragalienne antérieure externe.** (Rapport des os.)

FIGURE 3. — **Luxation sous-astragalienne antérieure interne.** (Symptômes.)

ASTRAGALE ET ARTICULATION ASTRAGALO-CALCANÉENNE.

L'astragale est enchâssé dans la mortaise tibio-péronière et concourt pour moitié à former l'articulation tibio-tarsienne comme nous l'avons dit plus haut; il repose sur le calcanéum par deux facettes articulaires, et présente en avant une tête régulièrement arrondie, qui est reçue dans une cavité glénoïdienne du scaphoïde.

L'astragale présente six faces : une supérieure ou tibiale qui rentre dans l'articulation tibio-tarsienne, une face malléolaire externe, une malléolaire interne, une postérieure qui donne insertion à un ligament péronéo-astragalien et est en rapport avec le tendon du long fléchisseur du gros orteil, enfin une face calcanéenne et une scaphoïdienne qui devront nous arrêter plus longtemps.

Face calcanéenne de l'astragale. — Cette face se décompose en deux facettes séparées par un sillon profond, plus large en dehors qu'en dedans.

La facette calcanéenne postérieure a son grand axe dirigé d'arrière en avant et de dehors en dedans : elle présente donc la même direction que le sillon profond situé entre l'astragale et le calcanéum ; elle est exactement moulée sur une facette analogue du calcanéum, et comme cette facette du calcanéum présente une convexité très-marquée d'avant en arrière, la facette homologue de l'astragale présente une concavité dans le même sens.

La facette calcanéenne antérieure de l'astragale est tantôt plane, tantôt concave ; elle fait partie du système antérieur des articulations astragaliennes et complète la tête de l'astragale qui est reçue dans une cavité formée par une petite facette du calcanéum, la cavité glénoïde du scaphoïde, le ligament calcanéo-scaphoïdien inférieur.

Le ligament interosseux astragalo-calcanéen est la clef de l'articulation ; il est excessivement fort et suffit seul à maintenir les os en contact. Il remplit le sillon que laissent en bas et en haut les faces inférieure de l'astragale, supérieure du calcanéum.

Ce ligament doit toujours être rompu pour permettre les déplacements sous-astragaliens; il est fortement tendu dans le renversement du pied en dedans et se déchire quelquefois dans ce mouvement.

L'articulation astragalo-calcanéenne est renforcée de plus par les gaînes des tendons qui passent autour des surfaces articulaires.

ARTICULATION MÉDIO-TARSIENNE.

L'astragale et le calcanéum s'articulent avec le scaphoïde et le cuboïde pour former l'articulation médio-tarsienne.

C'est dans l'articulation médio-tarsienne que se passent les mouvements de renversement en dedans ou en dehors de la plante du pied. Nous devons ajouter que des mouvements de même nature, mais moins importants, se passant dans les articulations tibio-tarsienne et sous-astragalienne, amplifient un peu l'étendue des mouvements de la jointure médio-tarsienne.

L'articulation astragalo-scaphoïdienne est une *énarthrose;* l'articulation *calcanéo-cuboïdienne* est un emboîtement *réciproque* (Cruveilhier) ou une *amphiarthrose* (Béraud).

Comme moyens d'union principaux nous devons signaler : Vers la face plantaire, le ligament *calcanéo-scaphoïdien inférieur*, énorme plan fibreux complétant en bas la cavité de réception de la tête de l'astragale, et s'attachant, d'une part, à la partie antérieure, supérieure et interne du calcanéum ; d'autre part, à la partie postérieure de la face inférieure du scaphoïde.

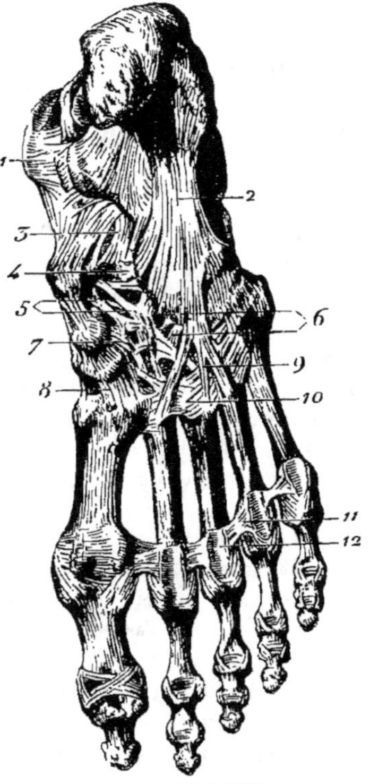

FIGURE 93. — **Ligaments du pied** (face plantaire).

1. Ligament astragalo-calcanéen interne.
2. Ligament calcanéo-cuboïdien plantaire.
3. Ligament calcanéo-scaphoïdien supérieur.
4. Ligament cuboïdo-scaphoïdien plantaire.
5. Ligaments cunéo-scaphoïdiens plantaires.
6. Ligaments cunéo-cuboïdiens.
7. Ligaments réunissant les cunéiformes.
8. Ligament allant du premier cunéiforme au premier métatarsien.
9. Ligament allant du cuboïde au deuxième, au troisième et au quatrième métatarsien.
10. Ligaments postérieurs transversaux du métatarse.
11. Ligaments antérieurs transversaux du métatarse.
12. Sillon des tendons des muscles fléchisseurs des orteils.

Le ligament *calcanéo-scaphoïdien* inférieur est renforcé en bas par le tendon du tibial postérieur.

Le calcanéum et le cuboïde sont unis en bas par un ligament qui est peut-être le plus important de tous ceux du pied. Le ligament calcanéo-cuboïdien inférieur s'attache, d'une part, à toute la partie de la face inférieure du calcanéum qui est en avant de la grosse tubérosité ; d'une autre part, il s'insère à la ligne oblique que présente la face inférieure du cuboïde. Les fibres les plus inférieures de ce ligament se continuent en avant jusqu'à la gouttière du long péronier latéral qu'elles contribuent à former. Le ligament calcanéo-cuboïdien inférieur et le ligament calcanéo-scaphoïdien inférieur sont les deux agents passifs principaux qui empêchent la voûte du pied de se redresser sous l'influence continue des pressions auxquelles elle est soumise.

Les deux segments de l'articulation *médio-tarsienne* sont unis par un ligament dorsal qui, simple à son insertion postérieure au calcanéum, se partage à sa partie antérieure en deux branches qui vont, l'une à la partie externe du scaphoïde, l'autre à la partie supérieure du calcanéum. Ces deux branches du *ligament médio-tarsien* supérieur portent le nom de ligament *calcanéo-scaphoïdien supérieur* et de ligament *calcanéo-cuboïdien interne*.

Il existe encore quelques ligaments moins importants : ainsi en dehors, on trouve un ligament calcanéo-cuboïdien externe. La face externe du calcanéum est unie à la face supérieure du calca-néum par un trousseau ligamenteux spécial, etc. ; notons pour mémoire la capsule astragalo-scaphoï-

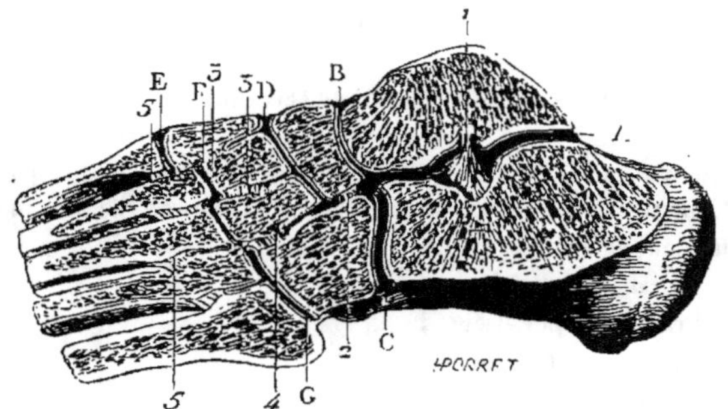

FIGURE 94. — **Ligaments interosseux du pied.** (D'après Jamain.)

1. Ligament interosseux astragalo-calcanéen.
2. Ligament cuboïdo-scaphoïdien.
3,3. Ligaments qui réunissent les cunéiformes entre eux.
4. Ligament qui réunit le troisième cunéiforme au scaphoïde.
5. Ligaments postérieurs intermétatarsiens.

A. Synoviale calcanéo-astragalienne.
B. Synoviale cunéo-astragalienne.
C. Synoviale calcanéo-cuboïdienne.
D. Synoviale cunéo-astragalienne.
E. Premier métatarsien.
F. Synoviale du second et du troisième métatarsien.
G. Synoviale des deux derniers métatarsiens.

dienne et les tendons fléchisseurs et extenseurs qui préviennent l'écartement des os et limitent l'étendue des mouvements.

Les autres articulations du pied sont moins complexes et beaucoup plus aisées à démontrer.

Le cuboïde, le scaphoïde, les trois cunéiformes sont unis par des ligaments *dorsaux, plantaires* et *interosseux*. Ces ligaments sont assez forts pour que les os soient presque complétement immobiles les uns sur les autres.

L'union est aussi très-intime entre les os du métatarse et du tarse, et trois ordres de ligaments s'insérant à toutes les parties non cartilagineuses des extrémités articulaires, constituent pour les articulations *tarso-métatarsiennes* des moyens d'union que les violences les plus considérables seules pourront détruire.

Nous n'avons rien à dire des articulations métatarso-phalangiennes et phalangiennes, qui ressemblent en tout point à celles des doigts.

DES LUXATIONS DE L'ASTRAGALE.

Les luxations de l'astragale, forment un des traumatismes les plus rares et les plus difficiles à expliquer.

Les luxations de l'astragale appartiennent à trois ordres bien tranchés :

1° Les luxations tibio-tarsiennes ou luxations *sus-astragaliennes* ;

2° Les luxations astragalo-calcanéennes ou luxations *sous-astragaliennes* ;

3° Les *énucléations* de l'astragale, ou *luxations doubles*, luxations en même temps *sus-* et *sous-astragaliennes*.

Nous avons donné ce nom d'*énucléation* au cas où un os court se luxe dans plusieurs articulations à la fois. Nous avons indiqué les énucléations des os du carpe, du grand os, etc. ; c'est au cou-de-pied que ce genre de luxation se présente le plus souvent.

Les énucléations de l'astragale sont simples quand elles consistent dans la seule projection de l'os en avant ; elles sont *par renversement* quand les surfaces articulaîres, après avoir quitté leurs rapports normaux, sont venues contracter des rapports avec d'autres surfaces également articulaires du tibia, du péroné, du calcanéum, etc.

Il existe des *énucléations par rotation*, dans lesquelles l'astragale, au lieu de tourner autour de son axe antéro-postérieur, comme dans les luxations par renversement, tourne autour de son axe vertical.

LUXATIONS SOUS-ASTRAGALIENNES.

Adoptant pour les luxations sous-astragaliennes, la même classification que pour les luxations tibio-tarsiennes (1) qui leur ressemblent à un grand nombre de points de vue, et qui pourraient être confondues au diagnostic, nous admettrons :

    a. Une luxation sous-astragalienne antérieure ;
    b. Une luxation sous-astragalienne postérieure ;
    c. Une luxation sous-astragalienne latérale interne ;
    d. Une luxation sous-astragalienne latérale externe.

Nous avons peu à changer, dans l'étude des luxations de l'astragale, à la description que nous en avons donnée dans la thèse, si favorablement jugée par la Faculté, de notre élève et ami le docteur Guyesse. Nous la reproduisons ici presque textuellement, en remerciant notre excellent confrère d'avoir bien voulu livrer à la publicité une classification alors neuve des traumatismes du cou-de-pied, et se porter garant de la vérité de nos expérimentations devant des juges compétents.

LUXATION SOUS-ASTRAGALIENNE EN AVANT.

Dans cette luxation, la tête de l'astragale vient reposer par son col sur la partie supérieure du scaphoïde, mais elle peut correspondre à la partie moyenne, à la partie interne ou à la partie externe de la face supérieure de cet os.

Nous aurons donc trois variétés de luxations sous-astragaliennes en avant :

    a. *Luxation sous-astragalienne antérieure directe;*
    b. *Luxation sous-astragalienne antérieure interne ;*
    c. *Luxation sous-astragalienne antérieure externe.*

a. *Luxation sous-astragalienne antérieure directe.*

OBSERVATION.

Un jeune homme de vingt-deux ans, à la suite d'une chute sur la pointe du pied, eut l'astragale luxé en avant. *La tête faisait saillie sous la peau ;* l'avant-pied paraissait raccourci, le talon allongé, le pied était dans l'extension *et sans déviation d'aucune espèce.* La réduction ayant été impossible, M. Thierry appliqua un appareil destiné à relever le pied ; il n'y eut aucun accident, et à la longue la marche s'effectua sans douleur ni claudication. (Observation communiquée par M. Broca à M. Malgaigne.)

b. *Luxation sous-astragalienne antérieure interne.*

Si les luxations sous-astragaliennes antérieures directes sont excessivement rares, la variété interne est beaucoup plus commune ; en voici un exemple intéressant observé par Macdonnell sur un chirurgien célèbre de Dublin, le professeur Carmichaël.

(1) Il y aura cette différence, cependant, que rapportant le déplacement à l'astragale, la luxation prendra son nom du sens dans lequel cet os se trouve projeté, à l'exemple de Malgaigne.

OBSERVATION I.

Le professeur Carmichaël faisait une course à cheval dans les environs de Dublin, lorsque l'animal s'abattit sous lui. Menacé de passer par-dessus la tête de son cheval, le cavalier rejeta sa poitrine en arrière, et étendit fortement ses membres inférieurs en avant. Au moment où il rencontra le sol, le choc fut donc supporté par l'extrémité antérieure de chaque pied, et notamment par la tête du métatarsien du pied droit, ainsi qu'on s'en assura en examinant plus tard sur les chaussures les traces de boue qu'elles avaient conservées.

Le cheval se releva aussitôt. Carmichaël n'avait pas perdu selle ; mais une vive douleur qu'il ressentait au pied droit, et une difformité assez prononcée qu'il apercevait à travers sa botte, le convainquirent qu'il venait de se faire une luxation du pied. Une voiture qui passait le transporta chez lui, et voici ce que constatèrent les docteurs Macdonnell et Hutton, une demi-heure après l'accident. — Il n'y a aucune fracture. Le pied est en abduction, c'est-à-dire que la pointe des orteils est dirigée en dehors, et que l'axe du pied est dévié d'environ trente degrés. Le bord externe est légèrement relevé, et la plante regarde un peu en dehors. Le talon est allongé, et le tendon d'Achille est beaucoup plus éloigné du tibia qu'à l'état normal. En palpant la région du talon, on ne trouve aucune saillie osseuse en avant du tendon d'Achille, ce qui prouve que l'astragale n'a pas accompagné le reste du pied dans ce déplacement en arrière. Les malléoles sont parfaitement limitées. En avant d'elles, sur le dos du pied, on aperçoit une saillie arrondie, constituée par la tête de l'astragale, et située au-dessus du scaphoïde et des cunéiformes. En mesurant la distance qui sépare les malléoles des orteils, on constate un raccourcissement d'un pouce, ce qui prouve qu'il y a luxation en arrière de tout le pied, moins l'astragale qui a conservé ses rapports avec les os de la jambe.

En effet, les mouvements de flexion et d'extension sont possibles quoique douloureux ; les autres mouvements du pied sont, au contraire, abolis.

Les premières tentatives de réduction furent inutiles. Alors on appliqua les moufles sans plus de succès. Tout à coup, pendant qu'on tirait sur les poulies, et au moment où on allait y renoncer, Carmichaël, vaincu par la douleur, fit un effort convulsif tellement violent, que les chirurgiens effrayés lâchèrent prise. Leur étonnement fut grand en reconnaissant aussitôt que la difformité avait disparu. Carmichaël, sans le savoir et sans le vouloir, avait réduit lui-même sa luxation.

Il ne survint aucun accident grave, et quarante jours après, le malade était guéri.

L'abduction du pied, la déviation considérable de son axe, cette circonstance que le bord externe était relevé et que la plante regardait en dehors, suffisent pour justifier le dénomination de luxation sous-astragalienne antérieure-interne que nous lui avons donnée.

L'observation suivante nous donnera avec précision les rapports des os dans un cas analogue.

OBSERVATION II.

Autopsie d'une luxation sous-astragalienne antérieure interne.

M. Nélaton présenta, en 1835, à la Société anatomique, un pied sur lequel existaient les lésions suivantes :

1° Une fracture de la malléole externe ;

2° Une luxation particulière de l'astragale. Cet os n'était pas luxé dans toutes ses articulations comme dans les luxations complètes. Il avait conservé ses rapports normaux avec la jambe, et n'était luxé que par rapport au calcanéum et au scaphoïde. L'astragale s'était porté vers la partie interne du pied, et par suite un peu en avant, de sorte que sa tête reposait sur la face interne du scaphoïde, la rainure de son col recevait la partie interne de ce sourcil presque tranchant qui entoure la fosse scaphoïdienne ; enfin, l'angle postérieur, ou crochet de l'astragale, pénétrait dans la rainure profonde qui sépare l'une de l'autre les deux facettes articulaires supérieures du calcanéum. Le ligament sous-astragalien, le ligament astragalo-scaphoïdien étaient rompus ; le ligament calcanéo-cuboïdien présentait une petite éraillure, mais n'était pas entièrement déchiré.

OBSERVATION III.

Luxation sous-astragalienne antérieure interne avec plaie.

Le nommé Maurandi, journalier, âgé de soixante-trois ans, fut porté à l'Hôtel-Dieu de Marseille, le 14 octobre 1842. Il venait de tomber d'une hauteur de 8 mètres, et s'était fait, au pied gauche, une grave blessure.

L'axe du pied avait pris une direction presque transversale, les orteils en dehors, le talon en dedans. Le bord interne, comme brisé, présentait un angle saillant, dont le sommet était occupé par la tête de l'astragale. Celle-ci était à nu, et sortait à travers une plaie étendue depuis le dos du pied jusqu'au tendon d'Achille, et passant au-dessous de la malléole interne. Le col de l'astragale était pour ainsi dire étranglé entre le tendon du jambier postérieur qui embrassait sa moitié supérieure et le ligament calcanéo-scaphoïdien inférieur qui s'appliquait sur sa moitié inférieure. Le scaphoïde était situé par conséquent en dehors et un peu au-dessus de la tête astragalienne. Les vaisseaux et nerfs tibiaux postérieurs étaient à nu dans la plaie, ils étaient fortement tendus, mais nullement déchirés. Enfin, on constata une fracture comminutive du sommet de la malléole externe.

La réduction ne fut possible qu'après la section du tendon du jambier postérieur ; alors elle devint facile, quoique très-douloureuse pour le malade.

Le jour suivant il survint de la fièvre ; le troisième jour du délire, et le blessé succomba le matin du cinquième jour.

Autopsie. — L'astragale est en place. Le calcanéum, le scaphoïde et le cuboïde ont gardé leurs rapports mutuels, et leurs ligaments sont intacts. Les ligaments qui unissent l'astragale aux os de la jambe ne sont pas déchirés ; mais le ligament sous-astragalien est rompu dans la plus grande partie de son étendue ; ses fibres externes ont seules résisté.

c. *Luxation sous-astragalienne antérieure externe.*

Voici quels sont les symptômes de cette luxation, tracés par M. Malgaigne d'après deux observations recueillies par lui à l'hôpital Saint-Louis.

Le pied est renversé en dedans ; le bord interne relevé, la plante regardant en dedans, la pointe tournée du même côté. La tête de l'astragale fait saillie en haut et en dehors sur le cuboïde ; mais en outre le corps de l'os s'est également porté en dehors avec la malléole externe, et au-dessous, il règne une dépression qui atteste la fuite du calcanéum en dedans. Du côté interne, au contraire, la malléole tibiale est si profondément cachée qu'on ne peut la sentir ; au-dessous d'elle est une saillie allongée, formée par le bord interne du calcanéum, dont on reconnaît surtout facilement le crochet antérieur, et le cou-de-pied est élargi en conséquence. Plus en avant, on sent la saillie du scaphoïde plus rapprochée du calcanéum qu'à l'état normal, ce qui explique l'inclinaison de la pointe du pied en dedans ; le bord interne du pied est en même temps plus concave et raccourci de 15 à 20 millimètres. Par contre, le bord externe est devenu convexe, ou plutôt il offre un angle obtus dont le sommet répond à la malléole externe, et il paraît plus long que sur le pied sain. Sur un des sujets observés par M. Malgaigne, la voûte du pied s'était creusée davantage, et paraissait aussi profonde sous le bord externe que sous le bord interne. Tous les mouvements actifs du pied sont perdus, mais on peut le porter dans la flexion, l'extension et l'adduction.

Dans les deux cas de M. Malgaigne et dans deux autres appartenant à M. Letenneur, de Nantes, le péroné et le tibia ne présentaient aucune fracture, seulement dans un des cas de M. Malgaigne, on put entendre, après la réduction, un peu de crépitation profonde qui fit croire à une fracture de la partie postérieure de l'astragale.

Dans deux cas de M. Malgaigne, ces luxations étaient sans plaie ; dans ceux de M. Letenneur, au contraire, elles s'accompagnaient de déchirures laissant voir à nu les facettes articulaires.

LUXATION SOUS-ASTRAGALIENNE POSTÉRIEURE.

OBSERVATION.

Luxation sous-astragalienne en arrière.

(Il n'en existe qu'un seul exemple observé par M. Parise.)

Le sujet travaillait dans une carrière, le pied gauche appuyé à plat sur un bloc élevé, quand un éboulement le renversa en avant, la cuisse fortement fléchie sur le tronc, la jambe sur la cuisse, et le pied sur la jambe. Apporté le lendemain à l'hôpital, la disparition de la saillie du talon, la flexion du pied sur la jambe, le recul des os de la jambe, dont l'axe tombait sur la partie postérieure du calcanéum, enfin l'absence de toute crépitation, firent penser à une luxation ; mais un gonflement considérable, accompagné de vives douleurs, empêcha de préciser le diagnostic et de tenter la réduction. Neuf mois après, les choses étaient dans l'état suivant :

Le pied était fléchi à angle droit sur la jambe, sa pointe un peu tournée en dedans, son bord interne tant soit peu abaissé ; il paraissait allongé en avant, les os de la jambe ayant fui en arrière, à ce point que le bord externe touchait presque au tendon d'Achille. En pressant sur le cou-de-pied, on sentait les tendons extenseurs tendus ; au-dessous d'eux, pas de saillie arrondie ; mais, du côté externe, on distinguait une saillie osseuse qui semblait être la tête de l'astragale, et immédiatement en avant une dépression à enfoncer le doigt ; le creux calcanéo-astragalien était peu manifeste et paraissait comblé.

En arrière, le talon était complétement effacé, la jambe aplatie, sa face postérieure était interrompue, au niveau et un peu au-dessous des malléoles, par une saillie osseuse qui soulevait le tendon d'Achille et débordait le talon en arrière de plus de 1 centimètre ; au-dessus de cette saillie, on en sentait une autre moins prononcée, formée par le rebord articulaire postérieur du tibia ; du reste, nulle trace de fracture ni d'écrasement des malléoles, le membre était raccourci de 2 à 3 millimètres.

Enfin, tous les orteils étaient fortement fléchis, quelques mouvements très-faibles de flexion et d'extension pouvaient encore avoir lieu dans l'articulation tibio-tarsienne, tous les autres étaient abolis.

Le tableau des luxations sous-astragaliennes est ainsi complet, et il n'y aurait que peu d'intérêt à décrire isolément ces luxations en dedans ou en dehors, puisque ces luxations se rapprochent beaucoup des variétés de nos luxations *antérieures internes* ou *antérieures externes*.

Nous ajouterons même que la persistance des rapports anormaux dans la luxation sous-astragalienne, tenant à l'*engrénement du bord postérieur* de l'*astragale dans la rainure ligamenteuse du calcanéum*, et en même temps à l'*engrénement du scaphoïde et du col de l'astragale*, qui ne sauraient nécessairement exister sans projection en avant de l'astragale ; les luxations sous-astragaliennes doivent d'une manière constante s'accompagner de projection antérieure de l'os diversement combinée avec des déviations latérales.

PLANCHE XC.

ÉNUCLÉATION DE L'ASTRAGALE.

FIGURE 1. — **Énucléation et rotation.**

A. Tête de l'astragale.
B. Face supérieure.

C. Malléole interne.

FIGURE 2. — **Énucléation, renversement et rotation.**

A. Tête de l'astragale.
B. Face supérieure.

C. Malléole externe.

FIGURE 3. — **Énucléation interne.**

A. Tête de l'astragale.

B. Face calcanéenne postérieure de l'astragale.

FIGURE 4. — **Énucléation antérieure.**

A. Tête de l'astragale.
B. Face supérieure de l'astragale.

C. Face interne.

Nous diviserons comme suit les énucléations de l'astragale :
A. *Énucléation antérieure.*
B. *Énucléation interne.*
C. *Énucléation externe.*
D. *Énucléation en arrière.*
E. *Énucléation avec rotation.*
F. *Énucléation avec renversement.*

A. *Énucléation antérieure.*

Rare comme toutes les énucléations, elle peut exister avec ou sans plaies des téguments. Voic un cas d'énucléation sans plaie rapporté par Desault dans son *Journal de chirurgie.*

OBSERVATION.

Pierre Phifre, jardinier, âgé de vingt-quatre ans et d'une forte constitution, tomba, le 20 février 1788, du haut d'un arbre élevé d'environ quatre toises, le poids du corps porta tout entier sur le pied gauche, sous lequel se trouva une pierre arrondie de médiocre grosseur. Cet homme sentit à l'instant dans le pied un déchirement accompagné d'une douleur très-vive ; les tentatives qu'il fit pour se relever rendant ses souffrances insupportables, il attendit que les autres jardiniers vinssent le prendre et le porter dans son lit. Le chirurgien qui le vit alors, reconnaissant la gravité de la maladie, lui conseilla de se faire transporter à l'Hôtel-Dieu, où il fut reçu douze heures après l'accident.

Le dos du pied était dirigé en dehors, et son bord externe tourné en bas, la partie interne du calcanéum répondait à l'extrémité inférieure du tibia. *On sentait l'astragale sous la peau,* devant le tibia, au-dessus de l'os cuboïde et du dernier cunéiforme, et l'on pouvait le mouvoir avec facilité ; le malade souffrait des douleurs atroces.

Malgré la gravité et l'étendue du déplacement, Desault tenta la réduction, l'obtint, et le malade sortit guéri trente-neuf jours après son accident.

En appliquant aux énucléations de l'astragale la division en variétés directes, externes et internes, que nous avons adoptée pour les luxations sous-astragaliennes, ce cas serait une observation d'énucléation antérieure externe.

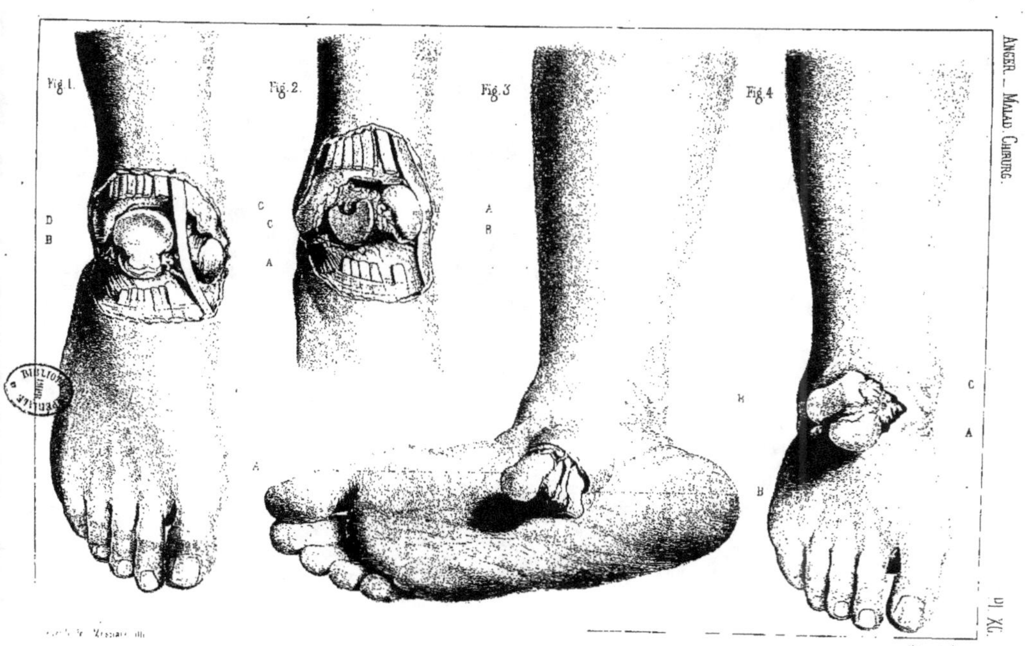

LUXATIONS DE L'ASTRAGALE.

Librairie Germer Baillière

Des cas d'énucléation antérieure interne ont aussi été aussi observés. Ainsi Neill en a observé un exemple sur le cadavre d'une négresse, la tête de l'astragale était fortement portée en avant et en dedans, et dans cette position s'était soudée en arrière avec le calcanéum. Cet exemple est remarqua-

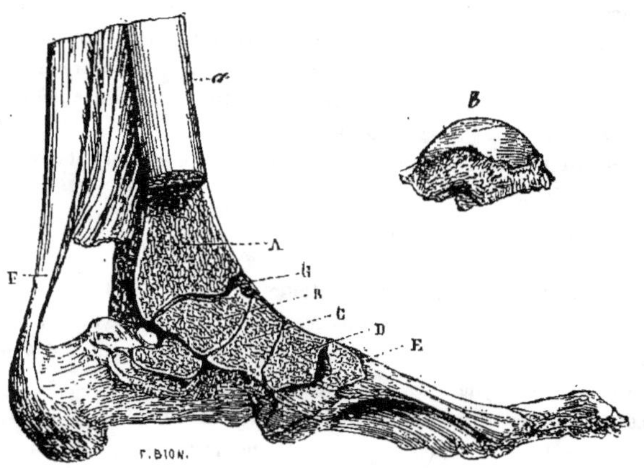

FIGURE 95. — **Énucléation partielle et fracture de l'astragale** (d'après Thierry).

(Le malade mourut quelques années après la guérison de la plaie du cou-de-pied.)

a. Tibia.
A. Coupe de l'extrémité inférieure du tibia.
B. Coupe de la partie restante de l'astragale.
C. Scaphoïde.
D. Deuxième cunéiforme.
E. Coupe du deuxième métatarsien.
F. Tendon d'Achille.
b. Fragment énucléé de l'astragale.

ble, en ce sens qu'il n'y avait point eu de lésion des téguments, tandis que dans trois cas observés par M. Malgaigne, la tête astragalienne s'était fait jour à l'extérieur.

Avec l'énucléation antérieure de l'astragale, dit Guthrie, il peut aussi exister une fracture de l'extrémité inférieure du péroné : Shaw en a observé un cas. Dans les autres exemples de cette énucléation, le péroné est demeuré intact.

B. *Énucléation interne de l'astragale.*

En voici un cas rapporté par Boyer.

OBSERVATION.

Un homme âgé de trente-six ans, de petite stature, mais fort et vigoureux, tomba de cheval, son pied resta engagé dans l'étrier pendant que le cheval continua de galoper ; l'astragale éprouva cette double ou mieux cette triple luxation, à l'ensemble desquelles nous donnons le nom d'énucléation. L'astragale était renversé en dedans sur le tibia, et sa tête, qui avait abandonné le scaphoïde en sortant par la partie interne de la cavité de réception de cet os, formait sous la peau une tumeur très-remarquable.

Le malade ayant été apporté à la Charité, les efforts de Boyer pour réduire furent inutiles : il attendit l'événement en se bornant à un traitement antiphlogistique ; néanmoins une eschare gangréneuse se développa ; l'amputation devint nécessaire et le malade guérit ; l'examen anatomique de la pièce confirma le diagnostic.

Les surfaces articulaires de l'astragale étaient cariées, ainsi que celles du tibia et du péroné.

C. *Énucléation externe de l'astragale.*

Ces énucléations sont des plus rares. En voici un exemple rapporté par M. Malgaigne.

OBSERVATION.

Un homme de quarante-sept ans, en descendant un escalier, avait engagé son pied gauche dans la rampe, tandis que le poids du corps entraînait la jambe à angle droit du côté opposé. Le pied était dans une adduction forcée, la plante regardait en dedans ; la malléole externe faisait en dehors une forte saillie, au-dessous de laquelle on en sentait une autre inégale, anguleuse, reconnaissable pour l'astragale ; la malléole interne déprimée ne pouvait pas être reconnue ; le péroné et le tibia étaient d'ailleurs intacts. Dupuytren tenta la réduction qui fut obtenue, mais la luxation se reproduisit le lendemain. On essaya de repousser l'astragale à l'aide de compresses ; mais une eschare ayant obligé de renoncer à ce moyen, on se borna à maintenir le pied dans une direction à peu près normale, et deux mois après le malade pouvait assez bien se servir de son membre.

Les autres exemples connus de cette luxation, peu nombreux d'ailleurs, s'accompagnaient de déchirures des téguments, avec ou sans fracture du péroné.

D. Énucléation de l'astragale en arrière.

M. Nélaton s'exprime ainsi au sujet de cette énucléation.

Dans certains cas, beaucoup plus rares encore que les précédents, on a vu l'astragale s'échapper par la partie postérieure de l'articulation et se placer entre le tibia et le tendon d'Achille, ainsi que nous avons eu, ajoute-t-il, l'occasion de l'observer à l'hôpital Saint-Louis.

Les symptômes de ces énucléations postérieures sont les suivants : le pied ne subit aucune déviation, il paraît seulement un peu raccourci en avant, le calcanéum garde sa position, mais au-dessus de lui on sent une forte saillie qui repousse en arrière le tendon d'Achille ; comme dans l'observation de M. Nélaton, c'est l'astragale.

Comme nous avons divisé les énucléations antérieures en antérieures internes et antérieures externes, nous pouvons de même diviser celles qui nous occupent en énucléations postérieures externes et postérieures internes. Voici une observation de ces deux variétés ; la première est due à Turner, la seconde a été observée à Londres dans un hôpital.

OBSERVATION I.

Énucléation postérieure externe.

Un employé d'un chemin de fer ayant été heurté au genou par le volant d'une machine avait eu la jambe violemment tournée en dedans, tandis que le pied retenu par quelque obstacle avait été porté en dehors.

A travers une large plaie située derrière la malléole externe, l'astragale faisait saillie, et était tourné de manière que sa facette articulaire était devenue externe. (Cette observation pourrait aussi être regardée comme un cas d'énucléation avec renversement.)

La réduction fut impossible, Turner enleva l'astragale ; et le malade guérit.

OBSERVATION II.

Énucléation postérieure interne.

Un jeune homme, en descendant de voiture, eut le pied pris entre la roue et le marchepied, le pied était à peine déplacé, mais on sentait une tumeur entre le tendon d'Achille et la malléole interne, au-dessous de laquelle existait une dépression considérable ; la réduction fut obtenue avec quelques efforts.

E. Énucléation de l'astragale avec rotation.

C'est un déplacement bizarre du même genre que ceux que nous étudierons bientôt sous le titre d'énucléation par renversement.

Ces déplacements sont le plus souvent complexes, et s'accompagnent presque constamment de fractures.

Rien de régulier dans leur étude, et ces déplacements méritent véritablement bien le nom de dislocation, dénomination qui indique que tout est dérangé sans règles fixes.

En effet, à peine existe-t-il deux observations de luxation avec rotation ou renversement qui se ressemblent.

Dans un cas, M. le professeur Denonvilliers a vu le corps de l'astragale séparé par une fracture, et sa tête restée en place. Le corps de l'os était porté dans une rotation telle qu'il croisait le calcanéum à angle droit, et que sa poulie se montrait à travers les téguments au-dessus et en arrière de la malléole interne. Il en fit l'extraction, mais le sujet succomba.

M. Thierry en cite un cas sans fractures ni complications de plaies, du moins au moment de l'accident.

OBSERVATION.

Il s'agit d'un postillon qui tomba le pied pris sous son cheval, et chez lequel l'extrémité postérieure de l'astragale s'était portée en avant, entre le calcanéum, le cuboïde et le scaphoïde, tandis que la tête de l'os était venue se placer entre la malléole interne et le tendon d'Achille, si bien que l'on avait pu croire d'abord à une énucléation postérieure interne. La réduction fut impossible, et des eschares, en se formant plus tard, entraînèrent l'amputation.

M. Foucher a trouvé sur un cadavre une ancienne énucléation de l'astragale avec rotation telle que la tête de cet os était située immédiatement au-dessous de la malléole interne (Musée Dupuytren).

F. Énucléation de l'astragale avec renversement.

Comme pour les cas d'énucléation avec rotation, il est pour ainsi dire impossible d'assigner des règles fixes à des désordres si étranges : aussi nous nous contenterons d'en rapporter un cas observé par Boyer qui est le premier qui ait parlé de ces énucléations :

OBSERVATION I.

Un homme tombe de cheval et son pied reste engagé dans l'étrier : l'astragale fut renversé sur le tibia, tandis que sa tête faisait une très-forte saillie sous la peau à la partie interne et supérieure du scaphoïde : la réduction fut impossible et l'amputation ayant été pratiquée, la double luxation fut reconnue.

Dans cette observation, Boyer dit bien que l'astragale fut renversée sur le tibia ; mais la description des symptômes semble se rapporter aussi bien à une énucléation sous-astragalienne antérieure interne ; et, en parlant de l'autopsie, il dit bien que celle-ci confirma cette énucléation, mais il n'y parle plus du renversement de l'astragale ; c'est aussi l'opinion de M. Malgaigne qui trouve cette observation peu concluante.

Le musée Dupuytren possède une planche dessinée par M. Malgaigne d'après une pièce appartenant à Liston et dont il donne la description suivante : la tête de l'astragale repose sur le côté externe du scaphoïde, sa poulie articulaire portée en avant est en rapport avec la face interne de la malléole péronière. Le rebord interne de la trochlée, aplati par la pression, répondait à la partie la plus externe de la mortaise tibiale.

Voici une observation assez récente d'énucléation de l'astragale avec plaie et renversement, recueillie par M. le docteur Buisson dans le service de M. le professeur Jarjavay à l'hôpital Saint-Antoine.

OBSERVATION II.

Le 26 mai 1861, entre dans le service de M. Jarjavay un camionneur âgé de trente-six ans. Au moment où cet individu était monté sur un cheval de forte taille lancé au galop, le cheval vint à s'arrêter tout à coup et le malade fut projeté au-dessus du cheval, le pied gauche toucha terre le premier. A son entrée dans le service, on constata une large plaie s'étendant du milieu du cou-de-pied au bord externe du tendon d'Achille et décrivant une ligne courbe embrassant l'astragale. A travers cette vaste plaie, l'astragale sort en entier et se trouve dans la position suivante : la poulie articulaire regarde en haut et en dehors ; la surface malléolaire externe regarde en bas et en dehors ; la surface malléolaire interne en haut et en dedans ; la surface inférieure en dedans : la tête de l'astragale est dirigée en bas et un peu en dehors. L'os n'est plus retenu que par quelques fibres du ligament calcanéo-astragalien, et quelques coups de ciseaux le séparèrent complétement; on remarqua que l'astragale avait subi une perte de substance à ses parties postérieures. Le doigt promené dans la plaie constata le bon état des surfaces articulaires ; la peau était saine, pas de fracture des malléoles, du scaphoïde ni du calcanéum ; mais il y a déchirure des gaînes des extenseurs et des péroniers latéraux.

Il survint de nombreux accidents, abcès, fusées purulentes, diarrhée, eschares au sacrum, etc. : le 10 août, M. Jarjavay se décida à l'amputation, mais cette opération ne put sauver le malade, qui succomba le 20 août. Son moral avait constamment été mauvais. (Thèse de Guyesse, *Des traumatismes du cou-de-pied.*)

LUXATION SOUS-SCAPHOÏDIENNE DE L'ASTRAGALE.

On ne connaît, je crois, qu'un seul cas de cette luxation, qui pour M. Broca constituerait une luxation en haut du scaphoïde. Cette observation est due à M. Chassaignac.

OBSERVATION.

Un homme atteint de délire furieux se porte à la poitrine trois coups de couteau et se précipite d'un cinquième étage sur le sol. Les deux pieds, dans leur position tarsienne, supportent toute la violence du choc, car on n'a trouvé de fracture sur aucune autre partie du corps.

Le pied gauche présente une luxation de l'astragale avec fractures multiples de l'os, dont la tête est chassée en dedans. Le pied droit présente une véritable luxation *sous-scaphoïdienne* de l'astragale, et offre les dispositions suivantes :

L'aspect général du pied présente une sorte d'enfoncement de la jambe dans la première rangée du tarse, comme si l'astragale broyé se fût affaissé sous le poids des os de la jambe. Le pied est sensiblement raccourci dans son sens antéro-postérieur, et présente à sa face dorsale, à la distance d'un centimètre à peine de l'extrémité inférieure du tibia, une saillie abrupte, que l'on reconnaît tout d'abord appartenir au scaphoïde.

Avant toute dissection, on reconnaît aussi que la tubérosité interne du calcanéum a été brisée, mais le reste de l'os est intact.

Après dissection, on observe un déplacement en masse du scaphoïde qui, suivi des deux premiers cunéiformes et des deux premiers métatarsiens, a passé au-dessus de la tête de l'astragale et repose par le bord inférieur de sa facette articulaire sur le collet de l'astragale.

La tête de l'astragale a donc déchiré complétement le ligament calcanéo-scaphoïdien, s'est enclavée à la place de ce ligament entre le calcanéum et le scaphoïde, prenant une situation tout à fait fixe et dont les plus grands efforts ne peuvent la dégager.

Toute la moitié interne du pied a donc subi une espèce de refoulement vers la jambe, en passant par-dessus la tête de l'astragale, et cependant le pied n'est incliné ni à droite, ni à gauche, et se maintient dans sa rectitude et sous son angle habituel. Or, voici par suite de quelle disposition curieuse la moitié externe du pied, composée du troisième cunéiforme, du cuboïde et des trois derniers métatarsiens, a permis au refoulement général du pied de s'effectuer sans déviation.

D'abord le troisième cunéiforme, complétement luxé et déprimé de toute sa hauteur vers la face plantaire, a permis au troisième métatarsien de passer au-dessus de lui. Ensuite, le cuboïde, maintenu dans ses rapports normaux avec le calcanéum, présente tout près de sa face articulaire métatarsienne une fracture, par suite de laquelle les deux derniers métatarsiens, emportant avec eux leur surface d'articulation cuboïdienne, ont suivi le refoulement général du pied, en se portant un peu au-dessus du cuboïde.

Le tendon du long péronier latéral s'est maintenu, malgré tout ce désordre, dans sa position naturelle : seulement, à son extrémité insertionnelle, il se relève brusquement pour suivre la tête du premier métatarsien, relevée elle-même par suite de ses connexions avec le premier cunéiforme et le scaphoïde.

L'astragale ayant subi un mouvement de révolution verticale, oppose en avant la partie supérieure de sa poulie articulaire, de telle sorte que, sans aucun déplacement de latéralité, il y a subluxation de l'os dans son articulation jambière.

Le tendon du jambier antérieur est fortement soulevé en avant; les tendons du long fléchisseur des orteils passent sous la tête de l'astragale, laquelle maintient béant un large hiatus à la face interne du pied.

TRAITEMENT DES LUXATIONS SOUS-ASTRAGALIENNES ET DES ÉNUCLÉATIONS AVEC PLAIE.

Lorsque l'astragale est complétement ou incomplétement énucléé, il faut pratiquer l'extraction de la partie énucléée, l'astragale ayant en effet perdu tous ses rapports, ces moyens d'union vasculaires sont détruits et il se nécroserait. L'amputation ne devra être pratiquée qu'au moment où des accidents formidables d'inflammation, de gangrène ou d'emphysème, etc., viendraient à se montrer. C'est par conséquent un moyen intime auquel il faut toujours préférer la *réduction*, si elle est facile, ou la *résection*, si la réduction ne peut être obtenue.

PLANCHE XCI.

LUXATION MÉDIO-TARSIENNE ET FRACTURE DU SCAPHOÏDE.

FIGURE 1. — Vue antérieure.

A. Tête de l'astragale luxée au-dessus du scaphoïde.

B. Face antérieure du calcanéum luxée au-dessus du cuboïde.

FIGURE 2. — Vue interne.

A. Tête de l'astragale luxée au-dessus du scaphoïde.

B. Fragment osseux comprenant la moitié postérieure du scaphoïde énucléé en arrière.

FIGURE 3. — Vue antérieure des os dénudés des ligaments.

A. Astragale.
B. Calcanéum.
C. Cuboïde.

D. Scaphoïde.
E. Un fragment du scaphoïde.

Ces luxations sont rares et peu connues; J. L. Petit est le premier qui en ait parlé, et voici ce qu'il en dit :

« On a quelquefois pris pour une luxation de tout le pied la luxation de l'astragale et du calcanéum à leur articulation avec le scaphoïde et le cuboïde. Je ne l'ai vue que deux fois, et toutes les deux avaient été causées par l'engagement du pied sous la barre de fer qui fait le pont du ruisseau des portes cochères. On conçoit aisément que, le pied étant ainsi retenu, si le corps est emporté d'un côté ou d'un autre, il y aura luxation, non de l'astragale avec la jambe, mais de l'articulation de l'astragale et du calcanéum avec le scaphoïde et le cuboïde. Cette maladie se connaît par la seule difformité qui indique le côté où les os se trouvent logés.

« ..... Cette luxation est sujette à bien moins d'accidents que la première (c'est-à-dire la luxation du pied); mais la réduction en est plus difficile, parce qu'on a moins de prise pour faire les extensions. »

En voici une observation due à A. Cooper :

OBSERVATION.

Un ouvrier travaillant au pont Southwark reçut une lourde pierre qui passa lentement sur son pied. On le porta aussitôt à l'hôpital de Guy. Le calcanéum et l'astragale étaient en place, mais la partie antérieure du pied était tournée en dedans. Lorsque les étudiants l'examinèrent, ils trouvèrent cette lésion si semblable au pied-bot, qu'ils ne pouvaient pas croire que cette forme fût le résultat d'une cause traumatique. Mais, ayant reçu l'assurance qu'avant l'accident le pied de cet homme était bien conformé, ils firent l'extension en fixant le talon et la jambe ; l'avant-pied fut alors tiré en dehors, et la réduction fut ainsi obtenue. Cinq semaines après, cet homme sortit de l'hôpital ayant recouvré toutes les fonctions de son pied.

M. Broca, préoccupé de la pensée que les traumatismes du cou-de-pied sont presque toujours des luxations sous-astragaliennes, discute ces deux observations et conteste le diagnostic dans les deux cas. Il s'appuie surtout sur le manque d'autopsies vérificatives, et pense que l'on a fait dans les deux cas une erreur de diagnostic.

Mais, si les faits fournis par A. Cooper ne sont pas une affirmation puissante, la proposition de M. Broca ne doit pas non plus être regardée comme une négation bien scientifique.

Voici une observation nouvelle, dans laquelle l'autopsie demandée par M. Broca a été pratiquée.

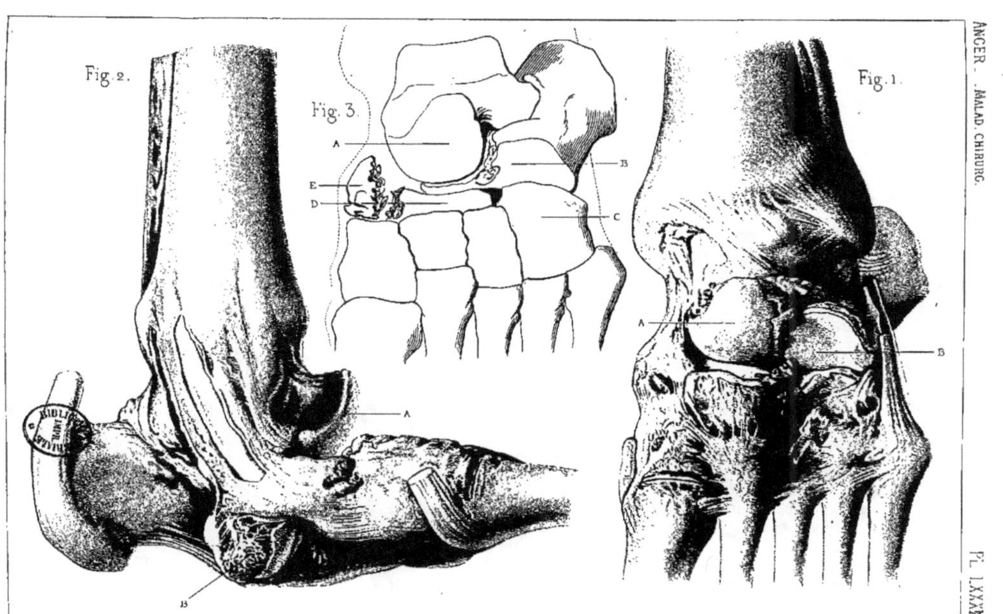

LUXATION MÉDIO - TARSIENNE.

Librairie Germer Baillière

OBSERVATION.

Un homme entre à la Charité, blessé au pied gauche, ayant sauté d'une hauteur qu'il ne peut déterminer, fuyant pour échapper à un incendie.

Le pied malade est examiné avec soin : léger aplatissement de la voûte du pied, gonflement considérable ecchymotique et bientôt inflammatoire. Point de tumeur osseuse anormale accessible à la palpation ; point de crépitation. Un érysipèle survient et le malade meurt.

A l'autopsie, on constate l'existence de la luxation médio-tarsienne, représentée planche CXI. La tête de l'astragale était au-dessus et en avant du scaphoïde ; la facette cuboïdienne du calcanéum se trouvait située sur la face supérieure du cuboïde. Les ligaments calcanéo-scaphoïdiens supérieur et calcanéo-cuboïdien interne étaient rompus et arrachés à leur insertion antérieure.

Le déplacement était difficile à réduire, même après la dissection. Il n'y avait de fracture qu'en un point : c'était à la partie antérieure du scaphoïde, dont le tubercule était presque totalement arraché.

Voici quelques exemples de luxations très-insolites des os du tarse.

OBSERVATION.

Luxation simultanée non encore décrite des trois os cunéiformes sur le scaphoïde.

Gérard, infirmier militaire de la division d'Alger, âgé de trente-sept ans, appartenait, en 1853, à l'hôpital militaire de Lagouath, établissement improvisé à la hâte dans une agglomération de maisons d'indigènes.

Le 10 janvier au soir, se dirigeant mal par l'obscurité, il manqua l'escalier qui descendait d'une galerie du premier étage, et se précipita lourdement de 4 mètres environ de hauteur. Dans ce saut périlleux, ses mains rencontrèrent le fût d'une colonnette de pierre, qui servit ainsi de conducteur à la masse du corps et lui conserva sa verticalité jusqu'en bas. La chute porta donc entièrement sur la plante des pieds, et vraisemblablement de préférence sur la plante du pied droit.

Gérard subit un traitement assez long pour combattre les accidents qui survinrent, et sur la nature desquels il nous a été impossible d'obtenir de lui des renseignements exacts ; toujours est-il qu'il en resta une claudication marquée et une complète inaptitude à servir. Ses chefs l'évacuèrent sur le dépôt d'Alger pour y être l'objet d'une proposition de retraite.

Voici l'état dans lequel je le trouvai, à propos d'une opération de contre-visite à l'hôpital de Dey, il y a deux ou trois mois, et tout récemment, en l'examinant de plus près, chez moi, en présence de mon frère, le docteur F. Bertherand, médecin de l'artillerie, et de plusieurs autres médecins et chirurgiens militaires et civils.

Le pied droit est notablement fléchi sur la jambe ; cette flexion, plus apparente que réelle au fond, se remarque surtout au bord interne ; elle résulte de ce que les trois premiers métatarsiens ne peuvent pas, comme le quatrième et le cinquième, s'appliquer naturellement sur le sol. Ils sont relevés en avant, de manière à former avec l'horizon un angle aigu dont le sommet répond en arrière des articulations cunéo-scaphoïdiennes. En un mot, les trois premiers métatarsiens et les trois cunéiformes sont soulevés, et constituent un plan supérieur au reste de la face dorsale du pied.

Au côté externe de ce soulèvement osseux, on sent distinctement un pan vertical : c'est la face externe du troisième cunéiforme, séparé d'avec le cuboïde ; au côté interne, une dépression qui augmente beaucoup en cet endroit l'excavation normale de la voûte plantaire.

En arrière, il existe une autre dépression, due à ce que la face supérieure du scaphoïde se trouve maintenant plus basse que le dos de la mortaise cunéenne ; dans cette cavité on perçoit, plus rigides, plus saillants et plus détachés, les tendons des muscles *jambier antérieur*, en dedans, *extenseur du gros orteil et grand extenseur des orteils*, en dehors.

Si l'on compare le pied affecté avec son congénère, on constate une véritable atrophie, manifestement produite par le défaut d'exercice de cette portion de membre, car, depuis deux ans passés, elle ne fonctionne plus que très-imparfaitement. Aussi les articulations du tarse et du métatarse sont-elles presque tout à fait ankylosées. En outre, la rétrocession des trois cunéiformes, sur le scaphoïde, a raccourci de 15 millimètres environ la longueur du bord interne du pied.

Le malade marche, du côté droit, exclusivement sur le talon. En effet, par suite de redressement forcé de la pointe des premier, second et troisième orteils, l'application exacte de sa plante au sol ne pourrait s'obtenir que par une flexion prononcée de la jambe sur le pied. Tout le haut du corps serait alors porté outre mesure en avant, et les conditions d'équilibre dans la station, dans la progression surtout, deviendraient très-difficiles à régler. (A. Bertherand, *Bulletin de la Société de chirurgie*, 1857.)

Pour en finir avec les luxations du tarse, nous rapporterons une observation de luxation du grand cunéiforme, cas unique probablement dans la science.

OBSERVATION.

Luxation du grand cunéiforme.

Nous avons eu occasion d'observer une luxation du grand cunéiforme produite par le passage d'une roue de voiture sur le pied ; il existait une plaie correspondant à l'union de cet os avec le scaphoïde. Par cette plaie sortait l'angle postérieur et inférieur du cunéiforme, qui avait, d'ailleurs, éprouvé un mouvement tel qu'il était venu se coucher transversalement sur le petit cunéiforme. La réduction fut impossible ; nous pratiquâmes l'extirpation de l'os déplacé, et le malade guérit complétement, malgré une inflammation assez vive, suivie d'une suppuration fort abondante. (Nélaton, *Pathologie chirurgicale.*)

En 1864 il s'est présenté dans le service de M. Laugier un malade qui, à la suite d'une chute sur le pied, avait observé la production d'une tumeur que M. Laugier reconnut être une *luxation en haut du deuxième cunéiforme ;* c'était certainement une *énucléation* très-incomplète, puisque l'os ne faisait pas saillie de plus d'un centimètre. La réduction tentée par des pressions considérables ne réussit pas tout à fait, et il resta toujours sur le pied une grosseur. Selon nous, dans ce cas, il y avait en même temps fracture, nous avons senti la crépitation. L'observation, prise avec un soin remarquable, a été consignée dans la *Gazette des hôpitaux*, par M. Dodeuil, chirurgien très-distingué à Ham, alors notre collègue d'internat chez M. Laugier.

COMPLICATIONS DES TRAUMATISMES DU COU-DE-PIED ET DES INDICATIONS QU'ELLES RÉCLAMENT.

La plupart des complications qui peuvent se présenter et qui malheureusement ne se présentent que trop souvent dans les fractures et les luxations du cou-de-pied, appartiennent à toutes les luxations et les fractures en général.

Je n'ai point ici à faire d'une manière générale l'histoire de la contusion, de la rupture des ligaments et capsules fibreuses, de la contraction spasmodique des muscles, des hémorrhagies, des déchirures des nerfs, des plaies de toute nature, primitives ou consécutives, que l'on rencontre aux téguments, de la douleur, de l'inflammation, de la gangrène, du tétanos, de l'ankylose, des esquilles, etc. ; mais, après avoir dit qu'il n'est pas un seul de tous ces accidents que l'on ne rencontre dans les traumatismes du cou-de-pied, je me bornerai à quelques considérations sur les plus fréquentes de ces complications, l'inflammation, le spasme musculaire, puis, reprenant rapidement chacun de ces traumatismes et examinant s'il est quelqu'une de ces complications que l'on y rencontre plus particulièrement, j'ajouterai quelques-mots sur leur traitement.

Une complication très-ordinaire de la fracture de l'extrémité inférieure du tibia est une communication avec l'intérieur de l'articulation tibio-tarsienne. Mais les suites en sont ordinairement heureuses, quand on parvient à obtenir la réunion de la plaie, ce qu'on obtient, dit A. Cooper, en recouvrant la déchirure de la peau avec de la charpie trempée dans le sang, et en laissant ce topique jusqu'à ce qu'il se sépare de lui-même. On doit appliquer le même appareil que dans la fracture simple ; mais on est obligé de varier la position suivant le lieu qu'occupe la plaie. La suppuration elle-même, dans la plupart des cas, n'est point un obstacle au rétablissement des malades, à moins qu'ils ne soient très-avancés en âge.

De l'inflammation comme complication. — L'inflammation est une des complications les plus fréquentes des traumatismes du cou-de-pied, surtout quand ils sont accompagnés de plaies, et c'est contre elle que doivent tendre en grande partie les efforts du chirurgien. De tous les moyens propres à la prévenir, le plus efficace est sans contredit la réduction. Mais, si l'inflammation existe déjà avant la réduction, le chirurgien se trouve embarrassé; car il aura la crainte d'augmenter cette inflammation par des manœuvres qui, peut-être, resteront inutiles. Se plaçant à ce point de vue, Chopart proscrivait toute tentative de réduction jusqu'à cessation des accidents inflammatoires, mais Desault et Dupuytren la regardent au contraire comme le moyen le plus puissant de combattre cette inflammation, en lui enlevant ainsi sa principale cause : M. Nélaton, et la plupart des chirurgiens modernes se sont rangés à cet avis.

Parmi les différents moyens antiphlogistiques que le chirurgien a à sa disposition, celui des irrigations continues d'eau froide est un des plus puissants; nous en citons plus loin une heureuse application dans un cas de fracture double des deux os de la jambe avec luxation tibio-tarsienne.

Nous terminons ici l'histoire des complications des luxations des membres. Il en est deux sur lesquelles nous tenons à revenir. Leur importance est considérable, et comme elles se présentent souvent dans les traumatismes du cou-de pied, leur histoire ne sera point déplacée dans cet endroit. La première est l'*emphysème traumatique*, la seconde l'*embolie traumatique*.

Emphysème traumatique. — Nous avons déjà rapporté une observation d'emphysème traumatique en parlant des fractures de la rotule. Nous avons donné l'observation d'un blessé dont le membre s'était infiltré de gaz et qui cependant avait guéri. Il s'en faut de beaucoup que la terminaison soit toujours aussi heureuse, quand à la suite des traumatismes, les membres deviennent sonores à la percussion et que la pneumatose est évidente. Il y a en effet un grand nombre de formes d'emphysèmes des membres, et à chacune de ces formes se rapporte un pronostic spécial.

Nous admettrons deux formes d'emphysème traumatique :

I. L'emphysème traumatique simple ou primitif;

II. L'emphysème traumatique consécutif ou inflammatoire et gangréneux.

L'emphysème traumatique simple est une maladie mystérieuse : un homme reçoit un coup de bâton sur la cuisse, immédiatement après le coup, il se produit une tumeur gazeuse reconnaissable à la percussion : puis le gaz se résorbe et le blessé guérit sans accidents, il faut bien admettre que dans ce cas le tissu cellulaire irrité par une violence sécrète des gaz dans l'emphysème simple primitif, comme dans d'autres cas il sécrète de la sérosité ou du sang. Cette forme d'emphysème est peu grave, mais excessivement rare.

2° L'emphysème traumatique inflammatoire et gangréneux est bien plus fréquent et bien plus grave; souvent dans les écrasements des membres, les luxations du cou-de-pied, le bras, la jambe ou le pied se gonflent au début des phénomènes inflammatoires; la peau rougit; comprimée de dedans en dehors et enflammée elle laisse exsuder de la sérosité sous-épidermique (phlyctènes inflammatoires), puis l'emphysème se produit. Le membre sonne comme un tambour, en même temps que les gaz se développent dans le tissu cellulaire, ils se produisent dans les veines, dans les muscles, dans les artères, etc., etc.

M. Maisonneuve a particulièrement appelé l'attention sur la production des gaz dans les vaisseaux, et c'est la marche rapide des gaz, des petits rameaux dans les gros troncs veineux, qui lui a permis d'expliquer la marche ascendante et rapidement fatale de l'emphysème inflammatoire et gangréneux si une opération pratiquée de très-bonne heure ne vient en quelque sorte tarir la source des gaz et prévenir l'infection de toute l'économie. *C'est un précepte dans les cas d'emphysème traumatique consécutif, ou inflammatoire et gangréneux, d'amputer tout de suite sans perdre un instant et dans un point que les gaz n'ont pas encore envahi.*

L'*embolie traumatique* est encore une de ces complications formidables qui peuvent survenir à titre de complication phlegmasique ou secondaire. Le transport des caillots sanguins dans le système veineux est admis et bien démontré depuis quelques années. Les travaux de Virchow, de Ball, auxquels nous joindrons ceux de Malherbe (de Nantes), zélé défenseur de la doctrine, ont mis hors de doute que les coagulums et les exsudations de la phlébite pouvaient, sous l'influence des contractions mus-

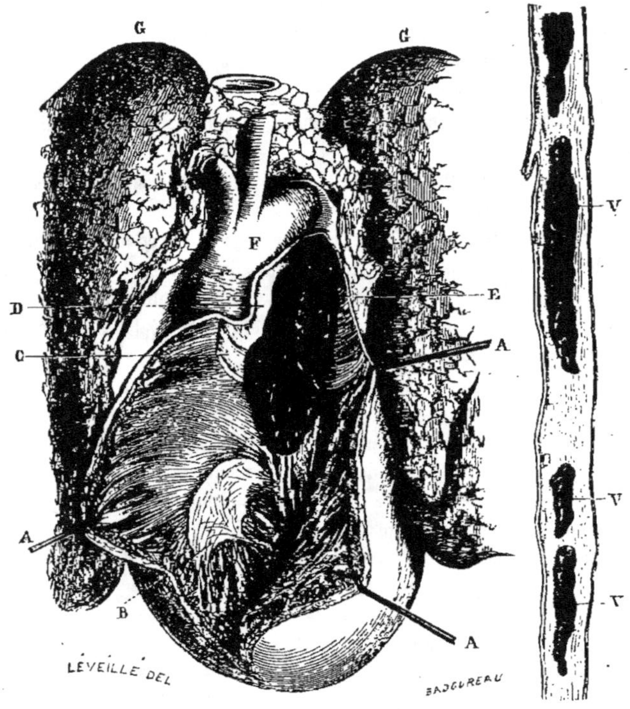

Fig. 96. — **Embolie chirurgicale de l'artère pulmonaire.**

A, A, A. — Érignes écartant les parois du ventricule droit. — E. Embolie veineuse enroulée plusieurs fois sur elle-même et oblitérant l'artère pulmonaire. — C. Valvules sigmoïdes. — D. Artère pulmonaire. — F. Aorte. — G, G. Poumons. — V, V, V, Caillots dans la veine fémorale. — B. Valvule auriculo-ventriculaire droite.

culaires, sous l'influence de l'aspiration produite par le jeu de la poitrine, etc., faire remonter jusqu'au cœur des bouchons fibrineux qui, entravant les mouvements de l'organe central de la circulation, produisent souvent la mort subite par syncope.

Après les remarquables travaux des Virchow, des Malherbe, il n'y avait pas sans doute grand mérite à soupçonner l'embolie chirurgicale le jour où l'on verrait mourir subitement un blessé dont le membre était infiltré de sang, gonflé et un peu œdémateux. Mais comme ce serait mépriser les découvertes scientifiques que de ne pas revendiquer sa part de gloire pour en avoir fait comprendre toute l'importance, nous remettrons encore une fois sous les yeux du lecteur l'embolie de l'artère pulmonaire, première embolie chirurgicale, découverte par nous à l'hôpital de la Charité, dans le service du professeur Velpeau, et présentée à l'Institut par ce savant, qui se serait fait un titre de plus à notre reconnaissance en mentionnant le nom de son élève le plus dévoué.

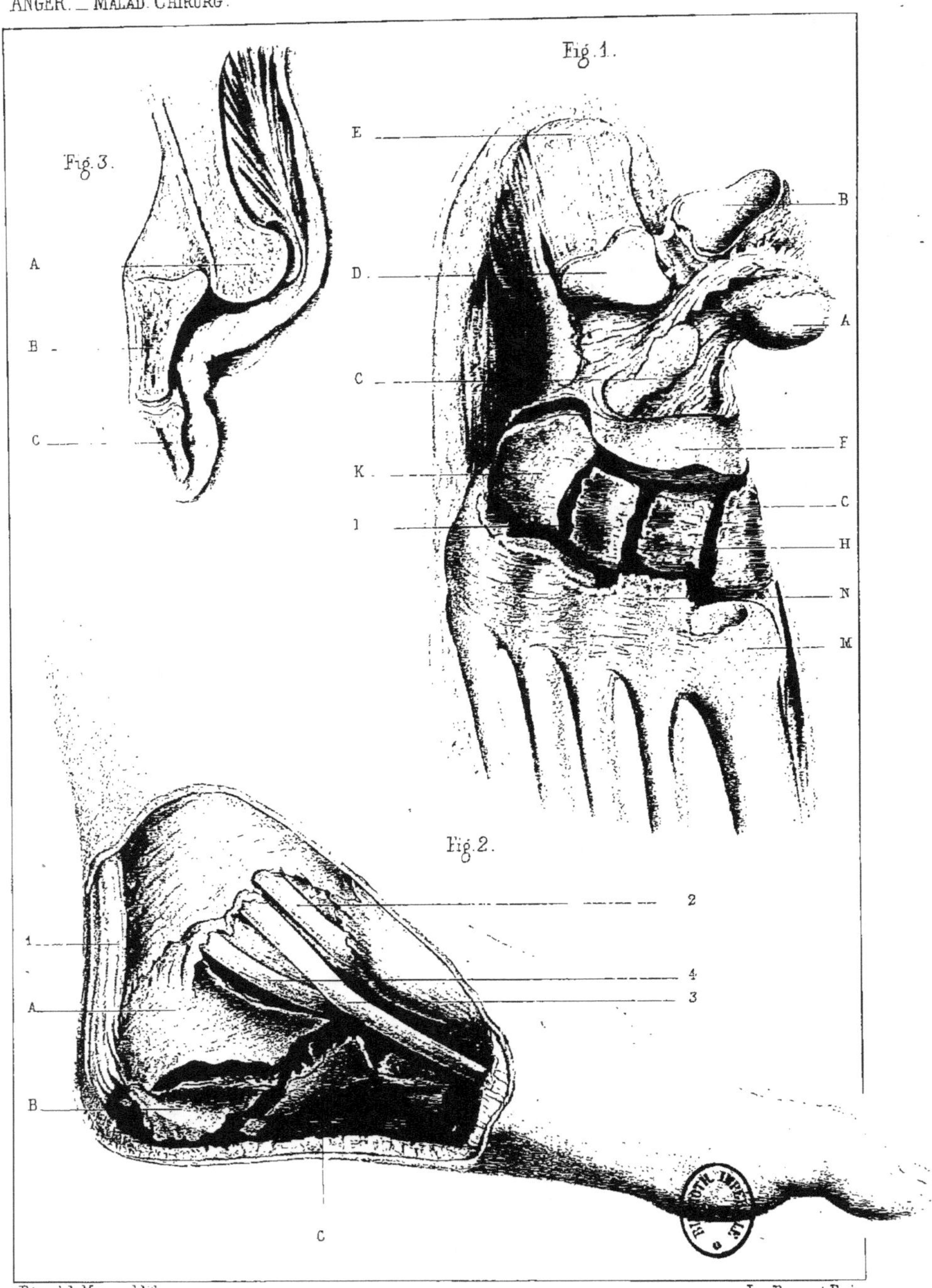

Bion del. Mesnard lith.   Imp. Becquet, Paris.

OS DU TARSE _ LUXATION DU GROS ORTEIL _ FRACTURE DU CALCANÉUM.

Librairie Germer Baillière.

PLANCHE XCII.

FRACTURE DU CALCANÉUM ; LUXATIONS DU GROS ORTEIL.

FIGURE 1. — **Rapports des os du tarse.**

A. Tête de l'astragale.
B. Facette articulaire postérieure de l'astragale.
C. Facette astragalienne antérieure du calcanéum.
D. Facette astragalienne postérieure du calcanéum.
E. Tubérosité postérieure du calcanéum.
F. Scaphoïde.

G. Premier cunéiforme.
H. Second cunéiforme.
I. Troisième cunéiforme.
K. Cuboïde.
M. Premier métatarsien.
N. Second métatarsien.

FIGURE 2. — **Fracture du calcanéum.**

A. Fragment supérieur du calcanéum.
B, C. Fragments du calcanéum.
1. Tendon d'Achille.

2. Tendon du tibial postérieur.
3. Tendon du long fléchisseur commun des orteils.
4. Tendon du fléchisseur propre du gros orteil.

FIGURE 3. — **Luxation métatarso-phalangienne du gros orteil.**

A. Tête du premier métatarsien.
B. Première phalange.

C. Seconde phalange.

LUXATION DU CALCANÉUM.

La luxation du calcanéum entraîne la déchirure des moyens d'union qui unissent cet os à l'astragale et au scaphoïde. Cette luxation, dont quelques auteurs ont cru voir l'indication dans les livres hippocratiques a été en réalité décrite pour la première fois par Galien, en commentant le *Traité de fractures.*

Ambroise Paré a consacré deux chapitres à la description de la *luxation du calcanéum,* dont il présente l'histoire après la luxation tibio-tarsienne (luxation du grand fossile ou luxation de l'astragale).

La luxation du calcanéum fut admise par les chirurgiens qui suivirent Ambroise Paré ; Municks même admit quatre variétés de luxations du calcanéum, en avant, en arrière, etc.

Mais Jean-Louis Petit, ne croyant pas à la possibilité de la rupture du ligament sous-astragalien, en rejeta l'existence d'une manière absolue. Depuis Jean-Louis Petit jusqu'à ces temps derniers, il n'en a plus été question.

Quelques observations récentes ont paru en démontrer la possibilité ; mais le lecteur verra à leur lecture qu'elles sont loin d'indiquer d'une façon positive l'existence de la luxation du calcanéum ; nous les empruntons au remarquable mémoire de M. Broca, sur *les Luxations sous-astragaliennes.*

OBSERVATION I.

1° Le calcanéum peut, à la suite d'une chute sur le talon, se luxer en dehors dans les articulations avec l'astragale et avec le cuboïde. On doit s'efforcer de repousser l'os à sa place, et de l'y maintenir par un bandage convenable.

2° A la suite d'une ancienne luxation du calcanéum, j'ai observé une fois une dégénérescence comme éléphantiasique et une tuméfaction de la jambe, ce qui rend l'amputation nécessaire. (Chelius.)

OBSERVATION II.

Un ouvrier, âgé de trente-cinq ans, tomba sur les pieds dans le fond d'une carrière. Il se blessa au pied gauche La nature de son mal ne fut pas reconnue, on ne fit aucun traitement convenable, et, *onze mois après*, la marche étant difficile et douloureuse, le malade entra à l'Hôtel-Dieu pour se faire traiter. Voici ce qu'on constata sur lui : La tubérosité antérieure du calcanéum faisait saillie en dehors, au-dessous et en avant de la malléole externe. La protubérance du talon était déviée en dedans et en bas ; le cou-de-pied, examiné du côté de sa face dorsale, paraissait beaucoup plus large que sur l'autre pied. Les parties étaient à demi ankylosées ; on sentait des craquements dans l'articulation tibio-tarsienne. On n'avait encore fait aucune tentative pour guérir ce malade, lorsque M. Rognetta publia l'observation. (Rognetta.)

OBSERVATION III.

Un vieillard nommé Hall, domestique, tomba dans un escalier, en avril 1827, et se luxa le cou-de-pied. Howship trouva le pied rejeté en dehors, le péroné fracturé, et les ligaments latéraux internes rompus. Le membre resta plus de deux mois dans un appareil ; mais cet homme, à qui l'on avait permis de marcher avec des béquilles sans appuyer le pied, ne se soumit pas à cette dernière recommandation. C'est pourquoi les fragments du péroné, trop faiblement unis, cédèrent, et permirent la reproduction du déplacement.

Le malade resta donc boiteux ; il ne pouvait marcher qu'à l'aide d'un bâton. Au bout de deux ans il mourut d'autre chose. Son pied fut disséqué et placé dans le musée d'Howship ; de là il passa dans le musée du collége des chirurgiens, où il est encore. Voici ce qu'on observe sur cette pièce : Il n'y a *aucune trace* de la fracture du péroné. L'astragale est ankylosé avec le tibia, le péroné et le calcanéum ; ces quatre os ne font plus qu'une masse unique ; mais le calcanéum est placé sur l'un des côtés de l'astragale, au lieu d'être au-dessous de lui. La tête de l'astragale reste articulée avec le scaphoïde ; *le calcanéum est quelque peu séparé du cuboïde*. (Howship.)

FRACTURE DE L'ASTRAGALE.

Les fractures de l'astragale sont extrêmement rares.

Les formes de la fracture de l'astragale présentent de grandes variétés.

Nous avons vu plusieurs fois sur des blessés amputés pour des fractures compliquées de la jambe, des fêlures divisant incomplétement l'astragale.

Dans un cas, nous avons observé à l'autopsie la séparation complète de la tête de l'astragale.

On a encore observé : une fracture qui s'étendait dans le sens antéro-postérieur du corps de l'os, avec fracture transversale incomplète du col ; une fracture divisant l'os à peu près transversalement, en deux moitiés, l'une antérieure, l'autre postérieure (Malgaigne) ; l'astragale fendu en deux ou trois directions (Lousdale) ; l'astragale divisé presque horizontalement en deux fragments, l'un supérieur, l'autre inférieur. (Fait communiqué par Rumsey à A. Cooper.)

Les fractures de l'astragale ne peuvent guère être reconnues sur le vivant, elles ne donnent presque jamais lieu à la crépitation, et elles ne s'accompagnent que bien rarement de déformation. M. Rognetta paraît avoir deux fois diagnostiqué la fracture simple de l'astragale : il lui a été possible de reconnaître la fracture à une sensation spéciale de crépitation, fournie par le toucher rappelant le bruit de noix enfermées dans un sac. Comme les malades ont guéri, il doit rester encore quelque doute sur l'exactitude du diagnostic.

Enfin nous avons décrit dans les énucléations de l'astragale, et sous le nom d'*énucléations partielles*, des cas dans lesquels l'astragale est brisé ; des fragments plus ou moins volumineux sortent par des plaies.

FRACTURES DU CALCANÉUM.

Il existe deux espèces bien tranchées de fracture du calcanéum :

1° Les fractures par arrachement ;

2° Les fractures par écrasement.

La fracture du calcanéum a été bien étudiée par Malgaigne, qui nous a appris à peu près tout ce que nous savons sur la fracture par écrasement.

La fracture par arrachement, ou l'arrachement de l'insertion du tendon d'Achille, n'est point aussi commune que pourrait le faire croire le grand nombre d'observations publiées dans les auteurs.

Beaucoup de fractures par l'écrasement ont été regardées comme produites par la contraction musculaire. On ne sera point étonné de cette confusion, quand on remarquera que c'est presque toujours dans des chutes sur le talon que ces fractures se sont produites, et que dans le plus grand nombre des cas, l'écrasement a dû agir en même temps que la contraction du triceps.

Desault a publié deux observations, dans lesquelles il paraît bien démontré que la fracture a eu lieu par arrachement, les malades étant tombés sur la pointe du pied.

Le diagnostic peut être porté avec certitude quand on sent un fragment osseux remonté dans l'extension de la jambe, se rapprochant du calcanéum dans la flexion et mobile en tous sens.

La consolidation se fait d'ordinaire avec une grande rapidité ; dans une observation de Lisfranc, le fragment écarté se réunit d'abord par un cal fibreux, puis il finit par perdre toute mobilité ; c'est-à-dire qu'il se fit un cal osseux.

TRAITEMENT DES FRACTURES DU CALCANÉUM PAR ARRACHEMENT.

Le pied sera étendu sur la jambe, la jambe fléchie sur la cuisse, et une pression directe exercée sur le fragment arraché, pour en obtenir le récollement.

On pourra recourir, pour remplir cette dernière indication, ou à un bandage unissant fait avec des bandes (J. L. Petit), ou à cet appareil sous lequel on met une compresse transversale pour ramener en bas le fragment supérieur (Desault).

On pourra chausser le pied blessé d'une pantoufle munie à son talon d'une longue courroie qui s'enroule sur un treuil fixé à la partie postérieure d'une genouillère de cuir, serrée à la fois au-dessous du genou (J. L. Petit) ; attacher au talon d'un chausson de cuir ou de laine, un ruban solide qui vient se boucler à la partie postérieure d'une jarretière placée au-dessus du genou, etc., etc.

FRACTURE DU CALCANÉUM PAR ÉCRASEMENT.

La fracture par écrasement est presque toujours produite par une chute sur le talon.

M. Huguier a observé une fois la fracture par écrasement du calcanéum produite par des pressions latérales. Et sur le cadavre, nous avons observé qu'on peut toujours très-facilement briser le calcanéum en le faisant reposer sur sa face interne et en frappant sur sa face externe.

Nous avons vu une fois l'écrasement des deux calcanéums à la suite d'une chute sur les deux talons.

L'écrasement peut être plus ou moins complet ; voici quelques variétés observées à l'autopsie par Malgaigne.

OBSERVATION I.

Chute d'une fenêtre à la hauteur d'appui.

Une fracture horizontale aboutissant au bas de sa grande facette articulaire a d'abord divisé le calcanéum en deux moitiés superposées, dont la supérieure était enfoncée en avant dans le tissu spongieux de l'autre à une profondeur de 4 à 5 millimètres. Cette portion supérieure est à son tour partagée en deux par une fracture antéro-postérieure ; et ces deux nouveaux fragments laissent entre eux un espace de 4 à 5 millimètres en avant. Le fragment interne, seul mobile, avait donné lieu pendant la vie à une crépitation sourde et confuse : tous les autres, y compris ceux de diverses fractures occupant la partie antérieure, la face interne et la face inférieure de l'os, étaient tellement maintenus, soit par l'enveloppe fibreuse de l'os, soit par leur enclavement les uns dans les autres, qu'il était impossible d'y reproduire la moindre crépitation.

Au total, l'os était écrasé de haut en bas et avait perdu de sa hauteur ; en même temps, les fragments avaient subi un écartement qui augmentait sa largeur normale. Ainsi, au bord postéri eur de sa grande surface articulaire, il était réduit à 4 centimètres de hauteur, et au niveau de sa petite apophyse, sa largeur était de 55 centimètres. (Malgaigne, *Traité des fractures*, et atlas, pl. XVI, fig. 9.)

OBSERVATION II.

Chute de 8 à 9 mètres de haut.

La hauteur de l'os, au bord postérieur de la grande surface articulaire, était réduite à 3 centimètres ; sa largeur vis-à-vis de la petite apophyse était de 65 millimètres. Le calcanéum de l'autre côté, écrasé dans la même chute, présentait des changements presque entièrement semblables dans sa hauteur et son épaisseur. (Malgaigne, atlas, fig. 8 et 16, pl. XVI.)

Symptômes et diagnostic. — Douleur vive au talon.

Ecchymose considérable. L'écrasement du calcanéum entraîne presque toujours des épanche-ments sanguins considérables qui amènent un gonflement énorme du pied et de la partie inférieure de la jambe.

Aplatissement du talon. Le calcanéum qui forme par sa saillie le pilier postérieur et principal de la voûte du pied venant à être écrasé, le pied prend plus ou moins la forme du *pied plat ;* dans un cas, M. Béringuier mesurant comparativement l'espace qui sépare le sommet de la malléole externe de la partie déclive du talon, a trouvé du côté blessé un raccourcissement d'un centi-mètre. En même temps que le talon s'affaisse, le diamètre transversal du calcanéum paraît augmenté.

Quelquefois, comme dans un cas que nous avons observé à la Charité, l'écrasement du calcanéum amène la propulsion sous la peau d'un fragment saillant qui menace de la traverser.

D'après Malgaigne, la consolidation des fractures du calcanéum est lente à se faire, et cela expli-querait comment les blessés sont un si long temps avant de pouvoir se servir librement de leur membre.

Il n'est pas rare de voir les malades ne pouvoir se promener qu'après cinq et six mois de repos au lit. Nous attribuons cette difficile consolidation des fractures du calcanéum à la grande quantité de sang épanché. On sait en effet que le travail de consolidation ne peut commencer qu'au moment où le sang achève de se résorber.

Dans les fractures du calcanéum par écrasement il n'y a pas de réduction à tenter et le membre sera appliqué dans une gouttière. Toute espèce de compression doit être proscrite et amènerait facilement la gangrène, en raison de la distension énorme de la peau de dedans en dehors par le *sang épanché.*

DISLOCATION TARSO-MÉTATARSIENNE.

Il existe deux ou trois observations de dislocations tarso-métatarsiennes ; la plus remarquable est la suivante, que nous empruntons au *Traité de pathologie chirurgicale* de M. Nélaton.

OBSERVATION.

Tous les métatarsiens étaient luxés, mais dans des directions différentes. Ainsi, le premier avait son extrémité postérieure appliquée contre la face interne du premier cunéiforme, sens dans lequel elle attirait le tendon du long péronier latéral, qui se trouvait fortement tendu ; le cinquième avait tourné sur son axe, de telle sorte que sa face interne était devenue supérieure. Les trois autres métatarsiens s'étaient déplacés en masse ; leur extrémité supé-rieure reposait sur la partie supérieure des cunéiformes. La direction des quatre premiers métatarsiens était oblique d'arrière en avant et de dehors en dedans, ce qui expliquait l'angle rentrant en dedans que présentait le pied. L'écartement considérable qui existait entre le premier et le deuxième métatarsien, entre le quatrième et le cin-quième, avait occasionné la déchirure des muscles placés dans le premier et le quatrième espace interosseux, en sorte qu'il y avait non-seulement luxation du métatarse sur le tarse, mais encore luxation des métatarsiens entre eux. Le cinquième métatarsien était fracturé à l'union de son quart antérieur avec les trois quarts postérieurs ; le fragment antérieur était resté articulé avec le petit orteil, et le fragment postérieur, contourné sur son axe, comme nous l'avons indiqué, avait son extrémité antérieure libre.

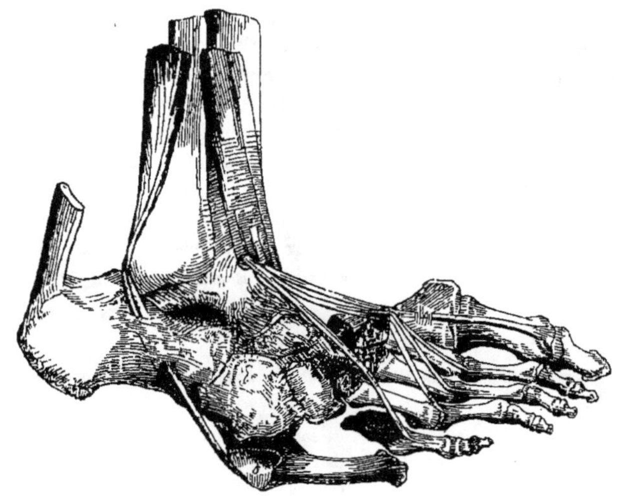

FIGURE 97. — **Dislocation tarso-métatarsienne.** (D'après Nélaton.)

Cette figure, faite d'après la pièce n° 224, donnée au musée Dupuytren par M. le docteur Mazet, représente une luxation complète des trois os métatarsiens moyens, 2, 3, 4, sur la face dorsale du tarse. Le premier métatarsien, qui est en partie caché par le second et par les tendons extenseurs, est également luxé et son extrémité postérieure repose sur la face interne du premier cunéiforme ; le cinquième, qui est fracturé près de son extrémité antérieure, a éprouvé un mouvement de rotation tel, que sa facette articulaire 5 regarde directement en dehors.

Ce traumatisme, comme on le voit, était complexe, et son irrégularité nous engage à lui donner le nom de dislocation tarso-métatarsienne au lieu du nom de luxation que lui a donné M. Nélaton.

LUXATION DU GROS ORTEIL COMME TYPE D'UNE LUXATION DES ORTEILS.

La luxation du gros orteil termine l'histoire des luxations du membre inférieur. Cette luxation a été observée à l'état simple, à la face plantaire et à la face dorsale du métatarsien. Mais les luxations simples métatarso-phalangiennes du gros orteil sont bien plus rares et bien moins importantes que les luxations compliquées de plaie.

Les luxations du gros orteil compliquées de plaie ont été étudiées avec soin dans un travail de M. Laugier (*Bulletin chirurgical*, 1840). M. Laugier a particulièrement insisté dans son travail sur une complication qui lui paraît l'accompagnement nécessaire de la luxation du gros orteil compliquée de plaie. Il a vu cinq fois un phlegmon intense s'emparer de la face dorsale du métatarse et des abcès se former ; dans un cas, tout le dos du pied se gangrena, et dans un autre le blessé succomba à l'infection purulente.

Cette formation d'abcès locaux primitifs après les luxations compliquées a paru à M. Laugier un fait fréquent, non-seulement au pied, mais encore dans les autres régions articulaires. « J'ai prouvé, dit-il, que dans les luxations de la tête du premier métatarsien, toujours l'abcès a lieu en dehors du premier métatarsien réduit, sur le cou-de-pied, et que, pour prévenir cette collection purulente, il convient de faire, le long du côté externe de cet os, une incision parallèle à son bord, et qui pénètre jusqu'à lui. Mais je n'ai point tardé à reconnaître que c'était là une loi générale,

46

aussi bien applicable aux autres luxations des os longs qu'à celle du premier métatarsien, et aussi bien aux fractures qu'aux luxations. La connaissance de *cette loi* m'a permis de conserver plusieurs membres, que j'aurais pu, sans elle, sacrifier par l'amputation, ou dont la lésion aurait conduit les blessés au tombeau, si je ne me fusse attendu d'avance à voir se développer, dans un siége aussi précis, l'inflammation suppurative. En effet, j'ai pu dès le principe faire, vis-à-vis de ce siége déterminé, une contre-ouverture préventive, ou bien diriger autrement, vers ce point, les principaux efforts du traitement, les saignées locales, les applications émollientes, et, pendant le pansement, des *pressions* convenables pour expulser le pus déjà formé à une époque où l'abcès profond, encore peu étendu, n'a point déformé le membre et donné des signes physiques de sa présence. Sans doute, on n'arrête point par ces moyens la collection purulente aussi sûrement que par les contre-ouvertures, mais on l'empêche de s'accroître en multipliant convenablement les pansements. » (Laugier, *Mémoire sur la loi de formation des abcès locaux primitifs extérieurs à l'os, après les fractures par contre-coup des os longs et les luxations compliquées de leurs extrémités articulaires, in Archives de médecine,* 1846.)

OBSERVATION I.

Luxation du gros orteil gauche en dehors avec plaie et issue de la tête du premier métatarsien.
Résection de celle-ci. Guérison.

Beauchamp (Joseph), voltigeur au 48e de ligne, est entré à l'hôpital le 25 juin 1856. Pendant la soirée, cet homme fit une chute de cheval dans laquelle il eut le pied gauche pris entre le sol et l'épaule de l'animal renversé lui-même sur le flanc. Lorsqu'il voulut se relever, il remarqua que la partie interne de son soulier était déchirée et qu'il s'en échappait du sang. Aussitôt, il fut transporté dans cet état au Val-de-Grâce. Il est probable que la luxation a été produite pendant le choc, par la pression directe du poids du cheval sur le bord interne du pied, sinon par l'intermédiaire de l'étrier. M. le professeur Larrey, mandé immédiatement, trouva les parties dans l'état suivant : 1° Le gros orteil luxé en dehors et en haut, ayant subi un mouvement de torsion sur son axe, et fortement relevé de façon à présenter une direction presque perpendiculaire à celle du métatarsien ; 2° une plaie contuse, à bords écartés mais nettement coupés, située longitudinalement suivant le bord interne du pied, longue de 5 centimètres environ, à partir du niveau de l'articulation métatarso-phalangienne ; 3° entre les deux lèvres de la plaie, faisait saillie la tête du premier métatarsien, dont l'extrémité renflée était entièrement à découvert ; 4° un gonflement considérable, ayant déjà envahi la totalité du pied, s'accompagnait de douleurs vives. Plusieurs tentatives de réduction, faites avant l'entrée du blessé à l'hôpital et ensuite par les chirurgiens de garde, avaient été sans succès.

M. Larrey, après quelques essais, voyant que la réduction ne pourrait être obtenue malgré le chloroforme, qu'au prix d'efforts plus ou moins violents, préféra s'en abstenir, et pratiquer tout de suite la résection de la tête du premier métatarsien

La section en fut facilement exécutée à l'aide d'une petite scie, au niveau des bords de la plaie, les parties molles ayant été préalablement refoulées avec un morceau de carton. Le gros orteil fut aussitôt remis en place, le pied posé sur un coussin élevé, tourné sur son bord externe et soumis, dans l'immobilité, à une irrigation continue.

Pendant la nuit suivante, fièvre, insomnie, un peu d'agitation, quelques contractures de la jambe. Le 26 juin, le gonflement du pied a augmenté. Saignée au bras, etc. Le 27 et le 28, les symptômes généraux persistent ; cependant pas de délire. Le 29, plus de contractures dans la jambe. La tuméfaction a notablement augmenté : elle atteint la partie inférieure de la jambe et occupe toute la face dorsale du pied, qui est très-tendue, chaude, rouge, brunâtre, même dans quelques points, sans phlyctènes ; on commence à sentir de la fluctuation, mais la face plantaire est restée parfaitement saine.

Le 30 juin, rémission dans les symptômes généraux ; pouls moins élevé ; un peu de sommeil, etc. Le foyer tend à se limiter sur le dos du pied, bien que l'empâtement remonte encore jusque autour des malléoles.

Le 1er juillet, il survient une plaque rouge, érysipélateuse, à la partie inférieure et interne de la jambe, probablement produite par la pression d'une alèze qu'on avait placée en travers. On aperçoit aussi quelques traînées rouges d'angioleucite, remontant jusqu'à la cuisse. Mais aucune de ces complications n'a de suites graves, et à partir du 3 juillet, on n'a plus à s'occuper que de la plaie et du foyer qui s'était formé et limité sur le dos du pied.

M. Larrey y pratique deux incisions qui donnent issue à du pus mêlé de sang. On cesse l'irrigation et l'on fait un pansement simple.

Le 1ᵉʳ août, les deux incisions faites sur le dos du pied sont cicatrisées, le gonflement a diminué peu à peu et il ne reste plus qu'un léger empâtement. La plaie de la luxation est réduite à un simple trajet fistuleux conduisant, dans un espace assez grand resté vide, à la place de l'articulation métatarso-phalangienne.

Le 18, cette fistule persiste, quoiqu'elle donne lieu à peu de suppuration. Le gros orteil se tenant plus relevé que les autres doigts du pied, on a soin de l'abaisser à l'aide d'une planchette.

Lé 1ᵉʳ septembre le trajet fistuleux est fermé. On observe alors le tassement du gros orteil, c'est-à-dire que celui-ci est attiré en arrière et qu'il est d'un demi-centimètre moins long que le second orteil. Le blessé commence à se lever en se servant de béquilles.

Octobre. — La rétraction en arrière du gros orteil a encore augmenté. Il est maintenant de plus d'un centimètre plus court que le second. Il est mobile et séparé du bout du métatarsien réséqué par un espace dépressible, au niveau duquel on remarque un certain enfoncement. Son extrémité inguinale a encore de la tendance à se relever.

La marche reste difficile, parce que la pression du pied sur le sol, au niveau de l'extrémité du métatarsien réséqué, détermine de vives douleurs et de l'œdème.

Mais enfin, en novembre et décembre, le gros orteil, raccourci de 2 centimètres, s'est abaissé régulièrement au niveau du second, sans perdre de sa mobilité ; la saillie légère du métatarsien réséqué s'efface de plus en plus, et la pression de l'extrémité du pied sur le sol, devenue assez facile, est favorisée surtout par une chaussure garnie d'un coussinet.

Ce militaire, sorti du Val-de-Grâce le 22 janvier, a été admis à une pension de retraite, et il se trouve aujourd'hui dans de bonnes conditions pour supporter la marche. (Larrey, *Bulletin de la Société de chirurgie*, 1857.)

OBSERVATION II.

Luxation en dehors du gros orteil gauche avec plaie et issue à travers la plaie de la tête du premier métatarsien ;
luxation incomplète du premier métatarsien sur le premier cunéiforme. Réduction. Guérison.

L.... (Louis), garçon d'écurie, âgé de vingt-sept ans, est entré à l'Hôtel-Dieu de Nantes, dans la soirée du 20 mars 1859. Cet homme avait fait quelques instants auparavant une chute de cheval dans laquelle il eut le pied droit pris entre le sol et l'épaule de son cheval. Au moment où il veut se relever, L.... ressent une douleur violente, et à la vue de sa botte déchirée et du sang qui s'échappe à travers cette ouverture, il s'évanouit.

A son arrivée, l'interne de garde, M. Pelletier, constate l'état suivant :

1° Le gros orteil, luxé en dehors et en haut, est fortement relevé de manière à présenter une direction presque perpendiculaire à celle du métatarsien.

2° Une plaie contuse à bords écartés, mais nettement tranchés, existe au bord interne du pied dans une longueur de 5 centimètres, à partir de l'articulation métatarso-phalangienne.

3° La tête du premier métatarsien, mise à nu, fait saillie entre les lèvres de la plaie.

4° L'extrémité tarsienne du premier métatarsien, malgré les puissants ligaments qui la retiennent, est luxée en haut sur le premier cunéiforme, et fait à la face dorsale du pied une saillie d'un demi-centimètre au moins.

5° Les tendons qui vont s'insérer au gros orteil sont fortement tendus.

6° Les douleurs étaient excessives et faisaient pousser des cris au malade.

Dans la crainte que le gonflement inflammatoire ne rendît la réduction impossible si l'on attendait jusqu'au lendemain matin, M. Pelletier se décida à agir immédiatement. Faisant soutenir le membre par un aide, il saisit le pied de la main gauche, en pressant sur l'extrémité postérieure du premier métatarsien, de manière à ramener cet os à sa position normale ; en même temps il opéra sur le gros orteil, saisi entre le pouce et l'index de la main droite, des tractions directes et énergiques, et au bout de quelques secondes il eut la satisfaction de voir la réduction opérée complétement, sans avoir rencontré les difficultés que la lecture des observations publiées dans les auteurs lui avait fait redouter.

Le pied fut aussitôt placé sur un coussin recouvert de taffetas ciré, et soumis à une irrigation continue d'eau froide.

La nuit suivante fut calme ; le malade souffrit peu.

Le lendemain, 21 mars, fièvre, insomnie, un peu de gonflement du pied. Une saignée du bras est pratiquée.

Le 22, la fièvre continue; il y a de l'agitation; un peu de contracture dans la jambe.

Les jours suivants, les symptômes fébriles persistent; le pied est toujours très-gonflé.

Le 1er avril, apparition, sur le dos du pied, d'un foyer purulent dont l'existence avait été prévue et annoncée dès le premier jour.

La pression exercée sur le foyer favorisa l'écoulement du pus à travers la plaie.

Le 2 avril, je pratique une ouverture sur le dos du pied. A partir de ce moment on cesse l'irrigation et l'on fait un pansement simple.

Le 11, le gonflement du pied a complétement cessé; l'ouverture de l'abcès est presque cicatrisée, celle de la luxation tend de plus en plus à se fermer; le pied n'est pas du tout déformé.

Le 15 avril, le malade quitte l'hôpital, et dès le lendemain, malgré mes recommandations, il reprend ses occupations.

Cependant la marche était difficile, parce que la pression sur l'extrémité du premier métatarsien causait toujours de la douleur. Instinctivement L.... cherchait un point d'appui sur le côté externe du pied; il en résulta, pendant quelque temps, une déformation assez remarquable, caractérisée par une saillie considérable à la plante du pied de l'extrémité antérieure du quatrième métatarsien. Peu à peu cette saillie diminua, à mesure que le gros orteil et le premier métatarsien purent prêter au corps un point d'appui plus solide.

Enfin, deux mois après sa sortie de l'hôpital, L.... ne conservait plus de trace du grave accident qu'il avait éprouvé. (Letenneur, *Bulletin de la Société de chirurgie*, 1861.)

RÉGION DE LA COLONNE VERTÉBRALE.

ARTICULATIONS VERTÉBRO-CRANIENNES ET INTERVERTÉBRALES.

La colonne vertébrale s'articule très-solidement avec la tête, et touche au crâne par trois points bien distincts. Les deux condyles de l'atlas et le sommet de l'apophyse odontoïde.

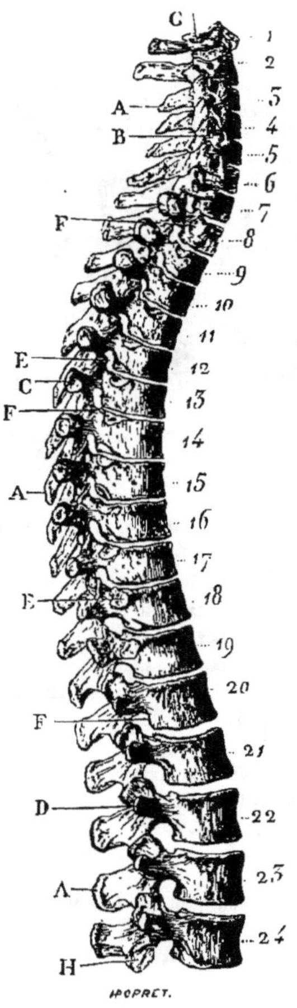

FIGURE 98. — **Région de la colonne vertébrale.**

1-7. Vertèbres cervicales.

8-19. Vertèbres dorsales.

20-24. Vertèbres lombaires.

A, A, A. Apophyses épineuses.

B. Apophyses transverses cervicales.

C. Apophyses transverses dorsales.

D. Apophyses transverses lombaires.

E, E. Trou de conjugaison.

F, F, F. Facettes et demi-facettes articulaires du corps des vertèbres dorsales.

G. Orifice supérieur du canal rachidien.

H. Facette articulaire inférieure de la dernière vertèbre lombaire.

Jusqu'à présent, les auteurs ont cru que l'apophyse odontoïde était articulée à distance avec l'occipital, et si l'on consulte les ouvrages d'anatomie chirurgicale, on verra qu'une distance d'un demi-centimètre environ sépare le sommet de l'apophyse odontoïde de l'apophyse basilaire.

Nos observations ne sont pas sur ce point d'accord avec celles des auteurs, et par des dissections entreprises avec le plus grand soin, nous croyons être arrivé à démontrer que la tête est supportée par un trépied formé par les deux condyles de l'atlas et le sommet de l'apophyse odontoïde.

Dans l'extension forcée, un espace d'un demi-millimètre au maximum, sépare l'occipital de l'atlas.

Sans vouloir décrire minutieusement tous les moyens d'union qui unissent la tête à l'atlas et à l'axis, nous dirons que :

1° L'atlas est uni à l'occipital par un ligament membraneux antérieur et postérieur, et par des ligaments partant des condyles de l'occipital pour aller aux condyles de l'atlas ;

2° Que l'axis est uni à l'occipital par des ligaments antérieurs reliant les corps, et des ligaments postérieurs reliant l'arc postérieur de l'atlas aux lames de l'axis ;

3° Par des ligaments capsulaires entourant les surfaces cartilagineuses ou de contact ;

4° Par un ligament transverse qui, inséré à la partie antérieure des deux condyles de l'atlas, entoure l'apophyse odontoïde de l'axis qui roule sur sa partie antérieure.

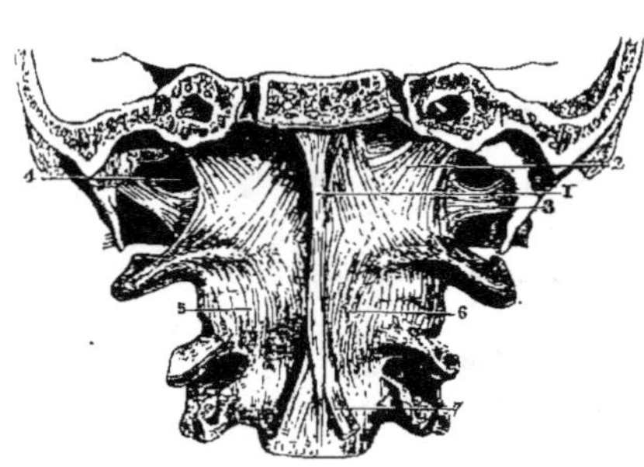

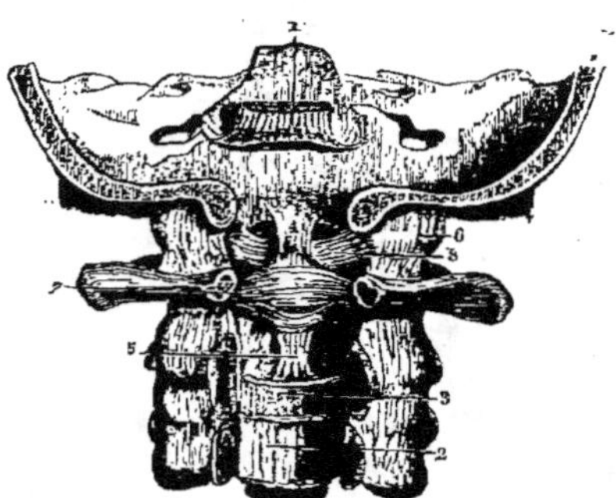

FIGURE 99. — **Articulation de la colonne vertébrale avec l'occipital et des trois premières vertèbres cervicales entre elles.** (Vue antérieure d'après Jamain.)

1. Faisceau superficiel du ligament occipito-atloïdien antérieur.
2. Faisceau profond du ligament occipito-atloïdien antérieur.
3. Ligament occipito-atloïdien latéral.
4. Ouverture qui donne passage à la veine jugulaire interne et aux nerfs de la huitième et de la neuvième paire.
5. Capsule fibreuse de l'articulation des apophyses articulaires de l'atlas et de l'axis.
6. Ligament atloïdo-axoïdien antérieur.
7. Tendons des muscles longs du cou.

FIGURE 100. — **Moyens d'union de l'occipital, l'atlas et l'axis entre eux.** (D'après Jamain.)

1, 2, 3, 4, 5. Ligaments occipito-atloïdiens.
1. Insertion supérieure des faisceaux superficiels et moyens.
2. Insertion inférieure du faisceau superficiel.
3. Insertion inférieure du faisceau moyen.
4. Moitié supérieure du faisceau profond.
5. Moitié inférieure du faisceau profond.
6. Capsule fibreuse de l'articulation latérale de l'occipital et de l'atlas.
7. Ligament transverse.
8. Ligaments odontoïdiens latéraux.
4, 5, 7. La réunion de ces deux ligaments constitue le ligament cruciforme.

L'apophyse odontoïde de l'axis est unie à l'occipital par un appareil ligamenteux très-fort, décomposable en trois faisceaux :

1° Un moyen ou médian, qui par ses fibres les plus superficielles va s'attacher au corps de l'axis et par ses fibres profondes au sommet de l'apophyse ;

2° Deux faisceaux latéraux, qui de la partie antérieure gauche et antérieure droite du trou occipital vont se rendre au sommet de l'odontoïde.

On voit que l'occipital, l'atlas, l'axis, sont unis de la façon la plus intime ; cependant les mouve

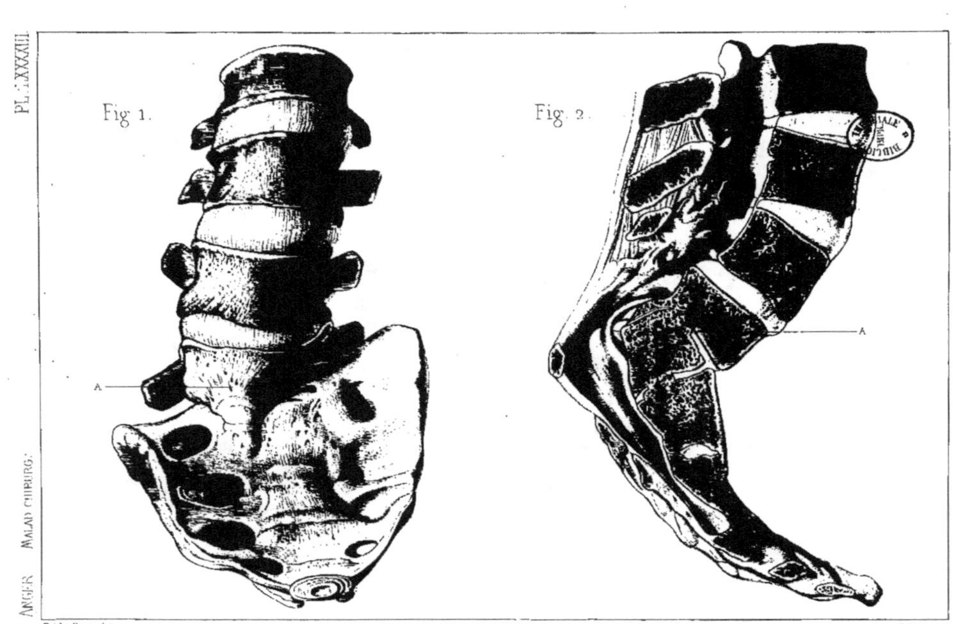

LUXATION SACRO - VERTEBRALE

ments de rotation de la tête qui se passent entre l'atlas et l'axis, les mouvements de glissement qui s'opèrent entre l'occipital et l'atlas ont une certaine étendue.

Nous ne retrouvons dans aucun point de la colonne vertébrale, les mouvements assez étendus qui existent entre l'occipital, l'atlas et l'axis : entre les cinq dernières vertèbres cervicales, les douze vertèbres dorsales, les cinq vertèbres lombaires et le sacrum, il n'existe que des déplacements élémentaires, dont la réunion peut cependant donner à la flexion et à l'extension de la colonne vertébrale une grande étendue.

Les moyens d'union principaux sont :

1° Le surtout ligamenteux antérieur qui revêt la partie antérieure de tous les corps vertébraux depuis l'axis ;

2° Le surtout ligamenteux postérieur qui revêt la partie postérieure de tous les corps depuis l'occipital ;

3° Les disques intervertébraux, si forts et si résistants, que, dans le dos et dans les lombes, leur solidité, supérieure à celle des vertèbres, rend les luxations bien plus rares que les fractures ;

4° Les ligaments jaunes qui relient les lames ;

5° Les capsules qui limitent les mouvements des apophyses articulaires.

L'articulation sacro-vertébrale ressemble en tout point aux articulations intervertébrales, et ce n'est pas le seul point de vue qui donne une grande vérité à cette pensée anatomique qui fait du sacrum une dépendance de la colonne vertébrale.

<hr>

PLANCHE XCIII.

LUXATION SACRO-VERTÉBRALE.

FIGURE 1. — **Vue antérieure.**

A. Dernière vertèbre lombaire luxée en avant sur le sacrum.

<hr>

FIGURE 2. — **Coupe sur la ligne médiane.**

A. Coupe de la première vertèbre lombaire luxée en avant.

LUXATIONS DE LA COLONNE VERTÉBRALE.

Il n'y a pas de région où les luxations et les fractures se compliquent plus souvent qu'à la colonne vertébrale.

Les luxations simples des vertèbres sont si rares, par exemple, que Boyer ne paraît pas croire à leur possibilité, et que Astley Cooper ne les admet pas, faisant cependant une restriction pour les vertèbres cervicales.

La luxation des vertèbres sans fracture est maintenant un fait acquis à la science.

Nous admettrons : 1° une *luxation des vertèbres en avant*, en prenant pour la vertèbre luxée la supérieure, à l'exemple de Boyer ;

2° Une *luxation des vertèbres en arrière* ;

3° Une *luxation latérale droite ou gauche* ;

4° Une *luxation par rotation*, l'apophyse articulaire passant à gauche en avant de l'inférieure, tandis qu'à droite elle passe en arrière ; nous en avons observé un cas.

Les luxations en avant, en arrière et latérales sont presque toujours incomplètes ; la luxation par rotation est nécessairement incomplète.

LUXATIONS OCCIPITO-ATLOÏDIENNES.

Luxations excessivement rares. Leur rareté ne permettant pas d'en tracer une histoire régulière, nous nous bornerons à rapporter les quelques observations qui existent dans les auteurs.

OBSERVATION I.

Luxation de l'atlas sur l'occipital.

: Lassus écrit qu'une botte de foin tomba de 15 à 16 pieds de haut sur le cou d'un jeune homme qui avait la tête penchée en avant. A l'instant, perte de connaissance et de la parole, inclinaison permanente de la tête en avant et un peu du côté gauche, bouche entr'ouverte, mâchoire immobile, convulsions des membres thoraciques. Mort cinq ou six heures après l'accident. A l'autopsie, on trouva les deux condyles de l'occipital désunis et écartés de 3 à 4 lignes des surfaces correspondantes de l'atlas. L'artère vertébrale droite était rompue. (D'après Nélaton.)

OBSERVATION II.

Luxation de l'atlas sur l'occipital.

Un robuste villageois, tombant du haut d'un noyer, se frappa le cou contre le sol; il passa les premiers jours dans sa maison.... Il fut conduit à l'hôpital, conservant la connaissance, mais sans pouls, dans un état de faiblesse extrême, les forces lui manquant, la vessie et les membres inférieurs paralysés..... Il mourut cinq jours environ après sa chute. Les muscles de la région du cou étant enlevés, on trouva la quatrième vertèbre fracturée transversalement. De la partie antérieure de sa circonférence s'était détaché un fragment, cependant elle n'avait pas changé de position..... L'atlas était déplacé, et son articulation avec l'os occipital était luxée.

OBSERVATION III.

Luxation traumatique, sans fracture, de l'articulation occipito-atloïdienne.

Le 22 avril 1851, le nommé Philippe Plos, âgé de seize ans, d'une constitution assez forte, employé comme garçon-jardinier à l'Hôpital général de Montpellier, voulut aller chercher un outil de jardinage qui était placé sous

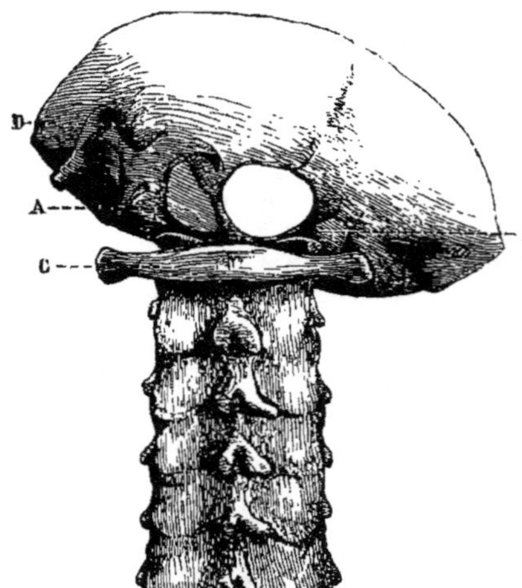

FIGURE 101. — **Luxation de l'articulation occipito-atloïdienne.** (D'après Bouisson.)

A. Condyle occipital gauche complétement luxé en arrière.
B. Condyle occipital subluxé en arrière.
C. Arc postérieur de l'atlas.
D. Apophyse mastoïde gauche.

un tombereau chargé d'un poids de plusieurs quintaux. Ce jeune homme ayant remué le morceau de bois vertical qui, placé entre le sol et le tombereau, empêchait celui-ci de faire un mouvement de bascule en arrière, fut jeté contre terre et comme écrasé par le poids énorme qu'il eut à supporter. Les personnes qui accoururent au moment de l'accident pour porter secours à ce blessé, le trouvèrent dans la position suivante : La face appuyait sur le sol, et l'angle postérieur et inférieur du tombereau comprimait fortement la nuque ; le reste du corps se trouvait au-dessous de la charrette. Le jeune homme ayant été retiré de la position où il était fixé, on put constater qu'il ne donnait plus aucun signe de vie. Les narines venaient d'être le siége d'une légère hémorrhagie ; il n'y avait aucune trace d'écoulement séro-sanguinolent par les oreilles ; les téguments de la tête ne présentaient aucune solution de continuité apparente, mais une contusion considérable existait à la partie postérieure du cou ; le creux de la nuque était effacé, et l'on sentait, en pressant sur cette région, une sorte de fluctuation. En complétant l'examen extérieur des autres parties du cadavre, on reconnut une fracture des deux os de la jambe droite, avec issue du fragment supérieur du tibia en avant ; le péroné était fracturé beaucoup plus haut que le tibia.

L'autopsie, faite vingt-six heures après l'accident, révéla les désordres suivants : La peau du crâne était décollée dans une assez grande étendue vers la région frontale ; aucune trace de fracture n'existait aux os de la voûte crâ-nienne ; au niveau des fosses occipitales, il y avait un épanchement sanguin qui recouvrait la surface du cerveau et du cervelet. Après avoir enlevé la masse encéphalique et décollé la dure-mère de la base du crâne, on put constater qu'il n'existait aucune fracture de cette région ; mais, dans les fosses cérébelleuses, la dure-mère était décollée dans une petite étendue auprès du trou occipital, et cette membrane fibreuse était soulevée par une assez grande quantité de sang qui refluait de l'intérieur du canal vertébral. L'examen de l'ouverture supérieure de ce dernier fit constater sa déformation avec réduction de son diamètre dans le sens antéro-postérieur ; le bulbe rachidien était comprimé et aplati dans le point correspondant au niveau du trou occipital.

Les téguments de la nuque et de la partie postérieure de la tête étaient incisés et enlevés, on aperçut les mar-ques de la contusion profonde des muscles postérieurs du cou ; les fibres musculaires étaient en partie broyées et mêlées de sang en abondance ; la contusion était surtout très-prononcée du côté droit de la nuque, le trapèze, le splénius et le grand complexus de ce côté étaient déchirés au niveau de leur insertion occipitale, ainsi que les deux muscles grands et petits droits postérieurs de la tête ; les deux obliques avaient résisté. Les muscles de la nuque ayant été enlevés, et l'articulation occipito-atloïdienne étant mise à découvert, on put constater les désordres suivants :

L'atlas et surtout sa masse latérale droite avaient subi un mouvement de projection en avant, qui avait porté sa facette articulaire droite en avant du condyle de l'occipital ; ce condyle faisait saillie en arrière dans l'étendue de 2 centimètres environ ; sa surface articulaire était entièrement séparée de celle de l'atlas, et les ligaments qui la maintiennent en rapport avec l'apophyse articulaire de ce dernier os étaient rompus.

Du côté gauche, il n'existait qu'un diastasis entre le condyle de l'occipital et la surface correspondante de l'atlas ; le ligament occipito-odontoïdien droit était rompu, ou plutôt arraché vers son insertion condylienne, et à son extré-mité adhérait une portion du cartilage d'incrustation, qui était aussi arrachée ; le ligament occipito-odontoïdien gauche a été conservé et a empêché la luxation de s'effectuer de ce côté ; le ligament occipito-atloïdien postérieur était entièrement déchiré, l'antérieur était intact. Par sa projection en avant, et, à droite, l'atlas rétrécissait d'avant en arrière l'entrée du canal rachidien, de telle manière que l'arc postérieur de cette vertèbre se trouvait rapproché de la demi-circonférence antérieure du trou occipital ; il en résultait une compression du bulbe rachidien, qui cepen-dant n'était pas écrasé ; aucune trace de fracture n'existait ni autour du trou occipital ni sur aucun point de la cir-conférence de l'atlas ou de l'axis. Ces deux os, à l'état d'intégrité, conservaient leur mode d'union ordinaire ; il existait seulement quelque apparence de décollement du cartilage intervertébral placé entre le corps de l'axis et celui de la troisième vertèbre, mais sans déplacement ni autre lésion physique.

Les artères vertébrales n'étaient point rompues ; la pièce préparée que nous conservons et dont nous reproduisons ici la figure (pl. III), permet de vérifier ces diverses dispositions.

LUXATION DE L'ATLAS SUR L'AXIS.

J. L. Petit, Louis et Boyer ont avancé que la première vertèbre se luxait, sur la seconde, dans la pendaison.

Les dissections faites par Riardo Golumbo, sur le cadavre de suppliciés à Pavie, à Rome et à Pise ; celles de Mackensie et Monro en Angleterre ; des expériences nombreuses d'Orfila ont démontré que l'assertion de Jean-Louis Petit, Louis et Boyer, n'était pas fondée.

Cependant la luxation traumatique de l'atlas sur l'axis existe ; deux observations concluantes exis-tent dans la science, sans parler de beaucoup de faits trop incomplets pour pouvoir être admis.

OBSERVATION.

Luxation en arrière de l'axis sur l'atlas (figure 102).

Le 17 novembre 1842, à huit heures du matin, on transporta à l'hôpital Saint-André un individu âgé de soixante ans, nommé Jean Dumé. C'était un maçon qui, monté à une hauteur de 4 à 5 mètres, avait perdu l'équilibre et était tombé, la tête la première, sur un monceau de sable. Il fut immédiatement placé dans le service de M. Chaumet, alors chirurgien en chef, qui l'examina avec M. Hirigoyen. Coma profond, yeux fermés, pas de déviation dans les traits de la face; respiration assez douce, même un peu faible et lente : pouls difficile à percevoir, cinquante-huit pulsations par minute; résolution complète des muscles, mollesse remarquable dans toutes les régions

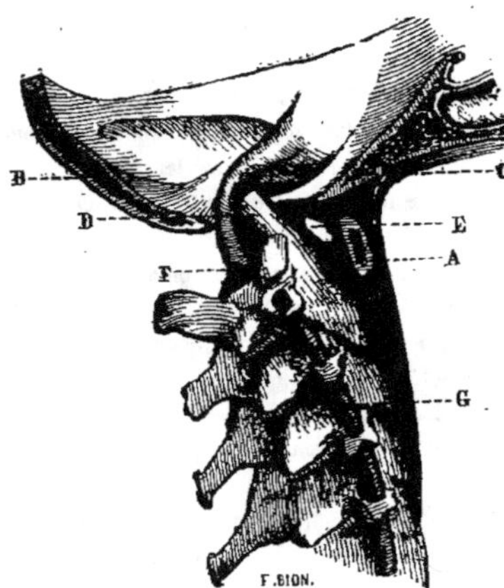

FIGURE 102. — **Luxation de l'apophyse odontoïde, déchirure de la moelle.**

A. Coupe de l'arc antérieur de l'atlas.
B. Coupe médiane de l'occipital.
C. Coupe de l'apophyse basilaire.
D. Apophyse odontoïde.
E. Coupe du ligament transverse.
G. Artère vertébrale.
(Reproduction expérimentale du cas de M. Hirigoyen.)

du corps. Il n'était sorti de sang ni par le nez, ni par les oreilles; il n'y avait aucune trace de blessure, ni de contusion ; le derme était seulement un peu excorié au côté interne de l'articulation radio-carpienne droite; la colonne vertébrale ne présentait aucune déviation, la tête était assez fortement renversée en arrière, mais pas plus cependant qu'elle ne l'est communément sur un cadavre placé sur un plan horizontal. Elle était même assez mobile.

Après avoir examiné les différentes parties du corps, M. Chaumet déclara que l'état où se trouvait le malade devait être rapporté à une commotion cérébrale ; tous les symptômes observés se rapportaient, en effet, au premier et au second degré de la commotion, tels que Delpech les a établis. Il prescrivit, en conséquence, des sinapismes sur les extrémités inférieures, des lavements purgatifs, une saignée du bras si le pouls se relevait, etc.; mais tous ces moyens furent sans efficacité; le pouls se maintint au même degré de lenteur et de faiblesse; le soir, le malade n'avait pas fait un seul mouvement; les yeux étaient toujours fermés, le globe oculaire immobile, la pupille largement dilatée, la cornée transparente un peu terne. Il s'éteignit la nuit suivante, à quatre heures du matin, sans avoir eu ni convulsions ni soubresauts.

Pénétré de l'idée que c'était à une violente commotion cérébrale qu'il fallait assigner la cause des symptômes précédemment décrits et de la mort, M. Hirigoyen procéda avec soin à l'ouverture du crâne et à l'examen du cerveau ; mais il ne trouva ni sang épanché dans les méninges ni altération de la substance cérébrale. Le désordre était ailleurs.

C'est, dit-il, en voulant extraire le cerveau du crâne, de la base duquel je ne l'avais pas encore enlevé, et en plongeant à cet effet la lame du scalpel dans le canal vertébral pour couper la moelle, que mon attention fut tout à coup attirée vers cette région.

La moelle allongée, qui est toujours librement logée dans son canal, paraissait tout à fait portée en arrière, et même un peu aplatie contre l'arc postérieur de l'atlas. Je la divise aussi bas que possible, et elle reste attachée à l'encéphale, que j'enlève de la base où il est placé. La partie inférieure du cerveau, du cervelet, ni du mésocéphale, ne me présentent rien à noter ; la moelle allongée offre un aplatissement sensible d'avant en arrière, au niveau du tiers inférieur des pyramides ; cependant on ne peut pas dire qu'il y ait eu désorganisation de la substance.

A travers la dure-mère rachidienne, on aperçoit antérieurement une couleur bleuâtre due à du sang noir épanché entre elle et les vertèbres ; une saillie très-considérable de la partie verticale du canal est la cause de l'aplatissement du bulbe rachidien. Je fends la dure-mère sur cette saillie ; je découvre ainsi l'apophyse odontoïde, qui est placée en arrière du ligament transverse, et un peu plus du côté gauche que du côté droit ; le ligament odontoïdien de ce côté est intègre, tandis que celui du côté droit est complétement rupturé au niveau de l'apophyse. J'ajoute que le ligament odontoïdien conservé est placé, pour ainsi dire, à cheval sur le ligament transverse, qu'il a empêché l'apophyse de remonter tout à fait derrière ce ligament, ou de se porter encore plus en arrière et d'écraser ainsi complétement la moelle. Les apophyses articulaires sont écartées les unes des autres ; il n'y a aucune fracture. Le reste du rachis est à l'état normal ; rien de particulier n'a été rencontré dans les autres cavités viscérales. (*Bulletin méd. de Bordeaux.*)

OBSERVATION.

Luxation de l'axis sur l'atlas.

Un homme roulait une brouette dans la rue de Goodge, près l'hôpital de Middlesex, lorsqu'en quittant le chemin des voitures pour aller sur le trottoir, il fut arrêté par l'élévation que présentait ce dernier, et fit plusieurs efforts pour vaincre cet obstacle. A la fin, ayant reculé avec sa brouette, il poussa de nouveau et réussit ; mais, la roue l'entraînant en avant, il tomba et resta sans mouvement. Il fut apporté mort à l'hôpital. A l'autopsie, on reconnût que l'apophyse odontoïde de la seconde vertèbre du cou était sortie de l'anneau ligamenteux de la première, par suite de l'impulsion qu'avait reçue la tête, qui avait en même temps porté la moelle allongée en avant contre l'apophyse, sur laquelle elle fut écrasée. (Ch. Bell.)

Voilà à peu près tous les faits certains que la science possède. Il est difficile de faire dès à présent une histoire complète d'une lésion qui a été si rarement et si incomplétement observée.

LUXATIONS DES CINQ DERNIÈRES VERTÈBRES CERVICALES.

Pour indiquer la fréquence relative des luxations cervicales, nous dirons que M. Richet, dans sa belle thèse sur les luxations traumatiques du rachis, a recueilli trente-deux observations de luxations cervicales, contre huit seulement de luxations dorsales et lombaires, et encore ces dernières étaient-elles toutes accompagnées de fractures.

D'après M. Richet, cette plus grande fréquence des luxations cervicales reconnaît pour causes : 1° l'isolement dans lequel elles se trouvent, comparées aux vertèbres dorsales abritées et soutenues par les côtes, et aux vertèbres lombaires protégées par d'énormes masses musculaires ; 2° l'étroitesse du corps vertébral sur lequel s'exécutent leurs mouvements de flexion et d'inclinaison latérales ; 3° la disposition oblique d'avant en arrière des surfaces par lesquelles ces corps vertébraux se correspondent ; 4° la mobilité plus grande qui résulte des dispositions ci-dessus énoncées.

OBSERVATION.

Luxation unilatérale incomplète de l'apophyse articulaire droite de la sixième vertèbre cervicale sur la septième.

R.. (Victor), âgé de vingt-deux ans, journalier, d'une très-robuste constitution, est apporté à l'hôpital le 3 novembre 1861, dans la soirée, par plusieurs hommes plus ou moins ivres, dont il est impossible d'obtenir aucun renseignement. Lui-même est ivre ; il laisse tomber sa tête sur sa poitrine et ne peut se tenir sur les jambes ; ses vêtements sont souillés de matières alimentaires qu'il vient de vomir. Néanmoins, il reconnaît l'infirmier qui lui a donné des soins il y a trois semaines, alors qu'il était dans le service de médecine pour une jaunisse qui l'y a retenu environ une huitaine de jours.

On le couche dans un lit et il y reste dans un état de torpeur et de somnolence que l'on attribue à l'effet des boissons alcooliques.

Le lendemain matin, à la visite, la religieuse me disant que cet homme a été reçu la veille ivre-mort, je passe devant son lit sans l'examiner, me proposant de le renvoyer le lendemain.

Le lendemain, 3 novembre, j'apprends que cet homme, étant ivre et portant sur ses épaules un panier de charbon, est tombé dans un escalier de la hauteur d'un second étage, et qu'on l'a trouvé sur le sol la tête pliée sous lui. Je procède alors à son examen et je constate l'état suivant :

Décubitus dorsal ; il ne peut tourner la tête ni à droite ni à gauche, le cou est court, la tête enfoncée entre les épaules, mais n'offre pas de déviation sensible ni à droite ni à gauche. Intelligence nette. Il répond bien aux questions qu'on lui adresse ; la vue est bonne. Il se rappelle vaguement avoir fait une chute. Il accuse une vive douleur dans le cou et entre les deux épaules. Il se plaint de fourmillements dans les deux bras. Il les remue, ainsi que les doigts, mais avec peine, et il n'aurait pas la force de prendre son verre avec sa main et de boire.

Avec une épingle, on constate que la sensibilité est conservée dans les membres thoraciques, sur le cou et sur le sommet de la poitrine jusqu'à un travers de doigt au-dessus des clavicules. Le reste du tronc et les membres inférieurs sont complétement insensibles à la piqûre, à la chaleur, au froid. Il y a en même temps paralysie complète du mouvement. Rétention d'urine. La vessie, distendue, remonte jusqu'à l'ombilic. Pas d'érection.

En explorant le rachis, on n'observe aucune déformation appréciable. Si l'on saisit successivement les apophyses épineuses, on ne détermine aucune crépitation, mais on cause une très-vive douleur au niveau des sixième et septième cervicales. La pression est également douloureuse au niveau des quatre premières dorsales et de la quatrième et cinquième cervicale.

Soif très-vive, la déglutition se fait bien et sans douleur. Apyrexie. Cathétérisme : trente sangsues au niveau de la partie douloureuse du rachis, limonade, diète.

Le 6, même état. Il y a seulement un peu moins de douleur dans le rachis. Il tient la tête immobile à cause des douleurs qu'il ressent dans le cou lorsqu'il veut faire un mouvement : vingt sangsues sur la région cervicale ; cathétérisme.

Le 7, la soif est toujours très-vive. Les urines, traitées par la potasse, ne se colorent pas : elles ne renferment donc pas de sucre. Intelligence très-nette ; il remue un peu mieux les bras. Les autres symptômes de paralysie persistent toujours : bouillons, potages.

Le 8, il a eu cette nuit trois épistaxis ; il paraît, du reste, qu'il y est sujet : quinze sangsues le long du rachis, au niveau des cinquième, sixième et septième cervicales.

Le 9, la douleur à la pression le long du rachis a presque entièrement disparu. Il remue mieux les bras, mais il n'a pas encore assez de force pour boire avec son verre. Soif très-vive, peau chaude, pouls à quatre-vingt-huit. Sur la fesse droite, large excoriation de 15 à 16 centimètres de diamètre. Épistaxis abondante. Il demande à manger. Pas de garderobes depuis son entrée. Langue naturelle : décoction de 25 grammes de séné dans du jus de pruneaux ; une portion.

Le 10, il se sent mieux ce matin, a dormi une partie de la nuit et a eu plusieurs garderobes. Il demande à manger. L'excoriation qui s'observait hier sur la fesse s'est transformée en eschare ; pouls à cent Toux grasse, fréquente. Vers midi il est pris d'un accès de suffocation ; subdélirium.

Le 11, il meurt à cinq heures du matin, conservant sa connaissance jusqu'au dernier moment, mais étouffé par des mucosités qui remplissent les bronches et qu'il ne peut expulser.

Autopsie. La colonne vertébrale, dépouillée de toutes ses parties molles, et enlevée avec précaution de manière à ne lui imprimer aucun mouvement qui puisse déranger les supports des parties déplacées, nous présente, vue par sa face antérieure, une courbure latérale assez prononcée, à convexité dirigée à droite, et à concavité dirigée à gauche.

Cette courbure a son sommet au niveau de la sixième et septième cervicale. Il résulte de cette déviation que les apophyses transverses cervicales sont plus écartées les unes des autres, à droite, et plus rapprochées, à gauche.

Les apophyses épineuses présentent une déviation qui correspond à la courbure décrite. Mais elle est beaucoup plus marquée sur la pièce que sur le vivant, où il était impossible de l'apprécier à cause de l'embonpoint et de la brièveté du cou du malade.

Au niveau de la face antérieure du corps de la septième cervicale, le ligament antérieur est soulevé par un fragment du corps de cette vertèbre.

Après avoir fait une coupe antéro-postérieure de la pièce, on constate que le calibre du canal rachidien est rétréci dans le sens antéro-postérieur d'un tiers environ par la saillie formée par l'angle de réunion des corps des sixième et septième cervicales, dont le tiers antérieur est écrasé et diminué d'épaisseur. L'apophyse transverse droite de la septième cervicale est fracturée à sa base. L'apophyse transversale gauche de la sixième est également fracturée à sa base. En arrière la facette articulaire droite de la septième cervicale s'engage sur le bord inférieur de la lame vertébrale de la sixième cervicale, et en la soulevant fait basculer, d'une part, les corps vertébraux des sixième et septième cervicales, et leur fait faire la saillie décrite dans le canal rachidien, et d'une autre part détermine la déviation latérale que nous avons décrite en commençant.

Le ligament jaune est décollé dans toute la longueur de son bord inférieur. Du côté gauche, ce ligament est intact.

La dure-mère rachidienne est saine, il n'y a aucune trace d'épanchement sanguin entre elle et le canal osseux. La moelle épinière est réduite en bouillie dans une longueur de 4 à 5 centimètres au niveau de la luxation.

Cette observation m'a paru offrir quelque intérêt : D'abord, ainsi qu'on vient de le voir, il s'agit d'une luxation unilatérale d'une vertèbre cervicale ; or, ce genre de lésion est rare, puisque M. Malgaigne n'a pu en réunir que neuf cas dans son ouvrage. Ensuite, nous avons affaire à une luxation incomplète qui, au point de vue de l'anatomie pathologique, peut être considérée comme un type. Les surfaces articulaires déplacées sont intactes. Le bord inférieur de l'apophyse articulaire inférieure de la sixième cervicale s'est simplement engagé sur l'extrémité supérieure de l'apophyse articulaire supérieure de la septième. Ce déplacement n'a pu s'opérer que par l'effet d'une flexion exagérée de la colonne vertébrale dans le sens opposé, c'est-à-dire en avant et à gauche. Or, pour que ce mouvement de flexion fût suffisant, il a fallu que le disque intervertébral et que les corps des vertèbres correspondantes fussent aplatis, écrasés en avant, ainsi qu'on le voit très-bien sur la coupe pratiquée sur la pièce. Remarquons ici que les apophyses articulaires gauches ne paraissent pas avoir subi de déplacement marqué. (Notta, *Bulletin de la Société de chirurgie*, 1862.)

OBSERVATION.

Luxation des cinq vertèbres cervicales inférieures.

Le 20 août 1803, fut apporté à l'hôpital de Milan un valet de pied, qui, un an auparavant, avait tenté de se pendre, et en avait été empêché par ses voisins. Cet homme, lors de son entrée à l'hôpital, se trouvait dans l'état suivant : paralysie des membres supérieurs et inférieurs, avec conservation de la parole et de l'intelligence ; le cou est contourné à droite, et la tête un peu renversée en arrière. La mort a lieu au bout de quelques jours, et l'on apprend que le blessé est tombé de son lit, la tête renversée en arrière. Paletta le soupçonne d'avoir tenté de se tuer en pliant son corps en arrière, disposant son cou en arc de cercle et se plaçant de façon que la tête fixée sur le sol comme sur un point immobile et les pieds arc-boutés sur un autre point comprimaient le cou entre deux puissances égales et opposées, d'où la production d'une lésion sur laquelle l'autopsie ne tarda pas à éclairer le diagnostic. En effet, après avoir enlevé les muscles de la partie antérieure de la colonne, on trouva une solution de continuité du ligament antérieur au niveau de la troisième et de la quatrième vertèbre cervicale, et *la troisième vertèbre séparée de cette dernière avec son cartilage.* En même temps, les vertèbres avaient subi une déviation, de telle sorte que la troisième cervicale avec la première et la deuxième étaient portées à droite, pendant que la quatrième et celles qui lui sont inférieures étaient portées à gauche. L'anatomie pathologique ne pouvait mieux démontrer combien étaient fondées les craintes de Paletta.

EXEMPLES DE COMPLICATIONS DES FRACTURES ET DES LUXATIONS VERTÉBRALES.

OBSERVATION.

Compression du bulbe par une fracture de l'occipital.

On apporta à l'hôpital de Middlesex un jeune homme qui était tombé sur la tête ; il revint aussitôt à lui, et resta quelque temps dans l'hôpital sans présenter le moindre symptôme qui pût faire naître des craintes. Il avait remercié les directeurs de l'hôpital dans une assemblée, et était retourné dans la salle prendre son paquet, quand, en se tournant pour dire adieu aux autres malades, il tomba et expira sur-le-champ. En examinant la tête, on trouva que les bords du trou occipital avaient été fracturés : il paraît qu'en tournant la tête les fragments furent déplacés, serrèrent et écrasèrent la moelle allongée au point où elle sort du cerveau. (Thèse de M. Laugier sur les *lésions traumatiques de la moelle épinière.*)

OBSERVATION.

Compression du bulbe par fracture de l'atlas.

J'ai été témoin, dit M. Jobert, du fait curieux d'un homme chez lequel la mort fut subitement déterminée par la compression de la moelle allongée à la suite d'une triple fracture de l'atlas, dont les fragments étaient réunis par un tissu fibreux nouveau. Cette fausse articulation avait permis aux puissances musculaires de déterminer dans cet endroit une compression de la moelle, accident qui amena la mort par asphyxie. (Thèse de M. Laugier.)

OBSERVATION.

Rupture du bulbe par élongation.

Un charpentier étant tombé sur la tête du haut d'un échafaudage élevé, il resta comme mort sur la place ; le bulbe rachidien était déchiré en travers, et un écartement de deux lignes existait entre les deux bouts. (Thèse de M. Laugier.)

LUXATION SACRO-VERTÉBRALE.

Nous possédons un exemple bien remarquable de luxation sacro-vertébrale, planche **XCIII** ; cette luxation, non étudiée par les auteurs, était incomplète. La vertèbre avait été projetée en avant et dépassait le sacrum de 2 centimètres environ à droite, à gauche elle faisait une moindre saillie en avant. Il y avait en même temps que déplacement en avant, un certain degré de rotation en vertu de laquelle la partie portée primitivement à droite était devenue un peu antérieure. Les articulations des apophyses articulaires avaient été manifestement lésées ; mais là le traumatisme avait été complexe ; et il en était résulté consécutivement des stalactites osseuses ayant produit une ankylose complète et dans une position vicieuse des articulations transversaires.

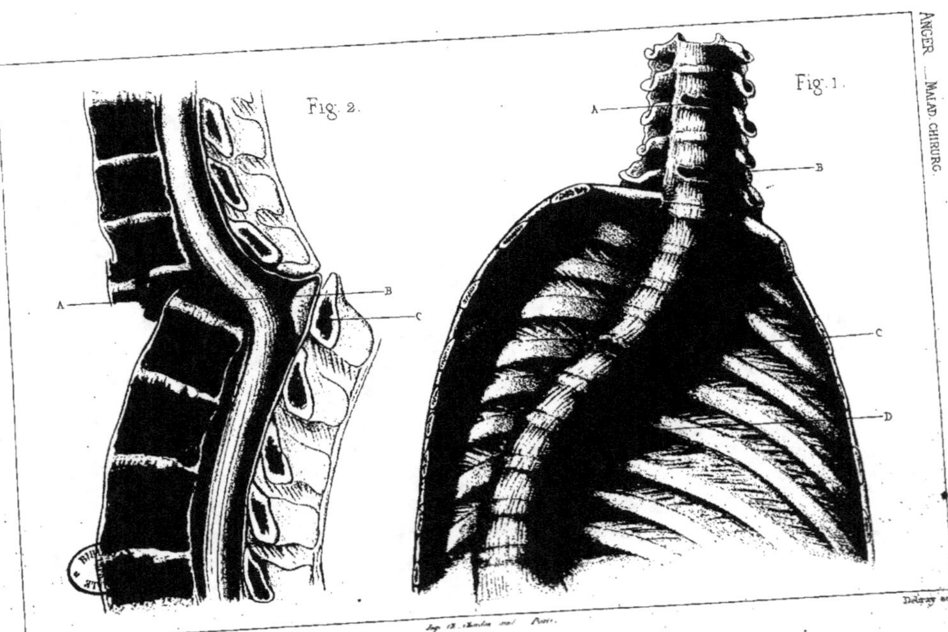
Fig. 2.
Fig. 1.
A
B
C
A
B
C
D
PL. LXXXXIV
F. Bion del.
Delgay sc.
FRACTURE DE LA COLONNE VERTÉBRALE
Librairie Germer Baillière.

PLANCHE XCIV.

FRACTURE DE LA COLONNE VERTÉBRALE.

Figure 1. — **Disjonction ou entorses de la colonne vertébrale chez une femme atteinte de scoliose.**

A. Première disjonction.
B. Seconde disjonction.

C. Troisième disjonction dans la région du dos.
D. Quatrième disjonction moins complète que les autres.

Figure 2. — **Coupe sur la ligne médiane d'une colonne vertébrale fracturée à la région dorsale.**

A. Partie supérieure de la vertèbre brisée.
B. Partie inférieure de la même vertèbre.

C. Apophyse épineuse.

ENFONCEMENT DES VERTÈBRES SANS FRACTURES NI LUXATION (FIG. 103).

Nous avons observé une fois à la colonne vertébrale une lésion bien commune au crâne, l'enfoncement des os dans la cavité qu'ils protègent. Le corps de la cinquième et de la sixième vertèbre cervicale était largement enfoncé dans le canal rachidien de manière à le diminuer d'une façon incontestable. Cet enfoncement se trahissait par une dépression à la partie antérieure des corps des vertèbres et par une saillie remarquable en arrière des apophyses épineuses (le dessin ayant été fait sur la pièce desséchée, rend incomplétement compte de ces déplacements).

FRACTURES DE LA COLONNE VERTÉBRALE.

Les fractures des vertèbres consistent le plus souvent en des écrasements qui font qu'une vertèbre étant rompue dans son milieu, la partie supérieure de l'os brisé et le segment vertébral dont il dépend presse fortement et écrase le fragment inférieur. Il en résulte un déplacement angulaire ou une flexion de la colonne qui se révèle par une saillie considérable au dos. Cette saillie est formée par les apophyses épineuses du fragment inférieur.

Disjonction vertébrale. —La figure représente une lésion extrêmement commune, si nous en jugeons par le grand nombre de cas que nous avons eu l'occasion d'observer à l'ouverture des cadavres de blessés ; il s'agit d'une disjonction des surfaces articulaires sans luxation ni fracture.

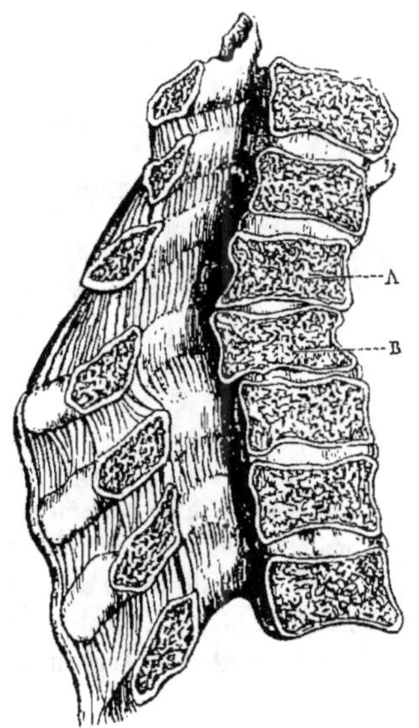

Figure 103. — **Enfoncement traumatique des vertèbres cervicales.**

A. Corps de la cinquième verticale.
B. Corps de la sixième verticale.

Les ligaments intervertébraux sont complètement ou incomplètement déchirés. Ce qui indique que, à un moment donné, les surfaces articulaires ont été plus ou moins écartées ; mais que, soit par l'élasticité des ligaments restés intacts, soit par l'action musculaire, etc., etc., les rapports se sont rétablis ; ce sont, si l'on veut, des entorses vertébrales.

FRACTURES DES VERTÈBRES PAR ARMES A FEU.

OBSERVATION.

Pénétration de la colonne vertébrale par une balle.

Spécimen n° 2762. Il représente les 2e, 3e et 4e vertèbres lombaires, avec une balle conique enfoncée dans le côté gauche du corps de la 3e vertèbre.

Le soldat Thomas Durning, campagnie F, des tirailleurs de Michigan, âge de 19 ans, a été blessé le 26 juin 1864, et admis à l'hôpital général de Stantor, V. S. Washington, le 1er juillet 1864.

Une balle allongée, pénétrant la région lombaire, précisément au-dessus de la crête iliaque, s'est enfoncée dans le corps de la troisième vertèbre lombaire, entraînant avec elle une portion de la blouse de cet homme.

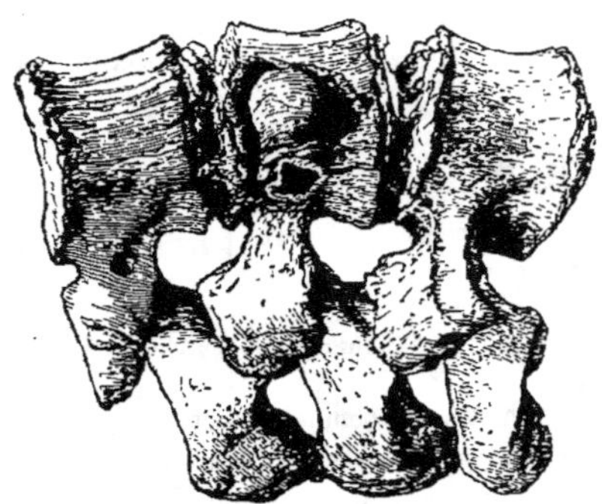

FIGURE 104. — **Pénétration de la colonne vertébrale par une balle conique.** (Guerre d'Amérique.)

Le 4 juillet, des symptômes de tétanos se manifestèrent et acquirent bientôt une très-grande gravité ; la mort arriva le jour suivant, 5 juillet 1864.

Ce spécimen a été donné par le chirurgien George A. Mursick, des volontaires des États-Unis. (*Photographié du Musée médical de l'armée.* Traduction de M. le docteur Aimé Riant.)

GEORGE A. OTIS,

Chirurgien V. S. V. Conservateur A. M. M.

FRACTURE DE L'APOPHYSE ODONTOÏDE.

1° On lit dans A. Cooper (page 187, traduction de Chassaignac et Richelot) : « Une femme qui était soumise à un traitement mercuriel, dans la salle des vénériens, à l'hôpital Saint-Thomas, étant assise sur son lit, et prenant son repas, tomba tout à coup en avant ; on courut à elle et on la trouva morte. A l'examen du cadavre, on reconnut que l'apophyse odontoïde de la deuxième vertèbre était fracturée ; la tête, tombant en avant, avait donné lieu à la compression subitement mortelle de la moelle épinière par la racine de cette apophyse. »

OBSERVATION.

Plaie par arme à feu de la région sus-hyoïdienne avec fracture de l'apophyse odontoïde et d'une partie de l'apophyse articulaire gauche de l'axis. — Luxation consécutive par glissement en avant de l'atlas sur l'axis, ayant entraîné subitement la mort, dix-sept jours après l'accident. Autopsie.

Le 10 septembre 1850, le nommé Baudin (André), employé de magasin, âgé de vingt-deux ans, est transporté à l'hôpital Saint-Louis, où il est couché dans le service de M. le professeur Malgaigne, alors en congé et suppléé dans ses fonctions par M. Guérin, chirurgien du bureau central, salle Saint-Augustin, lit n° 11.

Ce jeune homme, d'un tempérament lymphatique, paraît cependant doué d'une constitution assez robuste. Il se trouve dans un état d'affaiblissement tel, qu'il ne semble pas remarquer ce qui se passe à ses côtés ; il ne répond à aucune des questions qu'on lui adresse. Sa face est pâle, ses yeux sont fixes ; son pouls est petit, déprimé et peu fréquent.

Les personnes qui l'accompagnent racontent que, le matin, se promenant avec un de ses amis dans les environs de Montmartre, il lui vint à l'esprit de proposer une partie de tir au pistolet. Lorsqu'il en fut à sa dernière balle, il dit à son ami : « Tiens, regarde, voici la bonne ; » et, tout en parlant de la sorte, au lieu de diriger l'arme vers la plaque, il se met le canon sur la gorge, lâche la détente, et est renversé sans connaissance.

État actuel. — Dans la région sus-hyoïdienne, sur la ligne médiane, immédiatement au-dessus de l'os hyoïde, se voit l'ouverture d'entrée de la balle ; cette ouverture, de forme circulaire, est petite, elle présente à peine un demi-centimètre de diamètre dans tous les sens, ses bords noircis sont déjetés en dedans, du sang s'écoule à l'extérieur, mais en très-petite quantité. On explore la bouche, le pharynx, et, aussi loin qu'on le peut, la base de la langue, mais nulle part de ce côté on n'aperçoit de solution de continuité. Cependant, de temps en temps, le malade rejette par la bouche et les narines de la salive et des mucosités sanguinolentes. L'ouverture de sortie du projectile ne se trouve ni sur les parties latérales, ni dans la région postérieure du cou. Le malade est couché dans la supination, la tête élevée sur plusieurs oreillers. Un cataplasme froid de farine de graine de lin, que l'on recommande de renouveler toutes les deux heures, est placé sur la plaie.

Le soir, le visage se colore, le pouls devient fort et fréquent ; on pratique une saignée de trois palettes. Potion calmante pour la nuit.

Le lendemain, à la visite, M. Guérin interroge le malade, qui ne lui répond que par monosyllabes ; il le prie de regarder de son côté : pour lui obéir, le jeune homme est obligé de se tourner tout d'une pièce et de se soutenir la tête avec la main. Une seconde saignée de trois palettes ; diète absolue.

12 septembre. — Dix sangsues derrière chaque apophyse mastoïde. Le lendemain et le jour suivant, constipation opiniâtre ; lavements purgatifs.

15. — L'état moral du malade devient plus satisfaisant, l'appétit renaît. Deux bouillons, deux potages.

20. — La plaie extérieure est presque cicatrisée ; il ne reste plus qu'un petit pertuis par lequel s'écoule un peu de pus. Le malade se tient constamment sur le dos, la tête haute et maintenue de chaque côté par des coussins, le menton est rapproché du cou. Toute autre position ne peut être supportée. — Il mange deux portions et les digère bien ; de temps en temps ses idées de suicide lui reviennent à l'esprit, et, à plusieurs reprises différentes, il a manifesté à ses voisins l'intention bien arrêtée qu'il a d'en finir avec la vie.

27. — Depuis quelques jours, le malade s'est considérablement affaibli, le pouls est devenu petit et très-fréquent ; la respiration pénible et entrecoupée. La tête s'est peu à peu fléchie sur le cou, de manière qu'aujourd'hui le menton vient presque toucher le sternum. M. Guérin, suivant son habitude de chaque jour, le fait soulever par deux aides, afin d'explorer la région postérieure du cou où il s'attendait à voir se manifester des signes de quelque collection purulente. Mais à peine l'a-t-on levé sur son séant, que le degré de flexion de la tête augmente brusquement, la respiration cesse, les bras et le corps tombent affaissés, et le malade meurt subitement sans proférer un seul cri, sans même exécuter le moindre mouvement.

20 septembre. — *Autopsie quarante-huit heures après la mort.*

A la partie antérieure du cou, sur la ligne médiane, immédiatement au-dessous du corps de l'os hyoïde, se trouve un petit trajet fistuleux de $0^m,015$ de profondeur, se dirigeant obliquement en haut et en arrière, et permettant à peine l'introduction du bec d'une sonde cannelée ; c'est là tout ce qu'il reste de l'ouverture d'entrée du projectile, au pourtour. Les téguments sont froncés et attirés vers le centre du trajet fistuleux par la rétraction du tissu cicatriciel. Malgré la dissection la plus minutieuse, on ne peut retrouver les traces du chemin qu'a dû suivre le projectile à travers la base de la langue. Cette circonstance fit croire un instant que la balle avait pu se frayer un passage curviligne entre les muscles de la région sus-hyoïdienne et l'aponévrose cervicale, pour de là gagner la colonne vertébrale. Dans cette présomption, on fait des recherches sur les parties latérales du cou. Ces recherches n'aboutissaient à aucun résultat, lorsque, la langue ayant été enlevée et le voile du palais fendu dans toute sa hauteur, on aperçut, sur la ligne médiane de la paroi postérieure du pharynx, une perte de substance de forme circulaire d'un centimètre et quelques millimètres de diamètre, faite comme avec un emporte-pièce et donnant issue à une sanie purulente très-fétide. Cette ouverture, se trouvant au-dessus de la projection du bord libre du voile du palais, n'avait pu être aperçue pendant la vie. A cet orifice aboutit un conduit fistuleux légèrement oblique en haut, en arrière, et un peu à gauche, et qui, traversant la couche formée par les muscles prévertébraux, arrive jusqu'au corps de l'axis.

Dans tous les points de son étendue, ce trajet conserve un diamètre transversal égal à celui de son ouverture dans le pharynx.

La balle était venue se creuser un gîte au fond de ce trajet, dans le corps de l'axis, un peu à gauche de la ligne médiane. L'apophyse articulaire correspondante est en partie détruite vers sa partie interne; l'apophyse odontoïde complétement détachée à sa base et tirée en haut par les ligaments odontoïdiens qui ont résisté; les membranes d'enveloppe de la moelle, ainsi que le grand surtout ligamenteux postérieur, sont intacts. Il n'en est pas de même du ligament atloïde-axoïdien antérieur, dont les fibres, rompues pour la plupart, sont dissociées et baignent dans un foyer purulent qui s'est formé entre les trois premières vertèbres cervicales et les muscles prévertébraux. Il existe dans ce point une véritable macération qui a détruit complétement la capsule fibreuse de l'articulation apophysaire droite. La gauche a été détruite directement par l'action du projectile. Il en résulte que cet os a éprouvé une perte de substance dans son corps un peu plus considérable que le volume de la balle, laquelle ne put être retrouvée ni dans cet endroit ni dans les parties environnantes.

Les principaux moyens d'union de l'axis avec l'atlas et avec l'occipital par l'intermédiaire de l'apophyse odontoïde détachée ayant été rompus, on trouve comme conséquence une grande mobilité entre les deux premières vertèbres cervicales; mobilité telle, qu'elle permet à l'atlas de glisser sur l'axis d'arrière en avant de près de $0^m,02$. Tous les moyens d'union qui fixent l'atlas à l'occipital sont intacts.

C'est donc à une luxation par glissement de l'atlas entraîné en avant par la pesanteur de la tête qu'il faut attribuer la mort instantanée du malade. Le bulbe rachidien s'est trouvé comprimé en avant par le corps de l'axis, en arrière par l'arc postérieur de l'atlas.

La balle fut longtemps cherchée sans succès au milieu des muscles de la région prévertébrale, et même dans les muscles de la région cervicale postérieure, où l'on pensait qu'elle avait pu s'introduire après avoir brisé l'apophyse articulaire gauche de l'axis. Ce fut dans les voies digestives qu'on la rencontra : elle était venue se loger dans le fond du cæcum où elle oblitérait l'orifice de l'appendice vermiculaire dans la cavité duquel elle tendait à s'introduire en la dilatant par l'action de sa pesanteur ; ébranlée, puis entraînée par la suppuration, elle avait parcouru en sens inverse et à une époque qu'on ne peut préciser le trajet oblique qu'elle s'était frayé et où la sollicitait encore l'action de son propre poids ; tombée dans le pharynx, elle avait parcouru presque toute la longueur du tube intestinal pour venir se loger où on la rencontra.

Cette balle est d'un calibre moyen, son diamètre est de $0^m,01$. Elle présente à sa surface quelques aspérités, elle a dû être introduite de force dans le canon du pistolet, car on remarque l'empreinte de la baguette de fer qui a servi à charger l'arme, et un cercle de petites rainures qui sans doute ont été faites par les cannelures du canon. (Thèse de M. Richet sur *les luxations de la colonne vertébrale*.)

COMPLICATIONS DES LUXATIONS ET DES FRACTURES DE LA COLONNE VERTÉBRALE.

Les fractures et les luxations de la colonne vertébrale constituent des lésions d'une haute gravité. De même que dans les fractures du crâne, la lésion osseuse n'est rien ; ce qui entraîne des accidents si graves et souvent la mort, ce sont les complications *primitives* ou *secondaires*, tenant ou à la déchirure de la moelle, ou à son inflammation.

Sanson et avec lui Houel, dans une excellente thèse sur la luxation des vertèbres, font observer que dans les traumatismes vertébraux avec déplacement, les accidents ne se montrent point les premiers jours ; et que ce n'est qu'au quatrième et au cinquième jour, que les paralysies se manifestent et suivent une marche ascendante.

Dans un cas, M. Houel a vu, à la suite d'une luxation vertébrale, occupant la partie moyenne de la colonne, la marche de la myélite indiquée par la marche ascendante des paralysies successives des parois abdominales, des membres inférieurs, du diaphragme, etc. La malade conserva toute sa connaissance. La mort survint au moment où l'inflammation atteignit la région bulbaire de la moelle.

Nous avons eu l'occasion d'observer une fois, à la suite d'une fracture avec luxation de la région lombaire de la colonne vertébrale, un épanchement sanguin, intra-rachidien, qui, produit d'abord au bas de la colonne, remonta en moins d'une demi-heure jusqu'à la base du crâne, pénétrant entre la moelle et la dure-mère rachidienne, d'une part, d'autre part, dans le tissu cellulaire qui entoure la dure-mère spinale.

Le malade succomba, la tête fortement tendue en arrière, atteint d'un opisthotonos tenant à la compression de la partie supérieure de la moelle.

RÉDUCTION DES LUXATIONS ET DES FRACTURES DE LA COLONNE VERTÉBRALE.

La réduction dés luxations et des fractures de la colonne vertébrale ne devra point être tentée quand la lésion ne s'accompagne point de paralysie grave. On a vu, en effet, dans quelques cas, ces luxations ou fractures permettre le libre exercice des fonctions et guérir sans trop grande infirmité, alors même que la déformation était considérable.

L'*extension* sur la partie supérieure de la colonne, la *contre-extension* sur la partie inférieure, ne devront donc être tentées que si les paralysies sont de nature à faire croire à une compression devant bientôt amener la mort. Il pourra se faire certainement que les manœuvres hâtent la terminaison fatale ; mais elles pourront aussi avoir une fin utile et faire disparaître une compression considérable, rétablir des rapports, et mettre le blessé dans des conditions bien plus favorables pour la guérison.

La réduction des luxations et des fractures de la colonne vertébrale a été tentée assez souvent et a donné quelques succès chez des blessés qui paraissaient voués à une mort certaine.

Quand la réduction a été obtenue, ou quand on n'a pas cru devoir la tenter, on immobilisera le malade dans son lit, soit à l'aide d'oreillers, soit mieux encore dans une grande gouttière métallique ne permettant aucun mouvement.

L'immobilisation, en effet, doit être complète, un mouvement intempestif pouvant à chaque instant amener des accidents rapidement mortels.

PLANCHE XCV.

FRACTURE DES CÔTES ET DES CARTILAGES COSTAUX PRODUITE PAR LE PASSAGE D'UNE ROUE DE VOITURE.

A, B, C. Fracture de la troisième, quatrième, cinquième côtes du côté gauche.

D, E, F. Fractures des troisième, quatrième et cinquième cartilages costaux du côté droit.

G, H. Fractures incomplètes des quatrième et cinquième côtes du côté droit.

ARTICULATIONS COSTO-VERTÉBRALES ET CHONDRO-COSTALES.

Les côtes s'articulent en arrière avec la colonne vertébrale, en avant elles se continuent avec les

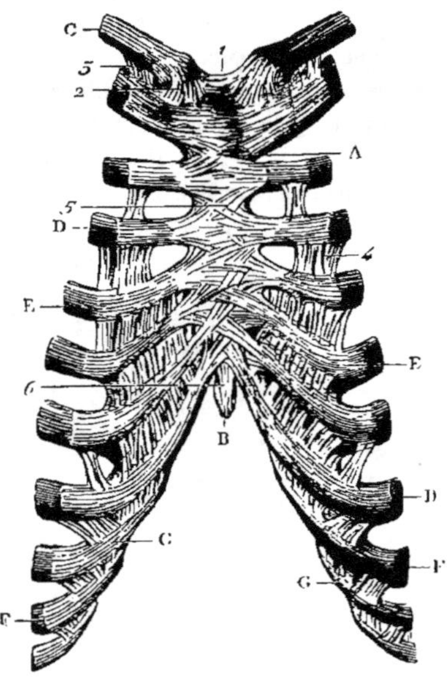

FIGURE 105. — **Articulations chondro-costales et chondro-sternales.**

A. Sternum.
B. Appendice xiphoïde.
C. Clavicule.
D, D. Côtes.
E. Cartilages costaux.
F, F. Fausses côtes.
G, G. Leurs cartilages.
1. Ligament interclaviculaire.
2. Ligament sterno-claviculaire.
3. Ligament costo-claviculaire.
4. Bandelette fibreuse qui réunit les cartilages costaux des vraies et des fausses côtes.
5, 5. Ligaments chondro-sternaux antérieurs.
6. Ligament des sixième et septième cartilages s'entrecroisant sur l'appendice xiphoïde.

cartilages costaux. Les deux dernières, onzième et douzième, ne s'articulent qu'avec la colonne vertébrale, et ayant une extrémité antérieure libre, méritent bien le nom de *côtes flottantes.*

FRACTURES DES CARTILAGES COSTAUX.

« D'après Boyer, les cartilages costaux ne peuvent être fracturés qu'à cette époque où ils sont ossifiés par les progrès de l'âge; tant qu'ils restent souples et flexibles, ils peuvent bien être enfoncés, du côté de la poitrine, mais, éminemment élastiques, ils reviennent à leur place aussitôt que la cause qui les presse a cessé d'agir; quand les cartilages ossifiés sont véritablement fracturés chez les vieillards, la conduite à suivre est la même que dans le cas de fracture de la portion osseuse des côtes. »

Magendie, le premier, a publié des observations qui démontrent la possibilité des fractures des cartilages costaux, alors même qu'ils sont encore privés de phosphate calcaire.

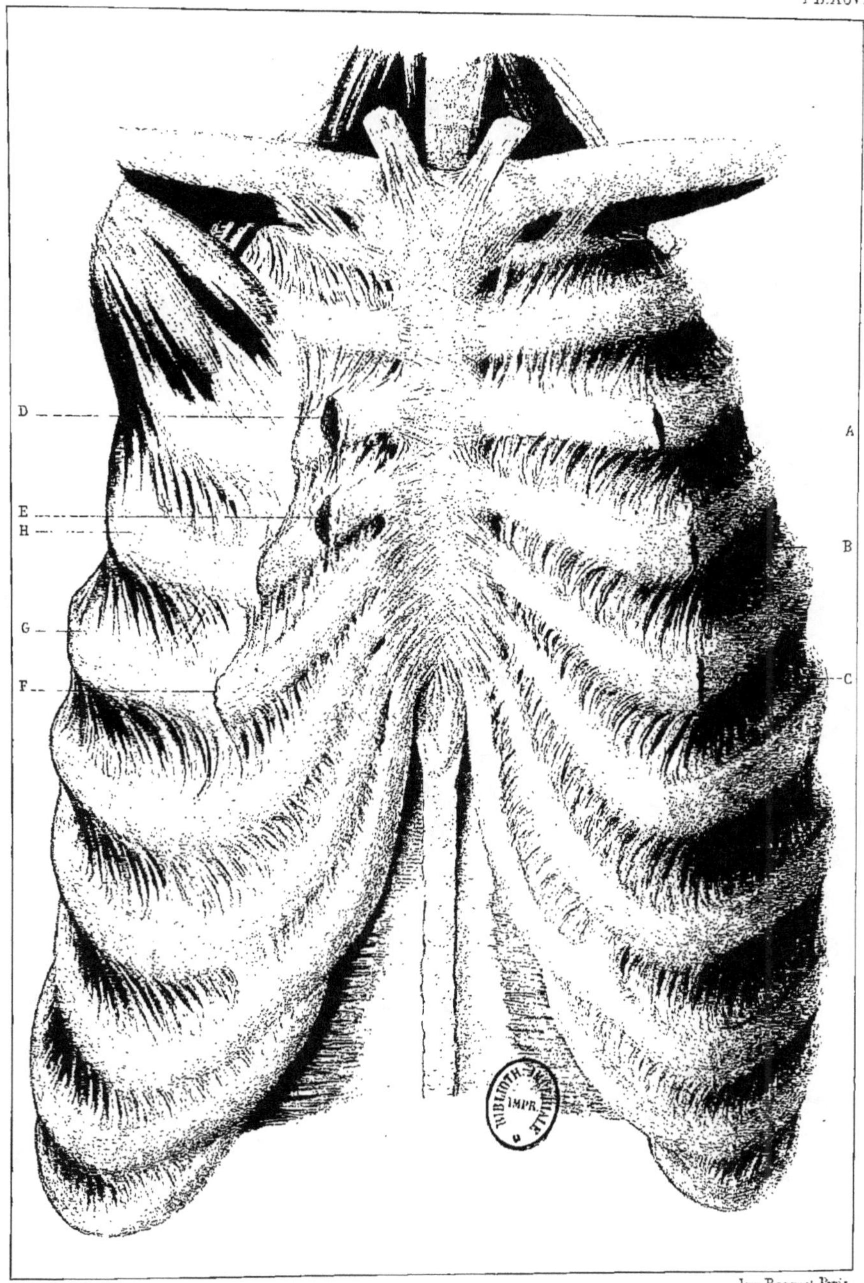

Léveillé del et lith.

Imp. Becquet, Paris.

FRACTURE DES CÔTES ET DES CARTILAGES COSTAUX.

Librairie Germer Baillière.

Dans cinq observations de Magendie le fragment interne se trouva toujours placé en avant de l'externe. — Dans une observation de Delpech nous voyons un déplacement en sens inverse : le fragment interne postérieur au fragment costal.

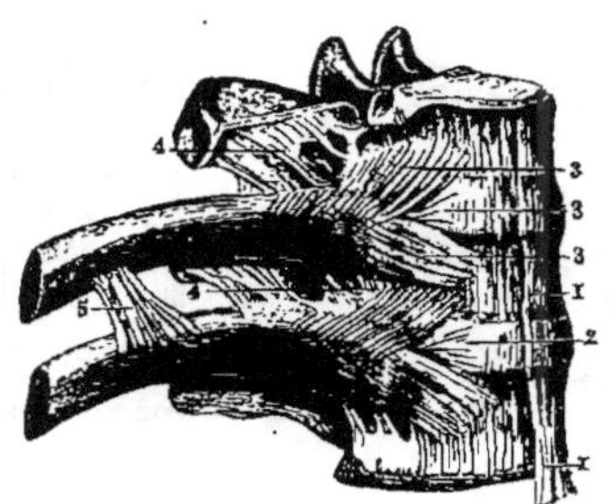

FIGURE 106. — **Articulations costo-rachidiennes.**

1, 1. Ligament vertébral commun antérieur.

2. Fibro-cartilage interarticulaire.

3, 3, 3. Capsule vertébro-costale.

4. Ligament transverso-costal supérieur.

5. Fibres ligamenteuses intercostales.

Le déplacement dans les fractures des cartilages costaux est tout à fait en dehors de l'action musculaire ; ne dépendant point de la direction de la ligne de fracture qui est toujours très-exactement transversale, il est produit par l'action de la violence qui a rompu le cartilage.

La fracture a lieu tantôt sur un seul cartilage, d'autres fois elle s'étend à plusieurs.

La fracture est presque toujours transversale, il n'existe qu'une observation de fracture oblique consignée dans la thèse du docteur Manuel (Paris, 1855).

La consolidation des fractures des cartilages costaux se fait comme la consolidation d'une fracture de côte : il se fait autour du périchondre un épanchement de lymphe plastique en forme de virole, puis cette virole s'ossifie. Les deux bouts des fragments sont entourés par un anneau osseux qui ne tarde pas à es réunir intimement.

Quoique, dans l'immense majorité des cas, ces fractures reconnaissent pour cause une violence appliquée directement sur le lieu de la fracture, il peut se faire qu'elles soient le résultat d'un contre-coup, comme dans l'observation suivante recueillie par le docteur Manuel dans le service du professeur Jobert, à l'Hôtel-Dieu.

OBSERVATION.

Le nommé D..., âgé de quarante-deux ans, porteur aux halles, entra, le 23 juin 1855, à l'Hôtel-Dieu, salle Saint-Côme, 22 ; voici ce qu'il raconte : Le 12 du mois courant, il était à la halle, occupé au transport des sacs de blé. A un moment donné, ayant déjà sur l'épaule gauche un sac du poids de 60 kilogrammes, il en fit placer un second ; il fut alors entraîné violemment de ce côté, et ressentit en même temps une vive douleur au côté droit, ainsi qu'un craquement, dont il eut conscience.

Il essaya ensuite de recharger un sac sur son épaule, sans pouvoir y parvenir ; il l'y fit placer par un aide, et le porta à environ cent pas, en tenant la main sur une petite tumeur qui se développa tout à coup. A un second voyage, il fut obligé de s'arrêter, tant la douleur était vive ; à chaque pas, il entendait un craquement.

Aujourd'hui le malade porte à la partie latérale droite du sternum, à l'union des cartilages des dernières côtes avec le sternum, une tumeur oblongue dans le sens transversal. Cette tumeur est dure ; en la pressant, on entend une sorte de craquement. A l'extrémité interne de cette tumeur, on constate une dépression, au fond de laquelle on sent les côtes. Les mouvements de latéralité de la poitrine sont médiocrement gênés, la respiration se fait librement. M. Jobert fit appliquer un bandage de corps, et renvoya le malade.

PLANCHE XCVI.

FRACTURE DE CÔTE CONSOLIDÉE; PSEUDARTHROSE DE LA PREMIÈRE CÔTE.

FIGURE 1. — Fracture de côte consolidée.

A. Saillie interne produite par l'enfoncement de la côte. | D. Tête de la côte.
B. Dépression externe correspondant à la saillie A. | J. Tubérosité de la côte.

FIGURE 2. — Première vue de la pseudarthrose de la première côte.

A. Sternum. | D. Surface néarthrodiale du fragment vertébral.
B. Tête de la première côte. | E. Surface néarthrodiale du fragment sternal.
C. Tubérosité de la côte. | F. Surface articulaire costo-claviculaire.

FIGURE 3. — Vue interne de la pseudarthrose de la première côte.

A. Face postérieure du sternum. | C. Surface néarthrodiale du fragment sternal.
B. Face postérieure du fragment vertébral. |

FIGURE 4. — Rapports de la néarthrose.

A. Néarthrose de la première côte.

FRACTURES DE CÔTES.

Causes et mécanisme. — Les fractures de côte sont tantôt produites par une cause directe, qui tend à enfoncer la paroi thoracique (*fracture en dedans*, J. L. Petit), tantôt par une cause indirecte, comme une force pressant sur les deux extrémités de l'arc costal et tendant à diriger les deux bouts des fragments en dehors.

Les côtes supérieures se brisent rarement, étant protégées par la clavicule et les parties molles du sommet de la poitrine.

Les moyennes sont les plus exposées aux violences, et c'est sur elles que se rencontrent le plus souvent les fractures.

Les côtes inférieures, très-mobiles, fuient facilement et sont très-rarement fracturées.

Dans les fractures de côte, dit J. L. Petit, les fragments ne peuvent éprouver de déplacement considérable, en aucun sens, parce que la pièce antérieure est retenue au sternum, la postérieure aux vertèbres du dos, et que, de plus, les muscles intercostaux soutiennent encore ces os, lorsqu'ils sont fracturés.

Cependant il n'est pas rare de voir dans la fracture en dedans, un *enfoncement* léger au niveau de la fracture comme dans la figure 1, de la planche XCVI.

Quand trois, quatre ou cinq côtes qui se suivent, se trouvent rompues, le déplacement devient plus fréquent ; il n'est pas rare d'observer dans ce cas un peu de chevauchement.

FRACTURES INCOMPLÈTES.

Nous avons souvent produit sur le cadavre la fracture incomplète d'une côte, la fracture se limitant à la table externe ou à la table interne, affectant quelquefois la forme de fêlure. Mais le diagnostic de cette lésion nous paraît toujours impossible à porter sur le vivant.

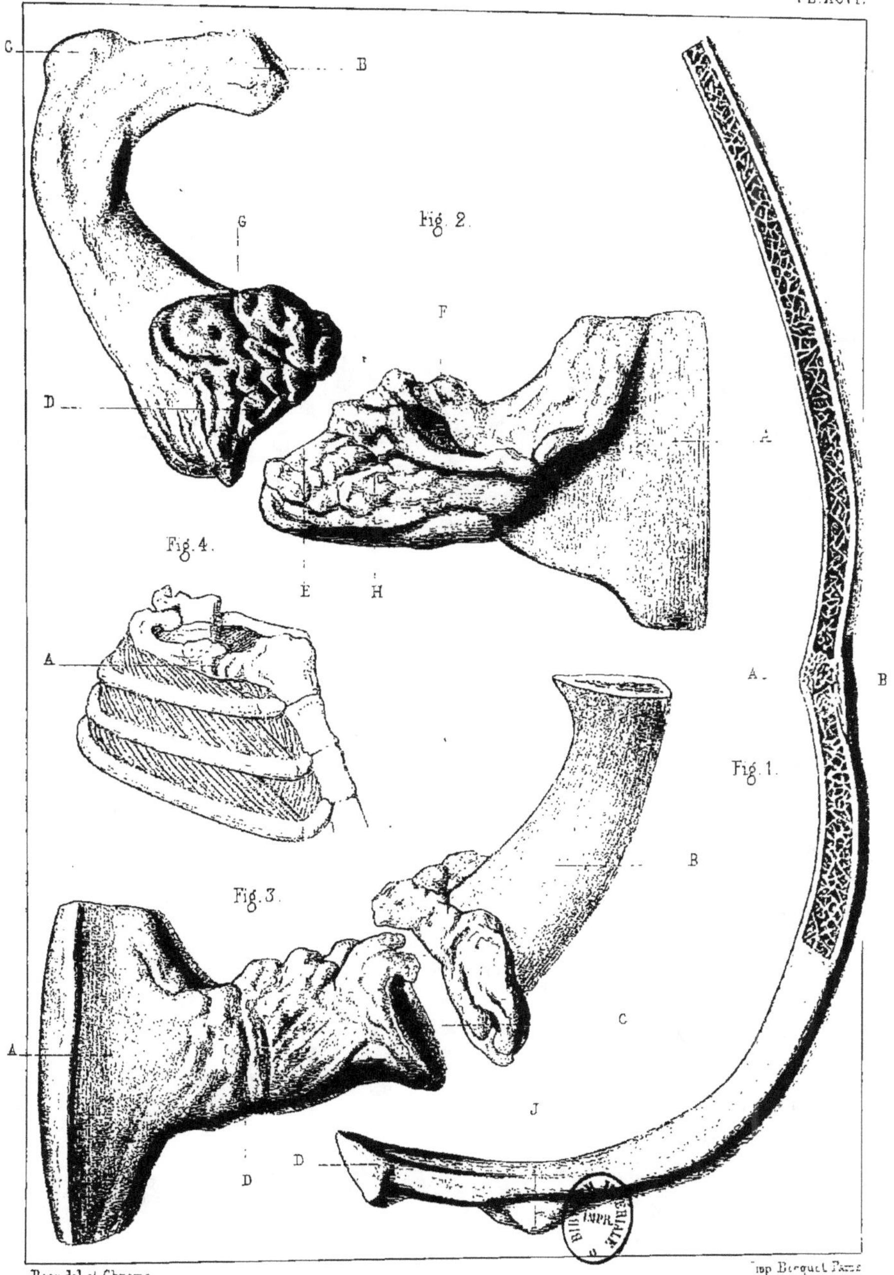

FRACTURE DE CÔTE CONSOLIDÉE — PSEUDARTHROSE.

Librairie Germer Baillière.

PSEUDARTHROSES DES CÔTES.

Les pseudarthroses des côtes ne sont pas rares ; nous avons vu plusieurs fois des pseudarthoses des côtes moyennes et inférieures. Les fragments étant unis dans ces cas par un fort ligament, l'articulation supplémentaire n'entraînait aucune gêne dans l'exercice des fonctions des parois thoraciques.

La pseudarthrose de la première côte, que nous avons fait représenter dans tous ses détails, planche XCVI, et que nous avons présentée en 1864 à la Société de biologie, était remarquable par la perfection qu'avaient atteintes les surfaces articulaires : c'était une véritable diarthrose.

L'existence d'une pseudarthrose de la première côte est un argument d'un grand poids contre l'opinion de quelques physiologistes, qui ont contesté, chez l'homme, les mouvements de la première côte.

LUXATION DES CÔTES.

L'existence des luxations des côtes a été contestée, et là, comme ailleurs, le tort est toujours du côté de ceux qui arrivent à une conclusion négative.

Les luxations chondro-costales ont été observées sur le cadavre par nous deux fois. Dans un cas, le cartilage était passé en arrière, dans l'autre il était passé en avant.

Il n'existe qu'un exemple de luxation de l'extrémité postérieure d'une côte, et encore, comme on le verra à la lecture de l'observation, cette luxation était bien irrégulière et compliquée.

OBSERVATION.

Luxation costo-vertébrale.

Il s'agit d'un jeune homme robuste, tombé dans une fosse dont on retirait de l'argile. Il fut trouvé, deux heures après l'accident, affecté de paraplégie, avec douleur dans le dos. Aux environs de la dernière vertèbre dorsale, on remarquait une tumeur grosse comme le poing ; la nature de l'accident, la paraplégie, firent craindre une fracture de la colonne vertébrale.

Quatorze jours après l'accident, le malade se trouvait mieux, la tumeur du dos diminuait ; *on diagnostiqua une luxation de la onzième côte.* Le malade succomba le lendemain. A l'autopsie, « la colonne vertébrale, séparée du tronc, ne montrait, à la dixième et à la onzième vertèbre, qu'une faible adhérence, due aux fibres musculaires et aux ligaments déchirés. Ces moyens d'union étant divisés, on trouva le cartilage intervertébral presque entièrement détruit, la onzième côte gauche *luxée*, la côte du côté droit tenait à un fragment de la onzième vertèbre dorsale fracturée, l'apophyse articulaire supérieure de cette vertèbre brisée, la moelle épinière, ainsi que la dure-mère, déchirée,.... l'extrémité de chacune des deux douzièmes côtes et l'apophyse traversée de la onzième vertèbre également fracturées..... »

Comment, au milieu d'un délabrement semblable, a-t-on pu diagnostiquer, pendant la vie, une luxation de la onzième côte ? Quels sont les signes de cette affection ? L'auteur n'en dit pas un mot ; un hasard heureux nous semble avoir seul servi le chirurgien. Cette observation ne nous paraît donc avoir d'importance qu'en ce qu'elle nous démontre la possibilité d'une luxation de côte. Pour le diagnostic, elle nous paraît stérile, puisqu'il ne peut pas avoir été basé sur aucun signe à l'aide duquel il soit dorénavant possible de reconnaître cette lésion.

Les fractures des côtes forment des accidents sans gravité, cependant on a observé dans quelques cas : 1° la lésion de l'artère intercostale, 2° la lésion du poumon.

Dans le cas de lésion du poumon, il y a ordinairement emphysème traumatique si le poumon ne quitte pas la plaie thoracique, ce qui arrivera s'il y a des adhérences anciennes (Richet), pneumothorax, si le poumon quitte la plaie thoracique, et peut-être ensuite emphysème thoracique.

Nous avons vu une fois, dans un écrasement de la poitrine, un fragment de côté déchirer la bronche gauche. Le malade succomba avec un emphysème généralisé.

PLANCHE XCVII.

LUXATION DU STERNUM ; FRACTURE DU STERNUM ET DES CARTILAGES COSTAUX.

FIGURE 1. — Luxation du corps du sternum en avant.

A. Extrémité supérieure de la seconde pièce du sternum.
B. Extrémité inférieure de la première pièce.
C. Cartilage de la première côte.

D. Fourchette sternale.
E. Appendice xiphoïde.

FIGURE 2. — Coupe sur la ligne médiane d'un sternum fracturé.

A. Première pièce du sternum.
B. Appendice xiphoïde.

C. Fracture.

FIGURE 3. — Fracture expérimentale des cartilages costaux.

A. Fourchette sternale.
B. Fragment interne de la fracture du second cartilage.
C. Fragment externe de la fracture du second cartilage.

D. Fragment interne de la fracture du troisième cartilage.
E. Fragment moyen.
F. Fragment externe.

FRACTURE DU STERNUM.

Trois ordres de causes peuvent produire la fracture du sternum :

1° Une cause directe, un coup sur le sternum : c'est là ce qui a lieu le plus communément.

2° Une cause indirecte, ce qui est très-rare. David cité par Vidal a vu les pièces supérieure et moyenne de cet os se séparer chez un homme de vingt-huit ans à la suite d'une chute d'un lieu élevé, dans laquelle la partie moyenne du dos porta sur une pièce saillante d'un échafaudage.

3° La contraction musculaire, cause également très-rare; et dont un exemple a été donné par Chaussier, qui raconte avoir vu pendant le travail de l'accouchement la contraction des muscles sterno-mastoïdien et grand droit produire une solution de continuité du sternum.

Les fractures du sternum présentent de grandes variétés, au point de vue de leurs caractères anatomiques. Elles peuvent être transversales, longitudinales ; le plus souvent les lignes de fracture sont multiples et sont dirigées les unes de haut en bas, les autres de dehors en dedans, plus ou moins obliquement, de manière à donner quelquefois à la fracture le caractère étoilé.

Assez souvent il y a une sorte de pénétration de la partie inférieure dans la supérieure; ce qui entraîne une saillie en avant du fragment pénétré.

Les fractures peuvent atteindre les deux tables de l'os ou être limitées à une seule.

Il y a quelquefois enfoncement considérable et lésion des viscères thoraciques. Sanson a vu le cœur largement déchiré dans un cas de fracture du sternum avec enfoncement des fragments produits par le timon d'une voiture.

LUXATION DU STERNUM.

La première et la seconde pièce du sternum restent mobiles l'une sur l'autre, jusque dans un âge très-avancé : les solutions de continuité de l'os qui se produisent à l'union de ces deux pièces, sont donc des luxations et non pas des fractures.

Il existe dans la science tout au plus six ou sept cas de luxation du sternum. Entrevues dans le

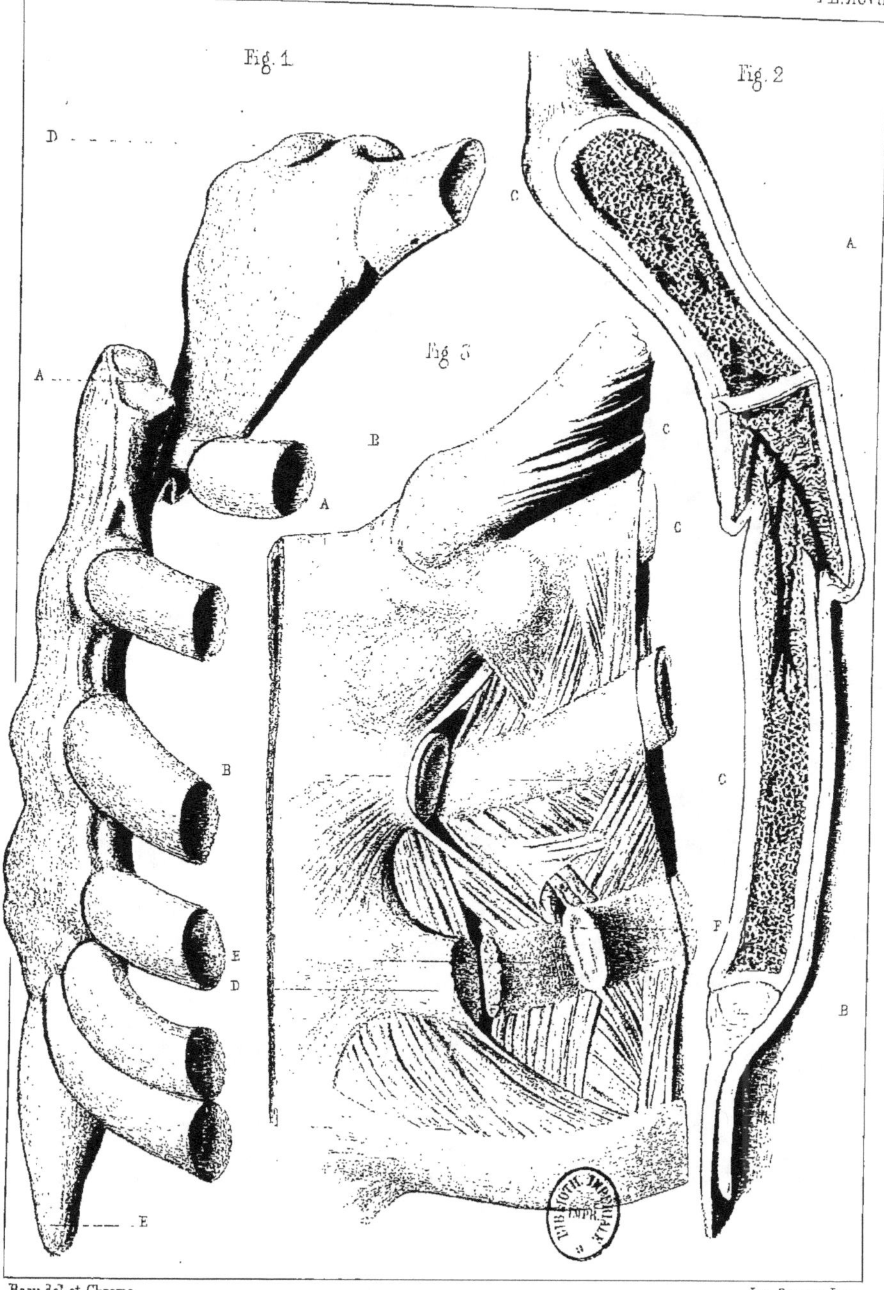

LUXATION DU STERNUM — FRACTURE DU STERNUM, DES CARTILAGES COSTAUX

Librairie Germer Baillière

dernier siècle par Auran, elles ont été découvertes et démontrées par M. Maisonneuve, qui a réuni dans un excellent mémoire trois observations personnelles.

Jusqu'à présent, la seule variété connue consiste dans la luxation de la seconde pièce du sternum, au-devant de la première (*Luxation du corps du sternum en avant*, Maisonneuve).

Dans l'observation publiée par Auran, dans le *Journal général de médecine*, le déplacement avait été produit par la pression d'un bâton d'échelle sur la première pièce du sternum qui avait ainsi été directement enfoncée.

M. Maisonneuve regarde les causes indirectes comme produisant plus souvent la luxation du sternum ; elles agissent toujours en pressant le sternum par ses deux extrémités, comme dans une chute sur la nuque ou sur ses épaules; le scapulum touchant alors le sol rencontre une résistance qu'il transmet par la clavicule à la partie supérieure du sternum ; et d'autre part, les côtes transmettent à la partie inférieure de cet os toute la quantité de mouvement dont le corps est animé dans la chute. Il en résulte sur cette partie inférieure du sternum une pression plus forte encore, si la colonne vertébrale cède dans un point intermédiaire ou dans les côtes supérieures et inférieures, parce que cette tige en se fléchissant transporte sur le sternum une partie de l'impulsion.

Dans les fractures ou luxations qui portent sur les côtes ou le sternum, la déformation est toujours peu considérable et il n'y a point de réduction à tenter. On essayera d'empêcher le jeu des fragments es uns sur les autres en enveloppant la poitrine d'un simple bandage de corps qui constitue, pour la poitrine, un appareil de protection suffisant pour prévenir les déplacements.

Dans le cas de luxation du sternum on pourra tenter la réduction en pressant fortement sur la partie de l'os saillante. Si le chevauchement est peu considérable, on réussira ; mais si le chevauchement existe, la luxation sera probablement irréductible. Ces dernières conclusions thérapeutiques sont du reste toutes théoriques, le petit nombre d'observations connues ne permettant pas des déductions cliniques suffisantes.

PLANCHE XCVIII.

FRACTURE DU MAXILLAIRE INFÉRIEUR.

FIGURE 1. — **Fracture de la branche droite du maxillaire inférieur.**

A, A. Ligne de fracture.

FIGURE 2. — **Même fracture de la branche droite, les fragments étant écartés pour permettre de comprendre les surfaces de fracture.**

A, A. Surfaces de fracture des deux fragments.

FIGURE 3. — **Fracture de la partie moyenne et des deux condyles du maxillaire inférieur.**
(Fragments en rapport.)

A, B, C. Trois fragments. | D, E. Condyles brisés et remis en rapport.

FIGURE 4. — **Même fracture.** (Fragments séparés.)

A. Surface de fracture de la branche gauche.   D. Condyle gauche séparé par la violence.
B. Surface de fracture de la branche droite.   E. Condyle droit séparé.
C. Fragment (C fig. 3).

Les fractures du maxillaire inférieur sont produites par cause directe ou par cause indirecte. Nous verrons qu'il n'est pas rare de voir des fractures multiples du maxillaire inférieur, résultant de l'action simultanée des causes directes et indirectes.

De toutes les causes de fracture du maxillaire inférieur, il n'en est pas de plus commune que la chute sur le menton.

Nous avons très-souvent reproduit expérimentalement les conditions mécaniques de la chute sur le menton, en appliquant un coup violent sur la symphyse, la bouche préalablement fermée. C'est ainsi que nous avons obtenu toutes les fractures de la planche 98.

Le plus souvent, c'est une des branches horizontales du maxillaire inférieur qui se brise. La fracture présente toujours une ligne oblique en bas et en arrière, ou en bas et en avant, etc.

D'un autre côté, la surface de fracture coupe toujours obliquement l'épaisseur de l'os, et il en résulte que très-souvent les fragments présentent une arête du côté de la muqueuse buccale, et la percent, si la violence continue son action, après avoir produit la fracture.

Fracture médiane ou symphysaire. — D'après Boyer, jamais la fracture n'existe dans le point central de la mâchoire, appelé symphyse du menton; mais quand la solution de continuité a lieu vers la partie moyenne de l'os, c'est sur l'un ou l'autre côté de cette symphyse, qui reste toujours sur l'un des fragments.

Les fractures de la symphyse avaient pourtant été admises par Hippocrate, par Callisen. Richerand et Delpech se rangèrent à l'opinion de Boyer. L'attention des observateurs éveillée sur ce point, on ne tarda pas à apporter des observations qui démontraient que la négation de Boyer ne devait point être maintenue. La fracture de la symphyse ne peut être contestée dans une observation publiée par M. Chollet (*Journal général de médecine,* t. LXVI, p. 80).

Du reste, la preuve anatomique de la fracture de la symphyse a été donnée. La fracture sur la ligne médiane du maxillaire inférieur a été démontrée à l'autopsie par M. le professeur J. Cloquet.

Déplacements. — « Quand il arrive quelque déplacement, c'est presque toujours selon l'épaisseur. Il se fait de haut en bas, et rarement les os avancent l'un sur l'autre parce qu'il n'y a point de muscles

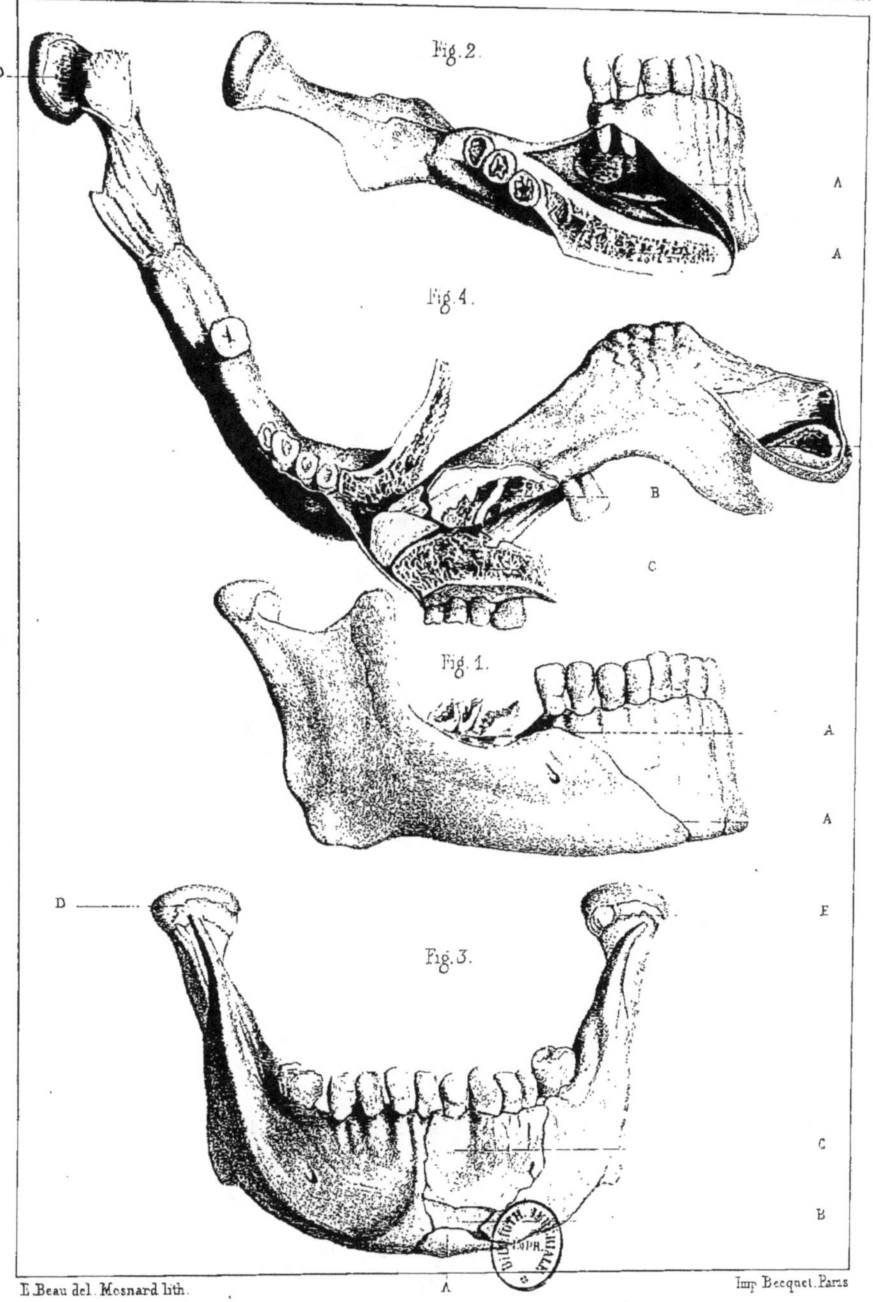

E.Beau del. Mesnard lith.   Imp Becquet. Paris

FRACTURE DU MAXILLAIRE INFÉRIEUR.

Librairie Germer Baillière.

qui les tirent en ce sens. Lorsque le déplacement se fait de haut en bas, c'est toujours le bout antérieur qui baisse par son poids, et le bout postérieur qui est levé par l'action du masséter, du ptérygoïdien interne et du crotaphite. Ce déplacement n'est pas considérable, à moins qu'il ne soit produit par la violence du coup qui, après la fracture, éloigne les pièces l'une de l'autre.

« Dans quelques cas, la fracture ayant lieu des deux côtés à la fois et dans des points intermédiaires entre le menton et l'angle de l'os, le fragment antérieur formé par le menton est très-disposé au déplacement ; recevant l'insertion de tous les muscles abaisseurs, il se porte en bas et un peu en arrière, etc., etc. (J. L. Petit). »

Malgaigne a insisté sur le rôle du périoste, qui prévient les déplacements et qui empêche toujours les fragments de s'écarter beaucoup quand il n'est pas entièrement rompu.

A l'action du périoste, il faut ajouter, comme maintenant les fragments en rapport quand les fractures sont sans déplacement, les muscles qui s'insèrent à l'os.

FRACTURES INCOMPLÈTES.

Les fractures incomplètes consistent souvent dans une fissure, comme dans un cas observé par M. Gariel : au niveau de l'entrée du canal dentaire existait en arrière une fracture incomplète, quoique en avant sous le muscle masséter il n'y eût aucune trace de solution de continuité.

Dans un cas rapporté par M. Chassaignac dans son beau *Traité de thérapeutique chirurgicale :*

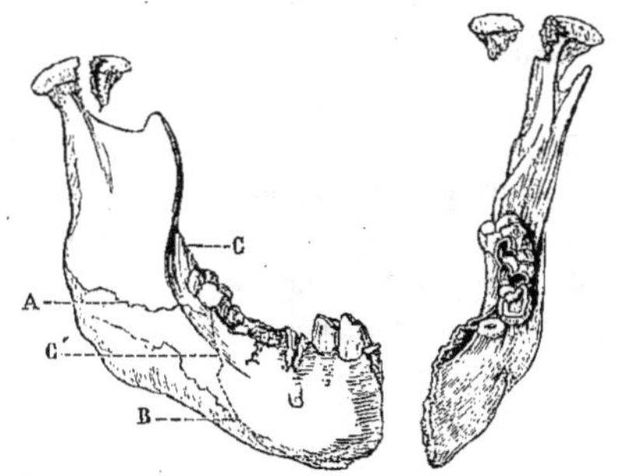

FIGURE 107. — Fractures du maxillaire inférieur.

La mâchoire est fracturée à la symphyse ; plusieurs esquilles ont été enlevées. — Les deux condyles sont fracturés symétriquement et séparés de l'os. — La branche gauche est vue de face ; plusieurs dents ont été cassées. — La branche droite, vue de profil, présente aussi des dents cassées. (Pièce communiquée par M. le docteur Verneuil.)

A, B. Fractures incomplètes de la tablette externe. | C'. Tracé de la fracture incomplète de la tablette interne.
C. Origine de cette fracture.

« Une fracture en forme d'os wormien circonscrivait complétement une pièce osseuse insuliforme à la » face interne de l'os maxillaire inférieur, plus deux fissures naissaient du sillon qui limite la circon» férence de cette pièce osseuse. Il existait, à la face interne du même os, une autre fracture » fissuraire dirigée dans le sens vertical, et passant par l'orifice interne du canal dentaire inférieur. » (Chassaignac, *loco citato.*)

Enfin, nous faisons représenter d'après une remarquable thèse soutenue à la Faculté de médecine de Paris par M. le docteur Cluzeau un cas intéressant de fracture du maxillaire inférieur dans lequel on remarque sur la branche droite trois fissures, deux sur la face externe, une sur la face interne. Cette dernière est oblique en bas et en avant, elle mesure 5 centimètres de long, ses bords sont écartés de 1 millimètre et demi environ ; elle commence sur la lèvre interne du bord antérieur de l'apophyse coronoïde, à un travers de doigt au-dessus de l'alvéole de la dent de sagesse, traverse cette alvéole d'arrière en avant, en rejetant en dedans sa lèvre interne, puis se porte plus directement en bas et gagne le bord inférieur du maxillaire à un demi-centimètre en arrière du trou mentonnier; à ce niveau cette fissure se réfléchit sur la face externe de l'os et elle se porte en arrière et un peu en haut, et sans toutefois remonter autant que sur la face interne; elle devient de plus en plus étroite, et disparaît à 1 centimètre au-dessus de l'angle de la mâchoire, au milieu des rugosités massétérines.

« Au point où les fissures qui viennent d'être décrites se rencontrent sur le bord inférieur de la branche du maxillaire, on trouve une saillie du fragment postérieur ou mieux de la lèvre postérieure, analogue à celle que l'on produirait en frappant ce bord avec une hache, et dirigeant le coup d'avant en arrière et un peu de bas en haut.

» Une autre fissure existe encore sur la face externe de la branche droite; elle est à peu près horizontale et recommence en avant au bord alvéolaire externe de la deuxième grosse molaire. Dirigée en arrière, elle n'intéresse que la table externe de l'angle de la mâchoire, et finit au bord postérieur de cet angle (1). »

Les deux condyles étaient également brisés. Nous avons souvent reproduit expérimentalement cette fracture des deux condyles en frappant fortement sur la symphyse (pl. XCIII, fig. 3 et 4). Cette fracture des condyles ne s'accompagne jamais de déplacement, et doit passer le plus souvent inaperçue.

FRACTURES MULTIPLES.

Les fractures du maxillaire inférieur sont souvent multiples : M. le docteur *Bérenger-Féraud* a publié, dans le *Bulletin de thérapeutique* et dans l'*Art dentaire*, une observation remarquable de fracture multiple du maxillaire inférieur.

M. Bérenger-Féraud, ne pouvant mettre les fragments en rapport à l'aide des appareils ordinaires, réunit les fragments à l'aide de fils métalliques. Cette ligature des os, déjà employée par Malgaigne, Baudens, Velpeau, Letenneur, etc., eut, dans ce cas, un très-beau succès.

Nous rapporterons seulement les principaux détails de l'observation avec les dessins faits sous la direction de M. Bérenger-Féraud, renvoyant le lecteur qui voudrait s'occuper spécialement de la question aux deux journaux que nous avons déjà cités :

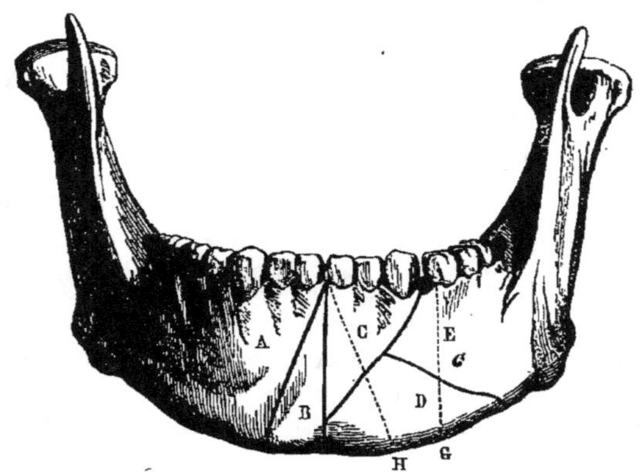

FIGURE 108.

Les lignes noires montrent les traits de coupure, les lignes pointillées montrent le trajet parcouru par les fils des ligatures.

(1) Cette observation, en raison de son importance et du mérite de l'observateur, sera reproduite *in extenso* à la fin de l'article, page 377.

. Un premier trait de cassure, un peu oblique en bas et en dehors, part de l'intervalle qui sépare les deux incisives médianes et descend jusqu'à l'angle mentonnier en divisant complétement l'os dans toute sa longueur ; un second trait, partant du même point et descendant verticalement dans le sens de la symphyse,' circonscrit avec le premier un fragment à base inférieure B ; un troisième trait, partant du bord inférieur de la mâchoire, au point d'arrivée du deuxième trait, et remontant obliquement en haut, de manière à atteindre l'espace qui sépare la canine gauche de la première molaire, limite un second fragment triangulaire à base supérieure C, de sorte que la fracture est déjà composée de deux fragments triangulaires à base opposée, dont les limites figurent assez bien un N.

Notons que le dernier fragment dont nous venons de parler est éclaté en deux parties, dans le sens de l'épaisseur de l'os à la partie inférieure, comme si les muscles génio-glosses et génio-hyoïdiens

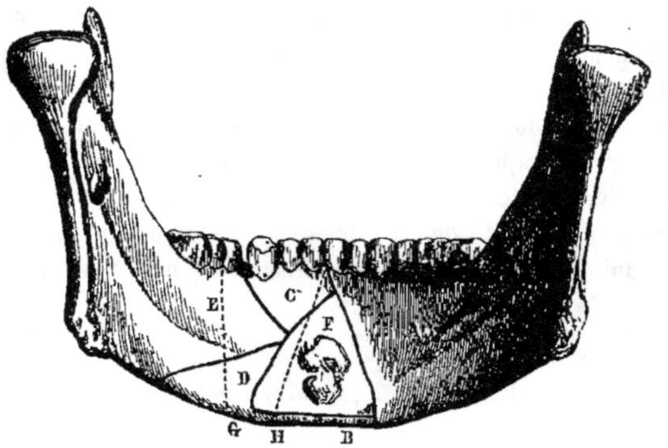

FIGURE 109.

avaient arraché leur base osseuse F ; ce qui donne, on le comprend, une plus grande mobilité aux fragments.

Du milieu de la dernière ligne de l'N, part un quatrième trait de cassure qui se dirige très-obliquement en bas et en arrière, et limite une troisième esquille triangulaire, à base inférieure, se prolongeant beaucoup vers l'angle de la mâchoire D.

Il résultait de cette disposition une grande indépendance des fragments, comme on le comprend ; ainsi l'esquille médiane postérieure F, attirée par les muscles géniens, faisait saillie en arrière et laissait la partie antérieure C, qui portait les deux incisives et la canine gauches, en équilibre instable, de telle sorte que le moindre mouvement, même la déglutition de la salive, le faisait basculer, les dents se dirigeant alors vers la langue.

De plus, le dernier fragment dont j'ai parlé, l'inférieur gauche D, attiré vers la ligne médiane par les muscles mylo-hyoïdiens, dès qu'on le laissait libre, faisait saillir en avant l'extrémité aiguë de la partie restante du maxillaire E qui venait apparaître à la plaie verticale de la lèvre.

Le périoste était profondément déchiré, chaque petit lambeau adhérant de telle sorte à son esquille qu'on ne comprenait pas la possibilité de sa conservation dans le cas d'une résection de l'os. Le malade salivait beaucoup déjà, ai-je dit ; il ne pouvait prononcer que des sons laryngiens. Les plaies saignaient abondamment, mais en nappe ; elles étaient çà et là souillées de sable et de terre.

. Le grand nombre et la mobilité des fragments osseux étaient une complication très-fâcheuse, on le comprend, et le cas n'était pas très-favorable pour l'application des procédés d'immobilisation directe par le fait de sa gravité même ; néanmoins, après mon examen, il me sembla possible d'arriver à maintenir les esquilles principales, et je formai le dessein de réunir ensemble les deux premiers fragments triangulaires B C et le fragment postérieur F par un même point de suture, tandis qu'avec une ligature j'immobiliserais les fragments D E et le bord du fragment F.

Je n'avais pas d'instrument convenable pour percer l'os, je n'avais encore pu me procurer cet outil que les horlogers appellent *drille* et dont je me suis servi depuis avec grande facilité, sur le cadavre. J'entrepris donc, après avoir fait la section de la lèvre inférieure, en prolongeant la plaie verticale pour nous donner du jour, de percer l'os avec un poinçon quadrangulaire qui m'avait servi maintes fois sur des os longs de cadavres ou d'animaux vivants; mais la dureté du maxillaire inférieur fit bientôt rompre l'instrument, et je dus renoncer à l'idée de la suture osseuse.

Je pratiquai alors, de la manière suivante, deux points de ligature :

Une longue aiguille, du diamètre de stylet ordinaire, enfilée avec un fort fil de soie bien cordonné, fut glissée le long de la face externe de l'os, et le fil fut noué en avant de la deuxième molaire gauche, sur l'emplacement de la première molaire qui manquait depuis longtemps. Un second fil, dirigé obliquement par le même procédé, essayait de contenir les esquilles D, F et C, et fut serré entre les deux incisives droites.

Pendant que j'opérais ainsi, le docteur Fauvel faisait très-ingénieusement une gouttière très-mince de plomb, moulée sur un maxillaire inférieur, et il la mit en place dès que j'eus fini. Une plaque de liége fut appliquée entre elle et les dents supérieures. Trois points de suture réunirent les plaies de la lèvre. Des compresses imbibées d'eau-de-vie camphrée, renouvelées toutes les heures, furent le pansement adopté, et je quittai le blessé dans ces conditions, mon navire partant le lendemain matin pour un voyage de deux mois. (Bérenger-Féraud.)

FRACTURE DU MAXILLAIRE INFÉRIEUR PAR ARMES A FEU.

Les fractures du maxillaire inférieur par armes à feu se présentent très-souvent dans la chirurgie d'armée. Dans la pratique civile, ces fractures se rencontrent encore assez communément chez des sujets qui, pour se suicider, se déchargent un pistolet au voisinage de la bouche ou dans la bouche. Ces fractures s'accompagnent presque toujours de très-grands délabrements et l'écoulement perpétuel de pus dans les voies digestives paraît une des causes qui donnent à ces lésions une haute gravité. Dupuytren, qui s'était beaucoup occupé des fractures du maxillaire par armes à feu, conseillait de pratiquer de très-larges débridements et même de fendre entièrement la lèvre pour donner à la suppuration une issue plus facile.

On a vu plusieurs fois la totalité de la mâchoire inférieure emportée par un biscaïen ou un boulet de canon.

Quand une moitié de la mâchoire inférieure a disparu et que le blessé arrive à une guérison complète, la partie restante de la mâchoire inférieure se dévie et bientôt les arcades dentaires ne se correspondent plus; comme conséquence, la mastication devient impossible. Cette déviation de la partie restante du maxillaire est démontrée par les deux beaux dessins (figure 110 et 111 etc.), empruntés au journal de M. Préterre. Nous rapportons seulement ici un abrégé des observations recueillies par M. Préterre, qui est parvenu, après bien des tentatives, à construire des appareils qui font disparaître en partie les inconvénients résultant de l'absence d'une partie importante des maxillaires.

La figure 110 indique la déviation du fragment restant dans les cas de solution de continuité du maxillaire inférieur.

Le fragment B, tournant sur son condyle, se rapproche par sa partie antérieure de la ligne médiane, et son arcade est ainsi portée sur un plan postérieur à celui de l'arcade supérieure.

La figure 111 indique et la perte de substance et la déviation de la portion restante dans un cas du même genre. La portion S du maxillaire inférieur pivotant sur son condyle comme axe a ramené la dent canine inférieure droite en opposition avec la première grosse molaire du même côté.

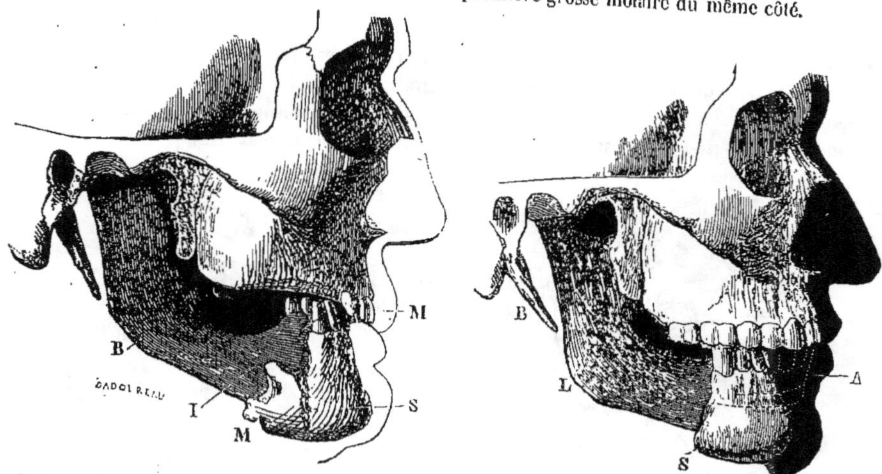

FIGURES 110 ET 111. — **Deux cas d'ablation de la moitié droite du maxillaire inférieur par coup de feu. Déviation de la partie restante.** — **Siége de Sébastopol.** (D'après Préterre.)

M, I. Défaut de parallélisme des arcades.

I. Dent incisive postérieure de 15 millimètres à l'arcade normale.

S. Symphyse du menton et pseudarthrose.

B. Apophyse styloïde.

L. Côté gauche de la mâchoire inférieure.

A. Ligne ponctuée montrant le rétablissement de l'arcade par la pièce artificielle.

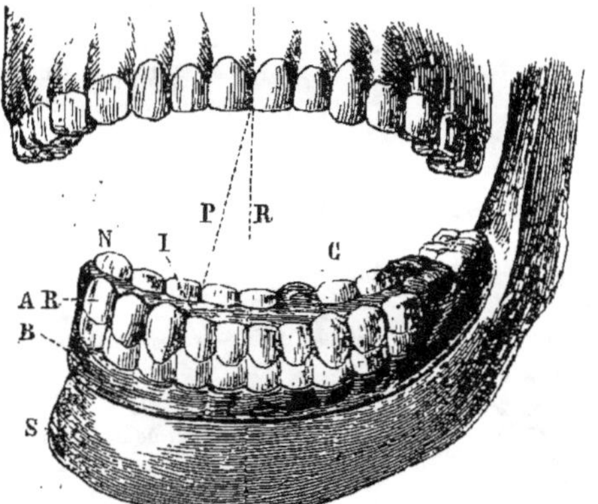

FIGURE 112. — **Pièce de restauration employée dans ces deux cas.**

P, R. Lignes ponctuées indiquant, l'une oblique P, la direction de la symphyse normale et l'autre la perpendiculaire R, la direction de la symphyse rétablie, ce qui permet de mieux apprécier le déplacement excentrique de la mâchoire inférieure.

I. Interstice existant entre les dents naturelles et artificielles.

N. Canine droite limitant la perte de substance.

C. Deux calottes ajustées sur des dents servant à soutenir l'appareil et à empêcher le déchaussement des dents par sa descente.

B. Base de la pièce supportée par la portion restante du maxillaire.

S, R. Arcade dentaire artificielle.

Dans ces deux cas, M. Préterre remédia au défaut de parallélisme des dents à l'aide de l'ingénieux appareil inventé par lui et dessiné (figure 112).

APPAREILS POUR LA FRACTURE DU MAXILLAIRE INFÉRIEUR.

Dans le plus grand nombre des cas, ces fractures ne s'accompagnant d'aucun déplacement, les appareils proprement dits sont inutiles, et il suffit de protéger la mâchoire et d'immobiliser les os avec une fronde. Dans quelques cas, au contraire, il paraît très-difficile de maintenir les rapports des fragments, et c'est à ces cas rares que doit servir la ligature des os employée avec tant de succès par le docteur Bérenger-Féraud dans l'observation que nous avons citée plus haut.

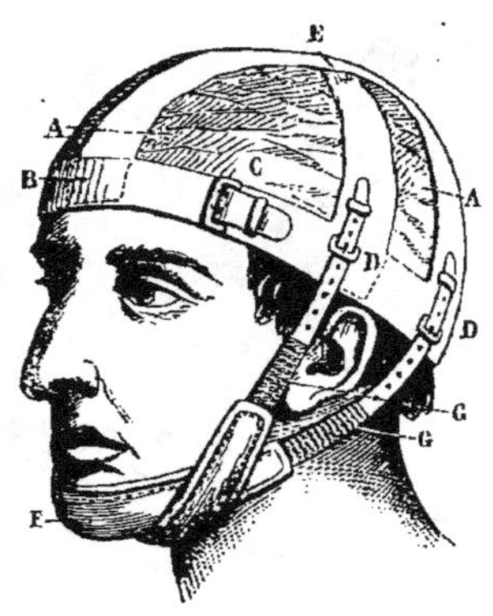

FIGURE 113. — **Appareil de Bouisson.**

A, A. Serre-tête.
B. Lanière de coutil.
C. Boucle.
F. Fronde, etc., etc.

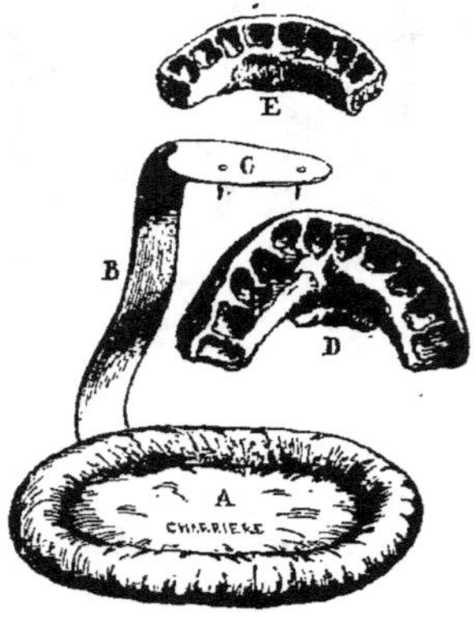

FIGURE 114. — **Appareil de gutta-percha de Morel-Lavallée.**

D.E. Moules de gutta-percha
A,B,C. Appareil formé d'un ressort métallique B, d'une plaque buccale, d'une plaque sous-mentale A, employé dans quelques cas par Morel-Lavallée.

Les appareils ordinaires des fractures du maxillaire ont donc peu d'indication : nous nous contenterons de faire représenter, sans les décrire : 1° *l'appareil de Bouisson*, etc. ; 2° *l'appareil de Morel-*

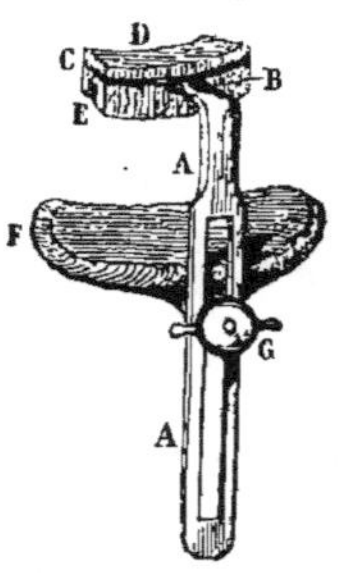

FIGURE 115. — **Appareil de Houzelot.**

A. Tige métallique.
B, C, D, E. Plaque buccale de l'appareil.
F. Plaque sous-mentale glissant le long de la tige A.
G. Vis destinée à immobiliser la plaque F.

Lavallée, composé de gutta-percha moulée à chaud sur l'arcade dentaire et solidifiée ; 3° *l'appareil de Houzelot*, formé de deux plaques, une buccale, l'autre mentonnière, serrées l'une contre l'autre, suivant les besoins, etc., etc.

Ces appareils sont très-gênants, et leurs inconvénients n'en compensent pas les avantages.

Une simple fronde suffit dans le plus grand nombre des cas.

FRACTURE DU MAXILLAIRE SUPÉRIEUR.

Si nous en exceptons quelques fêlures qui, de la voûte du crâne, peuvent se propager sur les maxillaires, toutes les fractures de ces os sont des fractures de cause directe : fractures par une chute ou un coup sur la paroi antérieure ; fracture par des projectiles lancés par la poudre, ou fracture par armes à feu. On a vu le maxillaire supérieur enfoncé dans les profondeurs de la face (Wiseman). Une pareille lésion doit nécessairement s'accompagner de fractures multiples des divers os et de nombreuses disjonctions.

OBSERVATION.

Un petit garçon de huit ans avait reçu au milieu de la face un choc tellement violent, qu'il était resté un moment comme mort, puis dans un coma prolongé.

Quand je le vis, dit l'auteur, il offrait un aspect étrange, ayant la face enfoncée, la mâchoire inférieure saillant en avant ; et je ne savais ou avoir prise, ni comment faire mon extension. Mais après un moment il reprit ses sens, et se laissa persuader d'ouvrir la bouche. Je vis alors que les os du palais étaient si fortement enfoncés en arrière qu'il était impossible de glisser mon doigt par derrière, comme je l'avais projeté ; l'extension ne pouvait se faire cependant d'une autre manière.

J'imaginai sur le champ un instrument courbé à son extrémité, que j'engageai derrière la luette, et après l'avoir porté un peu en haut, je m'en servis pour retirer l'os en avant, ce qui eut lieu sans difficulté ; mais je n'eus pas plutôt ôté mon instrument que la masse fracturée se rejeta en arrière. Alors je me contentai de panser la face avec un cérat astringent pour prévenir l'afflux des humeurs ; je fis également une saignée, et, quelques heures après, j'avais un instrument mieux fabriqué pour ramener cette grande masse d'os à sa place naturelle.

Je la fis retenir en place par la main de l'enfant, de sa mère et de mes serviteurs, chacun durant un certain temps, sans quoi il n'y avait plus rien. Ainsi, par leurs soins et les nôtres, la tonicité de la partie fut préservée, le cal se développa, et, à mesure qu'il se consolida, la partie prit plus de force, la face reprit un bon aspect, meilleur assurément qu'on n'aurait pu l'espérer après un déplacement aussi considérable, et le malade fut tout à fait guéri. (Wiseman, cité d'après Malgaigne.)

Dans ce cas, les deux maxillaires supérieurs étaient enfoncés ; il y a des observations dans lesquelles un seul maxillaire avait subi ce déplacement. Dans ces derniers temps, un chirurgien très-

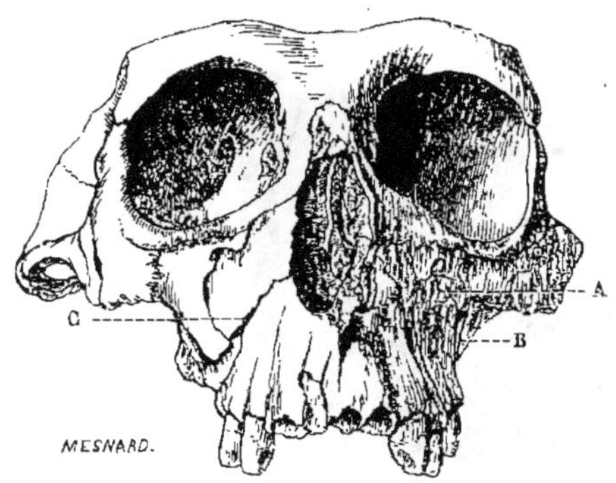

FIGURE 116. — **Fracture des deux maxillaires supérieurs, se continuant sur l'apophyse ptérygoïde.** (Vue antérieure.)

A.B. Ligne de fracture gauche. — C. Ligne de fracture droite.

distingué des hôpitaux, M. le docteur Alphonse Guérin, a appelé l'attention de l'Académie de médecine sur la manière dont se continue en arrière la ligne de fracture dans le cas de solution de continuité brisant le bord alvéolaire. Chez plusieurs blessés observés dans son service à l'hôpital Saint-Louis, il a vu que la ligne de fracture se propage sur les apophyses ptérygoïdes et sépare leur partie inférieure de leur partie supérieure. Il en résulte pour le diagnostic une circonstance bien remarquable. La ligne de fracture du maxillaire ne saurait être reconnue directement ; mais, en rai-

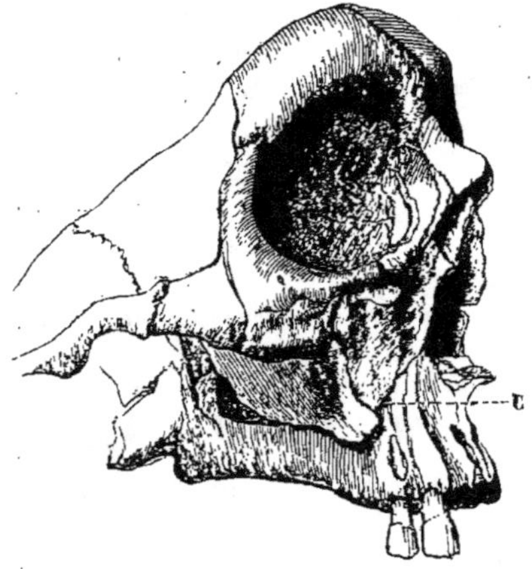

FIGURE 117. — **Vue latérale.**

C. Ligne de fracture se continuant sur l'apophyse ptérygoïde (la même disposition existait à gauche). Pièce communiquée par M. le docteur Guérin (de Vannes).

son de cette propagation à l'apophyse ptérygoïde qui est accessible par le toucher buccal, on détermine de la douleur en pressant sur l'aile interne s'il y a fracture. M. Guérin a eu l'occasion plusieurs fois de vérifier l'exactitude de son diagnostic, les blessés succombant à d'autres lésions.

Cette propagation de la ligne de fracture des maxillaires supérieurs à l'apophyse ptérygoïde a été reconnue comme très-fréquente dans des expérimentations cadavériques entreprises par M. Cocteau, prosecteur des hôpitaux, à la demande de M. Alphonse Guérin. Cette propagation se voit très-bien sur les figures 116 et 117 qui sont la représentation d'une pièce anatomique communiquée par M. Guérin.

FRACTURE DU BORD ALVÉOLAIRE AVEC PERTE DU FRAGMENT DENTAIRE.

Les *écornements* du maxillaire supérieur, ou pertes de substances emportant le rebord dentaire,

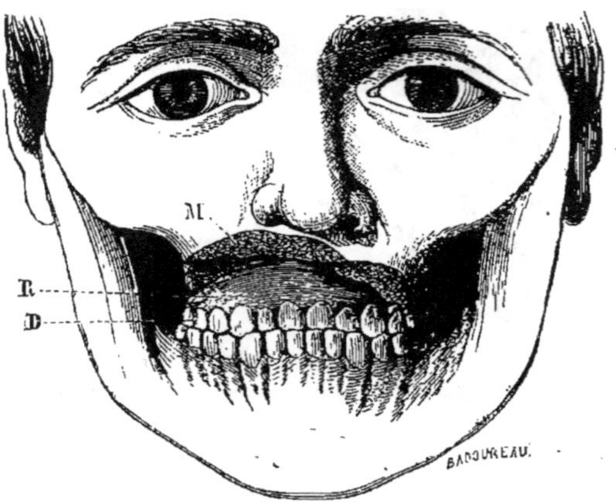

FIGURE 118. — **Fracture du bord alvéolaire. Appareil prothétique.** (D'après Préterre.)

M. Perte de substance osseuse.

R. Remplissage servant en même temps de base pour les dents artificielles.

D. Dents artificielles formant la partie la plus antérieure de l'appareil prothétique.

s'observent assez souvent. Elles donnent lieu à peu de considérations, et tout l'intérêt de leur étude se rattache à la nécessité de suppléer dans ce cas à la partie d'os qui manque par un appareil prothétique.

Dans le cas (fig. 118) que nous représentons d'après une des pièces de l'intéressante collection de M. Préterre, les maxillaires supérieurs avaient été écornés dans une grande étendue par un coup de feu à la bataille de Magenta. Toute l'arcade dentaire avait disparu, à l'exception des trois dernières molaires du côté gauche. M. Préterre fut assez habile pour construire un appareil formé d'une plaque palatine et d'un bord antérieur dentaire, reproduisant avec une grande exactitude la partie alvéolaire enlevée et en remplissant les fonctions pour la mastication. Le blessé a été observé au Val-de-Grâce, dans le service de M. Mounier.

COMPLICATIONS DES FRACTURES DES MAXILLAIRES.

1° *Fractures et arrachements des dents.* — Si dans la majorité des cas les dents restent intactes, il peut arriver cependant que quelques-unes soient luxées ou seulement ébranlées. Il faut, dans ce cas, les conserver avec le plus grand soin. Elles se consolident peu à peu et reprennent bientôt leur adhérence primitive.

2° *Lésion du nerf dentaire.* — Signalée par J. L. Petit, qui paraissait la regarder comme une complication très-grave, elle a été décrite par Roger, qui, par suite d'une erreur physiologique, a expliqué par la lésion du nerf dentaire la paralysie du triangulaire et du carré du menton, observée par lui une fois ; la déchirure du nerf dentaire a été vue à l'autopsie par Flagani et Malgaigne, et démontrée par des observations cliniques de A. Bérard et de M. Foucher.

Cette lésion s'était révélée par une insensibilité complète de la lèvre inférieure, dans un espace compris entre le menton et la partie médiane du bord de la lèvre, d'une part, la commissure labiale de l'autre.

Dans tous ces cas, l'insensibilité fut de courte durée.

Inflammations buccales. Dans un cas observé par M. Foucher, l'inflammation buccale acquit une intensité très-considérable. Cet accident retarda beaucoup, mais n'empêcha pas la guérison.

Il peut se former des abcès aux gencives et à la région sus-hyoïdienne.

On a vu dans quelques cas des accidents généraux qui ont paru à M. Richet, le résultat de l'absorption de matières putrides par les voies digestives, suites de la suppuration qui peut s'établir dans le foyer de la fracture, etc., etc.

OBSERVATION.

Fracture compliquée de la symphyse du maxillaire inférieur; fractures incomplètes de la branche droite; fractures verticales et symétriques des deux condyles (figure 107).

Cette pièce a été recueillie sur le cadavre d'un jeune homme de vingt-deux ans, tombé sur le pavé de la hauteur d'un troisième étage, et entré à l'hôpital Lariboisière, service de M. le docteur Verneuil, le 20 juin 1865. Ce malade a succombé le 8 juillet à une infection putride causée par une fracture compliquée de l'extrémité inférieure du fémur droit. Le foyer de cette fracture communiquait à la fois avec l'articulation du genou et avec l'air extérieur. L'occlusion fut tentée avec les réfrigérants ; malgré cela, des gaz se développèrent ; il fallut ouvrir le foyer et enlever huit esquilles, parmi lesquelles les deux condyles du fémur. L'ensemble de ces fragments représentait l'extrémité inférieure de l'os, longue de 10 centimètres environ.

Pendant la vie du sujet, on avait reconnu la fracture médiane de la mâchoire inférieure. On avait remarqué une douleur fixe au niveau de chaque condyle avec une teinte légèrement ecchymotique ; on n'avait pas soupçonné l'existence des fractures incomplètes de la branche droite qui n'ont été découvertes qu'à l'autopsie.

La pièce, débarrassée des parties molles, telle qu'elle a été présentée à la Société anatomique, est composée de quatre fragments complétement isolés ; deux de ces fragments sont formés par les branches de la mâchoire séparées sur la ligne médiane. Les deux autres, incomparablement plus petits, sont constitués par la moitié interne du condyle de chaque côté. La solution de continuité qui correspond à la symphyse s'est faite avec perte de substance. Plusieurs esquilles ont été enlevées avant la mort du sujet et maintenant il manque au maxillaire toute la portion correspondant aux quatre dents incisives inférieures.

Sur la branche gauche considérée isolément on voit des fractures peu intéressantes quant à leur forme, des dents : canine, première petite molaire, première et deuxième grosse molaire.

La dent de sagesse et la seconde petite molaire, qui sont intactes, sont peu développées ; leur couronne dépasse à peine le bord alvéolaire.

Ce qui attire particulièrement l'attention, c'est la fracture du condyle ; ce dernier a été séparé en deux fragments à peu près égaux en volume par une solution de continuité presque verticale, dirigée en bas et un peu en dedans ; la moitié interne du condyle est complétement détachée, tandis que la moitié externe est restée intacte, au point que, si l'on vient à regarder la branche gauche du maxillaire par sa face externe, on n'aperçoit aucune trace de lésion.

Le petit fragment détaché a la forme d'un triangle équilatéral de 1 centimètre de côté, l'une de ces faces regarde en arrière, l'autre en avant. Sur celle-ci on trouve la dépression normale du col du condyle, dans laquelle s'insérait le muscle ptérygoïdien externe qui a dû être coupé à l'autopsie. Le bord supérieur du fragment est encroûté de cartilage et représente la moitié interne de la surface condylienne articulaire ; le bord interne, oblique en bas et en dehors, représente le bord correspondant du condyle ; le bord externe du fragment est légèrement oblique en bas et en dedans, et présente les dentelures de la fracture par laquelle il a été formé. Sur la branche droite du même maxillaire, le condyle présente une lésion en tout semblable à celle de la branche gauche, la symétrie est parfaite ; le fragment interne détaché a la même forme et le même volume.

Ce n'est pas la seule lésion de la branche droite ; tandis que les dents canine et première petite molaire sont entières et solidement implantées dans leurs alvéoles, les trois suivantes, deuxième petite molaire, première et deuxième grosse molaire, sont complétement découronnées, leurs racines arrivant à peine au niveau des bords alvéolaires. La dent de sagesse a encore été épargnée grâce à son peu de développement.

D'autre part, on trouve sur la branche droite trois fissures, deux sur la face externe, et une sur la face interne. Cette dernière est oblique en bas et en avant ; elle mesure 5 centimètres de long ; ses bords sont écartés de 1 millimètre et demi environ. Elle commence sur la lèvre interne du bord antérieur de l'apophyse coronoïde, à un travers de doigt au-dessus de l'alvéole de la dent de sagesse, traverse cette alvéole d'arrière en avant en rejetant en dedans sa lèvre interne, puis se porte plus directement au bas et gagne le bord inférieur du maxillaire à un demi-centimètre en arrière du trou mentonnier. A ce niveau cette fissure se réfléchit sur la face externe de l'os, se porte en arrière et un peu en haut, sans toutefois remonter autant que sur la face interne. Elle devient de plus en plus étroite et disparaît à 1 centimètre au-dessus de l'angle de la mâchoire, au milieu des rugosités massétérines.

Au point où les deux fissures qui viennent d'être décrites se rencontrent sur le bord inférieur de la branche du maxillaire, on trouve une saillie du fragment postérieur ou mieux de la lèvre postérieure, analogue à celle que l'on produirait en frappant ce bord avec une hache et dirigeant le coup d'avant en arrière et un peu de bas en haut.

Une autre fissure existe encore sur la face externe de la branche droite ; elle est à peu près horizontale et commence en avant au bord alvéolaire externe de la deuxième grosse molaire. Dirigée en arrière, elle n'intéresse que la table externe de l'angle de la mâchoire, et finit au bord postérieur de cet angle.

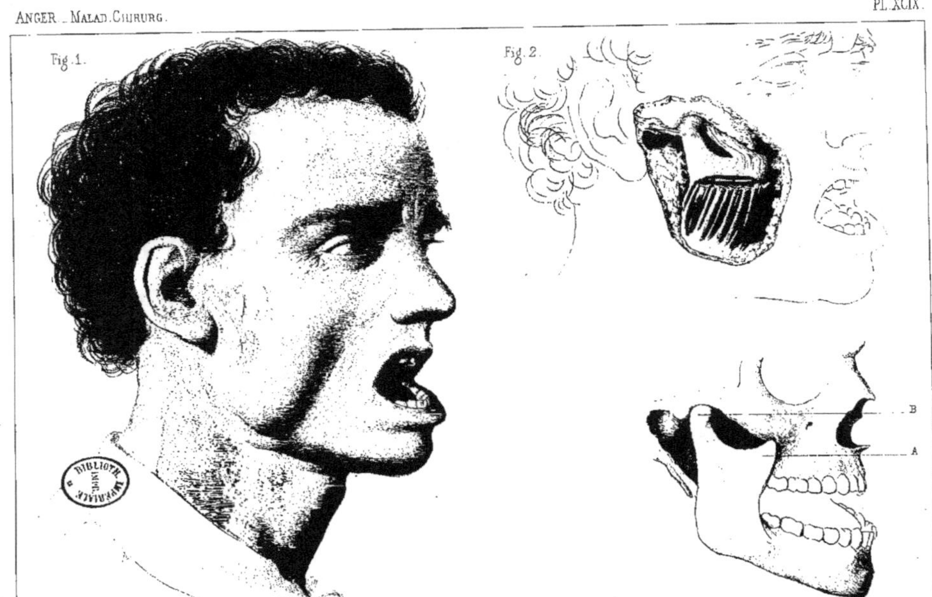

LUXATION DE LA MÂCHOIRE.

PLANCHE XCIX.

LUXATION DE LA MACHOIRE.

FIGURE 1. — **Luxation bilatérale du maxillaire inférieur. Symptômes.**

FIGURE 2. — **Luxation bilatérale du maxillaire inférieur. Rapports musculaires et osseux.**

FIGURE 3. — **Rapports osseux.**

A. Apophyse coronoïde. | B. Condyle passé en avant de l'apophyse transverse.

ARTICULATION TEMPORO-MAXILLAIRE.

Les surfaces articulaires sont formées : 1° du côté du temporal, par la partie antérieure de la cavité glénoïde, c'est-à-dire par la partie qui est en avant de la fêlure de Glaser ; la partie située en arrière de cette scissure étant remplie de tissu adipeux. En second lieu, par la racine transverse de l'arcade zygomatique, qui présente une convexité d'avant en arrière, et qui est en même temps concave dans le sens transversal.

2° Du côté du maxillaire inférieur par le *condyle*.

Le grand axe du condyle n'est ni transversal ni antéro-postérieur, il affecte une direction intermédiaire plus rapprochée de la transversale que de l'antéro-postérieure.

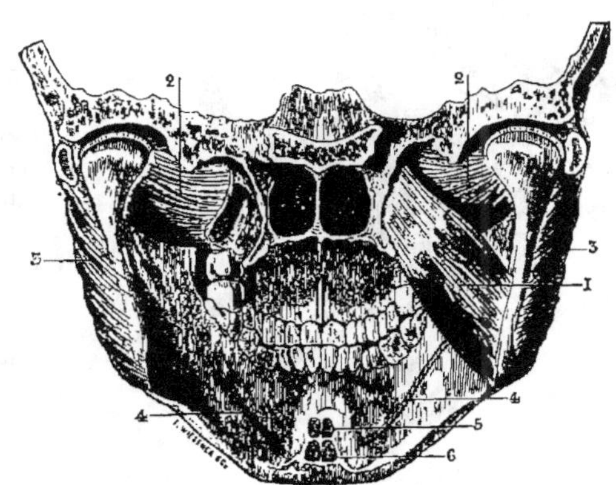

FIGURE 119. — **Muscles ptérygoïdiens.**

1. Ptérygoïdien interne.
2.2. Ptérygoïdien externe.
3.3. Masséter.
4. Mylo-hyoïdien, insertion supérieure.
5. Apophyse géni-supérieure, insertion du gé-
   nio-glosse.
6. Apophyse géni-inférieure, insertion du gé-
   nio-hyoïdien.

Le condyle du maxillaire est convexe d'avant en arrière, et convexe de dehors en dedans.

Dans ces conditions, le rapport des surfaces articulaires n'aurait pu se faire que par une surface très-étroite, sans l'interposition d'un *fibro-cartilage interarticulaire*.

Le fibro-cartilage interarticulaire de l'articulation temporo-maxillaire a la forme d'une lentille biconcave dirigée obliquement de haut en bas (Jamain), et, non transversalement comme on le dit généralement.

Une de ses faces, tournée en avant, embrasse la portion cartilagineuse de la racine transverse. L'autre, tournée en arrière, s'articule avec le condyle maxillaire.

A sa circonférence, le fibro-cartilage présente une épaisseur plus considérable. Cette circonférence donne attache à sa partie interne au muscle ptérygoïdien externe ; quelques fibres du masséter et du temporal prennent insertion à la partie externe du ménisque.

Ligaments. — Le ligament latéral externe est la seule bandelette fibreuse, assez résistante pour

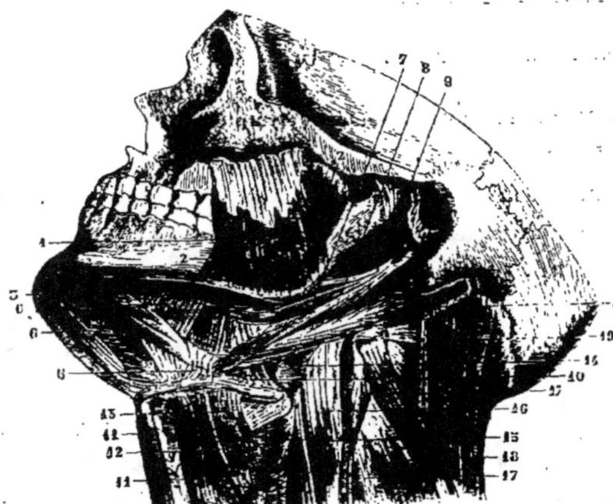

FIGURE 120. — **Muscles péri-maxillaires.**

1. Masséter (couche superficielle).
2. Masséter (couche profonde)
3.4.5. Digastrique.
6.6. Mylo-hyoïdien.
7. Stylo-glosse.
8. Stylo-hyoïdien.
9. Ligament stylo-maxillaire.
10. Hyo-glosse.
11. Sterno-hyoïdien.
12. Omo-hyoïdien.
13. Thyro-hyoïdien.
14. Constricteur moyen du pharynx.
15. Constricteur inférieur.
16. Grand droit antérieur.
17. Scalène antérieur.
18. Angulaire.
19. Splénius.

pouvoir réunir les os et limiter les mouvements. Il s'attache en haut à un tubercule situé à la réunion des deux racines de l'arcade zygomatique ; en bas au côté externe du condyle.

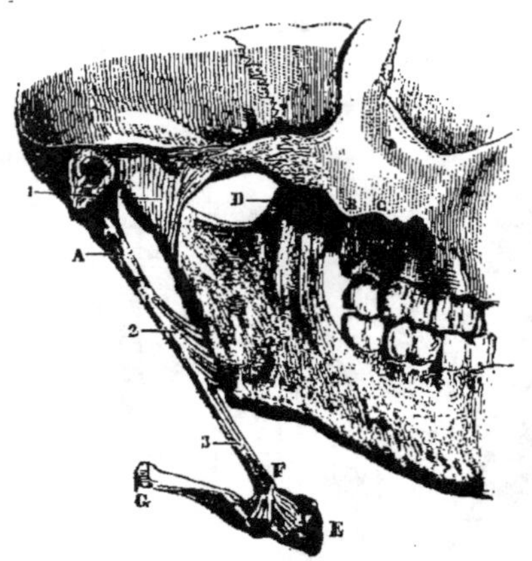

FIGURE 121. — **Articulation temporo-maxillaire**

A. Apophyse styloïde.
B. Tubercule malaire.
C. Échancrure malaire.
D. Apophyse coronoïde.
E. Corps de l'os hyoïde.
F. Petite corne.
G. Grande corne.
1. Ligament latéral externe de l'articulation temporo-maxillaire.
2. Ligament stylo-maxillaire.
3. Ligament stylo-hyoïdien.

Le ligament latéral externe se dirige de haut en bas et d'avant en arrière, quand la bouche est fermée. Il se dirige, au contraire, en bas et en avant quand la bouche est ouverte.

On décrit encore souvent, comme ligament de l'articulation temporo-maxillaire, quelques bandelettes fibreuses qui ne paraissent concourir que bien peu à l'union du maxillaire avec le temporal.

1° La bandelette sphéno-maxillaire ou ligament latéral interne, s'étend de l'épine du sphénoïde à l'épine que l'on rencontre au côté interne de l'ouverture du canal dentaire.

2° La bandelette stylo-maxillaire qui s'étend de l'apophyse styloïde à l'angle inférieur de la mâchoire.

3° Le ligament ptérygo-maxillaire, lame aponévrotique, insertion fibreuse commune des muscles, constricteur, supérieur du pharynx et buccinateur. Cette lame fibreuse s'insérant à l'aile interne de l'apophyse ptérygoïde et à la ligne myloïdienne joue, par quelques-unes de ses fibres seulement, le rôle de ligament.

Pour bien comprendre les mouvements de l'articulation temporo-maxillaire, et discuter en connaissance de cause les différentes théories de la luxation de la mâchoire, il est nécessaire de prendre une bonne idée de la disposition, de la direction et des rapports des muscles élévateurs de la mâchoire inférieure, qui sont :

1° Le masséter, inséré en haut, à tout le bord inférieur, et à la face interne de l'arcade zygomatique et en bas à la face externe de la branche de la mâchoire inférieure, muscle formé de deux portions, l'une *superficielle*, dirigée obliquement en bas et en arrière, l'autre profonde, dirigée perpendiculairement en bas et en avant.

2° Le temporal, qui de toute l'étendue de la fosse temporale va s'implanter par un fort tendon au sommet de l'apophyse coronoïde.

3° Le ptérygoïdien interne, inséré au dedans, à toute la fosse ptérygoïdienne, par deux faisceaux, l'un interne, l'autre externe, qui se dirigent en dehors et en arrière jusqu'à la partie interne de la branche montante.

4° Le ptérygoïdien externe, qui de la face externe de l'apophyse ptérygoïde se dirige horizontalement de dedans en dehors, à la partie antérieure du col du condyle et au fibro-cartilage interarticulaire.

Quoique les muscles abaisseurs soient beaucoup moins importants pour le moment, disons que les muscles sus-hyoïdiens et les muscles sous-hyoïdiens forment des antagonistes aux muscles élévateurs que nous avons successivement énumérés.

Quelques considérations maintenant sur les mouvements de l'os maxillaire inférieur :

Lorsque la mâchoire inférieure s'abaisse, le mouvement a lieu autour d'un axe fictif, qui traverserait les deux branches montantes du maxillaire au niveau du trou dentaire inférieur. Ainsi le centre du mouvement de la mâchoire inférieure se trouve transporté en dehors de l'articulation.

D'après P. Bérard, il faudrait attribuer cette condition mécanique à ce que, lorsque la mâchoire inférieure est tirée en bas par ses muscles abaisseurs, le ligament sphéno-maxillaire étant inextensible, transporte le centre du mouvement au niveau de son insertion au trou dentaire, et dès lors le condyle articulaire de la mâchoire se meut en avant à mesure que la mâchoire s'abaisse.

Le condyle articulaire dans l'abaissement de la mâchoire sort de la cavité glénoïde et se place au-dessous, un peu en avant de la racine transverse de l'arcade zygomatique.

Au lieu de correspondre à une surface articulaire concave, comme l'est la cavité glénoïde, le condyle vient donc se mettre en rapport avec une surface convexe comme il l'est lui-même. Dès lors, dit M. J. Béclard qui a étudié avec soin la physiologie de l'articulation temporo-maxillaire dans son beau traité de physiologie, les accidents de la luxation seraient imminents dans tous les mouvements de la mâchoire s'il n'existait dans l'articulation un ménisque tellement disposé que dans tous les mouvements de la mâchoire, le condyle se trouve toujours correspondre à une surface concave.

LUXATIONS DU MAXILLAIRE INFÉRIEUR.

Les luxations de la mâchoire peuvent porter sur un seul condyle (*luxation simple* ou *unilatérale*), ou sur les deux condyles (*luxation double* ou *bilatérale*). Mais, fait singulier, qui démontre dans la région maxillaire cette grande loi chirurgicale, que les luxations peuvent se produire dans tous les sens, il existe un exemple de déplacement de la surface articulaire du maxillaire en haut ou dans la fosse temporale. Ce fait est jusqu'à présent unique.

Nous reproduisons cette intéressante observation d'après la thèse de M. Giraldès.

OBSERVATION.

Luxation de la mâchoire, en haut ou dans la fosse temporale.

Un voiturier, âgé de trente ans, conduisait une de ces longues charrettes connues sous le nom de *hacquet*, assis sur le brancard droit, suivant l'habitude des gens de cette profession. Il s'y endormit, et tomba sur le pavé, le côté gauche de la tête portant contre le sol. Avant qu'il eût eu le temps de se relever, la roue droite l'atteignit, et passa d'arrière en avant sur le côté droit de la face, et plus spécialement sur le corps de la mâchoire inférieure ; on le releva ayant toute sa connaissance, et on le transporta de suite à l'hôpital Beaujon, où il fut admis pendant ma visite.

La face et la tempe du côté gauche étaient fortement tuméfiées ; les téguments de la joue droite, contus, excoriés, présentaient une petite plaie irrégulière, à deux travers de doigt au-devant de l'angle de la mâchoire ; le menton, fortement dévié à gauche, et la bouche ouverte donnaient un aspect étrange à la physionomie.

En palpant la tempe gauche, je sentis de suite au-dessus de la racine l'arcade zygomatique une tumeur osseuse, qu'à sa forme je reconnus être le condyle de la mâchoire, et dont l'extrémité externe se dessinait sous les téguments. Il ne me fut pas possible de déterminer la position de l'apophyse coronoïde, qui me parut cependant être restée sous l'arcade zygomatique, comme à l'état normal.

A ces symptômes, il était impossible de mettre en doute l'existence d'une luxation du condyle gauche de la mâchoire dans la fosse temporale, au-dessus de la racine de l'arcade zygomatique. Fort étonné de ce déplacement, dont je ne concevais pas la possibilité sans une fracture de l'os maxillaire, j'explorai l'arcade dentaire, et je constatai bientôt, au côté droit du corps de la mâchoire inférieure, au devant de la branche de l'os, une fracture à peu près verticale, accompagnée d'un déplacement latéral assez marqué, et par suite duquel le fragment gauche porté en dedans faisait saillie dans la cavité buccale. Dès lors il me devint facile d'expliquer la luxation en me reportant aux circonstances de la chute. En effet, le côté gauche de la tête reposant contre le sol, la roue de la voiture avait passé d'arrière en avant sur le côté droit de la mâchoire inférieure ; elle avait d'abord fracturé le corps de cet os, au devant de sa branche droite ; puis, continuant son trajet, elle avait violemment pressé l'os de droite à gauche. C'est alors seulement que le condyle gauche avait pu s'échapper de la cavité glénoïde, remonter en dehors de l'arcade zygomatique et se loger dans la fosse temporale. Quant à l'apophyse coronoïde, elle était entée sous la fosse temporale, l'échancrure sygmoïde croisant et embrassant par sa concavité le bord inférieur de l'arcade zygomatique.

Ce fait étant fort extraordinaire, je priai mon collègue M. Laugier de l'examiner avec moi et de constater de nouveau ce que j'avais observé. Je procédai ensuite à la réduction de la manière suivante : le malade étant assis par terre, je me plaçai devant lui, et j'introduisis dans la bouche le pouce de la main droite garni de linge, que j'appuyai fortement de haut en bas sur l'arcade dentaire gauche, tandis que les quatre derniers doigts embrassaient l'angle de la mâchoire. J'essayai d'abord d'attirer directement en bas le corps de l'os ; mais j'éprouvai une résistance invincible, due à ce que le bord interne du condyle était retenu à la manière d'un crochet par le bord supérieur de l'arcade zygomatique. Je portai alors le pouce plus profondément et l'appuyai contre la face interne de la branche de l'os, les autres doigts embrassant toujours l'angle et la face externe du corps, et je poussai directement en dehors cette branche, transformée ainsi en un levier du premier genre, dont le pouce formait le point d'appui. Après quelques efforts, je sentis le condyle se déplacer et se dégager de dessus l'arcade zygomatique ; il me suffit ensuite de l'attirer légèrement en bas pour le faire rentrer dans la cavité glénoïde.

Pour prévenir un nouveau déplacement et maintenir réduite la fracture du corps de l'os, je plaçai une fronde au-devant et au-dessous du menton, et appliquai le bandage ordinaire de fracture de la mâchoire. Un traitement énergique fut mis en usage pour prévenir l'inflammation. Il ne survint aucun accident, si ce n'est un abcès dans l'épaisseur de la joue droite vis-à-vis de la fracture.

Le quarantième jour, j'enlevai l'appareil. La fracture était consolidée ; le malade commençait à ouvrir la bouche, et n'éprouvait qu'un peu de gêne et de douleur dans l'articulation. Il sortit le cinquante-cinquième jour (Giraldès, thèse sur les *Luxations de la mâchoire*).

Symptômes. — Dans la *luxation unilatérale* la bouche est ouverte ; mais l'espace qui sépare les deux mâchoires est manifestement plus d'un côté que de l'autre. Une dépression existe au devant de l'oreille du côté luxé.

Quand la luxation est *bilatérale* la bouche est largement ouverte et immobile dans cette position.

La palpation permet de reconnaître que, au-devant du conduit auditif, au lieu où normalement on sent le condyle maxillaire, le plan osseux se trouve plus profond, cet aplatissement anté-auriculaire qui, dans le cas de luxation unilatérale n'existe que d'un côté, existe là des deux côtés. Les masséters et les temporaux sont tendus et paraissent roidis; quelquefois l'apophyse coronoïde est accessible à la palpation, et l'on peut déterminer sa position au-dessous ou en avant du tubercule malaire.

Théorie de la luxation du maxillaire inférieur. — La luxation de la mâchoire est à peu près aussi commune comme *bilatérale* que comme *unilatérale;* jusqu'à présent, malgré des recherches nombreuses, on n'est point arrivé à démontrer dans cette luxation, d'une manière précise, qu'elle est la cause de la persistance des rapports anormaux dans la luxation et l'obstacle à la réduction.

Cette détermination, que nous avons faite avec tant de rigueur dans nos luxations des membres, n'est point ici complète et laisse beaucoup à désirer.

Il paraît bien difficile d'expliquer comment un rapport que l'on doit regarder comme possible dans les mouvements les plus ordinaires, et comme le résultat nécessaire de l'abaissement, peut dans certaines conditions empêcher la bouche de se fermer. Si encore la capsule se déchirait dans ces luxations, on pourrait supposer que l'obstacle tient à une boutonnière capsulaire; mais tout porte à croire que la capsule ne se déchire point, et dans deux autopsies pratiquées l'une par Malgaigne, l'autre par M. Demarquay, la capsule a été trouvée intacte.

D'après Boyer, il suffirait, pour que la luxation du maxillaire inférieur se produise, que le condyle du maxillaire passe en avant de la racine transverse de l'arcade zygomatique.

Malgaigne a fait observer avec beaucoup de raison qu'il fallait aller chercher la cause de la persistance des rapports anormaux ailleurs, puisque, ce que Boyer paraissait ignorer, le condyle se porte normalement en avant de la racine transverse pendant l'abaissement de la mâchoire.

Voici donc une chose curieuse, dit Malgaigne; une position normale que tous les chirurgiens de notre époque regardent comme une luxation, et chacun peut sur soi-même reproduire à l'instant cette luxation prétendue avec ses symptômes classiques, sauf la douleur et la nécessité de la réduction.

Quelle est donc la cause qui s'oppose à la réduction? M. Nélaton a entrepris des recherches sur la question, et voici comment il expose les résultats intéressants de ses observations et sa théorie qui paraît applicable à un certain nombre de cas :

« Ayant entrepris quelques recherches sur le cadavre à l'effet de résoudre cette question, nous avons reconnu, ainsi que l'avance M. Malgaigne : 1° que si le condyle de la mâchoire se trouve en avant, seulement autant que le permet la laxité de la capsule, le déplacement disparaît forcément aussitôt que l'on rapproche les arcades dentaires : la saillie de l'apophyse transverse du temporal ne met alors aucun obstacle à la rétrocession du condyle de la mâchoire; 2° que si l'on vient à couper la partie antérieure de la capsule, de manière que le condyle puisse en sortir et s'avancer de quelques millimètres, on remarque que le déplacement est permanent, non pas comme on pourrait le croire, à cause de la saillie de la racine transverse, mais parce que le sommet de l'apophyse coronoïde vient arc-bouter contre l'angle inférieur de l'os malaire, en dehors du tubercule qui résulte de la jonction de cet os avec la tubérosité maxillaire, et se loger dans la petite fossette que nous avons dit exister souvent dans ce point (1).

» Ce contact du sommet de l'apophyse coronoïde nous paraît donc une condition indispensable pour qu'il y ait une véritable luxation, c'est-à-dire un déplacement permanent; et pour cela le déplacement

____

(1) Cette manière de comprendre la luxation régnait exclusivement dans la science lorsque J. L. Petit vint la renverser et lui substituer la théorie que nous avons exposée ci-dessus.

n'a pas besoin d'être extrême : il suffit que le condyle s'avance de 2 à 3 millimètres. Le ligament latéral externe reste intact; la capsule seule est déchirée à sa partie antérieure; peut-être même la déchirure de la capsule n'est-elle pas toujours nécessaire, fait qui aurait besoin d'être vérifié par des recherches cadavériques. Le ménisque accompagne le condyle dans son déplacement, ou bien il reste au-dessous de la racine transverse, selon que la rupture a lieu au-dessus ou au-dessous de son bord antérieur. Lorsque la luxation est produite par une violence extérieure, il est probable que le sommet de l'apophyse coronoïde déchire quelques fibres du masséter et du temporal et vient se loger dans l'épaisseur de ces muscles, ce qui augmente encore la difficulté de la réduction.

» Lorsqu'un seul des condyles est déplacé, l'apophyse coronoïde vient se placer en dedans du tubercule malaire, le condyle du côté opposé reste dans la cavité glénoïde et éprouve seulement un mouvement de torsion.

» Après ce que nous venons de dire, on comprend facilement que la luxation de la mâchoire inférieure doit nécessairement être rare, attendu que chez tous les sujets l'apophyse coronoïde ne présente pas une longueur suffisante pour venir rencontrer la tubérosité malaire. Chez les enfants, l'apophyse coronoïde étant très-courte, chez les vieillards cette éminence étant portée en arrière, il n'est pas surprenant qu'il soit presque sans exemple que la luxation ait été observée à ces âges. Nous pensons que dans les cas de Tartra, qui aurait, dit-on, observé une luxation chez un enfant de quatre mois, il y a eu une erreur de diagnostic. (Nélaton, *Pathologie chirurgicale.*)

Toutefois la théorie si bien développée par M. Nélaton, et déjà entrevue par Fabrice d'Acquapendente, ne peut suffire à expliquer tous les cas, et il y a encore là matière à des recherches qui sans doute un jour conduiront à donner une théorie plus générale des obstacles à la réduction dans la luxation du maxillaire. M. Maisonneuve a essayé dans ces dernières années de développer une théorie dans laquelle la luxation est regardée comme résultant et de la tension du ligament stylo-maxillaire et de la contraction simultanée du masséter. Nous n'insistons pas beaucoup sur cette théorie qui a paru séduisante à quelques personnes, mais qui ne nous a pas paru suffisamment démontrée par les expérimentations de son ingénieux inventeur.

De la réduction. — M. Nélaton, regardant comme la seule cause de la luxation de la mâchoire l'accrochement de l'apophyse coronoïde au-devant du tubercule malaire, n'admet dans la réduction qu'une seule indication : dégager le sommet de l'apophyse coronoïde et lui imprimer un mouvement de propulsion en arrière vers l'excavation zygomato-maxillaire.

Quelle que soit la théorie, il est incontestable qu'on réussit presque toujours de cette façon, et que les luxations récentes du maxillaire inférieur résistent bien rarement, quand à la pression exercée sur les

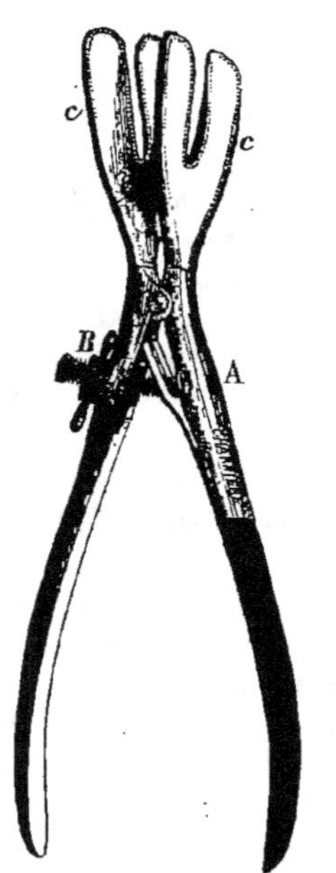

FIGURE 122. — **Pince de Stromeyer pour la réduction de la luxation de la mâchoire.**

dernières molaires inférieures, par les pouces du chirurgien afin d'abaisser le condyle, on joint une propulsion énergique exercée avec le talon de la main. (Procédé ordinaire, décrit par Hippocrate.)

Ambroise Paré et Astley Cooper conseillent d'agir sur le menton que l'on porte en haut à l'aide d'un coin placé entre les dents molaires d'un ou des deux côtés, suivant que la luxation est uni-latérale ou bilatérale, pendant qu'un aide placé derrière le malade tire le menton en haut au moyen d'une fronde. Dans ce procédé la mâchoire est transformée en un levier du premier genre. le coin est le point d'appui, le bras, levier sur lequel la puissance se trouve appliquée, étant très-long, on a beaucoup de force pour faire descendre l'apophyse coronoïde.

On a inventé beaucoup d'instruments pour accomplir les manœuvres de réduction quand la main du chirurgien est insuffisante. Le plus célèbre de ces instruments est la *pince de Stromeyer* (fig. 122) avec laquelle on peut produire l'abaissement des dernières molaires d'une manière plus énergique qu'avec les doigts.

RÉGION DU CRANE.

La plupart des auteurs traitent des fractures du crâne dans un chapitre séparé de leur ouvrage, et si nous en exceptons les auteurs du *Compendium de chirurgie*, nous verrons que tous étudient les fractures du crâne à l'article *Lésions traumatiques de la tête*, et que même dans l'importante monographie de Malgaigne aucune place n'est faite aux fractures des os du crâne.

PLANCHE C.

FRACTURE DU CRANE.

FIGURE 1. — **Fracture du crâne, épanchements consécutifs à la lésion des vaisseaux.**

A. Ligne de fracture dans la fosse temporale.
B. Ligne de fracture se prolongeant dans la fosse zygomatique.
C. Ligne de fracture.

D. Ligne de fracture ayant brisé l'arcade zygomatique.
E. Épanchement sanguin entre la dure-mère et les os du crâne.

FIGURE 2. — **Coupe horizontale du crâne et du cerveau.**

A. Ligne de fracture antérieure.
B. Ligne de fracture postérieure.
C. Épanchement sanguin compris entre la dure-mère et les os du crâne.

D. Épanchement sanguin intra-cérébral.
E. Dure-mère.
F. Épanchement sanguin résultant d'une contusion par contre-coup.

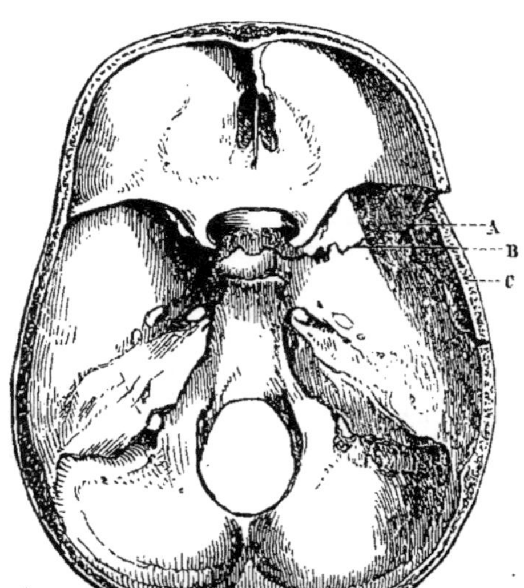

FIGURE 123. — **Base du crâne, le cerveau étant enlevé.**

A. Ligne de fracture.
B. Continuation de la ligne de fracture dans la selle turcique.
C. Partie du temporal enfoncée.

(Pièce recueillie par M. Lucas-Championnière et Bassereau fils à l'autopsie d'un blessé qui présentait également une déchirure de l'intestin.

Avant de parler des fractures du crâne proprement dites, nous dirons un mot d'une lésion qui,

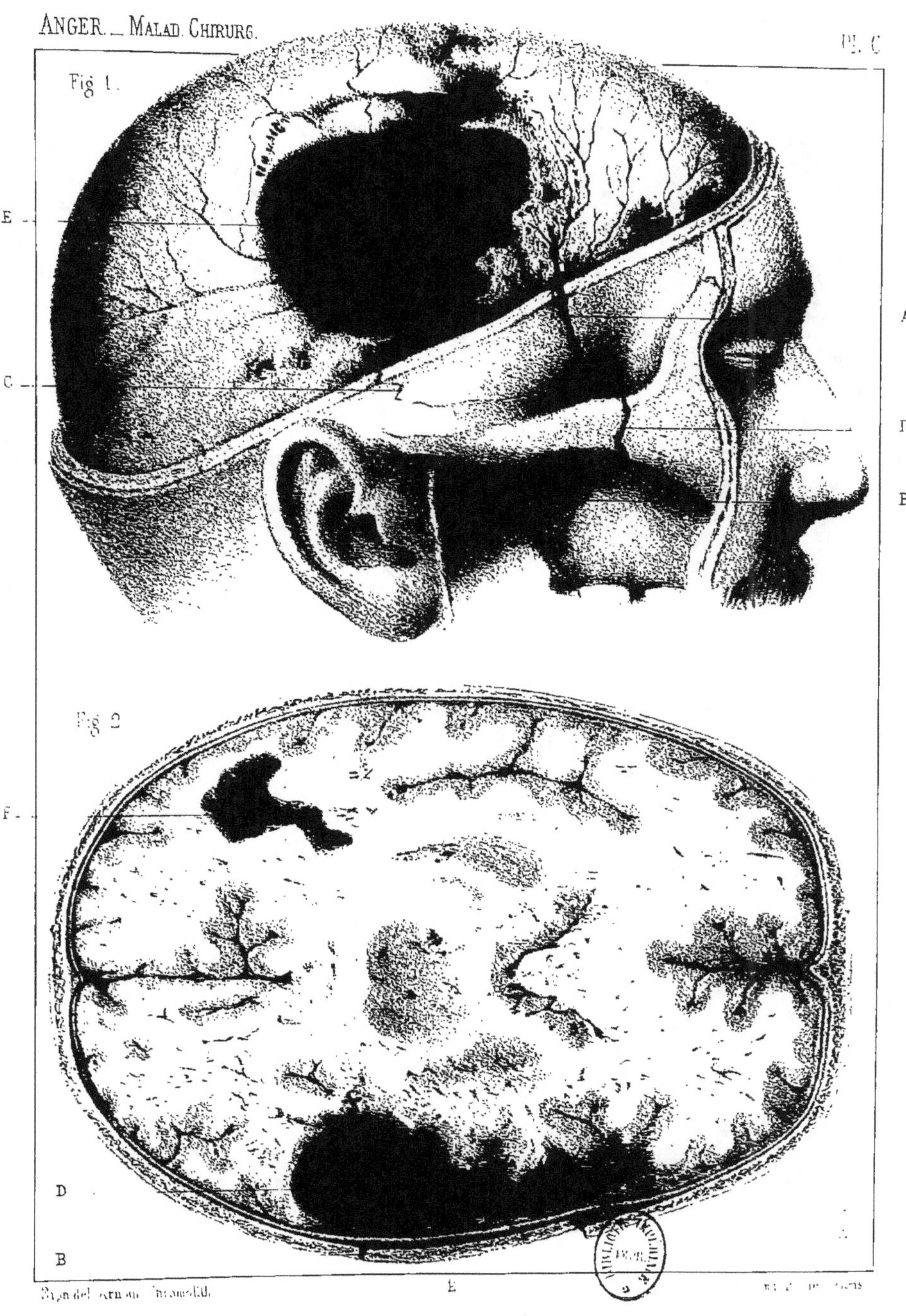
Fig 1.
E
C
A
D
B
Fig 2
F
D
B
FRACTURE DU CRANE

dans la région du crâne, doit occuper la même place que les fractures incomplètes ou flexions traumatiques des os dans l'histoire des fractures des os des membres.

Enfoncement sans fracture de la voûte du crâne chez un nouveau-né, par suite de la compression sur un point d'un bassin rétréci. — Il existe des enfoncements du crâne sans fracture des os. C'est une lésion rare qui ne peut se produire quand les os sont complétement ossifiés. On a observé l'enfoncement des os du crâne sans fracture à la suite d'une chute sur une des parties saillantes de la tête, bosse frontale, bosse pariétale. La cause la plus fréquente consiste dans les pressions exercées pendant l'accouchement sur un des points d'un bassin rétréci, angle sacro-vertébral, ligne innomminée, etc., etc.

Ces enfoncements disparaissent quelquefois au bout d'un certain temps, d'autres fois ils persistent sans entraîner à leur suite de grands inconvénients.

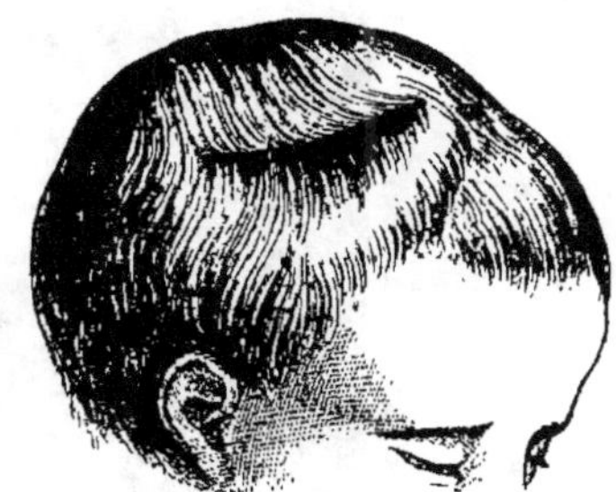

FIGURE 124. — **Enfoncement du crâne sans fracture.**

FRACTURES DU CRANE.

1° Les fractures du crâne sont quelquefois incomplètes.

2° La table externe peut être enfoncée par un coup violent appliqué sur un point quelconque de son étendue.

3° La table interne peut être brisée par contre-coup. La violence appliquée sur le crâne ne déterminant aucune solution de continuité de la table externe.

4° Il peut se faire que quand le crâne n'est pas encore complétement ossifié, chez le fœtus et chez l'enfant, une violence appliquée sur le crâne détermine l'enfoncement des deux parois sans fracture.

La forme la plus commune des fractures du crâne est la *fêlure* ou fissure, c'est-à-dire la solution de continuité linéaire, sans écartement des os.

Le plus souvent les fêlures siégent au point frappé et s'irradient de ce point comme centre dans différentes directions (fissures étoilées).

Les fissures des os du crâne sont donc le plus souvent la continuation d'une fracture linéaire ayant brisé les os au point percuté (fissures par propagation).

Dans d'autres cas beaucoup plus rares, les fissures sont produites par contre-coup, dans un point autre que le point frappé, souvent au point diamétralement opposé.

OBSERVATION I.

Spécimen n° 1672. — *Section de la partie postérieure du crâne, fracture des deux pariétaux le long de la suture lambdoïde, produit par un coup de sabre ; le malade a survécu quarante-deux jours.*

Jacques J. Bedell, de la compagnie J, du septième régiment, cavalerie de Michigan, est fait prisonnier le 3 juillet 1863, à Gettyburg. Son cheval ayant été tué sous lui, il fut envoyé immédiatement à l'arrière-garde, avec les autres prisonniers. Mais l'armée devant battre en retraite, il lui fut impossible de continuer la route. Un lieutenant conféderé de la garde des prévôts, voyant ses efforts inutiles, lui asséna un coup de sabre qui l'étendit à terre et il fut laissé pour mort sur le chemin. Plus tard il fut transporté par une sentinelle d'avance à l'hôpital de cavalerie.

Le 25 juillet il peut lui-même donner les détails ci-dessus au chirurgien Rulison du neuvième régiment de cavalerie de New-York. Il était déjà dans une condition défavorable. Son pouls très-faible était de 40 à 45; abandonné à lui-même, il sommeillait, mais retrouvait sa raison quand on le réveillait et quand on le questionnait. Il resta languissant jusqu'au 15 août 1863, la tendance à l'engourdissement devenant de plus en plus grande vers la fin.

L'autopsie démontra une blessure de six pouces de longueur, qui avait soulevé un lambeau osseux du pariétal gauche, qui adhérait encore par sa base et une fracture du pariétal droit. Le sabre avait pénétré la dure-mère du côté gauche, les méninges du côté droit avaient été lésées par la dépression de la table interne. Les lobes postérieurs du cerveau étaient largement désorganisés.

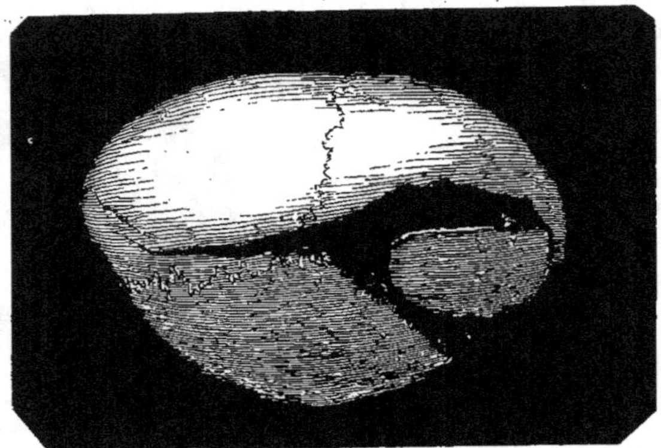

FIGURE 125.

Le spécimen avec l'observation ci-dessus, furent recueillis par le chirurgien T. H. Rulison, du 9e de cavalerie de New-York, depuis mort dans une bataille. (*Musée médical de l'armée d'Amérique*, traduction de M. Sauri, — Guerre d'Amérique.)

OBSERVATION II.

Spécimen n° 2179. — Crâne présentant une fracture du pariétal gauche, causée par une baïonnette.
Le malade a survécu vingt-deux jours à sa blessure.

Thomas Graham, soldat de la compagnie B, du dixième régiment volontaire de l'Ohio, est admis à l'hôpital n° 1 à Nashville-Jennese, le 27 novembre 1863, pour une blessure de baïonnette, en arrière de la bosse pariétale gauche, qu'il a reçue étant ivre, d'une sentinelle qui ne pouvait se faire obéir. Les premiers jours de son admission, il pré-

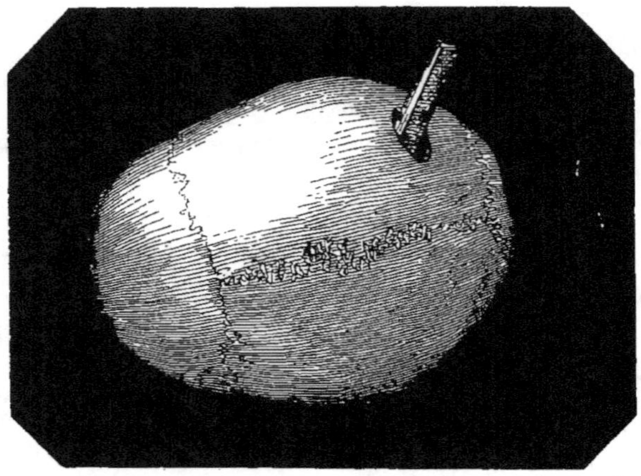

FIGURE 126.

senta de la somnolence et une constipation tenace. Au moyen de très-forts purgatifs cet état disparut et la plaie se cicatrisa à peu près. Mais le 8 décembre il se plaignit de mal de tête, et un stylet introduit dans le petit orifice qui restait à la plaie démontra la présence de plusieurs fragments d'os dénudés et détachés. Une incision demicruciale fut faite et les fragments furent extraits. Le 11 décembre le malade se plaignait d'un nouveau mal de tête plus violent, il avait une tendance à l'engourdissement. Son pouls était de 48 par minute et il avait une intolérance de lumière et de bruit. La peau était enflée, la plaie ouverte et pleine de granulations fongueuses. Les incisions de la peau furent élargies et une vessie, remplie de glace, y fut appliquée; des lavements purgatifs furent aussi administrés.

Deux ou trois jours après survint une hernie cérébrale et une suppuration du lobe gauche du cerveau, puis le délire, le coma et la mort, le 23 décembre 1863.

L'observation et la pièce pathologique ont été recueillis par C. D. Kipp, volontaire des E. U. (*Musée médical de l'armée*, traduction de M. Sauri. — Guerre d'Amérique.)

Les fissures par contre-coup occupent le plus souvent la base du crâne, et partagent le rocher, soit d'avant en arrière (*fractures transversales*), soit de dehors en dedans (*fractures longitudinales*).

Les fractures peuvent s'étendre à tous les points de la base, grand trou occipital, trous des nerfs, selle turcique, orbite, etc., etc.

On a observé des fêlures de la base du crâne partant des cavités glénoïdes du temporal, à la suite d'une chute sur le menton ; c'est à la pression des condyles qu'il faut rattacher la production de ces fractures rares de la base du crâne.

M. Houel a écrit un remarquable passage sur les fractures de la base du crâne. Nous laisserons parler le savant conservateur du musée Dupuytren.

« Les fractures de l'*étage moyen* m'ont paru se reproduire généralement avec une grande fidélité, et l'on peut poser en principe, ou bien qu'elles sont *perpendiculaires* à l'axe du rocher, ou bien qu'elles sont *parallèles* à cet axe. Les fractures parallèles à l'axe du rocher ont leur point de départ dans une fracture de la voûte crânienne, située dans la région temporale ; elles passent en avant ou au niveau du trou auditif externe qu'elles peuvent légèrement intéresser, pour aller joindre l'hiatus de Fallope, suivre la gouttière du petit nerf pétreux et aboutir au trou déchiré antérieur. Le rocher se trouve ainsi divisé en deux parties inégales: l'une, antérieure, qui ne contient qu'une portion de l'oreille moyenne et du conduit auditif externe ; l'autre, postérieure, plus étendue, renferme le canal de Fallope, le conduit auditif interne, l'oreille interne en entier et une partie de l'oreille moyenne. La fracture peut alors se limiter à un seul côté sur les parties latérales du sinus caverneux, ou bien traverser la selle turcique et s'étendre au côté opposé où elle suit une direction en tout identique avec celle que je viens de décrire, c'est-à-dire qu'elle parcourt en sens inverse le bord antérieur du rocher. Lorsqu'elle traverse le corps du sphénoïde, c'est rarement en avant qu'existe la fracture ; son siége le plus ordinaire est à la base de la lame quadrilatère ; le sinus sphénoïdal se trouve, dans ce cas, largement ouvert.

» Les fractures *perpendiculaires à l'axe* du rocher présentent deux variétés : dans la première, la fracture siége au sommet ; elle est située immédiatement en dehors du trou auditif interne ; elle intéresse à la fois le vestibule et le limaçon. Dans la seconde variété, la fracture est située au niveau de la base du rocher, et au lieu, comme la première, d'être verticale, elle a une inclinaison oblique de haut en bas et de dehors en dedans, identique avec celle de la membrane du tympan; elle divise par conséquent l'oreille moyenne. Ces directions dans la fracture du rocher, à quelques rares exceptions près, suivent toujours une des lignes que je viens de décrire. Il était donc important de les grouper, et je suis étonné que l'attention des chirurgiens n'ait pas été attirée plus tôt sur ces faits. M. Laugier (*Gaz. des hôpitaux*, 1854, p. 325) signale l'existence d'une fracture du rocher qui était parallèle à l'axe du bord antérieur dans ses deux tiers externes, et qui dans son tiers interne se déviait d'avant en arrière pour fracturer le rocher perpendiculairement à l'axe dans son lieu ordinaire, en dehors du conduit auditif interne. Il a été présenté dernièrement, à la Société anatomique, un fait analogue de fracture du rocher, reproduisant les deux espèces de fractures par une même cause. Cette distinction dans la direction de la fracture, tout intéressante qu'elle est en anatomie pathologique, ne serait qu'un objet de pure curiosité si le diagnostic ne pouvait en être établi sur le vivant. C'est ce point que je vais chercher maintenant à démontrer. Presque tous les faits que j'ai eu occasion de constater, ainsi que les observations que j'ai pu examiner, tendent à établir que dans les fractures parallèles à l'axe du rocher le corps vulnérant, le choc, a porté dans la région temporale en avant de l'apophyse mastoïde ; et M. Gosselin, pendant qu'il était à l'Hôtel-Dieu et remplaçait M. le professeur Roux, a pu même, d'après l'endroit frappé et la nature du liquide écoulé, qui était séro-sanguinolent, diagnostiquer une fracture parallèle à l'axe du rocher, et que malheureusement l'autopsie a justifiée.

» Dans la fracture perpendiculaire à l'axe du rocher, c'est au contraire dans la région occipitale que porte la violence. M. Bauchet a fait sur le cadavre des expériences à ce sujet, et, en percutant la région occipitale, il a pu produire les deux variétés de fractures perpendiculaires à l'axe du rocher. M. Trélat (*Soc. anat.*, 1852, p. 213) a montré, chez un jeune homme, une fracture du sommet du rocher, et c'est en arrière que le crâne avait porté dans la chute. Il en est de même de la pièce de M. Richet, n° 41 *b* (*Bull. de la Soc. de chir.*, 1854, t. IV, p. 411). Sur une pièce du Musée Dupuytren (n° 41), qui vient de l'ancienne Académie de chirurgie, il existe également une fracture du sommet du rocher, la pièce étant sans renseignements il était difficile de connaître la cause. Mais en examinant la base du crâne avec soin, j'ai trouvé sur le côté gauche de l'écaille occipitale un point osseux, criblé de trous et d'une couleur plus foncée, qui témoigne de l'existence d'une ancienne ostéite, résultant probablement de la violence qui a produit la fracture. De ce point on voit partir une fracture linéaire obliquement dirigée de haut en bas, d'arrière en avant, qui traverse le trou occipital, se continue sur la branche droite de ce trou, et sectionne verticalement, comme avec une scie, le sommet du rocher en dehors du trou auditif interne. C'est l'étude de cette pièce qui, après m'avoir servi à établir les deux variétés de fracture du rocher, m'a donné l'idée de rechercher si, en admettant l'opinion de M. Aran, que les fractures de la base sont le résultat d'une extension des fractures de la voûte, on ne pourrait pas arriver, d'après l'endroit frappé, à distinguer l'espèce de fracture produite : et aujourd'hui je crois la chose possible, et même presque certaine, d'après l'ensemble des faits que je viens d'indiquer. J'ai cependant vu dernièrement, à la Société anatomique, une fracture du sommet du rocher, qui avait pour cause une fêlure linéaire qui partait de la partie antérieure de la région temporale et se dirigeait d'avant en arrière pour venir couper le rocher au niveau du trou auditif ; mais je crois cette direction tout à fait exceptionnelle dans la fracture perpendiculaire à l'axe du rocher, et une exception ne suffit pas pour détruire une règle qui ne peut du reste être jamais absolue. » (Houel, *Anatomie pathologique*.)

J'ai dit que dans les fractures de la base du crâne c'était le rocher qui en était le siége principal. Ce résultat pourrait étonner si l'on ne tenait compte que de l'aspect de cet os, qui est la portion la plus épaisse et qui paraît la plus compacte de la boîte crânienne ; mais, en dehors de sa position géographique qui le prédispose aux fractures, le rocher est constitué par un tissu osseux, fragile, cassant, et, de plus, il est creusé de nombreuses cavités qui diminuent sa force de résistance.

Trois faits intéressants, qui accompagnent souvent les fractures de la base du crâne, et que l'anatomie pathologique a puissamment concouru à éclaircir, sont : 1° les *ecchymoses ;* 2° l'*écoulement de sang ;* 3° l'*écoulement de sérosité.*

Symptômes des fractures du crâne. — Comme Bichat l'a admis, il y a quatre états bien différents dans lesquels les données du diagnostic sont plus ou moins difficiles à acquérir avec certitude :

1° Fracture du crâne, dénudation des os fracturés.

2° Fracture, plaie des téguments, os fracturés non dénudés.

3° Fracture, contusion sans plaie.

4° Fracture sans lésion appréciable des téguments.

Dans le premier cas, le diagnostic est des plus faciles, puisque la fracture est à découvert.

Dans le cas où la plaie des téguments n'a pas dénudé la ligne de fracture, le diagnostic est un peu plus difficile ; cependant le doigt pouvant être introduit dans la plaie, et un stylet pouvant être introduit sous les téguments, on arrivera à reconnaître dans le plus grand nombre des cas l'existence ou l'absence des signes de certitude dans les fractures du crâne ; fente, soulèvement ou enfoncement d'une partie de la paroi. On comprend cependant qu'une fente puisse passer inaperçue, et qu'un *os wormien, une suture dérivée, une élevure ou un enfoncement congénital*, puissent en imposer et faire croire à l'existence d'une fracture, alors qu'il n'y aurait que contusion, etc., etc.

Quelque difficile que soit le diagnostic, quand il n'y a ni plaie aux téguments, ni enfoncement considérable appréciable à la vue et au toucher, comme cela arrive dans les fractures de la base du crâne, le diagnostic, tout en devenant beaucoup plus difficile, peut encore être posé. Ce n'est point dans la constatation des symptômes ordinaires, déformation, mobilité anormale, crépitation, qu'on peut arriver à reconnaître une fracture du rocher, c'est en s'efforçant de saisir ou la propagation des épanchements sanguins ou l'écoulement du liquide encéphalo-rachidien, ou certains troubles fonctionnels, comme la paralysie faciale consécutive et sans lésion du nerf de la septième paire.

Symptômes fournis par les écoulements de sang et ecchymoses à la suite des fractures du crâne. — M. Velpeau a signalé comme ayant une grande valeur symptomatique l'ecchymose de la paupière inférieure, mais pour que ce symptôme puisse réellement indiquer une fracture du crâne, il faut, comme l'a fait observer M. Maslieurat-Lagemard que l'ecchymose orbitaire soit précédée dans son apparition par une ecchymose de la conjonctive oculaire. Quand, en effet, dans une fracture du crâne, l'épanchement sanguin produit par la rupture des artères et des veines du diploé atteint le sommet de l'orbite, le sang s'infiltre de bonne heure dans tout le tissu cellulaire de cette cavité ; et pénétrant à travers les perforations de la capsule de Tenon, envahit le tissu cellulaire sous-conjonctival où il se montre.

Une ecchymose orbitaire produite par l'infiltration du sang épanché primitivement à la partie antérieure de l'orbite ne se conduira point de la même façon.

Ecchymoses mastoïdiennes. — Dans les fractures de la base du crâne, le rocher étant le plus souvent blessé, il se fait une déchirure des sinus mastoïdiens et le sang s'infiltre dans la région mastoïdienne. Quand le coup n'a pas porté sur une des apophyses mastoïdes, l'ecchymose de cette région constitue un excellent symptôme.

Quand un écoulement de sang se produit avec une certaine continuité par le nez, l'oreille ou la bouche, à la suite d'un traumatisme du crâne, on doit avoir de fortes présomptions pour une fracture de la base.

Les écoulements de sang qui tiennent à des lésions superficielles cessent au bout de peu de temps ; mais ceux qui tiennent à un épanchement sanguin profond ou à la lésion d'un des vaisseaux méningiens durent un très-long temps.

A ces ecchymoses orbitaires et mastoïdiennes, il faut ajouter encore l'*ecchymose pharyngienne* dont l'existence a été signalée dans quelques fractures de la base du crâne par M. Dolbeau. Le sang, dans ce cas, s'infiltre sous et dans l'épaisseur de la fibro-muqueuse épaisse qui recouvre l'apophyse basilaire de l'occipital.

ECCHYMOSE PHARYNGIENNE.

OBSERVATION I.

Un jour on apporta dans le service de Després, à Bicêtre, un jeune homme qui venait de recevoir un éclat de mine. Il était sans connaissance, et présentait, sur la bosse frontale gauche, les traces d'une violence considérable ; il semblait même qu'il y eût un léger enfoncement du coronal. Dans les heures qui suivirent, on vit survenir l'ecchymose oculaire, et le diagnostic d'une fracture du crâne fut posé.

Le blessé revint à lui, mais bientôt se présentèrent de nouveaux accidents : fièvre, céphalalgie, convulsions, coma, suivis d'un retour passager à un état presque normal, pendant lequel le médecin attira souvent l'attention du chirurgien sur une douleur de la gorge se manifestant surtout pendant la déglutition de la salive.

Le pharynx ne fut pas examiné.

Au bout de douze jours, le malade succombait, et l'autopsie permit de constater les lésions suivantes : fracture directe du frontal se propageant à la voûte de l'orbite, puis prenant une direction oblique, de manière à rejoindre le rocher du côté droit, en intéressant la selle turcique et le sinus sphénoïdal. Outre cela, il y avait des lésions de méningo-encéphalite, et un abcès dans le lobe gauche du cerveau. L'examen du pharynx fit reconnaître une infiltration sanguine de toute la partie postérieure, s'étendant depuis la base du crâne jusqu'à la deuxième vertèbre du cou. Le sang était infiltré dans le tissu rétro-pharyngien, mais la muqueuse présentait elle-même une teinte ecchymotique très-évidente. L'inflammation s'était déjà propagée jusque dans cette région.

Cet examen permit de rapporter à l'épanchement rétro-pharyngien les difficultés et les douleurs de la déglutition indiquées à plusieurs reprises par le blessé. (Mémoire de M. Dolbeau. — Société de chirurgie.)

OBSERVATION II.

Un homme fut admis salle Sainte-Vierge, pour y être traité des accidents d'une chute récente. En descendant un escalier mal éclairé, l'individu avait glissé sur les talons, et la tête avait porté sur la région occipitale. Le blessé, lors de son entrée à l'hôpital, présentait une bosse sanguine au voisinage de l'apophyse mastoïde du côté gauche ; du reste, pas d'écoulement sanguin par l'oreille ni par le nez. Le malade fut gardé au repos avec un régime sévère.

Quatre jours plus tard, il se plaignit de douleur en avalant la salive; il avait la voix gutturale : on pensa à une angine simple. Cependant l'examen de la gorge ne fit constater aucun des caractères de l'angine, mais en revanche on voyait très-bien, derrière le voile du palais, une ecchymose de la paroi postérieure du pharynx.

Après un séjour de trois semaines, le malade quitta l'hôpital en parfaite santé. Le diagnostic porté fut : contusion violente du crâne, sans fracture. Ce diagnostic était-il parfaitement exact ? C'est là un point discutable. (Mémoire de M. Dolbeau.)

OBSERVATION III.

Au mois de novembre dernier, je fus appelé auprès d'un employé qui venait de tomber d'un premier étage sur le trottoir. Le blessé avait perdu connaissance ; il portait une luxation de l'index, une fracture de l'extrémité inférieure du radius, et une violente contusion de la région frontale droite. Dans la chute, la tête avait été dirigée en avant, mais les mains avaient rencontré le trottoir avant les autres parties du corps.

Quelques soins ramenèrent le blessé à lui ; puis, le pansement fait, je songeai à me retirer.

Dans la pièce précédente, quelques personnes me demandèrent si le malade avait une fracture du crâne : il m'était alors impossible de me prononcer. En effet, il n'y avait d'écoulement sanguin ni par le nez ni par l'oreille ; les conjonctives étaient normales. Je déclarai cependant que la fracture était probable, vu la violence de la contusion, la hauteur de la chute, et la perte de connaissance éprouvée au moment de l'accident.

Deux heures après je revis le blessé; alors le diagnostic était certain. Il existait une ecchymose oculo-palpébrale du côté droit ; le malade avait mouché du sang, quoique le squelette du nez fût intact ; enfin signe plus positif, il y avait un emphysème considérable occupant la paupière supérieure de l'un et l'autre côté. On pouvait donc diagnostiquer une fracture du frontal, ayant intéressé le sinus de cet os et s'étant propagée à l'étage supérieur de la base du crâne, où elle avait compris l'ethmoïde.

Les jours suivants l'état du malade était satisfaisant.

Le troisième jour au matin, c'est-à-dire quarante-huit heures après l'accident, il se plaignit de difficulté à avaler, même la salive ; il avait rendu de petits crachats sanglants qui venaient évidemment du nez.

Le soir du même jour, et sur la prière du malade, j'examinai la gorge ; je dois dire que, le matin, j'avais attaché peu d'importance à la douleur de la déglutition. J'ai pu constater, à ce moment, une ecchymose très-notable de la paroi postérieure du pharynx, coloration très-évidente surtout dans certains mouvements du voile du palais. Il y avait en plus un léger écoulement sanguin provenant de la partie postérieure des fosses nasales.

Les douleurs éprouvées par le malade ont persisté jusqu'au 12 novembre, et, le 18, j'ai encore pu constater la présence de l'ecchymose. Du reste, rien n'est venu entraver le rétablissement du malade. Six semaines après l'accident, il reprenait ses occupations. (Mémoire de M. Dolbeau.)

Écoulement séreux par l'oreille. — Un des signes les plus importants de la fracture de la base du crâne est l'écoulement d'un liquide séreux par l'oreille ou les fosses nasales.

L'écoulement d'un liquide séreux par l'oreille, dans les fractures de la base du crâne indiqué dans une phrase de *Bérenger de Carpi*, qui rapporte que, quelquefois dans les fractures de la base du crâne *aliqua sanies subtilis resudat a fissura cranii*, se trouve signalé d'une manière assez claire, pour qu'il n'y ait pas de confusion possible, dans une observation de Stalpart van der Wiel; ainsi résumée par M. Né laton.

OBSERVATION.

Anna Paul, habitant à la Haye, reçut sur le pariétal gauche un coup de quille tellement violent qu'elle tomba tout à coup, privée de sentiment et de mouvement, en rendant par l'oreille gauche une petite quantité de sang. Ayant été appelé auprès d'elle avec Jacques Sona, médecin, et Arnold Wilde, chirurgien, nous constatâmes une contusion du cuir chevelu, sans fracture. Après avoir été saignée et traitée comme le comporte une semblable blessure, la malade revint peu à peu à elle ; mais pendant quatre ou cinq jours elle présenta *sans interruption, par l'oreille gauche, un écoulement de liquide séreux* tellement abondant, que nous croyons pouvoir l'évaluer à quatre cotyles par jour (*quatuor cotylas*). Cette femme ne tarda pas à guérir complètement. Mais il ne suffisait pas d'avoir signalé ce phénomène pathologique, il fallait lui donner une signification ; là était toute la découverte, et c'est ce qu'a fait M. Laugier.

L'écoulement du liquide séreux a été véritablement découvert par M. Laugier : voici l'observation du premier blessé sur lequel il remarqua cet important symptôme. M. Laugier porta le diagnostic : fracture du rocher, et l'autopsie lui donna raison. La découverte faite par M. Laugier constitue un des plus grands progrès effectués dans ces dernières années par l'art du diagnostic en chirurgie.

OBSERVATION.

Un jeune homme de vingt-cinq ans, maçon, fait de vingt-cinq pieds de hauteur une chute sur la tête. Résolution complète des membres que le blessé peut cependant mouvoir par intervalle. Sensibilité conservée. Écoulement de quelques gouttes de sang par le nez et les oreilles, qui cesse peu d'instants après l'arrivée du malade à l'hôpital. Le lendemain soir on remarque, pour la première fois, l'écoulement d'une assez grande quantité du liquide transparent contenant quelques stries de sang, par l'oreille droite. La taie de l'oreiller en est mouillée, et il est possible d'en recueillir environ une once en trois heures ; l'oreille gauche est sèche. Cet écoulement, dont la matière ne paraît pas contenir d'albumine, continue le troisième et le quatrième jour, et le malade meurt dans la matinée du cinquième. A l'autopsie on constate une fissure partant de la suture fronto-pariétale, dirigée en bas et en arrière, passant derrière la grande aile du sphénoïde et gagnant la partie moyenne du rocher, au bord postérieur duquel elle se termine. Cette fracture étroite pénètre dans la caisse du tympan dont la membrane est détruite. Entre la dure-mère et les os existe un épanchement de sang formant un caillot épais de six lignes, qui occupe toute la fosse temporale et est limité en bas par le rocher. Dure-mère intacte ; cerveau sain.

Le liquide séreux qui s'écoule du conduit auditif à la suite des fractures du rocher n'est autre que le liquide normalement contenu dans le tissu cellulaire sous-arachnoïdien : le liquide encéphalo-rachidien.

M. Laugier avait d'abord pensé que l'écoulement de sérosité, toujours précédé par un écoulement sanguin, était produit par la décomposition des caillots sanguins qui assez souvent décollent la dure-mère. On sait, en effet, que le sang extravasé se décompose assez ordinairement en une partie liquide séreuse, et en une seconde partie fibrineuse.

L'écoulement du liquide encéphalo-rachidien peut se produire par les fosses nasales, quand la lame criblée de l'ethmoïde a été brisée. Nous avons observé une fois simultanément l'écoulement séreux par l'oreille et par les fosses nasales chez un blessé tombé de plusieurs mètres de haut sur l'occiput. Il y avait en même temps paralysie faciale. Ce malade guérit.

Il est possible que, dans quelques cas, en effet, la décomposition des caillots, l'extravasation du sang des sinus (Chassaignac), l'exsudation plastique qui se fait par la surface de fracture, puisse donner lieu au bout de quelques jours à un écoulement séreux; mais l'*examen chimique* du liquide,

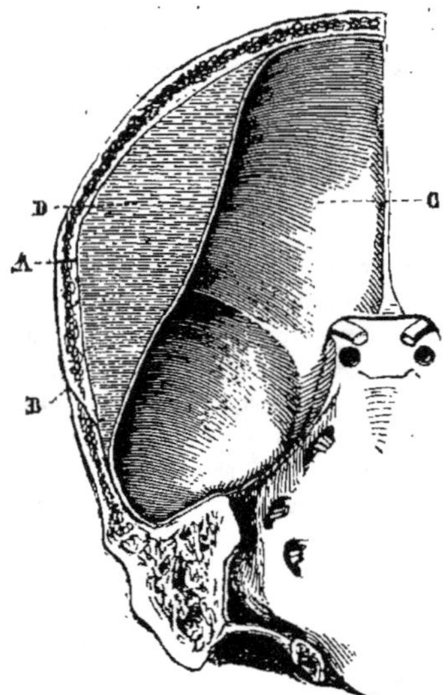

FIGURE 127. — **Fracture du crâne. Épanchement sanguin consécutif à la lésion de l'artère méningée moyenne.**

A. Ligne de fracture.
B. Articulation du pariétal et du temporal.
C. Dure-mère.
D. Épanchement sanguin décollant la dure-mère et tenant à une lésion de la méningée moyenne.

(Pièce recueillie par moi à l'amphithéâtre des hôpitaux et conservée dans ma collection particulière.)

que l'on peut recueillir quelquefois en quantité considérable, est venu démontrer l'identité complète du liquide sorti du conduit auditif externe à la suite des fractures de la base du crâne et du liquide *encéphalo-rachidien,* en permettant de reconnaître par les réactifs chimiques l'absence d'albumine et la présence de chlorure de sodium.

Paralysie faciale. — La paralysie faciale, résultant de la lésion du nerf facial dans l'aqueduc de Fallope, est assez commune, à la suite des fractures de la base du crâne.

Cette paralysie du nerf facial est donc un excellent signe, elle est le plus souvent très-persistante, et si le malade guérit, il conserve dans le plus grand nombre des cas la déviation caractéristique des traits.

On comprend, cependant, que le nerf facial pouvant n'être lésé qu'en partie, ou que la lésion pouvant se cicatriser, la paralysie disparaisse, et les traits reprennent leur position et leurs mouvements.

La gravité des fractures du crâne tient à la gravité des complications encéphaliques primitives (commotion, contusion, hémorrhagie), ou secondaires (encéphalo-méningite, abcès cérébraux, etc.).

TABLE DES MATIÈRES.

RÉGION DU BRAS.

RÉGION DU COUDE.

ERRATA.

Page 16, ligne 4, au lieu de : *Fraction*, lisez : *Fractures*. — Page 65, explication de la planche XII, au lieu de : *artère axillaire*, lisez : *artère circonflexe*. — Explication de la figure sur bois, page X, au lieu de : *Luxation du coude en avant et en dedans*, lisez : *Luxation du coude en avant et en dehors*.

Il existe, dans le cours de l'ouvrage, quelques autres fautes du même genre qu'il nous paraît inutile de signaler; le lecteur arrivera facilement à reconstituer la phrase.

9 782014 042399